TRAITÉ

DE

MATIÈRE MÉDICALE.

ARCHIVES

DE LA

MÉDECINE HOMŒOPATHIQUE,

PUBLIÉES PAR UNE SOCIÉTÉ DE MÉDECINS,

Sous la direction

DE M. LE DOCTEUR A.-J.-L. JOURDAN.

Veritas ubique locorum eadem est.
CICÉRON.

L'homœopathie, accueillie d'abord avec défiance, voit se multiplier chaque jour le nombre de ses partisans. Ses doctrines, si différentes de celles que le temps a consacrées, lui donnaient les couleurs d'un système fantastique et incapable de soutenir l'examen : cette épreuve, qu'elle-même demandait, loin de l'affaiblir, n'a fait que la consolider ; elle en est sortie prouvant que, si elle marche en sens inverse de la routine et des idées reçues, elle a pour elle l'expérience et les lois de la raison.

C'est dans l'*Organon* et la *Matière médicale pure* qu'on trouve les principes et les moyens d'application de cette doctrine nouvelle. Mais, quelque indispensables que soient ces deux livres fondamentaux, bien des questions secondaires, soulevées par la théorie et la pratique, n'ont pu y trouver place. Ces questions importantes ont cependant été examinées, discutées, approfondies à l'étranger, en Allemagne surtout. Le journal que nous annonçons reproduira, parmi les fruits d'une polémique longue et animée, tout ce qui pourra mettre en état de mieux apprécier le caractère et la haute portée de l'homœopathie : il fera connaître aussi les résultats des recherches auxquelles on commence à se livrer en France, et qui ne peuvent manquer de prendre bientôt un grand développement. Nous ne doutons pas que tous ceux qui s'intéressent aux progrès de la médecine ne secondent une entreprise dont l'unique but est d'arriver à la vérité par l'exposition sincère des faits et par une discussion consciencieuse des théories.

Les mémoires, lettres, observations et livres, destinés aux *Archives de la médecine homœopathique*, seront adressés FRANCO à M. le docteur JOURDAN, rue de Bourgogne, n° 4, à Paris, chez qui les abonnemens seront également reçus.

Les *Archives de la médecine homœopathique* sont publiées, tous les mois, À DATER DU 1er JUILLET 1834, par cahiers de 5 feuilles in-8o. Prix de l'abonnement par an, à Paris, 18 fr.

FRANCO pour les départemens, 21 fr.; et pour les pays étrangers, 24 fr.

ON S'ABONNE, A PARIS,

CHEZ J.-B. BAILLIÈRE, LIBRAIRE,

RUE DE L'ÉCOLE-DE-MÉDECINE, N° 13 *bis.*

ET CHEZ LES PRINCIPAUX LIBRAIRES DE FRANCE ET DE L'ÉTRANGER.

TRAITÉ

DE

MATIÈRE MÉDICALE,

OU

DE L'ACTION PURE

DES MÉDICAMENS HOMOEOPATHIQUES,

PAR

SAMUEL HAHNEMANN,

AVEC

DES TABLES PROPORTIONNELLES

DE L'INFLUENCE QUE DIVERSES CIRCONSTANCES EXERCENT
SUR CETTE ACTION;

PAR C. BOENNINGHAUSEN;

TRADUIT DE L'ALLEMAND

PAR A.-J.-L. JOURDAN,

MEMBRE DE L'ACADÉMIE ROYALE DE MÉDECINE.

TOME TROISIÈME.

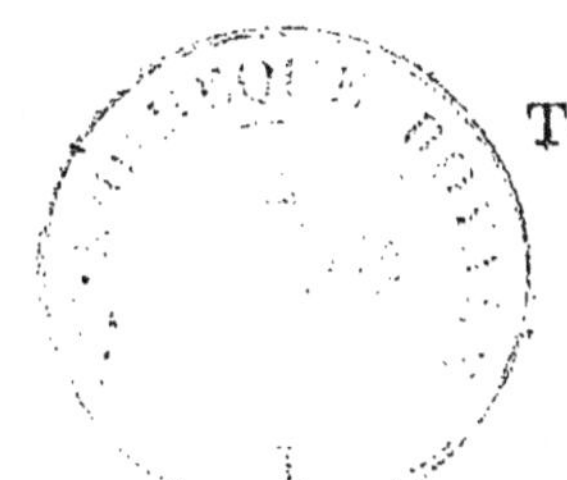

PARIS,

J.-B. BAILLIÈRE, LIBRAIRE

DE L'ACADÉMIE ROYALE DE MÉDECINE,

RUE DE L'ÉCOLE DE MÉDECINE, n° 13 bis.

LONDRES, MÊME MAISON, 219, RÉGENT-STREET.

1834.

TRAITÉ

DE

MATIÈRE MÉDICALE PURE.

---

41. MÉNYANTHE.

Menyanthes trifoliata.

On exprime le suc de la plante entière, au moment où elle entre en fleurs, et on le mêle avec parties égales d'alcool.

Jusqu'à présent, la médecine ordinaire n'a pas connu un seul véritable moyen de découvrir les vertus spéciales de chaque substance médicinale, pour trouver ensuite les cas dans tous lesquels chacune d'elles peut agir comme remède curatif. Dans la pauvreté de ses ressources, elle ne savait invoquer pour cela que la ressemblance extérieure. En procédant ainsi, il lui suffisait même de la saveur pour soupçonner la propriété médicinale intime.

D'après cette méthode, toutes les herbes de saveur amère étaient considérées comme jouissant de la même action. On leur attribuait à toutes la même propriété, celle d'être de légers toniques et de fortifier l'estomac, sans nul égard aux spécialités des innombrables états morbides. En conséquence, ce que la postérité aura peine à croire, les médecins modernes, sans prendre la peine de désigner aucune plante, se bornent à prescrire de l'extrait amer, laissant à l'apothicaire le soin de préparer cet extrait avec les herbes qui lui conviendront; pourvu qu'elles aient une saveur amère, sa drogue remplira le but du docteur, qui est de fortifier l'estomac.

On ne pouvait point agir d'une manière plus absurde; on ne pouvait se jouer plus impunément de la vie des hommes. Car si chaque plante diffère assez déjà des autres,

III.   I dans ses qualités extérieures , pour que les botanistes croyent ne pouvoir pas décrire avec trop de soin ses particularités de conformation , elle doit en différer même quant à son essence intime, et par conséquent aussi sous le rapport de ses propriétés médicinales. Or la saveur est un des caractères les moins propres à dévoiler les nuances diverses de cette essence intime; nous ne pouvons donc, de la saveur amère des médicameus, ni déduire aucune notion relative à leurs effets généraux ou particuliers, ni conclure qu'il y a ressemblance entre eux à cet égard, et que tous indistinctement sont toniques ; sans compter d'ailleurs que chaque herbe offre une nuance spéciale d'amertume, seule ou mélangée , ce qui ne peut avoir lieu sans une différence essentielle dans la manière d'agir, que nul homme ne saurait découvrir à l'aide du goût seulement.

Si de l'amertume d'une substance nous étions assez insensés pour vouloir conclure qu'elle a la propriété de fortifier l'estomac, une foule d'absurdités et de non-sens découleraient de cette proposition. Pourquoi en effet ne regarderait-on point comme des toniques et des stomachiques, le cérumen des oreilles, la bile des animaux, la scille, l'agaric de chêne, la staphysaigre, la noix vomique, la fève Saint-Ignace, la coloquinte, l'élaterium, et autres drogues fort amères, dont plusieurs sont, à des doses très-modérées, capables d'anéantir la vie des hommes ?

Parmi les végétaux ainsi méconnus et regardés comme ayant la même valeur que d'autres également amers, se range la ményanthe, herbe qui, par son port remarquable, son lieu d'habitation , et même son amertume spéciale, diffère de toutes les autres plantes amères connues. Aussi ses effets médicinaux et purs, les symptômes qu'elle fait naître chez l'homme en santé, et par suite les états morbides naturels qu'elle a le pouvoir de guérir homœopathiquement, offrent-ils tant de particularités notables, qu'il serait ridicule de vouloir la confondre, sous ce rapport, avec aucun autre végétal.

Comme les autres amers, la médecine vulgaire la gratifie aussi d'une vertu antiarthritique, sans tenir compte de l'inévitable influence que l'usage habituel de remèdes inconvenans exerce en pareil cas sur la durée de la vie. D'ailleurs on ne sait même pas au juste ce qu'il faut entendre par goutte, puisque ce mot équivoque sert à désigner une foule de maladies des membres et des articulations , douloureuses à des degrés fort différens , et accompagnées de symptômes accessoires très-variés.

La médecine vulgaire, qui ne sait rien distinguer, nous représente encore la ményanthe comme ayant guéri une multitude d'autres états pathologiques , qui jamais ne se représentent deux fois de suite identiques. Cependant lorsque nous lisons les prétendues observations elles-mêmes , nous voyons qu'indépendamment de cette plante, on a employé vingt., trente ou cinquante autres moyens énergiques. Il n'en faut pas davantage pour se convaincre que tout ce qu'on met ainsi sur le compte de la ményanthe est dépourvu de vérité. Lors même qu'il est arrivé, dans des cas fort rares, de l'employer seule, et d'en retirer quelque utilité, nous ne pouvons cependant rien inférer de là, puisque ce n'est point d'après des motifs calculés, mais sous les seules inspirations du bon plaisir, qu'on y a eu recours, et qu'à l'instar de tous les cas morbides naturels, celui dont on lui attribue la guérison est un fait isolé dans la nature , qui ne peut jamais se reproduire exactement sous la même forme.

La connaissance des symptômes que chaque substance médicinale détermine chez l'homme bien portant, peut seule nous faire infailliblement connaître dans quels états morbides jusqu'alors inaperçus, cette substance est apte à porter secours ; car, dès qu'il y a de part et d'autre analogie entre les symptômes, la guérison est assurée et durable.

J'ai trouvé que la plus petite partie d'une goutte du suc non étendu était une dose constamment suffisante pour les usages de l'homœopathie. L'expérience apprendra peut-être un jour que les personnes délicates et les enfans réclament une dilution plus étendue.

Symptômes de la ményanthe.

(Vertige en se baissant et se redressant.)
Céphalalgie sourde en penchant la tête de côté.
Céphalalgie tensive autour du vertex.
Palpitation dans les deux paupières, et pression sur les

deux globes des yeux, qui cessent peu de temps après avoir mangé.

5. Tension à la racine du nez.

Le matin, il mouche du sang.

Tension dans les mâchoires.

Douleur dans les dents supérieures, que l'action de mordre n'augmente point.

Pression au palais.

10. En bâillant et en toussant, sensation comme si le côté gauche du palais était paralysé.

Eructations.

Après avoir mangé, vide dans la tête.

Sensation de froid dans le bas-ventre, surtout en appuyant la main dessus.

En se levant du lit, le matin, sensation de froid dans le bas-ventre; du froid lui court dans le dos et dans le côté, semblable au frisson que produit un récit effrayant.

15. Tension et pression dans une partie du bas-ventre.

(Douleur pressive, tensive, dans le mont de Vénus, en marchant et se tenant assis.)

Forte pression dans l'aine, qui a l'air d'être dans le cordon spermatique, lequel est douloureux aussi au toucher.

Rétention des matières alvines.

Le ventre est resserré pendant deux jours.

20. Fréquente pression dans le côté gauche de la poitrine, comme par l'effet de vents.

Douleur constrictive dans le sacrum, pendant la soirée, qui ressemble à une pression exercée avec le pouce; quand elle s'aggrave, fourmillement dans la partie.

Le soir, raideur dans la nuque.

Lassitude et langueur (sur-le-champ).

Pendant le sommeil, rougeur et chaleur au visage ; il s'éveille en montrant quelque chose du doigt, et se rendort de suite.

25. Frisson, le matin, dans le dos.

Sentiment de froid, surtout dans les doigts.

Sueur du soir au matin.

Sueur, le soir, aussitôt après s'être mis au lit.

Observations recueillies par d'autres.

La tête est entreprise et comme hébétée, dans la chambre ; les idées se succèdent difficilement, quoiqu'il ait la pensée nette ; mais, au grand air, il se sent beaucoup plus libre et dispos (au bout de deux heures). (*C. Franz.*)

Hébétude dans la tête (au bout de dix-sept heures). (*A.-F. Haynel.*)

Pression dans la partie antérieure du front, de dedans en dehors (au bout de deux heures et demie). (*F. Hartmann.*)

Pression continuelle, mêlée de vifs élancemens, à la tempe gauche. (*Id.*)

5. Céphalalgie pressive, plus violente au grand air (au bout de douze heures). (*S. Gutmann.*)

Douleur pressive dans le côté droit de la tête (au bout d'une demi-heure). (*Id.*)

Pression de haut en bas dans la tête, qui cesse en appuyant la main avec force sur la tête, mais revient ensuite ; pendant plusieurs heures (au bout de cinq heures et dèmie). (*Hartmann.*)

Céphalalgie pressive, qui devient encore plus forte en montant et descendant l'escalier, et dans laquelle il lui semble avoir sur le cerveau un poids qui presserait de dedans en dehors au front (au bout de trois heures et demie). (*Id.*)

Céphalalgie pressive au côté droit du front, qui se dissipe de suite, en appliquant le creux de la main sur la partie (au bout de deux heures et demie.) (*Gutmann.*)

1o. Céphalalgie aux tempes, comme si elles étaient comprimées d'un côté à l'autre ; la douleur cesse en comprimant les tempes avec la main, mais revient ensuite. (*J.-C.-D. Teuthorn.*)

Céphalalgie ; sorte de compression d'un côté à l'autre, avec quelques élancemens dans l'occiput. (*Id.*)

Pesanteur continuelle de la tête (sur-le-champ). (*Gutmann.*)

Pesanteur, avec pression, dans toute la tête, parfois aussi violens élancemens dans la bosse frontale gauche ; céphalalgie qui cesse entièrement lorsqu'on se couche la tête sur le côté. (*Hartmann.*)

Douleur pressive sourde, de dedans en dehors , au front,
pendant plusieurs heures (au bout de vingt-sept heures).
(*Haynel.*)

15. *Céphalalgie pressive des deux côtés , au vertex , avec
sensation , en montant l'escalier , comme si , à chaque pas ,
un poids pesait sur le cerveau* (au bout de deux heures).
(*G.-E. Wislicenus.*)

*Céphalalgie pressive , stupéfiante , qui occupe surtout le
front , pendant le repos et le mouvement* (au bout d'une
demi-heure). (*F.-C. Langhammer.*)

Céphalalgie pressive , tractive , au front , immédiatement
au dessus de la racine du nez (au bout de deux heures).
(*Franz.*)

Douleur tractive dans le grand lobe droit du cerveau , de
bas en haut , qui aboutit dans l'occiput (au bout de quatre
heures). (*Haynel.*)

Céphalalgie tractive dans le côté droit du front (au bout
de trois heures et demie). (*Id.*)

20. Mal de tête tractif dans le front. (*Franz.*)

Mal de tête tractif interne , le long de l'os pariétal gauche.
(*Id.*)

Traction coarctante au côté de l'occiput. (*Id.*)

En se tenant assis , traction de l'occiput (au bout de deux
heures). (*Id.*)

Céphalalgie vulsive au vertex , surtout après s'être baissé
(au bout de cinq heures). (*Wislicenus.*)

25. *Elancemens isolés dans le côté gauche du cerveau ,
qui se dirigent vers le pariétal* (au bout de deux heures).
(*A.-F. Moeckel.*)

Elancemens isolés dans le front , qui se dirigent vers le
vertex (au bout de six heures). (*Id.*)

Sensation de douleur d'écorchure dans la peau de la tempe
gauche , en y touchant (au bout de vingt-six heures).
(*Gutmann.*)

Mal de tête poignant , à l'extérieur, sur le vertex (au bout
de seize heures). (*Wislicenus.*)

Ardeur dans la peau de la tête, au dessus du côté droit du
front (au bout de sept heures). (*Gutmann.*)

30. Ardeur au dessus de l'arcade surcilière gauche. (*Id.*)

Elancemens brûlans dans le front , moins dans le cuir

chevelu, avec chaleur au visage, sans augmentation de la chaleur du reste du corps (au bout de douze heures). (*Wis-licenus.*)

Tiraillement en forme d'élancement au côté droit du front, près de la région temporale (au bout d'une heure et un quart). (*Langhammer.*)

Vulsion visible et cependant non douloureuse dans les muscles du visage, surtout au côté droit, plus forte pendant le repos qu'en marchant (au bout de six heures et demie). (*Moeckel.*)

Trouble de la vue, seulement au grand air (au bout de six heures). (*Id.*)

35. En réfléchissant, pendant la lecture, fréquens obscurcissemens de la vue (au bout de huit heures). (*Id.*)

Tous les objets semblent sautiller devant les yeux, pendant quatre minutes (au bout de quatre heures). (*Id.*)

Rétrécissement des pupilles (au bout de trois quarts d'heure, une heure). (*Langhammer.*)

Dilatation des pupilles (au bout de quatre heures et demie). (*Id.*)

Tension brûlante au dessus de la paupière supérieure gauche, qui cesse en y touchant. (*Gutmann.*)

40. Pression sur un petit point dans l'œil, en quelque sorte dans le cristallin, avec sensation de vertige et de strabisme, mais sans obscurcissement de la vue (en se tenant assis). (*Franz.*)

Sensation dans l'intérieur de la paupière inférieure gauche, comme s'il se trouvait dessous un corps non entièrement dur (au bout de quatre heures et demie). (*Gutmann.*)

Elancemens sourds dans les yeux. (*Franz.*)

Sensation dans les yeux, comme d'une enflure des paupières ou d'un orgeolet, quand on les tient en repos. (*Id.*)

Elancemens tiraillans dans les coins internes des yeux ; ceux-ci s'emplissent d'eau (au bout de douze heures). (*Wis-licenus.*)

45. De temps en temps, larmoyement des yeux. (*Gutmann.*)

Quelquefois, immobilité à l'une ou l'autre paupière, comme un spasme tonique, qui empêche de la remuer. (*Franz.*)

Odeur dégoûtante, et comme d'œufs pourris, dans le nez, qu'il soit au grand air ou dans la chambre, pendant un quart d'heure (au bout de neuf heures). (*Moeckel.*)

Tintement continuel dans l'oreille droite, qui cesse bien en frottant le dedans de celle-ci, mais revient aussitôt après (au bout de quatre heures). (*Id.*)

Il lui semble entendre un bruit de cloches dans l'oreille droite (sur-le-champ). (*Haynel.*)

5o. Quelques petits élancemens, d'abord dans l'oreille droite, puis dans la gauche. (*Id.*)

Elancemens sourds à travers l'oreille, dans la tête et dans les muscles du même côté du visage, au dessous de l'œil (au bout d'une heure). (*Wislicenus.*)

Petits élancemens qui se succèdent rapidement, dans l'oreille interne gauche (au bout de sept heures et demie). (*Moeckel.*)

Douleur dans les deux oreilles. (*C.-G. Hornburg.*)

Prurit dans l'intérieur de l'oreille droite, pendant trois jours. (*Gutmann.*)

55. Sensation de froid dans l'oreille interne, comme s'il lui était entré de l'eau dedans (au bout d'une heure). (*Wislicenus.*)

En se mouchant, bourdonnement dans l'oreille gauche, comme s'il en sortait de l'air (au bout de vingt-six heures). (*Id.*)

Léger sifflement dans les oreilles (au bout de quarante-huit heures). (*Id.*)

Tiraillement lancinant au côté postérieur du cartilage de l'oreille, ou aux apophyses mastoïdes (au bout de quatorze heures). (*Id.*)

Crampe douloureuse dans les muscles de la joue droite, pendant le repos. (*Hartmann.*)

6o. Lèvres sèches, gercées, sans soif et sans chaleur sensible (au bout de trois heures). (*Moeckel.*)

Tiraillement en forme d'élancement, dans le côté gauche de la mâchoire supérieure, pendant le repos et le mouvement (au bout de deux heures). (*Langhammer.*)

Elancement passager, extrêmement délié, au côté droit du cou (au bout d'une heure). (*Haynel.*)

Sensation d'appesantissement dans les muscles du cou ; il est obligé de ployer le cou en arrière. (*Hornburg.*)

Douleur en forme de crampe, et se terminant par un élancement, dans les muscles du côté droit du cou, qui cessa après avoir touché la partie avec la main , mais revint ensuite (au bout de trois heures). (*Langhammer.*)

65. En remuant le cou, sentiment de raideur dans les muscles de la nuque (au bout de neuf heures). (*Wislicenus.*)

Pression tiraillante dans la nuque. (*Id.*)

En marchant au grand air, douleur comme de compression, de paralysie, et de tension, dans les muscles de la nuque, semblable à celle qu'on éprouve après avoir tenu long-temps la tête renversée en arrière (au bout de six heures). (*Langhammer.*)

Sensation tractive de raideur dans la nuque, l'occiput étant entrepris. (*Franz.*)

Petits élancemens à la face inférieure de la langue , qui cessèrent en remuant cet organe (au bout de trois quarts d'heure). (*Gutmann.*)

70. Sécheresse du palais , qui occasione un élancement en avalant, avec soif, et la bouche contenant assez de salive (au bout d'une heure). (*Franz.*)

Sécheresse et âpreté telles , dans la gorge, qu'il a de la peine à avaler sa salive; ce qui augmente pendant deux jours. (*Gutmann.*)

Sensation de sécheresse dans la gorge (au bout de vingt minutes). (*Haynel.*)

Dès le matin, sécheresse dans la gorge, pendant deux jours). (*Gutmann.*)

Augmentation de la sécrétion de la salive (sur-le-champ). (*Haynel.*)

75. La salive s'amasse dans la bouche, sans nausées (au bout de huit minutes). (*Id.*)

La salive s'amasse dans la bouche , avec nausées (au bout d'une heure et un quart). (*Id.*)

Elancement continuel dans le larynx, en devant , seulement pendant la déglutition, qui en devient difficile (au bout de huit heures). (*Langhammer*).

Goût amer et douceâtre dans la bouche (au bout de deux heures). (*Franz.*)

Le pain beurré ne lui plaît pas ; il n'a de goût que pour la viande. (*Hornburg.*)

80. Quoiqu'il n'ait pas faim, tout lui semble bon comme à l'ordinaire, et il mange plus que de coutume. (*Franz.*)

Après avoir mangé, augmentation de la céphalalgie ; la tête est comme douloureusement entreprise. (*Id.*)

Après avoir mangé, douleur tractive à la région du cœur. (*Haynel.*)

Après le dîner, pression sur la poitrine. (*Franz.*)

Eructations (sur-le-champ). (*Hartmann.*)

85. *Fréquentes éructations* (sur-le-champ, et au bout d'une demi-heure). (*Langhammer.*)

Fréquent hoquet (au bout de cinq heures). (*Id.*)

Nausées très-passagères, sans rapports (au bout de dix heures). (*Moeckel.*)

Chaleur dans l'estomac, qui survient tout à coup, et dure vingt minutes ; ensuite, faim violente (au bout de trois heures). (*Id.*)

Après une pression dans l'estomac, sensation de froid qui remonte dans l'œsophage, avec fortes nausées, pendant vingt minutes (au bout de dix heures et demie). (*Id.*)

90. Faim canine, qui survient tout à coup, dure une demi-heure, et cesse après avoir peu mangé (au bout de cinq heures). (*Id.*)

Grande propension à vomir, avec constriction douloureuse de la gorge, et resserrement dans l'estomac, mais sans rapports (au bout de dix heures et demie). (*Id.*)

Sentiment de constriction dans l'estomac (au bout d'un quart d'heure). (*Hornburg.*)

Pincement en forme de pression à la région de l'estomac, qui descend lentement vers le rectum, et disparaît après l'émission de quelques vents, mais revient peu de temps après, oblige à aller à la selle, et disparaît ensuite (au bout d'une demi-heure). (*Hartmann.*)

Gargouillemens continuels à la région stomacale, semblables à ceux qu'on éprouve souvent lorsque l'estomac est vide, quoiqu'ici il ne le soit pas (au bout de deux heures). (*Id.*)

95. Douleur lancinante sous les fausses côtes, en restant assis, qui ne change ni pendant l'inspiration, ni pendant

l'expiration, et que la pression de la main dissipe pour quelques instans (au bout de trois heures). (*Teuthorn.*)

Pression sécante à la région sous-costale (au bout de huit heures). (*Wislicenus.*)

Douleur d'écorchure aux tégumens abdominaux, par le contact et le froissement des habits, comme s'ils étaient couverts de boutons (au bout de soixante-douze heures). (*Id.*)

Douleur d'écorchure à la peau de l'épigastre, en restant couché, comme pendant le mouvement, mais plus forte en se baissant (au bout de deux heures). (*Gutmann.*)

Pincement prolongé dans la région de l'ombilic, qui descend comme un poids vers l'hypogastre, et cesse après une émission de vents (au bout d'une demi-heure). (*Hartmann*).

100. Pincement dans l'hypogastre (au bout d'une demi-heure). (*Gutmann.*)

Des vents circulent dans le bas-ventre; en même temps, il est très-mal à son aise. (*Hornburg.*)

Borborygmes bruyans dans les intestins (après avoir mangé). (*Id.*)

Toute la journée, gonflement et plénitude du bas-ventre, comme après s'être surchargé d'alimens, mais sans diminution de l'appétit; en même temps, sensation comme d'incarcération de vents, et fréquentes envies inutiles d'en émettre; le soir, la plénitude du bas-ventre augmenta beaucoup en fumant. (*Teuthorn.*)

Gonflement du bas-ventre (au bout de quatorze heures); deux heures après, fréquentes émissions de vents. (*Moeckel.*)

105. Douleur sécante qui se répand tout à coup de l'épine du dos à travers le bas-ventre (au bout de douze heures). (*Wislicenus.*)

En marchant, vif élancement prolongé dans le côté gauche de l'hypogastre, auquel succèdent, en restant tranquillement debout, de petits et rapides élancemens saccadés (au bout de douze heures). (*Franz.*)

Élancement rapide dans le côté de l'hypogastre, en se tenant assis, qui disparaît par l'apposition de la main, mais revient de suite. (*Id.*)

Vulsion musculaire dans la lombe droite (en se tenant assis) (au bout de trois heures). (*Gutmann.*)

Douleur contusive à la lombe gauche, le soir, en se tenant assis tranquillement. (*Franz.*)

110. Elancemens rapides, vulsifs, ébranlans, dans le côté gauche de l'hypogastre, en se tenant assis. (*Id.*)

Mouvemens dans le côté droit du bas-ventre, avec sensation de chaleur dans tout l'abdomen, et sentiment interne comme si la diarrhée allait s'établir, pendant le repos et le mouvement (au bout d'une demi-heure). (*Langhammer.*)

En se penchant, pression dans les glandes qui entourent l'anneau inguinal. (*Franz.*)

Pincement dans l'hypogastre, pendant un besoin d'aller à la selle ressenti dans le rectum. (*Id.*)

Prurit sensible dans l'intérieur du rectum (au bout de treize heures). (*Moeckel.*)

115. Vulsion à l'anus. (*Gutmann.*)

Rétention des selles, pendant trente-deux heures; ensuite, déjection de matières dures. (*Wislicenus.*)

Constipation, le premier jour; mais, le second, au milieu d'une selle dure et pénible, douleurs pinçantes dans l'hypogastre. (*Franz.*)

Constipation le premier jour, et le troisième seulement deux selles faciles. (*Id.*)

Pincemens dans le ventre, suivis d'une selle entièrement dure, qui eut lieu plusieurs heures avant le moment ordinaire (1) (au bout d'un quart d'heure). (*Gutmann.*)

120. Pincemens dans le ventre, et aussitôt après selle dure. (*Id.*)

Fréquentes envies d'uriner, avec émission peu copieuse d'urine (au bout de quatre, de neuf heures et demie). (*Langhammer.*)

Vif appétit vénérien, sans excitation de l'imagination et sans érection (au bout de cinq heures). (*Id.*)

Vulsion douloureuse dans le testicule droit, plus forte pendant le repos (au bout de six heures et demie). (*Moeckel.*)

Les deux testicules sont rétractés, le droit plus toutefois que l'autre (au bout d'une heure et demie). (*Id.*)

---

(1) Réaction curative de l'organisme, chez une personne sujette à la constipation et qui ordinairement n'allait à la selle que toutes les trente-deux ou trente-six heures.

125. Au côté droit du scrotum, douleur pressive, tractive, sécante, ou même sensation que s'il y avait quelque engouement de ce côté (au bout de quatorze heures). (*Hornburg.*)

Elancemens brûlans continuels au scrotum et à la symphyses des pubis (au bout d'une heure et demie). (*Haynel.*)

Petits élancemens dans le côté gauche du scrotum (au bout de trois heures). (*Wislicenus.*)

Eternumens, sans coryza (au bout de six heures et demie). (*Langhammer.*)

Fort coryza, toute la journée ; écoulement involontaire par le nez. (*Gutmann.*)

130. Pendant le coryza, il semble que le nez soit bouché, quoique l'air le traverse aisément (au bout d'une heure et demie). (*Langhammer.*)

Chatouillement fourmillant, qui revient souvent, dans le larynx (au bout de quinze heures). (*Gutmann.*)

Enrouement. (*J. Francus.*)

Voix rauque. (*Gutmann.*)

En parlant, la voix est presque rauque, et les oreilles sont aussi bouchées que s'il avait un corps étranger dedans. (*Langhammer.*)

135. Accélération de la respiration, même en se tenant debout, avec accélération du pouls, rougeur et chaleur au visage (au bout de deux heures). (*Teuthorn.*)

Retrécissement spasmodique du larynx ; les efforts pour inspirer déterminent de la toux, pendant un demi-quart d'heure (au bout de neuf heures). (*Moeckel.*)

Elancement passager dans le côté droit de la poitrine (au bout d'une heure et un quart). (*Haynel.*)

Pendant le mouvement seulement, violens élancemens dans la poitrine (au bout de trois heures et demie). (*Id.*)

Douleur lancinante sourde dans la poitrine, à la région du cœur et au même endroit du côté droit, qui augmente en appuyant sur la partie et la tendant (au bout de vingt-une heures et demie) ; au bout de vingt-six heures seulement, elle revient d'une manière continuelle pendant plusieurs heures. (*Id.*)

140. Violent élancement soutenu à la région du cœur ; en retenant sa respiration, il éprouva plusieurs élancemens (au bout de quinze heures). (*Id.*)

Elancement térébrant dans le côté gauche de la poitrine, en se tenant assis et pendant le mouvement, mais plus violent pendant l'inspiration et l'expiration (au bout de trois heures et demie). (*Gutmann.*)

Longs et grêles élancemens au côté gauche de la poitrine, immédiatement près de la clavicule, en inspirant (au bout d'une heure et demie). (*Hartmann.*)

Pression continuelle, entremêlée d'élancemens, au côté gauche de la poitrine, qui reste la même pendant l'inspiration et l'expiration (au bout d'une heure et demie). (*Id.*)

Pression, avec quelques vifs élancemens, sur le sternum (au bout de douze heures). (*Wislicenus.*)

145. *Compression sur les deux côtés de la poitrine, avec de vifs élancemens, augmentant beaucoup pendant l'inspiration* (au bout de neuf heures). (*Id.*)

Douleur corripjante des deux côtés de la poitrine, avec de vifs élancemens (au bout de douze heures). (*Id.*)

Pression tout autour de la poitrine, en se tenant debout, marchant et restant assis ; sensation très-désagréable et anxieuse (au bout de six heures et demie). (*Haynel.*)

Asthme. (*Francus.*)

Battement dans le côté gauche de la poitrine, qui persiste pendant l'inspiration et l'expiration, mais seulement en se tenant couché (au bout de quatorze heures). (*Gutmann.*)

150. Douleur tractive dans le côté droit de la poitrine, qui se dirige vers le creux de l'aisselle (au bout d'une heure et demie). (*Haynel.*)

En se tenant assis, le corps baissé, douleur comme contusive à la poitrine. (*Franz.*)

Elancement pruriteux dans les fausses côtes gauches, qui persiste en inspirant et en expirant (au bout de deux heures et demie). (*Gutmann.*)

Douleur contusive dans le sacrum, surtout en restant assis tranquille, qui disparut en touchant à la partie. (*Franz.*)

Douleur contusive au sacrum, en restant assis tranquillement, le soir. (*Id.*)

155. Douleur pressive dans le sacrum, en se baissant. (*Gutmann.*)

En se baissant, douleur tractive et pressive dans le sacrum. (*Franz.*)

Douleur pressive et tractive de bas en haut dans le sacrum, en se tenant assis. (*Id.*)

Douleur pressive au dessus du sacrum, chaque fois qu'il se baisse (au bout de huit heures). (*Haynel.*)

Vulsion dans les muscles du côté droit du dos (au bout de dix heures). (*Gutmann.*)

160. En se tenant assis, douleur le long des vertèbres dorsales inférieures, qui ressemble à une traction sourde, quand il penche le corps en avant. (*Franz.*)

Vif pincement le long de l'épine du dos, à la région des omoplates (au bout de vingt-quatre heures). (*Wislicenus.*)

Elancement perforant sourd à l'omoplate gauche, qui se dirige vers l'épine du dos. (*Hornburg.*)

Sentiment de pesanteur entre les omoplates, en marchant; pour se soulager, il est obligé de continuellement ployer le corps en avant et en arrière. (*Id.*)

Tiraillement extrémement douloureux de haut en bas, entre les omoplates, surtout en faisant de profondes inspirations, qui disparaît en se tenant assis, et revient de suite en marchant; pendant le repos, il reste une sensation comme d'écorchure. (*Id.*)

165. Sensation brûlante de grattement sur le haut de l'épaule. (*Franz.*)

Beaucoup de petits élancemens dans le creux de l'aisselle droite, qui se dirigent vers la poitrine (au bout de sept heures et demie). (*Moeckel.*)

De petits élancemens traversent le creux de l'aisselle, en remuant les bras (au bout de quatre heures). (*Wislicenus.*)

Vulsion douloureuse visible dans le bras gauche, plus forte pendant le mouvement (au bout de six heures et demie). (*Moeckel.*)

Elancemens dans le deltoïde, à l'articulation du bras. (*Franz.*)

170. Tiraillement rapide, en forme de crampe, dans le bras, en restant assis. (*Id.*)

Vulsion musculaire dans le bras droit (au bout de vingt-quatre heures). (*Gutmann.*)

Vulsion des muscles au bras droit (au bout de seize heures et demie). (*Haynel.*).

Traction spasmodique répétée dans l'intérieur de l'avant-

bras gauche; les quatre doigts finissent par se contracter involontairement, le bras lui même est spasmodiquement raide,
et on ne peut le mouvoir, même avec les plus grands efforts
(au bout de huit heures et demie). (*Moeckel.*)

*Douleur en forme de crampe dans les muscles de l'avant-
bras gauche, qui s'étend jusque dans le creux de la main,
presque comme une paralysie* (au bout de deux heures).
(*Langhammer.*)

175. Pression en forme de crampe dans l'avant-bras, immédiatement au pli du coude, qui disparaît en touchant à la
partie, mais revient de suite. (*Franz.*)

Vifs élancemens sous le coude et à l'articulation de la
main (au bout de douze heures). (*Wislicenus.*)

Pression en forme de crampe à l'articulation de la main
droite et sur le métacarpe, pendant le repos et le mouvement
(au bout de deux heures). (*Langhammer.*)

Douleur lancinante dans le carpe gauche (au bout d'une
demi-heure). (*Haynel.*)

Tiraillement paralytique dans les articulations des mains,
surtout en les remuant (au bout de deux heures). (*Id.*)

180. En écrivant, et pendant les mouvemens de la main,
douleur tractive, qui cesse en tenant la main tranquille (au
bout de deux heures). (*Franz.*)

Traction en forme de crampe sur les muscles du pouce,
au dos de la main. (*Id.*)

Pincement lancinant au côté externe de la phalange postérieure du pouce (au bout de trois heures). (*Wislicenus.*)

Pression en forme de crampe au pouce droit (au bout de
cinq heures). (*Langhammer.*)

Élancement de dedans en dehors au pouce et au doigt indicateur de la main droite (au bout d'une heure et demie).
(*Haynel.*)

185. Vulsion douloureuse dans le quatrième doigt de la
main gauche (au bout de neuf heures). (*Id.*)

Douleur en forme de crampe au doigt indicateur de la
main gauche, plus en dehors qu'en dedans, qui disparaît
par les attouchemens (au bout de trois heures).(*Langhammer.*)

Petits élancemens aux articulations postérieures des doigts,
que le mouvement diminue un peu (au bout de trois heures).
(*Wiscilenus.*)

Elancemens rapides dans les muscles fessiers du côté droit (au bout de sept heures). (*Id.*)

Elancemens vulsifs au bord supérieur du muscle grand fessier gauche. (*Franz.*)

190. Douleur lancinante, constrictive, à l'articulation de la hanche, autour de la cavité cotyloïde, seulement en marchant (au bout de trois heures). (*Teuthorn.*)

En marchant et en se tenant debout, petits élancemens très-sensibles dans l'articulation de la hanche droite (au bout de treize heures). (*Moeckel.*)

En se tenant assis, à quatre reprises, soulèvement spasmodique de la cuisse et de la jambe droite étendues ; mais , en se tenant debout, ou en ployant le genou, étant assis, ce soulèvement n'a point lieu (au bout de huit heures). (*Id.*)

En se tenant assis tranquillement, le soir, douleur contusive, tractive, au côté externe de la cuisse, du sacrum et de la lombe gauche, à la région des reins. (*Franz.*)

Traction en forme de crampe à la partie antérieure de la cuisse , en se tenant assis (au bout de deux heures). (*Id.*)

195. Douleurs contusives, tractives, et en forme de crampes, sur les fémurs, avec sensation de chaleur dans le dos et tout le haut du corps, surtout en se tenant assis. (*Id.*)

Sur les deux cuisses, douleur contusive , pressive et tensive, sourde, en marchant et en se tenant assis. (*Id.*)

Tressaillement des muscles de la cuisse gauche. (*Haynel.*)

Violent élancement brûlant au côté antérieur de la cuisse gauche , un peu au dessus du genou, en se tenant assis (au bout de quinze heures). (*Id.*)

A la partie supérieure et interne de la cuisse, pincement par intervalles, avec glocitation, comme s'il y avait là un être vivant , surtout en se tenant assis (au bout de cinq heures). (*Wislicenus.*)

200. Tension, avec élancemens, au côté postérieur de la cuisse et de la jambe, au voisinage du genou (au bout de dix heures). (*Id.*)

Elancemens sourds de dedans en dehors aux rotules, avec sensation de chaleur dans les genoux (au bout de douze heures). (*Id.*)

Douleur de luxation à l'articulation du genou, en dedans,

III.

pendant le repos et le mouvement (au bout de trois quarts d'heure). (*Langhammer.*)

Traction dans le jarret droit, à travers le mollet, en se tenant debout et assis. (*Franz.*)

Vifs élancemens au dessous du genou (au bout de douze heures). (*Wislicenus.*)

205. Elancement térébrant, pruriteux, dans l'articulation du genou droit, au côté interne, pendant le repos et le mouvement (au bout de onze heures et demie). (*Gutmann.*)

Vulsion, qui n'est pas précisément douloureuse, dans la jambe gauche, plus forte pendant le repos qu'en marchant (au bout de six heures et demie). (*Moeckel.*)

Sensation tremblante dans les deux mollets, pendant un quart d'heure, plus forte en se tenant assis qu'en restant debout (au bout de deux heures). (*Id.*)

En se tenant assis tranquille, traction en forme de crampe, de bas en haut, au côté externe de la jambe gauche. (*Franz.*)

Vive pression sur le tibia. (*Id.*)

210. Pendant le repos, élancemens pulsatifs sourds au dessous du milieu du tibia, qui cessent pendant le mouvement, mais reviennent pendant le repos (au bout de deux heures). (*Id.*)

Douleur en forme de crampe dans les muscles de la jambe droite, qui se dirige de bas en haut, et ressemble à une douleur paralytique (au bout de deux heures et demie). (*Langhammer.*)

Vifs élancemens dans le milieu du tibia, avec vulsion corripiante, comme s'il avait tenu pendant long-temps la jambe dans une situation gênante (pendant le repos) (au bout de deux heures). (*Wislicenus.*)

En marchant, douleur de luxation, tantôt à la jambe gauche, tantôt à la droite, près de la cheville interne (au bout de sept heures et demie). (*Langhammer.*)

En marchant au grand air, douleur de luxation à la jambe gauche, depuis une cheville jusqu'à l'autre (au bout de dix heures et demie). (*Id.*)

215. Douleur sécante aux deux chevilles externes, pendant le repos, qui cesse pendant le mouvement (au bout de douze heures). (*Wislicenus.*)

Elancement brûlant au dessus de l'articulation des deux

pieds, en marchant (au bout d'une heure et demie). (*Haynel.*)

Douleur brûlante, rongeante, continuelle, sur un très-petit point, entre la cheville externe et le tendon d'Achille du pied droit, qui revient plusieurs fois, en se tenant assis; le mouvement la renouvelle (au bout de quatorze heures). (*Id.*)

Douleur lancinante dans le talon droit (au bout de trois heures). (*Id.*)

Grands élancemens dans la plante des pieds, en marchant (au bout de trois heures et demie). (*Moeckel.*)

220. Vulsion visible, qui n'est pas précisément douloureuse, dans diverses parties à la fois, plus forte pendant le repos qu'en marchant (au bout de six heures). (*Id.*)

Vulsions de petites parties musculaires, en plusieurs points du corps et à des époques différentes. (*Haynel.*)

Pincement lancinant, tantôt sur un point du corps et tantôt sur un autre (au bout de huit heures). (*Wislicenus.*)

Lassitude dans tous les membres, pendant le repos et le mouvement, durant une heure (au bout de vingt-huit heures). (*Moeckel.*)

Grande faiblesse de tout le corps; en même temps, douleur pressive au dessus du sacrum, en se tenant debout, qui diminue en restant assis (au bout de dix-sept heures). (*Haynel.*)

225. En marchant, faiblesse du corps, avec froid général (au bout d'une heure et un quart). (*Id.*)

(Faiblesse extrême, avec chaleur et violent mal de tête) (1). (*Schlegel.*)

Exaltation extrême de l'activité vitale, précipitation dans tous les mouvemens (2) (au bout de trente-deux heures). (*Moeckel.*)

Fréquens bâillemens, comme s'il n'avait point assez dormi (au bout de deux heures). (*Langhammer.*)

Rêves voluptueux, vifs, dont le souvenir ne se conserve pas, et sans pollutions. (*Gutmann.*)

230. Sommeil agité; il ne fait que se retourner dans le lit. (*Id.*)

---

(1) Dans une fièvre intermittente.

(1) Effet alternant.

Rêves vifs, dont il ne reste aucun souvenir. (*Langham-mer.*)

Sentiment de froid par tout le tronc, la température étant du reste uniforme (au bout de huit heures et un quart). (*Haynel.*)

Frisson à la partie supérieure du corps, avec báillemens (sur-le-champ). (*Hartmann.*)

Frisson, comme après un long voyage à pied. (*Hornburg.*)

235. Frisson, sans froid interne, qui parcourt l'extérieur du corps, les jambes surtout, dans une chambre chaude (au bout de trois heures). (*Wislicenus.*)

Dans une chambre chaude, hérissement des cheveux, sans froid, pendant dix minutes (au bout de sept heures). (*Moeckel.*)

(En se tenant assis) frisson, sans froid, dans le dos, comme lorsqu'on éprouve quelque contrariété, sans chaleur ensuite (au bout d'une heure et demie). (*Langhammer.*)

Froid dans l'épine du dos, avec horripilation (au bout de quatre heures). (*Moeckel.*)

Froid glacial aux mains et aux pieds, le reste du corps étant chaud (au bout d'une demi-heure). (*Hartmann.*)

240. Froid aux pieds, pendant quarante-huit heures. (*Id.*)

Gonflement des veines, aux mains et un peu au dessus, le long des avant-bras, le corps étant chaud comme à l'ordinaire et les pieds glacés (au bout de cinq heures). (*Id.*)

Froid aux pieds jusque dans la nuit; il ne peut même pas les échauffer dans le lit (au bout de trois heures). (*Teuthorn.*)

Froid aux jambes, jusqu'aux genoux, comme si elles étaient dans l'eau froide. (*Hornburg.*)

Froid par tout le corps, qui cesse auprès du poêle, mais revient dès qu'on s'en écarte un peu, et dure une demi-heure (au bout d'un quart d'heure). (*Haynel.*)

245. Froid par tout le corps, surtout au dos, qui ne se dissipe pas auprès du poêle (au bout de trois quarts d'heure). (*Id.*)

Frisson fébrile dans tout le dos, comme s'il était resté long-temps nud à un air frais (au bout d'un quart d'heure). (*Langhammer.*)

Pouls lent ; cinquante-deux pulsations par minute (au bout d'une heure et un quart). (*Id.*)

Chaleur des oreilles (au bout de trois quarts d'heure). (*Haynel.*)

Sensation de chaleur au tronc, surtout dans le dos, parfois mêlée d'un sentiment de froid, sans soif, ni rougeur ou chaleur du visage (au bout de huit heures); plusieurs heures après (au bout de seize heures et demie), rougeur des joues. (*Id.*)

Chaleur, surtout au visage; peu de temps après, froid général; l'un et l'autre sans soif (au bout de trois heures). (*Moeckel.*)

25o. Vers le soir, bouffées de chaleur aux joues. (*Franz.*)

Le soir, augmentation de la chaleur du corps, sans soif, avec liberté et facilité de l'esprit. (*Id.*)

Après avoir marché au grand air, le soir, chaleur sans soif, et légère sueur par tout le corps. (*Id.*)

Sensation désagréable de chaleur au tronc, surtout au dos, six heures après le froid (au bout de sept heures). (*Haynel*).

Très-grande chaleur par tout le corps, sans sueur et sans soif, avec froid aux pieds (au bout de trois heures). (*Hartmann.*)

255. (Pendant que la chaleur augmente, délire, avec pouls petit, vite et irrité) (1). (*Schlegel.*)

Sentiment d'anxiété autour du cœur, comme s'il était menacé de quelque malheur (au bout d'une heure). (*Id.*)

Mauvaise humeur, morosité, mécontentement de soi-même et de sa situation; l'anxiété ne lui permet pas de rester en place (au bout de seize heures). (*Id.*)

Hébétude, mauvaise humeur; il n'est disposé à rien (au bout d'une heure). (*Moeckel.*)

Il ne prend aucune part aux amusemens (au bout de douze heures); une demi-heure après, propension à plaisanter. (*Gutmann.*)

26o. Propension à pleurer. (*Teuthorn.*)

Disposition à la mélancolie; il arrête volontiers ses pensées sur des événemens passés qui sont tristes et désagréables (au bout de quatre-vingts heures). (*Wislicenus.*)

____

(1) Dans une fièvre intermittente.

Il aime à rester seul, quoique sans mauvaise humeur, parce qu'il aime mieux se taire que parler (au bout de sept heures). (*Hartmann.*)

Nul goût pour le travail. (*Id.*)

265. Hilarité exagérée (1) (au bout de onze heures). (*Hartmann.*)

Toute la journée, il est taciturne, concentré et mécontent de soi-même (2). (*Langhammer.*)

Tranquillité d'esprit (3). (*Id.*)

---

42. MERCURE.

(*Hydrargyrum.*)

Ce métal, tel qu'on le trouve dans le commerce, contient souvent une certaine quantité de plomb, parfois même de bismuth. La meilleure manière de le purifier consiste à le faire bouillir pendant une heure à peu près, dans une capsule de porcelaine, sur un feu de charbon, avec une dissolution aqueuse de nitrate mercuriel, en ayant soin de remplacer l'eau à mesure qu'elle s'évapore. L'acide de la dissolution s'empare du plomb et du bismuth, et abandonne son mercure, qui s'ajoute à celui qu'on traite ainsi.

A l'état de métal coulant, le mercure n'exerce que peu d'action dynamique sur l'homme. Il n'y a que ses préparations qui produisent de grands effets.

Parmi ces préparations, celles que depuis des siècles on emploie le plus fréquemment dans les maladies, sont le calomélas ou mercure doux et le sublimé corrosif, à l'intérieur, et la combinaison du métal avec des corps gras, à l'extérieur, sous forme de frictions. Je passe sous silence les innombrables autres préparations mercurielles, obtenues pour la plupart à l'aide soit des acides, soit de diverses additions, et qui, plus rarement usitées, n'ont point obtenu une réputation durable.

Ce n'est pas ici le lieu d'apprécier la valeur médicinale de toutes ces préparations. Je ne le pourrais d'ailleurs point,

(1) Effet alternant.
(2) Effet plutôt curatif que primitif.
(3) Réaction curative de l'organisme.

puisque les plus usitées même d'entre elles ont été peu étu-
diées, quant à leurs effets véritables et spéciaux sur le corps
humain en santé, que les autres ne l'ont point été du tout
sous ce rapport, et que par conséquent on n'a jamais pu les
choisir homœopathiquement pour produire un résultat salutaire certain dans un cas donné de maladie. La seule chose
que l'expérience me permette d'établir d'une manière posi-
tive, c'est que, toutes, elles agissent comme moyens mercuriaux, mais, qu'envisagées chacune en particulier, elles
diffèrent prodigieusement les unes des autres, eu égard même
à la violence avec laquelle elles attaquent l'organisme. Mais
ce qu'il importe surtout de remarquer, c'est que toutes les
préparations salines du mercure produisent une multitude
d'effets accessoires peu connus, et ordinairement très-consi-
dérables, d'après la nature de l'acide avec lequel le métal est
combiné, et que ces effets s'éloignent beaucoup de ceux
qu'exerce par lui-même le mercure dégagé de tout acide
quelconque.

Par le seul fait même de son union avec des corps gras,
le mercure acquiert la propriété de produire dans le corps
humain des effets autres que ceux auxquels donne lieu l'é-
thiops *per se* (1), probablement parce qu'il se trouve combiné avec des corps gras dans l'onguent.

La médecine homœopathique dédaignant toutes les substances médicinales qui, par suite d'une addition quelconque,
acquièrent la propriété de produire des effets accessoires
étrangers aux leurs propres, je me suis depuis depuis long-
temps posé le problème de mettre le mercure métallique pur
dans un état tel qu'il eût à manifester dans l'organisme
humain sa véritable et propre action, dégagée de tout mélange, et qu'il lui fût permis d'agir d'une manière plus
salutaire que ne le font toutes les préparations et combinaisons
salines connues.

Ce qu'on n'obtient que d'une manière fort incomplète par
la simple agitation prolongée du mercure, ou, suivant la

---

(1) Jean Bell se plaint de n'avoir jamais pu guérir la maladie chancreuse vé-
nérienne, sans être obligé de détruire les chancres par des moyens externes,
tandis qu'en faisant prendre à l'intérieur une préparation mercurielle exempte
de tout acide quelconque, par exemple le mercure soluble, la maladie entière
guérit, avec les chancres, sans qu'il soit nécessaire d'employer aucun moyen
externe contre ces derniers.

méthode des anciens, en le triturant, soit avec des yeux d'écrevisse, soit avec des mucilages, c'est-à-dire sa conversion en un demi-oxide exempt de tout acide étranger, j'ai cherché, dès 1787 et 1788, à le faire en précipitant par l'ammoniaque caustique sa dissolution dans l'acide nitrique, préparée à froid. Le précipité qui se produit par là, et qu'on reconnaît à sa couleur noire, a été désigné sous le nom de *mercure soluble*. La douceur de ses effets antisyphilitiques l'a bien fait préférer, dans presque tous les pays, aux autres préparations mercurielles jusqu'alors usitées dans lesquelles il entre des acides, mais des recherches assidues m'ont appris qu'il n'est point encore arrivé au plus haut degré de pureté, que sa couleur noire foncée tient en grande partie à un excès de l'ammoniaque caustique nécessaire pour précipiter un nitrate de mercure acidule, et que le nitrate acide de mercure contient encore un peu de muriate et de sulfate de mercure que la teinte foncée du précipité soustrait aux regards, mais qui se précipitent en même temps que lui, et dont les plus faibles quantités suffisent pour attaquer vivement l'organisme.

Pour éviter cet inconvénient, j'ai prescrit en 1822 de ne précipiter par l'ammoniaque caustique qu'un nitrate de mercure parfaitement neutre. Ainsi obtenu, le précipité est d'un gris foncé, et parfaitement pur, semblable à *l'éthiops per se* que produit l'agitation prolongée du mercure coulant.

Cette préparation, parfaitement pure, ne laisserait plus rien à désirer si elle n'exigeait pas tant de peines et de soins.

Mais comme une des lois de l'homœopathie, prescrite d'ailleurs par la saine raison, veut que nous cherchions les moyens les plus simples et les plus courts pour arriver au but, je recommande le mode de préparation suivant, qui est à la fois le plus court, le plus facile et le plus parfait. On prend un grain de mercure très-pur, semblable à celui qui sert pour faire les thermomètres, et on le traite, de même que les autres substances médicinales sèches, par le broyement avec du sucre de lait (1), jusqu'à ce qu'on ait amené

---

(1) Après avoir broyé le grain de mercure avec les premiers cent grains de sucre de lait, quelque soin qu'on ait mis à gratter le fond de la capsule, il y reste encore une teinte noire assez prononcée, mais qui diminue beaucoup dans le cours de la seconde opération, et s'efface tout-à-fait dans celui de la troisième.

la dissolution à la décillionième puissance. Un petit globule imbibé de cette dernière liqueur est une dose suffisante dans tous les cas où le médicament se trouve indiqué.

Les symptômes dont je vais donner la liste ont été produits par l'emploi du mercure soluble noir, qui cependant était presque toujours assez pur pour procurer des symptômes mercuriels purs. Cet exposé ne contribuera pas peu, je l'espère, à faire connaître les propriétés spéciales du métal.

Il va sans dire que quand nous y avons recours uniquement pour les cas morbides dont la totalité des symptômes offre une analogie frappante avec les siens, quand nous n'employons que la plus parfaite et la plus pure de ses préparations, après l'avoir portée au degré de puissance nécessaire, quand enfin nous n'en prescrivons qu'une faible dose, ce médicament doit être, dans un très-grand nombre de cas, un moyen curatif indispensable et extrêmement salutaire.

Cependant il n'est que trop souvent arrivé dans la pratique allopathique qu'on a abusé du mercure dans des maladies de toute espèce, soit lorsqu'on ne croyait pas pouvoir secourir le malade avec d'autres moyens plus doux, soit quand on admettait des indurations et des obstructions, qu'on s'imaginait résoudre avec ce métal réputé fondant universel, soit enfin lorsque, la maladie se montrant opiniâtre, on croyait devoir l'attribuer au miasme vénérien latent. Si, avec les hautes doses journalières consacrées par l'usage, les accidens s'exaspéraient peu à peu, l'allopathiste n'en accusait point le choix d'un moyen non approprié à la maladie, mais presque toujours la trop grande exiguité des doses eu égard à la force de cette dernière, et les augmentait ou répétait davantage, recourait même au sublimé quand il voulait agir avec une énergie toute spéciale, ou frôttait la peau avec des masses énormes d'onguent mercuriel, et anéantissait ainsi la vie dans une multitude de cas, ou du moins portait une irréparable atteinte à la santé.

Mais comme nous savons aujourd'hui que les maladies chroniques, à l'exception seulement de la syphilis et de la sycose, proviennent de la psore plus ou moins développée, que là même où la syphilis et la sycose non éteintes sont compliquées avec une psore développée, c'est de cette dernière qu'on doit d'abord et le plus s'occuper, et que le mercure ne peut jamais en procurer la guérison radicale , que loin de là même il la rend toujours de plus en plus opiniâtre, on n'aura pas de peine à s'expliquer pourquoi tant de traitemens de maladies chroniques tournent à la honte de ceux qui les entreprennent.

Si j'excepte les émissions sanguines, les éternels purgatifs, l'abus de l'opium pour calmer les douleurs , forcer le sommeil , et apaiser la diarrhée ou les spasmes, celui du quinquina pour supprimer les fièvres typiques et fortifier dans les cas où la persistance de la maladie et l'épuisement des forces par le traitement sont la seule cause de la faiblesse, je ne connais pas de moyen qui, entre les mains des allopathistes, ait plus contribué à abréger de vies que le calomélas et le sublimé , auxquels ils attachent tant de prix. L'homœopathie procède d'une manière bien différente à la guérison de l'humanité souffrante.

Pour qu'elle se décide à donner la dose la plus faible du mercure pur préparé comme je viens de le dire , il faut qu'elle ait reconnu l'indispensable nécessité de l'employer dans un cas donné de maladie chronique, à moins qu'il ne soit commandé d'une manière absolue par une syphilis pure, non compliquée de psore, puisqu'alors une seule des doses les plus exiguës suffit pour anéantir complétement le miasme chronique.

Cet emploi du mercure , le seul qui soit autorisé par la raison , n'a rien de commun avec l'abus introduit depuis plusieurs années dans la médecine vulgaire , qui veut qu'on donne du calomélas dans presque toutes les maladies indistinctement, à grandes doses, ordinairement associé à l'opium, sans connaître les vrais effets ni de l'opium ni du calomélas , sans savoir discerner les cas dans lesquels, soit l'un, soit l'autre, ou tous deux conviennent. On peut bien dire qu'en cela l'allopathie est arrivée au plus haut degré. Cette pratique meurtrière ne mérite pas qu'on la juge ; on ne peut que la condamner.

Le sublimé corrosif est un peu mieux connu par l'abus qu'on en a fait. Sa solubilité dans l'eau et l'alcool, et la possibilité de l'étendre à tous les degrés, le rendent plus susceptible de s'appliquer aux besoins de l'homœopathie. On trouvera une liste de ses symptômes, dont il serait à désirer que le nombre fût plus grand , et qui feront connaître son action spéciale, fort différente de celle du mercure pur. J'ai trouvé une très-petite partie d'une goutte de sa quintillionième ou mieux de sa décillionième dilution presque spécifique dans les dysenteries automnales ordinaires ; il suffit alors d'une seule dose de cette substance, sans employer aucun autre médicament. La vérité de la loi homœopathique se confirme également ici d'une manière évidente.

Le cinnabre a aussi des propriétés particulières , différentes de celles du mercure pur , mais qu'on ne connaît point encore avec assez de précision. Les symptômes que je rapporte ouvriront en quelque sorte la carrière sous ce rapport.

Quand la préparation mercurielle, même la plus pure, a été employée dans un cas où elle ne convenait pas , c'est-à-dire choisie d'une manière non homœopathique, et qu'elle produit des accidens, on combat ces derniers, selon les circonstances, avec le foie de soufre, le soufre , le camphre, l'opium , le quinquina ou l'acide nitrique , tous donnés à très-petite dose.

On prétend que l'électricité convient dans les empoisonnemens lents par le mercure, notamment dans le tremblement des doreurs sur métaux.

Les symptômes que j'assigne à l'oxide noir de mercure sont en grande partie des effets primitifs. Je n'en trouve que peu dans le nombre qu'on puisse compter avec certitude parmi les effets secondaires. Du reste ceux-ci se font remarquer par l'absence de la douleur et de l'inflammation , comme, par exemple, une sorte d'induration indolente des glandes ; et une certaine faiblesse cataleptique ou paralytique des muscles.

Symptômes de l'oxide noir de mercure.

Vertige, pendant la journée.

Vertige dans la chambre, qui oblige à s'appuyer en marchant, pour ne pas tomber.

Elle éprouve des vertiges, même en restant assise.

Vertige, plus en restant assis qu'en se tenant debout ; trouble et obscurcissement de la vue, surtout vers le soir.

5. Vertige ; en se tenant assis pour écrire , il est pris de

tournoyemens dans la tête, comme un homme ivre; il se lève, marche dans la chambre en chancelant, puis est pris d'une chaleur anxieuse, avec nausées, mais qui ne vont pas jusqu'au vomissement; en même temps, un peu de mal de tête (trois jours de suite, à midi et après).

Quand il est resté assis, le corps penché en avant, et qu'il se redresse, il éprouve des vertiges dans le premier moment.

Lorsqu'il se couche sur le dos, sensation de vertige et de mal au cœur; couché sur le côté, il vomit.

Vertige, froid aux mains, avec horripilation fébrile, puis embarras de la tête.

(En se tenant debout) violent vertige, tandis qu'il penche la tête en avant. (*Langhammer.*)

10. Vertige, à se laisser tomber. (*F. Hahnemann.*)

En se tournant tout à coup, vertige; tout lui semble tourner en rond. (*Stapf.*)

Vertige en allant au grand air, avec nausées, et même sensation que si un ver lui remontait dans la poitrine jusqu'à la gorge. (*F. Hahnemann.*)

Vertige et titubation, lorsqu'elle rentre du dehors dans la chambre. (*Id.*)

Vertige et titubation en marchant au grand air, mais simple pesanteur de la tête dans la chambre (au bout de quarante-huit heures). (*Gutmann.*)

15. Sorte de vertige; en se tenant couché, il éprouve la sensation d'un mouvement oscillatoire dans le sens de sa longueur. (*F. Hahnemann.*)

Sensation de tournoyement dans la tête. (*Stapf.*)

Hébétude et embarras dans la tête. (*F. Hahnemann.*)

Après avoir mangé, elle est comme ivre; la chaleur et le rouge lui montent au visage, qui devient bouffi.

Étourdissemens et envie de dormir dans la journée.

20. Faiblesse dans la tête, comme si elle était étourdie, et comme si elle éprouvait une vibration dans le front, comme si elle tournait en rond.

Lorsqu'elle a mangé et qu'elle se lève de sa chaise, hébétude, tournoyement et obscurcissement de la vue, au dessus du nez, état qui n'est jamais plus grave que dans la chambre, et qui s'amende au grand air.

Mal de tête, comme par suite de pesanteur et de plénitude dans le cerveau.

Un peu d'étourdissement ; le matin, en se levant, mal de tête sourd.

Etourdissement, le matin, en sortant du lit.

25. Dans la chambre, la tête est pesante et entreprise, même en se tenant assis ou couché.

La tête est lourde, comme entreprise par une douleur sourde, et étourdie.

Le matin, après s'être levé, tête embarrassée, comme après avoir passé la nuit, ce qui se dissipe au grand air.

L'esprit est obtus, la tête étourdie ; il n'entend pas les questions qu'on lui adresse, ne retient pas bien ce qu'il lit, et se trompe souvent en parlant.

Il a de la peine à parler, et ne peut point lire ; sa tête est comme troublée, il ne peut rien faire, et s'endort dès qu'il reste assis.

30. La mémoire est très-faible ; il a la plus grande peine à rassembler ses facultés, et répond tout de travers aux questions qu'on lui adresse (ce dont lui-même s'aperçoit).

Il perd totalement le fil de ses idées. (*F. Hahnemann.*)

Il perd quelquefois ses idées pendant plusieurs minutes. (*Id.*)

Il ne sait point où il est. (*Id.*)

Il ne pouvait ni calculer, ni réfléchir. (*Id.*)

35. Défaut de connaissance et aphonie ; elle paraissait dormir, mais était sans pouls, quoique son corps fût chaud comme à l'ordinaire, et ressemblait parfaitement à un cadavre ; au bout d'une heure, l'esprit lui revint, et la voix un peu aussi ; elle voulait parler, et ne le pouvait pas ; la parole ne revint qu'au bout de douze heures. (*Id.*)

Distraction ; pendant qu'il veut s'occuper d'une chose, il lui en vient toujours à l'esprit une autre qui lui semble devoir être faite ; une idée chasse sans cesse l'autre ; de temps en temps (pendant une couple de jours). (*Gutmann.*)

Chaleur et douleur dans toute la tête. (*F. Hahnemann.*)

Le soir, sensation douloureuse inquiète dans la tête, jusqu'au moment de se coucher ; parler fort le fatiguait ; il fallait baisser la voix auprès de lui ; cet état diminuait en s'asseyant et en appuyant la tête.

Ardeur dans la tête.

4o. Douleur dans la tête, semblable à une violente distension circulaire sur une étendue qui ne dépasse jamais trois doigts de large, immédiatement au dessus des yeux et des oreilles.

Céphalalgie pressive, comme si la tête était serrée avec force par un lien.

Le soir, mal de tête, comme si le cerveau était entouré d'un lien serré avec force.

Mal de tête, pression de dedans en dehors.

Mal de tête, qui a l'air d'être immédiatement sous le crâne, comme si ce dernier était trop étroit et ce qu'il renferme trop lourd.

45. Mal de tête semblable à une pression de dedans en dehors, dans les os pariétaux.

La tête fait mal, comme si une pression interne allait la faire éclater.

Mal de tête comme si le cerveau était refoulé de dedans au dehors.

Plénitude dans le cerveau, comme si la tête allait se fendre.

Mal de tête pressif à l'occiput.

5o. Céphalalgie; pression de dedans en dehors dans le front, et douleur ostéocope au dessous des sourcils, même en y touchant.

Violente céphalalgie, comme si la tête était déprimée de haut en bas, et pression comme si le cerveau allait sortir par le nez.

Le soir, mal de tête; à la partie antérieure et supérieure de la tête, sentiment douloureux de pesanteur, avec mauvaise humeur. (*F. Hahnemann.*)

Céphalalgie pressive de dedans en dehors, au front. (*Gutmann.*)

Céphalalgie pressive au front, de dedans en dehors, surtout en se tenant couché; en appuyant le plat de la main sur la partie, il éprouvait du soulagement (au bout de quarante-une heures). (*Id.*)

55. Douleur pressive, tensive, dans la partie antérieure de la tête; en tenant la main à plat dessus, il éprouvait du soulagement. (*Id.*)

Ondulation et palpitation dans tout le devant de la tête. (*F. Hahnemann.*)

Forte douleur tiraillante continuelle qui s'étend depuis l'occiput jusque dans le front, où se fait sentir de la pression. (*Hornburg.*)

Élancement dans le front pendant la marche en plein air. (*F. Hahnemann.*)

Tiraillement dans le crâne, surtout dans les os pariétaux.

60. Mal de tête tiraillant, à la partie antérieure de la tête, jusqu'au vertex.

Céphalalgie tiraillante à la partie inférieure de l'occiput.

Mal de tête qui ressemble à un lent élancement tiraillant et à une douleur comme contusive.

Élancemens à travers toute la tête.

Mal de tête lancinant dans le front (sur-le-champ).

65. (En se tenant assis) élancemens térébrans, par intervalles, dans le côté gauche du front, qui sont très-douloureux. (*Langhammer.*)

(En se tenant debout) élancemens tiraillans douloureux dans le côté gauche du front. (*Id.*)

(En se tenant assis) élancemens tiraillans dans le côté gauche du front, avec frisson par tout le corps, froid aux mains, chaleur aux joues, et tiédeur au front, sans soif. (*Id.*)

Fouillement tractif dans la partie antérieure de la tête. (*Gutmann.*)

En se baissant, mal de tête; sorte de fouillement, et comme une pesanteur, dans le front.

70. Douleur au haut de l'os occipital.

Douleur térébrante dans l'occiput.

Céphalalgie constrictive : la tête est comme serrée dans un étau, tantôt à sa partie antérieure, tantôt à la postérieure, ou sur le côté gauche; en même temps, les yeux se remplissent d'eau. (*F. Hahnemann.*)

Le matin, quand il s'est couché de travers dans le lit, il éprouve une traction depuis le palais jusque dans le cerveau, où il ressent une grande douleur, comme si tout était contus. (*Stapf.*)

Coups propulsifs dans le cerveau, surtout pendant le mouvement et en se baissant.

75. Douleur pressive à la tempe gauche. (*Gutmann.*)

Douleur pressive au côté droit du front. (*Id.*)

Violente traction dans la tempe droite (le cinquième jour). (*Rummel.*)

Traction vulsive et pincement dans la tempe droite, à l'occiput en descendant vers la nuque. (*Id.*)

Céphalalgie tiraillante à l'occiput.

80. Tout l'extérieur de la tête est douloureux au toucher.

Douleur tiraillante à l'extérieur, au front, dans toutes les situations. (*Langhammer.*)

Ardeur à la tempe gauche. (*Gutmann.*)

Ardeur dans la peau du côté gauche du front. (*Id.*)

Prurit au front. (*F. Hahnemann.*)

85. Prurit ardent au front et sur la tête. (*Id.*)

Au côté gauche du front, dans la peau, douleur brûlante, qui cesse après avoir touché à la partie. (*Gutmann.*)

Cuisson pruriteuse à la nuque et sur le cuir chevelu. (*F. Hahnemann.*)

Ardeur et prurit sur le cuir chevelu. (*Id.*)

Prurit sur le cuir chevelu, jour et nuit. (*Id.*)

90. Éruption pruriteuse à la tête, qui oblige à se gratter. (*Id.*)

Éruption sèche sur toute la tête, qui est douloureuse dans toute son étendue, quand on la prend entre les mains. (*Id.*)

Petites croûtes élevées, très-adhérentes, entre les cheveux. (*Id.*)

Beaucoup de croûtes sur le cuir chevelu, qui causent des démangeaisons, et laissent de l'ardeur après qu'on s'est gratté. (*Id.*)

Éruption suintante au cuir chevelu, qui ronge en quelque sorte les cheveux, avec pression douloureuse, surtout aux endroits à vif. (*Id.*)

95. Chute des cheveux, sans mal de tête. (*Id.*)

Sensation, sous le cuir chevelu, quand on y applique le plat de la main, comme s'il était malade en dessous. (*Gutmann.*)

Horripilation au cuir chevelu, les cheveux semblent se hérisser, ou les tégumens de la tête se contracter et trembler. (*Gross.*)

Sensation brûlante dans l'arcade surciliaire droite. (*Gutmann.*)

Dilatation des pupilles (au bout d'une heure). (*Lang-hammer.*)

100. Un point noir devant les yeux, qui semble marcher toujours devant lui. (*F. Hahnemann.*)

Points noirs devant les yeux. (*Id.*)

Il lui semble toujours que des mouches noires volent devant ses yeux. (*Id.*)

Tout lui semble verd et noir devant les yeux, et la chambre tourne en rond avec elle; elle est obligée de se coucher (pendant le repas). (*Id.*)

Sa vue s'éteint tout-à-fait pendant cinq minutes, et toutes les demi-heures il est pris d'un pareil accès de cécité. (*Id.*)

105. Points de feu devant les yeux, à la partie supérieure, l'après-midi surtout. (*Id.*)

Étincelles de feu devant les yeux. (*Id.*)

Nuage devant un œil, ou devant les deux yeux. (*Id.*)

Trouble amaurotique devant l'œil gauche, qui augmente peu à peu, et dure dix minutes.

(Le soir, en lisant, les lettres sont comme mobiles.)

110. Cécité amaurotique de l'œil gauche, sans douleur, pendant quelques minutes, en allant au grand air.

Affaiblissement des yeux. (*F. Hahnemann.*)

Vue trouble des deux yeux. (*Id.*)

Hallucination de la vue; il lui semble avoir un fétu de paille devant chaque œil. (*Id.*)

Il voit les choses pointues (par exemple une alêne) comme si la pointe était double. (*Id.*)

115. Quand elle regarde un objet, elle ne le distingue pas bien, et comme ses yeux sont presque toujours fermés involontairement, elle peut d'autant moins s'y opposer qu'elle cherche davantage à le faire; elle est obligée de se coucher et de fermer les yeux. (*Id.*)

Il a de la peine à ouvrir les yeux, comme si les paupières étaient agglutinées. (*Id.*)

En se tenant assis, en restant debout et en marchant, ses yeux se ferment violemment, de même que quand on est resté long-temps sans dormir. (*Id.*)

La lumière du feu l'éblouit beaucoup le soir. (*Id.*)

Ardeur dans les yeux, comme après avoir beaucoup lu pendant la nuit; l'un des yeux est rouge.

III.   3

120. *Les yeux ne peuvent supporter ni la clarté du feu ni celle du jour.* (*F. Hahnemann.*)

Ardeur dans les yeux. (*Id.*)

Ardeur et cuisson dans les yeux, comme après avoir épluché du raifort. (*Id.*)

Beaucoup de vaisseaux rouges deviennent visibles dans le blanc de l'œil. (*Id.*)

Inflammation des deux yeux, avec douleur brûlante, cuisante ; cet état empire au grand air. (*Id.*)

125. Chaleur dans les yeux, qui larmoyent. (*Id.*)

Larmoyement des deux yeux, le matin. (*Id.*)

Les yeux sont pleins d'eau, et larmoyent. (*Id.*)

Les yeux pleurent au grand air.

Fort larmoyement de l'œil droit. (*F. Hahnemann.*)

130. L'œil est plein de larmes.

Douleur brûlante dans les deux paupières de l'œil droit. (*Gutmann.*)

La paupière inférieure gauche est très-enflée, surtout vers l'angle externe, avec douleurs brûlantes, pendant cinq jours, et fort larmoyement de l'œil, précédé de nombreux éternumens, durant trois jours. (*F. Hahnemann.*)

Le matin, les paupières sont agglutinées ensemble.

La paupière supérieure est épaisse et rouge, comme dans l'orgeolet.

135. Cillement continuel dans la paupière inférieure.

Grand gonflement, rougeur et constriction des paupières, qui étaient très-sensibles au toucher. (*F. Hahnemann.*)

Pression dans les yeux. (*Id.*)

Pression dans les deux yeux, comme s'il y avait du sable. (*Id.*)

Pression dans l'œil, lorsqu'on le remue ; il cause aussi une douleur pressive quand on y touche.

140. *Prurit dans les globes des yeux.* (*F. Hahnemann.*)

Douleur lancinante dans l'œil gauche, pendant quelques minutes (le septième jour). (*Rummel.*)

Elancement dans les yeux. (*F. Hahnemann.*)

Sensation sous la paupière supérieure gauche, comme s'il s'y trouvait un corps tranchant. (*Gutmann.*)

Palpitation et vulsion dans les paupières. (*F. Hahnemann.*)

145. Cercle violâtre autour des yeux, surtout au dessous. (*Id.*)

Gonflement inflammatoire à la région de l'os lacrymal.

Les traits du visage sont tirés, les yeux troubles, la face blanche et terreuse; le visage est allongé. (*Hornburg.*)

Le côté droit de la figure est gonflé et chaud, surtout au dessous de l'œil. (*F. Hahnemann.*)

Elancement sourd dans l'os maxillaire supérieur gauche, près de l'œil. (*Id.*)

150. Taches rouges au visage. (*Id.*)

Tache raboteuse, herpétiforme, en partie rougeâtre et en partie blanchâtre, sur la peau de la pommette gauche. (*Langhammer.*)

Douleur pressive, de dedans en dehors, aux deux arcades zygomatiques. (*Gutmann.*)

Tiraillement dans le muscle temporal droit. (*Gross.*)

Forte fluxion à la joue gauche. (*F. Hahnemann.*)

155. Un gros bouton à la joue gauche, sous la peau (le dixième jour). (*Rummel.*)

Elancemens aigus isolés, durant chacun cinq minutes, dans l'os jugal (la poitrine, le genou et la tubérosité externe du coude), plus pendant la matinée et en marchant.

Tiraillement sur le côté de la joue gauche, qui exerce une action constrictive sur toute l'oreille.

Il ne peût presque point entendre, et cependant tout bruit retentit dans son oreille. (*Rummel.*)

160. Le matin, bruissement dans les oreilles.

Bruissement et bourdonnement d'oreilles, comme s'il y avait quelque chose dedans.

Tiraillement dans les oreilles, comme aux approches d'une syncope.

Bourdonnemens dans l'oreille, comme s'il y avait quelque chose dedans.

Bourdonnemens dans les oreilles, isochrones au pouls.

165. Difficulté d'entendre des deux oreilles. (*F. Hahne- mann.*)

Bourdonnemens d'oreilles. (*Id.*)

Bourdonnemens dans les deux oreilles, en se tenant couché dans le lit. (*Id.*)

Bruissement, avec difficulté d'entendre des deux oreilles. (*Id.*)

Bruissement dans l'oreille gauche. (*Id.*)

170. Bruit semblable à celui de guêpes, dans l'oreille gauche (au bout de cinq minutes). (*Id.*)

Bruit comme d'un battement d'ailes dans l'oreille gauche. (*Id.*)

Fourmillement et bruit comme d'un battement d'ailes dans l'oreille gauche. (*Id.*)

Tintement d'oreilles, semblable au bruit de plusieurs verres rendant des sons d'une acuité différente, le soir surtout. (*Id.*)

Tintemens de diverses sortes dans les deux oreilles, plus violens le soir, pendant plusieurs jours. (*Id.*)

175. Tiraillement dans le fond de l'oreille gauche, à l'apparition des règles. (*Id.*)

Douleur pressive, lancinante, dans l'oreille; plus le lit était chaud, plus l'oreille devenait froide et humide, de manière qu'il finit par être comme s'il se fût trouvé de la glace dedans.

Elancemens dans l'oreille interne, en se baissant. (*Rummel.*)

L'oreille gauche est douloureuse, comme enflammée; le conduit auditif cause aussi la même douleur que s'il était enflammé. (*Id.*)

180. L'oreille est comme enflammée en dehors et en dedans, avec des douleurs en partie semblables à celles d'une crampe, en partie lancinantes, et comme bouchée par un gonflement. (*Id.*)

Douleur dans l'oreille.

Pincement et serrement dans l'oreille.

Elancement et ardeur dans le fond des deux oreilles, plus forts dans la gauche. (*F. Hahnemann.*)

Les deux oreilles sont écorchées et à vif en dedans; la droite plus que la gauche. (*Id.*)

185. Plusieurs fois par jour, sensation, dans l'intérieur des deux oreilles, comme s'il en découlait de l'eau froide; cette sensation éclate tout à coup, et cesse au bout de quelques minutes; elle est entremêlée d'un grand prurit dans les deux oreilles. (*F. Hahnemann.*)

Un liquide découle des deux oreilles. (*Id.*)

Le matin, il sort du sang de l'oreille gauche. (*Id.*)

Du sang, mêlé de pus fétide, coule de l'oreille droite, avec douleur tiraillante dans celle-ci. (*Id.*)

Il coule du pus des deux oreilles ; à la partie antérieure de la droite, se trouve une sorte de vomique, qui, en y touchant, laisse couler du pus de l'oreille; en même temps, douleurs dans toute la moitié droite de la tête et de la face, qui ne permettent pas de se coucher sur ce côté. (*Id.*)

190. Du pus jaunâtre coule de l'oreille gauche. (*Id.*)

Du cérumen liquide coule des deux oreilles. (*Id.*)

Douleur brûlante dans le cartilage de l'oreille gauche. (*Gutmann.*)

Le lobule de l'oreille est très-douloureux pendant huit jours, rouge et chaud; deux jours après, il y survient un petit tubercule, qui dure douze semaines. (*Id.*)

Tubercule immobile dans le lobule de l'oreille, qui ne cause des douleurs que dans les commencemens, et qui dure un mois (au bout de trente-quatre jours). (*Id.*)

195. Petit bouton pruriteux, rongeant, cuisant, d'apparence squameuse, comme une petite dartre, qui oblige à se gratter. (*Langhammer.*)

Vulsion derrière l'oreille gauche, qui empêche de dormir : l'endroit fait mal quand on y touche. (*F. Hahnemann.*)

Gonflement de la racine du nez. (*Id.*)

Sensation fourmillante et rongeante dans la peau de la racine du nez. (*Id.*)

Tension en travers sur le nez. (*Id.*)

200. L'os du nez est douloureux quand on y touche. (*Id.*)

Tout le nez, surtout au côté gauche, est gonflé, très-rouge et luisant, avec prurit, principalement dans l'intérieur des ailes du nez. (*Id.*)

Une pustule très-douloureuse au nez.

Gonflement inflammatoire au nez.

Le bout du nez est gonflé, rouge, enflammé, pruriteux.

205. Fort prurit au côté droit du nez, qui oblige à se gratter. (*Hornburg.*)

Enflure et gerçure de la cloison du nez. (*F. Hahnemann.*)

Gonflement à l'aile gauche du nez, semblable à celui qui accompagne un fort coryza. (*Langhammer.*)

L'air ne passe point par le nez. (*F. Hahnemann.*)

210. Saignement de nez à différens degrés de violence. (*Id.*)

Saignement par la narine gauche, le sang se coagulait en

coulant goutte à goutte, de manière à former une languette pendante au nez. (*Id.*)

Le nez est croûteux en dedans, et saigne quand on arrache les croûtes. (*Rummel.*)

Saignement de nez pendant le sommeil. (*F. Hahnemann.*)

Fort saignement de nez pendant la toux. (*Id.*)

215. En touchant les lèvres avec les doigts, douleur comme si elles étaient en feu, comme si elles avaient été piquées avec des orties. (*Stapf.*)

Sécheresse des lèvres. (*F. Hahnemann.*)

Apreté et sécheresse de la lèvre inférieure, semblable à celle que produit un air trop sec (au bout de sept heures). (*Langhammer.*)

Eruption à la lèvre supérieure, très-près de son bord, parsemée de croûtes jaunes, et causant une douleur brûlante, cuisante. (*F. Hahnemann.*)

Gonflement de la lèvre supérieure, en dedans.

220. Ulcères douloureux à la face interne de la lèvre inférieure, vis-à-vis des dents incisives.

Au dessous de la partie rouge de la lèvre inférieure, près du coin de la bouche, petits boutons qui causent une douleur cuisante quand on y touche.

Gonflement mou et rouge de la lèvre supérieure, qui se sépare en dedans de la gencive, et paraît là comme effilée ou frangée; à sa face interne et externe, naissent comme des franges profondément ulcérées, avec douleur lancinante, parfois avec prurit. (*F. Hahnemann.*)

Grand gonflement de la lèvre inférieure et du bas de la joue, qui est mou et cependant très-rouge, et offre des trous profonds d'un pouce, pleins d'une matière jaune grisâtre, avec écoulement d'un liquide aqueux jaune; ces trous exhalent une odeur un peu putride, et saignent quand on y touche, mais seulement au bord. (*Id.*)

Ulcération du coin de la bouche, qui cause la même douleur qu'une plaie.

225. Une tache d'un blanc bleuâtre à l'extérieur des lèvres. (*F. Hahnemann.*)

Douleur dans les coins de la bouche, comme si l'on s'y était coupé. (*Id.*)

Gerçure dans le coin de la bouche. (*Id.*)

Gerçures et rhagades dans le coin de la bouche. (*Id.*)

Les muscles situés entre la lèvre inférieure et le menton sont agités de mouvemens convulsifs visibles.

23o. Le matin, vers trois heures, distorsion de la bouche vers le côté, avec suspension de la respiration. (*F. Hahne-mann.*)

Ardeur dans la peau de la joue, près du menton. (*Gut-mann.*)

Petits ulcères rouges, et grands comme des grains de millet, au côté droit du menton, qui sont indolens au toucher. (*Langhammer.*)

Pustule pleine de pus, et du volume d'un pois, au menton.

Petits ulcères suppurans, rouges, au côté gauche du menton, qui ne causent aucune douleur (le troisième jour). (*Langhammer.*)

235. Il ne peut point écarter les mâchoires l'une de l'autre. (*F. ahnemann.*)

Tension dans l'articulation de la mâchoire, en ouvrant la bouche.

Immobilité presque complète des mâchoires, de sorte qu'à peine peut-il ouvrir un peu la bouche, au milieu des plus vives douleurs. (*F. Hahnemann.*)

Elle ne peut point écarter les mâchoires; en même temps, douleur tensive au côté droit de l'hyoïde, amertume de tout ce qu'elle mange (le lait excepté, qui lui semble bon), tiraillement et dureté d'ouïe dans l'oreille droite, émission bruyante de nombreux vents très-fétides, et éruption suintante à la tête. (*Id.*)

Douleur sous la mâchoire inférieure.

24o. Vers le soir, tiraillement dans la mâchoire inférieure.

Au dessous du menton, éruption croûteuse jaune, haute de trois lignes, et presque indolente. (*F. Hahnemann.*)

La gencive est douloureuse au toucher et en mangeant, surtout des choses dures. (*Stapf.*)

Prurit à la gencive. (*F. Hahnemann.*)

La gencive se détache des dents. (*Id.*)

245. Tiraillement dans la gencive, sur divers points; elle est excoriée et gonflée. (*Gross.*)

La gencive est tuméfiée, et se détache des dents.

Le bord supérieur de la gencive s'élève comme des franges, qui sont blanches et ulcérées.

Ulcération des gencives.

Gencives tuméfiées, douloureuses.

25o. Gonflement des gencives la nuit, moindre dans la journée.

Toutes les nuits, tuméfaction des gencives.

Gonflement passager de la gencive, le matin seulement.

La nuit, toutes les fois qu'il veut s'endormir, douleur brûlante dans la gencive, qui le réveille.

Douleur brûlante, pulsative, dans la gencive, qui augmente après midi, diminue en se couchant, et cesse pendant la nuit.

255. La gencive, fortement gonflée et douloureuse, quitte les dents. (*Hornburg.*)

Dans la gencive spongieuse, détachée des dents et saignante, léger tiraillement, de même aussi que dans les racines des dents mises à nud, pendant presque toute la journée, et le matin, en se levant; le soir, la douleur est calmée un peu par la fumée de tabac. (*Gross.*)

La gencive détachée des dents a une teinte livide et est blanche au sommet. (*Id.*)

Gonflement indolent de la gencive, pendant plusieurs jours. (*Langhammer.*)

Saignement de la gencive au moindre attouchement, pendant cinquante-six jours. (*F. Hahnemann.*)

26o. Tiraillement effrayant dans les dents, qui augmente surtout en mangeant; les dents commencent à branler. (*Gross.*)

Douleur dans les dents, surtout après avoir mangé, comme si elles étaient cariées. (*Id.*)

Les dents deviennent d'un gris-noir, noires. (*F. Hahnemann.*)

En remuant la bouche, sensation comme si les dents ne tenaient pas, celles surtout de devant, en bas. (*Langhammer.*)

Sensation comme si toutes les dents ne tenaient point. (*Stapf.*)

265. Les dents branlent, et le contact de la langue contre elles est douloureux. (*Hornburg.*)

Faiblesse dans les dents.

Les dents de devant sont commes luxées.

Douleur dans les dents incisives.

Douleur dans les dents de devant; lorsque l'air entre dans la bouche, il éprouve de la douleur dans les dents.

270. Douleur dans les dents de devant, lorsque l'air entre dans la bouche, et qu'il boit chaud ou froid, mais pas plus long-temps que ne dure cette action.

Mal de dents, comme si elles étaient agacées.

La nuit, grand mal de dents; lorsqu'il cesse, grand froid par tout le corps.

Tiraillement dans les racines de toutes les dents, pendant toute la journée.

Odontalgie tiraillante après minuit, et surtout le matin.

275. Odontalgie tiraillante, qui répond dans les oreilles, surtout pendant la nuit, et empêche de rester au lit; il est obligé de se tenir assis toute la nuit.

Odontalgie tractive, même dans les dents de devant, le matin.

Odontalgie vulsive, la nuit surtout.

Odontalgie; coups pulsatifs depuis les dents de la mâchoire inférieure jusque dans l'oreille, et depuis la mâchoire supérieure jusque dans la tête, avec endolorissement de la gencive, à partir de neuf heures du soir, qui ne cessent qu'en se couchant et s'endormant.

Odontalgie; douleur ayant le caractère de forts élancemens.

280. Le soir, élancemens terribles dans la dent.

La nuit, en dormant, elle grince des dents, et les serre avec tant de force qu'elle en éprouve une douleur qui la réveille.

Perte de la parole et de la connaissance, pendant douze heures. (*F. Hahnemann.*)

Perte de la voix et de la parole (1); elle entend bien tout, mais elle ne peut répondre que par des signes et des gestes, et, quoiqu'elle s'efforce de faire agir les organes de la parole, elle ne peut cependant prononcer qu'à voix basse, avec

(1) Cet état dura trois jours; il fut guéri presqu'entièrement par la jusquiame, de sorte que, le quatrième jour, la femme pouvait parler avec son ton de voix ordinaire, quoiqu'encore avec un peu de peine.

visage tiré, et pleurs arrachés par l'état où elle se trouve ; elle ne peut dormir et se sent très-faible ; cependant elle a de l'appétit pour tous les alimens et soif de bière ; les selles et les urines sont bonnes. (*Id.*)

Le grand air est très-désagréable à la langue. (*Id.*)

285. Langue chargée, blanche ; gencives blanchâtres, tuméfiées, saignantes quand on y touche. (*Langhammer.*)

Langue très-chargée. (*Hornburg.*)

Langue blanche, comme couverte d'une peau, le matin surtout. (*F. Hahnemann.*)

La langue est insensible et comme couverte d'une pellicule. (*Id.*)

Langue très-raboteuse. (*Id.*)

290. *Grand gonflement de la langue.* (*Id.*)

Tuméfaction de la langue.

Langue tuméfiée, chargée, blanche.

Langue très-gonflée, chargée et blanche.

Fourmillement sur la langue.

295. Douleur semblable à des coups d'aiguille au bout de la langue.

A la surface supérieure de la langue, fissure longitudinale, dans laquelle il éprouve des élancemens semblables à des coups d'épingle.

La langue douloureuse, comme si elle était fendillée : elle cause une douleur brûlante.

Bord ulcéré extrêmement douloureux de la langue, qui est gonflée.

Langue gonflée, ulcérée. (*F. Hahnemann.*)

300. La langue est enflée et si molle sur les bords que les dents y dessinent des franges qui paraissent ulcérées. (*Id.*)

La moitié antérieure de la langue est si dure qu'en la frappant de l'ongle elle fait entendre un bruit, et qu'elle est toute sèche. (*Id.*)

La langue est comme ulcérée et raide au côté droit de l'hyoïde (le sixième jour). (*Rummel.*)

L'intérieur de la bouche, celui des joues surtout, prend une teinte bleuâtre. (*F. Hahnemann.*)

Ulcérations à l'intérieur de la joue.

305. La nuit, ardeur dans la bouche.

Ampoules dans la bouche. (*F. Hahnemann.*)

Toute la bouche est excoriée. (*Stapf.*)

Ampoules élevées, rondes et blanches, à la face interne des joues, dont la peau mince se détache, avec une douleur brûlante. (*Hornburg.*)

Ulcères et franges dans la bouche qui, le soir surtout, causent une violente douleur brûlante et cuisante. (*F. Hahnemann.*)

310. *Une sorte d'aphthes dans la bouche.* (*Id.*)

Aphthes dans la bouche.

Sécheresse continuelle dans la bouche.

Beaucoup de mucosités lui tombent du nez dans la gorge, et l'excitent à cracher.

Mal de gorge; sensation comme s'il y avait un corps étranger dans la gorge.

315. Douleur dans la gorge, comme si un pepin de pomme y était arrêté.

Sensation comme s'il avait quelque chose à avaler dans la gorge. (*Stapf.*)

Déglutition difficile : il n'avale qu'avec beaucoup de peine et de très-grands efforts. (*Hornburg.*)

Douleur dans la gorge, en avalant, et enrouement. (*F. Hahnemann.*)

Apreté au palais, qui cause une douleur cuisante par le contact de la langue, comme si le palais était à vif. (*Langhammer.*)

320. Sécheresse au palais, semblable à celle que produit la chaleur. (*Id.*)

Une sensation de chaleur lui descend dans la gorge. (*F. Hahnemann.*)

Douleur comme pressive dans la gorge.

Ardeur qui descend dans la gorge, puis dans le bas-ventre.

Déglutition douloureuse, comme s'il s'était brûlé la gorge ou s'il avait avalé de l'huile bouillante.

325. Après un dîner frugal, une vapeur très-chaude lui monte du bas-ventre dans la gorge, qui, peu à peu, devient de plus en plus douloureuse, avec soif violente.

Une grande chaleur lui remonte à la gorge.

Douleur comme de sécheresse dans la gorge.

La langue est très-chargée de mucosités, et la gorge très-sèche.

Douleur dans le fond de la gorge , comme par l'effet d'une trop grande sécheresse.

33o. Sécheresse telle dans la gorge, qu'il est obligé d'avaler sans cesse.

La gorge est toujours sèche et lui fait mal , comme si elle était rétrécie ; il y éprouve de la pression en avalant, et cependant il est obligé d'avaler sans cesse , parce qu'il a toujours la bouche pleine d'eau.

Mal de gorge légèrement lancinant, comme s'il y avait une épingle dans la gorge.

En avalant , élancemens au fond de la gorge , qui pénètrent jusque dans les oreilles.

Elancement à la partie postérieure du palais.

335. *En avalant, douleur lancinante dans les amygdales.*
La luette est très-allongée et gonflée.

En se mouchant, douleur dans un des côtés de la gorge, semblable à la pression qu'exercerait un gonflement. (*Stapf.*)

Lorsque les boissons sont arrivées au larynx , elles ne peuvent pas descendre plus bas , mais ressortent par le nez. (*Hartmann.*)

Douleur pressive continuelle dans l'œsophage, à la hauteur du larynx, qui devient plus forte en mangeant, et occasione la même sensation que si l'on avait un morceau de chair crue à avaler, avec douleur brûlante. (*Id.*)

34o. Il lui semble qu'un ver soit remonté dans la gorge, et qu'il soit sans cesse obligé d'avaler ; la sensation cesse peu à peu en avalant, quoique rien ne paraisse descendre. (*F. Hahnemann.*)

Du sang remonte à la gorge et à la bouche, sans vomissement ni toux. (*Id.*)

Ulcération des amygdales, avec vives douleurs lancinantes dans la gorge, en avalant.

L'ouverture du canal de Stenon est gonflée, blanche, ulcérée et extrêmement douloureuse.

Ecoulement d'une salive abondante, visqueuse et fétide, surtout à certaines heures de la nuit ou de la soirée.

345. Douleur et gonflement des parotides.

Gonflement des glandes du cou et des parotides, de sorte que les mâchoires sont fermées, et que la douleur empêche de les mouvoir.

Gonflement et douleur pressive, brûlante, dans la parotide, qui cesse au froid et revient au chaud ; en touchant la glande avec une étoffe de laine, il est pris chaque fois d'une envie de tousser.

Douleur lancinante dans les glandes du cou.

Par accès, douleur pressive dans l'œsophage, comme s'il allait y survenir un ulcère.

350. Sensation dans le pharynx, comme s'il était à vif, au côté droit du cou, même en n'avalant point.

Il crache beaucoup. (*F. Hahnemann.*)

Exspuition continuelle. (*Stapf.*)

Afflux d'une salive très-acide. (*Gross.*)

Exspuition d'une salive très-mucilagineuse. (*Stapf.*)

355. Afflux d'une salive savonneuse, qui souvent était très-gluante et se tirait en longs filamens. (*Hornburg.*)

Odeur putride très-forte dans la bouche, plus sensible pour les autres que pour le malade lui-même. (*F. Hahnemann.*)

Les alimens, sans avoir un mauvais goût, en ont un semblable à celui qu'on leur trouve dans une fièvre intermittente.

Il trouve un goût affreux au beurre.

L'oxide de mercure insipide acquiert peu à peu une saveur désagréable (métallique, terreuse, argileuse, savonneuse, putride, acidule), qui finit par devenir insupportable.

360. Le matin, amertume dans la bouche.

Le matin, grande amertume dans la bouche.

Amertume très-prononcée dans la bouche, après avoir pris du café.

Exspuition de salive visqueuse, qui a un goût amer.

Amertume dans la bouche, surtout hors des repas, et lorsqu'elle ne mange ni ne boit.

365. Les alimens ne lui semblent pas amers, mais avant et après il éprouve de l'amertume dans la bouche.

Amertume continuelle dans la bouche, pendant que le pain donne des rapports aigres.

Amertume sur les lèvres et la langue, en mangeant et en ne mangeant pas. (*F. Hahnemann.*)

Il trouve une saveur amère au pain de seigle. (*Id.*)

Goût putride dans la bouche, surtout le matin. (*Id.*)

370. Goût comme de métal dans la bouche, qui excite presque le vomissement. (*Hornburg.*)

Goût muqueux et salé de tous les alimens et boissons, même de l'eau. (*F. Hahnemann.*)

Goût très-salé sur les lèvres et la langue. (Id.)

Goût salé sur la langue, pendant plusieurs jours. (Id.)

Crachats salés. (Id.)

375. Il a comme un goût de pus dans la gorge.

Goût salé dans la bouche.

Goût sucré dans la bouche. (*Rummel.*)

Goût sucré au bout de la langue. (*Id.*)

Goût sucré dans la bouche, et sensation illusoire dans le corps, comme s'il n'était composé que de choses sucrées.

380. Goût putride très-désagréable dans la gorge.

Goût comme d'œufs pourris dans la bouche, dès qu'il remue, et ensuite déglutition involontaire.

Goût putride et d'excrémens dans la bouche, avec saveur salée de la salive.

Il trouve un goût aigre à la bière houblonnée.

Le matin, à jeun, goût aigre dans la bouche, qui cesse après avoir mangé.

385. *Goût mucilagineux dans la bouche.*

Goût acidule dans la bouche. (*F. Hahnemann.*)

Goût aigre dans la bouche, en mangeant et en ne mangeant pas. (*Id.*)

Il trouve un goût douceâtre au pain. (*Id.*)

Faim et soif excessives, quoiqu'il ne puisse presque rien prendre, parce que rien ne lui plaît, les alimens n'ayant pas de goût désagréable, mais étant insipides. (*Id.*)

390. Faim canine : elle sent que ce n'est point une vraie faim (au bout d'une heure). (*Id.*)

Faim canine qui dure peu, peu de temps après un repas suffisant (sur-le-champ). (*Id.*)

Faim canine extrême (au bout d'une demi-heure, d'une heure.) (*Id.*)

Faim canine continuelle, pendant laquelle il devient épuisé. (*Id.*)

Il n'appète pas les alimens secs, mais prend volontiers ceux qui sont liquides. (*Stapf.*)

3g5. Le matin surtout, point d'appétit. (*Id.*)

Peu d'appétit, mais beaucoup de faim.

Les choses douces lui répugnent.

La viande de bœuf lui répugne, ne lui plaît pas.

Éloignement extrême pour la viande.

4oo. Répugnance pour le café.

Répugnance pour le beurre.

Perte du goût de tout ce qu'on prend, et défaut d'appétit.

Appétit nul pour les choses chaudes; il n'en a que pour les choses froides, le pain beurré, etc.

Nul désir des alimens; mais, quand on lui en présente, il les trouve bons.

4o5. Défaut total d'appétit.

Plus d'appétit pour boire que pour manger.

Plus de soif que de faim, et frissonnemens continuels.

Il est rassasié de suite, même quand il ne mange qu'une couple de bouchées.

L'odeur des alimens lui est plus agréable que le manger.

41o. Nul appétit pour le vin et l'eau-de-vie, auxquels il était habitué auparavant. (*Stapf.*)

Dégoût pour la viande, et vomissement ensuite. (*F. Hah-nemann.*)

Nausées. (*Gutmann.*)

Il éprouve de grandes nausées dans la poitrine, où il res-sent une pression sécante; il lui semble être sur le point de vomir, et il ne trouve de repos dans aucune situation, l'anxiété le forçant d'en changer à chaque instant. (*Gross.*)

En fumant, comme d'habitude, il éprouve des envies de vomir, depuis le creux de l'estomac presque jusqu'à la fos-sette du cou, avec douleur pressive et sécante. (*Id.*)

415. Envies de vomir continuelles, avec douleur pressive, sécante, dans la poitrine, et çà et là (en se dirigeant vers les côtés de la poitrine), des élancemens sourds et des tranchées dans le bas-ventre, avec pression sécante dans le creux de l'estomac. (*Id.*)

Sensation sucrée dans la gorge, et en même temps envie de vomir.

Sensation comme s'il avait mangé des sucreries, qui lui font naître du dégoût et lui causent des nausées.

Nausées, qui augmentent après avoir mangé.

Toute la journée, nausées et frisson.

420. A chaque nausée, mal de tête.

Nausées, tout au haut du pharynx, et non dans l'estomac, de sorte qu'il ne pouvait pas vomir (surtout après avoir mangé).

Il a tant de nausées et d'envies de vomir, qu'il perd l'ouïe et la vue.

Envie de vomir, accompagnée d'un vertige qui obscurcit la vue, et de bouffées de chaleur.

Envie de vomir, aussitôt après avoir mangé, l'appétit étant bon et le goût aussi.

425. Il éprouve des nausées dans le creux de l'estomac, puis des rapports qui lui coupent quelquefois la respiration. (*Hartmann.*)

Nausées à la région de l'estomac (sur-le-champ), puis douleur contusive dans le côté droit, immédiatement au dessus des hanches, qui s'aggrave par le mouvement et par les attouchemens. (*F. Hahnemann.*)

La nuit (à une heure) il lui vient beaucoup d'eau à la bouche, avec nausées, qui le réveillent, et vomissement : ce qu'il rend est très-amer. (Id.)

Il lui remonte quelquefois dans la gorge un liquide âcre comme de l'eau-de-vie, et non comme un acide.

Violent vomissement de mucosités amères. (*F. Hahnemann.*)

430. Eructations non bruyantes. (*Id.*)

Rapports, peu de temps après le dîner, avec vapeur putride dans la bouche. (*Id.*)

Eructations.

Rapports souvent insipides, parfois avec un goût aigre.

Régurgitation d'une eau amère.

435. Rapports ayant une saveur amère et une odeur putride.

Rapports bilieux, l'après-midi.

Rapports comme de pain chaud.

Après avoir bu et mangé, régurgitation de ce qu'il a pris.

Soda.

440. Soda rance et grattant, après un souper simple (le premier jour). (*Rummel.*)

En mangeant, rapports qui amènent un liquide âcre dans la bouche (le neuvième jour). (*Id.*)

Pendant le dîner, rapports en forme de hoquet (le neuvième jour). (*Id.*)

Après avoir mangé, fort hoquet.

Fréquent hoquet, surtout avant midi.

445. Hoquet. (*F. Hahnemann.*)

Hoquet fréquent. (*Langhammer.*)

En marchant modérément vite, pression qui remonte du côté gauche du creux de l'estomac jusqu'au cartilage thyroïde, où la douleur est la plus vive. (*F. Hahnemann.*)

Tiraillement resserrant dans le creux de l'estomac, qui passe ensuite dans la poitrine. (*Id.*)

A droite, près du creux de l'estomac, il sent une artère battre avec force, et en distingue les battemens à travers ses habits. (*Gross.*)

450. *Douleur brûlante dans le creux de l'estomac* (sur-le-champ).

Douleur ulcérative dans l'estomac et le ventre.

Violente douleur d'estomac, comme quand on a eu un grand vomissement.

Fort élancement à la région hépatique, qui empêche d'inspirer, et arrête les éructations.

Endolorissement à l'estomac, surtout en y touchant et en faisant de profondes inspirations.

455. Douleur qui ressemble à une incision faite en croix, dans le creux de l'estomac.

Lorsqu'elle s'asseoit sur un siége peu élevé, il lui monte de la chaleur au creux de l'estomac, et sa vue s'obscurcit, ce qui cesse quand elle se lève.

Plénitude et tension dans le creux de l'estomac, qui gênent la respiration, l'appétit n'étant point diminué.

Quand il s'asseoit, ce qu'il a mangé lui pèse comme une pierre sur l'estomac.

Après avoir mangé, pression dans le creux de l'estomac, et en même temps nausées.

460. Le pain lui pèse sur l'estomac.

S'il mange un peu, il éprouve pendant une couple d'heures une traction de haut en bas, dans l'estomac, et y ressent une sorte de spasme.

III. 4

Il ne peut pas supporter les choses même les plus faciles à digérer ; un peu de pain même lui reste sur l'estomac, et le tiraille ; cependant il a une grande faim ; s'il mange un peu plus, il devient d'une mauvaise humeur presque intolérable.

L'estomac est plein et comme serré par un lien.

En se baissant, la digestion s'arrête sur-le-champ.

465. Quand il saisit un corps froid, il est pris du mal de ventre. (*F. Hahnemann.*)

Mal de ventre, et beaucoup de vents bruyans. (*Id.*)

Ardeur autour de l'ombilic. (*Id.*)

Ardeur dans le bas-ventre. (*Id.*)

Des pincemens dans le ventre l'éveillent à minuit, deux nuits de suite, pandant une heure. (*Id.*)

470. Tiraillement sécant au dessus de la région rénale gauche. (*Gross.*)

Tranchées dans le bas-ventre, en urinant. (*F. Hahnemann.*)

Douleur pressive, tensive, dans l'hypogastre, qui augmente en appuyant sur le ventre et cesse en expirant ; elle devient plus forte pendant la marche, et prend surtout en montant l'escalier le caractère d'une sorte de douleur sécante. (*Gutmann.*)

Sensation dans les intestins, comme s'ils étaient trop relâchés ; en marchant, ils vont et viennent, comme s'ils manquaient de soutien.

En marchant, douleur dans le ventre, comme si les intestins étaient relâchés.

475. Sensation de froid dans le bas-ventre.

Douleur tensive au dessus de l'ombilic, profondément, dans le ventre, qui diminue en mangeant. (*F. Hahnemann.*)

Elancement perforant qui se dirige perpendiculairement depuis le milieu de l'hypogastre jusqu'à l'anus. (*Gutmann.*)

Profondément dans l'hypogastre, élancemens sécans, comme avec un couteau, du côté droit au côté gauche, plus forts pendant la marche qu'en se tenant debout ou assis ; en même temps, envie douloureuse d'aller à la selle, sans qu'il sorte rien, pendant quatre jours. (*F. Hahnemann.*)

Dans le bas-ventre, immédiatement au dessus des parties génitales, sensation comme si quelque chose de très-lourd faisait effort vers ces parties, pendant quarante-huit heures ;

en même temps, douleur tractive dans les deux cuisses, comme si les muscles et les tendons étaient trop courts. (*Id.*)

480. Contraction douloureuse dans l'hypogastre. (*Id.*)

L'air du soir excite le mal de ventre et la diarrhée.

En marchant au grand air, il éprouve la même sensation dans le bas-ventre que s'il s'était refroidi.

Mal de ventre, comme après un refroidissement.

D'abord pincement dans le creux de l'estomac, puis selle molle, et ensuite pincemens encore, avec borborygmes dans le ventre, le soir.

485. Pincement dans le bas-ventre.

D'abord rougeur et chaleur dans les joues, ensuite douleurs pinçantes, brûlantes, dans l'épigastre.

Il n'est frileux que pendant qu'il éprouve des pincemens dans le haut du ventre.

Pendant les pincemens dans le bas-ventre, il éprouve du froid et·des frissons.

Douleur sécante dans le haut du ventre.

490. Tortillement et douleur sécante dans le bas-ventre, avec sensation de mal au cœur.

Le soir, douleur sécante dans l'hypogastre, avec douleur pressive au haut du ventre, qui l'oblige à desserrer ses vêtemens (au bout de vingt-quatre heures).

La nuit, douleur sécante, ou plutôt tiraillement dans le bas-ventre, qui extérieurement est froid au toucher.

Maux de ventre affreux, qui ne cessent qu'en se couchant.

Il ne peut pas dormir sur le côté droit, parce que les intestins lui font mal, comme s'ils étaient comprimés.

495. Violente pression dans le côté droit du ventre, comme si on lui arrachait les intestins avec des tenailles.

Pression dans le bas-ventre (sur-le-champ).

Douleur dans le bas-ventre, qui remonte jusqu'au larynx, comme si une croûte de pain grattait le gosier, ou s'il allait avoir soit des rapports, soit le soda.

Pression dans le bas-ventre, comme par une pierre.

Le matin, étant encore au lit, pression douloureuse dans le côté droit du bas-ventre.

500. Douleur repoussante, pressive de dedans en dehors, à la région du foie.

Distension du bas-ventre.

Après avoir mangé, glocitation isochrone au pouls dans le bas-ventre ou ses muscles.

Quelque chose qu'il boive, borborygmes ensuite dans le bas-ventre.

Emission fréquente de vents par le bas.

505. Le soir, prurit lancinant au bas-ventre ; après s'être gratté, ardeur ; on n'aperçoit pas d'éruption sur la peau.

Ventre gonflé et dur. (*F. Hahnemann.*)

Borborygmes dans le bas-ventre, avant chaque selle (au bout de deux heures). (*Hornburg.*)

Le soir, une heure avant de se coucher, et chaque fois qu'il urine, des vents le tourmentent, gonflent beaucoup le ventre, et sortent ensuite sans odeur. (*Hartmann.*)

Fréquente émission de vents. (*Langhammer.*)

510. Bubon dans l'aine. (*F. Hahnemann.*)

Petite tumeur dans l'aine gauche et ardeur en urinant. (*Id.*)

Douleur pressive, térébrante, dans l'aine droite, en se tenant couché et en marchant (au bout de douze heures). (*Gutmann.*)

Douleur pressive, térébrante, dans l'aine gauche (au bout de trente heures). (*Id.*)

Tension dans la région inguinale gauche. (*Hartmann.*)

515. Elancemens douloureux dans l'aine gauche, qui sont plus forts en inspirant. (*Gross.*)

Douleur comme par l'effet du gonflement des glandes inguinales (le premier jour). (*Rummel.*)

Douleur pressive dans les glandes de l'aine, de temps en temps.

Elancemens dans l'aine (et le talon), vers le soir.

Fourmillement dans les glandes inguinales.

520. Douleur tractive dans la région inguinale et les testicules.

Gonflement des glandes de l'aine (bubon), d'abord avec rougeur autour, et douleur en marchant, puis pression ensuite, avec rougeur et inflammation sur la tumeur même ; il ne pouvait ni se tenir debout, ni marcher sans de grandes douleurs, et il était obligé de rester couché.

Les glandes de l'aine se gonflent, deviennent rouges et enflammées, et sont douloureuses quand on y touche ou qu'on marche vite.

Gonflement des glandes de l'aine; la peau d'al. .tour est rouge; point de grande douleur pendant le repos, mais douleur en appuyant dessus et en marchant long-temps.

Douleur semblable à des coups d'aiguille dans l'aine droite, à l'os iléon. (*Gutmann.*)

525. Violens et grands élancemens dans la région inguinale droite, qui chaque fois causent de la frayeur. (*F. Hahnemann.*)

Fréquentes envies d'aller à la selle; ce n'est qu'avec beaucoup d'efforts qu'il rend une petite quantité de matières dures et épaisses, à longs intervalles. (*Gross.*)

Selle après quelques tranchées dans le ventre (le second jour). (*Rummel.*)

Selle après des pincemens et des tortillemens dans le ventre (le dixième jour). (*Id.*)

A chaque instant, envie d'aller à la selle, avec pression sur le rectum, sans pouvoir rien rendre. (*F. Hahnemann.*)

530. Continuelle envie d'aller à la selle, mais il n'expulse que très-peu de matières, avec pincemens dans le ventre. (*Stapf.*)

Selle une fois seulement tous les trois jours (au bout de quatorze jours). (*Hornburg.*)

Constipation pendant plusieurs jours, avec fièvre de coryza, abattement hypochondriaque et dégoût pour tous les alimens, la bière exceptée.

Inutile envie d'aller à la selle, le matin.

Inutiles efforts pour aller à la selle, et sortie d'hémorrhoïdes, qui causent une douleur comme ulcérative.

535. Envie anxieuse d'aller à la selle, chaque fois avec grandes nausées et pression dans les tempes, pendant et avant.

Sueur froide d'anxiété au visage, avec malaise extrême, pendant un quart d'heure; ensuite selle diarrhéique.

Avant la selle diarrhéique, beaucoup d'envies d'aller par le bas, anxiété et tremblement par tout le corps; après la selle, rapports amers, qui grattent le gosier, et un peu de soda.

Beaucoup d'envies d'aller à la selle, et peu d'évacuations (le troisième jour). (*Rummel.*)

Violent besoin d'aller à la selle, qui prend souvent d'une manière subite.

540. Selle en petits morceaux semblables à des crottes de mouton.

Selle visqueuse.

Selle d'odeur aigre.

Froid avant chaque selle.

Frisson avant chaque selle.

545. Avant la selle diarrhéique, froid et pression , et pendant le froid, chaleur qui parcourt le corps.

Froid d'une selle diarrhéique à l'autre ; mais, pendant les selles, chaleur passagère, surtout au visage.

Après une selle accompagnée de beaucoup de pincemens , il est épuisé.

En allant par le bas, il se trouve mal, et éprouve beaucoup d'éructations

Petites déjections de mucus sanguinolent, accompagnées de tranchées et de ténesme.

550. Selle très-ferme, qui ne sort qu'avec des douleurs énormes à l'anus et beaucoup de temps. (*F* Hahnemann.)

Selle copieuse et dure, sans efforts (le vingt-quatrième jour). (*Langhammer.*)

Selle dure. (*F. Hahnemann.*)

Dans la journée, plusieurs selles brûlantes , cuisantes, qui affectent douloureusement l'anus , mais expulsent peu de matières. (*Hornburg.*)

Du mucus et du sang sont mêlés aux matières alvines, quoiqu'elles ne soient pas dures. (*F. Hahnemann.*)

555. Selle en bouillie, avec du mucus. (*Id.*)

Selle de couleur soufrée. (*Id.*)

Selle diarrhéique jaunâtre, deux fois par jour , sans nulle sensation, pendant plusieurs jours. (*Id.*)

Selle d'un blanc gris. (*Id.*)

Selle muqueuse, peu chargée de matières fécales, quatre à cinq fois. (*Id.*)

560. Il ne va que la nuit à la selle. (*Id.*)

Il ne peut trop se presser d'aller à la selle, sans quoi les matières sortent involontairement, quoiqu'elles ne soient qu'en bouillie. (*Id.*)

Diarrhée. (*Id.*)

Diarrhée le soir. (*Id.*)

Diarrhée la nuit. (*Id.*)

565. Diarrhée striée de sang. (*Id.*)

Selle muqueuse rouge (au bout de quelques heures).

Selles sanglantes, avec sensation douloureuse d'âcreté à l'anus.

Après une pression dans le bas-ventre, semblable à celle que produit une boule, il survient des selles de mucus d'un verd foncé.

Selles bilieuses, écumeuses, d'un verd foncé.

570. *Selles vertes, muqueuses, âcres, qui excorient l'anus.*

Diarrhée de mucus verd, avec ardeur à l'anus et prolapsus du rectum.

Selle molle, brunâtre, facile, qui surnage l'eau.

Diarrhée, avec douleur sécante et pression dans le rectum.

Diarrhée brûlante.

575. Ardeur dans l'anus.

Diarrhée, avec beaucoup de sang, pendant plusieurs jours; puis selle dure, avec du sang. (*F. Hahnemann.*)

Diarrhée verte, avec violentes douleurs pinçantes et lancinantes. (*Stapf.*)

Douleur brûlante à l'anus, quoique les selles soient molles.

Ardeur dans l'anus, après chaque selle.

580. Une hémorrhoïde sort, et cause une douleur lancinante en allant à la selle, même en y touchant.

En urinant, écoulement de sang par le rectum. (*F. Hahnemann.*)

Flux de sang avec les déjections alvines. (*Id.*)

Sensation de pincement à l'anus, comme dans la diarrhée, avec émission de beaucoup de vents. (*Langhammer.*)

Vifs élancemens dans l'anus, qui causent des sursauts. (*Gross.*)

585. Prurit à l'anus, semblable à celui que causent les ascarides.

Excoriation à l'anus (le dixième jour). (*Rummel.*)

Des ascarides sortent en fourmillant de l'anus (au bout d'une demi-heure). (*F. Hahnemann.*)

Sortie de plusieurs grands lombrics. (Id.)

Fréquentes envies d'uriner, avec émission peu copieuse d'urine (au bout de deux heures.) (*Langhammer.*)

590. Continuelle envie d'uriner, sans qu'il sorte rien. (*F. Hahnemann.*)

Il est obligé, jour et nuit, d'uriner au moins toutes les heures, avec forte ardeur dans l'urètre, au moment où l'urine commence à sortir. (*Id.*)

Jet d'urine extrêment grêle. (*Id.*)

Continuelles envies d'uriner, toutes les dix minutes environ; mais il sort peu d'urine.

Fréquentes envies d'uriner (après une pollution nocturne).

595. Pression après avoir uriné.

Pendant l'émission de l'urine, léger sentiment d'affadissement nauséeux.

Pression aux parties génitales; après quoi elle urine beaucoup.

Le matin, à quatre heures, dans le lit, envie pressante d'uriner.

Elle est obligé de se relever la nuit trois fois pour uriner, et chaque fois elle rend beaucoup d'urine.

600. Emissions fréquentes d'urine, répétées même plusieurs fois dans la nuit.

Urine de couleur foncée. (*F. Hahnemann.*)

Urine abondante, rouge et brune. (*Id.*)

Fréquentes et copieuses envies d'uriner (le troisième jour). (*Rummel.*)

Urine avec un nuage floconneux blanc.

605. *L'urine, dès sa sortie, est extrémement trouble, et forme un sédiment.*

L'urine semble avoir été délayée avec de la farine; elle forme un épais sédiment.

Urine rougeâtre, devenant épaisse par le repos, et causant des douleurs sécantes à sa sortie.

Urine trouble pendant plusieurs semaines. (*Rummel.*)

L'urine sort d'abord claire, mais plus tard blanche comme si elle contenait de la craie, et peu après, il suffit de toucher à la verge, pour que l'urètre cause une douleur brûlante.

610. Urine d'un brun rouge. (*F. Hahnemann.*)

Il urine beaucoup plus qu'il n'a bu. (*Id.*)

Il urine par trop souvent, outre mesure. (Id.)

Emissions très-fréquentes d'urine, avec douleur brûlante, cuisante. (*Id.*)

Des lambeaux de mucus condensé sortent avec l'urine.

615. Des fibres ou des flocons blancs sortent après l'urine, sans douleur.

L'urine a une odeur aigre.

Il sort très-peu d'urine, qui est comme mêlée de sang.

Urine d'un rouge de feu, dont les émissions sont rares.

Urine d'un rouge foncé, comme si elle était mêlée de sang.

620. Il ne peut point retenir son urine, quand l'envie de la rendre lui vient. (*F. Hahnemann.*)

Quand il a envie d'uriner, il est obligé de se hâter, sans quoi l'urine coule malgré lui.

Ardeur dans l'urètre, en n'urinant pas. (*Rummel.*)

Ardeur dans l'urètre, en commençant à uriner. (*Id.*)

Le matin, douleur sécante en lâchant l'urine (le huitième jour). (*Id*).

625. Douleur sécante en commençant à uriner (le dixième jour). (*Id.*)

En urinant, douleur d'abord brûlante, ensuite cuisante.

Ardeur en urinant.

Urine âcre. (*F. Hahnemann.*)

Ardeur en lâchant l'urine. (*Id.*)

630. Ecoulement de sang par l'urètre. (*Id.*)

Prurit aux pubis, au dessus de la verge (au bout de deux heures). (*Gutmann.*)

Glocitation dans l'urètre, qui ressemble à un élancement.

Dans l'urètre, plutôt un battement qu'un élancement.

Elancement dans la partie antérieure de l'urètre, en n'urinant pas.

635. Elancemens dans l'urètre, qui se dirigent du côté du bas-ventre, vers le soir.

Elancement sourd (quelquefois) dans l'urètre.

Engourdissement de la verge, pendant un quart d'heure. (*F. Hahnemann.*)

Douleur sécante, cuisante, dans tout l'urètre, en urinant, surtout vers la fin, jusqu'à la dernière goutte; en même temps, il ne peut jamais s'y prendre assez tôt pour

uriner, et d'ordinaire quelques gouttes ont déjà sorti involontairement lorsqu'il s'y présente. (*Id.*)

Ampoules à la partie antérieure et latérale du gland,
qui rongent au dessous et autour d'elles ; plusieurs petites
vésicules blanches, qui suintent aussi, mais ne tardent pas
non plus à disparaître. (*Hornburg.*)

640. Elancement tractif dans l'urètre, en n'urinant
point.

Le soir, ardeur autour du gland, puis ampoules à la face
interne du prépuce, qui s'ouvrent et produisent de petits
ulcères, lesquels ne tardent pas à guérir d'eux-mêmes.

Prurit au gland.

Elancement pruriteux au gland, lorsqu'on le comprime.

Elancement pruriteux dans le gland, après avoir uriné.

645. Fourmillement au frein du prépuce et au scrotum.

Le gland est très-froid et ridé (au bout de trois heures).

Fourmillement pruriteux au gland. (*Gutmann.*)

Gonflement de la partie antérieure de l'urètre, avec suppuration entre le gland et le prépuce ; l'urètre est rouge et
chaud au toucher, et très-douloureux, tant en y touchant
que pendant la marche ; en même temps, douleur violente
au front, et éruption psoriforme aux mains, surtout à l'insertion des pouces, plus au côté supérieur qu'à l'inférieur,
et très-pruriteuse pendant la nuit. (*F. Hahnemann.*)

Douleur tiraillante, lancinante, à la partie antérieure du
gland, qui traverse tout le membre et s'étend jusqu'à l'anus,
parfois même jusque dans les aines. (*Hartmann.*)

650. Inflammation du prépuce, avec douleur brûlante
dedans. (*F. Hahnemann.*)

Fort gonflement du prépuce, comme s'il était distendu
en manière de vésicule par de l'air ou par de l'eau. (*Id.*)

Gonflement du prépuce, et, à sa face interne, rougeur
inflammatoire, avec sensibilité douloureuse.

Gonorrhée du gland.

Gonorrhée verdâtre, indolente, surtout la nuit.

655. Prurit voluptueux au prépuce, qui oblige à se gratter. (*Langhammer.*)

Gonflement du prépuce, avec ardeur, cuisson et rougeur,
et sur sa face interne, gerçures et rhagades ; mais, à l'intérieur, éruption rouge et très-fine. (*F. Hahnemann.*)

Plusieurs petites vésicules rouges à l'extrémité du gland, sous le prépuce, qui, au bout de quatre jours, deviennent de petits ulcères, et exhalent une matière très-odorante, d'un blanc jaunâtre, salissant la chemise; plus tard, les grands ulcères saignèrent, et quand on y touchait, ils faisaient éprouver une douleur dont tout le corps se ressentait; ils étaient ronds, à bords renversés, et garnis à leur face d'un enduit caséiforme. (*Hornburg.*)

Prurit lancinant au frein du prépuce. (*F. Hahnemann.*)

Prurit chatouilleux, agréable, à la partie antérieure du gland, qui oblige à se gratter (au bout de neuf heures). (*Langhammer.*)

660. Sentiment de froid dans les testicules, l'après-midi et le soir, pendant quatorze jours. (*F. Hahnemann.*)

Avant que les vents ne sortent, le testicule gonflé est sensible, mais cependant point douloureux. (*Hartmann.*)

Violens élancemens dans le scrotum.

Traction pressive dans les testicules, plutôt une traction qu'une pression.

Douleur tractive dans les testicules et dans l'aine.

665. Traction dans le cordon spermatique, par intervalles.

Prurit dans le testicule droit. (*Gutmann.*)

Douleur spasmodiquement tiraillante, qui commence entre les testicules, puis pénètre dans la verge, et cause un prurit énorme dans les ulcères. (*Hartmann.*)

Ejaculation, sans rêves voluptueux. (*Langhammer.*)

Erections incomplètes, avec tension à la région pubienne, provenant, à ce qu'il lui semblait, de la multiplicité des vents. (*Hartmann.*)

670. Elancement térébrant dans le périnée, en marchant et en se tenant assis.

Ejaculation pendant la méridienne; puis douleur brûlante à l'orifice de l'urètre, en urinant.

Erections douloureuses.

Pollution nocturne.

Pollution nocturne mêlée de sang.

675. Après une pollution nocturne, il a, le matin, en se levant, froid par tout le corps, mais sans être las.

Ardeur dans l'urètre de l'homme, pendant le coït (le septième jour). (*Rummel.*)

En marchant, forte sueur aux organes génitaux et aux
parties voisines.

Excoriation entre les parties génitales et les cuisses.

Ardeur dans l'urètre de la femme, en urinant. (*F. Hahnemann.*)

680. Leucorrhée non âcre. (*Id.*)

Leucorrhée, surtout le soir, depuis huit heures jusqu'à
dix, qui ne coule pas goutte à goutte, a une couleur verdâtre, et cause de la cuisson à la partie antérieure des organes génitaux, de sorte que la femme est obligée de se gratter
beaucoup, surtout le soir et la nuit; après s'être grattée,
violente ardeur. (*Id.*)

Sortie par le vagin de flocons muqueux et purulens,
gros comme des noisettes. (*Id.*)

Prurit aux grandes lèvres.

Prurit prolongé aux grandes lèvres, peu avant les règles.

685. Petits boutons aux grandes lèvres.

Gonflement inflammatoire dans le vagin, comme s'il était
excorié.

Leucorrhée, avec sentiment de cuisson.

Leucorrhée puriforme.

Leucorrhée rongeante.

690. Pendant le coït, facilité extrême de concevoir et de
devenir enceinte. (*F. Hahnemann.*)

Pendant les règles, anxiété telle qu'elle ne sait où se
mettre.

Six jours après les règles, nouvel écoulement de sang.
(*F. Hahnemann.*)

Les règles sont trop abondantes, et accompagnées de maux
de ventre. (*Id.*)

Écoulement menstruel chez une vieille femme, qui n'était
plus réglée depuis onze ans déjà. (*Id.*)

695. Hémorrhagie utérine pendant trois semaines. (*Id.*)

Les règles sont supprimées. (*Id.*)

Grand prolapsus du vagin. (*Id.*)

Tubercules aux grandes lèvres. (*Id.*)

Très-fréquens éternumens, surtout le matin.

700. Un très-violent éternument (sur-le-champ).

Éternument (au bout de cinq minutes). (*F. Hahnemann.*)

Fréquens éternumens. (*Id.*)

Fréquens éternumens, sans coryza. (*Langhammer.*)

Pendant douze jours de suite, elle fut obligée d'éternuer une fois par jour. (*F. Hahnemann.*)

705. Pendant trois jours, éternument presque continuel, ensuite fort gonflement de la paupière inférieure gauche, surtout du côté de l'angle externe, avec douleur brûlante et larmoyement, pendant cinq jours. (*Id.*)

Odeur putride dans le nez, comme après un violent coryza. (*Id.*)

Coryza, avec beaucoup d'éternumens. (*Id.*)

Coryza, pendant deux jours. (*Id.*)

Toute la journée son nez coule beaucoup, sans coryza. (*Id.*)

710. Du pus âcre et ayant l'odeur de vieux fromage, coule par le nez. (*Id.*)

Toux sèche. (*Id.*)

Toux avec expectoration. (*Id.*)

Toux courte, sèche, fatigante, dont l'irritation chatouilleuse se fait sentir sous la partie supérieure du sternum, et qui survient principalement en parlant, de sorte qu'elle laisse à peine prononcer une parole.

Certaines nuits, forte toux, avec irritation de bas en haut qui la provoque et semble venir de l'estomac ; elle se manifeste pendant la veille et le sommeil, sans qu'on ait besoin pour cela de se redresser.

715. Toux qui résonne, et dans laquelle il lui semble que tous les organes pectoraux soient secs, avec douleur dans la poitrine et dans le sacrum. (*F. Hahnemann.*)

Tous les deux jours, le soir, accès de toux des plus violens, qui ébranlent le corps, au moment de s'endormir, comme si la poitrine et la tête allaient se briser, pendant une demi-heure ; après la toux, forte pandiculation.

Toux rauque.

En toussant, il lui semble que la respiration soit sur le point de s'arrêter.

(La toux l'éveille le matin, vers deux ou trois heures.)

720. *Envie de vomir en toussant.*

Hémoptysie. (*F. Hahnemann.*)

Crachement de sang en allant au grand air. (*Id.*)

Crachement de sang en travaillant. (*Id.*)

Étant couché il crache, pendant trois heures (avant midi), plus d'une livre de sang. (*Id.*)

725. Difficulté de respirer, comme par défaut d'air, le matin. (*Id.*)

Respiration courte et haletante.

En montant l'escalier, respiration haletante.

Respiration haletante, en marchant, comme s'il ne pouvait point aspirer assez d'air.

Angoisse sous le sternum : il est obligé de faire des inspirations profondes.

730. Sensation de resserrement à la région du sternum.

Douleur de poitrine, comme si celle-ci était oppressée. (*F. Hahnemann.*)

Anxiété autour de la poitrine : une sorte d'asthme. (*Stapf.*)

Le soir, dans le lit, s'il se couche sur le côté gauche, il est pris d'asthme et obligé de faire des inspirations très-profondes, mais pendant lesquelles il éprouve une douleur insupportable dans la région inguinale gauche. (*Gross.*)

Asthme après avoir mangé. (*F. Hahnemann.*)

735. Douleur pressive au côté du sternum, qui gagne le dos, même pendant le repos, mais est plus vive pendant le mouvement, le soir : la partie cause ensuite une douleur comme contusive.

Sensation d'ardeur dans la poitrine, qui remonte jusque dans le cou. (*F. Hahnemann.*)

Ardeur dans le côté gauche, là où cessent les côtes. (*Id.*)

Pression dans le côté gauche de la poitrine, qui empêche de faire des inspirations profondes. (*Id.*)

Douleur pressive dans le côté droit de la poitrine, lorsqu'il retient sa respiration, qui cesse en inspirant et en expirant. (*Gutmann.*)

740. Coarctation et tension dans le côté gauche, immédiatement au dessous des côtes ; sensation qui, bien que peu douloureuse, met cependant la vie en danger ; la respiration lui manque, et il ne peut se remuer, parce qu'au moindre mouvement, par exemple du bras, ou en prononçant quel-

ques mots, il se croit prêt à rendre l'âme (au bout d'une heure). (*F. Hahnemann.*)

En se baissant, mal de poitrine, élancemens isolés.

Hors des momens où il respire, et seulement en éternuant ou toussant, élancement qui traverse d'outre en outre la poitrine jusque dans le dos, et la rétrécit.

Élancemens aigus isolés (durant chacun cinq minutes) dans la poitrine (le genou, l'os de la pommette et la tubérosité externe du coude), plus dans la matinée et en marchant.

En respirant, élancemens à la partie antérieure et supérieure de la poitrine, qui s'étendent jusque dans le dos, et qui resserrent la poitrine.

745. Cinq à six forts élancemens au côté gauche de la poitrine, pendant la respiration et en ne respirant point.

Élancement dans le côté gauche de la poitrine. (*F. Hahnemann.*)

Élancemens dans le côté droit de la poitrine, en éternuant et en toussant. (*Id.*)

En inspirant pendant la marche au grand air, élancement à la dernière côte droite et dans la région inguinale, avec oppression de la respiration.

Élancemens sourds dans le côté droit de la poitrine, pendant quelques minutes, seulement en expirant, lorsqu'il se tient assis et qu'il se baisse. (*Gutmann.*)

750. A chaque inspiration, élancement sous les fausses côtes gauches, dans le côté, qui ressemble à un coup de couteau. (*Gross.*)

Douleur d'écorchure dans la poitrine.

Douleur contusive dans le côté gauche de la poitrine, en y touchant. (*F. Hahnemann.*)

Douleur semblable à celle que produirait un coup à la partie supérieure de la poitrine, le soir. (*Id.*)

Sensation douloureuse dans le côté gauche, sous les dernières côtes, comme s'il y avait là un gonflement. (*Id.*)

755. Tressaillement dans les muscles pectoraux du côté droit (au bout de vingt-quatre heures.) (*Gutmann.*)

Douleur dans les deux seins. (*F. Hahnemann.*)

Gonflement contre nature des seins de la femme, surtout des mamelons, qui sont aussi plus durs qu'à l'ordinaire. (*Id.*)

Douleur périodique dans les seins, comme s'il allait s'y former un abcès. (*Id.*)

Après avoir mangé, douleur corripiante par saccades sous les seins. (*Id.*)

760. Tiraillement effrayant dans les muscles de la poitrine, près de l'aisselle gauche. (*Gross.*)

(En se tenant assis) douleur tensive en devant, sur la poitrine, qui raccourcit la respiration (pendant plusieurs jours). (*Langhammer.*)

Violente douleur contusive sur la poitrine, en devant ; il ne savait pas s'il devait s'asseoir ou se remuer pour s'en débarrasser. (*Id.*)

Eruption semblable à celle de la variole, immédiatement au dessus de l'anus, causant une douleur pressive, surtout en se tenant assis. (*F. Hahnemann.*)

Douleur tiraillante au coccyx, qui diminue en appuyant la main sur le bas-ventre. (*Id.*)

765. Douleur corripiante dans le sacrum, surtout en se tenant debout, qui diminue un peu en marchant. (*Id.*)

Douleur contusive dans le sacrum.

Douleur dans l'os sacrum, comme après être resté couché sur un lit dur.

Douleur dans le sacrum, qui diminue en se tenant assis.

Douleur corripiante dans le sacrum, surtout en se tenant debout, qui diminue par la marche.

770. Douleur contusive dans le sacrum, forte surtout en se tenant assis (pendant plusieurs jours). (*Langhammer.*)

Prurit au sacrum en marchant.) (*Gutmann.*)

Prurit lancinant dans le sacrum, en marchant. (*Id.*)

Elancement dans le sacrum pendant la respiration ordinaire (au bout d'une heure). (*F. Hahnemann.*)

Douleur lancinante dans le sacrum et dans les cuisses, avec défaut de fixité dans le sacrum, les genoux et les pieds. (*Id.*)

775. Petits élancemens à droite, près des fausses apophyses épineuses de l'os sacrum. (*Gross.*)

Douleur lancinante dans le sacrum et les jambes, quand on y touche ; il lui semble n'avoir ni force ni soutien dans le sacrum et les jambes, depuis le genou jusqu'à la plante du pied. (*F. Hahnemann.*)

Vifs élancemens dans l'épine du dos, entre les omoplates. (*Gross.*)

Petits et grands élancemens dans les muscles du dos, pendant la marche. (*F. Hahnemann.*)

Mal de dos tiraillant, surtout en se tenant assis. (*Id.*)

780. Prurit au dos, le soir, dans le lit. (*Id.*)

Prurit chatouillant sur le côté gauche du dos, qui oblige à se gratter. (*Langhammer.*)

(Prurit ardent et chaleur par tout le dos, surtout en marchant au grand air.)

Douleur comme contusive dans le dos.

Sensation de chaleur brûlante dans tout le dos. (*F. Hahnemann.*)

785. Le dos lui cause une douleur comme contusive. (*Id.*)

Pendant le mouvement, surtout au grand air, douleur contusive au côté gauche du dos, comme après être resté long-temps baissé, pendant plusieurs jours. (*Langhammer.*)

Douleur brûlante sur l'épaule droite, jusque dans la nuque (en se tenant assis). (*F. Hahnemann.*)

Ardeur entre les épaules, qui descend le long du dos.

Entre les épaules, à l'origine du cou, en tournant la tête et le reste du corps (pendant qu'il est assis), violente douleur qui, en levant quelque chose, devient assez forte pour l'obliger à serrer les dents les unes contre les autres. (*F. Hahnemann.*)

790. Palpitation dans l'omoplate droite. (*Gutmann.*)

Tiraillement dans les omoplates.

Battement non douloureux dans l'omoplate, qui se termine par un tremblement.

Au dessous des omoplates, douleur resserrante, en se remuant, après minuit, dans le lit.

Douleur contusive dans l'omoplate gauche, avec élancemens et tension dedans, qui est si violente, en tournant la tête, qu'elle le fait pleurer et crier (le matin, aussitôt après le réveil). (*F. Hahnemann.*)

795. Tubercules et petites tumeurs ulcérées aux omoplates et au ventre. (*Id.*)

Prurit au dos, à l'omoplate droite. (*Gutmann.*)

Douleur brûlante sur l'épaule droite, jusqu'à la nuque, en se tenant assis. (*F. Hahnemann.*)

Rigidité dans la nuque, et élancemens dedans, pendant le mouvement. (*Id.*)

Rhumatisme dans la nuque, qui ressemble à une pression, même pendant le repos, et surtout en renversant la tête en arrière.

800. Gonflement et raideur telle du cou qu'il ne peut le tourner qu'avec peine. (*Hornburg.*)

Raideur douloureuse du cou, qui empêche de tourner la tête, avec sentiment de pesanteur dedans. (*F. Hahnemann.*)

L'épaule gauche devient beaucoup plus haute que la droite, sans cependant augmenter sur les côtés, avec douleur dedans, qui se fait sentir surtout pendant le mouvement, et qui est même assez forte pour réveiller. (*Id.*)

Il a les épaules et les bras comme engourdis, le matin, dans le lit. (*Id.*)

Élancemens terribles à l'articulation de l'épaule, le soir.

805. Craquement dans les articulations de l'épaule et du coude.

Douleur plutôt vulsive que pulsative dans l'articulation de l'épaule, tous les quarts d'heure.

Tiraillement dans l'articulation de l'épaule droite, l'humérus et l'articulation de la main (le genou, l'articulation de l'épaule et les os de l'avant-bras).

Douleur dans les aisselles, qui ressemble à une sensation déprimante.

Douleur contusive dans les humérus.

810. Tiraillement vulsif dans les deux humérus ; les chairs du bras font ensuite mal aussi quand on y touche.

Ardeur sur les deux bras, qui fait qu'il ne peut rien tenir dans ses mains, ni même soutenir ses bras. (*F. Hahnemann.*)

Le bras droit et la main sont comme engourdis ; sensation qui diminue par le mouvement. (*Id.*)

Tiraillement dans le bras droit, à sa face interne.

Il ne peut pas laisser le bras long-temps dans une situation quelconque sans y éprouver une insupportable douleur de lassitude ; il est obligé tantôt de l'étendre, tantôt de le ployer, mais l'extension est l'état dans lequel il se trouve le mieux.

815. Vulsion de muscles entiers au bras droit. (*Rummel.*)

Le bras droit est agité de secousses et de convulsions pendant toute la nuit. (*F. Hahnemann.*)

Le bras gauche lui semble lourd quand il le lève beaucoup, et lui cause une douleur comme de luxation. (*Id.*)

Tiraillement dans l'articulation du coude.

Elancemens aigus, isolés, durant chacun cinq minutes, dans la tubérosité externe du coude (l'os jugal, la poitrine et le condyle externe du genou), plus avant midi et en marchant.

820. Elancement tiraillant lent dans l'articulation du coude.

Au bras gauche, et surtout au coude, éruption de petites élévations rouges, non enflammées, dont le sommet se couvre d'une pellicule blanche, qui causent des démangeaisons, et brûlent après qu'on s'est gratté. (*F. Hahnemann.*)

Gonflement rouge, chaud et considérable, du coude gauche, qui s'étend jusque dans la main, cause une ardeur extrême, des tiraillemens et des fourmillemens (au bout de six heures). (*Id.*)

Ardeur dans les articulations des coudes. (*Id.*)

Prurit au coude gauche. (*Id.*)

825. Elancement au coude. (*Id.*)

Douleur comme de lassitude dans les os de l'avant-bras (et de la jambe), non en y touchant.

Eruption miliaire pruriteuse à l'avant-bras.

A l'avant-bras droit, dartre ronde, avec desquamation de la peau et prurit voluptueux, pendant dix-huit jours (au bout de six heures). (*F. Hahnemann.*)

Grandes taches rondes, rouges, squameuses, avec douleur brûlante, ayant un pouce de diamètre, sur l'avant-bras et le carpe. (*Id.*)

830. Accès de pulsations sans douleurs dans les articulation des mains.

Petit bouton rouge sur le dos de la main, qui, en se formant, cause une sensation brûlante.

(En marchant) douleur de crampe, lancinante et sourde, dans le périoste de la partie interne de l'avant-bras droit. (*Langhammer.*)

Douleur de crampe, lancinante, sourde, à la partie inférieure de l'avant-bras droit, dans toutes les situations (au bout de trois heures). (*Id.*)

Dans toutes les situations, douleur de crampe sourdement

lancinante dans les muscles de la partie externe de l'avant-bras gauche. (*Id.*)

835. Vésicules pleines de sérosité au côté interne des carpes. (*F. Hahnemann.*)

Rigidité douloureuse de l'articulation de la main droite. (*Id.*)

Défaut de force et sentiment de paralysie dans l'articulation de la main gauche, avec craquement et élancement dedans. (*Id.*)

Douleur dans la main gauche (dans les os), en l'étendant, empoignant et appuyant dessus ; sensation comme de raideur et de paralysie. (*Rummel.*)

La main est comme raide. (*Id.*)

840. Craquement, élancement et défaut de force dans l'articulation de la main. (*F. Hahnemann.*)

L'articulation de la main gauche est enflée, et douloureuse quand on la presse frotement et qu'on la remue. (*Id.*)

Rhagades profondes aux mains, comme des coupures. (*Id.*)

Gonflement considérable de la main gauche. (*Id.*)

Tension dans toute la main. (*Id.*)

845. Douleur tractive dans les mains, avec froid aux doigts. (*Id.*)

(En faisant agir les mains), forte douleur de crampe dans la gauche, surtout dans les doigts. (*Langhammer.*)

Les mains et les doigts deviennent souvent raides en travaillant, et causent une douleur de crampe (le septième jour). (*Rummel.*)

La peau du dos des mains se desquame. (*F. Hahnemann.*)

Le soir, dans le lit, sur le coude-pied, prurit rongeant, qui cesse après s'être gratté, mais ne tarde pas à revenir. (*Gross.*)

850. Fort chatouillement dans le creux de la main gauche, qui oblige à se gratter (au bout de six heures). (*Langhammer.*)

Léger chatouillement dans le creux de la main droite, qui oblige à se gratter (au bout de cinq heures). (*Id.*)

Les doigts des deux mains se contractent, le pouce surtout, de manière qu'il est totalement renversé dans les mains, comme chez les épileptiques. Ce n'est qu'avec beaucoup d'efforts, et tremblement des mains, qu'il parvient à allonger les doigts jusqu'aux deux tiers. (*F. Hahnemann.*)

Contraction en forme de crampe des doigts et de la main, qui se ferment.

Crampe douloureuse des doigts et de la main; d'abord extension telle qu'il est très-difficile de les ployer, mais, après la flexion, crampe qui tient les doigts fortement serrés.

855. Les doigts sont comme morts. (*F. Hahnemann.*)

Rhagades profondes aux doigts, dont le fond est à vif et saignant. (*Id.*)

Rhagades profondes aux doigts, comme des coupures, surtout à leur côté interne. (*Id.*)

Une rhagade profonde, semblable à une coupure, entre le pouce et le doigt indicateur, qui saigne et cause de la douleur. (*Id.*)

Sur les articulations des doigts, petites franges, qui sont un peu ulcérées. (*Id.*)

860. Le matin, engourdissement des doigts, puis sensation de vibration dedans, ensuite tiraillement jusqu'à la moitié de l'avant-bras. (*Id.*)

Gonflement (douloureux) des tubérosités postérieures des doigts. (*Id.*)

Tiraillement çà et là dans les phalanges des doigts. (*Gross.*)

Prurit lancinant chatouilleux au côté interne de la phalange postérieure du pouce droit, qui oblige à se gratter. (*Langhammer.*)

(Dans l'après-midi), le pouce de la main gauche, tenue horizontalement pendant la situation assise, se rapproche du doigt indicateur : ces deux doigts restent pendant plusieurs minutes fortement appliqués l'un contre l'autre, comme par un spasme violent, avec petits élancemens dans le pouce; puis celui-ci s'écarte de lui-même, tandis qu'auparavant on n'avait pu le séparer, même par de grands efforts. (*F. Hahnemann.*)

865. En ployant le doigt médius, douleur pressive dans l'articulation médiane.

Vulsion brûlante sous l'ongle du pouce, en écrivant.

Vulsion visible dans les tendons des doigts (ceux des orteils et le tendon d'Achille), le soir, avec grand frisson, qui secoue fortement le corps.

Douleur de crampe, sourdement lancinante, dans le doigt indicateur gauche. (*Langhammer.*)

À la base de la main droite, au dessous du petit doigt, et au côté externe, douleur fouillante, qui est plus forte pendant le repos. (*Gutmann.*)

870. Les ongles des doigts se détachent par écailles et tombent. (*F. Hahnemann.*)

Vifs élancemens dans l'os iléon droit (au bout de deux heures.) (*Gross.*)

Vifs élancemens des îles isochrones au pouls, à l'épine antérieure et inférieure de l'os gauche (au bout de vingt-quatre heures). (*Id.*)

Douleur térébrante dans les muscles fessiers droits (en se tenant assis). (*Gutmann.*)

Ardeur dans les fesses. (*F. Hahnemann.*)

875. Elancement dans l'articulation de la hanche droite, en marchant. (*Id.*)

Un petit bouton rouge, à sommet blanc, sur la fesse, qui cause une douleur lancinante.

Tiraillement dans l'articulation de la hanche (la nuit ?), le genou et le fémur (l'articulation de l'épaule droite, celle de la main, et l'humérus).

Prurit aux membres inférieurs, le soir.

Douleur à la cuisse droite, comme si elle avait été rouée de coups, qui est surtout plus vive en appuyant la main dessus et en marchant. (*F. Hahnemann.*)

880. Prurit, rendu agréable par l'action de se gratter, au côté interne de la cuisse, où apparaissent de petites élévations. (*Id.*)

Froid aux deux cuisses. (*Id.*)

(En se tenant assis) douleur en forme de crampe dans les tendons externes de la cuisse gauche, près du genou. (*Langhammer.*)

En se tenant debout, beaucoup d'élancemens dans la jambe, comme si elle était trop courte.

La jambe est comme raide en marchant.

885. Tiraillement en forme d'élancemens dans les muscles

de la cuisse droite, dans toutes les situations. (*Lang-hammer*.)

Douleur tensive dans la cuisse droite (en se tenant assis). (*Gutmann.*)

En sommeillant, la nuit, sans dormir, violente douleur tensive à la partie postérieure de la cuisse gauche, dans la fesse, jusqu'au creux du jarret (plus forte au pli qui sépare la fesse de la cuisse), qui diminue seulement en se couchant sur le dos, un oreiller placé sous la cuisse pour la soutenir, augmente en s'asseyant, et éprouve des exacerbations périodiques. (*F. Hahnemann.*)

Douleur tractive à la face antérieure de la cuisse gauche. (*Gross.*)

Douleur à la cuisse droite, comme si on y avait reçu des coups, qui augmente surtout quand on y touche et en marchant.

890. Traction et pesanteur dans les jambes.

Engourdissement paralytique fréquent des cuisses.

Le matin, pression douloureuse, tractive de haut en bas, dans les cuisses, plus profonde que ne le sont les muscles.

Intertrigo entre les cuisses et les parties génitales.

Prurit aux cuisses.

Le soir (après de la chaleur à la tête et sur le coude-pied), éruption aux deux cuisses, qui cause du prurit, et laisse suinter, après qu'on s'est gratté, une sérosité produisant la même cuisson que l'eau-de-vie sur une plaie; après le prurit, vers minuit, sueur au bas-ventre et aux cuisses; le tout sans soif.

895. Elancement et prurit dans la peau de la cuisse, qui le réveillent vers trois heures du matin.

Elancemens dans les cuisses et les jambes, pendant le mouvement.

Eruption pruriteuse aux cuisses, surtout à leur face interne. (*F. Hahnemann.*)

Eruption de petits tubercules au côté interne des cuisses. (*Id.*)

Une dartre à la partie postérieure de la cuisse, dont l'épiderme se détache quand on se gratte, ce qui, chaque fois, cause de la douleur (pendant trente jours) (au bout de cinq semaines). (*Id.*)

900. A la partie supérieure de la cuisse gauche, bosse qui est douloureuse quand on met la main dessus et qu'on marche. (*Id.*)

Petits ulcères, causant un prurit rongeant au côté externe de la cuisse droite, qui obligent à se gratter. (*Lang-hammer.*)

Gonflement luisant, transparent, des deux cuisses et des jambes. (*F. Hahnemann.*)

Les jambes ployent sous le corps. (*Id.*)

Les jambes sont projetées en avant contre sa volonté. (*Id.*)

905. Vulsion involontaire dans les jambes. (*Id.*)

Crampe à la partie inférieure de la cuisse, immédiatement au dessus du jarret.

A peine peut-elle traîner ses jambes, tant elles lui semblent lourdes. (*F. Hahnemann.*)

Lassitude dans les jambes ; elle ne peut marcher ; la difficulté est tout-à-fait au bas, autour des chevilles. (*Stapf.*)

Tremblement des jambes, en marchant. (*F. Hahnemann.*)

910. Léger tremblement des jambes, en marchant, qui est plus fort que partout ailleurs autour des genoux et à la région inguinale. (*Id.*)

Les deux genoux lui semblent être trop gros et épais, et il éprouve une vulsion dedans, pendant trente-six heures. (*Id.*)

Fourmillement semblable à la reptation d'un gros insecte, depuis le genou droit, jusqu'au milieu de la cuisse. (*Id.*)

Les articulations des genoux causent une douleur comme contusive, en se tenant couché. (*Id.*)

Douleur tractive dans les cuisses, qui descend jusque dans les jambes.

915. Elancement tiraillant, lent, dans le genou droit, en se tenant assis et en marchant.

En se promenant, grande lassitude au dessus du genou.

Tiraillement dans l'articulation du genou.

Douleur simple au genou droit, comme s'il était raide (le premier jour). (*Rummel.*)

Accès de pulsations indolentes dans les articulations des genoux.

920. Faiblesse dans les genoux et les articulations des pieds ;

surtout en se tenant debout, comme si les tendons étaient sans force et sans soutien.

Sensation comme si le creux du jarret était trop court.

En marchant au grand air, élancement dans l'articulation du genou.

Elancemens aigus, isolés (durant chacun cinq minutes), au condyle externe du genou, non dans l'articulation (et aussi dans l'os jugal, dans la poitrine et dans le condyle externe du coude), plus avant midi et en marchant.

Lassitude et agitation dans les jambes, le soir.

925. Les jambes sont tirées spasmodiquement de bas en haut ; elles restèrent ainsi toute la nuit, quoiqu'il eût un grand désir de les allonger. (*F. Hahnemann.*)

Enflure des deux jambes. (*Id.*)

Gonflement séreux des deux jambes et des pieds. (*Id.*)

Gonflement extrêmement considérable d'une jambe. (*Id.*)

Beaucoup d'élévations ulcérées, provenant de petits boutons très-pruriteux, à la jambe gauche, qui restèrent ouvertes pendant huit à dix jours ; à la guérison, la peau des alentours se détacha par squames. (*Id.*)

930. Sentiment de rigidité dans la jambe gauche, jusqu'au jarret. (*Id.*)

Prurit aux jambes. (*Id.*)

(En marchant au grand air) tiraillement en forme d'élancemens, dans les muscles de la jambe droite. (*Langhammer.*)

Douleur tractive au côté interne de la jambe gauche, au dessus du mollet. (*Gross.*)

Elévation dure à la jambe droite, qui est rouge et luisante, et cause une douleur tensive. (*F. Hahnemann.*)

935. Douleur térébrante dans le tibia.

Douleur tractive dans le tibia.

Douleur comme de lassitude dans les tibias (et les os de l'avant-bras), qu'on ne sent pas en touchant à la jambe.

Elancement en marchant au grand air.

Contraction spasmodique du mollet, où se forment de gros nœuds.

940. L'un des mollets prend un accroissement énorme. (*F. Hahnemann.*)

Il se forme de profonds sillons dans les mollets. (*Id.*)

Douleur pressive dans le périoste du tibia droit, presque

comme une crampe (en se tenant debout). (*Langhammer.*)

Crampe douloureuse dans le mollet droit. (*F. Hahne-mann.*)

(En se tenant debout) douleur de crampe sourdement lancinante, presque comme un tiraillement, dans le périoste de la partie antérieure du tibia gauche (au bout de deux jours). (*Langhammer.*)

945. Violente pression au dessous des chevilles et dans le pli de l'articulation du pied, en marchant, qui l'oblige à s'arrêter. (*F. Hahnemann.*)

Grand gonflement de l'articulation du pied droit, avec douleurs lancinantes dedans, surtout en marchant, et le soir. (*Id.*)

L'articulation du pied droit cause une douleur comme de luxation (le quatrième jour). (*Rummel.*)

Elancement, depuis la cheville externe jusque dans le creux du jarret.

Tiraillement dans les chevilles, jusqu'au coude-pied, avec enflure tout autour.

950. Au dessous de la cheville externe, dans l'articulation du pied, traction douloureuse lente, qui se propage aussi dans le creux de la plante du pied ; au début, elle avait de la ressemblance avec une douleur lancinante et corripiante.

Froid aux pieds, le soir, après s'être mis au lit.

Vers le matin, froid et sueur aux pieds.

Elancemens dans le talon (et l'aine), le soir.

(Ardeur dans la plante des pieds, le soir.)

955. Enflure du coude-pied. (*F. Hahnemann.*)

Sensation aux plantes des pieds, comme si elles étaient plongées dans de l'eau froide, avec sensation simultanée d'ar-deur dedans. (*Id.*)

(En se tenant debout) douleur fouillante dans la plante du pied droit. (*Langhammer.*)

Douleur de crampe sourdement lancinante dans la plante du pied droit, près du talon, perceptible seulement en se tenant assis. (*Id.*)

(En se tenant assis) douleur tiraillante dans le talon gauche, semblable à celle que causerait une luxation. (*Id.*)

960. Douleur tiraillante, tractive, depuis le talon jusqu'aux fesses, en arrière seulement, presque plus forte la nuit que

le jour; il ne pouvait point ensuite marcher , parce que ses genoux fléchissaient. (*F. Hahnemann.*)

En marchant, le tendon d'Achille est douloureux.

Prurit au tendon d'Achille et dans les tendons des orteils, le soir, avec fort frisson, qui le faisait beaucoup sauter.

Grand gonflement du talon, qui permet à peine de s'appuyer sur les orteils, avec ardeur et douleur mordicante violente dans tout le pied; la douleur était même si vive dans le lit, qu'elle obligea à le quitter. (*F. Hahnemann.*)

Contraction en forme de crampe des orteils, la nuit.

965. Tiraillement par accès, depuis le gros orteil jusqu'au dessus du genou.

Gonflement dans tous les orteils. (*F. Hahnemann.*)

Gonflement de trois orteils, douloureux la nuit, qui tantôt revient, et tantôt cesse. (*Id.*)

Douleur térébrante au bout du troisième orteil, pendant le repos et le mouvement. (*Gutmann.*)

Douleur brûlante sous le gros orteil du pied gauche (pendant le repos) (au bout de vingt-cinq heures). (*Id.*)

970. Prurit entre les orteils, surtout la nuit et le soir. (*F. Hahnemann.*)

Elancement pruriteux à la base des deux derniers orteils du pied gauche (pendant le repos). (*Gutmann.*)

Les ongles des doigts et des orteils sont rongés, avec prurit. (*F. Hahnemann.*)

L'ulcère (existant) saigne.

Eruption psoriforme pruriteuse au bas-ventre et aux cuisses. (*F. Hahnemann.*)

975. Eruption aux jambes, aux parties génitales, aux jarrets, au cou et au bas-ventre, qui est rouge, et comme à vif, suintante, pruriteuse, très-élevée, et semblable à une grosse gale sur plusieurs points. (*Id.*)

Petits points ronds qui deviennent peu à peu des taches rondes ulcérées, et enfin se couvrent de croûtes, surtout aux cuisses et aux jambes. (*Id.*)

Eruption de petites taches rouges élevées , avec douleur lancinante pruriteuse.

Eruption ortiée , qui au bout de deux jours se convertit en taches rouges.

Dartres qui causent une douleur brûlante quand on y touche.

980. De très-petites vésicules transparentes, et contenant un liquide aqueux, se forment sur diverses parties du corps, le matin, avant le jour. (*F. Hahnemann.*)

Dartres sèches, élevées au dessus de la peau, et causant un prurit ardent par tout le corps, surtout aux jambes, aux bras, aux poignets et aux mains, même entre les doigts. (*Id.*)

Petits ulcères provenant de petits boutons très-pruriteux, ayant trois lignes de diamètre, et qui guérirent au bout de huit à quinze jours, après quoi la peau d'alentour se desquama. (*Id.*)

Prurit qui devient agréable quand on se gratte. (*Id.*)

Prurit dans les articulations, semblable à celui de la gale, jour et nuit, plus fort le soir, mais sans exanthème visible. (*Id.*)

985. Prurit lancinant insupportable au corps, comme si une puce piquait de distance en distance, le soir (le septième jour). (*Rummel.*)

Fort prurit à toutes les parties du corps, qui oblige à se gratter beaucoup, surtout la nuit; en même temps, forte rougeur et chaleur au visage. (*F. Hahnemann.*)

Pustules aux membres supérieurs et inférieurs, avec pus à leur sommet, et prurit. (*Id.*)

Tiraillement en diverses parties du corps. (*Gross.*)

Tiraillement çà et là aux membres, plus dans les muscles qu'ailleurs, qui augmente beaucoup en appuyant sur la partie. (*Gross.*)

990. Vulsion et tiraillement dans les membres, tantôt sur un point, et tantôt sur un autre. (*Stapf.*)

Un léger travail mécanique le fatigua beaucoup, l'échauffa et lui accéléra la circulation (le cinquième jour). (*Rummel.*)

Après un léger travail mécanique, grand épuisement, lassitude, tremblement et sentiment de chaleur (le neuvième jour). (*Id.*)

En se lavant les pieds, il devient très-las et tremblant, et est pris de vertiges. (*Id.*)

Douleur tiraillante dans les mains, le dos et le côté de la poitrine, avec mal de tête interne.

995. Traction et tiraillement dans tous les membres.

Douleurs tractives dans les membres, la nuit surtout.

Il a les membres comme brisés; lassitude dans les fémurs.

Douleur vulsive à l'endroit souffrant.

Convulsions. (*F. Hahnemann.*)

1000. Vulsion involontaire des membres. (*Id.*)

Il est obligé de se coucher, avant midi, à cause de vulsion et de pesanteur dans les cuisses, et d'une sueur violente par tout le corps et au visage. (*Id.*)

Beaucoup de bâillemens, et, pendant un quart d'heure, mal au sacrum ; ensuite extension raide des membres supérieurs et inférieurs, les pouces étant serrés dans les mains ; puis lassitude. (*Id.*)

Pâleur avec froid ; en même temps, pesanteur, paresse et envie de dormir. (*Id.*)

Jaunisse, avec prurit cuisant sur le bas-ventre.

1005. La transpiration colore le linge en jaune safrané, couleur que le blanchissage n'enlève point. (*F. Hahnemann.*)

Place tuméfiée, sur laquelle, sans suintement préalable, s'établit une croûte plate et grise, après la formation de laquelle cessent la tuméfaction et la douleur. (*Id.*)

(Craquement dans toutes les articulations.)

Crampes dans plusieurs parties, même pendant le mouvement.

Accès de battemens non douloureux dans les articulations.

1010. Engourdissement de la tête, des deux bras et des deux cuisses, pendant la situation couchée. (*F. Hahnemann.*)

Dès qu'il se couche, toutes les parties s'engourdissent de suite, les cuisses et les jambes, les bras et les avant-bras, avec les mains, et même, quoiqu'à un moindre degré, le bas-ventre, le dos et la poitrine, de sorte qu'elle ne sent pour ainsi dire plus rien, tout son corps est comme mort ; si elle se meut, la partie remuée fait éprouver des fourmillemens semblables à ceux qui suivent les crampes. (*Id.*)

Grande douleur contusive par tout le corps, surtout dans les cuisses ; il lui semblait avoir été roué de coups de poing ; pendant plusieurs jours.

Douleur, comme de luxation, dans tous les membres, en se tenant assis.

Douleur semblable à celle de la goutte, dans les articulations, qui sont gonflées.

1015. Sur plusieurs points du corps, élancemens très-grêles et courts, durant trois minutes à la même place, et se succédant rapidement, qui ont l'air d'être dans l'os (au bout de huit heures).

Torpeur de tous les membres, telle qu'il est des heures entières sans pouvoir faire le moindre mouvement, quoique les assistans le remuent aisément. (*F. Hahnemann.*)

Elle se frotte les tempes et les joues de ses deux mains, et tombe en syncope. (*Id.*)

Tous les os lui font mal en se tenant assis, couché ou debout, et en marchant. (*Id.*)

Les accidens s'aggravent ordinairement le soir.

1020. L'air du soir ne lui convient pas.

Il devient frileux en allant au grand air.

Battemens de cœur en marchant.

Sueur au front dès qu'il marche au grand air.

Il est toujours légèrement en sueur, quand il marche.

1025. *Forte sueur en marchant.*

Sueur au moindre mouvement.

Sueur dès qu'il boit quelque chose de chaud.

Les accidens sont plus fréquens du côté gauche du corps (comme dans la syphilis?). (*F. Hahnemann.*)

Il se trouve mieux en marchant qu'en restant couché ou assis. (*Id.*)

1030. *Les hydropiques désenflent rapidement, et l'enflure est remplacée par des ulcères aux jambes, qui répandent une mauvaise odeur et se putréfient promptement.* (*Id.*)

Il trouve trop pesans ses habits et les couvertures du lit. (*Id.*)

Le soir, agitation continuelle dans tous les membres, comme s'il y éprouvait des vulsions, ou comme à la suite d'une grande fatigue; il ne peut pas laisser ses membres en repos.

Vers le soir, agitation qui l'empêche de rester nulle part; il ne peut pas se tenir assis deux minutes; il lui est également impossible de rester couché, parce qu'alors il éprouve dans les jambes des vulsions et une pesanteur qui l'obligent à se relever; la nuit aussi, il a continuellement des sursauts, avec vulsions, même à la tête, et en dormant il jette sans cesse les bras de côté et d'autre.

Douleur presque continuelle dans les articulations, qui est comme composée de luxation, de compression et de brisure, et ne permet pas de rester tranquillement dans aucune position; assis ou couché, il est obligé de changer à chaque instant ses membres de place.

1035. Lassitude avec douleur tractive, tiraillante, dans les deux cuisses, après minuit, dans le lit; après s'être levé du lit, en se mettant sur ses jambes, douleur depuis la région inguinale jusqu'au genou, comme si les chairs de la partie antérieure de la cuisse avaient été détachées à coups de bâton. (*F. Hahnemann.*)

Lassitude et langueur dans tous les membres. (*Id.*)

Langueur, surtout en se tenant assis, comme si tous ses membres allaient se détacher.

Accès comme de relâchement intérieur de l'esprit et du corps.

En se tenant assis, il n'éprouve pas de langueur; mais, à la moindre marche, les jambes et les cuisses lui font autant de mal que s'il avait déjà beaucoup marché.

1040. Le matin, pas de lassitude, et cependant la moindre marche le fatigue.

Après une selle accompagnée de beaucoup de pincemens, il est très-épuisé.

Inertie, comme s'il avait du plomb dans les veines, surtout en se tenant assis.

Faiblesse, moins en marchant qu'en restant debout.

Il a mal partout, sans éprouver de douleur nulle part; il est accablé, incapable de rien faire, et de mauvaise humeur.

1045. Défaillance, avec malaise inexprimable de corps et d'âme, qui l'oblige à se coucher.

Il a de la peine à parler et ne peut lire; sa tête est comme vide; il ne peut rien faire, et s'endort dès qu'il s'asseoit.

Grande lassitude; à peine peut-il se traîner. (*Hornburg.*)

Langueur extrême; les genoux fléchissent sous le corps. (*Stapf.*)

Une sorte de syncope, dans laquelle il ne perd cependant pas connaissance, surtout en se tenant couché; il respire la bouche ouverte , avec inertie et langueur dans tous les membres. (*F. Hahnemann.*)

1050. Le matin , nausées, pesanteur dans les jambes, langueur et envie de dormir.

Grande lassitude.

Tous les après-midi , vers cinq à six heures , il est pris d'une grande faiblesse.

Il est très-accablé au moindre mouvement.

Langueur, avec mélancolie.

1055. Grande langueur le soir.

Syncope qui dure peu, et dégénère en un sommeil de cinq minutes ; avant la syncope, sensation qui remonte dans la poitrine. (*F. Hahnemann.*)

Syncope, le pouls étant bon, pendant dix heures. (*Id.*)

(En se tenant assis) envie de dormir, qui se dissipe de suite en marchant. (*Langhammer.*)

Beaucoup de bâillemens avant le dîner et le souper.

En se tenant debout, elle est prise d'une insurmontable envie de dormir.

1060. D'abord, envie de dormir, puis insomnie.

Grande propension à dormir. (*F. Hahnemann.*)

Assoupissement continuel, mais pas de véritable sommeil. (*Id.*)

Le sommeil de la nuit n'est en quelque sorte qu'un étourdissement ; il se remue sans cesse, comme s'il était mal à son aise dans le lit, et s'éveille à chaque instant.

Il ne peut dormir sur le côté droit, parce qu'alors les intestins lui font mal, comme s'ils étaient comprimés.

1065. Envie de dormir, interrompue par des sursauts, des battemens de cœur, et des terreurs imaginaires (celle par exemple d'un accès d'épilepsie).

La nuit, il dort la bouche ouverte, sans ronfler, mais en se remuant continuellement, comme s'il ne pouvait trouver de repos (au bout de vingt-trois heures). (*Langhammer.*)

Tendance extrême au sommeil , il dort trop et trop profondément. (*F. Hahnemann.*)

Grandes envies de dormir dans la journée. (*Id.*)

Il dort très-long-temps , pendant douze heures, et dormirait davantage encore, si on ne le réveillait pas. (*Hartmann.*)

1070. Jour et nuit, il s'endort à chaque instant, mais se

réveille aussi toutes les minutes, de sorte que ni le sommeil ni la veille ne sont réguliers. (*F. Hahnemann.*)

Sommeil trop prolongé et trop profond. (*Id.*)

Trop de sommeil dans la journée et dans la nuit. (*Id.*)

Elle ne peut jamais dormir assez; l'après-midi, vers trois heures, ses yeux se ferment avec violence, et elle est obligée de dormir deux ou trois heures, contre sa volonté. (*Id.*)

Après minuit, elle ne peut dormir d'un bon sommeil, et pendant le sommeil elle éprouve une violente douleur tensive dans la jambe gauche. (*Id.*)

1075. Beaucoup de sommeil pendant la journée, et insomnie la nuit. (*Id.*)

Insomnie, avec agitation énorme, angoisses et sentiment de malaise.

Quoiqu'il se sente totalement épuisé, et qu'il ait toujours envie de dormir, il ne peut cependant s'endormir.

Insomnie la nuit, jusqu'à trois heures, et ensuite, avant de s'endormir, sueur (depuis deux jusqu'à trois heures).

Il ne s'endort pas avant minuit, et s'éveille de très-grand matin, avant le jour, suant un peu.

1080. Il ne peut pas s'endormir avant une heure du matin.

La nuit, il s'endort tard et difficilement.

Il est long-temps à s'endormir, le soir.

Il ne peut pas s'endormir avant deux heures du matin.

Toutes les nuits, il est éveillé depuis deux heures jusqu'à quatre.

1085. Il ne peut pas s'endormir, ne fait que s'agiter, sans savoir pourquoi, et le matin ne peut point se lever, tant il se trouve las.

Jusqu'à une heure du matin, il ne fait que se retourner dans son lit, et ne peut s'endormir.

Dès qu'il se met au lit, le soir, la douleur recommence et chasse le sommeil.

Quand il est au moment de s'endormir, la douleur devient plus forte et le réveille.

Il s'éveille toutes les nuits, vers quatre heures, ayant besoin d'uriner.

1090. Il s'endort tard. (*F. Hahnemann.*)

Il ne peut dormir que le matin. (*Id.*)

III. 6

Il se réveille la nuit avec une facilité extrême. (*Id.*)

. Dans la nuit, il se réveille et sue, des jambes seulement, depuis le genou jusqu'au pied, mais non des cuisses, ni des pieds ; se découvre-t-il les jambes, la sueur cesse aussitôt. (*Gross.*)

Vers onze heures, elle se réveille comme par l'effet d'une peur, en jetant les hauts cris et pleurant pendant quelques minutes, avant de pouvoir reprendre ses sens et se calmer. (*F. Hahnemann.*)

1095. Fréquens réveils, comme par l'effet d'une peur. (*Langhammer.*)

Fréquens réveils, comme s'il avait assez dormi (au bout de vingt-deux heures). (*Id.*)

Il s'éveille, la nuit, tous les quarts d'heure, et ne rêve point.

Dans la nuit, pendant les fréquens réveils, pandiculations.

1100. Il s'éveille de très-bonne heure, et ne peut plus ensuite se rendormir, quoiqu'il ne ressente aucun mal.

En s'endormant, violent sursaut, avec élancemens dans les dents et le genou, et frisson.

Fréquens réveils, comme s'il avait assez dormi, avec jecticulation continuelle. (*Langhammer.*)

Fréquens sursauts, pendant lesquels elle lève les bras. (*F. Hahnemann.*)

Sommeil agité. (*Id.*)

1105. Sommeil très-agité, interrompu par de fréquens réveils. (*Langhammer.*)

Beaucoup de rêves. (*F. Hahnemann.*)

Son imagination travaille beaucoup pendant le sommeil. (*Id.*)

Le soir, des images effrayantes l'empêchent de s'endormir. (*Hornburg.*)

Pendant le sommeil, gémissemens, pleurs, loquacité, avec respiration très-accélérée et froid aux mains (mais non aux pieds) (au bout de deux heures).

1110. Beaucoup d'anxiété et d'agitation dans le sang pendant la nuit, avec élancement dans les veines.

Nuit agitée et pleine de chaleur : il croit, à demi reveillé, entendre des voleurs qui enfoncent sa porte.

Elle n'a presque pas de sommeil, elle craint de s'endormir.

Sommeil ; mais, en s'éveillant, tout lui tourne dans la tête ; le sommeil lui est plus pénible qu'agréable.

Avant minuit, peu après s'être endormi, anxiété pendant le sommeil ; il éprouve des sursauts de frayeur, et l'inquiétude continue jusqu'à ce qu'il se réveille.

1115. Il passe la plus grande partie de la nuit à veiller et à rêver.

Rêves agréables, après minuit (1).

Rêves historiques, en quantité, pendant la nuit.

Rêves inquiétans, avec battemens de cœur ; cependant il ne peut s'éveiller.

Rêves effrayans, la nuit, comme s'il tombait d'un lieu élevé.

1120. Nuits agitées, rêves de voleurs.

Rêves vifs, d'occupations journalières, tandis qu'ordinairement il ne rêve pas. (*F. Hahnemann.*)

Rêves inquiétans, après minuit, de morsure par un chien, d'insurrection. (*Gutmann.*)

Rêves vifs, agréables et désagréables. (*Langhammer.*)

Rêves inquiétans (par exemple, d'une épingle avalée), qui ne le réveillent pas tout-à-fait. (*F. Hahnemann.*)

1125. Elle rêve de gens qui seraient sous ses fenêtres, et se réveille, mais ne peut être convaincue qu'il n'y avait aucune réalité à son rêve. (*Id.*)

Rêve d'inondation.

Rêve effrayant de coups de feu.

Rêve effrayant, avec réveil en sursaut ; il croyait n'être pas chez lui, s'asseyait dans le lit, et parlait d'un village éloigné. (*Hornburg.*)

Rêves vifs, mais dont il ne peut pas se souvenir. (*Gutmann.*)

1130. Rêves vifs, dont le souvenir ne se conserve point. (*Langhammer.*)

Rêves amoureux et érections, la seconde nuit, sans éjaculation. (*Gutmann.*)

Bâillemens. (*F. Hahnemann.*)

Beaucoup de bâillemens. (*Id.*)

Fréquens bâillemens, comme s'il n'avait point assez dormi. (*Langhammer.*)

(1) Peut-être effet curatif, après un état contraire qui avait précédé.

1135. Beaucoup de soif. (*F. Hahnemann.*)

Il veut toujours boire. (*Id.*)

Soif d'eau (vers le soir). (*Id.*)

Beaucoup de soif, jour et nuit. (*Id.*)

Très-grande soif d'eau à la glace. (*Id.*)

1140. Grande soif de boissons froides, surtout d'eau fraîche. (*Langhammer.*)

Soif extraordinairement vive. (F. Hahnemann.)

Frisson par tout le corps, sans chaleur, ni soif, dans toutes les situations. (*Langhammer.*)

Il éprouve un grand froid en allant au grand air. (*F. Hahnemann.*)

Il a plus froid dehors que dans la chambre, quoique la température soit la même. (*Id.*)

1145. Le matin et le soir, frissonnemens, horripilations par tout le corps. (*Stapf.*)

Froid continuel aux mains et aux pieds. (*Hornburg.*)

Froid et sentiment de froid, horripilations, et teinte bleue du corps, toute la journée ; en même temps, elle était obligée de se ployer le corps en avant. (*F. Hahnemann.*)

Il a froid, et du froid lui parcourt le corps, principalement le dessus des mains ; il éprouve une chaleur sèche derrière les oreilles. (*Hartmann.*)

1150. Frissonnement dans le dos, avec chaleur dans les deux lobes des oreilles. (*Rummel.*)

Le matin, en s'éveillant, froid dans le lit.

Frisson, le matin, dans le lit.

Froid intérieur, même le matin, dans le lit.

Le matin, froid et frisson, aussitôt après s'être levé.

1155. Avant midi, froid intérieur par tout le corps.

Le matin, froid ; et vers midi, chaleur.

Froid, après la méridienne.

Froid vers le soir ; plus il s'approchait du poêle, et plus il avait froid.

Froid, le matin et le soir, dans le lit.

1160. Frisson, le soir, dans le lit, pendant une demi-heure, sans chaleur ensuite.

Froid, le soir, après s'être mis au lit.

Le soir, dans le lit, pendant une demi-heure, froid par tout le corps, sous la peau.

Le soir, froid dans le lit, jusqu'à minuit, puis chaleur, avec soif violente.

Le soir, fort frisson secouant; il tremble beaucoup dans son lit (en même temps soubresaut des tendons d'Achille et des tendons des fléchisseurs communs des orteils).

1165. La nuit, d'abord du froid, puis alternatives de froid et de chaud.

Accès de fièvre, surtout la nuit.

Froid glacial aux mains.

Froid par tout le corps, avec froid glacial aux mains.

Froid, comme si l'on avait versé de l'eau froide sur lui.

1170. Du froid dans tous les membres, sorte de forte fièvre catarrhale; il est obligé de se coucher.

Après le froid, tremblement du corps entier.

Soif dans la journée.

Frisson, mêlé de fréquentes bouffées de chaleur.

Frisson du haut en bas, au moindre mouvement, avec des accès de chaleur de temps en temps.

1175. Grand froid du nez et des yeux, jusqu'à l'occiput, avec douleur tiraillante à l'extérieur, avant minuit, étant couché dans le lit. (*F. Hahnemann.*)

Le soir, à neuf heures, froid par tout le corps, et pendant toute la nuit; en même temps, envie d'uriner d'heure en heure, et pendant l'assoupissement, vulsion involontaire de la tête, des bras et des jambes. (*Id.*)

Le soir, dans le lit, violent frisson secouant; elle ne pouvait s'échauffer. (*Hornburg.*)

Pouls lent et languissant. (*Langhammer.*)

Battement rapide et violent de toutes les artères.

1180. Pouls dont la vitesse est doublée.

Avec chaleur au visage, froid par tout le corps.

Il a froid intérieurement, avec chaleur au visage et sensation d'ardeur dans les joues.

Tantôt chaleur au visage, et tantôt frisson.

Froid alternant avec de la chaleur au visage et dans la tête.

1185. Fièvre : d'abord, chaleur et rougeur au visage, et sensation de chaleur par tout le corps, surtout dans les mains, sans chaleur appréciable à l'extérieur; puis froid interne, obligeant à se coucher, frisson secouant qui se prolonge même jusque dans la nuit, et sensation de chaleur dans la paume des mains, avec froid au bout des doigts.

Fréquens accès fébriles de chaleur générale passagère et de froid avec frisson (surtout au visage, au dos, à la poitrine et aux bras).

Alternatives de sensation de chaleur et de froid, non appréciables au toucher.

Chaleur et sensation de chaleur au visage, qui est pâle.

Après minuit, chaleur et rougeur de la joue gauche, et sueur dans le creux des mains ; ensuite, diarrhée et dégoût pour les alimens.

1190. Accès de chaleur, avec anxiété des plus grandes, comme par l'effet d'une compression de la poitrine, sans soif, alternant avec un sentiment de froid par tout le corps et une grande langueur.

Chaleur, rougeur et pression dans les deux yeux. (*F. Hahnemann.*)

Quand il reste assis quelque temps, la chaleur lui monte aux joues et à la tête, avec rougeur du visage, sans soif. (*Stapf.*)

A l'air froid, il est pris d'une grande chaleur par tout le corps, pendant plusieurs jours (sur-le-champ). (*F. Hahnemann.*)

De temps en temps, chaleur dans la tête et au visage. (*Stapf.*)

1195. Continuellement un mélange de chaud et de froid; hors du lit, froid ; dans le lit, chaleur, avec énorme soif de lait pendant la nuit. (*Id.*)

Frisson fébrile par tout le corps, sans chaleur et sans soif, dans toutes les positions (au bout de sept heures et demie). (*Langhammer.*)

Sueur qui cause une sensation brûlante à la peau. (*F. Hahnemann.*)

Jour et nuit, grande propension à suer, surtout la nuit, (*Id.*)

Forte sueur toute la nuit, depuis le soir jusqu'au matin. (*Id.*)

1200. Sueur fétide, plusieurs nuits de suite. (*Id.*)

Violente sueur nocturne. (*Id.*)

La nuit, très-forte sueur, comme grasse ou huileuse, qui raidit ou empèse le linge, et le jaunit. (*Id.*)

Violentes sueurs fétides, qui mouillent les deux draps. (*Hornburg*.)

Sueur au visage et sur la poitrine. (*F. Hahnemann.*)

1205. Violente sueur fétide au visage, le reste du corps étant sec. (*Id.*)

Sueur extrêmement forte, d'odeur aigre et répugnante, qui ramollit en quelque sorte les doigts, et les rend spongieux, ridés, comme ceux d'une blanchisseuse. (*Id.*)

Sueur d'odeur aigre; dès qu'elle étendait un membre hors du lit, elle y éprouvait aussitôt les plus violens tiraillemens.

Sueur tous les soirs, une heure et demie après s'être couché.

Forte sueur le matin.

1210. Pendant la sueur du matin, soif, nausées portées jusqu'au vomissement, et battemens de cœur insupportables.

Sueur pendant le jour, avec nausées.

Forte sueur, la nuit, dans le lit : il s'endort tout en sueur.

Forte sueur la nuit.

Sueur dans le creux des mains et à la plante des pieds.

1215. Sueur partielle : la nuit, certaines parties du corps suent, et les autres sont sèches; les premières n'ont pas plus de six pouces d'étendue, mais la sueur y ruisselle ; la tête et tout le visage sont secs. (*F. Hahnemann.*)

Dès qu'elle mange, elle est prise d'une grande anxiété, avec sueur à la tête et au front, qui lui semblent froids comme glace; elle est obligée d'aller au grand air pour que la sueur se passe ; en même temps, la respiration lui manque, et elle a des élancemens dans le côté droit , immédiatement sous les côtes. (*Id.*)

Tremblement par accès.

Battemens de cœur.

Après une légère surprise, frayeur extrême : elle tremble de tout son corps, et est comme paralysée; il lui monta une ardeur énorme à la joue droite, qui sur-le-champ devint enflée et violette, et resta ainsi pendant deux heures; elle était si affectée, qu'elle ne pouvait reprendre ses sens et se calmer; tous ses membres étaient comme brisés; un violent frisson secouant et la flexion des genoux la forcèrent de se coucher avant l'heure.

1220. Agitation ; il n'a de repos nulle part ; il ne peut rester ni debout ni assis ; il est comme fou, ou comme s'il avait commis un grand crime.

Agitation, abattement ; angoisse vague, sans savoir pourquoi.

Sentiment inexprimable de malaise interne porté au plus haut degré, pendant lequel il observe le silence et ne veut pas quitter le lit.

Il croit souffrir le martyre, sans pouvoir exprimer ce qu'il ressent.

Anxiété.

1225. Beaucoup d'agitation et d'inquiétude dans le sang, pendant la nuit, et élancemens dans les veines.

Grande propension à l'anxiété et à la peur ; angoisse subite dans le creux de l'estomac, les mains commencent à suer, et la chaleur lui monte au visage.

Anxiété, comme s'il avait commis quelque mauvaise action. (*Hornburg.*)

Il ne trouve de repos nulle part, il est toujours inquiet. (*Id.*)

Il n'a point de repos, et il est obligé de changer à chaque instant de place. (*F. Hahnemann.*)

1230. Agitation extrême toute la nuit, depuis le soir jusqu'au matin ; tantôt il se levait, tantôt il se couchait, et nulle part il ne trouvait de repos. (*Stapf.*)

Agitation excessive toute la nuit, qui commence à huit heures du soir et dure jusqu'au matin ; il se levait, parce qu'il ne pouvait rester couché, puis se recouchait parce que la marche lui était insupportable, et ne trouvait de repos nulle part. (*Id.*)

Anxiété et inquiétude dans le sang ; il ne savait où se mettre ; il était comme s'il eût commis un crime, sans chaleur, même quand il n'était pas maître de ses sens ; toute la journée.

Anxiété, le portant à fuir, comme s'il avait commis une mauvaise action, ou s'il était menacé de quelque malheur.

Il croit perdre l'esprit et la vie, avec illusions de l'imagination ; par exemple il voit de l'eau couler où il n'y en a point (le matin).

1235. Même état moral que s'il avait commis un crime.

Nulle propension à aucun travail sérieux. (*Gutmann.*)

Le soir, grande propension à s'effrayer, à éprouver des sursauts. (*F. Hahnemann.*)

Il n'a point le courage de vivre. (*Id.*)

Il désire la mort; tout lui est indifférent, même ce qu'il aime le plus. (*Hornburg.*)

1240. Toute la journée, grand sérieux, avec beaucoup d'indifférence; il s'offense même de voir les autres rire de bagatelles, et en même temps il a la plus parfaite indifférence pour tout ce qui l'entoure. (*Langhammer.*)

Il est indifférent pour tout au monde, et n'a point envie de manger; cependant il trouve bon ce qu'il mange, et prend une quantité suffisante d'alimens.

Indifférence extrême.

Il ne fait attention à rien, il est indifférent à tout.

Tout lui déplaît, même la musique.

1245. Esprit enclin à l'indifférence. (*Gross.*)

Il est, sans nul motif, très-mécontent de lui-même et de sa situation. (*Gutmann.*)

Toute la journée, morosité, accompagnée d'inquiétude; il croyait toujours être sur le point de recevoir une nouvelle fâcheuse. (*Langhammer.*)

Il est extrêmement maussade toute la journée; il ne répond que par monosyllabes, et garde un grand sérieux. (*Id.*)

Toute la journée, propension à se fâcher, à s'indigner; il croit que tous ses efforts n'aboutiront à rien. (*Id.*),

1250. Irritable, colère, entreprenant.

Très-maussade, insupportable, facile à fâcher, très-soup-çonneux.

Querelleur, et voulant toujours avoir raison.

Propension à se quereller, à disputer.

Toute la journée, morosité et défiance; il traite les autres d'une manière presque offensante, et les regarde tous comme ses ennemis jurés. (*Langhammer.*)

1255. Mauvaise humeur pendant toute la journée; il est mécontent de lui-même, il n'a nulle envie ni de parler ni de plaisanter. (*Id.*)

Désir extrême de revoir sa patrie. (*Gutmann.*)

Désir presque irrésistible de voyager au loin. (*Id.*)

Promptitude extrême en parlant. (*F. Hahnemann.*)

Il dit des absurdités.

1260. Il fait des choses absurdes et insensées d'un air très-sérieux, avec indifférence totale au froid et au chaud, embarras et pesanteur de la tête.

Aliénation mentale : elle se découvre la nuit, déchire son lit, et en jette les morceaux en jurant ; elle fait de grands sauts, tant dehors que dans la chambre, parle et jure beaucoup à part soi, ne reconnaît pas ses proches, étale du pied et parfois même lèche la salive qu'elle crache abondamment, etc. ; elle rend beaucoup de sang avec les selles, n'obéit à personne, et se défend avec force quand on la touche ; elle a la figure très-pâle et tirée, et paraît être beaucoup plus abattue que par le passé. (*F. Hahnemann.*)

En se promenant, il avait grande envie de prendre par le nez les étrangers qu'il rencontrait.

Tout en faisant des choses absurdes, il était cependant disposé à pleurer, et, quand le paroxysme fut passé, il se sentit extrêmement faible.

Il verse presque involontairement des pleurs, qui le soulagent.

Symptômes du calomélas.

Au milieu d'une fièvre continuelle, constamment accompagnée de chaleur, avec sueurs nocturnes, chute des forces, douleurs tiraillantes dans les membres et tremblement, ulcères fréquens, ronds, profonds et rongeans dans la bouche et la gorge, au visage, aux parties génitales et au reste du corps, avec un fond blanc et des bords enflammés, extrêmement douloureux.

Symptômes du sublimé corrosif.

Faiblesse de l'intelligence ; il nous regarde avec de grands yeux, et ne nous comprend point (au bout de deux heures).

Mal de tête ; élancemens mêlés de pression, au dessus de l'œil gauche, qui s'aggravent quand il se penche en avant.

Tiraillement isochrone au pouls, dans l'oreille gauche.

Inflammation des yeux, qui sortent de leurs orbites. (*Schwarze.*)

5. Yeux hagards. (*Id.*)

Distorsion des traits de la face. (*Id.*)

Tiraillement dans la mâchoire supérieure (l'antre d'High-more), qui se dirige vers l'œil, et auquel succède une fluxion.

Douleur brûlante à la gencive et dans la bouche.

La lèvre inférieure est très-gonflée, et son côté interne tellement renversé en dehors, que son bord touche au menton. (*Schwarze.*)

10. Gonflement des lèvres, de la langue et du cou. (*Id.*)

Apreté dans la gorge, qui rend difficile la parole, mais non la déglutition.

Goût salé dans la bouche (au bout de deux heures).

Salivation. (*Schwarze.*)

Soif inextinguible. (*Id.*)

15. Vomissement. (*Id.*)

Sentiment de pression à la région de l'estomac et à la poitrine. (*Id.*)

Immédiatement après la selle, pression de haut en bas, au dessous de l'ombilic, qui dure quelque temps.

Tranchées dans le ventre (sur-le-champ), avec disposition à avoir froid au grand air, quoiqu'il soit chaud.

Ardeur douloureuse depuis la bouche jusqu'à la région de l'estomac. (*Schwarze.*)

20. Bas-ventre très-gonflé et douloureux. (*Id.*)

Gonflement extrême du bas-ventre (au bout de douze heures).

Selle de matières visqueuses.

Selle de matières moulées en un ruban très-mince.

Au milieu de tranchées presque continuelles et d'une insupportable pression douloureuse, presque inutile, avec efforts et ténesme, déjections fréquentes et peu abondantes de mucus sanguinolent, le jour et la nuit.

25. Déjection de matières fécales mêlées de mucus et de sang caillé, foncé en couleur. (*Schwarze.*)

Diarrhée. (*Id.*)

Ténesme. (*Id.*)

Dysurie. (*Id.*)

Prurit à la partie antérieure de l'urètre.

30. Gonorrhée urétrale; écoulement d'abord liquide, puis

épais ; sur la fin, douleur cuisante en urinant, et élancemens à travers l'urètre.

Flueurs blanches d'un jaune pâle et d'une odeur douceâtre, dégoûtante.

(Les attouchemens au museau de tanche, pendant le coït, terminent une douleur pressive, suivie d'un effort vers le bas.)

Coryza énorme.

Toux sèche.

35. Toux creuse, sèche, fatigante (au bout de deux heures).

La nuit, douleur lancinante en travers de toute la poitrine.

Oppression sur la poitrine.

Gonflemens glandulaires douloureux autour des mamelons.

Douleur lancinante dans l'articulation de la hanche, pendant le mouvement et le repos.

40. Sensation d'engourdissement de la jambe.

Froid glacial aux pieds (au bout de deux heures).

Vers le soir, sentiment désagréable dans le périoste de tous les os, comme à l'invasion d'une fièvre intermittente, avec sensation de chaleur dans la tête (au bout de six heures).

(Le matin, ampoules indolentes sur les bras et le corps, qui se passent dans la journée.)

Douleur légèrement lancinante çà et là dans les muscles, pendant la journée.

45. En s'endormant, violent sursaut, avec ébranlement par tout le corps (au bout de huit heures).

Il a un grand froid à la tête.

Au moindre mouvement, celui même de se lever d'une chaise, froid, avec tranchées dans le ventre.

L'air extérieur, quoique chaud, lui est très-contraire ; il y éprouve du froid, des tranchées dans le ventre et des envies d'aller à la selle.

En se baissant, chaleur : en se relevant, froid.

50. Il ne peut goûter de repos nulle part, à cause du sentiment de chaleur et des inquiétudes qu'il éprouve.

Propension fréquente à la morosité, alternant avec l'hilarité.

Symptômes de l'acétate de mercure.

(Les yeux sont enflammés dans les coins, avec douleur pruriteuse brûlante, le matin et le soir.)

Sécheresse dans la gorge, qui empêche de parler, avec toux très-âpre.

Elancement pressif dans le fond de la gorge, plus en toussant qu'en avalant.

Fréquentes émissions d'urine.

5. (Le matin, l'urine sort en quantité, mais lentement, avec ténesme.)

Ardeur dans l'urètre, en urinant et en n'urinant pas.

Douleur sécante dans l'urètre, à la sortie des dernières gouttes d'urine.

Gonflement et inflammation de la partie antérieure de la verge (avec douleurs brûlantes et légèrement lancinantes, qui réveillent la nuit) ; l'eau froide augmente les douleurs , et l'eau tiède les diminue.

Douleur constrictive dans les testicules.

10. Gonflement en dedans des grandes lèvres.

(Les règles paraissent quatre jours trop tôt, à la nouvelle lune.)

Douleur dans la poitrine, comme si elle était à vif en dedans.

Pression sur le sternum, immédiatement au dessus du creux de l'estomac, et oppression de la respiration, en se tenant debout, même sans marcher.

Tiraillement dans les mains; les tubérosités des poignets deviennent rouges et enflées.

15. Les bords de l'ulcère deviennent très-douloureux.

Eruption de petits boutons pruriteux, qui s'ouvrent; après s'être gratté ; la partie brûle comme du feu.

Avant midi, douleur tractive dans les membres, et frisson sans chaleur ensuite.

Rêves pénibles après minuit, par exemple de submersion, de voleurs qui veulent la tuer, d'incendie, d'inondation.

La nuit, surtout après minuit, chaleur sans soif et sans sueur, mais avec la même sensation que s'il suait.

20. Beaucoup de sueur, pendant le mouvement.

Symptómes du précipité rouge.

(Accès de suffocation, la nuit, étant couché, pendant qu'il s'endort; il est obligé de se relever subitement, ce qui fait cesser l'accès.)

(Violens battemens de cœur, qui menacent de faire éclater la poitrine.)

Symptómes du cinabre donné à l'intérieur (1).

Bourdonnemens dans la tête, une demi-heure après le dîner, et le soir avant de se mettre au lit, qui causent des étourdissemens.

Douleur perforante de dedans en dehors dans les parties externes de la tête, seulement pendant la journée.

En touchant à la tête, le crâne et même les cheveux font mal.

(Inflammation de l'œil droit, prurit, pression et élancemens dáns son angle interne et sa paupière inférieure, avec larmoyement continuel, quand il regarde en haut, et violent coryza.)

5. Sensation constrictive d'ardeur dans le palais.

Douleur pressive, constrictive, dans la gorge, en avalant sa salive.

La nuit, beaucoup de sécheresse et de chaleur dans la gorge et la bouche; il est obligé de boire souvent ; en même temps, quelques élancemens en arrière, sous la langue.

Prurit lancinant à la partie extérieure du cou, avec gonflement des glandes du cou et de la partie antérieure de la poitrine; il se manifeste de petits points rouges, qui se réunissent en taches rondes, parsemées de petits boutons durs et grenus : en se grattant, l'exanthème cause de l'ardeur et démange encore davantage ; les places qu'ils occupent finissent par devenir douloureuses.

Beaucoup d'appétit pour les alimens, les boissons et l'acte vénérien.

10. Grand appétit pour les alimèns et l'acte vénérien.

Point d'appétit ; tous les alimens lui répugnent.

Envie de vomir sur-le-champ.

(1) L'action dura neuf jours.

La nuit, étant couché dans le lit, il lui remonte de l'estomac dans la gorge et la tête, de la chaleur, qui se dissipe en s'asseyant sur son séant.

Tous les jours, deux fois, petite selle molle, précédée chaque fois de pincemens; il y en a moins après.

Deux selles par jour.

Douleur comme d'écorchure dans l'urètre, en urinant, quoique le canal soit indolent à la pression.

La verge est enflée.

Vulsion dans la verge.

Douleur pruriteuse derrière la couronne du gland; il en suinte du pus d'une odeur douceâtre dégoûtante.

20. Petites taches rouges au gland.

Elancemens tiraillans dans le gland.

On voit paraître au gland de petits points rouges, semblables à de petits grains qui sont sur le point de saillir.

Le soir, prurit ardent et lancinant à la couronne du gland, qui cesse bien en se grattant, mais revient plus fort peu de temps après.

Rougeur et enflure du prépuce; il paraît comme à vif, avec douleur pruriteuse.

25. Cà et là, au prépuce, petites verrues, qui saignent quand on y touche.

Flueurs blanches, qui, en sortant, causent de la pression dans le vagin.

Le soir, dans le lit, fortes érections.

Fort coryza.

(Quand elle se couche, elle est obligée de tousser sans cesse; elle tousse moins étant assise; la toux est sèche.)

30. Pulsations semblables à celles du pouls, et élancemens çà et là, près du sternum et au dessous des fausses côtes, surtout en marchant, moins en se tenant assis et en restant couché.

Douleur tiraillante et comme de brisure dans le côté du dos, la nuit surtout, au moindre mouvement dans le lit, et dans le bras, en écrivant; le tout se calme à la chaleur du poêle.

Forts élancemens de temps en temps dans le bras.

Sueur entre les cuisses, en marchant, qui répand une mauvaise odeur, et ronge les parties.

Le soir, après s'être endormi, vulsion douloureuse dans la jambe, qui le réveilla.

35. Dans le pied, sentiment de pression, comme s'il allait s'engourdir.

(Douleur rhumatismale dans le gros orteil.)

Après avoir mangé, sentiment de grand malaise dans le corps, comme s'il était soufflé ou ballonné ; sorte d'oppression sur la poitrine et l'estomac.

Froid dans les articulations ; frisson et traction dans les bras et les jambes.

Sensation paralytique dans tous les membres; il est las, et a envie de dormir.

40. Insomnie la nuit, sans douleurs, ni lassitude ; le matin, il se trouvait restauré, et comme n'ayant pas besoin de dormir.

Après minuit, il s'éveille tout à coup, comme d'un songe, avec suspension de la respiration, de même que dans le cauchemar.

Symptômes du cinabre employé en fumigations.
Mal de tête affreux.

Douleur comme de luxation dans les vertèbres du cou.

Pendant quinze jours, diarrhée la nuit, sans mal de ventre.

(Le bord des ulcères devient douloureux.)

Symptômes de diverses préparations mercurielles.
Faiblesse de l'intelligence (1). (*Swediaur.*)

Le malade se croit en pleine santé (2). (*J. Hill.*)

Aliénation mentale (3). (*Larrey.*)

Elle se plaint d'être en pleine raison et de ne pas savoir ce qu'elle fait (4). (*Degner.*)

5. Grand défaut de mémoire; il a souvent oublié déjà la première partie d'une phrase avant de dire la fin (5). (*Hufeland.*)

Mal de tête dans les tempes. (*Degner.*)

----

(1) Par les vapeurs du mercure.
(2) Par une fumigation d'un gros de cinabre.
(3) Par l'emploi interne de divers mercuriaux, en Égypte.
(4) Par l'application externe du sublimé, sous forme d'emplâtre.
(5) Par l'emploi de l'oxide de mercure, avec des gargarismes de brou de noix.

Accès d'affreux mal de tête, qui exige, pour se calmer, qu'on serre la tête avec un lien (1). (*P. Schenk.*)

Enflure de la tête, des glandes du cou et de la gencive. (*Schlegel.*)

Grand gonflement de la tête et du cou. (*Degner.*)

10. Les cheveux tombent (2). (*Heuermann.*)

Altération des traits de la face (3). (*Swediaur.*)

La face devient plombée. (*Id.*)

Gonflement de la face, de la gorge et de toutes les parties internes de la bouche. (*Id.*)

Excès de sensibilité de l'organe de l'ouïe ; le moindre bruit lui cause des sursauts (4). (*Fourcroy.*)

15. Saignement de nez. (*P. Schenk.*)

Violent saignement de nez. (*Heuermann.*)

Carie à la mâchoire supérieure. (*Michaelis.*)

Mouvement spasmodique des lèvres (5). (*Louvrier.*)

Les tendons des muscles temporaux sont attaqués, ce qui rend l'action d'ouvrir la bouche douloureuse. (*Heuermann.*)

20. La gencive est gonflée, et saigne au moindre attouchement. (*Id.*)

Gonflement de la gencive et de la gorge (6).

Violente douleur brûlante dans les nerfs des dents. (*Heuermann.*)

Les dents se soulèvent, deviennent branlantes, et tombent. (*Id.*)

Branlement des dents. (*Degner.*)

25. Les dents deviennent noires, vacillent et tombent enfin. (*Swediaur.*)

Tremblement de la langue et bégayement, que l'électricité ne peut guérir. (*Fourcroy.*)

Gonflement de la langue. (*Schlegel.*)

Langue immobile et gonflée. (*Degner.*)

Gonflement de la langue, qui trouve à peine à se loger dans la bouche. (*Engel.*)

---

(1) Par des fumigations de cinabre.
(2) Par différens mercuriaux, le calomélas surtout.
(3) Par l'emploi interne des oxides et sels de mercure.
(4) Par la vapeur du mercure.
(5) Par des frictions avec l'onguent mercuriel.
(6) Par des frictions avec l'onguent mercuriel.

III.   7

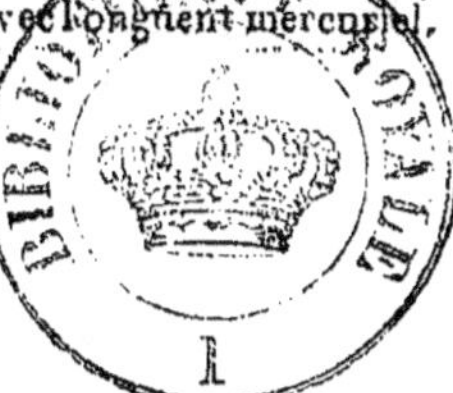

3o. Langue gonflée, extrêmement sensible , saillante hors de la bouche , de la largeur d'une main , et en quelque sorte étranglée entre les dents (1). (*Friese.*)

Langue chargée , blanche , presque immobile , ulcérée sur les bords. (*Heuermann.*)

Aphthes sur la langue (2). (*T. Acrey*.)

Aphthes dans la bouche. (*Schlegel.*)

Beaucoup d'ulcères rongeans dans la bouche. (*Fourcroy.*)

35. Dans la bouche, ulcères très-douloureux et rongeans. (*Id.*)

Les ulcères de l'intérieur de la bouche saignent , surtout pendant la nuit. (*Heuermann.*)

Fétidité de la bouche. (*Degner.*)

Odeur cadavéreuse de la bouche. (*Schlegel.*)

Grande puanteur de la bouche. (*J. Hill, Fourcroy.*)

4o. Souvent perte des os du palais ou des os maxillaires. (*Swediaur.*)

Commencement de salivation (3). (*Ættinger.*)

De suite , la plus violente salivation. (*J. Hill.*)

Salivation (4). (*Wedel.*)

Forte salivation. (*Schlegel.*)

45. Salive abondante teinte de sang. (*Degner.*)

Ecoulement de sang avec la salive. (*Heuermann.*)

Les orifices des conduits de Sténon sont corrodés. (*Id.*)

Salive d'une insupportable puanteur, qui ronge les lèvres et les joues. (*Id.*)

Les trompes d'Eustache sont souvent comprimées par l'enflure, ce qui produit la surdité. (*Id.*)

5o. La gorge enflammée , au point qu'elle ne peut presque point avaler. (*Degner.*)

Douleur brûlante dans la gorge comme s'il y avait des charbons ardens. (*Id.*)

Tremblement du pharynx et de l'œsophage; il n'avale que spasmodiquement, avec danger de suffocation. (*Fourcroy.*)

---

(1) Par des frictions avec une grande quantité d'onguent mercuriel.

(2) A l'intérieur le calomélas, à l'extérieur des frictions avec l'onguent mercuriel.

(3) Par l'usage interne du cinabre artificiel.

(4) Par l'usage interne du cinabre naturel.

Défaut d'appétit (1). (*Huber.*)

Envies de vomir.

55. Vomissement, avec mouvemens convulsifs. (*Hoff-mann.*)

Anxiété autour de l'estomac.

Grande tension du bas-ventre (2). (*Rivière.*)

Enormes pincemens dans le ventre. (*J. Hill.*)

Insupportable mal de ventre lancinant.

6o. Maladies du foie. (*Larrey.*)

Ictère complet. (*Cheyne.*)

Diarrhées dangereuses. (*Heuermann.*)

Selles vertes. (*Michaelis.*)

Selles avec ardeur et cuisson à l'anus. (*F. Plater.*)

65. Fréquentes selles ayant l'odeur fétide de l'haleine. (*Degner.*)

Ténesme continuel, avec sortie très-abondante de sang par les selles.

L'urine ne coule que goutte à goutte, avec ardeur (3). (*F. later.*)

En urinant, âcreté brûlante. (*Id.*)

Diabète énorme, avec amaigrissement excessif. (*Schlichting.*)

7o. Inflammation de l'orifice de l'urètre (4). (*Hufeland.*)

Gonorrhée urétrale. (*Id.*)

Enrouement continuel. (*Fourcroy.*)

Toux. (*Id.*)

Crachement de sang. (*Swediaur.*)

75. Violent crachement de sang (5). (*A.-G. Richer.*)

Forte oppression dans la poitrine et autour du cœur. (*Heuermann.*)

Grand asthme qui revient par accès ; il ne pouvait ni marcher, ni se baisser, dans la crainte de suffoquer. (*Fourcroy.*)

Suffocation. (*Rivière.*)

Tremblement. (*Swediaur.*)

---

(1) Par l'usage interne, continué plusieurs semaines, de la dissolution de sublimé.

(2) Par des frictions avec l'onguent mercuriel.

(3) Par du mercure cru en frictions ; avec le charbon de réglisse.

(4) Par l'usage interne du sublimé.

(5) Par l'usage interne du sublimé.

80. Tremblement des plus violens, d'abord aux mains, puis par tout le corps. (*Fourcroy.*)

Accès de contraction spasmodique des bras et des cuisses. (*Rivière.*)

Tétanos local ou général. (*Swediaur.*)

Douleurs, d'abord passagères, ensuite fixes, extrêmement pénétrantes, dans les lombes et les genoux, ensuite dans les autres membres. (*Huber.*)

Les plus violentes douleurs dans les muscles, les tendons, ou les articulations, qui ressemblent à celles du rhumatisme ou de la goutte. (*Swediaur.*)

85. Grande fragilité des os, à la suite de douleurs rhumatismales. (*Fourcroy.*)

Ulcères rongeans. (*Swediaur.*)

Ulcères spongieux, bleuâtres, qui saignent aisément. (*Id.*)

Ulcères qui sont extrêmement douloureux au moindre toucher, rendent un ichor âcre et rongeant, rongent rapidement autour d'eux, et forment des élévations et des excavations irrégulières, comme rongées par des insectes, avec un pouls inégal et accéléré; le malade perd le sommeil, n'a point de repos, et fond en sueur pendant la nuit; la moindre chose l'irrite et l'impatiente. (*Id.*)

Eruption comme miliaire à la peau, qui ressemble un peu à la rougeole, accompagnée d'ardeur et de prurit (1). (*Bell.*)

90. La peau de tout le corps, surtout à la poitrine, aux cuisses et à la partie inférieure du dos, est couverte d'un exanthème semblable à la miliaire. (*Engel.*)

Taches sur tout le corps, ayant l'aspect de taches scorbutiques, et offrant entre elles une éruption psoriforme, des dartres et des furoncles. (*Huber.*)

L'épiderme se desquame, surtout aux mains et aux pieds. (*Heuermann.*)

Erysipèle (2). (*Clark.*)

Epaississement du périoste. (*J. Hunter.*)

95. Gonflemens aux os. (*Louvrier.*)

Carie et abcès dans les articulations. (*Bethke.*)

---

(1) Par des frictions avec l'onguent mercuriel.
(2) Par l'emploi externe de l'onguent mercuriel.

Amaigrissement extrême. (*Fourcroy.*)

Desséchement du corps entier. (*Richter, Pibrac.*)

Maigreur générale et épuisement des forces. (*Swediaur.*)

100. Extrême sensibilité à l'action de l'électricité. (*Hunter.*)

Immobilité générale ; sorte d'état cataleptique. (*Swediaur.*)

Paralysie de différens membres. (*Id.*)

Apoplexie. (*Id.*)

Syncopes (1). (*Id.*)

105. Syncopes répétées.

Défaut de forces. (*Huber.*)

Insomnie continuelle. (*Degner.*)

Pouls d'abord rapide, intermittent et fort, ensuite tremblant et faible. (*J. Hill.*)

Fièvre : irritabilité générale du système nerveux. (*Swediaur.*)

110. Fièvre, avec inflammations locales très-douloureuses, qui se terminent par la gangrène. (*Id.*)

Fièvre lente. (*Id.*)

Fièvre lente, avec amaigrissement notable du corps (2). (*Richter.*)

Fièvre hectique. (*Id.*)

Fièvre chaude, putride. (*Heuermann.*)

115. Sueurs accablantes. (*Wedel.*)

Respiration très-oppressée, grande aversion pour les choses liquides, ensuite une sorte de fureur, dans laquelle il déchire tout ce dont il peut s'emparer (3).

---

43. MOLÈNE.

(*Verbascum Thapsus.*)

On exprime le suc de la plante, au moment où elle commence à entrer en fleurs, et on le mêle avec parties égales d'alcool.

(1) Par la vapeur du mercure.

(2) Supprimé par l'eau de Selter et le lait.

(3) Neuf jours après des frictions avec l'onguent mercuriel, contre une prétendue syphilis chez un jeune enfant.

Qui croirait que les écoles dominantes jusqu'à ce jour en médecine, au lieu d'interroger l'expérience, pour rechercher sérieusement quelles sont les véritables vertus dynamiques de cette plante, quelle est l'action propre et spéciale qu'elle exerce sur l'homme, se sont contentées, d'après l'odeur douce de ses fleurs et les qualités mucilagineuses de son suc, quand on la froisse entre les doigts, de lui attribuer conjecturalement des propriétés émollientes, résolutives et adoucissantes, et, d'après cette opinion sans fondement, de l'employer comme telle, sous forme de gargarismes, de fomentations et de lavemens, en la mêlant avec d'autres herbes non moins inconnues sous le point de vue médical ?

La liste des symptômes purs et des accidens morbides qu'elle détermine chez les personnes en santé, montrera combien la médecine s'est trompée jusqu'à ce jour dans ses conjectures hasardées ; elle fera voir aussi dans quelles vues réellement curatives on peut l'opposer avec succès aux états morbides naturels entre les symptômes desquels et les siens il existe une frappante analogie.

Une petite partie d'une goutte du suc suffit pour une dose homœopathique.

Symptômes de la molène.

Distraction : les idées les plus disparates se pressent en foule dans la tête (au bout de huit jours).

Hébétude dans la tête, comme si le cerveau allait sortir par le front.

Douleur pressive dans la tempe droite (sur-le-champ).

Pesanteur sourdement douloureuse dans la tête (au bout de trois quarts d'heure).

5. Céphalalgie pressive au vertex.

Douleur pressive dans l'occiput (au bout d'un demi-quart d'heure).

Pression d'arrière en avant dans la tempe gauche.

Un élancement dans le côté gauche de l'occiput (au bout d'une heure et demie).

Chaleur dans les yeux, et sensation de constriction des orbites (au bout d'une demi-heure).

10. Bouton à la joue, au devant de l'oreille, qui cause une

douleur lancinante quand on y touche (au bout de vingt-quatre heures).

Elancement tiraillant au devant de l'oreille gauche, de haut en bas (sur-le-champ),

Elancement tiraillant dans l'oreille gauche (en mangeant) (au bout de deux heures).

Au cou, près du cartilage thyroïde, gros tubercule rouge, qui cause de la douleur quand on appuye dessus, pendant deux à trois jours (au bout de deux jours).

(De l'eau salée lui coule dans la bouche.)

15. Eructations multipliées.

Hoquet (au bout d'une demi-heure).

Pression dans l'estomac.

Elancement tiraillant, de haut en bas, dans le bas-ventre.

Selle molle, avec efforts (au bout de trois heures).

20. Fréquentes envies d'uriner; l'urine coule en plus grande quantité qu'à l'ordinaire (au bout de deux heures).

Pollutions nocturnes.

Aussitôt après s'être couché, le soir, tension douloureuse sur la poitrine, avec élancemens à la région du cœur.

Tiraillement dans le cubitus gauche, de haut en bas.

Prurit à l'avant-bras (au bout de trois quarts d'heure).

25. Douleur tensive dans le poignet gauche, pendant le repos et le mouvement (au bout de vingt minutes).

Elancement tiraillant dans le creux de la main.

Engourdissement et insensibilité du pouce (1).

Tiraillement de haut en bas, dans la jambe.

Pandiculations (au bout d'une demi-heure).

30. Sommeil, seulement jusqu'à quatre heures du matin, plein de rêves roulant sur la guerre, plusieurs nuits de suite.

Frisson, principalement sur un côté du corps, depuis les aisselles jusqu'aux cuisses, comme si l'on faisait couler de l'eau froide dessus.

L'imagination est très-active, surtout pour les idées lubriques (pendant plusieurs jours).

(1) Par l'action du suc employé en frictions à l'extérieur.

Observations recueillies par d'autres.

Accès de vertige, en appuyant la tête sur la joue gauche. (*G. Gross.*)

Vertige subit, comme par l'effet d'une pression dans le milieu de toute la tête. (*Id.*)

La tête est entreprise (au bout de cinq heures). (*T. Mossdorf.*)

Diminution de la mémoire; il a de la peine à ressaisir des idées qu'il venait d'avoir peu de temps auparavant (au bout de quatre heures). (*Id.*)

5. Violente pression dans tout le front. (*Gross.*)

Douleur pressive violente, mais très-passagère, de dedans en dehors, dans toute la moitié droite du cerveau, qui diminue peu à peu (au bout de quatre heures). (*F. Hartmann.*)

Pression continuelle de dedans en dehors, au front, surtout entre les sourcils (au bout de trois heures). (*Id.*)

Violente douleur pressive de dedans en dehors, dans le front, qui disparaît en se baissant (au bout de deux heures et demie). (*Id.*)

Pression vulsive dans la moitié gauche du cerveau (au bout de cinq heures). (*Mossdorf.*)

10. Violente pression stupéfiante profonde dans la bosse frontale droite, en passant du froid au chaud. (*Gross.*)

Pression stupéfiante sur tout le côté gauche de la tête et du visage (de la joue). (*Id.*)

Céphalalgie pressive, stupéfiante, qui occupe surtout les deux côtés du front, dans toutes les positions (au bout d'une demi-heure). (*F. Langhammer.*)

Violente pression de dehors en dedans, au côté gauche de l'os frontal (sorte de stupeur). (*Gross.*)

Céphalalgie pressive, stupéfiante, plus externe qu'interne, surtout au front, dans toutes les positions (au bout de trois quarts d'heure). (*Langhammer.*)

15. Forte pression dans la bosse occipitale droite (au bout de quatre heures et demie). (*Hartmann.*)

Pression tiraillante dans la moitié droite du cerveau (au bout de quatre heures). (*Id.*)

Douleur, plutôt pressive que tiraillante, au dessus de l'orbite gauche (au bout de deux heures et un quart). (*Id.*)

Pression, par momens, près de la bosse frontale gauche. (*Gross.*)

Martellement lent dans la bosse frontale gauche (sur-le-champ). (*Id.*)

20. *Sensation comme si les deux tempes étaient serrées par une pince.* (*Id.*)

Elancement saccadé, violent et profond, derrière la bosse pariétale gauche. (*Id.*)

Violent élancement, qui naît et cesse lentement , dans la bosse frontale gauche, de dedans en dehors (au bout de deux heures). (*Hartmann.*)

Pincemens dans le sinus frontal gauche (au bout de cinq heures). (*Mossdorf.*)

Elancement stupéfiant , qui pénètre à une grande profondeur dans la tempe droite, pendant le repas, et augmente par une pression exercée du dehors ; au bout de quelques heures, il s'étend, en forme de tiraillement, jusque dans les dents supérieures du même côté. (Gross.)

25. *Elancement pressif prolongé à travers la moitié gauche du cerveau, d'arrière en avant* (au bout de deux heures). (*Hartmann.*)

Coups de couteau vifs et stupéfians, immédiatement au dessus de la tempe droite. (*Gross.*)

Profonds et vifs élancemens saccadés entre la bosse frontale gauche et la bosse pariétale. (*Id.*)

Petits coups d'aiguille, par intervalles, dans le côté droit du front (au bout de deux heures). (*Langhammer.*)

Traction stupéfiante dans la bosse frontale gauche , à un courant d'air (au bout de soixante-douze heures). (*Gross.*)

30. Ardeur et fourmillement dans la tempe gauche (au bout de huit minutes). (*Id.*)

En marchant, il éprouve comme un murmure dans la tête (au bout de quatre heures et demie). (*Mossdorf.*)

Tension sur le côté gauche du vertex , qui devient peu à peu une pression vive, et pendant laquelle il sent la branche gauche de la mâchoire inférieure s'appuyer contre la mâchoire supérieure. (*Gross.*)

Vulsion lancinante extérieure, d'abord à la tempe gauche (au bout d'une heure), puis à la droite. (*Mossdorf.*)

Dilatation des pupilles (au bout de sept heures et demie). (*Langhammer.*)

35. Un myope devint beaucoup plus myope encore ; à deux ou trois pas, les objets lui paraissaient comme couverts d'une gaze ou d'un voile aqueux ; en même temps, ils lui semblaient être plus grands ; somme totale, la clarté du jour lui paraissait être diminuée, quoiqu'elle ne le fût pas (au bout de huit heures et demie). (*Id.*)

Violente pression sur l'os jugal droit (au bout de trente-six heures). (*Gross.*)

Sensation pressive et lancinante sourde à l'arcade zygomatique gauche (au bout de deux heures et demie.) (Hartmann.)

Pression stupéfiante, par momens, au bord supérieur de l'os jugal gauche. (*Gross.*)

Élancement terrible, par momens, dans l'os jugal gauche. (*Id.*)

40. *Tension dans l'os jugal gauche, dans la tubérosité articulaire de l'os temporal, et dans la bosse frontale, par l'action de l'air et d'un courant d'air. (Id.)*

Pression sourde à la tubérosité articulaire de l'os temporal, qui augmente douloureusement en serrant les dents. (*Id.*)

Toute la joue prend part à la pression sourde dans l'articulation gauche de la mâchoire, et la pression dégénère en une tension stupéfiante. (Id.)

Sensation comme si l'on pressait violemment sur l'os jugal gauche, jusqu'à l'oreille, qui augmente par la pression de la main, et se manifeste plusieurs fois dans la journée, le soir avant de s'endormir, et le matin en s'éveillant. (Id.)

Sensation comme si les deux tubérosités articulaires des os temporaux étaient violemment serrées par une pince. (*Id.*)

45. *Pression sourde à la tubérosité articulaire de l'os temporal, immédiatement au devant de l'oreille gauche. (Id.)*

Pression qui survient rapidement, et s'élève jusqu'au caractère d'un fort élancement, derrière l'oreille droite, puis disparaît peu à peu (au bout de trois quarts d'heure). (*Hartmann.*)

*Tiraillemens et traction douloureux de dehors en dedans,
dans l'oreille gauche. (Id.)*

*Sensation comme si l'oreille gauche était tirée en dedans.
(Id.)*

5o. *Sensation comme s'il avait quelque chose devant
l'oreille gauche, puis devant la droite. (Id.)*

Il est comme sourd de l'oreille gauche. (Id.)

En lisant haut, sensation d'obturation du nez, du larynx
et des oreilles, sans que l'ouïe soit affaiblie (au bout de
huit heures). (*Langhammer.*)

Douleur pressive resserrante sur le côté droit de la mâchoire inférieure (au bout d'une demi-heure). (*Hartmann.*)

Forte tension dans les parties qui couvrent le menton, les
muscles masticateurs et le cou, sans que le mouvement des
mâchoires soit gêné (au bout de dix minutes). (*Gross.*)

55. Tiraillement dans les grosses molaires inférieures. (*Id.*)

Tiraillement, par intervalles, dans les petites molaires
inférieures gauches. (*Id.*)

Langue chargée d'un mucus jaune-brun, sans mauvais
goût, immédiatement après le dîner. (*Id.*)

*Le matin, en se levant, et avant midi, la base de la
langue est brune, sans mauvais goût dans la bouche. (Id.)*

Base de la langue brune, avec goût fade et nauséeux,
avant midi. (*Id.*)

6o. Goût fade, quelque temps après être sorti de table.
(*Id.*)

Goût fade, avec odeur désagréable de l'haleine, et langue
chargée, d'un jaune-brun, le matin (au bout de quatre-
vingt-seize heures). (*Id.*)

Éructations (sur-le-champ). (*Langhammer.*)

Régurgitation d'un liquide insipide (au bout de cinq m
nutes). (*Hartmann.*)

Rapports amers, nauséeux (sur-le-champ). (*Mossdorf.*)

65. *Hoquet fréquent* (au bout de deux heures et un quart).
(*Langhammer.*)

Toute la journée, faim sans appétit ; rien ne lui plaisait,
et cependant il voulait manger. (*Gross.*)

Coups d'aiguille sourds, par intervalles, à gauche du cartilage xyphoïde. (*Id.*)

A gauche du cartilage xyphoïde, sous les fausses côtes,

douleur sécante terrible et stupéfiante, par momens. (*Id.*)

Dans le côté gauche, là où cessent les côtes, élancement profond et vif, si violent, qu'il le fait tressaillir. (*Id.*)

70. Pincement lancinant sous les côtes droites, dans l'hypochondre (au bout d'une demi-heure). (*Hartmann.*)

Sensation d'un grand vide dans le creux de l'estomac, qui se dissipe par le fait d'un gargouillement sous les côtes gauches. (*Id.*)

Gonflement du bas-ventre, et ensuite gargouillemens à plusieurs reprises, sous les côtes gauches, qui produisent plusieurs fois une forte éructation bruyante (au bout de quatre heures). (*Id.*)

Borborygmes continuels sous les côtes gauches (au bout de cinq heures). (*Id.*)

Gargouillemens dans l'hypogastre (au bout d'un quart d'heure). (*Gross.*)

75. Elancemens aigus, par momens, à gauche, au dessus de l'ombilic. (*Id.*)

A droite, près de l'ombilic, coups d'aiguille sourds, par momens. (*Id.*)

Elancement sourd, par momens, sous l'ombilic, à gauche, qui augmente en se baissant (au bout de trois heures). (*Id.*)

En faisant une inspiration profonde, et en se baissant, élancemens semblables à des piqûres d'aiguilles nombreuses, dans la région ombilicale entière, tout autour, jusqu'en arrière et même dans les vertèbres du dos. (*I d.*)

Coups de couteau profonds et sensibles, à droite, dans l'hypogastre, au dessus du pubis. (*Id.*)

80. Pincement dans le bas-ventre, comme par l'effet de vents incarcérés, dans toutes les situations (au bout de deux heures). (*Langhammer.*)

Pincement sécant dans tout le bas-ventre, avec plusieurs éructations. (*Hartmann.*)

Mal de ventre sécant et pinçant, tantôt sur un point, tantôt sur un autre, mais remontant toujours vers les côtes, où il se fixe (au bout de trois heures). (*Id.*)

Le mal de ventre, qui s'étend profondément vers le bas, cause une contraction spasmodique du sphincter de l'anus et une pressante envie d'aller à la selle. (*Id.*)

Pression douloureuse, comme par une pierre, sur l'ombi-lic, qui augmente en se baissant. (Gross.)

85. Sensation comme si les intestins et l'ombilic adhé-raient au péritoine, et étaient violemment tirés en dehors; une pression exercée du dehors l'augmente. (*Id.*)

Constriction de l'hypogastre, comme par un lien, à la ré-gion ombilicale, en différens temps. (*Id.*)

Point de selle le premier jour. (*Mossdorf.*)

Selle peu copieuse, en petits morceaux durs, comme des crottes de brebis et poussée avec effort (au bout de quinze heures). (*Langhammer.*)

Il est obligé d'uriner très-souvent et beaucoup (au bout d'une demi-heure); mais, au bout de trente-six heures, il sort beaucoup moins d'urine qu'à l'ordinaire. (Hartmann.)

90. Fréquentes envies d'uriner, avec émission peu copieuse d'urine (au bout de sept heures). (*Langhammer.*)

Pollution nocturne, sans rêves lascifs. (*Id.*)

Voix rauque en lisant haut. (*Id.*)

Vive pression immédiatement au dessous du mamelon gauche. (*Gross.*)

A plusieurs reprises, sous le mamelon gauche, violent élancement, en inspirant, qui disparut lentement, ce qui détermina une inspiration profonde (au bout de quatre heures). (*Hartmann.*)

95. Douleur pressive, lancinante, dans l'avant-dernière fausse côte, près de son cartilage, qu'une pression exercée du dehors fait promptement cesser, mais qui revient de suite. (*Id.*)

A la région des cartilages de la première et de la deuxième côte, élancement stupéfiant et resserrant, qui coupe la res-piration (au bout de cinq minutes). (*Gross.*)

Elancement très-grêle, continu, dans la dernière vertèbre du dos, en s'asseyant le corps ployé en deux (au bout d'une demi-heure). (*Hartmann.*)

Entre la lombe droite et l'épine du dos, vifs et profonds coups de couteau, par intervalles, tout-à-fait dans l'inté-rieur des viscères. (*Gross.*)

Vifs élancemens, par intervalles, dans l'omoplate gauche. (*Id.*)

100. Sur l'épaule droite, douleur plutôt pressive que

tiraillante, qui se dissipe par le mouvement (au bout de cinq heures et demie). (*Hartmann.*)

Pression en forme de crampe, au coude gauche, presque dans l'avant-bras, dans toutes les situations (au bout de trois heures et demie). (*Langhammer.*)

Elancement sourd dans la tubérosité externe du poignet. (*Gross.*)

Quelques élancemens sourds dans l'articulation du poignet avec le radius; sorte de (paralysie ou de) douleur de luxation. (Id.)

Vif élancement dans l'articulation postérieure du pouce gauche. (*Id.*)

105. En remuant les bras, pression en forme de crampe, tantôt sur le métacarpe droit, tantôt sur le gauche, qui cesse pendant le repos. (*Langhammer.*)

Violent élancement, comme avec un couteau mousse, entre l'os métacarpien du pouce et celui du doigt indicateur de la main droite. (*Gross.*)

Chatouillement pruriteux fourmillant à l'un des côtés du doigt médius gauche, qui excite à se gratter (au bout de trois heures et un quart). (*Langhammer.*)

Violent élancement sourd, par intervalles, semblable à des coups de bec, dans l'articulation médiane du doigt indicateur. (*Gross.*)

Pression en forme de crampe à la phalange postérieure du pouce droit, qui cesse pendant le mouvement (au bout de sept heures). (*Langhammer.*)

110. Traction comme paralytique dans tout le doigt indicateur gauche. (*Id.*)

Violent élancement tiraillant à travers tout le petit doigt de la main gauche (au bout de quatre heures). (*Hartmann.*)

Douleur comme paralytique des doigts de la main gauche, surtout dans leurs articulations avec le métacarpe. (*Gross.*)

Violent et sourd élancement, par momens, dans la phalange antérieure du doigt indicateur : en remuant le doigt, la douleur passe dans l'articulation postérieure. (*Id.*)

Douleur au côté externe de l'os métacarpien des deux petits doigts, semblable à celle d'une contusion, et perceptible seulement quand on touche à ces doigts. (*Id.*)

115. Sur le dos de la main droite, douleur plutôt pressive que tiraillante (au bout d'une heure). (*Hartmann.*)

En montant et descendant l'escalier, très-grande pesanteur dans les membres inférieurs, comme si un poids y était attaché (au bout de deux heures). (*Id.*)

En allant au grand air, démarche chancelante, comme si les membres inférieurs étaient trop faibles pour porter le corps (au bout de quatre heures). (*Langhammer.*)

En croisant la cuisse droite sur la gauche, faiblesse et sensation de lassitude dans les os de la jambe droite, dont on ne s'aperçoit point en marchant (au bout de trois heures et demie). (*Hartmann.*)

Au côté interne de la cuisse droite, douleur comme paralytique en retirant la jambe, pendant qu'on est assis ; en s'appuyant sur le membre, douleur comme lancinante, qui se dirige vers le genou. (*Gross.*)

120. Sensation pressive, tractive, depuis le milieu de la cuisse droite jusqu'au genou (en se tenant assis) (au bout de trois heures). (*Hartmann.*)

En allant au grand air, douleur en forme de crampe dans les muscles de la cuisse droite (au bout de quatre heures et demie). (*Langhammer.*)

Au dessus du genou droit, douleur spasmodiquement pressive dans les muscles, en se tenant assis et debout (au bout de trois quarts d'heure). (*Id.*)

Elancemens sourds, immédiatement au dessus de la rotule gauche, seulement en s'appuyant sur le membre (au bout de vingt-quatre heures). (*Gross.*)

Les genoux tremblent, comme après une grande frayeur (au bout de deux heures et demie). (*Hartmann.*)

125. Douleur soudaine à travers le genou droit, en se tenant debout, restant assis et marchant (au bout de trente-six heures). (*d.*)

Pression en forme de crampe à la jambe gauche, près de l'articulation du pied (au bout de deux heures et un quart). (*Langhammer.*)

Violent élancement sourd, par intervalles, dans les os métatarsiens du gros orteil gauche et de l'orteil suivant, pendant le repos. (*Gross.*)

En se tenant debout, pression en forme de crampe, à la

plante du pied droit, qui cesse en marchant (au bout de deux heures et demie). (*Langhammer.*)

Lassitude des membres inférieurs (au bout de cinq heures et demie). (*Mossdorf.*)

130. Nul goût pour le travail (au bout de huit heures). (*Hartmann.*)

Paresse et envie de dormir, le matin, après s'être levé. (*Gross.*)

Fréquens bâillemens et pandiculations, comme s'il n'avait point assez dormi (au bout de deux heures). (*Langhammer.*)

Immédiatement au sortir de table, il ne peut vaincre le sommeil, et ses paupières se ferment malgré lui (au bout de sept heures). (*Mossdorf.*)

Nuit agitée; il ne fait que se retourner. (*Langhammer.*)

135. Léger froid passager par tout le corps, sensible aussi à l'extérieur, aux mains et aux pieds. (*Gross.*)

Soif inextinguible (au bout de deux heures et demie).(*Hartmann.*)

Indifférence pour les choses qui auparavant fixaient son attention (au bout de quatre heures). (*Mossdorf.*)

Très-grande mauvaise humeur et morosité, sans motif; cependant il conserve le goût du travail; il trouve aussi du plaisir à être entouré et à causer (au bout de deux heures et demie). (*Hartmann.*)

Toute la journée, esprit chagrin, mais qui s'égaye cependant un peu vers le soir. (*Langhammer.*)

140. Toute la journée, découragement; il ne compte ni sur ses espérances ni sur ses efforts. (*Id.*)

Hilarité exagérée, avec rire (au bout de vingt-quatre heures). (*Hartmann.*)

------

44. MUSC.

(*Moschus.*)

Il serait à désirer que l'on complétât la liste suivante des symptômes du musc; mais, telle qu'elle est, elle suffira pour prouver que cette substance, douée d'une très-grande énergie, possède des propriétés dont ne jouit aucun autre agent médicinal.

Jusqu'ici on n'a guère employé le musc que d'une manière fort empirique. Les modernes surtout en ont tant abusé, dans toutes sortes de maladies, aux approches de la mort, et l'ont donné à des doses si énormes, qu'il est devenu en quelque sorte la fable du public.

Si nous connaissions bien les espèces de convulsions qu'il doit provoquer, mais que, suivant leur usage, les écrivains se bornent à indiquer par ce seul mot générique, nous pourrions déterminer les cas où il offrirait un remède homœopathique assuré dans quelques unes des convulsions auxquelles les enfans sont sujets.

Les observations plus précises de Lentin, Zanetti, Morgenstern, Rœbol et autres, ont appris déjà qu'il agit comme moyen curatif dans plusieurs espèces de tétanos. En pareil cas, son action est homœopathique, comme on en jugera d'après ses propres symptômes.

On lui verra déployer de grandes vertus curatives dans les spasmes toniques de la plupart des hypochondriaques, pourvu qu'au lieu de le prodiguer, comme on l'a fait jusqu'à ce jour, on le prescrive à la plus petite dose possible, au moins comme moyen intercurrent.

C'est la décillionième dilution du musc qu'on employe, et dont on se contente d'imbiber un très-petit globule.

Sa faculté excitative de l'appétit vénérien n'est qu'un effet primitif, auquel succède un état directement opposé pendant la réaction; les personnes qui ont l'habitude de s'en parfumer s'affaiblissent aussi par la continuelle influence de cette forte odeur sur leurs nerfs, et s'attirent une foule d'affections nerveuses.

L'odeur du musc adhère aux vêtemens pendant plusieurs années, et on peut à peine les en débarrasser par le secours de la chaleur; aussi les personnes atteintes de maladies chroniques doivent-elles éviter avec soin les vêtemens qui ont été exposés à son action.

Symptômes du musc.

Vertige. (*Cartheuser.*)

Sensation comme de vertige dans la tête (1). (*Gross.*)

Au moindre mouvement de la tête, vacillation vertigineuse devant les yeux, comme si quelque chose passait et repassait rapidement devant (sur-le-champ, et par la seule odeur du musc) (2). (*Stapf.*)

Tournoyement dans le front et devant les yeux, qui augmente en se baissant (au bout d'un demi-quart d'heure). (*Id.*)

5. Vertige, avec nausées, qui oblige à se coucher, avec appétence pour le café à l'eau (au bout de trente heures). (*F. Hahnemann.*)

Stupeur du cerveau. (*B.-L. Tralles.*)

Mal de tête hébétant ; compressif, sur un point peu étendu, immédiatement au dessus de la racine du nez (au bout d'une heure).

Il lui semble quelquefois être sur le point de perdre ses sens, avec pression stupéfiante générale du cerveau, qui ressemble à une compression. (*Gross.*)

La tête est entreprise, avec pression stupéfiante du cerveau. (*Id.*)

10. La tête est entreprise; elle lui paraît tendue à sa partie supérieure, mais sans être douloureuse. (*Id.*)

Oppression de la tête. (*H.-J. N. Cranz.*)

La tête est entreprise, comme dans l'ivresse. (*Tralles.*)

Mal de tête. (*Cartheuser*, *L. Schroeck*, *Rolfinck.*)

Violent mal de tête. (*R. Boyle.*)

15. En remuant la tête avec force, par exemple en montant l'escalier, endolorissement dedans (au bout de quatre heures). (*Stapf.*)

Pesanteur dans la tête. (*Tralles*, *F. Hahnemann.*)

Sensation de pesanteur dans la tête (au bout d'une demi-heure). (*Stapf.*)

Toute la tête lui fait mal ; douleur tractive, tantôt sur un

---

(1) Par une prise de deux grains , en poudre.

(2) Par l'effet de deux grains, broyés avec du sucre et de l'eau , et donnés en trois prises, dans l'espace de deux jours.

point, tantôt sur un autre, qui s'étend jusque dans la nuque, où la douleur devient tensive ; il se trouve mieux au grand air, et beaucoup plus mal dans la chambre (au bout d'une heure). (*Id.*)

Traction douloureuse dans la tête, qui s'étend de l'occiput dans les oreilles et des oreilles dans les dents, plus à droite qu'à gauche (au bout de trois heures). (*Id.*)

20. Légère et rapide traction dans la tempe. (*Gross.*)

Traction spasmodique dans toute la tête. (*Id.*)

Pression tractive passagère dans la tempe droite. (*Id.*)

Pression générale sur la tête et au haut du front. (*Id.*)

Immédiatement au dessus du rebord orbitaire, pression comme si on enfonçait un corps obtus dans le cerveau. (*Id.*)

25. Pression stupéfiante sur l'arcade surciliaire gauche. (*Id.*)

Le sang lui porte à la tête. (*Sanctorius.*)

Léger élancement dans le front. (*Stapf.*)

Prurit çà et là, au cuir chevelu, qui cesse après s'être gratté. (*Gross.*)

Cuisson dans les yeux, comme par l'effet de la fumée, avec larmoyement (de suite, par l'effet de l'odeur). (*Stapf.*)

30. Prurit dans les yeux, qui oblige à les frotter (au bout d'une demi-heure). (*Id.*)

Trouble devant les yeux. (*Id.*)

Chaleur au visage, avec trouble devant les yeux. (*Id.*)

Pression passagère sur l'os jugal gauche, qui se renouvelle souvent. (*Gross.*)

Ardeur passagère, et mêlée de froid, sur l'os jugal droit (au bout de vingt-huit heures). (*Id.*)

35. Bruissement soudain et passager, semblable au bruit des ailes d'un grand oiseau, tantôt dans l'oreille droite et tantôt dans la gauche (au bout de soixante heures). (*Id.*)

Saignement de nez. (*Schroeck, Boecler.*)

Saignement de nez soudain, par l'effet de l'odeur. (*J. Mercurialis.*)

Sensation fourmillante au bout du nez, qui ne cède pas quoiqu'il se frotte plusieurs fois, mais disparaît enfin d'elle-même (au bout de vingt-huit heures). (*Gross.*)

Il ne trouve de saveur à rien, pas même au lait. (*Stapf.*)

40. Eructations répétées, violentes, bruyantes. (*Gross.*)

Eructation, avec régurgitation d'un liquide insipide. (*Id.*)

Sensation de grattement dans la gorge, comme dans le soda, avec un peu de mal au cœur. (*Id.*)

Nausée, qui semble monter du creux de l'estomac, avec rétraction de l'ombilic et sensation comme de crampe. (*F. Hahnemann.*)

Les nausées et le mal de tête l'obligent, deux après-midi, de se mettre au lit. (*Id.*)

45. Nausées par accès, six jours de suite. (*Id.*)

Envie de vomir, le matin (au bout de vingt heures) et le soir (au bout de neuf heures). (*Stapf.*)

Vomissement. (*Morgenbesser.*)

Il lui semble que le creux de l'estomac soit rétréci, avec sensation brûlante et cuisante d'écorchure, après le dîner, trois jours de suite. (*F. Hahnemann.*)

Pression à l'estomac. (*Morgenbesser.*)

50. Sentiment de plénitude à la région de l'estomac, qui augmente même après un repas très-frugal (au bout de trois heures). (*Stapf.*)

Un peu de pression au côté gauche du creux de l'estomac. (*Gross.*)

Douleur dans le creux de l'estomac et au dessus (dans la poitrine), surtout en inspirant, accompagnée d'anxiété dans la poitrine (au bout de six heures). (*Id.*)

Pression tensive dans la région stomacale, avec un peu d'endolorissement du ventre ; au bout d'une demi-heure, la pression tensive envahit tout le bas-ventre (au bout d'une heure et demie). (*Stapf.*)

Dans le côté droit, au dessous des fausses côtes, petits élancemens vifs et passagers, presque comme un pincement, qui obligent à se frotter. (*Gross.*)

55. Petit élancement pruriteux dans le côté droit du ventre, sous les fausses côtes ; le prurit continue encore après l'élancement, et oblige à se frotter. (*Id.*)

Violens élancemens isolés dans la région ombilicale, à une grande profondeur, surtout en inspirant (au bout d'une demi-heure). (*Stapf.*)

Douleur corripiante, saccadée, au dessus de l'ombilic, qui coupe la respiration. (*Id.*)

Douleur dans la région ombilicale. (*Morgenbesser.*)

Douleur simple dans le côté droit du ventre, au-dessous de l'ombilic. (*Gross.*)

60. Sentiment d'étroitesse dans le bas-ventre, sans douleur, avec anxiété, qui ne permet ni de rien faire, ni de rester nulle part, mais oblige à changer continuellement de place ; elle va voir toutes ses connaissances, mais ne reste que quelques minutes chez chacune d'entre elles (sur-le-champ). (*F. Hahnemann.*)

Bruit continuel dans l'abdomen, sans douleurs, causé par des vents ; le bruit cesse en sortant de table et même déjà en mangeant. (*Gross.*)

Diarrhée. (*Morgenbesser.*)

Envie de rendre des vents et d'aller à la selle ; la selle est naturelle ; avant et non pendant, des vents sortent sans bruit. (*Gross.*)

Resserrement du ventre, pendant plusieurs jours. (*F. Hahnemann.*)

65. Fourmillement à l'extrémité du rectum, qui cesse en se frottant. (*Gross.*)

Le musc paraît exciter l'appétit vénérien. (*Id.*)

Excitation des désirs vénériens. (*Vogel, Piderit.*)

Excitation de l'appétit vénérien, chez un vieillard épuisé (1). (*Weickard.*)

Le musc excite les règles. (*Schrœck.*)

70. Apparition des règles, par la seule odeur. (*Vogel, T. Bartholin.*)

Traction et pression vers les parties génitales ; sensation comme si les règles allaient venir (au bout de neuf, de vingt-deux heures). (*Stapf.*)

Les règles avancent de six jours, et sont très-abondantes (au bout de cinq jours). (*Id.*)

Fort éternumment. (*Gross.*)

Le nez, auparavant enchifrené et bouché, devient tout à coup libre, après s'être bien mouché. (*Gross.*)

75. Sensation dans le larynx, semblable à celle que produirait la vapeur du soufre, avec constriction de la trachée-artère ; par l'odeur du musc (sur-le-champ). (*Stapf.*)

Pendant l'inspiration, qui est très-libre, il éprouve presque

____

(1) 66, 67 et 68 ne sont que des effets primitifs.

la même sensation que s'il avait respiré la vapeur du soufre'
(*Gross.*)

Dans le larynx, sensation subite, comme si la respiration
allait s'arrêter, presque de même que quand on a respiré la
vapeur du soufre. (*Id.*)

Constriction suffocante de la poitrine. (*F. Hoffmann.*)

Sa respiration est gênée, elle est obligée de faire des inspirations profondes. (*Stapf.*)

80. Compression de la poitrine. (*Tralles.*)

Coarctation dans le côté gauche, au dessous des fausses
côtes, en faisant une inspiration profonde. (*Gross.*)

Plénitude dans la poitrine. (*Tralles.*)

Pincement pruriteux dans le côté, sous les fausses côtes.
(*Gross.*)

Elancemens sourds, par intervalles, dans le côté gauche,
sous les fausses côtes. (*Id.*)

85. Elancemens sourds, par intervalles, dans la moitié
gauche de la poitrine (au bout de vingt-huit heures). (*Id.*)

A gauche, au dessus du coccyx, dans le sacrum, pression
sensible, comme avec un corps obtus. (*Id.*)

Violent tiraillement dans le dos, où elle éprouve une sorte
de tension. comme avant ses règles. (*Stapf.*)

A gauche, près de l'épine du dos, au milieu du tronc,
élancemens sourds, par intervalles. (*Gross.*)

Pression tractive dans un des muscles de la nuque. (*Id.*)

90. Le soir, après s'être mise au lit, traction et élancement
dans l'avant-bras, depuis le poignet jusque dans l'articulation du coude, qui l'empêche de s'endormir ; elle fut obligée de se lever, et de mouvoir son bras en divers sens, pour
diminuer la douleur, pendant une demi-heure (au bout de
six heures). (*Stapf.*)

Pression coarctante au côté inférieur de l'avant-bras gauche, près du coude. (*Gross.*)

Traction paralytique dans l'avant-bras droit, immédiatement au-dessus du poignet. (*Id.*)

Traction en forme de crampe dans les mains et les doigts,
comme s'il allait y survenir un spasme tétanique. (*Id.*)

Elancement à moitié sourd dans la main gauche. (*Id.*)

95. Traction paralytique dans le pouce gauche, comme
s'il allait y survenir une crampe. (*Id.*)

Vulsion paralytique dans le pouce gauche. (*Id.*)

Une sorte d'ardeur, mêlée de froid, dans l'articulation antérieure du doigt indicateur de la main droite. (*Id.*)

Douleur simple, interne, dans la phalange extérieure du doigt indicateur de la main gauche, qui fait trembler le doigt (sur-le-champ). (*Id.*)

Vulsion paralytique au côté interne de la cuisse gauche. (*Id.*)

100. Pression subite au côté interne de la cuisse gauche. (*Id.*)

Pression coarctante, sourde, dans les chairs de la cuisse droite, à sa face postérieure, plus en dehors qu'en dedans. (*Id.*)

Léger picotement pruriteux, obligeant à se frotter, au côté antérieur de la cuisse. (*Id.*)

Vif pincement au dessus du genou droit. (*Id.*)

Au côté externe de la cuisse gauche, non loin du genou, pression simple, avec sentiment de faiblesse. (*Id.*)

105. Sentiment soudain de froid sur le tibia gauche. (*Id.*)

Au côté externe du tibia gauche, vers le mollet, prurit aigu, qui cesse en se frottant. (*Id.*)

Une douleur paralytique (asthénie douloureuse) parcourt de haut en bas la jambe gauche, comme si elle allait être gelée, en se tenant assis. (*Id.*)

Agitation dans la jambe gauche, qui oblige tantôt à la retirer, tantôt à l'allonger; sensation de paralysie, qui force à la mouvoir alternativement en deux sens différens, pour se soulager pendant quelques instans. (*Id.*)

Etant assis, il est obligé de remuer sans cesse les jambes, sans quoi elles lui semblent sans force, et il y éprouve des inquiétudes, comme après avoir beaucoup marché. (*Id.*)

110. Si, étant assis, il laisse les jambes en repos, elles menacent de s'engourdir. (*Id.*)

Lorsque, étant assis, il retire les jambes en arrière, il y éprouve, et en partie aussi dans les cuisses, la même sensation que si elles allaient s'engourdir, ou s'il avait marché long-temps. (*Id.*)

Pression dans le petit orteil du pied droit, comme si on avait marché dessus.

Pression brûlante au bout des orteils du pied droit. (*Id.*)

Fourmillement dans tous les muscles. (*J.-A. Hemann.*)

115. Prurit, fourmillement et petits coups d'aiguille en diverses parties du corps, qui obligent à se frotter. (*Gross.*)

(Violente ardeur insupportable dans des dartres vénériennes, qui ordinairement n'en causaient point. (*F. Hahnemann.*)

Hémorrhagies. (*Piderit.*)

Douleur contusive par tout le corps. (*Stapf.*)

Il ne sait ce qu'il a ; cependant il éprouve parfois, un certain malaise, une légère défaillance, qui se dissipe sur-le-champ. (*Gross.*)

120. Tétanos. (*F.-C. Medicus.*)

Convulsions. (*F. Hoffmann, Morgenbesser.*)

Les plus violentes convulsions, chez des femmes et des hommes. (*Boerhaave.*)

Accidens hystériques. (*Schroeck, Sennert, G.-W. Wedel, J. Sylvius.*)

Les hypochondriaques sont affectés par le musc. (*Wedel.*)

125. Accidens hystériques, même chez des hommes (1). (*Riedlin.*)

Syncopes. (*F. Hoffmann, Cartheuser, Mead, Pelargus (2), Fuller.*)

Syncope, suivie de maux de tête. (*Schroeck.*)

En marchant, il ne sent pas de faiblesse ; mais, dès qu'il s'assoit, il éprouve du froid dans les genoux , une faiblesse paralytique, comme après un grand épuisement. (*Gross.*)

Coma. (*Tralles.*)

130. Sommeil. (*Cullen.*)

Nuit agitée ; il rêve sans cesse ; tous ses rêves roulent sur des affaires pressées ; il ne peut pas non plus rester long-temps en place, parce que la partie sur laquelle il est couché lui cause la même douleur que si elle était luxée ou brisée (au bout de vingt-quatre heures). (*Gross.*)

Il lui semble sentir tout à coup un souffle d'air frais, surtout aux parties non couvertes, les mains principalement. (*Id.*)

Dès qu'elle allait au grand air , quoiqu'il ne fît pas frais, elle le trouvait froid , et s'empressait de revenir auprès du feu (au bout d'une heure et demie). (*Id.*)

(1) Le musc était mêlé avec de l'ambre.
(2) Le musc dans un pessaire.

135. Léger frisson au cuir chevelu, d'où il se répand, plus léger encore, sur tout le corps (sur-le-champ). (*Id.*)

Pendant que les mains lui semblent chaudes comme de coutume, la gauche était chaude, et la droite froide au toucher, mais toutes deux, mises sur le visage, lui paraissaient froides (au bout de deux heures). (*Id.*)

Pouls plus plein et cependant plus lent de quatre à cinq pulsations (au bout d'un quart d'heure). (*L. Crell.*)

Le pouls est moins plein et beaucoup plus vif; il est porté de soixante-dix-sept à quatre-vingt-huit pulsations (au bout de six heures). (*Gross.*)

Point de soif, ni pendant le frisson, ni après. (*Id.*)

140. Après le frisson, sensation agréable de chaleur par tout le corps (au bout de dix minutes). (*Id.*)

Après une sensation agréable de chaleur naturelle, un léger frisson lui parcourt tout le corps, de la tête aux pieds (au bout d'un quart d'heure). (*Id.*)

Accroissement considérable de la chaleur par tout le corps, avec transpiration abondante et exaltation de la vivacité (sur-le-champ). (*Stapf.*)

Chaleur. (*Schroeck, Lœseke, R. Whytt.*)

Le mouvement du sang augmente à un point extrême. (*Piderit.*)

145. Lorsqu'elle se mit au lit le soir (à neuf heures), chaleur brûlante par tout le corps (le côté droit paraissait être plus chaud), avec sensation de sécheresse et grattement dans la gorge et dans la bouche, et soif modérée; la couverture lui était insupportable; en même temps, mal de tête lancinant (?) dans le front, état vertigineux devant les yeux, douleurs contusives par tout le corps, insomnie, agitation; elle ne faisait que se retourner; elle éprouvait, par saccades, une douleur corripiante au dessus de l'ombilic, et une pression vers les parties génitales, avec morosité extrême; l'accès dura une heure (au bout de neuf heures). (*Stapf.*)

Douce sueur tous les matins.

Sueur. (*Piderit, Cullen.*)

Légère transpiration. (*Wall.*)

Sueur sans chaleur. (*Reil.*)

150. Battemens de cœur, comme dans une attente anxieuse (au bout de quatre heures). (*Stapf.*)

Grandes anxiétés. (*F. Hoffmann*, *Cartheuser.*)
Morosité (les premières heures). (*Stapf.*)

---

43. NOIX VOMIQUE.

(*Nux vomica.*)

On prend dix grains de noix vomique, on les pulvérise bien dans un mortier échauffé, et on laisse la poudre digérer, pendant une semaine, à froid, avec mille gouttes d'alcool. La teinture est ensuite portée successivement jusqu'à la dilution au décillionième.

Une manière aussi simple et peut-être plus efficace encore de préparer ce médicament, consiste à broyer un grain de la poudre avec trois fois cent grains de sucre de lait, à dissoudre un grain de l'atténuation pulvérulente au millionième dans cent gouttes d'alcool aqueux, et à porter ensuite la dissolution jusqu'à la trentième dilution.

La dose est d'un globule imbibé de cette dernière dilution, c'est-à-dire qu'elle est d'environ un trois-centième de grain de celle-ci.

Il est un petit nombre de médicamens dont la plupart des symptômes ont de l'analogie avec ceux des maladies dont l'homme est le plus ordinairement et le plus fréquemment atteint, du moins en Europe, et dont par conséquent la médecine homœopathique trouve fort souvent l'occasion de faire usage. On pourrait leur donner l'épithète de polychrestes.

A cette catégorie appartient surtout la noix vomique, dont jadis on redoutait l'emploi, parce qu'on ne l'avait jusqu'à-lors administrée qu'à des doses énormes (d'un grain entier et plus), et dans les cas morbides auxquels elle ne convenait point, de sorte qu'elle n'avait pu manquer de nuire. Mais c'est un des remèdes les plus doux et les plus précieux dans tous les cas morbides dont les symptômes ont de l'analogie avec ceux qu'elle peut d'elle-même exciter chez l'homme bien portant, lorsqu'on la donne à la faible dose qui vient d'être prescrite.

On peut aussi appeler à son secours quelques précautions

qu'une pratique attentive de plusieurs années a suggé-
rées.

Ainsi les personnes chez lesquelles la noix vomique réussit
le mieux sont celles qui ont un tempérament ardent, vif et
actif, ou un esprit enclin à la malice, à la ruse, à la
colère.

Si les règles ont coutume d'anticiper de quelques jours, ou
de couler en trop grande abondance, les accidens qui restent
après, ou qu'elles provoquent, sont parfaitement appropriés
à la noix vomique.

Ce médicament, donné quelques heures avant qu'on se mette
au lit, agit d'une manière plus douce que quand on le fait
prendre à toute autre époque de la journée. Il faut cependant
excepter le cas d'une nécessité pressante. C'est surtout chez les
personnes très-sensibles qu'il nuit lorsqu'on l'administre le
matin à jeun, parce que ses symptômes les plus nombreux et
les plus intenses se manifestent surtout le matin, aussitôt
après le réveil.

Après cette circonstance, celle dans laquelle la noix vomique développe le plus ses effets, c'est le temps qui succède
de près ou immédiatement aux repas et celui où la tête est
fortement occupée, de sorte qu'on aurait tort de la donner
aussitôt après que le sujet a mangé, et qu'il importe aussi
qu'après l'avoir prise (précaution applicable du reste à tous
les autres médicamens), celui-ci ne se livre point aux travaux
de cabinet, à la méditation, à la déclamation, à la lecture,
à l'action d'écrire. Il faut attendre au moins une couple
d'heures, si l'on veut éviter que ses effets ne prennent une
direction fausse et nuisible.

Parmi les maladies contre lesquelles la noix vomique
déploye de l'efficacité, on distingue entre autres beaucoup d'affections chroniques, celles par exemple qui naissent de l'abus
du café et du vin, surtout chez les personnes accoutumées
à une vie sédentaire, ainsi que celles qui proviennent de travaux littéraires prolongés. Elle convient aussi dans plusieurs
maladies épidémiques et autres fièvres aiguës, celles principalement dans lesquelles le froid est précédé ou accompagné
de chaleur.

Il lui arrive souvent de faire cesser les accidens graves qui
dépendent d'un refroidissement.

Elle convient surtout lorsque l'état du malade est plus grave dans la matinée qu'à toute autre époque de la journée, et quand il s'éveille dès trois heures du matin, qu'ensuite il est obligé de veiller à cause des idées qui viennent en foule assiéger son esprit, et qu'enfin c'est au point du jour seulement qu'il tombe involontairement dans un sommeil plein de rêves graves, d'où il sort plus fatigué qu'en se couchant, avec peu de disposition à se lever. Elle convient de même à ceux qui, plusieurs heures avant de se coucher, ne peuvent résister au sommeil et s'endorment même sur une chaise.

Ce médicament, de même que quelques autres, offre des symptômes qui semblent être totalement ou partiellement opposés, quoique les uns et les autres soient primitifs. Ces effets alternans le rendent très-susceptible d'application à une foule d'états morbides.

Lorsque la noix vomique entraîne des accidens graves, soit parce qu'on l'a donnée à trop forte dose, soit parce qu'il n'y avait point homœopathicité entre elle et la maladie, on remédie d'une manière prompte à ces inconvéniens au moyen d'un peu de vin, d'eau-de-vie et de camphre. Du reste, on peut aussi employer le café contre le mal de tête et le défaut d'appétit qu'elle provoque, l'aconit contre l'excès de sensibilité et l'asthme, la coque du Levant contre les accidens paralytiques, la camomille contre la morosité et la propension à se fâcher.

Les médecins qui se sont bornés jusqu'à présent à étudier les vertus des médicamens et les antidotes dans leur cabinet, ont prétendu que le plus sûr remède contre la noix vomique et autres substances végétales violentes était l'emploi du vinaigre et autres acides végétaux. En ce qui concerne la noix vomique, cette assertion est contràire à toutes les expériences que j'ai eu l'occasion de faire tant sur l'homme que sur les animaux.

La liste suivante de symptômes est assez complète; elle donne presque tout l'ensemble des effets que la noix vomique produit sur le physique et le moral de l'homme.

Symptômes de la noix vomique.

Stupeur du cerveau. (*Hufeland.*)
Ivresse (au bout d'une demi-heure).

Vertige. (*J.-P. Wiel, Hufeland, Bérgius.*)

Sentiment de vacillation dans le cerveau.

5. *Accès de vertige, comme si le cerveau tournait en rond, avec abolition momentanée des sens.*

Vertige, comme s'il allait tomber de côté (au bout de soixante-huit heures).

Vertige, avec obscurcissement de la vue.

Sensation de vertige dans le cerveau (au bout de six heures).

Vertige (une heure et demie) après le dîner.

10. Vertige, après avoir mangé, en marchant, qui cesse en s'arrêtant (au bout d'une heure).

Vertige tournoyant, en mangeant.

Vertige, avec obscurcissement de la vue, en mangeant, à peu près comme quand on entre tout à coup dans une chambre chaude en venant du froid.

La tête est entreprise à un point extrême ; en la remuant, le sang s'y porte, avec paresse du reste du corps.

Vertige comme tournoyant, lorsqu'il éprouve des rapports.

15. Vertige, comme si l'on ne voyait ni n'entendait, et si l'on était sur le point de tomber, en éternuant, en toussant, ou en se redressant après s'être baissé.

Vacillation vertigineuse en marchant, comme si on allait tomber de côté ou en arrière.

Etant couché sur le dos, impossibilité de lever la tête, à cause du vertige et de l'obscurcissement de la vue (au bout de vingt-quatre heures).

Deux soirs de suite, après s'être couché, vertige, comme si le lit tournait en rond.

Vertige qui ressemble à la syncope (sur-le-champ).

20. Mal de tête, comme si elle était vide.

Ivresse.

Obnubilation de la tête, comme dans l'ivresse.

Ivresse qui monte à la tête.

Trouble dans la tête, comme après une orgie nocturne.

25. Le matin, mal de tête, comme si l'on n'avait pas dormi pendant la nuit.

Après le dîner, obnubilation de la tête, qui revient au bout de vingt-quatre heures (au bout de vingt-quatre, de soixante-douze heures).

Une sorte de nuage lui passe devant la tête (dans le front), le soir, au grand air, comme s'il allait perdre connaissance pour un instant (au bout de vingt-quatre heures).

Il éprouve une sorte de trouble dans la tête, par derrière.

Bourdonnement et tournoyement dans le cerveau et dans l'oreille.

30. Bourdonnement dans le front, l'après-midi et le soir.

Stupidité au grand air et au soleil.

Céphalalgie stupéfiante, le matin, dans le lit, en s'éveillant, qui disparaît après s'être levé (au bout de seize heures).

Stupidité quand il redresse la tête; mais, quand il la baisse, sensation dans le front, comme d'un poids qui y tomberait.

En se baissant, il sent une pesanteur énorme dans la tête. (*Wahle.*)

35. *Le matin, pesanteur inébriante et vertigineuse de la tête.*

Le matin, pesanteur dans la tête (au bout de quarante-cinq jours).

Mal de tête en se baissant, comme si elle contenait un corps lourd, qui tombât en avant.

Mal de tête, le matin; sorte d'assoupissement dans le cerveau.

Mal de tête après le dîner, composé de pesanteur et de pression, surtout pendant le mouvement des yeux (au bout de seize heures).

40. Céphalalgie pressive (au bout de cinq minutes). (*Wahle.*)

En fermant les yeux, céphalalgie (pressive?) dans le milieu du cerveau, semblable à celle qu'on éprouve d'ordinaire après le vomissement.

Céphalalgie pressive dans le front, qui diminue en appuyant la tête sur une table, et augmente au grand air, avec lassitude dans les jambes en montant (au bout de trois heures).

Douleur pressive dans le front, comme s'il n'avait point assez dormi. (*Wahle.*)

Céphalalgie pressive au dessus de l'œil gauche et douleur dans les os, comme s'il avait reçu un coup; il ne pouvait ouvrir l'œil.

45. Céphalalgie pressive au dessus de l'orbite droite, le

matin, dans le lit, lorsqu'il est couché sur le côté droit, qui cesse quand il se met sur l'autre côté ou sur le dos.

Céphalalgie pressive à l'occiput, le matin, aussitôt après la sortie du lit.

Il s'éveille de bon matin, et, ayant encore les yeux fermés, il éprouve un mal de tête dans le milieu du cerveau (au bout de douze heures).

Douleur tractive, pressive, de haut en bas, profondément dans la tête, à la région du vertex.

Douleur dans l'occiput, comme si le cerveau était comprimé ou repoussé d'arrière en avant.

5o. Céphalalgie tensive, la nuit.

Céphalalgie tensive dans le front.

Céphalalgie coarctante.

Mal de tête; pour peu qu'il réfléchisse, étant couché, comme si le cerveau était écarté en deux par une pression.

Mal de tête, pression à l'occiput, qui part des deux côtés, comme si le crâne s'ouvrait en arrière; il se soulage un peu en comprimant sa tête avec ses deux mains, pendant vingt heures (au bout de onze heures). (*Flœming.*)

55. Le mal de tête le réveille la nuit. (*Id.*)

Douleur dans les deux tempes, en travaillant de tête.

En fatiguant son attention, douleur pressive et pulsative au vertex.

Céphalalgie, le matin, dans le lit, qui a l'air d'occuper toute la surface du cerveau, comme si le crâne allait éclater (au bout de dix heures).

Mal de tête; le cerveau est comme comprimé et contus.

6o. Mal de tête, le matin, dans le lit, comme s'il avait reçu un coup de hache sur la tête; la douleur cesse après qu'il s'est levé.

Mal de tête, comme si l'on fendait le cerveau (au bout de huit heures).

Mal de tête; pendant qu'il est couché sur le côté gauche, le matin, dans le lit, douleur comme de déchirure dans la moitié droite du cerveau, qui disparaît lorsqu'il se recouche sur le côté douloureux (au bout de cinquante-deux heures).

Céphalalgie déchirante qui s'étend jusqu'à la racine du nez et à la mâchoire supérieure, et s'aggrave par la marche.

Tiraillement au vertex, au front et dans les yeux, avec

défaillance, nausées et faiblesse des organes de la parole (au bout de deux, de douze heures).

65. *Céphalalgie tractive, tiraillante.*

Mal de tête tiraillant, de haut en bas, près de l'oreille (au bout de quarante heures).

Céphalalgie tiraillante après avoir mangé, avec sensation de chaleur dans les joues, et sentiment de froid au corps, du moins aux mains.

Douleur tractive, tiraillante et brûlante, dans la tête, le matin (au bout de soixante heures).

Ardeur dans le cerveau, sous l'os frontal.

70. Douleurs tractives dans la tête (au bout de six heures).

Douleur tractive, d'abord dans les tempes, puis dans le front, ensuite dans l'occiput.

Céphalalgie tractive de bas en haut dans la moitié droite du cerveau, près de l'oreille (au bout d'une heure).

Traction dans la tête, en arrière, comme s'il y avait froid (au bout de cent vingt heures).

Mouvement tractif çà et là dans le front, qui se dirige vers la racine du nez.

75. Traction non douloureuse çà et là dans le cerveau.

Mouvement dans le cerveau, en marchant et courant.

Fluctuation et glocitation dans la tête, en marchant.

Vulsion isolée dans la tête (au bout de huit jours).

Céphalalgie tractive et vulsive, le matin.

80. Pulsations ou coups isolées dans la tête.

(Mal de tête ; petits coups continuels, ou battement lancinant sourd, plus grave en se baissant, comme si une portion du front allait tomber.)

Coups violens ou élancemens sourds dans la moitié gauche du cerveau, se dirigeant de l'orbite vers l'os pariétal et l'os occipital, peu après le repas (au bout de dix heures).

Élancemens violens isolés dans la tête (au bout de six heures).

Mal de tête, qui commence quelques heures avant le dîner, et augmente après ; puis violens élancemens dans la tempe gauche, avec nausées et vomissement très-pénible ; symptômes qui disparaissent le soir, après s'être mis au lit.

85. Élancement et pression au dessus des paupières.

De temps en temps, douleur dans une moitié de la tête,

semblable à celle que produirait un clou enfoncé de haut en bas et peu à peu dans l'os pariétal (au bout d'une heure).

Céphalalgie insupportable (fouillante?), qui commence le matin, dans le lit, et cesse après le lever (au bout de quelques heures).

Peu avant le dîner, mal de tête.

Hémicranie après midi (depuis quatre heures jusqu'au soir), avec langueur et lassitude.

90. Mal de tête extérieur, comme si les cheveux étaient douloureux à l'occiput.

Mal de tête extérieur; douleur dans les tégumens de la tête, comme contusive; les cheveux se hérissent en cet endroit, et sont douloureux au toucher (au bout de huit heures).

Douleur tractive dans les parties externes de la tête.

Mal de tête extérieur; douleur comme contusive dans les tégumens du vertex, quand on y touche.

Mal de tête extérieur; douleur aux tégumens, qui devient plus forte par l'attouchement

95. Mal de tête extérieur; par l'effet d'un vent âpre, douleur comme si la tête était à vif extérieurement; cependant l'endroit n'est point douloureux au toucher (au bout de six heures).

Sur le cuir chevelu et au visage, tubercules ou boutons rouges, douloureux, dont le sommet finit par s'emplir de pus.

(Prurit et rongement au cuir chevelu et à la nuque, comme si un ulcère y était en voie de guérison, surtout avant midi.)

Petites tumeurs douloureuses au front.

Fourmillement à l'extérieur, au front.

100. Fourmillement au front et sur le vertex.

Prurit et fourmillement au visage, comme si des puces couraient dessus, qui cessent en se grattant, mais ne tardent pas à revenir. (*Wahle.*)

Sensation au visage, comme si une infinité de fourmis couraient dessus. (*Rademacher.*)

Sentiment de tension au visage, autour de la bouche, des yeux et du nez, avec enflure visible des parties. (*Stapf.*)

Traction non douloureuse dans le visage en se baissant.

III. 9

105. Vulsion, comme si l'on tirait sur un fil, dans le côté droit du visage, le soir.

Vulsion dans les muscles du visage, le soir, après s'être couché.

Fourmillement çà et là dans les joues, qui sont rouges et chaudes (au bout d'une à douze.heures).

Petits boutons suppurans aux joues.

Face tirée, pâle, blafarde, jaunâtre; cependant le blanc de l'œil n'est point altéré.

110. Visage très-rouge, gonflé. (*Consbruch.*)

Douleur au dessus de l'œil gauche, à la peau, comme si l'on s'était brûlé. (*Wahle.*)

Le sourcil droit est douloureux au toucher.

Douleur tractive, tiraillante, dans les paupières.

Cillement des paupières.

115. Contraction des paupières, comme par l'effet de pesanteur de la paupière supérieure, avec écoulement de larmes.

Pression aux paupières supérieures, surtout le matin.

Prurit à la partie antérieure des paupières (au bout d'une heure et demie).

Le soir, prurit aux paupières, vers l'angle interne (au bout de douze heures).

Douleur brûlante, pruriteuse, aux paupières.

120. Le bord des paupières cause la même douleur que s'il avait été excorié, surtout quand on y touche et le matin.

Les coins des yeux causent la même douleur que s'ils étaient à vif.

L'angle interne des yeux douloureux comme s'il avait été excorié (au bout de deux heures).

Suppuration dans les coins des yeux.

L'angle externe de l'œil est, le matin, comme agglutiné par du pus.

125. Sensation cuisante de sécheresse dans les angles internes des yeux, le matin, dans le lit.

Cuisson dans les angles internes des yeux, semblable à celle que produiraient des larmes âcres, le soir, dans le lit.

Cuisson dans les yeux, surtout dans l'angle externe, comme s'il y était entré du sel; les yeux pleurent.

Sécheresse de l'œil droit (au bout d'une heure).

Ardeur dans les yeux , sans inflammation.

130. Ardeur fourmillante dans les yeux.

Douleur dans l'œil gauche, comme contusive, avec mucus puriforme dans l'angle externe (au bout de cinq jours).

(Douleur semblable à des coups d'épingle, dans les yeux.)

Prurit au globe de l'œil (au bout de deux heures).

Prurit aux yeux, que l'action de se frotter soulage.

135. Les yeux sont pleins d'eau, comme dans l'enchifre-nement ou la lippitude.

Ecchymose indolente dans le blanc de l'œil (au bout de quatorze heures).

Rougeur indolente dans l'angle externe de l'œil gauche, le matin.

Du sang exsude des yeux.

140. Gonflement des yeux, avec stries rouges dans le blanc, et douleur pressive, tensive.

Ophthalmie.

Photophobie.

Impossibilité de supporter la lumière, le matin, avec obscurcissement de la vue.

(Obscurcissement total de la vue, comme dans l'amaurose, pendant quelques heures) (au bout de vingt-quatre heures).

145. Flamboyement ; vibration brillante hors du rayon visuel, surtout à gauche, avant midi (faux vertige de Herz) (au bout de vingt-quatre heures).

Les objets lui semblent plus clairs que de coutume. (*Rademacher.*)

(Des points noirs et gris flottent devant les yeux, avec stupeur dans la tête.)

Presbytie.

Rétrécissement des pupilles (les premières heures).

150. Dilatation des pupilles, avec respiration très-lente.

Pression lancinante à l'extérieur, à l'entrée de l'oreille.

Prurit dans l'oreille interne, le long de la trompe d'Eus-tache, qui oblige à avaler souvent, et trouble le repos pen-dant la nuit.

Fourmillement rampant et prurit dans l'oreille interne.

Coups vifs isolés dans l'intérieur de l'oreille (au bout de six heures).

155. Élancemens dans l'oreille, le matin, au lit, qui forcent à crier (au bout de neuf jours).

Élancemens tiraillans dans l'oreille interne, vers le soir (au bout de six heures).

Coups aigus dans l'oreille interne (au bout de huit heures).

Douleur dans l'oreille interne, qui semble composée de coups et de constriction (au bout de douze heures).

Tintement sifflant dans les oreilles.

160. Pendant la nuit, chant comme de cigale dans les oreilles.

Tintemens d'oreilles (au bout de deux, de quatre heures).

(Bruissement dans les oreilles semblable au bourdonnement des abeilles.)

Le matin, après s'être levé, bourdonnement d'oreilles (au bout de douze heures).

Bruit dans les oreilles, semblable à celui d'un moulin à foulon (la nuit).

165. (Le matin, les oreilles sont comme caverneuses, en sorte que ses propres paroles y retentissent, ce qui cesse après le dîner) (au bout de cinq jours).

En mâchant et serrant l'une contre l'autre les mâchoires, douleur lancinante, tractive, qui se dirige vers l'oreille interne, et ressemble presque à une crampe (au bout de quatre heures).

Prurit insupportable au nez. (*Rademacher.*)

Distorsion de la bouche vers le côté. (*Id.*)

Trisme des mâchoires, sans perte de connaissance. (*Id.*)

170. Sensation dans les muscles masticateurs et les mâchoires, comme si le trisme allait survenir, quoique le mouvement de celles-ci reste libre.

Douleur tractive dans les muscles masticateurs.

Ulcération dans les coins de la bouche.

Desquamation douloureuse des lèvres (au bout de trois heures).

Boutons pruriteux au bord de la lèvre supérieure.

175. Sensation d'écorchure à la face interne de la lèvre inférieure.

Un petit ulcère douloureux au toucher à la face interne de la lèvre inférieure.

Ulcère couvert d'une croûte et causant une douleur brûlante à la partie rouge de la lèvre.

Ulcérations croûteuses au bord des lèvres, qui , au moment
de leur formation , causent une douleur lancinante.

Le matin, élancemens dans les deux lèvres.

180. Une rhagade dans le milieu de la lèvre inférieure (au
bout de douze heures).

Boutons miliaires , contenant du pus, autour des lèvres.

Un poil de la barbe à la lèvre est douloureux au toucher ,
dans la peau, comme si une écharde était entrée là dans les
chairs (au bout de cinq heures).

Tubercule douloureux seulement au toucher, dans la peau,
à la mâchoire inférieure.

Eruption au menton de petits boutons pruriteux, dont
les plus gros sont entourés de rougeur.

185. (Éruption herpétiforme à la partie inférieure du menton.)

Gonflement des gencives.

Gonflement douloureux des gencives , avec petits boutons
douloureux en dedans de la lèvre et à la langue, comme dans
la salivation mercurielle.

Gonflement des gencives , avec douleur comme glocitante
dedans, de même que s'il allait y survenir un ulcère.

Gonflement considérable des gencives, avec douleur glocitante, comme dans un abcès, qui empêche de manger pendant cinq jours.

190. Gonflement des gencives , avec douleur tractive.

Ulcères à la gencive , près de la dent canine , avec douleur
tractive et brûlante.

Gonflement de la gencive , avec mal de dents, avant le
dîner.

Gonflement de la gencive , avec mal de dents, qui commence comme une pression (au bout d'une heure).

Mal de dents, le matin, comme par suite d'une ulcération
de la gencive.

195. Douleur d'écorchure continuelle dans les dents , qui
augmente en se fatiguant la tête et méditant.

En allant au grand air, mal de dents continuel, semblable à une sensation d'écorchure , surtout en ouvrant la
bouche.

Mal de dents vulsif et qui semble provenir d'enflure à la gencive.

Odontalgie vulsive, isochrone au pouls , avec gonflement de la gencive.

Odontalgie vulsive , avec coups et torsions dans l'oreille, le matin , aussitôt après le réveil, et le soir.

200. Après le dîner , mal de dents ; d'abord comme un coup ou un élancement dans les dents ; ensuite sorte de bourdonnement douloureux , qui s'étend jusque dans les yeux, et s'aggrave en allant au grand air , se prolonge aussi de temps en temps jusque dans la nuit, époque à laquelle il se calme, quand on enveloppe la joue bien chaudement ; lorsqu'il reprend, il commence toujours par des élancemens.

Vulsions isolées , se terminant chaque fois par un élancement dans diverses dents , au grand air

Mal de dents tractif, accompagné d'élancemens dans une série de dents, surtout en ouvrant la bouche et humant l'air (au bout d'une demi-heure).

Odontalgie tractive, avec élancemens dans une dent, sans qu'on puisse dire laquelle.

Douleur tractive dans la dent creuse, quand on la suce avec la langue.

205. Douleur tractive dans la dent creuse, qui monte vers la tête, quand l'air entre dans la bouche.

En faisant une inspiration profonde (au grand air) , douleur comme quand l'air pénètre dans une dent creuse.

Odontalgie tractive, tantôt dans une molaire du haut, tantôt dans une du bas , puis traction d'arrière en avant dans les autres, surtout immédiatement après le dîner et le souper; il survient , aux joues et au cou, des taches rouges et chaudes , et le sujet est disposé à se plaindre , à faire des reproches aux autres , à se désespérer.

Odontalgie tractive, déterminée par les boissons et la soupe chaudes.

Odontalgie tiraillante, qui commence dans une dent creuse, pénètre ensuite tantôt dans la mâchoire supérieure, tantôt dans l'inférieure, puis envahit tous les os de la face et la tempe du même côté, revient par accès, se calme quelque temps par le sommeil, et est renouvelée, soit par l'air froid, soit par l'introduction d'une portion d'alimens dans la dent creuse (au bout de deux heures).

210. Odontalgie térébrante, rongeante, qui n'est ni aggravée ni soulagée par l'attouchement ou la mastication, diminue par l'admission de l'air froid dans la bouche, et augmente au contraire dans une chambre échauffée.

Mal de tête fouillant en se fatiguant la tête et méditant; ensuite une glande douloureuse sous l'angle de la mâchoire inférieure, vers le soir (au bout de neuf heures).

Odontalgie lancinante dans plusieurs dents des deux mâchoires. (*Wahle.*)

Odontalgie sourdement lancinante dans une des incisives du haut. (*Id.*)

Odontalgie, comme si la dent avait été luxée et branlait, avec de grands élancemens isolés ; sensible seulement en humant l'air libre, la bouche ouverte.

215. Dent branlante, avec douleur sourde, qui augmente pendant la mastication, le soir tard, et le matin avant de sortir du lit (au bout de douze heures).

Branlement des dents.

Branlement d'une bonne dent, qui ne cause de douleur que quand on frappe dessus.

Chute de bonnes dents, qui jusque-là n'avaient jamais branlé.

Douleur tractive, tiraillante, dans les mâchoires.

220. Douleur tractive dans les muscles du cou.

Langue blanche (au bout de vingt heures).

Il a de la peine à parler.

Il n'a pas la possibilité de parler haut.

Sécheresse de la partie antérieure de la bouche, surtout au bout de la langue.

225. Sécheresse le matin, dans la bouche, sans soif, comme si l'on avait pris des liqueurs spiritueuses.

Sécheresse dans la bouche, après minuit, comme si la langue était collée au palais, sans soif, et quoiqu'il s'amasse beaucoup de salive dans la gorge (au bout de cinq heures).

Prurit au côté gauche de la base de la langue. (*Wahle.*)

Petits boutons douloureux à la partie antérieure du palais, derrière les dents incisives supérieures (au bout de quarante heures).

Petites ampoules douloureuses à la langue (au bout de six heures).

23o. Elancemens au bout de la langue, après s'être couché pour faire la méridienne (au bout de deux heures).

La bouche et la gorge sont tapissées de mucus le matin, et il y a du mucus jaune, de la chassie, dans les coins des yeux (au bout de seize heures).

Douleur comme d'âpreté et d'écorchure dans la gorge, au palais.

Accumulation de muqosités et douleur d'écorchure dans l'intérieur de la bouche, aux gencives, à la langue et au palais, comme par l'action d'une substance âcre.

Gonflement du voile du palais, avec douleur pressive, même en n'avalant point, avec sentiment de cuisson derrière ce voile (au bout de trente-deux heures).

235. Gonflement du voile du palais et de la luette, comme s'il y adhérait du mucus, dont on s'aperçoit surtout en avalant (au bout de huit heures).

Mal de gorge comme par l'effet d'un gonflement au palais, qui n'est cependant point sensible en buvant.

Mal de gorge ; pression dans la gorge, seulement en avalant la salive, qui n'est point sensible en avalant les alimens.

Elancemens isolés dans la gorge, sur le côté, en n'avalant point, perceptibles surtout en se baissant et montant l'escalier (au bout d'une, de quatorze heures).

24o. Elancemens pruriteux dans la gorge, qui se dirigent vers les oreilles, en avalant et en remuant les mâchoires.

Elancemens à la partie supérieure de la gorge, l'après-midi (au bout de sept heures).

Elancemens dans la luette et dans les glandes sous-maxillaires, en avalant, avec frisson pendant la journée, sueur pendant la nuit et mal de têt e

Mal de gorge pressif, lancinant, comme s'il avait un pieu dans la gorge, plus sensible en avalant qu'en n'avalant pas.

Mal de gorge, âpreté dans la gorge, comme si elle était à vif, seulement en humant l'air froid et en avalant.

245. Mal de gorge, comme si la gorge était à vif, en avalant (sans élancemens).

Ardeur dans la gorge, comme dans le soda.

Une ardeur brûlante lui monte jusqu'à la gorge.

Ardeur dans la gorge, la nuit; elle est obligée de s'asseoir, et se trouve plus mal quand elle se couche.

Ardeur dans l'œsophage jusqu'à la bouche.

250. *Soda.*

Grattement dans la gorge et à l'orifice du larynx, comme dans le soda (au bout de huit heures).

Soda ayant le goût de rance, comme après s'être surchargé l'estomac de graisses rances (au bout de six heures).

Sensation de grattement dans le larynx, semblable à celle qui reste après le soda.

Grattement dans la gorge, comme si elle avait été écorchée par un instrument aigu, perceptible seulement en avalant.

255. *Afflux abondant de salive dans la bouche* (les douze premiers jours):

Ecoulement abondant de salive, qui sort de la bouche.

En se baissant, il s'écoule beaucoup d'eau de la bouche, sans nausées.

La salive coule de la bouche, pendant le sommeil (au bout de vingt heures).

Salive teinte de sang.

260. Crachement de sang noirâtre, presque caillé, le matin, vers deux heures, puis après midi, à la même heure, avec goût particulier dans la bouche, et odeur de sang dans le nez; en même temps, il mouche toujours un peu de sang.

Goût acide dans la bouche, d'où s'exhale aussi une odeur aigre.

Goût acide dans la bouche.

Le matin surtout, goût acide dans la bouche.

Les alimens et les boissons laissent un goût acide dans la bouche.

265. Aussitôt après avoir avalé les alimens, auxquels il trouve une saveur convenable, goût acide dans la bouche.

Il trouve un goût aigre au pain, mais non aux autres alimens.

Après avoir pris du lait, goût aigrelet dans la bouche.

Le lait paraît lui donner des aigreurs (au bout de quinze heures).

(Le matin, il a un goût salé dans la bouche.)

270. Le matin, il détache de sa gorge beaucoup de mucosités salées.

Goût désagréable dans la bouche.

Saveur et odeur désagréables, presque sulfureuses, dans
la bouche et le nez (il a dans la bouche un goût douceâtre,
désagréable, et perçoit autour de lui une odeur du même
genre).

Dans la bouche, mauvais goût muqueux, composé de
saveur herbacée et métallique, avec mécontentement et langueur, le matin.

275. Saveur herbacée, nauséeuse, dans la gorge, semblable à celle des feuilles de carotte (au bout d'une heure).

Il trouve un goût d'herbe à la bière.

Goût dans la bouche, comme lorsqu'on a mal à l'estomac.

Le matin, le lait a un goût désagréable, comme s'il était
gâté.

Il s'éveille le matin, ayant la gorge sèche, et, après s'être
levé, il s'aperçoit de la fétidité de sa propre haleine.

280. Après un rapport, il lui semble qu'une vapeur fétide
s'échappe de sa bouche.

En crachant, goût putride dans le fond de la gorge (au
bout de deux heures).

Goût putride dans la bouche.

Le matin, avant de manger, goût putride dans la bouche,
qui cesse après avoir mangé.

Le matin, goût putride dans la bouche, comme par l'effet
de dents gâtées.

285. *Le matin, goût putride dans la bouche, quoique les
alimens et les boissons aient leur saveur naturelle.*

En crachant, il sent un goût amer dans le fond de la
gorge.

*Le matin, goût amer dans la gorge, quoique les alimens
et boissons aient la saveur qu'ils doivent avoir.*

Goût amer dans la bouche, sans qu'on en trouve un pareil aux alimens.

En crachant la salive, il sent un goût amer dans la
bouche.

290. Il trouve au pain un goût de fumée.

Les alimens lui semblent n'avoir aucun goût.

Le matin, il trouve le lait absolument sans goût.

Il ne trouve aucun goût à la viande.

Défaut continuel d'appétit. (*Hartmann.*)

295. Il ne trouve pas de goût au café (au bout de trois heures).

Diminution de l'appétit.

Répugnance pour les alimens (sur-le-champ).

Le pain de seigle lui répugne.

Répugnance, surtout pour le pain.

300. Répugnance pour le pain de seigle, qui lui fait venir l'eau à la bouche.

Il mange sans appétit.

Dégoût pour les alimens.

Dégoût pour les alimens et les boissons.

La promenade (pendant une demi-heure) fait disparaître l'appétit.

305. *Répugnance* pour les alimens et boissons accoutumés, *pour la pipe et le café, dont il a l'habitude.*

Soif, l'après-midi et le soir.

(Appétence pour le lait.)

Il a soif, mais l'eau et la bière lui répugnent.

La pipe lui donne des nausées et des maux de cœur (au bout de trois, de huit heures).

310. Appétence pour le tabac (dans les premières heures).

Grande faim, même le matin (au bout de quinze heures).

Faim, et cependant répugnance pour les alimens.

Une heure avant le dîner, sensation désagréable dans l'estomac et le bas-ventre, comme de vacuité, accompagnée de faim.

Faim canine périodique, l'après-midi, surtout après avoir bu de la bière blanche ; une petite gorgée de cette bière lui cause de la faim, et s'il ne mange pas, il lui semble éprouver un sentiment de satiété et de plénitude.

315. Faim; mais, quelque peu qu'il mange, il éprouve une grande satiété (au bout de trois heures).

Après avoir mangé, malaise, comme s'il était malade et que cependant il se fût surchargé l'estomac d'alimens.

Après avoir mangé, le mal d'estomac et le goût herbacé et métallique reviennent.

Après avoir mangé, mécontentement et tristesse extrême.

Après avoir mangé, hypochondrie et disposition de l'esprit, qui ne permet pas de rien supporter.

320. Froid après le dîner.

Froid après le dîner et après le souper.

Après le dîner, beaucoup de chaleur, surtout au visage; la chaleur semble remonter du bas-ventre ; il sue, particulièrement sur tout le dos.

Après avoir mangé, chaleur et rougeur des joues, la tête étant entreprise.

En sortant de table, chaleur extérieure dans les joues, avec forte sensation de chaleur presque ardente dans leur intérieur, pupilles très-dilatables, photophobie, froid aux bras et chair de poule (au bout de trois heures).

325. Après le dîner, grande sécheresse dans le fond de la gorge.

Pendant le dîner, chaleur dans la tête.

En dînant, une sorte de syncope, avec nausées et bouffées de chaleur ; tout cesse en se couchant.

En mangeant, il sue au front et au cuir chevelu (au bout de deux heures).

Après le dîner, il est pris subitement de nausées, puis de vertige et de disposition à se trouver mal ; ensuite, beaucoup de rapports sans goût ni odeur (au bout de treize jours).

330. Rapports après avoir bu et mangé.

Fréquens rapports.

Il lui semble souvent être au moment d'avoir des rapports, quoiqu'il n'en éprouve pas; il se trouve ensuite comme si l'œsophage était resserré par un spasme.

Après avoir mangé, régurgitation d'un liquide aqueux.

335. A jeun, rapports amers.

Régurgitation d'un liquide amer et aigre (au bout de six heures).

Rapports d'un liquide amer et acide, la nuit (au bout de douze heures).

Après la promenade du matin, rapports aigres, dont le goût s'imprime jusque sur la langue.

(Trois heures) après avoir mangé, rapports de goût et et d'odeur aigres, avec bâillemens (au bout de huit heures).

340. *Hoquet fréquent,* sans cause.

Hoquet avant le dîner (au bout de vingt-quatre heures).

Soif sans chaleur au corps; cependant les boissons chargent l'estomac (au bout de six heures).

Soif et bon goût des boissons; mais, peu de temps après avoir bu, nausées et maux de cœur, le soir (au bout de douze heures).

Nausées. (*Matthioli.*)

345. Elle est prise de nausées quand elle veut manger.

Nausées, une heure avant le dîner (au bout de seize heures).

Nausées dès le matin.

Le matin, mal de cœur, avec nausées et salivation; l'après-midi, frisson.

Le matin, nausées, qui se promènent en différens points du corps, comme si tout était en désordre dans l'intérieur (au bout de douze heures).

350. En sortant de table, défaillances, anxiété, malaise, endolorissement général, état de malaise, comme après avoir pris un fort purgatif; le malaise remonte du creux de l'estomac.

Après avoir mangé, dégoût pour tout, surtout lorsqu'il ne se couche point.

Nausées après le dîner (au bout de quarante heures).

Nausées l'après-midi (vers cinq heures) (au bout de vingt heures).

L'après-midi, nausées au creux de l'estomac, qui ne vont cependant pas jusqu'au vomissement (au bout de trois jours).

355. Après avoir mangé, défaillance et envies de vomir.

Envies de vomir. (*F. Hoffmann.*)

Après des battemens de cœur, envies de vomir, la langue étant nette. (*Thomas à Thuessink.*)

Envies de vomir aussitôt après avoir mangé.

Après avoir dîné et bu, nausées, puis soif, et après avoir bu, enflure de ventre, comme par une hydropisie.

360. Après le dîner, envies de vomir, pendant une heure (au bout de trois heures).

En crachant, soulèvemens de cœur, comme pour vomir (au bout de quatre heures).

Vomissement. (*Strandberg.*)

Fort vomissement. (*Matthioli.*)

Vomissement à plusieurs reprises (au bout d'une heure).
(*F. Hahnemann.*)

365. Vomissement de mucosités d'odeur et de goût aigres, vers le soir, avec mal de tête, comme un tiraillement (?) autour de la partie inférieure du crâne (au bout de neuf heures).

Vomissement de sang.

Vomissement de sang, ou régurgitation de sang, venant de l'estomac (au bout d'une heure).

Douleur pressive spasmodique depuis le pharynx jusqu'au creux de l'estomac, le matin.

370. Sensation de grattement dans le creux de l'estomac.

Pression continuelle sur le cœur (à la région précordiale).

La région de l'estomac est très-sensible quand on appuye dessus ; on ne peut y laisser la main, sans qu'il survienne des nausées.

Vers le soir, sensation désagréable, comme de nausée, dans le creux de l'estomac.

Douleur d'estomac continuelle.

375. Violens maux d'estomac. (*Strandberg.*)

Pression dans l'estomac, comme par une pierre.

Après avoir peu mangé, pression dans l'estomac (le matin).

Aussitôt après avoir mangé, douleur pressive à la région de l'estomac, comme quand on est rassasié (au bout de cinq heures).

Après avoir mangé, pression dans le creux de l'estomac et dans le bas-ventre, avec gonflement.

380. Pression au creux de l'estomac.

Aussitôt après avoir bu, pression au creux de l'estomac, qui oppresse la respiration, avec gonflement du bas-ventre (au bout de deux heures).

Pression à quelques pouces au dessous de l'estomac, qui produit des éructations.

Pression au dessous de l'estomac, surtout après avoir été au grand air, qui ne cesse qu'un quart d'heure après s'être assis.

Mal d'estomac chronique et douleur dans la région épigastrique. (*Bergius.*)

385. Le matin, pression comme par une pierre à l'épigastre,

qui augmente en marchant, et diminue en se tenant assis (au bout de quatorze heures).

Tension dans l'estomac.

Tension au dessus de l'estomac.

Douleur tensive, tractive, dans le bas-ventre.

390. Tension à l'épigastre, l'après-midi (vers trois heures), puis douleur dans le bas-ventre, comme si tout y était à vif.

Spasmes du bas-ventre. (*Strandberg.*)

En marchant, à chaque pas, douleur dans le bas-ventre, comme si tout y était à vif.

Douleur dans la partie supérieure du ventre, comme si les vêtemens étaient trop serrés.

Mal d'estomac constrictif, coarctant.

395. Douleur pressive, coarctante, dans le côté du bas-ventre.

Après un mal de ventre pressif et coarctant, et de la fermentation, des borborygmes, dans le bas-ventre, diarrhée aqueuse, de très-grand matin (au bout de vingt-quatre heures).

Douleur constrictive dans les hypochondres.(au bout de six, de douze heures).

Douleur constrictive dans le bas-ventre.

Après avoir peu mangé, et même en commençant à prendre des alimens, plénitude à l'épigastre.

400. Sentiment comme d'une tumeur interne dans le côté du bas-ventre , sous les fausses côtes.

Gonflement du creux de l'estomac, qui est douloureux au toucher.

Sensation comme si quelque chose se retournait dans la région de l'estomac.

Glocitation dans le côté du ventre, avec inquiétude.

Palpitations dans la région de l'estomac.

405. Après le souper, sensation comme de battement dans la région de l'estomac, perceptible surtout au toucher (au bout de vingt-quatre heures).

Douleur pulsative à la région hépatique et au dessous, comme s'il allait se former là un abcès.

Jaunisse , avec aversion pour le manger et courts accès de syncope ; ensuite faiblesse et malaise.

Douleur légèrement lancinante dans la région hépatique (au bout de quelques heures).

Froid qui parcourt la région hépatique, sensation de reptation.

410. Douleur spasmodique dans le côté gauche du bas-ventre, accompagnée d'un sentiment de défaillance, perceptible surtout dans le creux de l'estomac.

Alternatives de contraction et de relâchement dans la région épigastrique.

Sensation corripiante, fouillante, dans le bas-ventre.

Quand il mange, douleur corripiante et pincemens dans le bas-ventre, autour de l'ombilic.

Sentiment de traction depuis les extrémités jusqu'à la région ombilicale, où se fait sentir une sorte de pétrissement ou de foulonnage.

415. Spasme d'estomac, douleur corripiante, après minuit, vers le matin, comme après l'action d'un purgatif, qui dégénère en ardeur dans le creux de l'estomac.

Ardeur à l'orifice de l'estomac.

Sensation d'ardeur dans le creux de l'estomac, qui va du bas vers le haut.

La nuit surtout, ardeur mêlée de froid (comme quand on met du nitre sur la langue), qui remonte du creux de l'estomac jusque dans la gorge.

Peu après le souper, douleur brûlante dans l'estomac et au dessous, avec anxiété.

420. Le matin, sensation comme d'augmentation de la chaleur dans le bas-ventre.

Sensation d'une chaleur non désagréable dans le bas-ventre, comme si quelque chose s'y roulait et s'y remuait.

Ebullition de bas en haut dans le bas-ventre, sans chaleur appréciable.

(Grands élancemens dans le creux de l'estomac, le soir, et même après s'être couché, pendant quelque temps.)

Peu de temps avant le dîner, douleur comme contusive dans le creux de l'estomac, qui se dissipe en mangeant.

425. Le matin, dans le lit, douleur comme contusive dans les intestins, même aux lombes, avec une sorte de nausée.

Douleur tiraillante dans l'estomac.

Colique venteuse dans l'épigastre, le soir, après s'être couché (au bout de cinq, dix, treize heures).

Des vents remontent dans le ventre et se fixent sous les fausses côtes (au bout de vingt heures).

Douleur dans le bas-ventre, qui semble produite par des vents incarcérés.

430. Profondément dans le bas-ventre, douleur comme de vents emprisonnés, avec douleurs dans le sacrum, le matin.

Colique venteuse, après avoir été à la selle, comme si les intestins étaient çà et là fortement comprimés par une pierre (au bout de quatre heures).

Pression, dans le bas-ventre, comme par des vents.

Pression dans l'hypogastre, comme s'il était tendu, en inspirant, en parlant et en appuyant la main sur la partie.

Après avoir mangé, gonflement du bas-ventre par des vents (au bout de douze heures).

435. *Aussitôt après avoir bu, gonflement du ventre par des vents.*

Tout ce qu'il prend paraît se convertir en vents, qui remontent et causent de l'anxiété.

Çà et là, dans le bas-ventre, pression anxieuse, causée par des vents. (*Flœming.*)

Les vents semblent remonter dans la poitrine, la rétrécir, et occasioner çà et là une pression lancinante (sur-le-champ).

Dès le matin, des vents circulent dans le ventre (au bout de dix-huit heures).

440. Borborygmes semblables au cri des grenouilles dans le ventre.

Le matin, dans le lit, colique spasmodique et pinçante, avec borborygmes dans le ventre, et chaleur tant à la paume des mains qu'à la plante des pieds (au bout de vingt heures).

Borborygmes bruyans dans le bas-ventre, le matin.

Gargouillemens dans le ventre, l'après-midi.

Borborygmes bruyans dans le bas-ventre, avec mouvemens internes, comme si elle était sur le point d'aller par le bas ; en même temps, elle se sent abattue, et elle est obligée de se coucher.

445. Sensation comme d'un poids dans le bas-ventre.

II.   10

Sensation comme si tout ce que le ventre contient allait s'en échapper, et qui l'oblige à marcher doucement.

Sensation dans le ventre, en marchant, comme si les intestins y flottaient librement.

Mal de ventre, avec sentiment de sécheresse aux lèvres et chaleur au visage.

Douleur semblable à des coups d'aiguille, dans le bas-ventre (au bout de quatre, de six heures).

450. Elancement dans le côté gauche du bas-ventre, en faisant une inspiration profonde.

Elancemens dans le côté du bas-ventre, pendant le mouvement.

Forts élancemens dans la région ombilicale (au bout d'un quart d'heure).

Elancement dans le côté droit du ventre, qui coupe la respiration, et cesse par l'application de la main ; avant midi.

Profondément dans l'hypogastre, une sorte de colique venteuse; vives pressions, comme avec un instrument coupant ou pointu, sur la vessie, le col de la vessie, le commencement de l'urètre, le périnée, le rectum et l'anus ; il semble que des vents veuillent sortir de toutes ces parties, avec des douleurs sécantes ; la sensation est insupportable à chaque pas, et oblige à se ployer en deux ; elle cesse promptement pendant le repos, en se tenant assis ou couché.

455. *Mal de ventre sécant, avec envie de vomir.*

Tranchées continuelles dans l'hypogastre, qui remontent vers l'épigastre, où elles prennent le caractère de douleur corripiante.

Tranchées dans l'hypogastre, avec envies de vomir, goût douceâtre désagréable dans la bouche, langueur et grande envie de dormir, le matin, revenant au bout de vingt-quatre heures (au bout d'une demi-heure, de vingt-quatre heures).

Douleur sécante, brûlante, plus particulièrement dans l'épigastre, et plus fréquente pendant le mouvement.

Mal de ventre, plutot sécant que pinçant, qui excite des nausées.

460. *Mal de ventre, au grand air, comme après un refroidissement.*

Mal de ventre, comme s'il allait survenir du refroidissement (au bout de cinq heures).

Pincement dans le bas-ventre (au bout d'une heure).

Maux de ventre insupportables (au bout d'une heure). (*Consbruch.*)

Après avoir pris du café, pincement dans le ventre, qui cesse en ployant le tronc en arrière, et recommence en se baissant (au bout d'une heure).

465. Traction pinçante, de temps en temps, dans le côté du bas-ventre, et de bas en haut, à partir de l'anneau inguinal (au bout d'un quart d'heure).

Douleur pinçante et tiraillante dans le bas-ventre, qui se dirige vers la poitrine (au bout d'une heure).

Mal de ventre tractif au côté gauche, au dessus de l'ombilic.

Mal de ventre tractif, tiraillant.

Mal de ventre tractif, tiraillant, qui, des deux côtés, aboutit au dessus des pubis.

470. Mal de ventre tiraillant, l'après-midi (après quatre heures) (au bout d'une heure).

Pression vers les parties génitales, dans l'hypogastre.

En allant au grand air, constriction dans l'hypogastre, et pression vers les parties génitales.

Spasme constrictif dans le bas-ventre et à la matrice, semblable à une sensation corripiante (avec hémorrhagie utérine en caillots).

Sentiment de faiblesse dans l'anneau inguinal, comme s'il allait survenir une hernie (au bout de vingt heures).

475. Douleur dans l'anneau inguinal, au lit, comme si une hernie s'étranglait.

Disposition à une hernie inguinale (au bout de cinq, sept et huit heures).

Douleur pressive dans la région de l'os des îles.

Vulsion et palpitation dans les muscles abdominaux, sous la peau.

Sorte de fourmillement dans les muscles abdominaux du côté droit; au toucher, la partie est engourdie, et semble comme gonflée.

480. Douleur comme contusive au côté du bas-ventre et des lombes, quand on y touche.

Douleur comme contusive dans les muscles abdominaux, seulement quand on y touche et pendant le mouvement du corps.

Douleur comme contusive dans les muscles abdominaux, qui se fait surtout sentir pendant le mouvement.

Le bas-ventre est douloureux au toucher.

Après une forte marche il survient, sur un petit point du bas-ventre, une douleur provoquée par le contact de la main ou des vêtemens; au même endroit se fait sentir aussi une douleur légèrement lancinante.

485. Diarrhée, surtout le matin, et immédiatement après avoir mangé (dîné); matières de couleur foncée.

Diarrhée. (*Strandberg.*)

Selle enveloppée dans du mucus blanc.

Petites selles diarrhéiques, le matin, qui corrodent l'anus (1).

Diarrhée de matières fétides. (*Wiel.*)

490. Selles liquides, vertes et mucilagineuses (au bout de vingt-quatre heures). (*Id.*)

Après avoir été à la selle, douleur cuisante et comme d'écorchure à l'anus, le soir (au bout de dix heures).

Quelques heures après avoir été à la selle, douleur à l'anus, brûlante, cuisante, comme si on faisait agir un couteau dans une plaie, ou semblable à celle des hémorrhoïdes.

Selle qui sort difficilement, en causant de l'ardeur.

Douleur brûlante extérieurement, à l'anus, aussitôt après avoir été à la selle (au bout de vingt heures).

495. *Après le mal de ventre, déjection muqueuse, de couleur foncée, qui cause une douleur cuisante dans l'anus (au bout de huit heures).*

Petites selles fréquentes.

Selle de matières d'abord molles et liquides, puis dures (au bout de vingt heures).

Avant midi, au milieu d'une émission de vents, sortie involontaire de mucus liquide, auquel succèdent des matières dures.

Selles composées de matières molles et dures mêlées de vents, le matin, et après avoir mangé (et bu).

---

(1) Exciter des selles abondantes, diarrhéiques, n'est jamais un effet primitif de la noix vomique, et les diarrhées inscrites ici parmi ses symptômes sont de très petites selles, en grande partie muqueuses, accompagnées d'efforts; ou bien si la déjection était copieuse et composée de matières liquides, c'était un effet consécutif, chez un malade auparavant atteint de constipation, avec inutilité des efforts pour aller par le bas.

500. Selle dure, moulée (au bout de vingt-quatre heures).
Resserrement du ventre.

Constipation, et en même temps afflux du sang vers la tête.

Constipation, comme si les intestins étaient serrés par un lien.

Constipation comme par inaction des intestins.

505. Besoin anxieux d'aller à la selle (au bout de six heures).

Inutile envie d'aller à la selle.

Après une selle convenable, fréquentes envies inutiles de se débarrasser encore le ventre.

Douleur pressive dans l'hypogastre, qui se dirige surtout vers l'anus.

Elle est obligée d'aller à la selle trois à quatre fois par jour, avec quelques pincemens; souvent elle s'y présente en vain, et si elle rend quelque chose, ce sont des matières molles.

510. Quand il va à la selle, il lui semble que des matières restent encore dans le ventre, avec sensation de constriction du rectum et non de l'anus.

Selle tous les jours, constamment accompagnée d'une sorte de colique; après qu'elle est terminée, il lui semble ne pas s'être débarrassé complétement.

Pression dans le rectum, avant d'aller à la selle.

Quand elle va à la selle, la pression se dirige moins vers le rectum que vers la matrice (comme si elle allait accoucher).

Sensation corripiante dans la région épigastrique, quand elle veut aller à la selle.

515. Selle très-dure, sèche, et quelque temps après douleur lancinante dans le rectum, comme s'il y avait des hémorrhoïdes (au bout de quatorze heures).

Hémorrhoïdes borgnes (au bout de six heures).

Elancemens dans le rectum, pendant la sortie de la selle.

Mouvemens hémorrhoïdaux qui durent peu (au bout de huit heures).

Du sang sort avec les selles.

520. Selle blanchâtre, mêlée de mucosités visqueuses et de stries de sang (au bout d'une, de deux heures).

Selle couverte de sang et mêlée d'un peu de mucus.

Avec sensation de rétrécissement et de constriction du

rectum, pendant la selle, sortie de sang d'un rouge clair avec les matières (au bout de quarante-huit heures).

Ecoulement de sang par l'anus.

Après le repas, les travaux de tête et la méditation, douleur tiraillante, lancinante et constrictive dans le rectum et l'anus (au bout de trente-huit heures).

525. Ardeur et élancement dans le rectum, avec hémorrhoïdes à l'anus (au bout de deux heures).

Douleur vivement pressive dans le rectum, après avoir été à la selle, après le repas, et surtout après les travaux de tête.

Douleur vivement pressive dans le rectum, avant d'aller à la selle, le matin (au bout de seize heures).

Douleur dans le rectum, comme lorsqu'on est resserré du ventre, le soir après avoir mangé, que des émissions de vents diminuent de temps en temps (au bout de quatre heures).

Douleur pressive dans l'intérieur de l'anus et dans le rectum, le soir (au bout de onze heures).

530. Douleur violente, pressive et profonde, dans le rectum, qui coupe la respiration, vers minuit (au bout de seize heures).

Le matin, après s'être levé, constriction douloureuse dans le rectum et l'anus (au bout de dix heures).

Sentiment de constriction dans le rectum, tel parfois que si l'on éprouvait le besoin d'aller à la selle.

Constriction et rétrécissement du rectum, qui empêchent la selle de sortir.

Vulsion dans l'anus, en n'allant point à la selle.

535. Prurit à l'anus et selle chaude.

Prurit voluptueux insupportable dans le rectum et l'anus, semblable à celui que causent les ascarides.

Prurit dans le rectum, comme s'il contenait des ascarides. (*Wahle.*)

Fourmillement dans l'anus, la nuit, semblable à celui qu'occasionent les ascarides.

540. Il sort des ascarides par l'anus.

Au bord de l'anus, prurit qui dégénère en cuisson et en douleur d'écorchure, comme dans les hémorrhoïdes borgnes (au bout d'une demi-heure).

Prurit à l'anus, accompagné de douleur d'écorchure, comme dans les hémorrhoïdes, en marchant, le soir (au bout de trente heures).

Prurit au périnée, après la méridienne (au bout de seize heures).

Douleur pressive au périnée, après le dîner (au bout de deux heures).

545. (Après le dîner, douleur lancinante dans la vessie, en n'urinant pas, qui diminue par une émission de vents (au bout de quatre-vingts heures).

Envie d'uriner.

Besoin d'uriner, l'après-midi.

Envie d'uriner douloureuse, inutile.

Emission douloureuse d'une urine épaisse. (*Wiel.*)

550. (Il urine plus qu'il n'a bu.) (1)

Urine aqueuse (au bout de trois heures).

Il rend de l'urine pâle, et sur la fin, une matière épaisse, blanchâtre, semblable à du pus, dont la sortie s'accompagne d'une forte douleur brûlante (au bout de seize heures).

En urinant, il sort avec l'urine un mucus très-visqueux, sans douleur (au bout de neuf, de douze jours.)

Avant d'uriner, douleur au col de la vessie.

555. Après avoir uriné, pression au col de la vessie.

Pendant l'écoulement de l'urine, douleur brûlante et tiraillante au col de la vessie.

Pendant l'émission de l'urine, ardeur dans l'urètre (au bout de dix heures).

Pendant l'émission de l'urine, douleur ardente à la partie antérieure de l'urètre.

Pendant l'émission de l'urine, douleur brûlante dans l'urètre ; hors du temps des émissions, douleur tiraillante.

560. *Prurit dans l'urètre pendant l'émission de l'urine.*

En n'urinant pas, douleur pressive à l'orifice de l'urètre, avec frisson (au bout de quatre heures).

En n'urinant pas, le matin, et après avoir médité, douleur constrictive dans la partie antérieure de l'urètre, d'avant en arrière.

(1) Une copieuse émission d'urine n'est qu'un effet curatif ou réactionnaire de la noix vomique, à la suite d'un état opposé qui existait auparavant chez le sujet.

Avant d'uriner, douleur brûlante et légèrement lancinante dans l'urètre, après le dîner.

Elancement pruriteux à la partie antérieure de l'urètre, qui se dirige en arrière. (*Wahle.*)

565. Lorsqu'il veut uriner, immédiatement avant, un petit élancement ou une vulsion dans l'urètre.

Avant d'uriner, et après, l'orifice de l'urètre cause la même douleur que s'il était à vif.

Après avoir uriné, douleur comme d'écorchure au bout du gland.

Prurit au gland (au bout de deux heures).

Prurit au gland, le matin.

570. Cuisson au gland.

Prurit cuisant au gland (au bout de deux heures).

Prurit rongeant au gland, le soir et le matin.

Prurit brûlant à la partie postérieure du gland (au bout de six heures).

Augmentation de la sécrétion derrière le gland.

575. Le prépuce se retire derrière le gland (au bout de quatre heures).

Prurit cuisant à la face interne du prépuce, surtout vers le soir (au bout d'une heure et demie).

Ecorchure au bord du prépuce, surtout vers le soir (au bout d'une heure et demie).

Intertrigo dans l'aine.

(Gonflement des glandes de l'aine).

580. Eruption pruriteuse rongeante à la vulve.

Douleur pinçante, comme avec un étau, au côté droit du scrotum. (*Wahle.*)

Prurit au scrotum (au bout de deux heures).

Chaleur dans les testicules (au bout de quatre heures).

Elancemens dans les testicules.

585. Douleur constrictive des testicules (au bout de deux heures).

Pollution nocturne, avec rêves lascifs (au bout de quarante-huit heures).

Pollutions nocturnes, suivies de froid continuel aux pieds, que le mouvement ne fait pas cesser (au bout de six heures).

Pollution nocturne, sans érection; ensuite, langueur des parties inférieures (au bout de trente-six heures).

Erections continuelles.

590. *Erection après le sommeil (méridienne).*

Erection, plusieurs matinées de suite.

Propension au coït, mais dans l'acte même impuissance et flaccidité de la verge.

La moindre excitation porte la femme aux plaisirs de l'amour (au bout de cinq heures).

La moindre excitation, le moindre attouchement l'excite au coït, surtout le matin, dans le lit (au bout de huit heures).

595. Ardeur pruriteuse à la région du col de la vessie, le matin, dans le lit, qui stimule l'appétit vénérien (au bout de dix-neuf heures).

Ardeur dans les parties génitales de la femme, avec violent désir du coït (au bout de quinze heures).

Excitation involontaire dans les parties génitales, le matin, après la sortie du lit.

Aussitôt après le coït, chaleur sèche par tout le corps, qui oblige à se découvrir, et sécheresse de la bouche, sans soif (au bout de cinq heures).

Ecoulement de mucus par l'urètre.

600. Ecoulement de mucus d'une mauvaise odeur par les parties génitales.

Ecoulement indolent de mucus jaune par le vagin.

Gonflement intérieur du vagin, qui ressemble à un prolapsus, avec douleur brûlante, que les attouchemens rendent insupportable.

Le matin, dans le lit, pression de dedans en dehors, vers les parties génitales.

Les règles paraissent trois jours avant le temps (au bout de quarante-huit heures).

605. Les règles paraissent six jours trop tôt, avec spasmes dans le bas-ventre (au bout de soixante-douze heures).

Les règles paraissent trois jours trop tôt, durent moins long-temps et sont moins abondantes qu'à l'ordinaire.

Les règles paraissent quatre jours avant le temps (au bout de trois jours).

Les règles avancent de quatre jours, et sont moins abondantes.

Les règles terminées déjà depuis vingt-quatre heures, reviennent pour quelques heures (au bout de trois heures).

610. Les règles reparaissent dès le quatorzième jour.

Les règles apparaissent à la pleine lune (au bout de vingt-six heures).

Les règles reparaissent à la pleine lune.

Les règles sautent six semaines, pour reparaître à la pleine lune.

Pendant les règles, le matin, nausées, avec froid et accès de syncopes.

615. Après l'apparition des règles, syncopes, le matin, en se levant, précédées de mouvemens spasmodiques dans le bas-ventre, et suivies de langueur, avec froid, en quittant le lit (au bout de dix jours).

Pendant les règles, elle est prise d'une grande faiblesse à la suite de chaque selle.

Pendant les règles, diminution des forces (vers deux heures après midi), et mal de tête, comme si les yeux allaient -sortir de la tête ; elle ne pouvait soutenir sa tête, avait froid jusqu'à trembler, et une heure après elle fut prise d'une cha-leur brûlante interne, avec sécheresse des lèvres.

Au temps des règles, mal de tête à l'occiput, comme s'il y avait un abcès dans le cerveau, et quand elle se couchait, la la douleur était beaucoup plus forte que quand elle restait levée.

Pendant les règles, douleur pressive de dedans en dehors, dans le côté du bas-ventre (au bout de dix heures).

620. Pendant les règles, après la méridienne, tiraillement dans le bras gauche et la cuisse droite.

Pendant les règles, fourmillement au haut de la gorge, le soir, après s'être couché.

L'intérieur des narines est douloureusement sensible.

Les bords des narines causent la même douleur que s'ils étaient à vif et ulcérés, en remuant le nez, surtout le soir.

L'angle antérieur des narines cause une douleur ulcéra-tive, comme si un instrument tranchant agissait dans une plaie (au bout d'une, de dix heures).

625. Exaltation de l'odorat (au bout de cent trente-deux heures) (1).

____

(1) Effet curatif, après un état contraire qui précédait.

Illusion de l'odorat ; il croit sentir une odeur de fromage putréfié.

Illusion de l'odorat ; il a une odeur de soufre dans le nez.

Illusion de l'odorat ; il a comme une odeur de mouchure de chandelle dans le nez.

Mucus nasal sanguinolent (au bout d'une heure).

Saignement de nez continuel.

63o. Sortie de sang caillé par le nez, le matin.

Ecoulement d'un liquide âcre, par le nez.

Ecoulement de mucus nasal, sans coryza.

(L'air passe par le nez, quoique l'intérieur de celui-ci soit sec).

Ecoulement de mucus par une narine, qui est comme enchifrenée (au bout d'une heure).

635. Ecoulement abondant de mucus par les deux narines, qui sont enchifrenées (au bout de vingt heures).

Ecoulement nasal dans la journée, et enchifrenement dans la nuit.

Le matin, enchifrenement, avec sécheresse extrême de la bouche.

Le matin, coryza.

Chaleur dans la tête, comme dans le coryza, avec rougeur des joues et écoulement par le nez (au bout de deux, de trois heures).

14o. Chaleur continuelle dans le nez, avec tendance fréquente au coryza.

Véritable coryza, avec grattement dans la gorge, fourmillement dans le nez, et sternutation (au bout d'une heure).

Fréquens éternumens.

Eternument le matin, dans le lit, et, après s'être levé, coryza subit.

Coryza le matin et après le dîner.

645. *Prurit dans les narines enchifrenées.*

L'air qui sort des narines est fétide.

En se baissant, haleine fétide et vertige.

Le matin, après s'être levé, mauvaise odeur de l'haleine, dont il ne s'aperçoit pas lui-même.

Haleine fétide, dont il ne s'aperçoit pas lui-même, le matin, quoique la langue soit nette et le goût non altéré (au bout de quelques heures).

650. Mauvaise haleine après le dîner (au bout de trente-six heures).

Haleine d'odeur aigre.

Crachats muqueux, venant de la trachée-artère, sans toux.

Catarrhe, avec mal de tête, chaleur au visage, frissonnement et beaucoup de mucus dans la gorge.

Le soir, avant de se coucher, catarrhe sec, douloureux, dans le larynx (au bout de trente-six heures).

655. Catarrhe sur la poitrine, qui fait qu'il ne peut tousser pour cracher, sans éprouver de la douleur dans la trachée-artère (au bout de quatorze heures).

Apreté dans la gorge, par l'effet du coryza.

Il a la poitrine embarrassée ; il ne peut point arracher les crachats en toussant (au bout de seize heures).

De très-grand matin, catarrhe sec, douloureux, dans le larynx, avec accroissement de la chaleur aux mains et aux pieds, qu'il découvre d'abord, mais qu'il est obligé de recouvrir au bout d'une heure ; ensuite, transpiration générale (et cessation du catarrhe) (au bout de vingt heures).

Le matin, dans le lit, catarrhe sur la poitrine ; enrouement, toux catarrhale, et douleur au point de la trachée d'où la toux détache des mucosités ; il est mieux en sortant du lit (au bout de dix heures).

660. Le matin, en se levant, il sent du mucus visqueux arrêté au haut de la trachée-artère.

Grattement dans la poitrine, qui le porte à cracher.

Il lui semble que du mucus rétrécisse le larynx ; il est obligé de tussiculer pour le détacher.

Tout au haut de la trachée-artère adhère du mucus, qui l'excite à tousser.

Chatouillement à la région du voile du palais, qui excite une toux sèche (au bout de quarante-huit heures).

665. Apreté et grattement dans le larynx, qui excite à tousser.

Apreté dans la gorge, qui excite à tousser.

Toux rauque et grattante.

Prurit dans le larynx, qui provoque la toux.

Chatouillement pruriteux dans la trachée-artère, au milieu

du sternum, qui provoque la toux (au bout de trois quarts d'heure).

670. Toux pendant le mouvement du corps (au bout de quarante-huit heures).

En expirant, chatouillement dans la trachée-artère, qui produit la toux.

Toux en lisant et en méditant.

Toux qui revient avec violence tous les deux jours.

Toux après avoir mangé.

675. Toux sèche depuis minuit jusqu'au point du jour.

Violens accès de toux sèche, le soir, après s'être couché, et de très-grand matin (au bout de douze heures).

Violente toux, le matin, avant de se lever, avec crachement de sang caillé et douleur dans la poitrine (au bout de dix-huit heures).

Toux la nuit; il lui semble avoir la poitrine resserrée.

Toux pendant la nuit.

680. Toux, la nuit, qui empêche de dormir.

La toux l'empêche de s'endormir jusqu'à minuit, après quoi elle dort tranquillement.

Toux sèche, continuelle, fatigante, vers minuit, quand elle est couchée sur le dos, qui cesse dès qu'elle se met sur le côté (au bout de cinq heures).

Toux qui s'accompagne d'expectoration au grand air (1).

La toux et les crachats augmentent pendant la promenade au grand air, et sont suivis de fatigue.

685. Toux avec crachats douceâtres.

Pendant la toux seulement, âcreté telle dans la gorge, qu'il ressent de la douleur à la fossette du cou (au bout de deux heures).

Elancement, avec sensation d'écorchure, en toussant.

Toux qui provoque le mal de tête, comme si le crâne allait éclater.

Toux qui excite une douleur contusive à la région épigastrique.

690. Toux qui produit de la chaleur.

(Toux qui produit un craquement dans l'oreille.)

---

(1) La toux qui détache des crachats n'est qu'un effet curatif de la part de la noix vomique.

Raccourcissement de la respiration, avec toux laryngée.

Asthme; elle ne peut point humer assez d'air, même en se tenant couchée; en même temps, pouls accéléré.

Rétrécissement asthmatique contrictif, en travers de la poitrine, en marchant et en montant.

695. En montant l'escalier, resserrement de la poitrine, comme si ses vêtemens étaient trop étroits, qui cesse après s'être assis.

Quand les habits sont serrés sous les côtes, il ne peut respirer en marchant; les serre-t-il moins, il respire mieux; mais s'il les détache tout-à-fait, la respiration redevient difficile.

La fixation des habits au dessous des hanches gêne toujours la respiration.

Asthme, le soir et le matin.

Constriction de la poitrine. (*Matthioli.*)

700. Anxiété dans la poitrine. (*Wahle.*)

Constriction de la poitrine, le soir.

L'asthme et l'anxiété augmentent peu à peu pendant quelques heures, de sorte que la respiration devient de plus en plus courte, et que de temps en temps la sueur baigne tout le corps.

La nuit, en s'éveillant d'un rêve terrible, asthme; à peine peut-elle respirer; bourdonnemens d'oreilles, vitesse du pouls et sueurs.

Le matin, dans le lit, étant couché sur le dos, asthme; mais en se tournant sur le côté droit, mal de tête.

705. Lassitude un peu douloureuse dans la poitrine, qui n'augmente pas par l'attouchement, et diminue par la flexion du tronc en arrière (au bout de quarante-huit heures).

Après le dîner, asthme; il est obligé de faire lentement des inspirations profondes; quelques heures après, la respiration devient courte et accélérée (au bout de vingt-six, de trente heures).

Avec respiration lente, dilatation des pupilles.

Pendant la nuit, dans le lit, oppression, constriction de la poitrine.

Aussitôt après le dîner, douleur immédiatement au dessous de l'ombilic, comme s'il y avait là une pierre, qui lui coupe presque la respiration, en sorte qu'il a beaucoup de peine à respirer (au bout de soixante-dix, de quatre-vingt-dix heures).

710. Une sensation désagréable au creux de l'estomac remonte jusqu'au larynx, serre la gorge et intercepte la respiration.

Tant qu'elle reste debout, la respiration est pénible et gênée; mais dès qu'elle se couche dans son lit, la respiration redevient naturelle.

Au grand air, douleur sur la poitrine, comme si elle était comprimée par un poids.

Douleur pressive en travers sur la poitrine, qui intercepte la respiration.

Douleur en travers sur la poitrine, avec respiration courte.

715. La nuit, tension et pression dans les parties externes de la poitrine, comme par un poids, et comme si le côté était paralysé.

Douleur comme si on lui enfonçait le sternum.

Douleur à la région du sternum, pendant la journée seulement; en respirant, comme si la poitrine était trop courte.

Immédiatement après avoir mangé, douleur pressive (et sécante) dans la poitrine.

Douleur pressive dans le côté gauche de la poitrine, quand elle est un peu assise, mais qui cesse dès qu'elle éprouve des éructations.

720. Douleur constrictive dans la poitrine.

Constriction asthmatique en travers de la poitrine, en marchant et en montant.

Douleur pinçante, tractive, le long du sternum (au bout d'une demi-heure).

Traction sous le côté gauche de la poitrine, avec anxiété; sorte de constriction du cœur, qui rend la respiration difficile (au bout de trois heures).

Douleur tractive dans la poitrine.

725. Douleur tractive dans les côtes.

Sorte de tiraillement tractif et brûlant dans le côté gauche de la poitrine, le matin (au bout de trente-six heures).

Ardeur sur la poitrine, avec anxiété (au bout de vingt heures).

Il ressent de la chaleur dans la poitrine.

Ebullition chaude dans la poitrine, qui produit de l'anxiété.

730. Chaleur dans la poitrine, qui remonte jusque dans la bouche, et produit de l'agitation, avec anxiété et insomnie (au bout de six heures).

Tension chaude sur la poitrine.

Chaleur dans la poitrine, à l'intérieur et à l'extérieur, avec petits élancemens dans les muscles pectoraux (au bout de quatre jours).

Douleur, l'après-midi, dans le sternum, qui ressemble à des coups d'aiguille.

(Elancement vulsif dans la poitrine.)

735. Élancemens dans les muscles de la poitrine, qui ne sont point excités par la respiration (au bout de trois heures).

Le matin, une heure après s'être levé, quelques violens élancemens dans la région cardiaque (au bout de sept heures).

Quelques élancemens à la région du cœur.

Coups douloureux vers le cœur, isochrones au pouls.

Battemens dans la poitrine.

740. Battemens de cœur.

En se couchant, après le dîner, palpitations de cœur.

Révolution du sang, avec battemens de cœur, de très-grand matin (au bout de vingt heures).

Fréquens et petits accès de battemens de cœur.

Le matin, battemens dans le côté de la poitrine (au bout de seize, de quatre-vingts heures).

745. Sensation dans la poitrine, comme si quelque chose allait s'en échapper (au bout de six heures).

Mal de poitrine lancinant, qui devient plus fort pendant le mouvement, dans le milieu de la poitrine. (*Wahle.*)

Pendant le jour seulement, douleur comme contusive depuis le sternum jusqu'aux omoplates, avec élancement et asthme pendant le repos et le mouvement.

Tout le sternum est douloureux, quand on y touche, comme s'il avait été contus.

Dans le côté de la poitrine, sous l'aisselle, douleur comme contusive, plus forte au toucher et pendant le mouvement que pendant le repos.

750. Douleur à la poitrine, sous le creux de l'aisselle, en

y touchant ; il ne peut point serrer le bras contre la poitrine.

Douleur simple au mamelon droit, en y touchant.

Sensibilité douloureuse dans les mamelons (au bout d'une
heure).

Douleur dans les deux mamelons, comme lorsque le lait
afflue aux seins après l'accouchement.

Du froid parcourt la poitrine, avec douleur tensive.

755. Horripilation sur les seins (au bout d'un demi-quart
d'heure).

Elancement pruriteux au dessous du mamelon.

(Au milieu du froid, l'après-midi, violent élancement
dans le sacrum, qui passe de là dans les côtés, et gêne la respiration.)

En tournant le haut du corps de côté, grand élancement
dans le sacrum, qui coupe la respiration. (*Wahle.*)

Elancement sourd, semblable à un coup, dans le sacrum
et les ischions ; la douleur l'empêche de se retourner dans
le lit ; même en se tenant tranquille, douleur sourde dans le
sacrum ; la douleur l'empêchait de rester couchée en repos,
de tousser et d'éternuer.

760. Douleur, la nuit, dans le sacrum, qui empêche de se
retourner dans le lit.

Au milieu d'horripilations, douleur pulsative dans le
sacrum, avec éructations (au bout de trente-six heures).

Douleur constrictive dans le sacrum, qui passe ensuite
dans le côté.

La région du sacrum et des lombes est comme tendue, et
fait mal en y touchant.

Par l'effet d'un courant d'air, douleur dans le sacrum,
comme s'il allait se briser ; elle est obligée de marcher le
corps ployé en deux.

765. Douleur dans le sacrum, pendant la journée seulement, comme s'il était contus, ou trop faible, de même
qu'après l'accouchement.

Le sacrum cause une douleur contusive, plus forte pendant le mouvement que pendant le repos.

Le matin, dans le lit, douleur dans le sacrum et dans les
genoux, comme s'ils avaient été contus ; cette douleur est
mêlée d'un sentiment de traction ; elle n'augmente ni ne

III.   11

diminue soit par les changemens de situation, soit par le mouvement ou le repos.

Douleur comme contusive dans le sacrum, en se baissant beaucoup, soit par devant, soit par derrière, mais plus forte dans le premier cas (au bout de quatre heures).

Douleur comme de luxation à la région du bassin, au moindre mouvement.

770. Tiraillement dans les lombes.

Douleur tractive, accompagnée de raideur paralytique, qui remonte des lombes dans le dos.

Aussitôt après le repas (du soir), douleur pressive dans les lombes, qui remonte vers l'épine du dos, et cause de l'anxiété (au bout d'une heure).

(Le matin), aussitôt après avoir bu, douleur un peu pressive dans les lombes, se dirigeant vers le dos, après quoi elle passe dans les hypochondres, comme si des vents se fixaient là (au bout de trente-six heures).

Douleur corripiante et tiraillante au bas du dos, en marchant et se tenant assis, mais non en restant couché.

775. Douleur corripiante et tiraillante dans le dos.

Douleur tractive dans le dos.

L'après-midi, traction dans le dos, qui descend de la nuque (en se tenant assis), et en même temps violente douleur dans le creux de l'estomac, qui oblige à marcher le corps ployé en deux.

Douleur tractive, tiraillante, dans le dos (au bout d'une heure).

Mal de dos ardent, tiraillant.

780. Douleur en quelque sorte constrictive dans le dos.

Raideur du dos (au bout de quelques heures).

Douleur pressive dans les vertèbres dorsales (au bout d'une heure).

Douleur contusive dans le dos, plus vive en touchant et appuyant sur la partie, comme si elle était ecchymosée.

Douleur comme contusive dans les muscles du dos et du ventre, même en y touchant (au bout de trente heures).

785. Douleur dans une des omoplates, comme après s'être donné un effort en soulevant un fardeau.

Sensation douloureuse dans les omoplates, comme après de trop grands efforts ou une luxation.

Élancement entre les omoplates, pendant le mouvement et la respiration.

Élancemens isolés entre les omoplates, qui augmentent bientôt par le fait de la respiration.

Douleur lancinante, brûlante, continuelle, entre les omoplates.

790. Douleur tractive et comme contusive entre les omoplates, surtout en se baissant.

Douleur constrictive, comme par un lien, entre les omoplates.

En remuant la tête, douleur entre les omoplates et dans la nuque (au bout d'une heure).

Surtout en se baissant, douleur comme contusive et tractive entre les ompplates.

Douleur sur la dernière vertèbre du cou, comme si les chairs en étaient détachées ; il ne pouvait même pas y supporter sa chemise. (*Wahle.*)

795. Craquement des vertèbres du cou, en remuant la tête (au bout de trois heures).

Les articulations des vertèbres du cou sont douloureuses.

Douleur tractive dans la nuque.

Le matin, douleur tractive, et comme par l'effet d'un fardeau, dans la nuque.

Raideur au côté droit de la nuque, comme s'il avait posé sa tête à faux pendant la nuit. (*Wahle.*)

800. (*Le soir*) *douleur tiraillante dans la nuque, par accès* (au bout de deux heures).

Douleur comme contusive dans la nuque, pendant le mouvement (en se baissant et en y touchant) (au bout de six heures).

Le côté gauche des muscles du cou est gonflé et douloureux, lors des mouvemens de la tête, comme si les tendons étaient trop courts et refusaient de s'allonger.

Douleur comme contusive dans l'articulation de l'épaule et l'omoplate, en tournant la tête du côté opposé.

Douleur comme contusive dans l'articulation de l'épaule, qui empêche de lever le bras.

805. Le soir, dans le lit, douleur dans l'articulation de l'épaule gauche, lorsqu'il est couché sur le côté opposé, comme si les ligamens étaient déchirés ; elle cesse en se cou-

chant sur le côté douloureux (au bout de quarante-huit heures).

Le matin , vers trois heures, douleur indescriptible dans l'articulation de l'épaule sur laquelle il est couché , qui cesse peu à peu après s'être retourné, avec transpiration générale (au bout de seize heures).

Douleur dans l'articulation de l'épaule , comme paralytique, avec pesanteur et lassitude de tout le bras, soit en restant assis , soit en marchant; après quelques mouvemens, il ne peut plus soutenir son bras.

Douleur comme de lassitude ou de contusion dans l'articulation de l'épaule, quand il laisse pendre les bras en marchant au grand air (au bout de quatre jours).

Douleur tractive dans la tête de l'humérus.

810. Douleur rhumatismale dans l'épaule droite et le muscle deltoïde. (*Wahle.*)

Çà et là, sensation de chaleur dans la tête de l'humérus et le bras.

Point , dans les deux muscles deltoïdes, qui cause une douleur brûlante, et qui est chaud aussi au toucher.

Miliaire pruriteuse sur le bras, avec frisson, après s'être frotté.

815. Douleur dans le bras, qui empêche de le mouvoir (au bout de vingt-quatre heures).

Paresse des bras.

Après un long sommeil, elle est très-fatiguée, le matin , en se levant ; les bras (et les jambes) lui font mal , comme si elle avait couché sur un lit dur ; (elle recouvre ses forces après être restée tranquillement assise pendant une demi-heure).

En étendant les bras, il lui passe comme des spasmes et des élancemens dans les doigts.

Pesanteur et lassitude des bras et des jambes (l'après-midi).

820. *Sentiment subit de défaut de force dans les bras* (et les jambes) *le matin* (au bout de douze heures).

Douleur tractive dans le bras.

Douleur tractive de bas en haut, dans le bras, avec raideur paralytique.

Engourdissement des bras, la nuit (au bout de quatre heures).

Douleur pressive, constrictive, dans le coude.

825. Après minuit (vers deux heures), douleur téré-brante dans l'articulation du coude, quand il est couché sur le côté opposé (au bout de soixante heures).

Lassitude des avant-bras.

Douleur pressive, paralytique, de dedans en dehors, au milieu de l'avant-bras droit. (*Wahle.*)

Au côté interne de l'avant-bras gauche, les muscles sont gonflés et causent une douleur comme de brûlure. (*Id.*)

Au côté interne de l'avant-bras droit, une dartre, non pruriteuse néanmoins, pendant quinze jours. (*Id.*)

830. Douleur tractive dans l'avant-bras, avec élancemens dans les doigts (au bout d'une demi-heure).

Après la méridienne, faiblesse des avant-bras et des mains, comme s'ils étaient presque paralysés (au bout de deux heures).

Tous les matins, ou tous les deux jours, au matin, après la sortie du lit, l'avant-bras, jusqu'à la main, est engourdi et comme mort, avec froid, quoique les veines soient gon-flées (au bout de quatre jours).

Douleur comme de luxation dans l'articulation de la main droite, en remuant et fatigant celle-ci.

Douleur tractive (de bas en haut), d'abord dans la main, puis dans l'articulation du coude (au bout de trois heures).

835. *Engourdissement des mains.*

Douleur tractive dans la tubérosité externe de la main droite, le soir, avant d'aller se coucher.

Contraction en forme de crampe du creux de la main, qui ne peut être étendue sans douleur (au bout de douze heures).

En allant au grand air, douleur d'abord dans la nuque, qui passa ensuite dans l'articulation de la main; douleur pa-ralytique et comme de faiblesse; il ne pouvait rien empoi-gner; la douleur cessa le soir, dans le lit.

Il n'avait pas, dans les mains, la force d'écrire.

840. Il est sujet à avoir froid aux mains, et il est obligé de les couvrir.

Froid aux mains. (*Consbruch.*)

De très-grand matin, chaleur dans les mains, qu'il cherche à couvrir, parce que le froid lui cause une insupportable douleur (au bout de seize , de soixante-quatre heures).

Mains fraîches et moites, avec froid au bout du nez.

Sueur fraîche dans le creux des mains.

845. Sueur dans le creux des mains.

En allant au grand air, forte sueur au creux des mains.

(Mains souvent d'un rouge foncé, avec des veines gorgées de sang.)

Enflure pâle des mains et des doigts (au bout de vingt heures).

Ardeur sur le dos des mains.

850. Douleur lancinante, vulsive, dans la direction des os des pouces, d'avant en arrière.

Ardeur dans le pouce, en se couchant après le dîner (au bout d'une heure).

Enflure chaude et douloureuse au toucher du pouce, qui dégénère en un abcès à l'articulation.

Le pouce se luxe aisément pendant le mouvement.

Douleur tractive de haut en bas et de bas en haut, dans le doigt.

855. Prurit aux articulations des doigts.

Par un temps doux , les doigts sont rouges et gelés de distance en distance, avec prurit ardent dedans, surtout lorsqu'il entre dans une chambre chaude, ou qu'il se met au lit.

Douleur dans les articulations des doigts, comme après un violent travail, ou comme si les tendons étaient trop courts.

Engourdissement des doigts, avec sueur nocturne.

Contraction spasmodique des doigts, en bâillant.

860. Crampe dans les dents, après minuit, dans le lit.

Douleur dans la fesse droite, comme si la chair était détachée des os. (*F. Hahnemann.*)

Boutons pruriteux et rongeans à la fesse.

Ardeur dans l'articulation de la hanche droite.

Elancement, comme par suite de luxation, dans l'articulation de la hanche.

865. Vulsion dans l'articulation de la hanche, avant le dîner.

De très-grand matin, fréquentes vulsions lancinantes qui

remontent des pieds vers les hanches, en se tenant couché sur le dos, et qui cessent en se couchant sur le côté non douloureux (au bout de cinq heures).

Pesanteur dans la cuisse droite, qui fait qu'il a de la peine à lever la jambe. (*F. Hahnemann.*)

Vulsion dans les muscles des cuisses.

Sorte de vulsion, comme si l'on tirait sur un fil, au côté droit de la cuisse.

870. Vulsions et palpitations fréquentes dans les chairs de la cuisse.

Douleur tractive du bas-ventre, à travers la cuisse (au bout de quarante-huit heures).

Pesanteur tractive de haut en bas dans les cuisses.

Traction paralytique dans les muscles des cuisses et les mollets, douloureuse en marchant.

En se fatiguant, douleur tiraillante, tractive, dans la cuisse, jusque dans le genou.

875. En marchant, douleur paralytique dans la tête de l'humérus, qui s'étend presque jusqu'au dessous du genou (au bout de deux heures).

Tension douloureuse dans la cuisse, qui est comme trop courte.

Douleur contusive dans les muscles postérieurs de la cuisse, plus forte en se levant de son siége.

Douleur dans les chairs de la cuisse, comme après une grande fatigue, et douleur comme contusive en y touchant.

En marchant, douleur comme contusive dans les muscles du milieu de la cuisse (au bout d'une heure).

880. Les muscles de la cuisse et le genou causent une douleur contusive, plus pendant le mouvement que pendant le repos; la douleur augmente aussi par les attouchemens.

Furoncles à la cuisse, qui causent une violente douleur lancinante (au bout de vingt-quatre heures).

Furoncles à la partie postérieure des cuisses (au bout de douze, de trente heures).

Un furoncle à la partie antérieure de la cuisse (au bout de six heures).

En se tenant debout et en marchant, élancement brûlant qui s'étend du sacrum à travers la cuisse.

885. En marchant, prurit aux cuisses.

Prurit à la cuisse et à la jambe gauches, surtout le soir, en se mettant au lit. (*Wahle.*)

Eruption miliaire pruriteuse, brûlante, sur les deux cuisses, pendant les règles.

Douleur rongeante; douleur pruriteuse, cuisante, à la cuisse et au dessus du genou, le soir, après s'être couché dans le lit, qui ne cesse point en se grattant.

La nuit, froid aux cuisses; il ne peut pas les échauffer, même dans le lit.

890. Après minuit, sueur aux cuisses et aux mollets.

Tiraillement et douleur lancinante un peu au dessous du genou, le soir (au bout de trente-six heures).

Faiblesse dans la jambe droite, en marchant au grand air.

Les jambes ployent et sont sans solidité (au bout de deux heures).

L'enfant tombe souvent en marchant.

895. Après avoir bien dormi, le matin, en se levant, elle est très-lasse; les jambes (et les bras) lui font mal, comme si elle avait couché sur un lit dur (elle a repris ses forces après être restée tranquillement assise pendant une demi-heure).

Pesanteur et lassitude des jambes (et des bras), l'après-midi, surtout en montant.

Les jambes ne peuvent porter le corps; il est obligé de se coucher.

Sensation d'asthénie subite dans les jambes (et les bras), *le matin* (au bout de douze heures).

Dès le matin, pesanteur et lassitude des jambes, qui lui font mal en marchant.

900. Pesanteur des jambes, qui oblige à s'asseoir.

Douleur contusive dans les jambes.

Engourdissement des jambes en se tenant assis, pendant le dîner.

Les genoux ployent et fléchissent.

L'articulation du genou se luxe aisément, pendant le mouvement (au bout d'une heure).

905. Les genoux sont parfois si faibles qu'ils ne peuvent porter le corps.

Tremblement des genoux et d'une jambe.

Tremblement d'un genou et d'une jambe pendant la contention, même agréable, de l'esprit, en se tenant debout.

Après avoir été au grand air, vulsion dans les jarrets, en restant debout.

En se levant de sa chaise, sensation dans les jarrets, comme s'ils étaient trop courts.

910. *Raideur et tension dans le jarret,* surtout après être resté debout (au bout de deux heures).

Douleur tensive dans les deux rotules, comme après une marche fatigante, en montant l'escalier, et plus forte le matin.

Sensation désagréable dans l'articulation du genou, en marchant, comme si l'articulation manquait de synovie et si elle était sur le point de craquer.

Pendant le jour seulement, douleur dans les genoux, comme s'ils étaient contus, pendant le mouvement et le repos.

Tumeurs douloureuses au genou.

915. Eruption en forme de miliaire, brûlante et pruriteuse, au genou.

Prurit dans le creux des jarrets, le matin : il fut obligé de se gratter.

Une sorte de petit furoncle au genou, qui rend toute la jambe raide.

Traction spasmodique dans les jambes.

Engourdissement d'une jambe en se tenant assis et debout, et élancement dedans lorsqu'elle la touche avec l'autre.

920. Sentiment d'engourdissement de la jambe, sans picotemens toutefois, et suivi d'une sensation de constriction.

Engourdissement de la jambe, après avoir été assis, en marchant et en se tenant debout (au bout de dix-huit heures).

Douleur tiraillante dans la jambe gauche, jusque dans les orteils, l'après-midi (au bout de sept heures).

Douleur tiraillante dans l'ulcère à la jambe, quand l'air la frappe, qui cesse quand on la garantit du contact de l'air (au bout de quatre, de vingt heures).

Rougeur inflammatoire autour de l'ulcère à la jambe, en marchant et en exécutant d'autres mouvemens.

925. Prurit à la jambe, à quelque distance de l'ulcère.

Engourdissement des mollets et des jambes, le matin.

Elancement dans le mollet, quand l'air froid frappe dessus;

comme si la jambe avait été engourdie (au bout de deux heures).

Pression au côté du mollet.

Le matin, en se levant du lit, pression au côté externe du mollet, comme s'il allait survenir une crampe, deux matinées de suite (au bout de sept jours).

930. Douleur en forme de crampe dans les mollets.

Crampe du mollet, le soir, dans le lit, en ployant la cuisse (au bout de vingt-quatre heures).

Crampe du mollet, le matin, dans le lit, en ployant la cuisse (au bout de trente-six heures).

Crampe du mollet, après minuit, dans le lit, quand il ploye la cuisse (au bout de quatre heures).

Douleur tensive dans les mollets.

935. Fourmillement dans les mollets, après s'être promené au grand air.

Douleur fixe, brûlante et légèrement lancinante sur un petit point, au tibia (au bout d'un quart d'heure).

Fourmillement qui remonte des pieds.

Douleur dans les articulations des pieds, seulement pendant le mouvement et en marchant, comme s'il avait fait un long voyage à pied ; les tendons causent la même douleur que s'ils étaient contus et trop courts.

L'articulation du pied fléchit et se déboîte aisément, en marchant (au bout de quatre heures).

940. Le matin, après la sortie du lit, en marchant, douleur dans l'articulation du pied, comme après un faux pas ; il ne peut s'appuyer dessus sans une grande douleur, qui remonte jusque dans la cuisse (au bout de seize heures).

Tiraillement dans la cheville du pied (après la méridienne) (au bout de deux heures).

Traction et élancement dans la cheville externe du pied droit, le soir, avant de se mettre au lit.

Contraction spasmodique du pied droit.

Engourdissement des pieds.

945. De très-grand matin, chaleur dans les pieds, qu'il cherche à couvrir, parce que le moindre froid lui cause une insupportable douleur (au bout de douze, de soixante-quatre heures).

Le matin, enflure du pied (dont la cuisse portait un ulcère).

Enflure des coude-pieds.

Fréquemment, dans la journée, quand elle a mangé et qu'elle veut se lever, elle est prise d'une crampe dans la plante des pieds, et elle est obligée d'étendre le pied, pour se soulager; de courir afin de faire cesser la crampe par le mouvement; cette crampe douloureuse ne lui permet pas de dormir la nuit; elle survient dès qu'elle ploye le membre inférieur, en attirant le pied à elle.

Contraction douloureuse, en forme de crampe, de la plante des pieds, pendant la flexion des cuisses, qui cesse en étendant celles-ci.

950. Douleur brûlante dans la plante des pieds.

En se couchant, après le dîner, tiraillement dans la plante des pieds (précédé d'ardeur dans le pouce) (au bout d'une heure).

Elancemens dans la plante des pieds.

Elancemens isolés dans le talon (au bout de deux heures).

Douleur sourde dans le talon, comme après avoir sauté de haut.

955. (Douleur au talon, en appuyant dessus, comme si l'on s'était écorché en marchant; plus vive quand il le pose sur une pierre.)

Douleur comme si le soulier était trop étroit, et la plante du pied fatiguée ou écorchée par la marche.

Sur le côté du pied et des orteils, de même que sur le dessus de ces derniers, ardeur douloureuse, semblable à celle que produirait la pression du soulier, le soir (au bout de trente-six heures).

Douleur dans les cors des orteils, semblable à celle d'une plaie ou d'un furoncle (au bout de quatre, de six heures).

Violente douleur dans l'engelure, en été, comme par l'effet du plus grand froid; une sorte de battement dedans (sur-le-champ).

960. Douleur à la racine des ongles des orteils, quand on la choque ou seulement qu'on y touche, comme si elle allait s'ulcérer.

Ardeur pruriteuse aux orteils, comme s'ils avaient été

gelés, par un temps doux, surtout en entrant dans une chambre chaude ou se mettant au lit.

Prurit aux orteils, comme s'ils avaient été gelés (au bout d'une heure).

Engourdissement des deux gros orteils (sur-le-champ).

Douleur en forme de spasme dans le gros orteil du pied droit pendant le repos, qui se dissipe promptement. (*Wahle.*)

965. Contraction spasmodique des orteils en bâillant.

Après minuit, dans le lit, crampe des orteils.

(Les douleurs augmentent le soir, de huit heures à neuf, jusqu'à devenir insupportables.)

(Sensibilité de la peau du corps entier, comme si elle était écorchée, au toucher; il semblait que la partie fut engourdie.)

D'anciennes plaies cicatrisées causent de nouveau des douleurs (sur-le-champ).

970. Les exanthèmes causent une ardeur pruriteuse.

Eruption pruriteuse. (*Wiel.*)

Prurit (cuisant) çà et là, surtout aux extrémités du corps, aux membres et aux articulations, le soir, après s'être mis au lit (au bout de quatre heures).

Prurit ardent par tout le corps.

Le soir, dans le lit, prurit ardent par tout le corps.

975. Prurit ardent aux bras, aux cuisses, au bas-ventre et au dos, le matin en s'habillant, le soir en se déshabillant, et même pendant la nuit.

Petits élancemens brûlans çà et là au corps.

Çà et là, élancemens brûlans, qui se terminent par de l'ardeur.

Petits élancemens pruriteux brûlans (semblables à des coups d'aiguille), çà et là dans la peau, comme des piqûres de puces, le soir après s'être mis au lit (au bout de cinq jours et demi).

Elancemens pruriteux brûlans en diverses parties du corps. (*Wahle.*)

980. Elancemens isolés, de temps en temps, dans la partie souffrante.

Çà et là, dans le corps, grands élancemens isolés, accompagnés d'une douleur semblable à celle que causerait une plaie.

*Elancemens , en quelque sorte vulsifs , dans diverses par-
ties, de sorte que le corps entier s'en trouve ébranlé ; ils
traversent pour ainsi dire tout le corps (au bout de quatre
heures).*

Le soir, au lit, vulsion dans les membres.

Tremblement (au bout de deux heures).

985. Tremblement des membres et vulsion du cœur (au
bout d'une heure).

Le matin, sensation de tremblement par tout le corps.

Raideur des membres , avec vulsion.

Tension et raideur dans les membres (au bout de huit, de
seize heures).

Raideur de presque toutes les parties du corps. (*Seutter.*)

990. Rigidité particulière de tous les membres, principalement des genoux, avec tension.

Opisthotonos pendant une minute, à plusieurs reprises.
(*Consbruch.*)

Mouvemens spasmodiques.

Convulsions. (*Matthioli.*)

Douleur tensive dans les membres, de très-grand matin ,
avec occlusion du nez (au bout de dix heures).

995. Diminution de la mobilité de toutes les articulations.

*Violente sensation constrictive, douloureuse , par tout le
corps.*

Au milieu d'un sentiment douloureux de constriction par
tout le corps, lassitude telle dans les jambes, qu'il peut à
peine se traîner.

Accès subit; le corps est spasmodiquement contracté de
côté, avec inutiles efforts des mains pour se maintenir droit ;
ensuite vomissement, avec émission involontaire et rapide
des selles et des urines, sans perte de connaissance.

*Sensation dans les muscles des membres , du dos , des
omoplates , etc. , comme s'il s'y passait une traction de haut
en bas et de bas en haut , plus spasmodique que douloureuse.*

1000. Vulsion et tressaillement aux membres, sous la
peau.

Toutes les articulations sont douloureuses, plus pendant
le mouvement que quand il reste couché tranquillement ,
après minuit (au bout de six heures).

Douleur comme contusive dans toutes les articulations, pendant le mouvement (au bout de quatre heures).

Torpeur dans tous les membres.

Engourdissement et insensibilité de presque toutes les parties du corps. (*Seutter.*)

1005. Douleur dans tous les membres, comme s'ils avaient été contus ou brisés à coups de poing.

Le matin, dans le lit (avec incarcération de vents dans le fond de l'hypogastre, sous le pubis), douleur comme contusive dans les articulations et les os longs moyens ; le tout cesse après s'être levé (au bout de vingt heures).

Le matin, dans le lit, plus il reste couché , plus il éprouve de douleurs dans tous les membres, les articulations surtout, comme s'il y avait reçu des coups de bâton ou de poing ; mais la douleur cesse après qu'il a quitté le lit (au bout de dix-huit heures).

De très-grand matin, dans le lit, douleur comme contusive dans les articulations du côté sur lequel il est couché, qui cesse en se retournant, mais se renouvelle en restant tranquille sur l'autre côté, et disparaît tout-à-fait en quittant le lit (au bout de trente heures).

Douleur simple, comme contusive , avec sensation en quelque sorte tiraillante, dans toutes les articulations sur lesquelles il n'est point couché, qui ne diminue et ne cesse qu'en se retournant et se couchant sur le côté douloureux, après quoi elle ne tarde pas à reparaître dans l'autre côté, ce qui oblige à se retourner souvent dans le lit.

1010. Accès, après minuit ; fourmillement dans les mains et les pieds, avec chaleur au visage, chaleur au creux de l'estomac , où il éprouve de l'ardeur et de la pression ; puis l'ardeur remonte à la gorge ; il est pris de nausées et d'anxiété, et sa tête s'embarrasse ; il éprouve alors un sentiment de stupidité et des tintemens d'oreilles.

Accès, le soir ; nausées et sentiment d'anxiété qui remontent au cœur, avec tremblement ; il est obligé de s'appuyer la tête sur une table (au bout de quatre jours).

Accès soudain, peu de temps après le dîner ; pâleur du visage ; des nausées lui montent du creux de l'estomac ; anxiété et tremblement par tout le corps, avec langueur croissante telle, qu'il est obligé de se coucher (au bout de huit jours).

En marchant vite au grand air, sa tête s'entreprend ; il lui semble perdre ses sens, et elle est obligée de s'arrêter ; ébullition du sang vers le cœur, constriction au larynx, étincelles de feu devant les yeux ; elle ne voyait pas où elle était.

Le matin, au grand air, ses yeux deviennent tout à coup hagards ; elle avait perdu ses sens, comme dans un accès de syncope, mais cet état ne dura qu'un moment.

1015. Grande lassitude, après avoir pris l'air, et sensation dans le pied gauche, comme s'il était devenu raide (au bout de six heures).

Une promenade au grand air, le matin, cause une lassitude extrême.

Grande lassitude par tout le corps, pendant la promenade au grand air (au bout de vingt-huit heures).

Après s'être promené au grand air, tristesse extrême et lassitude extraordinaire.

Lassitude après s'être promené au grand air, le soir.

1020. *Grande débilité et torpeur de tous les membres, après avoir pris l'air* (au bout de huit heures).

Grande lassitude.

Lassitude aussitôt après le moindre mouvement.

Démarche incertaine, avec crainte de tomber.

Faiblesse et titubation des jambes ; il est obligé de s'asseoir. (*Rademacher.*)

1025. Grande faiblesse des membres ; il ne peut se tenir sur ses jambes. (*Hufeland.*)

Lassitude dans tous les membres, surtout après avoir monté l'escalier. (*Flœming.*)

Chute subite des forces. (*Matthioli.*)

Amaigrissement.

Pesanteur dans les bras et les jambes, qu'elle ne peut soulever.

1030. Sentiment d'asthénie subite, et en quelque sorte paralytique, dans tous les membres, même en se tenant assis, mais surtout pendant le mouvement (au bout d'une heure).

Défaillance.

Syncope.

Accès de syncope, le soir (vers huit, neuf heures), en se tenant assis.

L'après-midi, grande faiblesse, avec défaut d'appétit.

1035. Grande propension à s'asseoir (au bout de six heures).

Les douleurs diminuent en se couchant.

Propension à se coucher ; il ne peut rester debout.

Avant midi, propension à se coucher. (*Flœming.*)

Le matin, propension à se coucher.

1040. Grande répugnance à se lever, le matin, sans savoir pourquoi (au bout de douze heures).

Lassitude plus grande le matin, en se levant, que le soir, en se couchant.

Envie de dormir, le matin seulement, au petit jour.

Envie de dormir (au bout d'une heure).

Il ne fait que bâiller et dormir dans la journée, et ne peut prendre sur lui de rester éveillé.

1045. Envie extrême de dormir dans la journée, comme par suite de stupeur dans la tête.

En se promenant au grand air, d'abord envie de dormir, puis battemens de cœur et grande anxiété, avec gonflement des veines sur les mains, sans chaleur (au bout de trente-six heures).

Avant le dîner (vers onze heures), propension à dormir.

Après avoir mangé, envie de dormir, pendant plusieurs heures, dont il peut à peine triompher (au bout de cinq heures).

Il rêve et parle haut pendant la méridienne. (*Wahle.*)

1050. Il s'endort tard, le soir (au bout de deux heures).

Le soir, il s'endort tard, à cause d'idées qui se croisent en foule dans sa tête.

Insomnie jusqu'à minuit, avec sensation de chaleur, sans soif (au bout de douze heures).

La nuit, très-grande agitation, sans douleur (au bout de douze heures).

La nuit, agitation dans les bras, qu'il est obligé tantôt de couvrir et tantôt de découvrir.

1055. Le soir, après s'être couché, dans le lit, agitation et anxiété, qui l'obligent à fléchir et étendre sans cesse les membres (au bout de huit heures).

Avant minuit, agitation dans les membres inférieurs; sensation presque voluptueuse, agréable, mais insupportable, dedans, qui l'empêche de s'endormir, le réveille chaque fois qu'il est au moment de dormir, et l'oblige à ployer et étendre continuellement les jambes.

Sommeil très-doux, presque insurmontable, dans la matinée (au bout de vingt heures).

Le matin, il a de la peine à s'éveiller.

Il ne peut dormir que de onze heures du soir à une heure du matin, puis se réveille, et est obligé de se lever dès trois heures.

1060. Grande envie de dormir, avec bâillemens, le soir, deux heures avant l'heure ordinaire du coucher; dans le lit, il s'endort de suite, veille long-temps après minuit, et se rendort jusque fort avant dans la matinée, avec des rêves roulant sur des événemens de la veille; le matin, il ne peut se décider à se lever.

En s'endormant il éprouve des sursauts de frayeur.

Sursauts la nuit en dormant, et le jour étant éveillé.

Sursauts de frayeur en dormant, mais qui ne le réveillent pas complétement.

Au moindre bruit, il s'éveille effrayé.

1065. Pendant la méridienne, frayeur et secousse par tout le corps, semblable à une commotion électrique, comme s'il allait tomber par terre.

(En sommeillant le soir, il saute délirant à bas de son lit.)

(Délire le soir, dans le lit (au bout de neuf heures), comme si quelqu'un était couché auprès de lui, et ne lui laissait pas de place, etc.)

Il s'éveille la nuit, et a ensuite beaucoup de peine à s'endormir; dès qu'il s'endort, il a des rêves très-vifs.

Visions effrayantes et terrifiantes, en rêve.

1070. La nuit, étant à demi éveillé, images lugubres; il voit, par exemple, les têtes sans corps de ses amis.

Elle ne peut dormir la nuit, et quand elle s'assoupit un peu, elle a des rêves affreux, qui la réveillent; elle reste alors des heures entières les yeux ouverts, et quand elle se rendort, elle a d'autres rêves non moins effrayans; mais, à son réveil, elle ne se souvient de rien.

Rêvasseries effrayantes, délirantes, pendant la nuit.

III.   12

Rêves terribles (par exemple, de bêtes féroces).

Rêves d'hommes malades ou mutilés.

1075. Elle est réveillée la nuit par des rêves cruels (au bout de dix heures).

Rêves de vermine.

Il rêve que toutes ses dents tombent.

Il rêve de travaux qu'il doit exécuter dans la journée.

Rêves désagréables d'événemens passés ou de discours tenus la veille.

1080. De très-grand matin (vers quatre heures), il parle avec anxiété et en gémissant, pendant son sommeil; ensuite il rend des vents (au bout de dix heures).

Rêves très-inquiétans, et pleurs pendant le sommeil.

Il se réveille de très-grand matin, avec anxiété.

Le matin, en s'éveillant, anxiété avec morosité, comme par l'effet d'un bouillonnement du sang; l'une et l'autre cessent après la sortie du lit.

Plaintes et gémissemens pendant le sommeil.

1085. Pendant le sommeil, avant minuit, il murmure des paroles inintelligibles, souvent d'un ton morose et lamentable.

La nuit, rêves étant à demi éveillé, qui fatiguent beaucoup l'attention (au bout de quelques heures).

Sommeil inquiet et plein de soucis.

Il contemple avec indifférence, en rêve, des mutilations cruelles (au bout de six heures).

La nuit lui paraît longue et ennuyeuse, pendant une sorte de coma, avec rêves pleins de soucis et d'agitation.

1090. Il dort la plupart du temps sur le dos, l'un ou l'autre bras placé sous la tête.

Il dort la nuit sur le dos, un bras sur la tête; il parle en dormant, et s'éveille entre deux et trois heures après minuit.

En dormant, il est couché sur le dos, la tête renversée en arrière, et les bras posés dessous, de sorte que les mains se trouvent sous la nuque.

Pendant le sommeil, il cherche toujours à se mettre sur le dos, la tête aussi bas que possible (au bout de trente-six heures).

Avant minuit, en dormant, inspirations ronflantes,

comme si les arrière-narines ou le voile du palais étaient contractés et rétrécis.

1095. Respiration bruyante pendant le sommeil, avant minuit.

Expiration bruyante et sibilante par le nez, pendant le sommeil (au bout de quatre heures).

Le matin, dans le lit, il ne se sent pas très-bien ; il craint de se lever, comme quand on est accablé de fatigue après un long voyage à pied, ce qui cesse après la sortie du lit. (*Wahle.*)

Pandiculations énormes, presque convulsives. (*Bergius.*)

Beaucoup de bâillemens et de pandiculations, l'après-midi. (*Flœming.*)

1100. Très-fréquentes pandiculations, qui lui font du bien. (*Wahle.*)

Le matin, pandiculations énormes, avec bâillemens, et après chacune, douleur spasmodique dans les membres, le genou surtout.

Le matin, dans le lit, pandiculations qui semblent partir du bas-ventre.

Long accès de bâillemens continuels, qui laissent une grande langueur (au bout d'une heure).

Pendant les bâillemens, le matin, les yeux sont pleins d'eau et larmoyans.

1105. Le matin, aussitôt après être sorti du lit, bâillement (au bout de seize heures).

Le matin, aussitôt après avoir bâillé, mal de tête.

Bâillement qui excite la toux.

Le matin, après s'être levé (et avoir bu), selle diarrhéique, puis langueur, bâillemens, envies de dormir, froid, tête entreprise ; ensuite, sommeil réparateur (au bout de dix-huit-heures).

Après les bâillemens et les pandiculations, douleurs spasmodiques dans les membres, avec grande sensibilité au froid et tremblement intérieur.

1110. Horripilation pendant le bâillement.

Après le frisson, sommeil ; puis, de nouveau, frisson, avec froid aux orteils (au bout de seize heures).

Après s'être mis au lit, le soir, froid dans le dos et sur les bras (mais non aux mains) (au bout de trois heures).

Le soir, dans le lit, elle se sent frileuse avant de s'endormir, et en s'éveillant, il lui semble aussi n'avoir pas pu s'échauffer dans le lit ; elle n'éprouve rien de semblable pendant la journée.

La nuit, jecticulation et froid qu'elle ne peut faire cesser en se couvrant bien.

1115. Il ne peut pas, la nuit, s'échauffer dans son lit.

Grand froid dans le lit, la nuit ; mais, vers le matin, sueur, précédée de fourmillement à la peau.

Le matin, dans le lit, froid et frisson énorme, sans froid appréciable à l'extérieur (pendant une demi-heure) ; ensuite constriction en forme de crampe des orteils et de la plante des pieds.

Le matin, sensation de froid dans le dos et aux membres, avec endolorissement de la peau, comme après avoir été exposé au froid, et un peu d'engourdissement dans les membres, semblable à celui que le froid détermine.

Le matin, froid aux pieds.

1120. Le matin, horripilation.

Le matin, après être sorti du lit, froid plusieurs jours de suite.

L'après-midi, froid subit, ou aux bras et aux mains, ou aux cuisses et aux pieds, que le mouvement ne fait point cesser.

Frisson et froid, aussitôt après avoir bu.

Après un emportement de colère, frissonnement dans le dos et pesanteur dans les jambes.

1125. Froid au moindre mouvement (au bout d'une heure).

Au moindre mouvement, frisson par tout le corps ; mais point de frisson en restant couché tranquille.

Pour peu qu'il aille au grand air, frisson et froid pendant une heure (avec mal dans le dos) (au bout d'une heure).

Pour peu qu'il se tienne à l'air, réfroidissement et mal de dents, qui consiste en de petits élancemens simples ou brûlans.

Il lui coûte beaucoup d'aller au grand air (au bout d'une demi-heure).

1130. Au moindre souffle d'air, refroidissement (sensation désagréable dans la peau ; mal de ventre, etc.) (au bout de quelques heures).

Il craint le froid ; il est frileux.

Il ne peut s'échauffer.

Grand froid qui ne cesse ni près du poêle, ni dans le lit.

Froid par tout le corps, avec teinte bleue de la peau (au bout d'une heure).

1135. Froid par tout le corps, avec teinte bleue des mains, sans chair de poule.

La chaleur diminue par tout le corps.

Grand froid, avec claquement de dents.

Sensation de froid, qui parcourt la figure.

Sensation de froid autour de la tête, de temps en temps.

1140. Sensation de froid au visage et autour de la tête.

Froid aux pieds, comme si l'on avait versé de l'eau froide dessus, avec tremblement.

Grand froid, du moins aux membres, sans soif.

Froid, sans soif.

Soif de petite bière, pendant le frisson (au bout de deux heures).

1145. Soif de bière, pendant le froid (au bout de vingt-quatre heures).

Sorte d'accès de fièvre ; frisson et traction dans les membres, qui semblent provenir d'une douleur au sacrum, étant couché et assoupi, après-midi ; sans chaleur ensuite et sans soif.

Sorte d'accès de fièvre ; la nuit (à deux heures), douleur tractive insupportable dans la cuisse et la jambe, qu'il ne sait où mettre, avec soif.

Accès de fièvre, la nuit (vers trois heures); avant le froid, insupportable douleur tractive dans la cuisse et la jambe, qui l'oblige à ployer et étendre alternativement le membre.

Sans soif, et sans nulle sensation de chaleur, au milieu même d'un nouvel accès de sentiment de froid, violente chaleur au corps, avec rougeur des joues et froid aux mains, aux pieds et au cuir chevelu.

1150. Fièvre l'après-midi ou le soir; après la chaleur, froid.

En même temps que chaleur au dehors et au dedans, disposition à être frileux et grande langueur, qui, l'après-midi surtout, obligent à se coucher ou du moins à se vêtir chaudement.

Le matin (vers six heures), froid, de temps en temps

mêlé de chaleur générale, avec sueur perlée au front; le froid reprend dans la soirée (vers six heures).

Le soir, rougeur des joues et chaleur des mains, avec froid aux pieds et frissonnement à plusieurs reprises.

Sensation de chaleur au visage, avec frisson par tout le reste du corps.

1155. Chaleur au visage, avec froid aux parties inférieures du corps.

Pouls petit, intermittent. (*Hufeland.*)

Le pouls s'efface, sans perte de connaissance. (*Consbruch.*)

Après le froid aux pieds, chaleur sèche au visage.

Chaleur en dedans de la tête, et froid au dehors.

1160. Chaleur aux joues, avec froid interne.

Rougeur des joues, avec chaleur dans la tête et froid au reste du corps (au bout de six heures).

Le soir, rougeur du visage, avec frisson et froid aux membres, et soif de bière.

D'abord frisson, puis chaleur qui cause de l'anxiété; ensuite, soif de bière.

Fièvre, vers le soir (à six heures); froid, avec accès intercalaires de chaleur, revenant le lendemain, à la même heure.

1165. La nuit, avec disposition extérieure à être frileux, sensation de chaleur interne, sécheresse de la bouche et aversion pour les boissons.

Fièvre l'après-midi; froid pendant quatre heures, avec ongles bleus; puis chaleur générale et ardeur dans les mains, avec soif d'abord d'eau, puis de bière, sans sueur ensuite.

Le soir, avant de se coucher, froid; mais, dans le lit, chaleur à la tête et au visage.

Après s'être couché, le soir, grand froid et sommeil pendant une heure, puis chaleur, avec mal de tête, bourdonnemens d'oreilles et nausées (au bout de douze heures).

Après s'être couché, le soir, tremblement et froid; puis un peu de chaleur au visage (au bout de deux heures).

1170. Le matin, chaleur extraordinaire, avec soif d'eau (au bout de douze heures).

Accès de chaleur par tout le corps, avec sueur perlée au front et anxiété.

Chaleur fébrile, plus interne qu'externe; il lui semblait

qu'une vapeur chaude lui sortît de la gorge; en même temps elle but beaucoup.

De très-grand matin, dans le lit, sensation intolérable de chaleur, soit par tout le corps, soit surtout dans les joues, les mains et les pieds, particulièrement les paumes et les plantes; elle se découvre et cherche les endroits frais du lit, pour se soulager, mais ne peut supporter la fraîcheur, parce qu'il en résulte soit un malaise général, soit des douleurs pinçantes ou sécantes, subites, dans le bas-ventre.

Après s'être couché, le soir, chaleur au visage, dans le creux des mains et aux pieds.

1175. Chaleur extérieure, avec rougeur des joues et sensation anxieuse d'une insupportable chaleur interne, malgré laquelle cependant il se couvre avec soin; la bouche est pleine de salive, et, quoique les lèvres soient sèches, il n'y a point de soif, ou du moins il n'y en a que l'apparence; il désire de boire, et repousse les boissons, dont le goût ne lui plaît pas; insomnie pendant la chaleur; il met ses bras sous la tête; après la chaleur, soif de bière.

La nuit, chaleur sans soif et presque sans sueur. (*Flœming.*)

La nuit, anxiété; en dormant, il avait rejeté la couverture. (*Id.*)

Soif violente. (*Matthioli.*)

Vers minuit, dans le lit, chaleur sèche, sans soif.

1180. Ayant chaud, avec le pouls plein et fréquent, il demande qu'on le couvre, et il a soif.

Chaleur interne, qui augmente d'heure en heure, avec pouls plein, sans soif; puis insomnie (au bout de huit, de seize heures).

Le matin, en se promenant au grand air, augmentation de la chaleur, avec plénitude du pouls, sans soif; puis insomnie (au bout de huit, de seize heures).

Le matin, en se promenant au grand air, chaleur au visage et par tout le corps (au bout de quarante-huit heures).

1185. Bouffées de chaleur pendant le mouvement.

Rougeur et chaleur passagères des joues au moindre mouvement, au moindre effort.

Sensation de chaleur au visage, sans augmentation appréciable de la chaleur externe.

Rougeur des joues le matin, après le réveil.

Chaleur à la tête, le soir.

1190. Bouffées de chaleur au visage, vers le soir (au bout de quarante-huit heures).

Chaleur au visage, le matin, après la sortie du lit, avec resserrement du ventre et circulation de vents dans l'abdomen (au bout de vingt-quatre heures).

Joues rouges et chaudes, sans soif.

Chaleur au visage, le soir, dans le lit, et sommeil agité avant minuit (au bout de huit jours).

Sensation de chaleur brûlante interne, par tout le corps (au bout de six, de douze heures).

1195. Sueur pendant deux jours (au bout de seize heures).

(Étant couché dans le lit, et en marchant vite, il sue aisément.)

Sueur pendant le mouvement dans la chambre.

(Sueur dans la chambre, qui cesse au grand air) (au bout de soixante-douze heures).

Sueur gluante au front, en allant au grand air.

1200. Sueur du côté malade de la face, avec hémicranie.

Fortes sueurs. (*Junghanss.*)

Sueur de mauvaise odeur, pendant toute la nuit. (*F. Hahnemann.*)

Sueurs fétides. (*Wiel.*)

Sueur froide. (*Matthioli.*)

1205. Pendant la sueur froide, toutes les douleurs cessent. (*Consbruch.*)

Sueur d'un côté de la tête, du cuir chevelu et du visage (au bout de dix heures).

Sueur fétide au front.

Sueur de mauvaise odeur d'un côté du corps.

Le matin, pendant le sommeil et pendant la veille, sueur surtout aux parties supérieures, puis douleur tractive dans le côté gauche (au bout de seize heures).

1210. De très-grand matin (vers trois heures), sueur surtout sous le nez, au front (au cuir chevelu), à la nuque, au cou, au creux de l'estomac et entre les cuisses, avec sensation anxieuse de chaleur et sécheresse du bout de la langue, de la partie antérieure du palais et des lèvres, sans désir des boissons.

Après minuit, sueur.

Le matin, à partir de deux heures, sueur pendant le sommeil ; mais en s'éveillant il n'y a plus (de temps) en temps) qu'une douce transpiration par tout le corps.

Sueur, le matin.

Le matin, forte sueur générale (point cependant à la tête, ni au visage), après le réveil et dans le lit (au bout de trois jours).

1215. Sueur douce générale (point cependant au visage), la nuit et le matin, ayant l'odeur de la paille pourrie.

Sueur, la nuit, d'odeur aigre.

Le matin, vers cinq heures, après le réveil, elle commence à suer ; plusieurs jours de suite.

Au milieu de la sueur, le matin, douleur simple dans toutes les parties sur lesquelles il est couché.

Envie de vomir, pendant la sueur du matin.

1220. Pendant la sueur du matin, pour peu qu'il se découvre, mal de ventre, comme après un refroidissement.

Dans le lit, grande chaleur et sueur ; mais, pour peu qu'il se découvre, frisson.

Après la sueur, froid, puis de nouveau, sueur.

Le matin, étant éveillé, sueur générale, avec chaleur interne au visage et aux mains, sans soif.

Après la sueur du matin, grande soif de bière étendue d'eau.

1225. Fréquens accès de sueur, avec chaleur sèche à la suite.

Sueur abondante pendant et après une grande anxiété.

Anxiété, qui provoque la sueur, du moins au front.

Chaleur interne seulement, provoquée par l'anxiété, et ensuite sueur au front (au bout de quelques heures).

Après l'anxiété, nausées et respiration accélérée, puis toux sèche excitée par les nausées, envie de vomir et vomissement.

1230. Agitation, avec pupilles très-dilatablés (au bout de cinquante-six heures).

Le soir, après s'être couché, anxiété ; puis, après minuit, sueur. (*F. Hahnemann.*)

Anxiété ; il ne pouvait rester en repos nulle part. (*Id.*)

Le soir, en marchant, angoisses, oppression et état comme d'ivresse.

Le matin, en s'éveillant, et l'après-midi (vers cinq heures), anxiété et soucis inquiets, comme s'il avait à craindre quelque chose de grave.

1235. Anxiété et angoisses, comme s'il avait fait quelque chose de mal.

Grande anxiété; il n'a de repos nulle part, et souhaite la mort.

Après minuit, très-violens battemens de cœur, avec anxiété extrême, qui le poussent à se détruire (au bout de cinq heures).

Elle croit insupportables les douleurs qu'elle éprouve, et préfère de se donner la mort.

Anxiété, avec propension au suicide.

1240. (Suicide, elle se jette par la fenêtre.)

Anxiété extraordinaire.

Grande anxiété. (*Strandberg.*)

Anxiété extrême. (*F. Hoffmann.*)

Anxiété insupportable, pendant une heure. (*Consbruch.*)

1245. Il craint la mort.

Elle se croit sur le point de mourir.

Taciturnité soucieuse et inquiète.

Tristesse.

(Quoique triste, elle ne peut point pleurer.)

1250. Méticuleux, timide, facile à effrayer, à éprouver des sursauts; sa tête est comme ivre et étourdie.

A l'aspect d'un objet désagréable, elle éprouve une sensation particulière dans les jambes et par tout le corps, et elle est presque hors d'elle-même pendant une heure.

Les douleurs excitent des gémissemens et des lamentations, mêlés de reproches et de querelles.

Elle supporte impatiemment les maux même les plus légers.

Il est plein de soucis, de scrupules, et inconsolable, état qui fait place à des lamentations, des plaintes et des reproches entremêlés de longs soupirs, avec joues très-rouges et chaudes, sans soif.

1255. Soucis anxieux et irrésolution.

Anxiété provenant de soucis, et soupçons méticuleux, surtout après minuit.

Elle soupire et gémit d'une manière pitoyable, sans en avoir sujet.

Il pleure pour peu qu'on le contrarie.

Elle a de la propension à se fâcher et à pleurer.

1260. Elle pousse des sanglots (au bout de trois heures).

Elle ne peut supporter la moindre contradiction, ni même les représentations les plus justes, qui la mettent hors d'elle-même.

Il est plein de scrupules et enclin à se fâcher, prend tout en mal, et éclate aisément en reproches, en propos injurieux (au bout de deux, de trois heures).

Elle est très-encline à s'offenser et à chercher querelle aux autres.

Propension à se fâcher, irascibilité (au bout d'une heure).

1265. *Grande propension à relever les fautes des autres.*

Querelles, reproches, propos injurieux, injures dictées par la jalousie et entremêlées de paroles obscènes; peu de temps après, cris et sanglots.

Colère poussée jusqu'aux voies de fait.

Il résiste avec opiniâtreté aux désirs des autres (au bout d'une heure).

Il regarde d'un œil méchant tous ceux qui lui adressent la parole, et ne leur répond pas, comme s'il était obligé de se faire violence pour ne point les injurier; il semble disposé à frapper tous ceux qui lui adressent la parole, tant son esprit est irritable et disposé à l'emportement.

1270. *Sensibilité exagérée pour tout.*

Excès de sensibilité pour les impressions sensuelles; il ne peut supporter les grands bruits, ni la lumière vive.

Il ne peut supporter ni le bruit, ni la conversation; la musique et le chant l'affectent.

La musique le touche jusqu'aux larmes.

Le moindre ébranlement du sol lui est sensible, doulou-reux, insupportable.

1275. Disposition à l'hypochondrie après le dîner et plus encore après le souper.

Propension à l'hypochondrie, à la morosité.

Morosité, abattement.

Il fronce les sourcils et croise les bras.

Taciturnité, comme si tout lui déplaisait.

1280. Taciturnité ; il est concentré en lui-même ; ses idées marchent avec lenteur.

Elle cherche le repos et la tranquillité.

Ennui ; le temps lui semble d'une longueur insupportable (dans les premières heures).

Nul goût pour aucun genre de travail.

Paresse pour toutes les affaires et toutes les entreprises ; elle se fatigue de suite.

1285. Aversion complète pour le travail, mais non pour le mouvement.

Lenteur et irrésolution.

Irrésolution ; hésitation continuelle dans ses déterminations.

Elle voudrait faire beaucoup de choses, mais pense qu'elle n'y réussira pas.

Il croit que rien ne lui réussira.

1290. Tout semble lui être contraire (au bout de six heures).

Nulle patience dans le travail. (*Flœming.*)

Inhabileté, maladresse en tout (au bout de dix heures).

Un je ne sais quoi l'empêche de se livrer aux travaux, surtout de cabinet.

Inaptitude aux travaux de cabinet ; le sang lui monte à la tête, jusque vers le soir.

1295. Le matin, aversion pour les travaux littéraires qui exigent de la méditation et des efforts d'imagination ; mais lire et apprendre par cœur ne lui déplaisent pas (au bout de seize heures).

Il a de la peine à ressembler ses idées.

Incapable de penser régulièrement, il se trompe souvent en parlant, cherche péniblement les mots, et se sert d'expressions inconvenantes.

Il se trompe souvent en parlant et en écrivant, il omet des syllabes et des mots entiers (au bout de six, de douze heures).

A peine maître de ses sens, à cause de la surabondance des idées ; le matin, après être sorti du lit (au bout de dix heures).

1300. Conscience nette de son existence ; tact exquis du juste et de l'injuste.

46. OPIUM.

Une foule de chimistes se sont donné d'incroyables peines ,
dans ces derniers temps , pour décomposer l'opium et en
retirer plusieurs principes constituans, la morphine, la nar-
cotine, l'acide méconique, une matière extractive, du caout-
chouc, un baume, de l'huile grasse , une substance analogue
au gluten, de la résine, de la gomme, une matière volatile.
Mais la plupart d'entre eux sont en dissidence à l'égard tant
du mode d'analyse par le moyen d'opérations nombreuses et
compliquées , que de l'énonciation des propriétés chimiques
de ces divers matériaux. Les opinions ne s'accordent pas non
plus relativement au mode d'action de chacun. De sorte que,
tout bien pesé, il n'y a pas la moindre conclusion certaine
ou profitable à retirer de ces travaux, pour ce qui concerne
la médecine en général et le salut des malades en particulier.

L'homœopathie ne s'occupe que des substances médicinales entières, telles que la nature nous les offre. Elle n'a eu
vue que de trouver la manière la plus simple de les préparer
pour que leurs principes constituans arrivent également tous
à se dissoudre et à développer leurs vertus curatives. Elle ne
vise qu'au bien des hommes , et elle ne place pas son hon-
neur, comme la pharmacie moderne, à savoir préparer, avec
l'opium , le poison le plus propre à causer rapidement la
mort sans douleur (l'acétate de morphine). Elle peut donc
se passer de tous ces artifices dangereux.

C'est pourquoi elle se contente des deux procédés suivans.

Ou bien elle laisse digérer ensemble un grain de bon opium
pulvérisé et cent gouttes d'alcool, à la température de la
chambre, pendant une semaine, puis elle employe la teinture ainsi obtenue, pour la porter aux degrés supérieurs de
dilution , en suivant toujours la même marche que pour les
autres substances médicinales.

Ou, ce qui vaut mieux encore, elle traite l'opium en substance, à l'instar de toutes les autres substances sèches , en
le broyant successivement avec trois fois cent grains de sucre

de lait, puis dissout un grain de la troisième atténuation pulvérulente dans cent gouttes d'alcool, et procède ensuite comme ci-dessus, jusqu'à ce qu'elle soit arrivée à la dilution au décillionième. Un ou deux globules, imbibés de cette liqueur, suffisent pour opérer tout le bien qu'on peut attendre de l'opium quand il y a homœopathicité entre ses symptômes et ceux de la maladie à laquelle on l'oppose.)

Les effets de l'opium sont bien plus difficiles à apprécier que ceux de presque tous les autres médicamens.

Le résultat primitif des doses faibles et modérées, pendant l'action desquelles l'organisme se laisse affecter d'une manière en quelque sorte passive par le médicament, paraît être d'exalter, pour un court espace de temps, l'irritabilité et l'activité des muscles soumis à la volonté, mais aussi de diminuer, pour un temps plus long, celles des muscles qui n'obéissent point à la volonté, d'exalter l'imagination et le courage, mais aussi d'émousser et de stupéfier les sens extérieurs, le sentiment général et la conscience de soi-même. Pendant l'effet consécutif, l'organisme, par sa réaction active, produit un état absolument inverse ; défaut d'excitabilité et d'activité des muscles volontaires, et exaltation morbide de l'excitabilité des muscles involontaires, absence d'idées, émoussement de l'imagination, avec poltronnerie, et hypersthésie du sentiment général.

A fortes doses, non-seulement les symptômes de l'effet primitif s'élèvent à un degré d'intensité beaucoup plus dangereux, mais encore ils s'entremêlent avec précipitation et tumulte, et se confondent souvent avec les effets consécutifs, ou leur font rapidement place. Certains symptômes sont plus saillans chez quelques personnes ; ailleurs, ce sont d'autres qui se prononcent davantage.

Nul médicament au monde ne fait cesser les plaintes des malades avec plus de rapidité que l'opium. C'est cette circonstance qui a conduit les médecins à en faire un abus énorme, source de maux sans nombre.

Si l'opium, dans les maladies, était aussi avantageux qu'est fréquent l'emploi qu'on en fait, il n'y aurait pas de médicament qui guérît plus souvent que lui ; mais c'est précisément le contraire qui arrive.

La puissance énorme de ce médicament, et la rapidité de

son action, annoncent déjà qu'avant de l'appliquer aux besoins de la médecine, il faut avoir bien étudié ses effets et savoir les apprécier à leur juste valeur, si l'on veut qu'il soit réellement salutaire; mais un pareil résultat n'est possible qu'à l'homœopathie.

Or, comme jusqu'ici on n'a guère employé l'opium qu'à titre d'antipathique et palliatif, et qu'on n'a presque opposé que ses effets primitifs aux maladies, nul médicament au monde n'a dû sembler plus que lui propre à soulager, nul n'a plus fallacieusement couvert les symptômes morbides, en amenant ensuite des résultats plus fâcheux que l'affection primitive, nul enfin n'a causé plus positivement de mal, après avoir paru d'abord être utile.

A toutes les espèces de toux, de diarrhée, de vomissement, d'insomnie, de mélancolie, de spasmes, d'affections nerveuses, et surtout de douleurs, on oppose indistinctement l'opium, sous prétexte qu'il est le remède principal en pareil cas.

Mais ces innombrables maux ne se voyent pas parmi les effets primitifs de l'opium, qui offre précisément l'inverse. On n'aura donc pas de peine à concevoir combien peu cette substance doit procurer de résultats salutaires et durables dans la majeure partie de ces affections physiques et morales. Or, c'est ce que témoigne aussi l'expérience journalière.

Si l'opium fait cesser la toux, la diarrhée, le vomissement, l'insomnie, le tremblement, etc., dans quelques cas peu nombreux, ce n'est que quand ces maux viennent de paraître à l'instant même chez un sujet jusqu'alors bien portant, qu'ils se sont développés d'une manière soudaine, et qu'ils ont peu d'intensité. En pareille circonstance, par exemple, dans une légère toux qui vient d'être provoquée par un refroidissement, dans un tremblement provoqué naguère par la peur (1), dans une diarrhée que la crainte, le refroidissement ou toute autre cause a fait naître subitement, dans un vomissement qui tire sa source d'une affection morale, du dégoût, etc., l'opium rétablit quelquefois la santé avec promptitude, parce qu'il lui suffit alors de dé-

(1) L'inspiration d'un gros globule imbibé d'une haute dilution d'opium, rétablit presque sur-le-champ l'homme même le plus effrayé, pourvu toutefois qu'on y ait recours aussitôt après la peur; car plus tard elle nuirait, au lieu d'être utile.

truire une seule fois les accidens, pour remettre le corps dans l'état où il se trouvait auparavant, et supprimer toute tendance de sa part à les reproduire.

Mais de ce que cette suppression palliative de maux légers et récens suffit dans un petit nombre de circonstances, il ne s'ensuit pas que l'opium ait réellement le pouvoir de les guérir dans tous les cas, sans restriction aucune, et d'une manière durable. Il ne peut point les convertir en santé, parce qu'ils sont des symptômes d'une autre maladie à laquelle l'opium ne convient point, comme remède homœopathique, par ses effets primitifs, ou, s'ils durent déjà depuis quelque temps, parce qu'ils ne se trouvent pas compris dans le nombre de ses effets primitifs (1).

Voilà pourquoi, jusqu'à ce jour, les médecins de toute la terre ne l'ont presque jamais employé qu'au détriment de leurs malades, dans les toux anciennes, les diarrhées continues, l'insomnie prolongée, le vomissement chronique, les spasmes, les anxiétés et le tremblement passés en habitude. Jamais, quand ils subsistaient depuis quelque temps, ces symptômes dépendant de maladies tout-à-fait différentes, entre lesquelles et l'opium il n'y a point homœopathicité, n'ont pu être guéris par lui, de telle sorte que le rétablissement durable de la santé fût la conséquence de son emploi.

En administrant cette substance dans les maladies chroniques dont je viens de parler, on reconnaît que c'est seulement aussi dans le principe qu'il procure un soulagement insidieux, une suppression momentanée du mal, qu'ensuite il ne soulage plus qu'autant qu'on le donne à des doses plus élevées, mais que ces fortes doses font à peine taire les accidens pendant quelques instans, et que, lors même qu'elles produisent cet effet, elles provoquent d'un autre côté de nouveaux maux, une maladie artificielle beaucoup plus grave et plus fâcheuse. C'est vraiment là faire un funeste abus d'un moyen qui a été créé pour guérir des maladies absolument inverses (2).

(1) On ne les rencontre que parmi les effets secondaires et dans la réaction momentanée dont je parlerai plus loin.

(2) Car où trouverait-on un remède comparable à l'opium dans la constipation opiniâtre, dans les fièvres aiguës avec sommeil stupéfiant, ronflement la bouche demi-ouverte, vulsion des membres et chaleur brûlante du corps, qui est

Mais ce qu'il y a de plus frappant, c'est l'abus que les médecins ont fait jusqu'à ce jour de l'opium dans toutes les espèces de douleurs, quelque anciennes et enracinées qu'elles fussent. C'est déjà révolter le bon sens et retomber dans la folie de la médecine universelle, que d'attendre d'une seule substance la guérison d'états qui diffèrent si prodigieusement les uns des autres. On aurait dû voir que les douleurs varient tellement, quant au siége, à l'époque, aux circonstances, au renouvellement, à l'exaltation, à la diminution, etc., que le grand Être a dû créer contre elles une multitude de substances diverses, chaque chose ici-bas ne pouvant avoir qu'un cercle d'action limité. Mais l'opium n'appartient précisément point à la catégorie des moyens propres à calmer et guérir les douleurs. Il est presque le seul médicament qui ne provoque point une seule douleur pendant son action primitive. Les autres excitent tous chacun les siennes, et peuvent par conséquent guérir homœopathiquement les douleurs naturelles semblables, surtout lorsqu'il y a analogie entre leurs symptômes et ceux de la maladie. Seul l'opium n'a le pouvoir de guérir d'une manière durable aucune douleur quelconque, parce que, loin d'en susciter durant son action primitive, il détermine un état contraire, l'extinction de la sensibilité, dont le résultat inévitable (réaction) est une sensibilité plus grande qu'auparavant, et par conséquent une exaltation du sentiment pénible qu'entraîne la douleur(1).

Donc toutes les douleurs que l'opium fait taire palliativement et momentanément par sa puissance stupéfiante, reparaissent bientôt, quand elles sont un peu anciennes ; elles reviennent aussitôt que l'effet stupéfiant primitif est dissipé, et au moins aussi fortes qu'elles étaient auparavant, comme tout médecin attentif à pu s'en convaincre par l'expérience. Elles se reproduisent même d'ordinaire avec plus d'intensité ;

en sueur, ainsi que dans quelques autres états morbides ayant de l'analogie avec les effets primitifs de l'opium ?

(1) Willis s'exprime ainsi : « Les opiats apaisent communément les douleurs les plus cruelles, et produisent l'insensibilité pendant un certain laps de temps ; mais, cette période écoulée, les douleurs se renouvellent sur-le-champ et ne tardent pas à reprendre leur violence accoutumée....... Quand l'action de l'opium est épuisée, les maux de ventre reviennent, non moins cruels qu'avant, jusqu'à ce qu'on ait de nouveau recours au moyen magique.

et, tant que le praticien continue à suivre la même marche,
elles ne cèdent plus ensuite qu'à des doses d'opium, non
seulement plus fréquentes, mais aussi de plus en plus fortes,
qui engendrent en revanche d'autres affections graves, dont
le malade ne souffrait point auparavant. Combattre une douleur ancienne et forte par l'opium, c'est donc agir en char-
latan, et tromper le malade en lui représentant comme des
maux nouveaux, survenus d'eux-mêmes, les suites fâcheuses,
souvent funestes, fréquemment même mortelles, qu'entraîne
cette pratique insensée (1).

Les seules maladies chroniques sont la pierre de touche
de la vraie médecine, parce qu'elles ne se guérissent point
d'elles-mêmes. Des maux légers et survenus d'une manière
rapide cessent, avec ou sans drogues, évidemment par la
force propre de l'organisme; mais lorsqu'on donne des médicamens dans une maladie aiguë, il faut, si l'on veut se vanter
d'avoir guéri, que celle-ci cède d'une manière plus rapide et
plus durable qu'elle ne l'aurait fait d'elle-même.

Si l'opium semble quelquefois éteindre les douleurs, dans
des maladies aiguës, c'est par la raison toute simple que,
quand ces maladies ne tuent pas, elles ont accompli d'elles-
mêmes en peu de jours leurs périodes et entraîné avec elles
les douleurs qui les accompagnent.

La seule circonstance où l'opium puisse paraître guérir
réellement des douleurs, est le cas rare où, par ses autres
effets primitifs, il convient homœopathiquement aux symptômes de la maladie, et détruit par conséquent cette dernière.
Naturellement, ici, les douleurs doivent cesser; mais elles
ne le font que d'une manière indirecte. Ainsi la dyssenterie
ayant pour cause une rétention de matières fécales dans les
intestins supérieurs, quelques variétés de cette affection qui
sont accompagnées de chaleur et de stupeur, peuvent être
guéries par l'opium, entre les effets primitifs duquel et leurs
symptômes il y a homœopathicité. Ici donc les douleurs ces-

____

(1) Le véritable homœopathe ne rencontre jamais d'encéphalite dans sa pratique, si ce n'est au début des typhus les plus dangereux, qu'il guérit, avec leur
inflammation du cerveau; il ne voit pas d'entérite non plus, si ce n'est dans des
empoisonnemens et les étranglemens. Mais une encéphalite et une entérite mortelles sont souvent le résultat des efforts que l'allopathie fait pour éteindre des
maux de tête violens et d'insupportables coliques par des doses toujours crois-
santes d'opium.

seront, parce qu'elles dépendaient en grande partie de la rétention des matières alvines.

De même l'opium ne peut calmer les douleurs de la colique de plomb qu'après avoir guéri homœopathiquement, par son effet constipant primitif, la constipation opiniâtre que le plomb détermine. Il guérit donc ici d'une manière indirecte, et non par sa vertu stupéfiante, c'est-à-dire à des doses faibles et incapables de produire la stupeur. Mais jamais il n'a le pouvoir de faire cesser les douleurs d'une manière immédiate, sans que des inconvéniens ne s'ensuivent; loin de là même, il est un des principaux remèdes dans les maladies avec stupeur, où le malade ne sent pas ses douleurs.

Les maladies douloureuses, aiguës et chroniques, ne peuvent être guéries d'une manière durable que par les médicamens entre les effets primitifs desquels et leurs symptômes il y a analogie, et qui possèdent en outre la faculté d'exciter un genre de douleurs fort analogues à celles qui les caractérisent. Dans ce cas, le remède guérit, à la plus faible dose, et maladie et la douleur, avec une promptitude étonnante et d'une manière durable. Chacun peut s'en convaincre par l'expérience.

En n'observant pas ce précepte, en traitant toutes les douleurs antipathiquement par l'opium, on a vu l'usage de cette substance entraîner un certain nombre de graves inconvéniens, la stupeur, la constipation et autres symptômes graves ou dangereux, qui, en effet, devaient de toute nécessité apparaître alors, puisque ce sont des phénomènes propres à l'opium, et sans lesquels il ne serait point ce qu'il est. Mais on s'est trompé sur le caractère de ces accidens inévitables; au lieu de voir en eux des résultats inhérens à la nature même de l'opium, on les a regardés comme dépendant de quelque qualité accessoire dont on n'a épargné aucun soin pour chercher à dépouiller celui-ci. De là les correctifs, dont, depuis vingt siècles, on l'a de temps en temps entouré, afin qu'il apprît à calmer les douleurs et les spasmes sans causer le délire ou la constipation, à supprimer le vomissement et la diarrhée sans plonger dans la stupeur, à faire dormir sans procurer de la chaleur, sans laisser à sa suite le mal de tête, le tremblement, la langueur, la sensibilité extrême au froid et l'abattement.

C'est dans cette vue qu'on lui a associé des aromates échauf-
fans, pour combattre la disposition à se refroidir qui a lieu
pendant la réaction; des laxatifs, pour l'empêcher de res-
serrer le ventre, etc. C'était surtout en le redissolvant à plusieurs reprises dans l'eau, le filtrant et l'épaississant, qu'on
cherchait à le dépouiller de sa résine prétendue inutile et
nuisible. On le soumettait même pendant des mois entiers à
la digestion, pour lui enlever un principe narcotique vo-
latil réputé vénéneux. Enfin on en était venu au point de
vouloir le purifier par le grillage au feu, et le convertir ainsi
en une précieuse panacée contre les douleurs, les insomnies,
les diarrhées et les maux de tous genres, dans laquelle on
supposait qu'il ne restait plus rien de ses dangereuses impuretés.

Mais on se trompait. On ne faisait que rendre l'opium
moins actif, sans changer sa nature. Il en fallait dès-lors des
doses beaucoup plus fortes pour arriver au même but, et
quand on employait ces doses, elles agissaient toujours comme
l'aurait fait l'opium primitif. La nouvelle préparation causait
également la stupeur, la constipation, etc. L'opium n'est
donc pas plus qu'un autre médicament masqué par des principes accessoires; mais ses vertus médicinales doivent devenir
nuisibles et dangereuses, quand on ne l'employe qu'à titre de
remède antipathique, quand on ne l'applique pas d'après les
lois de l'homœopathie.

L'opium a cela de particulier, qui le distingue de beaucoup
d'autres médicamens, que, chez les personnes qui n'en ont
pas l'habitude et qui sont très-irritables, mais plus encore
lorsqu'on le prend à très-hautes doses, il produit une réaction
commençante toute particulière, très-passagère et souvent
même instantanée, mais qui, soit par sa brièveté, soit par sa
rareté, soit enfin par sa nature, ne doit point être confondue
avec l'effet principal et primitif. Cette réaction commençante, rare et momentanée, ressemble presque parfaitement
à la réaction de l'organisme sur l'opium, et en est pour ainsi
dire l'ombre. En voici les symptômes : Pâleur mortelle, froid
des membres ou de tout le corps, sueur froide, anxiété, tremblement et trépidation, selles mucilagineuses, vomissement
instantané, ou tussiculation, et très-rarement une douleur
quelconque.

Dans les cas d'empoisonnement par de fortes doses d'opium, on n'aperçoit presque aucun de ses effets primitifs proprement dits ; mais cette réaction commençante fait alors place immédiatement à la mort, ainsi que j'en ai vu des cas, et que Willis en rapporte de son côté.

Les Orientaux, qui abusent tant de l'opium, sont, au sortir de leur ivresse, dans un état continuel de réaction opiatique : leurs facultés intellectuelles ont beaucoup diminué ; frileux, blêmes, bouffis, tremblans, sans courage, faibles, stupides, et portant le cachet de l'anxiété, d'un malaise intérieur, ils vont de bonne heure à la taverne pour prendre leur nombre accoutumé de pilules d'opium, redonner de la chaleur et du cours à leur sang, ranimer leurs esprits abattus, réveiller quelques idées dans leur imagination presque éteinte, et rendre un peu d'activité à leurs muscles paralysés.

Les symptômes dont on va lire la liste sont en grande partie des effets consécutifs, des réactions de l'organisme. Les médecins qui ne peuvent pas encore prendre sur eux de renoncer aux hautes doses d'opium employées comme moyen palliatif ou antipathique, n'auront qu'à bien méditer ces graves réactions.

Les antidotes des doses dangereuses d'opium sont la teinture d'ipécacuanha, le camphre, mais surtout le fort café à l'eau par haut et par bas, associé aux frictions sur le corps. Mais s'il y a déjà froid glacial au corps, insensibilité et défaut d'irritabilité de la fibre musculaire, il faut encore recourir à l'emploi palliatif d'un bain chaud.

Quand l'opium, employé à fortes doses, pour calmer des douleurs ou supprimer des flux de ventre, a produit, ce qui n'est pas rare, une vraie paralysie des membres, il n'est pas plus possible de guérir cette dernière que celle qui a été déterminée par une violente commotion électrique.

Quelques uns des effets primitifs de l'opium ne durent qu'une couple d'heures, d'autres, surtout ceux des fortes doses, se prolongent davantage, quand cependant ils ne tuent pas.

Par lui-même, l'opium est un médicament dont les effets primitifs trouvent rarement à être employés homœopathiquement dans les maladies de l'homme ; mais alors la dose suffisante est une très-petite partie d'une goutte de la dilution au décillionième.

Symptômes de l'opium.

Vertige en se baissant (au bout de vingt heures).

Vertige. (*C.-C. Matthæi, Young, Tralles, Clarck, Murray.*)

Vertige et stupeur. (*Matthæi.*)

Un fort vertige l'oblige de se coucher. (*Id.*)

5. Vertige comme si tout tournait en rond avec lui. (*Schelhammer.*)

Vertige, anxiété, aliénation mentale. (*Tralles.*)

Vertige et trouble de la tête. (*Young.*)

Vertige comme dans l'ivresse et démarche chancelante. (*A. Thompson.*)

Ivresse. (*Rademacher, Buechner.*)

10. Une sorte d'ivresse, qui l'empêche de se tenir sur ses jambes. (*Leroux.*)

A doses plus fortes que celles qui produisent la sérénité, l'opium détermine l'ivresse. (*Tralles.*)

Obnubilation de la tête (sur-le-champ). (*Delacroix.*)

Embarras de la tête, avec sensation de chaleur sèche dans les yeux, qui ont de la tendance à se fermer, sans envie de dormir, et avec la même sensation que s'il avait veillé la nuit précédente. (*Cunitz.*)

La tête est lourde et comme ivre (pendant douze heures). (*Tralles.*)

15. La tête est entreprise. (*Matthæi.*)

La tête entreprise, comme si de la fumée montait au cerveau. (*Id.*)

Stupeur. (*Bergius.*)

Stupeur de l'esprit, comme s'il avait une planche devant la tête, et vertige obligeant à se coucher; ensuite tremblement du corps pendant quelque temps. (*Matthæi.*)

Violente stupeur et ivresse (par l'odeur d'une grande quantité d'opium). (*Lorry.*)

20. Stupeur sourde, avec yeux languissans et abattement extrême des forces. (*Matthæi.*)

Stupeur et insensibilité : cependant il fait des réponses sensées. (*Vicat.*)

Sensation dans la tête, comme en s'éveillant après avoir

dormi à la suite d'une forte ivresse de vin. (*Tralles.*)

Emoussement de l'esprit, respiration courte et anxieuse, dans laquelle la poitrine se soulève beaucoup, yeux hagards et pleins d'eau. (*Matthœi.*)

Abondance d'idées, avec hilarité.

25. L'opium éveille l'esprit et rend plus apte aux occupations sérieuses. (*Wedel.*)

Propension à des méditations sublimes, toute la nuit, sans sommeil.

(Après avoir pris de l'opium, le soir) cessation de toute envie de dormir, exaltation surprenante de l'imagination et de la mémoire, de sorte qu'il passe la nuit entière dans les méditations les plus sublimes, et qu'il y est en quelque sorte forcé; au petit jour, il s'assoupit quelques heures; mais ensuite il ne peut plus se rappeler de ce qu'il a pensé pendant la nuit (1). (*Rudgeri Ouwens.*)

Mémoire lente, stupidité, démence. (*Willis.*)

Taciturnité. (*Bergius.*)

3o. Faiblesse de l'esprit. (*F.-C.-Grimm.*)

Les facultés de l'esprit disparaissent. (*Bergius.*)

Emoussement des facultés de l'esprit. (*Sauvages.*)

Emoussement de l'esprit. (*Bohn.*)

Toutes les facultés de l'esprit et tous les sens sont émoussés. (*Chardin.*)

35. Indifférence pour la douleur et le plaisir. (*Reineggs.*)

Stupeur, indifférence. (*Thomas à Thuessink.*)

La tête est entreprise, il n'a une idée juste de rien, et ne peut saisir le sens de ce qu'il lit. (*Schelhammer.*)

Il méconnaît ses proches et les objets qui lui sont le plus familiers.

Etat d'émoussement de l'esprit, insensibilité; à peine a-t-il

(1) Les symptômes relatifs à l'esprit et au caractère ne sont pas aussi faciles à séparer les uns des autres, après l'action de l'opium qu'après celle des autres médicamens. Ordinairement ils se présentent ensemble, ce qui m'a fait les réunir ici.—Quand on employe l'opium pour supprimer palliativement les douleurs, les spasmes, les états contraires de l'esprit et du moral (comme dans 619, 25, 612, 613, 611, 605, 614), ou pour chasser le sommeil nocturne naturel (dernier cas où il agit d'une manière presque homœopathique), ordinairement il produit de parcilles extases de l'esprit et du caractère, qui toutes sont des effets primitifs transitoires. Ces extases se rapprochent souvent beaucoup de la clairvoyance magnétique.

la conscience de son existence, quoiqu'il fasse des réponses assez justes. (*Schelhammer.*)

Il n'a pas la conscience de son propre être. (*Reineggs.*)

Stupeur et démence. (*F. Hoffmann.*)

L'opium émousse et quelquefois abolit le sentiment. (*Tralles.*)

Elle ne savait ce qui se passait autour d'elle, et ne donnait aucun signe de sentiment; les articulations étaient flexibles et tous les muscles relâchés. (*Lassus.*)

45. Obnubilation et faiblesse de l'esprit, hallucination; il lui semble que ses yeux soient quatre fois plus grands et sa taille gigantesque. (*Schelhammer.*)

Il croit être suspendu en l'air ou voler, et s'imagine que tout tourne en rond avec lui. (*Id.*)

Abolition des sens, à l'exception de la vue et de l'ouïe, par rapport aux objets extérieurs; mais il sent le froid de son propre corps. (*Id.*)

Stupidité. (*Reineggs.*)

Stupidité et indifférence pour les objets extérieurs. (*Crumpe.*)

50. Stupidité et idiotisme. (*Haller.*)

Les consommateurs d'opium ont toujours envie de dormir, et sont presque idiots. (*Alpin.*)

Il sont toujours engourdis et ivres. (*Id.*)

Défaut de mémoire. (*Reineggs.*)

Perte de mémoire. (*Bergius.*)

55. Souvent faiblesse de la mémoire (en faisant fréquemment usage de l'opium). (*Willis.*)

Perte de la mémoire pendant plusieurs semaines. (*Id.*)

Perte chronique de la mémoire. (*Cocq.*)

Abolition de la mémoire. (*Bonet.*) (1)

Notions vagues. (*Schelhammer.*)

60. Affaiblissement de la pudeur et des sentimens délicats. (*Reineggs.*)

L'énergie de la volonté disparaît à la moindre occasion. (*De Ruef.*)

______

(1) Note à 48, 49, 50, 51, 52, 53, 54, 55, 56, 57 et 58. Quand tous ces états sont devenus habituels ou fixes, par un long usage de l'opium, ils ont pris le caractère d'une maladie chronique, d'une sorte de paralysie de l'esprit, qui peut fort bien être incurable. (53—58, sont des effets consécutifs).

Les consommateurs d'opium passent pour être inconstans, ils promettent souvent ce que bientôt après ils refusent de tenir (on est en garde contre eux, personne ne veut traiter d'affaires avec eux). (*Alpin.*)

Afflux du sang vers le cerveau. (*Haller.*)

(Les vaisseaux du cerveau étaient gorgés de sang.) (*Mead.*)

65. Pulsation des artères de la tête. (*Charvet.*)

Il entend les artères porter le sang au cerveau. (*Id.*)

Céphalalgie extrêmement pénible, qui occupe l'occiput. (*D'Outrepont.*)

Hémicranie au front, comme si le cerveau était refoulé au dehors; la douleur diminue par une pression exercée du dehors.

Mal de tête; sorte de pression de dedans en dehors, au front.

70. Tiraillement et pulsation dans le front, rapports acides, vomissement aigre; elle est obligé de se mettre au lit, où elle sue.

Vulsions isolées dans les muscles des tempes.

Sorte de pression au front, qui semble s'étendre jusqu'aux yeux et au nez. (*Charvet.*)

Sentiment de tension dans la tête. (*Id.*)

Mal de tête. (*Matthœi.*)

75. Violent mal de tête. (*Muzell.*)

Douleur pressive dans la tête. (*Matthœi.*)

Douleur comme de déchirure dans la tête, et sensation comme si tout tournait en rond dans le corps, avec malaise et morosité. (*Cunitz.*)

Pesanteur de la tête. (*Murray, Bergius, Gutmann.*)

Pendant plusieurs jours, tête très-pesante, et occiput lourd comme du plomb, de sorte que la tête retombait toujours en arrière, et qu'il ne pouvait la tenir droite. (*Tralles.*)

80. Il ne peut pas tenir la tête droite; elle branle à droite et à gauche. (*Tralles.*)

Visage très-pâle. (*Pyl.*)

Pâleur du visage. (*Schœnike.*)

Fréquentes alternatives de rougeur et de pâleur du visage.

Pâleur du visage et nausées, avec sentiment d'envie de

dormir, et diminution de toutes les sécrétions et excrétions, souvent même de la transpiration. (*Thuessink.*)

85. Pâleur de la face et du front, yeux fixes. (*Sauvages.*)

Teint blême. (*Reineggs.*)

Teinte blafarde du visage, yeux languissans et pleins d'eau : il sommeille les yeux à demi ouverts, ne fait attention à rien, donne des réponses vagues, laisse échapper involontairement ses excrémens, tombe par terre comme une masse, et a une respiration courte, anxieuse. (*Matthæi.*)

Face bleuâtre et livide. (*Grimm.*)

Son visage ressemble à celui de quelqu'un qui n'a pas assez dormi, ou qui a passé la nuit dans la débauche, avec les yeux affaissés, clignotans.

90. Tous les muscles de la face sont comme relâchés, ce qui donne au visage un air en quelque sorte stupide : la lèvre inférieure a de la tendance à rester pendante, les narines sont largement ouvertes, et la paupière supérieure ne peut être soulevée qu'avec peine. (*Schœnike.*)

Taches rouges sur les joues, qui sont pâles. (*Matthæi.*)

Bouffissure du visage. (*Thompson, Young.*)

Bouffissure du visage, peau chaude et sèche, langue blanche, enrouement, respiration gênée, crachement de sang. (*Young.*)

Visage d'un rouge foncé. (*Vicat.*)

95. Face toute rouge. (*Matthæi.*)

Face rouge et bouffie. (*Murray, Muller.*)

Gonflement des veines de la face. (*Reineggs.*)

Face rouge et bouffie, et gonflement des veines de la tête. (*Hoffmann.*)

Visage d'un rouge de cerise. (*Schweickert.*)

100. Rougeur du visage et des yeux. (*Berger.*)

Rougeur du visage, et yeux rouges, enflammés. (*J. Hunter.*)

Rougeur extraordinaire du visage, avec gonflement des lèvres. (*Hamberger.*)

Visage non-seulement rouge, mais encore comme enflammé. (*Hecquet.*)

Visage très-rouge, avec les yeux hagards, proéminens, rouges. (*Stentzel.*)

105. Traits du visage décomposés, taciturnité, yeux ouverts. (*Aepli.*)

Spasmes des muscles de la face. (*Knebel.*)

Mouvemens spasmodiques des muscles de la face (au bout de sept jours). (*Levesque.*)

Tremblement convulsif des muscles de la face, des lèvres et de la langue. (*Aepli.*)

Yeux brillans, scintillans. (*M atthœi.*)

110. Yeux hagards et brillans à un degré extraordinaire. (*Muller.*)

Yeux fixes, proéminens, vitreux, hébétés, comme ceux d'un mourant. (*Vicat.*)

Immobilité des paupières à la lumière. (*Murray.*)

Dilatation des pupilles (les premières heures).

Pupilles qui se dilatent aisément.

115. Pupilles contractées.

Yeux à demi ouverts seulement, pupilles dilatées, non irritables. (*Kilian.*)

Yeux ouverts, avec les pupilles tournées en haut. (*Pyl.*)

Sensation dans les yeux, comme s'ils étaient trop gros pour leurs orbites. (*Charvet.*)

Il regarde fixement les assistans, avec les yeux pleins d'eau, mais ne sait point ce qui se passe, et ne peut reconnaître les personnes. (*Reineggs.*)

120. Etincelles devant les yeux. (*Clarck.*)

Amblyopie : il lui semble tout voir à travers une gaze. (*Muller.*)

Il a comme un voilé noir devant les yeux, et éprouve des vertiges.(*atthœi.*)

Jouissant pleinement de sa raison, il se plaint de ce que sa vue devient trouble, de ce qu'il devient aveugle (au bout de quatre heures). (*Willis.*)

Gonflement des paupières inférieures. (*Grimm.*)

125. Paupières pendantes, comme si elles étaient paralysées. (*D'Outrepont.*)

Tremblement des paupières, qui ne couvrent le globe qu'à moitié. (*Guiand.*)

Bourdonnement sourd dans les oreilles, après avoir mangé (au bout de quatre heures). (*Charvet.*)

Bruissement dans les oreilles (très-promptement). (*Id.*)

Tintement d'oreilles. (*Young, Murray.*)

130. La lèvre inférieure est douloureuse quand on la touche avec les dents du haut ou avec les doigts. (*Schœnike.*)

Distorsion de la bouche. (*Lorry.*)

Trisme des mâchoires. (*Delacroix*, *Pyl.*)

Violentes douleurs à la mâchoire inférieure (au bout de sept jours). (*Levesque.*)

On ne pouvait lui ouvrir la bouche qu'avec violence, et on avait de la peine à lui faire avaler quelques cuillerées de liquide. (*Delacroix.*)

135. Douleur de la mâchoire supérieure (au bout de huit heures).

Mal de dents.

Branlement des dents.

Légère douleur rongeante dans les nerfs dentaires (au bout de huit heures).

La mâchoire inférieure est pendante. (*Kilian.*)

140. Paralysie de la langue. (*Reineggs.*)

La parole faiblit : il ne peut parler haut qu'avec effort. (*Cunitz.*)

Il ne peut point parler la bouche ouverte. (*Reineggs.*)

Il bégaye. (*Id.*)

Langue blanche. (*Young*, *Grimm.*)

145. Langue noire. (*Levesque.*)

Salivation. (*Hargens*, *Reineggs.*)

Forte salivation. (*Alston.*)

Salivation, comme après l'usage du mercure. (*Thuessink.*)

La salive coule continuellement de la bouche. (*Kilian.*)

150. Suppression de la salive, du mucus nasal et du mucus laryngé. (*Murray.*)

Épaississement de la salive, du mucus nasal et du mucus laryngé, avec sécheresse de la langue. (*Young.*)

Sécheresse de la langue, du palais et de la gorge, sans besoin de boire. (*Cunitz.*)

Sensation de sécheresse à la partie antérieure de la langue, sans soif, le matin.

Avec sécheresse dans la bouche, sans désir des boissons, froid au bas-ventre.

155. Sécheresse de toute la bouche, avec peu de soif. (*Schœnike.*)

Sécheresse du fond de la gorge. (*Bergius.*)

Sécheresse dans la gorge et sur la langue. (*Muller*, *Murray.*)

Sécheresse de la bouche, telle qu'à peine peut-il prononcer un mot. (*Schelhammer.*)

Forte soif, surtout de bière légère. (*Matthæi.*)

160. Soif pressante.

Petits ulcères dans la bouche et sur la langue (1). (*Matthioli.*)

Ulcérations au palais et à la langue. (*Wedel.*)

L'opium qu'on mâche brûle la bouche et la langue, et enflamme le larynx. (*Lindestolpe.*)

L'opium excite sur la langue une ardeur cuisante insupportable, comme ferait le poivre(2). (*Boerhaave.*)

165. Gonflement des veines et pulsation violente des artères du cou. (*Matthæi.*)

Déglutition difficile. (*Lassus.*)

Impossibilité d'avaler. (*Aepli.*)

Amertume de la bouche. (*Grimm.*)

Goût fade dans la bouche; extinction presque totale du goût.

170. Goût acide.

Goût amer dans la bouche, le lendemain matin. (*Charvet.*)

Défaut d'appétit.

A grandes doses, l'opium enlève de suite l'appétit. (*Willis.*)

Absence de l'appétit. (*Joerdens, Reineggs, Bergius.*)

175. Défaut d'appétit pour les alimens et les boissons. (*Murray.*)

Dégoùt pour tout. (*Reineggs.*)

Pendant long-temps, répugnance pour tous les alimens. (*Tralles.*)

Aversion pour les alimens, avec faiblesse extrême. (*Matthæi.*)

Aversion pour les alimens tirés du règne animal, avec langue chargée. (*Id.*)

180. Il demande à manger, mais à peine a-t-il pris une bouchée d'alimens, qu'il refuse le reste. (*Reineggs.*)

Augmentation de l'appétit.

Faim canine, par accès fréquens, quelquefois avec goût

______

(1) Pour avoir goûté de l'opium.

(2) Pour avoir mis une certaine quantité d'opium dans sa bouche.

fade dans la bouche (au bout de trois et de plusieurs heures).

Faim canine. (*Kaempfer.*)

Faim canine, avec gonflement et pesanteur d'estomac, après avoir mangé. (*Mauchard.*)

185. Faim énorme, avec grande langueur. (*Ward.*)

Faim canine, avec aversion pour les alimens. (*Grimm.*)

Nausées. (*Grimm, Matthœi.*)

Envie de vomir. (*Matthœi.*)

Fréquemment dégoût et vomissement. (*J.-J. Wald-schmidt.*)

190. Fortes, mais inutiles envies de vomir. (*Matthœi.*)

Inutiles efforts pour vomir. (*Charvet.*)

Vomissement (au bout de quelques heures).

Tendance à vomir, pendant le mouvement. (*Charvet.*)

Vomissement, après avoir mangé. (*Id.*)

195. Efforts pour vomir, vomissement de sang. (*Hecquet.*)

L'opium excite le vomissement. (*Wedel.*)

Au milieu de maux d'estomac et de mouvemens convulsifs, elle vomit. (*Juncker* et *Bœhmer.*)

Vomissement continuel. (*Pyl.*)

Vomissement vert. (*Delacroix.*)

200. Insensibilité de l'estomac à l'action des vomitifs. (*Murray.*)

Rapports (au bout de cinq heures). (*Grimm.*)

Plénitude dans l'estomac. (*Joerdens.*)

Pression à l'estomac. (*Bohn.*)

Hoquet continuel, avec de courtes interruptions. (*Schweickert.*)

205. Forte pression à l'estomac (sur-le-champ). (*Willis.*)

Faiblesse d'estomac.

Pression à l'estomac, comme s'il y avait une pierre dedans (au bout de deux heures).

Aussitôt après avoir mangé, violente pression à la région de l'estomac, qui diminue en marchant. (*Cunitz.*)

Gonflement douloureux de l'estomac. (*D'Outrepont.*)

210. Après le dîner, pression extrêmement pénible de l'estomac, comme si l'on avait trop mangé, ou des alimens trop durs, qui diminue par le mouvement au grand air. (*Schœnike.*)

Violens maux d'estomac. (*Levesque.*)

Promptement, pression à l'estomac et compression du diaphragme. (*F. Hoffmann.*)

Mal d'estomac constrictif, qui est insupportable et cause une angoisse mortelle (1). (*Young.*)

L'opium affaiblit l'estomac. (*Haller.*)

215. L'opium ralentit la digestion et diminue l'appétit. (*Geoffroy.*)

Lenteur de la digestion. (*Willis.*)

L'opium trouble la digestion; il excite un sentiment de pesanteur et de compression dans l'estomac, et un malaise inexprimable dans le creux de l'estomac. (*Ettmuller.*)

Gonflement douloureux du creux de l'estomac. (*Tralles.*)

Le ventre se gonfle, surtout à la région ombilicale. (*Delacroix.*)

220. Sensation de gonflement du bas-ventre et surtout de l'estomac.

Accumulation de vents dans l'estomac et les intestins. (*Murray.*)

Gonflement du bas-ventre. (*Delacroix*, *Tralles.*)

Bas-ventre tendu et douloureux. (*J. Hunter.*)

Mal de ventre, comme après avoir pris un purgatif (au bout d'une demi-heure).

225. Mal de ventre, comme après un refroidissement.

Mal de ventre; douleur simple, comme contusive (au bout d'une demi-heure).

Pression et gonflement pressif du bas-ventre, qui semble être sur le point de crever; le mouvement du corps soulage, mais la pression revient en se couchant (au bout de deux heures). (*Gutmann.*)

Production continuelle de vents. (*Tralles*, *Reineggs.*)

Emission fréquente de vents (au bout de vingt-quatre heures). (*Gutmann.*)

230. Sensation comme d'un poids dans le bas-ventre, à la région ombilicale, avec anxiété, chaleur interne passagère et stupeur de la tête (au bout d'une heure).

Pulsation dans le bas-ventre.

Douleur pressive et tensive dans le bas-ventre (au bout de vingt-quatre heures).

(1) Par l'opium pris immédiatement après le dîner.

Elancemens dans le côté gauche du ventre, même en ne respirant pas (au bout de trois heures).

Mal de ventre avant d'aller à la selle et après.

235. Pression et pesanteur dans le bas-ventre, comme s'il y avait une pierre dedans. (*C.-G. Buttner.*)

Mal de ventre tractif. (*Matthæi.*)

Douleur dans le bas-ventre, comme si les intestins étaient coupés par morceaux. (*Juncker* et *Boehmer.*)

Paresse du mouvement péristaltique et rétention des selles. (*Willis.*)

Paralysie des intestins. (*Pyl.*)

240. L'opium resserre presque toujours le ventre. (*Tralles.*)

Déjections alvines rares. (*Murray.*)

Rétention continuelle des matières alvines et resserrement du ventre. (*Tralles.*)

Rétention des déjections alvines.

Interruption des selles et de l'émission des urines. (*Kilian.*)

245. Constipation pendant dix jours (qui se termine par la mort). (*Pyl.*)

Selle dure, précédée de pincemens dans le ventre et de vents. (*Gutmann.*)

En faisant effort pour aller à la selle, sensation comme si le rectum était bouché.

Selle dure, et qui ne sort qu'avec de grands efforts, pendant six jours. (*Cunitz.*)

Resserrement du ventre pendant six et huit semaines, avec défaut d'appétit ; il ne va à la selle qu'au moyen de lavemens, et ne rend que de petites masses dures. (*Juncker* et *Boehmer.*)

250. Resserrement du ventre pendant plusieurs mois. (*Tralles.*)

Selle en petits morceaux durs, avec douleurs comme pour accoucher. (*Id.*)

Constipation chronique, presque incurable. (*Waldschmidt.*)

L'opium détermine quelquefois la diarrhée (pendant l'effet secondaire. (*Hamberger.*)

Evacuation par le bas, selles en bouillie (sur-le-champ ou dans l'espace d'un quart d'heure).

255. Selle très-fétide (au bout de vingt heures).

Augmentation des selles. (*Bauer.*)

Diarrhée aqueuse (1). (*Bautzmann.*)

Evacuation d'une matière noire par les selles (au bout de vingt heures). (*Levesque.*)

Selles liquides, écumeuses, avec ardeur pruriteuse à l'anus et violent ténesme. (*Grimm.*)

260. Diarrhée extrêmement fétide. (*Id.*)

Violens et douloureux mouvemens de l'enfant, qui cessent souvent durant des heures entières, mais n'en reviennent que plus forts ensuite. (*D'Outrepont.*)

La matrice était molle. (*Id.*)

Douleurs énormes, semblables à celles de l'accouchement, dans la matrice, qui forcent à ployer le corps en deux, avec envie pressante, mais presque inutile, d'aller à la selle (au bout d'un quart d'heure).

Douleur énorme, pressive et diductive, dans le rectum (entre quatre et six heures).

265. Urine d'un jaune citrin, avec un sédiment abondant. (*Grimm.*)

Urine de couleur foncée. (*Riedlin.*)

Urine foncée et langue sèche. (*Young.*)

Urine d'un rouge foncé, qui forme un sédiment. (*Matthæi.*)

Pissement de sang. (*Hecquet.*)

270. Urine très-peu abondante et très-rouge, sans nuage. (*Matthæi.*)

L'urine forme un sédiment briqueté. (*Charvet.*)

En s'efforçant d'uriner, même sensation que si l'urètre était bouché.

Interruption involontaire du jet, en urinant. (*Charvet.*)

Il ne peut uriner qu'après de longs efforts. (*Id.*)

275. Il urine peu; l'urine a une couleur très-foncée, et cause des douleurs sécantes à sa sortie. (*Matthæi.*)

Suppression de l'évacuation urinaire. (*Murray.*)

Suppression de l'urine. (*Kilian.*)

Rétention d'urine. (*Matthæi, Hunter.*)

L'opium arrête la sécrétion de l'urine. (*Pitcairn.*)

______

(1) Dès qu'il employait l'opium contre des maux de dents.

III. 14

280. Rétention d'urine, avec sécheresse extrême de la bouche et accroissement de la soif. (*Matthæi.*)

L'opium arrête l'évacuation de l'urine. (*Ettmuller.*)

Il diminue la contractilité de la vessie. (*Haller.*)

Il supprime parfois l'urine, et parfois aussi il l'excite. (*Geoffroy.*)

Il pousse aux urines. (*Willis, Berger.*)

285. Erection pendant le sommeil, et après le réveil impuissance absolue. (*Stalpaart van der Wiel.*)

Erections immodérées. (*Charas.*)

L'opium stimule l'appétit vénérien, avec érections, pollutions et rêves lascifs. (*Murray.*)

Excitation de l'appétit vénérien, érections et pollutions nocturnes. (*Geoffroy.*)

Rêves lascifs et pollutions nocturnes. (*Wedel.*)

290. Excitation des désirs vénériens. (*Id.*)

Extase amoureuse, érection pendant vingt-quatre heures, rêves lascifs, pollutions nocturnes. (*Tralles.*)

Pollutions nocturnes (la première nuit).

Rêves lascifs, pollutions nocturnes. (*C. de Hellwich.*)

Lasciveté effrénée. (*J.-J. Saar.*)

295. Chez les uns, excitation, chez les autres, diminution de l'appétit vénérien. (*Sachs de Lewenheim.*)

Paresse de l'appétit vénérien. (*Renodæus.*)

L'opium est regardé comme causant l'impuissance et affaiblissant l'appétit vénérien. (*Wedel.*)

Excitation de l'appétit vénérien.

Impuissance. (*Charvet.*)

300. Impuissance chez l'homme. (*Reineggs, Garcias ab Horto.*)

Refroidissement de l'appétit vénérien. (*Reineggs.*)

Augmentation du flux menstruel (au bout de deux heures).

L'opium ne dérangeait pas les époques des règles, même chez des femmes qui, pendant trente ans, en avaient pris jusqu'à un gros et plus, dans des maladies extrêmement douloureuses et spasmodiques. (*Juncker et Boehmer.*)

En rentrant du grand air dans une chambre chaude, obstruction du nez, comme dans l'enchifrènement. (*Gutmann.*)

305. Enrouement. (*Young.*)

Enrouement extrême. (*Young.*)

Enrouement, avec grande sécheresse de la bouche et langue blanche. (*Grimm.*)

Enrouement, comme par la présence de mucosités dans la trachée-artère.

Elle tousse en avalant des liquides. (*Delacroix.*)

310. La toux revient plus forte après avoir mangé.

Toux creuse, très-sèche (aussitôt après la prise); elle cesse promptement.

Accès de violente toux sèche; ensuite bâillemens et grand cri subit (au bout de trente-six heures).

Tout à coup son visage devient bleu, et il a envie de tousser, mais la respiration lui manque; ensuite, sommeil profond, avec sueur froide par le corps (au bout de trente heures).

Toux pendant la déglutition. (*Delacroix.*)

315. Expectoration de mucosités écumeuses. (*Matthœi.*)

Crachement de sang. (*Young.*)

Crachats épais, muqueux et sanguinolens. (*Matthœi.*)

L'opium arrête le crachement de sang et supprime les selles. (*Thompson.*)

Rapidité de la respiration. (*Buchner.*)

320. Respiration rapide, oppressée, anxieuse. (*Grimm.*)

Respiration plus rapide, difficile. (*Murray.*)

Respiration de plus en plus courte. (*Sauvages.*)

Respiration lente.

Respiration difficile, oppressée, surtout la nuit.

325. Tantôt des inspirations profondes isolées, tantôt interception de la respiration pendant des minutes entières.

Les inspirations sont longues et suspirieuses. (*Charvet.*)

Respiration courte, ronflante, qui, de temps en temps, s'arrête pendant une demi-minute. (*Pyl.*)

Difficulté de respirer. (*Tralles.*)

Courts accès d'anxiété, avec respiration très-courte, oppressée, et tremblement des bras et des mains. (*Cunitz.*)

330. Difficulté de respirer et anxiété. (*Hamberger.*)

Anxiété, avec constriction et rétrécissement de la poitrine. (*Matthœi.*)

Constriction de la poitrine, comme si elle était raide; difficulté de respirer. (*Young.*)

Asthme, comme aux approches d'une pleurésie, avec tension dans l'omoplate. (*G. Clauder.*)

Asthme spasmodique. (*Young.*)

Enrouement, avec grande sécheresse de la bouche et langue blanche. (*Grimm.*)

335. Respiration oppressée et difficile, avec anxiété autour du cœur. (*F. Hoffmann.*)

Respiration gênée, asthme. (*Stutz.*)

Respiration difficile, gênée. (*Vicat.*)

Respiration profonde, stertoreuse. (*Sauvages.*)

Respiration difficile, profonde. (*Delacroix.*)

340. Respiration haletante, bruyante. (*Willis.*)

Respiration difficile, bruyante. (*Lassus.*)

Il inspire avec les plus grands efforts et beaucoup d'anxiété, la bouche ouverte. (*Grimm.*)

La respiration était tantôt stertoreuse et bruyante, tantôt difficile et très-faible. (*Leroux.*)

Respiration bruyante, pénible, stertoreuse. (*Delacroix.*)

345. Respiration lente, difficile, stertoreuse. (*Crumpe.*)

Respiration gémissante, lente (au bout de quatre heures). (*Muzell.*)

Respiration gémissante, interrompue. (*Aepli.*)

La respiration est interrompue. (*Alibert.*)

Respiration insensible, parfois un peu bruyante. [(*Vermandois.*)

350. Respiration désordonnée, avec menace de suffocation. (*rimm.*)

Respiration oppressée, et non-seulement difficile, mais encore inégale. (*Willis.*)

Respiration qui cesse pendant quelques minutes, puis revient avec un profond soupir. (*Sauvages.*)

Respiration interceptée; il fut pendant cinq minutes comme mort, puis fit des inspirations courtes et subites, comme s'il allait avoir le hoquet. (*Schweickert.*)

La respiration va toujours en s'arrêtant de plus en plus jusqu'à la mort. (*Sauvages.*)

355. Enorme douleur pressive dans le côté droit de la poitrine, même en ne respirant pas, avec élancemens dans ce même côté, pendant l'inspiration (au bout d'une heure).

Douleur tractive, tiraillante, dans le côté de la poitrine.

Douleur constrictive (resserrante) dans le sternum et le ͏onsible pendant le mouvement.

dos, ͏

Sensation de chaleur dans la poitrine. (*Bellonius.*)

Ardeur dans le cœur, comme s'il contenait des charbons allumés, de sorte qu'elle se croit sur le point de mourir. (*Juncker* et *Boehmer.*)

360. Douleur dans les hypochondres, le droit surtout. (*Grimm.*)

Tension de la région sous-costale, qui est extrêmement douloureuse au toucher (au bout de quatre heures). (*Id.*)

Douleur tensive sous les fausses côtes, le long des attaches du diaphragme, pendant la respiration.

Vulsions isolées dans les bras. (*Rademacher.*)

365. Mouvemens convulsifs dans l'un ou l'autre bras.

Tremblement par accès dans le bras gauche (au bout de trois heures).

Fourmillement d'engourdissement dans les doigts, qui augmentait en les fermant.

Prurit aux bras et à l'épaule. (*Matthœi.*)

Tremblement des mains. (*Thuessink.*)

370. Le bras est paralysé (au bout de quarante-huit heures). (*Levesque.*)

Fourmillement désagréable dans les mains et les pieds, qui dégénère en une sensation terrible et insupportable de rotation. (*Muller.*)

Presque aucun sentiment dans la cuisse. (*Young.*)

Fort prurit aux jambes, le soir. (*Matthœi.*)

Faiblesse des jambes. (*Grimm.*)

375. Sensation comme s'il coulait dans les veines tantôt un feu passager, tantôt de l'eau à la glace. (*Juncker* et *Boehmer.*)

Douleur tractive, tiraillante, dans le dos.

Agitation convulsive des pieds, avec un grand cri soudain.

Engourdissement dans le pied.

Le pied est comme raide, et si sensible qu'il ne peut ni s'appuyer dessus, ni marcher.

380. Enflure des pieds.

Pesanteur des pieds après avoir mangé (au bout de deux heures).

Effrayantes douleurs qui traversent la moelle des os. (*Chardin.*)

Amaigrissement du corps. (*Bergius.*)

Etat hydropique du corps. (*Reineggs.*)

385. Le grand air lui est insupportable, et il lui semble qu'il va s'y refroidir.

Teinte pâle et livide de la peau. (*Grimm.*)

Teinte bleue de la peau du corps, surtout aux parties génitales. (*Aepli.*)

Taches bleues çà et là sur le corps (au bout quinze heures).

Rougeur de tout le corps. (*J. Hunter.*)

390. Douleur brûlante et parfois prurit à la peau. (*Matthæi.*)

Ardeur, prurit et soulèvement de l'épiderme en pustules (1). (*Hecquet.*)

Prurit légèrement lancinant à la peau, çà et là.

Prurit, surtout aux parties supérieures du corps, depuis la poitrine jusqu'au visage, principalement au nez. (*Matthæi.*)

Prurit très-fatigant. (*Willis.*)

395. Prurit désagréable par tout le corps. (*Berger.*)

Rougeur et prurit sur la peau. (*Geoffroy.*)

Prurit par tout le corps; après s'être gratté, il survient des nodosités épaisses et rouges, qui causent beaucoup de démangeaisons, mais disparaissent promptement. (*Matthæi.*)

Eruption à la peau et parfois prurit. (*Freind.*)

Après la sueur, fréquemment éruptions et prurit mordicant à la peau. (*Tralles.*)

400. Petites taches rouges, pruriteuses, çà et là, sur la peau. (*Matthæi.*)

Prurit et fourmillement dans les membres (au bout de cinq heures). (*Schelhammer.*)

D'abord, diminution de la sensibilité, et ensuite diminution de l'irritabilité.

Engourdissement et insensibilité des membres. (*Stutz.*)

Stupeur et insensibilité des membres, avec froid par tout le corps (au bout de deux heures). (*Schelhammer.*)

405. Corps froid et raide. (*Pyl.*)

Tétanos. (*Muzell.*)

D'abord, opisthotonos. (*Aepli.*)

Tête renversée en arrière (sorte de tétanos de la nuque) (au bout d'une heure).

____

(1) Dans un cas d'emploi fréquent de l'opium.

Le dos est raide et droit (sorte de tétanos) (entre une et deux heures).

410. Le tronc est courbé comme un arc, par suite d'un violent mouvement tremblotant dans les membres, qui tiraille tous les nerfs. (*Juncker* et *Boehmer.*)

Raideur du corps entier (au bout d'une heure). (*Levesque.*)

Tétanos et convulsions épileptiques (1). (*Stentzel.*)

Convulsions (2). (*Van Swieten*, *Schwieckert.*)

Mouvemens spasmodiques, accompagnés de cris. (*Levesque.*)

415. Mouvemens convulsifs. (*Muzell.*)

Épilepsie. (*Id.*)

Accès épileptiques, avec violent délire. (*Id.*)

Écume à la bouche. (*Reineggs.*)

Agitation dans les membres bien portans, qui ne peuvent rester une minute en repos. (*Matthæi.*)

420. Tremblement par tout le corps, comme s'il avait éprouvé une frayeur, avec secousses isolées dans le corps et vulsions dans les membres, pendant lesquelles il n'y a que les muscles fléchisseurs qui agissent; en même temps, froid à l'extérieur du corps.

Tremblement convulsif des membres. (*Aepli.*)

Tremblement spasmodique des membres. (*Stutz.*)

Mouvement tremblotant dans tous les membres, qui tiraille tous les nerfs. (*Juncker* et *Boehmer.*)

Titubation. (*Reineggs, Grimm.*)

425. Titubation, il ne peut marcher sans chanceler. (*Schelhammer.*)

Lassitude agréable, comme dans l'ivresse. (*Matthæi.*)

Paresse. (*Stutz, F. Hoffmann.*)

430. Grande propension à s'appuyer partout, à étendre négligemment les jambes et à poser la tête sur une main. (*Schœnike.*)

Sentiment de force.

Langueur (au bout de huit, de douze heures).

Paresse, relâchement. (*Reineggs.*)

Lenteur des mouvemens. (*Murray.*)

___

(1) Peu avant la mort.

(2) Par de grandes doses d'opium.

435. Langueur; tous les objets extérieurs lui sont à charge; il a envie de dormir; il est étourdi, hébété et triste, il perd la mémoire (1). (*Id.*)

Langueur. (*Bergius, Willis.*)

L'opium éteint l'activité des muscles soumis à la volonté, diminue le sentiment, et détermine le sommeil. (*Tralles.*)

Il diminue (chez les personnes robustes) la puissance des muscles soumis à la volonté, cause la pesanteur de tête, et détermine une grande langueur (2). (*Id.*)

Les preneurs d'opium vieillissent avant le temps. (*Bergius.*)

440. L'opium diminue notablement les forces; il enlève le ton et le mouvement aux parties solides. (*F. Hoffmann.*)

Relâchement des membres et faiblesse. (*Hamberger.*)

La force motrice des muscles baisse. (*Ettmuller.*)

Pesanteur des membres (au bout d'une heure et demie). (*Gutmann.*)

Diminution des forces (3). (*Kaempfer.*)

445. L'apoplexie n'est point rare (4). (*Wepfer, Mead, Van Swieten, Lorry.*)

Chute des forces (5). (*Clarck, Willis.*)

Défaut de forces, chute des forces. (*Reineggs.*)

Inapte à aucun travail, faible et languissant. (*Chardin.*)

Il peut à peine remuer les jambes. (*Schelhammer.*)

450. Langueur des forces et incapacité de se mouvoir. (*F. Hoffmann.*)

Il est couché dans un état de faiblesse excessive. (*Tralles.*)

Les muscles se meuvent difficilement. (*Berger.*)

Immobilité des membres. (*Schelhammer.*)

Les muscles ont perdu leur ressort, de sorte qu'il survient une sorte de paralysie. (*Freind.*)

---

(1) Quand l'effet primitif de l'opium a cessé.

(2) L'opium ne diminue la force des muscles soumis à la volonté que pendant l'effet secondaire, et parfois même alors les paralysie; mais, durant son action primitive, il les excite : cet effet primitif vient-il à être interrompu par la stupeur ou par un sommeil stupéfiant, on observe au moins des vulsions d'un membre ou d'un autre pendant ce sommeil de l'opium.

(3) Chez une personne qui abusait journellement de l'opium.

(4) Par de fortes doses d'opium.

(5) Jusqu'à la mort.

455. Tous les muscles sont détendus. (*Lassus.*)

Paralysie (1). (*Baglivi.*)

Les membres sont paralysés et gardent la position qu'on leur donne. (*Kilian.*)

Grand affaissement, chûte de tous les esprits vitaux. (*Willis.*)

Malaise du corps et de l'âme (au bout de huit et de douze heures).

460. Syncopes. (*Muller*, *F. Hoffmann.*)

Syncope qui revient tous les quarts d'heure ; il ferme les yeux, et laisse tomber sa tête ; sa respiration est faible, il n'a pas sa connaissance, mais le pouls n'a subi aucun changement ; ensuite quelques ébranlemens spasmodiques du corps, après quoi, au bout de quelques minutes, le paroxysme se termine par un soupir, puis il survient de l'anxiété (2). (*Muller.*)

Hémorrhagie par une ouverture pratiquée peu auparavant à la veine (jusqu'à la mort). (*P. Borelli.*)

Ses forces étant accrues, elle essaye de sortir du lit, mais tombe de suite en syncope, et éprouve des vertiges ; son ancienne alacrité revient dès qu'elle sé recouche. (*Matthæi.*)

Propension à se coucher. (*Grimm.*)

465. Bâillemens pendant un quart d'heure, avec douleur dans les articulations de la mâchoire, comme si elles allaient se briser. (*Stapf.*)

Envie de dormir. (*Bergius, Matthæi.*)

Forte propension au sommeil. (*Charvet.*)

Il s'endort tout à coup (au bout de quelques minutes). (*Id.*)

Coma vigil.

470. Bavardage inintelligible pendant le sommeil comateux.

Une sorte de sommeil stupéfiant, avec les yeux à demi ouverts et tournés en haut, sous la paupière supérieure, la bouche plus ou moins béante et la respiration stertoreuse.

Envie de dormir, assoupissement, stupeur. (*Freind.*)

Assoupissement. (*Sauvages, Buchner.*)

---

(1) Par des doses trop fortes et trop fréquentes d'opium.

(2) Par la teinture d'opium mêlée avec l'esprit de corne de cerf.

Au lieu d'un bon sommeil, l'opium procure souvent un assoupissement morbide. (*Tralles.*)

475. Il est étendu, comme plongé dans l'assoupissement. (*Schelhammer.*)

Assoupissement continuel, la nuit, avec augmentation de la soif, langue presque nette, d'un rouge foncé sur les bords, et lèvres sèches, fendillées. (*Juncker*, *Boehmer* et *Matthæi.*)

Assoupissement soporeux. (*Delacroix.*)

Le sommeil produit par l'opium dégénère en une stupeur extraordinaire. (*Riedlin.*)

Assoupissement tellement stupéfiant, qu'on ne peut tirer de lui aucune réponse. (*Stalpaart van der Wiel.*)

480. Sommeil très-profond, avec respiration stertoreuse, comme après une attaque d'apoplexie (au bout de six heures). (*Lassus.*)

Au milieu d'un assoupissement presque continuel, les yeux à demi fermés, crocidisme et carphologie. (*Rademacher.*)

Sommeil stupide, sans nulle sensation, avec râle dans la poitrine. (*Kilian.*)

Sommeil avec conscience; il entend tout ce qu'on dit autour de lui, mais ne peut s'arracher à l'assoupissement; réveil au bout de deux heures. (*Charvet.*)

On pouvait éveiller la malade en la secouant et lui parlant; elle se plaignait alors, et souhaitait de mourir bientôt. (*Leroux.*)

485. Sopeur et insensibilité, la chaleur, le pouls et la respiration étant dans l'état normal. (*Willis.*)

Sommeil insurmontable, dans lequel il sent cependant la douleur, et ouvre les yeux quand on le pince. (*Sauvages.*)

Sommeil irrésistible (aussitôt après une prise de deux grains et plus), mais troublé par des rêves, et au sortir duquel il ne se trouve pas soulagé, éprouvant au contraire des nausées. (*Thuessink.*)

Sommeil qui ne restaure pas, avec sueur générale. (*Grimm.*)

Lassitude après un long sommeil produit par l'opium. (*Young.*)

490. Langueur en s'éveillant. (*Id.*)

Après le réveil, envies de vomir. (*Id.*)

Après le sommeil produit par l'opium, langueur, pesanteur de la tête et sécheresse de la gorge. (*Bergius.*)

Pendant le sommeil, érection, et après le réveil impuissance. (*Stalpaart van der Wiel.*)

Bégayement après le sommeil, provoqué par l'opium. (*Plater.*)

495. Après le sommeil, difficulté de remuer la langue. (*Schelhammer.*)

Après le sommeil, obnubilation de la tête. (*Jerdens.*)

Frayeur pendant le sommeil ; après le réveil, il est comme ivre et à demi aliéné. (*Tralles.*)

Après le sommeil, ivresse et vertige. (*Id.*)

Il se trouve plus épuisé après avoir dormi qu'avant, à cause des rêves inquiets qu'il a eus pendant la nuit. (*Id.*)

500. Un homme qui avait été long-temps sans rêver, rêve après avoir pris de l'opium. (*Riedlin.*)

Le sommeil produit par une dose un peu forte d'opium n'est point sans rêves. (*Tralles.*)

Toute la nuit, pendant son sommeil, il est occupé d'une foule d'idées fantastiques. (*Id.*)

Le sommeil de l'opium est toujours accompagné de rêves et de gesticulations. (*Lindestolpe.*)

Rêves gais. (*De Ruef.*)

505. Rêves parfois agréables, parfois aussi tristes, ou même inquiétans et terribles. (*Tralles.*)

Sommeil troublé par des rêves tantôt agréables, tantôt effrayans, qui se terminent par le coma ou par une apoplexie mortelle, avec convulsions. (*Murray.*)

L'opium affecte le cerveau, et produit des rêves inquiétans. (*Bellonius.*)

Sommeil profond, avec respiration stridulante, comme celui de l'apoplexie. (*Lassus.*)

Stertoration. (*Delacroix.*)

510. Ronflement en expirant, pendant le sommeil.

Gémissemens pendant le sommeil (au bout de deux heures).

Cri pitoyable en dormant.

Sommeil agité, plein de soupirs et de gémissemens. (*Young.*)

Sommeil inquiet, plein de rêves (au bout de sept heures). (*Grimm.*)

5i5. Rêves inquiétans. (*De Ruef.*)

Sommeil inquiet, troublé par les plus tristes rêves, de sorte qu'au milieu d'un état presque comateux, il semble plongé dans un délire continuel. (*Grimm.*)

Sommeil plein de rêves.

Accès de suffocation pendant le sommeil (cauchemar).

Sommeil plein d'images effrayantes et de rêves terrifians. (*F. Hoffmann.*)

52o. Sommeil plein de frayeur; quand il ferme les yeux, il lui semble avoir perdu l'esprit (au bout de trois heures). (*Schelhammer.*)

Rêves désagréables, extrêmement vifs, dans lesquels rien ne lui réussit; tout le contrarie et le chagrine (au bout de deux heures).

Rêves effrayans. (*F. Hoffmann.*)

Frayeurs pendant le sommeil. (*Tralles.*)

Assoupissement doux et agréable, d'où il est tiré subitement par des secousses effrayantes dans le ventre. (*Cunitz.*)

525. Sommeil interrompu par des frayeurs. (*Young.*)

Nuit agitée, sans sommeil. (*Matthæi.*)

Malgré l'envie de dormir qui le domine, il ne peut s'endormir; avec lenteur du pouls. (*Grimm.*)

La puissance dormitive de l'opium est beaucoup diminuée par une grande douleur ou une grande morosité. (*Young.*)

Nuit sans sommeil, avec agitation et délire. (*Matthæi.*)

53o. Insomnie, avec images désagréables, fort différentes des objets extérieurs, comme dans l'aliénation mentale. (*Tralles.*)

Dans un état intermédiaire entre la veille et le sommeil, il rêve de dragons, de squelettes et de spectres horribles. (*Id.*)

Nuit agitée, sopeur alternant avec la veille, beaucoup de délire, chaleur à la peau et stupeur; il est couché tout en rond. (*Matthæi.*)

Sommeil et rougeur du visage. (*Bergius.*)

Le pouls descend de cent huit pulsations à soixante-douze; en même temps, froid et frisson, diminution de l'alacrité, et cependant augmentation de la faim. (*Ward.*)

535. Diminution de la vitesse du pouls et de la respiration. (*Thuessink.*)

Pouls plus lent d'abord de quatorze pulsations (les quatre premières heures), ensuite plus accéléré de trente (au bout de dix heures) (1). (*Bard.*)

(Circulation diminuée de moitié.) (2)

(Le cœur bat quatre fois plus lentement.) (3) (*Whytt.*)

Pouls grand et lent, avec respiration difficile et profonde. (*Delacroix.*)

540. Pouls grand et lent, avec respiration lente, difficile et stertoreuse. (*Crumpe.*)

Pouls lent.

Pouls plus fort.

D'abord, pouls plein et lent, puis, pouls faible. (*Bergius.*)

Pouls lent, avec respiration gémissante et lente, face bouffie et très-rouge, sueur fort abondante et convulsions (4). (*Muzell.*)

545. Pouls plein, égal et lent, avec respiration profonde, stertoreuse. (*Sauvages.*)

Pouls languissant, supprimé, lent, petit. (*F. Hoffmann.*)

Il se plaint de froid. (*Willis, Reineggs.*)

Propension à frissonner. (*Reineggs.*)

Diminution de la chaleur.

550. Froid dans le dos, avec pouls supprimé, à peine sensible. (*Schelhammer.*)

Froid dans le dos.

Froid aux membres.

Soif pendant le froid.

Fièvre : d'abord froid, puis chaleur passagère à la face (avec langue blanche et sueur, avant minuit).

555. Fièvre : d'abord frisson secouant, puis chaleur, avec sommeil, pendant lequel il sue beaucoup.

(Fièvre : il s'endort pendant le froid; point de soif pen-

---

(1) Par une friction avec deux gros d'opium (au bout de cinquante minutes).

(2) Alston l'a vu, à l'aide d'une loupe, sur la patte d'une grenouille, à laquelle il avait donné quelques gouttes de teinture d'opium.

(3) Sur une grenouille, à laquelle on avait donné de l'opium.

(4) Par l'opium mêlé avec l'esprit de corne de cerf.

dant le froid ; mais, pendant la chaleur, soif, avec forte
sueur générale.)

Le soir, dans le lit, froid sur-le-champ, après quoi, dès
qu'elle s'endort, elle sue : la sueur est surtout abondante
autour de la tête.

(Fièvre : froid, avec tremblement et soif, puis augmentation de la chaleur par tout le corps, avec tendance à se recouvrir, pouls fort et plein, sécheresse de la gorge, sans
soif, et vivacité des idées et de la mémoire) (au bout d'une
heure).

Froid aux extrémités. (*Willis.*)

560. Froid avec stupeur. (*Chardin.*)

D'abord, diminution de la chaleur (au thermomètre),
puis augmentation de la transpiration. (*Rolandson-Martin.*)

Pouls fort, très-vite, qui finit (au bout de huit heures et
demie) par devenir faible et intermittent (peu avant la
nuit) (1). (*Alston.*)

Pouls vite et extraordinairement faible, avec respiration
accélérée, oppressée, anxieuse (au bout de plusieurs
heures). (*Grimm.*)

Pouls vite, avec mal de tête. (*Young.*)

565. Pouls vite, violent, un peu dur, avec rougeur foncée
du visage. (*Vicat.*)

Afflux du sang vers le cerveau. (*Haller*, *Murray.*)

(Les vaisseaux du cerveau étaient distendus par le sang.)
(*Mead.*)

Pouls violent, vite, dur, avec respiration difficile, gênée.
(*Vicat.*)

Accélération de la circulation du sang, avec sensation de
chaleur. (*Murray.*)

570. Les vaisseaux regorgent de sang. (*Id.*)

Augmentation de la chaleur. (*Young.*)

Alternatives de chaleur tempérée et de froid.

Chaleur.

Forte rougeur de la face, avec chaleur brûlante du corps,
pendant huit heures ; ensuite mouvemens convulsifs du bras
et de la jambe du côté droit, avec cri aigu, difficulté de respirer, froid au visage et aux mains, et sueur perlée sur ces
parties (peu de temps après la prise).

(1) Par un scrupule d'opium.

575. Six soirs de suite, chaleur brûlante au visage et sensation de chaleur, surtout dans les yeux, sans soif. (*Cunitz.*)

Chaleur avec soif. (*Clarck.*)

L'opium augmente la chaleur par tout le corps et laisse de
la sécheresse dans la bouche, avec soif. (*Berger.*)

Parfois peau sèche et chaude, parfois aussi sueur douce.
(*Young.*)

Chaleur du corps, avec grande anxiété. (*Berger.*)

580. Chaleur insupportable, avec grande anxiété. (*Matthæi.*)

Fièvre chaude, avec rêvasseries, qui survint après un
sommeil de courte durée, et se prolongea pendant douze
heures, après quoi il se trouva très-faible et fut pris de
nausées, avec pouls languissant; au bout de trois heures,
nouveau délire, qui dure quarante-huit heures, avec pouls.
fort et plein, puis sommeil pendant huit heures. (*J. Hunter.*)

Avec agitation, oppression générale, idées confuses et
étincelles devant les yeux, une chaleur brûlante, désagréable,
lui monte à la tête et se répand de là par tout le corps.
(*Matthæi.*)

Sueur d'abord à la tête, puis par tout le corps, semblable
à des gouttes de rosée, et sommeil. (*Id.*)

Augmentation de la transpiration.

585. Sueur seulement pendant les mouvemens du corps.

Sueur générale.

*Le matin, pendant le sommeil, sueur par tout le corps,
avec tendance à se découvrir* (au bout de douze, de trente-
six heures).

Sueur froide au front.

Sueur surtout aux parties supérieures, pendant que les
inférieures sont chaudes et sèches. (*Matthæi.*)

590. L'opium excite presque constamment la sueur. (*Berger, Buchner, Freind, Geoffroy, Hallér, Pitcairne, Thompson, Wedel.*)

Sueur abondante. (*Muzell, Tralles.*)

Forte sueur (pendant douze heures). (*Vicat.*)

Sueur générale (au bout de huit heures). (*Grimm.*)

Pendant un sommeil assez tranquille, sueur violente.
(*Matthæi.*)

595. La sueur est beaucoup plus forte, de manière même

qu'il survient du prurit et des éruptions à la peau, pendant que tous les sens, la vue, l'odorat et le tact, sont insensibles. (*Murray.*)

Sueur et miliaire rouge, avec prurit. (*Tralles.*)

Sueur générale au corps, qui est extrêmement chaud, avec grande soif, pouls plein et fort, yeux vifs et alacrité de l'esprit. (*Matthœi.*)

Satisfaction.

Alternatives de sérénité et de morosité.

600. Taciturnité, concentration en soi-même (après la plus petite dose).

Indifférence calme pour les objets terrestres; l'extase de l'imagination fait qu'il n'y attache aucun prix. (*Mead.*)

Satisfaction et calme de l'esprit; il se croit au ciel. (*Hecquet.*)

Sans douleurs, il passe la nuit entière dans la plus grande satisfaction de l'âme (1). (*Van Swieten.*)

Sensation extrêmement agréable, avec repos de l'esprit et oubli de tous les maux. (*Id.*)

605. Elle ne pouvait par aucun autre moyen se procurer le repos parfait et le bonheur de l'esprit. (*Jones.*)

Assez souvent, contentement extrême de soi-même et repos parfait de l'esprit. (*Charas.*)

Il n'a pas dormi, mais il est devenu aussi calme que s'il était dans le ciel (2).

Images douces, agréables, dont elle préfère le charme à toutes les félicités connues, surtout lorsqu'elle a été tourmentée auparavant par des douleurs. (*Boerhaave.*)

Il lui semble être au ciel; des images agréables lui passent dans la tête, semblables à un rêve éveillé, et l'empêchent de dormir. (*Mead.*)

610. La sérénité de l'âme produite par l'opium mérite plutôt le nom de rêve sans sommeil. (*Tralles.*)

Repos de l'esprit. (*De Ruef.*)

Alacrité de l'esprit. (*Id.*)

(1) Il avait pris, le soir, un grain d'opium contre une douleur fort importante.

(2) Après avoir pris une dose modérée d'opium à cause d'intolérables douleurs causées par la pierre.

Une femme, qui n'avait jamais que des idées tristes, s'en trouve débarrassée comme par enchantement (1).

L'opium fait oublier pendant quelque temps les souffrances de l'âme, et plonge ensuite dans l'extase, dans un repos délicieux de l'esprit. (*Tralles.*)

615. Les consommateurs d'opium (habituellement tristes et stupides) sont rendus joyeux par lui : ils parlent sans cesse, fredonnent des chansons d'amour, rient beaucoup, et font des actions futiles ; cet état agréable d'exaltation de l'esprit et du moral dure une heure, après quoi ils deviennent colères et féroces, puis de nouveau tristes et larmoyans, jusqu'à ce qu'ils s'endorment et retombent dans leur état primitif. (*Alpin.*)

Hilarité, alacrité, satisfaction, sentiment de force. (*Freind.*)

Force, alacrité, contentement de soi-même. (*Hufeland.*)

Sentiment de force. (*Matthæi.*)

Sérénité, aptitude aux affaires, absence de la peur, courage. (*Alpin.*)

620. Courage, intrépidité, magnanimité.

Sentiment de courage avec hilarité, et sensation particulière de volupté (qui cependant ne dura que quelques minutes) (au bout d'un quart d'heure) ; immédiatement après, obnubilation de la tête, etc. (*Cunitz.*)

Intrépidité dans le danger. (*Reineggs.*)

L'opium donne du courage et de la fermeté à ceux qui redoutent les opérations chirurgicales. (*Young.*)

(Dans l'Inde) l'opium enlève la crainte de la mort aux criminels, et leur fait supporter le supplice avec courage (2). (*Tralles.*)

625. Férocité téméraire. (*Reineggs.*)

Cruauté semblable à celles des bêtes féroces (3). (*Kaempfer.*)

---

(1) L'opium n'agissant que comme palliatif, elle fut obligée, pour obtenir toujours le même soulagement, non seulement d'en continuer, mais encore d'en augmenter les doses, jusqu'à ce qu'enfin elle se trouvât dans la nécessité de prendre une once et demie d'opium pendant le cours d'une semaine.

(2) Les neuf derniers symptômes sont des effets primaires palliatifs de l'opium chez des sujets d'un moral naturellement abattu et timide.

(3) A de fortes doses, qui augmentent palliativement le courage et les forces des personnes lâches et faibles, l'opium produit la témérité, la férocité, la colère et

Fureur. (*Corry.*)

Démence et fureur. (*Berger.*)

Démence furieuse et distorsion de la bouche (par l'application de l'opium sur les tempes). (*Corry.*)

630. Aliénation de l'esprit. (*Clarck, Gorter.*)

Délire. (*Pitcairn.*)

Le malade a des visions. (*Muller.*)

Méticulosité et propension à la frayeur. (*Young, Tralles.*)

Découragement.

635. Crainte (au bout de huit, de douze heures).

Images effrayantes. (*Clarck.*)

Etant éveillée, elle croyait voir des spectres, des diables, des monstres, autour de son lit, qui la tourmentaient; loquacité délirante (1). (*Tralles.*)

Loquacité; il tient des propos incohérens, et montre du doigt des gens masqués, qu'il croit s'approcher de lui; tantôt il rit aux éclats, tantôt il tressaille de peur, causée par de prétendus gladiateurs qui veulent le tuer; il s'emporte quand on veut lui prouver qu'il se trompe; mais, dans son délire, il se reproche lui-même sa folie (2).

Délire; il parle de toutes sortes de choses, avec les yeux ouverts, et ne se souvient ensuite de ce qu'il a dit que comme s'il l'avait rêvé. (*Mauchard.*)

640. Ayant chaud, tremblante et tourmentée d'anxiété, elle tient des discours confus, révoque ce qu'elle a dit, tantôt éprouve des frayeurs soudaines, et tantôt saisit avec colère la main des assistans (3). (*Tralles.*)

Il commet des actions absurdes. (*Reineggs.*)

L'accroissement de l'hilarité et de la béatitude en idée fait place à la démence et à la déraison (4). (*Tralles.*)

---

la fureur. C'est cet effet primaire palliatif qui rend la première attaque des Turcs si terrible dans une bataille; mais, au bout de quelques heures, à cette intrépidité factice succède un découragement ou une stupeur qui rend leurs armées plus faciles à battre que toute autre.

(1) Chaque fois que l'opium palliait ses accidens morbides, battemens de cœur, vomissement, hoquet, pression à la région précordiale, mal de ventre, tremblement et mouvemens convulsifs.

(2) Après l'administration de l'opium dans une diarrhée dysentérique.

(3) Par l'opium donné dans une douleur affreuse qui menaçait de dégénérer en convulsions.

(4) Par une grande dose d'opium.

Violente aliénation, avec rougeur du visage, écla des yeux, et plus grande vivacité du corps. (*Matthæi.*)

Il se roule par terre dans sa démence, brûlant de colère, en menaçant tout le monde ; il ne reconnaît point ses amis, sa tête et sa face sont gonflées, ses lèvres tuméfiées, d'un bleu rougeâtre, ses yeux proéminens et enflammés (1). (*Tralles.*)

645. D'abord extase, ensuite tristesse et abattement. (*Chardin.*)

Tristesse.

Perte de l'espérance, morosité, mauvaise humeur (au bout de huit heures).

Pleurs et cris pitoyables (pendant les premières heures).

Une douleur qu'elle éprouve l'afflige jusqu'à lui faire verser des larmes.

650. Défiance.

Morosité. (*Grimm.*)

Mélancolie. (*Bergius.*)

Anxiété. (*Rademacher, Tralles.*)

Anxiété énorme. (*Muzell.*)

655. Angoisses et agitation (au bout de deux heures).

Symptômes de l'opium appliqué à l'extérieur, surtout en substance.

Douleur brûlante et excitement. (*Alston.*)

Appliqué sur la peau, l'opium y produit des ampoules. (*Boerhaave.*)

Appliqué à la peau, sous forme d'emplâtre, il excite une grande chaleur et des douleurs, fait naître une ampoule, corrode la peau et amène la gangrène. (*Id.*)

660. Il ronge la peau, corrode les poils et excite des démangeaisons. (*Jones.*).

Appliqué immédiatement sur les nerfs, il n'enlève pas la sensibilité, mais augmente au contraire la douleur. (*Monro.*)

Appliqué sur les muscles, il ne tarde pas à détruire leur irritabilité. (*Id.*)

(1) Des doses d'opium sans cesse renouvelées étaient le seul remède palliatif, qui n'agissait jamais que pendant un laps de temps très-court.

47. OR.

(*Aurum.*)

De même que les préjugés, des observations impures et des conjectures basées sur la crédulité ont été les sources d'une multitude de fausses assertions touchant l'utilité des médicamens, de même aussi le défaut d'observation et le néant des théories médicales ont fait ranger sans fondement des substances très-actives, et par conséquent fort salutaires, parmi les corps absolument inertes, et nous ont privés ainsi des remèdes qu'elles pouvaient nous offrir.

Je ne veux parler ici que de l'or, non pas tel que la chimie nous l'offre après l'avoir défiguré par ses préparations, en le dissolvant dans des acides ou le précipitant de ses dissolutions, mais tel qu'on le trouve dans la nature, et à l'état natif ou pur.

Les médecins modernes déclarent l'or pur totalement inerte; ils ont même fini par l'exclure de leurs matières médicales, et ils nous ont enlevé ainsi le puissant secours que nous en pouvons tirer dans les maladies.

Il ne pourrait pas, disent-ils, se dissoudre dans notre suc gastrique, donc il ne saurait être d'aucune utilité. Telle était la conjecture que les théories leur suggéraient, et l'on sait que ces décisions ont toujours eu le pas, en médecine, sur la conviction. N'interrogeant point l'expérience, qui seule peut nous éclairer dans une science tout expérimentale comme la médecine, parce qu'ils trouvaient plus commode d'émettre des assertions, les médecins ont substitué à la vérité appuyée sur des preuves, leurs décisions hardies, leurs conjectures vides de sens et leurs propositions arbitraires.

En vain ont-ils dit que d'anciens médecins, par exemple Fabricius, Monardes, Alston, J.-F. Gmelin, déclarent l'or tout-à-fait inutile et inerte. En vain citent-ils aussi Brassavolo, Plater, Cardan, Pic de la Mirandole, Mercenius, Duret, Camerarius, Lange, Ange Sala, Schrœder, etc. Tous ces écrivains ont tort, et avec eux tous les médecins modernes; car l'or possède des vertus médicinales puissantes, et que nulle autre ne peut remplacer.

Ces témoignages négatifs m'empêchèrent d'abord d'espérer que l'or possédât réellement des vertus médicinales. Mais enfin, ne pouvant me persuader qu'aucun métal fût par lui-même dépourvu de ces vertus, je finis par essayer l'or, d'abord sous forme de dissolution. De là les symptômes peu nombreux qu'on lira en tête de cet article. Je donnai ensuite, dans les cas morbides où les symptômes me semblaient l'indiquer, un quintillionième ou un sextillionième de grain d'or ainsi dissous, et déjà je le vis produire, sous cette forme, des effets analogues à ceux que depuis j'ai obtenus de l'or pur.

Mais comme, en général, j'évite autant que possible d'employer les métaux dissous, surtout dans les acides minéraux, à cause des modifications que ces dissolvans ne peuvent manquer d'apporter à leurs propriétés, il me fut très-agréable de voir les médecins arabes proclamer unanimement les vertus médicinales de ce métal réduit en poudre très-fine, et cela dans des maladies où sa dissolution m'avait déjà rendu de notables services, circonstance qui devait nécessairement m'inspirer plus de confiance encore dans leurs assertions.

J'en trouve les premières traces au huitième siècle dans Geber, qui vante l'or comme une *materia lætificans et in juventute corpus conservans*. Vers la fin du dixième siècle, Serapion dit que ce métal en poudre est utile dans la mélancolie et dans la faiblesse du cœur. Au commencement du onzième, Avicenne nous apprend qu'il entre dans des remèdes contre la mélancolie, qu'il fait cesser la puanteur de la bouche, que même, pris à l'intérieur, il est d'un grand secours contre la chute des cheveux, qu'il fortifie les yeux, qu'il est utile dans la cardialgie et les battemens de cœur, et qu'il convient beaucoup dans la difficulté de respirer. Au commencement du douzième siècle, Albucasis prescrit, pour obtenir l'or en poudre, de le frotter sur un linge rude, au dessus d'un vase plein d'eau, et d'employer la poudre qui tombe au fond du liquide, mode de préparation que recommanda également Jean de Saint-Amand, dans le treizième siècle. Zacutus Lusitanus l'adopta aussi, et donna l'histoire d'un gentilhomme depuis long-temps atteint de mélancolie, qu'il guérit, dans l'espace d'un mois, par le seul usage de cette poudre d'or.

Sans insister sur les éloges qu'ont donnés à l'or pulvérisé J. Platearius, Roderic à Castro, Abraham à Porta Leonis, Zacharias à Puteo, J. D. Mylius, Horn, F. Bacon, F.-J. Burrhi, J.-J. Waldschmidt, C. Helwig, Lemnius, P. Foreest, O. Borrich, Rolfinck, A. Lagner, Ettmuller, Tackius, Helcher, Poterius, J.-D. Horstius, Hollerius, Hœfer et Zwelfer, je crus devoir préférer le témoignage des Arabes aux doutes purement théoriques des modernes, et je broyai un grain d'or pur (à vingt-trois carats) avec cen t g r ains d sucre de lait, pendant une bonne heure, pour l'employer à l'intérieur.

Je ne trancherai pas la question de savoir si, dans cette opération, l'or est seulement atténué, ou s'il subit un certain degré d'oxidation. Ce qu'il y a de certain, c'est qu'en essayant sur quelques adultes cent grains et chez d'autres deux cents grains de cette poudre dissoute dans l'eau, j'ai obtenu des symptômes morbides très-prononcés, dont l'énumération va être donnée.

On verra d'après cette liste que les assertions des médecins arabes ne peuvent point être dénuées de fondement, puisque de petites doses du métal ainsi préparé ont excité, chez des adultes bien portans, des états morbides analogues à ceux que les Orientaux avaient par son secours guéris homœopathiquement sans le savoir.

J'ai guéri en peu de temps, et d'une manière durable, des mélancolies analogues à celles que l'or provoque, et qui avaient fait naître des pensées très-sérieuses de suicide ; je l'ai fait avec de petites doses, contenant ensemble, pour un traitement entier, de trois à neuf centièmes d'un grain d'or. J'ai aussi guéri de même plusieurs autres maladies graves, dont les symptômes avaient de l'analogie avec ceux de l'or, et je ne doute pas qu'on ne trouve d'autres ressources encore dans des poudres plus atténuées, dans des doses plus faibles.

Quelque temps après avoir écrit ce qui précède, j'eus occasion de me convaincre qu'une dose d'un cent millième de grain n'avait pas des vertus curatives moins puissantes, surtout dans la carie des os du palais et du nez produite par l'abus des préparations mercurielles avec les acides minéraux. On en trouvera aisément les indices dans la liste des symptômes de l'or.

De plus amples dilutions ne font que développer et en quelque sorte dynamiser encore davantage la puissance de l'or, en sorte que maintenant je n'emploie plus qu'une très-petite partie d'un grain de la dilution au quadrillionième.

Lorsque la dose n'est pas très-faible, l'action de l'or dure au moins vingt-un jours.

Symptômes de la dissolution d'or.

Douleur tractive dans le front (au bout de deux heures).

Prurit chatouilleux au front (au bout d'une heure).

Douleur tiraillante dans l'œil gauche.

Rougeur et inflammation pruriteuse au nez, dont l'épiderme se desquame ensuite.

5. Gonflement rouge du côté gauche du nez, la narine est ulcérée en dedans jusqu'à une grande profondeur, avec une croûte jaunâtre sèche, et sensation d'occlusion du nez, quoique l'air le traverse sans obstacle.

Douleur brûlante (et un peu pruriteuse) à la partie externe et supérieure du nez.

Fourmillement interne dans le nez, comme si un insecte y courait.

Ecoulement par le nez d'une matière jaune verdâtre, sans mauvaise odeur (au bout de dix jours).

(Tintement dans les oreilles) (au bout de six heures).

10. (Après le tintement d'oreilles, une sorte de dureté d'ouïe, comme si les oreilles étaient larges et creuses en dedans.)

Mal de dents vulsif, tantôt sur le côté, tantôt dans les incisives antérieures.

Gonflement du bas-ventre.

Il a l'haleine très-courte, et le larynx comme bouché, pendant quelques jours.

(Une couple d'élancemens immédiatement au dessus du cœur.)

15. Gonflement au carpe, sans douleur par lui-même, seulement avec douleur tensive en renversant la main ; mais en se serrant les doigts, élancemens en dedans.

Douleur tiraillante dans le doigt indicateur (après le dîner).

Observations recueillies par d'autres.

Gonflement rouge à la narine droite et au dessous ; ulcère croûteux indolent dans la narine elle-même, elle lui semble être bouchée, quoique l'air la traverse. (*C. Michler.*)

Odontalgie vulsive, même dans les dents supérieures du devant. (*Id.*)

Symptômes de l'or métallique.

Exaltation de la faculté de penser et fidélité plus grande de la mémoire (1).

Les travaux de tête le fatiguent beaucoup ; il se sent épuisé.

Bourdonnement dans la tête, comme s'il était assis sur le bord d'une eau bruissante (au bout de quinze jours).

Afflux du sang vers la tête.

5. Mal de tête, comme aux approches d'un coryza.

Céphalalgie (qui augmente à partir du matin), comme si le cerveau était contus, qui ne monte au plus haut degré de violence qu'en pensant et lisant, mais surtout en parlant et écrivant long-temps, de telle sorte que les idées se confondent, et qu'il ne peut plus sans de grands efforts dire ou écrire des choses cohérentes ; mais cesse-t-il de parler, de réfléchir et d'écrire, le mal de tête cesse également (au bout de six heures).

Mal de tête ; tantôt douleur contusive, tantôt pression douloureuse ou tiraillement dans une partie du cerveau, qui augmente à partir du matin, et disparaît l'après-midi, vers trois heures (au bout de vingt-quatre heures).

(Hémicranie, douleur fouillante ou térébrante, le matin, aussitôt après le réveil, qui augmente par la toux et quand on renverse la tête en arrière.)

Hémicranie vivement pulsative.

10. Pression douloureuse dans les tempes.

Afflux du sang vers le cerveau (au bout de trois quarts d'heure).

Sensation de picotement sur le devant de la tête.

____

(1) Effet curatif.

En se couchant, les os de la tête font mal, comme si le crâne était brisé en deux, de sorte qu'il éprouve un abattement extrême.

Une petite protubérance osseuse sur le côté droit du vertex, causant une douleur térébrante par elle-même, et plus douloureuse encore quand on y touche.

15. Une petite protubérance osseuse à la partie supérieure et gauche du front.

Elancement aigu au milieu du front, à la base des cheveux.

(Il secoue la tête de côté et de haut en bas.)

Face bouffie et luisante, comme par l'effet de la sueur ; les yeux sont comme enflés et proéminens.

Elancement pruriteux au côté droit de la face.

20. A la face, au cou et sur la poitrine, éruption de petits boutons, pleins de pus au sommet ; pendant quelques heures.

Sentiment de faiblesse et pression dans les yeux.

Pression dans l'œil, comme si un corps étranger s'y était introduit.

En regardant, sensation dans l'œil, comme d'un fort échauffement, comme si le sang pressait avec force sur le nerf optique.

(Une sorte d'ardeur dans les yeux.)

25. Elancement sourd à l'orbite gauche, en bas et en dehors.

Douleur cuisante à la paupière inférieure gauche.

Tubercule lisse, indolent, sur le bord de la paupière inférieure droite.

(Teinte bleuâtre des angles internes des yeux.)

Etincelles de feu qui paraissent subitement devant les yeux (1).

30. Bruissement dans l'oreille gauche.

Crépitation dans l'oreille gauche.

Bourdonnemens d'oreilles le matin, dans le lit.

______

(1) Des étincelles de feu dans l'œil sont le préliminaire ordinaire d'une paralysie partielle du nerf optique ; l'obscurcissement de la vue par des taches noires, qui passent continuellement devant les yeux, est dans le même cas ; aussi l'ai-je guéri une fois par le moyen de l'or.

Les deux joues, les lèvres et le nez sont fortement enflés (le matin).

Enflure d'une joue, avec traction et tiraillement dans les deux mâchoires, et une espèce de prurit dans les dents, qui semblent être allongées.

35. *L'os nasal droit et la partie avoisinante de la mâchoire supérieure sont douloureux au toucher, là surtout où sort le nerf sous-maxillaire.*

Après avoir été au grand air, le nez enfle dans la chambre.

L'air ne passe point par le nez, les narines sont ulcérées et douloureuses.

Odeur passagère d'eau-de-vie dans le nez, avec oppression de poitrine.

(En se mouchant, odeur putride dans le nez.)

40. Odorat extrêmement fin; toutes les odeurs lui semblent trop fortes (au bout de quarante-huit heures).

(Ampoule brûlante à la partie rouge de la lèvre inférieure.)

Douleur sourdement pressive, par elle-même et en avalant, dans la glande sous-maxillaire (au bout de trois heures).

Douleur dans une glande sous-maxillaire, comme si elle était enflée.

La parotide est très-douloureuse au toucher, comme une glande comprimée entre les doigts.

45. (Douleur tiraillante, saccadée, aux muscles externes gauches du cou) (au bout de sept jours).

En mâchant, les dents supérieures de devant sont très-sensibles.

(Elancemens isolés dans les dents.)

Accès subit de mal de dents, même dans les incisives.

Sentiment d'agacement des dents molaires (au bout d'une demi-heure).

50. Ulcération à la gencive et enflure des joues (au bout de quatre jours).

Sorte de pression à la région du palais, qui dure plusieurs heures.

(Accès d'expansion du gosier, comme pour vomir, cependant sans nausées.)

(Mal de gorge, douleur comme d'écorchure et lancinante, seulement en avalant) (au bout de sept jours).

(Il arrache beaucoup de mucosités de sa gorge, pendant plusieurs jours.)

55. Goût de lait agréable dans la bouche.

Goût douceâtre à la partie antérieure de la langue.

Goût fade dans la bouche.

Goût putride dans la bouche, en ne mangeant pas.

Parfois un goût douceâtre dans la bouche (au bout de deux heures et demie).

6o. Odeur putride qui sort de la bouche.

Odeur comme de vieux fromage qui sort de la bouche.

Mauvaise odeur de la bouche, le soir et la nuit, sans que lui-même s'en aperçoive.

Le creux de l'estomac est comme gonflé, tout l'épigastre l'est aussi, et en appuyant dessus ou en se serrant le corps, il s'y manifeste des élancemens.

Mal d'estomac, semblable à celui que cause la faim.

65. (A midi, pression à la région de l'estomac.)

Pression dans le bas-ventre.

Pression (continuelle) dans la région sous-costale, comme par des vents, surtout après avoir un peu bu ou mangé, qui augmente souvent par le mouvement et la marche; elle finit par disparaître sans qu'il sorte presque aucun vent.

Colique venteuse vers minuit : il se développe rapidement une grande quantité de vents, qui ne peuvent sortir, et qui s'élèvent douloureusement çà et là, en causant de la pression et de l'anxiété; l'état reste le même pendant le repos et le mouvement.

Colique venteuse peu après avoir mangé avec le plus de modération et les choses les plus légères.

7o. Borborygmes dans le bas-ventre.

Gargouillemens dans le ventre.

Pesanteur dans le bas-ventre, avec froid glacial aux pieds et aux mains.

L'après-midi, élancement dans le côté gauche du ventre, comme lorsqu'on a ce qu'on appelle la rate enflée.

Douleur comme de constriction dans le bas-ventre.

75. Douleur dans l'aine, comme si une glande y était tuméfiée.

Apparition au dehors d'une hernie inguinale, avec

grande douleur, comme de crampe; des vents semblent pénétrer dans la hernie.

Faiblesse dans l'aine.

Traction qui descend de l'aine dans la cuisse.

Dans le pli de l'aine et les tendons des muscles iléo-lom-
baires, ardeur douloureuse en marchant et posant le pied
en avant, comme à la suite d'une longue marche (au bout
de trois heures et demie).

80. Tous les matins, petite selle, avec un peu de pincemens.

Selle d'une abondance extraordinaire, le soir (au bout de
dix heures).

Diarrhée, la nuit, avec beaucoup d'ardeur dans le rectum.

Matières alvines très-volumineuses, et dont l'excrétion
est par cela même pénible.

(Selle d'un blanc jaunâtre.)

85. (Il rend plus d'urine qu'il n'a pris de boisson.)

Le matin, après s'être levé, violentes érections et désir
du coït (au bout de seize et de quarante heures).

Très-grande exaltation de l'appétit vénérien, qui auparavant avait été pendant long-temps assoupi.

Erections nocturnes, plusieurs nuits de suite.

Ejaculation, trois nuits de suite, qui n'est pas suivie de
faiblesse.

90. (Vulsion très-douloureuse dans la verge, d'avant en
arrière.)

Le suc prostatique coule de la verge, sans érection.

Prurit au scrotum.

Douleurs semblables à celles de l'accouchement dans le
bas-ventre, comme si les règles allaient paraître.

Le matin, en s'éveillant, catarrhe sec sur la poitrine; il
ne peut expectorer un peu de mucus très-épais qu'avec beaucoup de peine et seulement après avoir quitté le lit (au bout
de seize heures).

95. Quelquefois, mucus adhérent au haut de la trachée-
artère, qui se laisse difficilement détacher; mucus aussi,
plus profondément, dans le poumon, qui sort aisément et
en grande quantité; peu de temps après, grande liberté de
la respiration (tandis qu'auparavant il éprouvait d'ordinaire beaucoup d'asthme).

Fort asthme en allant au grand air.

Très-grand resserrement de la poitrine.

(En expirant, gargouillement au haut de la poitrine, qui descend jusque dans le bas-ventre et l'aine, et qui est suivi de battemens de cœur très-rapides, avec lassitude et anxiété; ensuite assoupissement.)

Elle est obligée de faire de temps en temps des inspirations très-profondes.

100. En faisant des inspirations profondes et en bâillant, élancemens sensibles sous les côtes, qui empêchent de respirer, et cessent en se mettant au lit.

En inspirant, vifs élancemens dans le côté de la vessie urinaire.

Quelques élancemens très-violens dans la poitrine, sur le cœur (au bout de soixante-douze heures).

Battemens de cœur (au bout d'un quart d'heure).

Parfois une seule palpitation de cœur très-forte.

105. Douleur dans le sacrum, comme de lassitude (au bout de trois heures).

Le matin, douleur si forte dans l'épine du dos, qu'il ne peut faire agir aucun membre.

Engourdissement et insensibilité des bras et des cuisses, le matin, après le réveil, plus prononcés en restant couché tranquillement que pendant le mouvement (au bout de seize heures).

Prurit entre le pouce et le doigt indicateur.

Picotement presque lancinant, continuel et très-rapide, entre le pouce et le doigt indicateur.

110. Une sorte de paralysie de la cuisse; il ne pouvait la soulever à cause d'une raideur douloureuse dans le tendon du muscle iléo-lombaire.

Tiraillement dans la cuisse, seulement pendant le mouvement, et non en restant assis (au bout de vingt-quatre heures).

Raideur douloureuse et comme paralytique des genoux, pendant le repos et le mouvement.

En marchant, douleur simple dans le genou droit.

Vacillation dans les genoux.

115. *Douleur dans les genoux, comme s'ils étaient fortement liés*, en se tenant assis et en marchant.

Les talons font mal, comme s'ils étaient malades en dedans, ou ecchymosés.

Pression, comme avec un corps dur, dans le creux de la plante des pieds.

(Violens élancemens sur le coude-pied, derrière les orteils.)

(Douleur fouillante dans une ancienne engelure) (au bout d'une heure).

120. Douleur, comme de contusion et de luxation, dans l'articulation postérieure du gros orteil, en marchant.

Le matin, et tout l'avant-midi, douleur comme contusive dans toutes les articulations.

L'après-midi, sorte de détente et traction douloureuse dans les veines.

Le matin, au petit jour, dans le lit, douleur simple ou contusive dans toutes les articulations, surtout dans le sacrum et les genoux, qui augmente d'autant plus qu'il reste couché plus long-temps, soit sur le dos, soit sur le côté, mais cesse peu de temps après le lever.

Bien-être par tout le corps (effet curatif).

125. *Ebullition manifeste dans le sang* (au bout de vingt-quatre heures).

Faiblesse de tête, accompagnée d'assoupissement, en se tenant assis, dans la journée.

Le matin, dans le lit, aussitôt après le réveil, céphalalgie contusive et douleur également contusive dans toutes les articulations, plus forte pendant le repos absolu qu'en tout autre temps ; ces douleurs disparaissent aussitôt après la sortie du lit.

Le matin, en s'éveillant, faiblesse extrême.

130. Grande lassitude le matin ; les jambes lui font mal à tel point, qu'elle se recoucherait volontiers.

Toute la nuit, insomnie, quoique sans douleurs ; le matin, cependant, ni envie de dormir ni lassitude, comme d'ordinaire après une nuit passée sans sommeil.

Rêves agréables et très-suivis, mais dont il reste peu de souvenir (au bout de huit heures).

Rêves effrayans.

Rêves effrayans de voleurs, et cris en dormant.

135. Rêves d'hommes morts.

Il s'éveille au milieu de rêves violens.

Il rêve qu'il tombe de très-haut.

Rêves pleins de querelles.

Toutes les nuits , rêves et érections.

140. Le soir , aussitôt après s'être endormie , et étant encore presque à demi éveillée , elle rêve beaucoup , comme si quelqu'un parlait avec elle.

Toute la nuit , elle rêve qu'elle est dans l'obscurité.

L'enfant dormit jusqu'à trois heures du matin , puis se réveilla , et prononça des paroles incohérentes , d'un ton rapide , avec rougeur du visage.

Froid , le soir , dans le lit; froid glacial aux jambes , jusqu'aux genoux ; il ne peut s'échauffer de toute la nuit , dort à peine deux heures en tout , et par demi-heures tout au plus , pendant lesquelles il a des rêves anxieux , mais dont le souvenir ne lui reste pas (au bout de seize jours).

145. Frisson secouant dans le dos.

Parfois , froid entre les omoplates.

Chaleur au visage , avec froid aux mains et aux pieds.

Douce transpiration , la nuit , et sorte de sueur seulement entre les cuisses (au bout de dix heures).

Sueur par tout le corps , le matin.

150. Le soir , tantôt des pleurs , tantôt des rires , comme si elle n'était pas complétement dans son bon sens.

Emportement.

Le bruit de la porte lui cause des inquiétudes; il craint que quelqu'un n'entre ; sorte de misanthropie (1).

Battemens de cœur , anxiété extraordinaire , langueur dans tous les membres , et envie de dormir (pendant une heure).

Elle pousse des cris et des hurlemens , se croyant perdue sans ressource.

155. Mélancolie , abattement.

Il n'est pas d'accord avec lui-même , et a perdu tout courage.

Maussaderie.

(1) Aussi l'or fut-il salutaire dans une disposition très-prononcée aux inquiétudes morales.

Observations recueillies par d'autres.

En se baissant, vertiges comme s'il tournait en rond, qui cessaient chaque fois qu'il se redressait (au bout de quarante heures). (*C.-F. Langhammer.*)

En marchant au grand air, vertige comme s'il était sans cesse sur le point de tomber à gauche, ou ivre, qui l'oblige de se coucher, et que le moindre mouvement reproduit encore pendant quelque temps après s'être mis au lit (au bout de quarante-trois heures). (*Id.*)

Le matin, en se levant, la tête est entreprise; pesanteur extrême de l'occiput. (*G.-E. Wislicenus.*)

La tête est entreprise. (*C.-T. Herrmann.*)

5. En se tenant debout, il est pris tout à coup d'un vertige qui l'oblige de s'asseoir (au bout de vingt-huit heures). (*Id.*)

Pression tiraillante dans la tête, çà et là, surtout dans le front, avec sensation vertigineuse. (*Id.*)

Mal de tête, en avant, dans le front et les tempes; profondément dans le cerveau, un très-fort tiraillement, qui cesse au grand air. (*G. Gross.*)

Céphalalgie pressive, stupéfiante, semblable à celle que produit un grand vent (au bout de onze heures). (*Langhammer.*)

Pression dans le côté gauche du front (au bout d'une heure et un quart). (*Herrmann.*)

10. Tiraillement pressif du côté droit de l'occiput au côté droit du front (au bout de trois heures). (*Id.*)

Pression tiraillante dans le pariétal gauche, plus forte pendant le mouvement. (*Id.*)

Tiraillemens dans la tempe gauche. (*C. Franz.*)

Léger tiraillement dans le pariétal droit (au bout de trois heures). (*Herrmann.*)

Douleur tiraillante dans le pariétal gauche (au bout d'une demi-heure). (*Id.*)

15. *Douleur tiraillante au côté gauche du front, plus forte pendant le mouvement.* (*Id.*)

Léger tiraillement dans le front. (*Id.*)

Douleur tiraillante, sécante, dans le pariétal droit (au bout de dix-sept jours). (*Id.*)

Léger tiraillement qui, à travers le cerveau, s'étend du côté droit de l'occiput jusque dans le front, et devient plus fort par le mouvement (au bout d'une heure). (*Id.*)

Pression tiraillante dans le côté droit de l'occiput. (*Id.*)

20. Violent afflux du sang dans la tête, en se baissant, qui cesse après s'être redressé (au bout de huit jours.) (*Id.*)

Elancement sur le pariétal, semblable à une traction lente (au bout de six heures). (*Franz.*)

Coups d'aiguille sur le front, à l'extérieur (au bout de vingt-quatre heures). (*Herrmann.*)

Pression sur et dans le côté gauche du front, en dehors et en dedans (au bout de dix heures). (*Id.*)

Pression sur la tempe gauche (au bout de trente-deux heures). (*Id.*)

25. Pression à l'extérieur, sur la tempe gauche, que les attouchemens rendent plus forte (au bout d'un quart d'heure). (*Id.*)

Pression de dehors en dedans sur l'œil gauche (au bout de huit jours). (*Id.*)

Douleur pressive de haut en bas sur l'œil droit. (*Id.*)

Douleur pressive de dehors en dedans sur l'œil droit, que les attouchemens rendent plus forte (au bout de six heures). (*Id.*)

Pression énorme dans l'orbite gauche, presque semblable à une crampe, au fond et au contour de la cavité. (*Gross.*)

30. Léger tiraillement dans l'orbite droite, au voisinage de l'angle interne de l'œil (au bout de cinq heures). (*Herrmann.*)

Sensation de pression de dedans en dehors, à l'œil gauche, dans son angle interne et supérieur. (*Franz.*)

Tension dans les yeux, qui gêne la vue (au bout d'une heure). (*Herrmann.*)

Tension énorme dans les yeux, avec diminution de la faculté visuelle; il ne peut rien distinguer, parce qu'il voit tous les objets doubles et confondus les uns avec les autres; la douleur tensive est plus violente quand il appuie les yeux contre un corps, et moindre lorsqu'il les ferme (au bout de neuf jours). (*Id.*)

Plusieurs élancemens isolés dans l'angle interne de l'œil

gauche et dans la paupière elle-même (au bout de trente-six heures). (*Id.*)

35. *Rétrécissement des pupilles* (au bout de deux et de quatre heures). (*Langhammer.*)

Dilatation des pupilles (au bout de trois heures et demie). (*Id.*)

Il lui semble que la moitié supérieure de l'œil droit soit couverte d'un corps noir, de sorte qu'il ne peut voir les objets bas qu'avec la moitié inférieure, et que les objets élevés sont invisibles pour lui. (*Herrmann.*)

Il lui semble qu'une gaze noire soit tendue devant ses yeux, ce qui rend la vue indistincte (au bout de six jours). (*Id.*)

Gonflement des paupières inférieures. (*F. Hahnemann.*)

40. Tiraillement tractif au côté gauche du visage (au bout de deux heures). (*Wislicenus.*)

Tiraillement énorme dans l'apophyse frontale de l'os zygomatique. (*Gross.*)

Tiraillement dans l'os jugal droit. (*Id.*)

Tiraillement pressif dans le conduit auditif externe gauche (au bout de trois quarts d'heure). (*Herrmann.*)

Fourmillement chatouilleux dans l'intérieur des ailes du nez, comme pendant le coryza (au bout de deux heures). (*Langhammer.*)

45. *Fourmillement chatouilleux en dedans des ailes du nez, qui oblige à se gratter* (au bout de deux heures et demie et de vingt-et-une heures). (*Id.*)

Sensation d'obstruction du nez, comme dans l'enchifrenement, quoique l'air le traverse (au bout de deux heures et demie). (*Id.*)

Vulsion à la cloison du nez, de haut en bas. (*Wislicenus.*)

La narine lui semble être bouchée, quoiqu'elle admette l'air. (*F. Hahnemann.*)

Douleur cuisante dans le nez, à sa partie inférieure. (*Id.*)

50. Douleur cuisante à la partie inférieure et interne du nez, qui lui fait venir les larmes aux yeux, comme lorsqu'une vive clarté du soleil porte à éternuer, ou comme dans un grand accès de mélancolie religieuse, ou comme dans la compassion portée au plus haut degré. (*Franz.*)

Sensation d'écorchure dans le nez. (*F. Hahnemann.*)

Douleur d'écorchure dans les deux narines, surtout en saisissant le nez.

Ulcères croûteux dans la narine gauche, presque indolens, et couverts d'une croûte jaunâtre, presque sèche. (*F. Hahnemann.*)

Taches d'un rouge brun foncé, peu élevées, sur le nez, qui ne causent une douleur pressive qu'en y touchant (au bout de vingt-quatre heures). (*Herrmann.*)

55. Gonflement, avec rougeur, à la narine droite et au dessous. (*F. Hahnemann.*)

Pression tiraillante à la mâchoire inférieure, surtout à sa branche ascendante, où elle se dissipe après une pression exercée du dehors (au bout d'une demi-heure). (*Herrmann.*)

Élancement sourd, par intervalles, au bord externe de la mâchoire inférieure (au bout de vingt-quatre heures). (*Gross.*)

Tiraillement dans la moitié droite du menton. (*Id.*)

Pression tiraillante à droite, au côté inférieur du cou, près de la clavicule (au bout de quatorze jours). (*Id.*)

60. Gonflement de la gencive, auprès de la dernière dent molaire supérieure droite, avec douleur pressive d'écorchure en y touchant et en mangeant, ce qui fait étendre la douleur aux deux dents molaires postérieures, où elle se résout en un tiraillement sourd (au bout de quatorze heures). (*Id.*)

Douleur vulsive dans toute la rangée des dents du haut. (*F. Hahnemann.*)

Goût amer dans la bouche, avec sensation de sécheresse (au bout de huit heures). (*Langhammer.*)

Il lui afflue à la bouche une salive agréablement douceâtre. (*Franz.*)

Ce qu'il mange lui paraît d'un très-bon goût, mais ne satisfait pas complétement son appétit; car il aurait pu se remettre de suite à manger.

65. L'anxiété se dissipe pendant qu'il mange. (*Franz.*)

Beaucoup de soif, pendant six jours. (*F. Hahnemann.*)

Nausées dans l'estomac et dans la gorge. (*Herrmann.*)

Pression dans le bas-ventre, et soulèvemens de cœur, comme pour vomir. (*F. Hahnemann.*)

Pression tensive dans l'hypogastre, directement sous l'om-

bilic, *et des deux côtés, dans les régions lombaires, avec sentiment de plénitude, plus prononcé sous l'ombilic que partout ailleurs* (au bout de cinquante-trois heures). (*Herrmann.*)

70. *Pression tensive dans l'hypogastre, des deux côtés, aux régions lombaires, mais plus violente immédiatement au dessous de l'ombilic, avec besoin d'aller à la selle* (au bout de six jours). (*Id.*)

Tiraillemens isolés dans le côté droit du ventre, qui remontent jusque sous les côtes, comme si là tout était brisé en morceaux, ce qui l'oblige à ployer le corps en deux, en se tenant assis (au bout de trente-six heures). (*Franz.*)

Douleur pinçante dans l'hypogastre, tantôt sur un point et tantôt sur un autre (au bout de douze heures). (*Herrmann.*)

Gargouillemens et borborygmes dans l'hypogastre (au bout d'une heure). (*Id.*)

Borborygmes dans l'hypogastre. (*Id.*)

75. *Emission de vents très-nombreux et très-fétides* (au bout de huit heures). (*Id.*)

Colique (1).

Douleur comme de brisure dans le côté droit de l'hypogastre, en se tenant assis, qui cesse en se levant et en ployant la cuisse (au bout de vingt-quatre heures). (*Franz.*)

Coups sécans dans les deux aines, qui l'obligent à rétracter le ventre et à ployer les jambes. (*Wislicenus.*)

Pression de dedans en dehors dans l'aine droite, à l'anneau inguinal, comme si une hernie allait sortir, en se tenant assis, qui cesse en se levant. (*Franz.*)

80. Pincement vulsif dans le côté gauche du bassin, qui l'effraye et lui cause un sursaut (au bout de quatre heures). (*Wislicenus.*)

Douleur en forme de crampe au bord externe du bassin, à la région de la hanche, qui devient plus forte par le frottement (au bout de trente-six heures). (*Wislicenus.*)

Douleur pinçante au côté interne de l'os ischion. (*Id.*)

Vifs élancemens dans l'anus et le rectum (au bout de trois quarts d'heure). (*Herrmann.*)

---

(1) Par de l'or, qui avait été avalé.

*Malaise dans l'hypogastre , et sensation comme s'il avait
besoin d'aller à la selle, surtout en sortant de table* (au bout
de trente-six heures). (*Id.*)

85. Diarrhée. (*F. Hahnemann.*)

Selle abondante, mais ordinaire (au bout de seize heures).
(*Herrmann.*)

Resserrement du ventre, pendant trois jours. (*Gross.*)

Envie continuelle d'uriner, avec émission peu copieuse
d'urine, qui cependant est naturelle. (*Id.*)

Tiraillement sourdement lancinant dans l'urètre. (*Herrmann.*)

90. Erections, la nuit, sans éjaculation (la première nuit).
(*Wislicenus.*)

Pollutions nocturnes (les nuits suivantes). (*Id.*)

La nuit, pollution, avec rêves voluptueux (au bout de
sept jours). (*Herrmann.*)

Pendant la nuit, érections et pollutions. (Gross.)

Tiraillement lancinant au gland, quand il éprouve le besoin
d'uriner (au bout de trois heures). (*Wislicenus.*)

95. Coups d'aiguille au bout du gland; chacun est suivi
instantanément d'un élancement au dessus de l'ombilic, qui
se porte vers le creux de l'estomac (au bout de trois heures).
(*Id.*)

Douleur pressive, tensive, dans le testicule droit, comme
après une contusion (au bout de trois heures et demie).
(*Langhammer.*)

*Gonflement de la partie inférieure du testicule droit, avec
douleur pressive, seulement en y touchant et en le frottant,
qui commence plusieurs jours de suite, vers six heures du
soir, et cesse vers onze heures* (au bout de cinq jours).
(*Herrmann.*)

Coryza. (*F. Hahnemann.*)

Toux. (*Id.*)

100. Asthme : quand il se met à rire ou qu'il marche vite,
sa poitrine lui semble trop étroite en inspirant, et lui paraît
comme aplatie en devant (au bout de quarante-quatre heures).
(*Gross.*)

*Rétrécissement de la cavité pectorale , et, en inspirant,
élancemens sourds çà et là dans la poitrine. (Herrmann.)*

Etroitesse énorme de la poitrine, avec difficulté de res·

pirer, *la nuit* (au bout de cinquante-huit heures). (*Id.*)

Asthme, même en restant assis, sans remuer, qui ne diminue dans aucune position ; il fait continuellement des inspirations profondes, et semble ne pouvoir jamais humer assez d'air. (*Gross.*)

Toux, à cause du manque de respiration, la nuit. (*Herrmann.*)

105. Fréquemment du mucus au bas de la trachée-artère, dans le larynx, que la toux ne peut détacher qu'avec les plus grands efforts. (*Gross.*)

Mucus dans la gorge, qui se laisse bien détacher, mais empêche de faire des inspirations pleines (au bout de deux heures). (*Gross.*)

Pression sur le côté droit de la poitrine, à la région de la quatrième côte, qui lui occasione une violente anxiété. (*Id.*)

Sentiment d'anxiété, souvent accompagné de resserrement de la cavité pectorale (au bout de trois jours).(*Herrmann.*)

Violens battemens de cœur (au bout de quatre jours). (*Id.*)

110. En marchant, le cœur semble remuer, comme s'il était détaché. (*Franz.*)

Douleur sourdement sécante et lancinante à droite, le long du sternum, sous la dernière vraie côte. (*Herrmann.*)

Douleur sourdement sécante à gauche, le long du sternum, qui est plus vive pendant l'inspiration (au bout de neuf jours). (*Id.*)

Élancemens sourds des deux côtés de la poitrine, avec sensation de chaleur et d'oppression dans la poitrine, qui augmentent pendant l'inspiration(au bout de deux heures). (*Wislicenus.*)

Vifs élancemens sur le sternum(au bout de deux heures). (*Id.*)

115. Pression sur le sternum, avec anxiété, comme aux approches d'un grand sujet de joie. (*Franz.*)

Un point rouge sur les trois premiers cartilages costaux du côté droit, et au dessous de ces cartilages , du second surtout, un élancement sourd, resserrant, qui tantôt persiste comme un pieu planté dans la partie, tantôt diminue lente-

ment ; mais , en marchant vite , il se fait peu sentir (au bout de seize heures). (*Gross.*)

Pression à gauche, près du creux de l'estomac, sous les cartilages des fausses côtes supérieures, plus forte en expirant (au bout de sept jours). (*Herrmann.*)

Pression, comme par un corps dur, sur le sternum, avec tiraillemens tractifs , qui se dirigent vers les aisselles. (*Franz.*)

En se tenant assis, douleur sécante au dessus du sacrum , comme si l'on appuyait sur ce point avec un corps tranchant. (*Id.*)

120. Léger tiraillement lancinant à droite, le long des vertèbres lombaires, qui se dissipe chaque fois qu'on appuye sur la partie (au bout de deux heures). (*Herrmann.*)

Pression à gauche, le long des vertèbres lombaires, immédiatement au dessus de l'os innominé, et à son bord supérieur. (*Id.*)

A droite, le long de l'épine du dos, immédiatement au dessous de l'omoplate droite, élancemens sensibles comme des coups d'aiguille (au bout d'une demi-heure). (*Gross.*)

Douleur tiraillante au côté interne de l'omoplate et au dessous, en ployant le corps en arrière et à gauche (au bout de dix heures). (*Herrmann.*)

Tension dans la nuque, comme si un muscle était trop court, qui se fait sentir même sans mouvement, et qui devient plus forte en se baissant(au bout de dix heures). (*Wislicenus.*)

125. Petits élancemens au creux de l'aisselle. (*Id.*)

Douleur d'écorchure aux aisselles, même sans y toucher, ni les remuer. (*Franz.*)

Tension tiraillante sous l'aisselle. (*Wislicenus.*)

Pression tiraillante dans le milieu de la face antérieure des deux bras (au bout de quinze jours). (*Herrmann.*)

Léger tiraillement dans le bras gauche, qui devient plus fort quand on le découvre(au bout de trois heures). (*Wislicenus.*)

130. *Pression sur la face inférieure et dans le milieu du bras droit.* (*Herrmann.*)

Pression au bras gauche, dans le périoste (au bout de quarante-huit heures). (*Id.*)

Au bras gauche, douleur tractive de haut en bas, qui siége sur l'os, et se dissipe par le mouvement. (*Franz.*)

Pesanteur des avant-bras pendant le repos, mais non pendant le mouvement (au bout de douze heures). (*Wisli-cenus.*)

Pression à la face antérieure de l'avant-bras droit. (*Herrmann.*)

135. Pression tiraillante, saccadée, à la face interne de l'avant-bras gauche (au bout de trois jours). (*Id.*)

Pression au côté externe de l'avant-bras droit (au bout de douze jours). (*Id.*)

Tiraillement en forme de crampe dans la profondeur des os du carpe, tantôt à la main droite, tantôt à la gauche, ainsi que dans l'articulation du coude droit ; la traction se dirige de la rangée inférieure des os du carpe à la rangée supérieure ; elle se fait sentir surtout la nuit ; mais elle est sensible aussi dans la journée. (*Gross.*)

Tiraillement dans les os du carpe de la main droite (au bout de huit heures). (*Herrmann.*) ·

Tiraillement dans les os du métacarpe et dans la phalange postérieure du petit doigt de la main gauche. (*Herrmann.*)

140. Douleur en forme de crampe dans les os métacarpiens de la main gauche, celui du pouce surtout, qui, cependant, n'empêche pas le mouvement. (*Gross.*)

Léger tiraillement dans les doigts annulaire et médius de la main droite (au bout de trois quarts d'heure). (*Herrmann.*)

Léger tiraillement dans la phalange antérieure du pouce droit. (*Id.*)

Tiraillement sourd dans les articulations des doigts des deux mains, qui se propage souvent jusque dans les phalanges des deux côtés (au bout de cinq jours). (*Id.*)

Tiraillement dans les articulations postérieures des doigts de la main droite (au bout de quatre jours). (*Id.*)

145. Traction dans les articulations des doigts. (*G. Hempel.*)

Un petit élancement parcourt en zigzag, et de haut en bas, les muscles de la fesse droite, et se renouvelle plusieurs fois (au bout de seize heures). (*Wislicenus.*)

En marchant au grand air, douleur pressive, tensive,

dans les muscles de la cuisse gauche, qui ne cesse pas en y touchant, se tenant debout et marchant, mais cesse en s'asseyant (au bout de trois heures). (*Langhammer.*)

Traction en forme de crampe dans le tendon du muscle psoas gauche, qui descend jusque dans la cuisse, en se tenant assis ; elle cesse en se levant. (*Franz.*)

Au côté externe de la cuisse gauche, dans son milieu, point qui cause la même douleur qu'une plaie (et qui survient la nuit, étant couché). (*Gross.*)

150. Sensation dans le fémur droit, en croisant la cuisse sur l'autre, comme s'il était cassé en deux. (*Franz.*)

Lorsqu'étant assis il pose la jambe gauche sur la droite, les muscles du côté postérieur de la cuisse droite, vers le creux du jarret, paraissent être dans un mouvement vulsif, qui ne s'aperçoit dans aucune autre position, ni quand les jambes ne sont point croisées. (*Gross.*)

La marche affaiblit le genou droit, de sorte qu'en marchant, et aussi après avoir marché, dans quelque position qu'on se mît, on y ressentait encore, pendant quelque temps, une douleur tractive (au bout de vingt-quatre heures). (*Id.*)

Pression sur le tibia gauche, quand il étend la jambe. (*Franz.*)

Au dessus des chevilles, des deux côtés, douleur rongeante sourde, avec de vifs élancemens isolés au tendon d'Achille, pendant le repos, qui cessent pendant le mouvement (au bout de quatorze heures). (*Wislicenus.*)

155. Douleur tensive près de la cheville interne du pied droit (au bout de cinq jours). (*Herrmann.*)

Traction paralytique dans l'os métatarsien du gros orteil, qui s'étend jusqu'au bout de celui-ci. (Id.)

Traction dans tous les orteils du pied droit. (Id.)

Léger tiraillement dans les orteils du pied droit. (Id.)

Traction dans les articulations des orteils. (*Hempel.*)

160. Douleur tiraillante à la partie postérieure de la plante du pied droit (au bout de trente heures). (*Herrmann.*)

Sensibilité excessive par tout le corps ; réceptivité exagérée pour toutes les douleurs ; il lui suffit de penser à sa douleur, pour croire l'éprouver ; sensation qui lui rend tout insupportable. (*Hempel.*)

Toutes ses sensations sont très-vives. (*Id.*)

Même par le plus mauvais temps, il se trouve bien au grand air, et aspire à y être. (*Franz.*)

(Fourmillement dans le corps, tantôt sur un point, et tantôt sur un autre.) (*Hempel.*)

165. L'après-midi, en se tenant assis et lisant, il est pris d'une grande langueur, pendant laquelle il s'endort, mais qui était complétement dissipée à son réveil (au bout de neuf heures et demie). (*Langhammer.*)

Invincible envie de dormir après le dîner; il pense beaucoup pendant son assoupissement (au bout de quatre heures). (*Franz.*)

Fréquens réveils, comme par une peur. (*Langhammer.*)

Il gémit à haute voix en dormant. (*Gross.*)

Rêves effrayans, la nuit. (*Id.*)

170. *La nuit, rêves dont le souvenir ne reste pas.* (*Langhammer.*)

La nuit, rêves vifs, et dont il ne reste cependant aucun souvenir. (*Id.*)

Le matin, à partir de quatre heures, il ne peut plus dormir: il ne fait que se retourner, parce qu'il lui est impossible de garder long-temps la même position; la main sur laquelle il est couché ne tarde pas à devenir lasse, et il s'éveille souvent. (*Gross.*)

Alternatives de froid et de chaud. (*F. Hahnemann.*)

Frisson par tout le corps, avec chair de poule sur les cuisses et ébranlement du cerveau sous l'os frontal (au bout de dix heures). (*Franz.*)

175. (Quand il se met au lit, le soir, les plantes des pieds et les rotules deviennent froides.) (*Hempel.*)

Le soir, dans le lit, avant de s'endormir, frisson fébrile par tout le corps, comme s'il s'était refroidi à un courant d'air (au bout de dix-neuf heures). (*Langhammer.*)

Le soir, frisson fébrile par tout le corps; froid aux mains, mais chaleur au visage et au front, sans soif (au bout de quatorze heures). (*Id.*)

La nuit, dans le lit, avant de s'endormir, frisson fébrile par tout le corps; à peine put-il s'échauffer dans de lit (au bout de seize heures). (*Id.*)

Quand il se met au lit le soir, il est tranquille, mais sans penser au sommeil avant trois heures du matin; vers six

heures, il se réveille, mais aussi restauré que s'il avait suf-
fisamment dormi; trois nuits de suite. (*Hempel.*)

180. Le soir, frisson fébrile par tout le corps, avec enchifrenement, sans chaleur ensuite et sans soif (au bout de
quatorze heures). (*Langhammer.*)

Toute la journée, bonne humeur; il était disposé à parler et content de soi-même (1). (*Id.*)

Sérénité; il désirait toujours de converser, et était très-
satisfait de sa position (2).

Hilarité assez prononcée et sentiment agréable de bien-
être (3) (au bout de deux heures). (*Gross.*)

Tremblement nerveux, comme s'il était dans l'attente
d'un événement heureux (au bout de trente-six heures).
(*Franz.*)

185. Morosité taciturne (au bout d'une heure); sérénité
(au bout de trois heures); l'une et l'autre alternèrent ensemble plusieurs fois. (*Herrmann.*)

Morosité; il n'est pas disposé à parler (au bout de huit
heures). (*Id.*)

Il a beaucoup de propension à s'offenser; la moindre bagatelle qui lui semble choquante, l'affecte profondément et
le met hors de lui. (*Hempel.*)

Mauvaise humeur; il est emporté, et la moindre contradiction le fait entrer dans la plus violente colère (au bout
de quarante-huit heures). (*Gross.*)

Il reste assis dans un coin, renfermé en lui-même, comme
dans un accès de profonde mélancolie, quand on ne le trouble point; mais la moindre contrariété l'échauffe à un point
extrême et le met violemment en colère, de sorte qu'il s'oublie lui-même tout-à-fait, et exhale sa mauvaise humeur
d'abord par un flux abondant de paroles, ensuite par quelques mots seulement entrecoupés (surtout au bout de cinq
jours). (*Herrmann.*)

190. *Morosité continuelle,* grand sérieux et concentration en soi-même. (*Langhammer.*)

Mauvaise humeur et découragement; il croit que rien ne
peut plus lui réussir. (*Wislicenus.*)

Il croit que tout va de travers, ou que lui-même fait tout
mal. (*Hempel.*)

(1) Effet secondaire. — (2) Idem. — (3) Idem.

Mécontentement sous tous les rapports; il croît rencontrer un obstacle à chaque pas, redoute tantôt un malheur, tantôt un autre, et parfois attribue le tout à lui-même; dans ce dernier cas surtout, il est malade et abattu. (*Id.*)

Propension à l'activité tant du corps que de l'esprit; fait-il quelque chose, il croit ne pouvoir l'achever assez promptement, et devoir même se livrer de préférence à une autre occupation; il ne peut rien faire qui le contente. (*Id.*)

195. Repentir de son inaction, quoiqu'il ne puisse rien faire; il était obligé de se tenir toujours en mouvement. (*Franz.*)

Agitation et hésitation continuelles, sans ébullition sensible du sang; il lui semblait traîner partout cette agitation au dedans de lui-même; cet état lui enlevait toute énergie, toute persévérance. (*Hempel.*)

Grande anxiété, qui naît de la région du cœur; elle le porte à aller dans un lieu qui lui était cher autrefois, et l'en chasse bientôt; il va ainsi d'un endroit à un autre, sans pouvoir rester nulle part. (*Franz.*)

Grande faiblesse et anxiété, telles qu'on le croit sur le point de mourir. (*J.-H. Schulze.*)

200. Mélancolie; il croît être déplacé dans le monde; il se complaît dans des idées sombres, et désire la mort. (*Id.*)

Fréquens accès d'angoisses et d'anxiété tremblante.

Symptômes de l'or fulminant.

Mal de ventre, surtout chez les enfans, et anxiété.

Chute des forces, syncope, sueur froide aux membres, vomissement violent, convulsions. (*F. Hoffmann.*)

Violens flux de ventre. (*Ludovici.*)

---

48. PISSENLIT.

(*Taraxacum.*)

On exprime le suc de la plante entière (*Leontodon Taraxacum*), avant qu'elle soit complétement fleurie, et on le mêle avec parties égales d'alcool.

Cette plante est dans le même cas qu'un grand nombre d'autres; guidé uniquement par des suppositions théoriques, on en fait un abus énorme dans les maladies, et on l'employe journellement comme remède s'appliquant pour ainsi dire à tout.

En effet, dans toutes les maladies dont, malgré leur prétention de tout voir, même l'intérieur de la nature malade, ceux qui se disent praticiens n'entrevoyaient pourtant pas ce qu'ils devaient faire, de même que dans toutes celles auxquelles ne s'accollait aucun des noms adoptés par les pathologistes, la théorie admettait des épaississemens d'humeurs et des obstructions de vaisseaux capillaires que personne n'apercevait, afin de pouvoir, d'après ces suppositions fantastiques, prescrire le bien aimé pissenlit, que son suc laiteux avait fait regarder comme devant agir à la manière des savons : car, les savons ayant le pouvoir de dissoudre un grand nombre de substances dans les vases du chimiste, le pissenlit devait également dissoudre, dans l'intérieur des corps vivans, les viscosités et obstructions qu'on avait jugé convenable d'imaginer chez l'homme malade.

Mais si l'on eût jamais songé à étudier les vertus pures du pissenlit, c'est-à-dire les modifications qu'il apporte dans l'état physique et moral de l'homme, les états morbides particuliers qu'il est spécialement apte à provoquer, et si ensuite, faisant l'application thérapeutique de cette plante, c'est-à-dire l'employant seule dans un cas morbide quelconque, on l'eût trouvée propre à guérir d'une manière prompte et durable, il aurait été facile de se convaincre, par la comparaison de ces symptômes avec ceux de la maladie, qu'elle ne guérit qu'en raison de l'analogie existante entre ces deux ordres de symptômes, et que par conséquent elle ne saurait jamais exercer d'influence curative dans les cas où une semblable analogie ne se rencontre point.

Si quelque chose était capable de convertir les praticiens vulgaires, ce phénomène leur aurait montré le néant de leurs indications imaginaires, quand ils croyent avoir à résoudre des obstructions qui n'existent point.

La liste suivante des symptômes du pissenlit pourra contribuer à opérer cette conversion, et à détruire les illusions pathologico-thérapeutiques dont se bercent les praticiens.

Elle fera plus encore ; elle nous apprendra d'avance quels sont les cas morbides dans lesquels le suc de cette plante agira certainement comme moyen curatif, et empêchera que désormais on la prodigue à grandes doses, dans des circontansces où, n'étant point homœopathique, elle doit certainement nuire.

Lorsqu'il y a homœopathicité entre le pissenlit et le cas morbide, à peine faut-il une seule goutte du suc pour opérer la guérison. Je dis du suc, car l'extrait fabriqué en grand contient souvent du cuivre, provenant des vases dans lesquels on l'a préparé:

Symptómes du pissenlit.

Vertige en marchant au grand air, comme s'il était ivre: la tête tombait tantôt à gauche, tantôt à droite (au bout de deux heures un quart). (*C.-F. Langhammer.*)

En allant au grand air, démarche incertaine et vertige, comme s'il allait tomber en avant (au bout de dix heures). (*Id.*)

En allant au grand air, la tête est fortement entreprise et étourdie ; il a comme le vertige et croit chanceler. (*Franz.*)

Tantôt une sensation de constriction et de tournoyement au dessus du nez, dans le front, comme une sorte de vertige, tantôt une sensation sans douleur, comme si le cerveau était distendu dans un point ou dans un autre. (*Id.*)

5. Sensation dans la tête, comme si le cerveau était soumis de toutes parts à une pression molle. (*Id.*)

En marchant au grand air, douleur pressive, fourmillante, dans le front, qui s'étale en irradiant à partir du milieu de ce dernier, comme s'il s'y trouvait un être vivant (au bout de quatre heures). (*Langhammer.*)

Sensation dans la tête, qui se compose de pression et de prurit. (*S. Gutmann.*)

Pression profonde au bas de l'occiput et pesanteur en cet endroit (au bout de neuf heures et demie). (*Id.*)

Pesanteur de tête, avec chaleur et rougeur du visage. (*Id.*)

10. Douleur pressive de dedans en dehors au front. (*Id.*)

Douleur pressive, stupéfiante, au front, comme après l'ivresse (au bout d'une heure). (*Langhammer.*)

Douleur pressive dans la tempe droite (au bout de trente-cinq heures). (*Gutmann.*)

Céphalalgie pressive, brûlante, qui se dirige de bas en haut. (*Id.*)

Céphalalgie pressive de dedans en dehors (au bout de deux heures et demie). (*Id.*)

15. Pesanteur dans l'occiput, qui cesse chaque fois qu'il se baisse, recommence quand il se redresse et tient la tête droite, et est alors plus forte qu'auparavant. (*Id.*)

Etant assis, douleur pressive, stupéfiante, dans tout le front, de sorte qu'en lisant il perdait presque la tête, et ne savait plus où il était; la douleur était accompagnée de nausées; elle ne s'amendait qu'au grand air (au bout de deux heures). (*Langhammer.*)

Douleur pressive continuelle sur le front (au bout de quatre heures). (*Gutmann.*)

Céphalalgie pressive, tractive, dans la tempe. (*Franz.*)

En se tenant debout, douleur pressive, tractive, sur l'os frontal. (*Id.*)

20. *En se tenant assis, douleur tractive à la tempe gauche, qui cesse en marchant et en restant debout* (au bout de cinq heures). (*Langhammer.*)

En marchant, douleur tiraillante dans l'occiput, qui cesse en s'arrêtant. (*Franz.*)

En marchant, tiraillement à l'occiput, à l'extérieur. (*Id.*)

Tiraillement lancinant à l'occiput, derrière l'oreille droite. (*Id.*)

Elancemens tiraillans, qui se succèdent rapidement, au côté gauche du front. (*Langhammer.*)

25. Douleur lancinante, continuelle, dans le côté gauche de la tête (pendant six heures). (*Rosasewsky.*)

En se tenant assis, coups d'aiguille dans la tempe gauche, qui cessent en restant debout (au bout d'une heure et demie). (*Langhammer.*)

En marchant au grand air, violent élancement prolongé dans la région temporale gauche, qui cesse en se tenant debout (au bout de trente-huit heures). (*Id.*)

Vifs élancemens à gauche, à l'extérieur, au front, qui ne cessent pas par les attouchemens (au bout de treize heures). (*Id.*)

Pression lancinante sourde sur le front (au bout d'une demi-heure). (*Gutmann.*)

3o. Petit bouton au cuir chevelu, du côté droit, sur la tempe, qui est douloureux au toucher, comme si la partie était ecchymosée (au bout de quinze heures). (*Langhammer.*)

La partie antérieure du cuir chevelu est tendue, comme si elle était solidement fixée sur le vertex. (*E. Kummer.*)

Bouton dans le milieu des poils du sourcil gauche, qui cause une douleur pressive quand on y touche (au bout de vingt-sept heures). (*Langhammer.*)

Rétrécissement des pupilles (au bout de quatre heures). (*Id.*)

Dilatation des pupilles (au bout de vingt-six heures). (*Id.*)

35. Le matin, en s'éveillant, les paupières sont agglutinées par du pus, pendant plusieurs jours. (*Kummer.*)

Une sorte d'ophthalmie : les yeux ne supportent pas la lumière du jour, et sont constamment pleins d'eau, avec pression à la paupière supérieure droite, comme s'il se trouvait là quelque chose qu'il s'efforce en vain d'essuyer. (*Id.*)

Chassie aux yeux, plus le matin que dans la journée.

Ardeur dans l'œil gauche (au bout de onze heures et demie). (*Gutmann.*)

Violente ardeur dans l'œil droit, vers son angle interne. (*Id.*)

4o. Léger picotement brûlant dans les deux paupières gauches (au bout d'un quart d'heure). (*Id.*)

Douleur lancinante, brûlante, dans l'œil gauche (au bout de vingt heures). (*Id.*)

Elancement brûlant dans l'œil gauche, vers son angle externe (au bout d'une demi-heure). (*Id.*)

Douleur vivement lancinante dans l'œil droit. (*Id.*)

Vive pression, comme par un grain de sable, dans l'angle interne de l'œil droit, avec même sensation que si les paupières étaient gonflées sur ce point. (*Franz.*)

45. (Le soir, dureté d'ouïe.) (*Id.*)

Pression de dehors en dedans dans l'intérieur de l'oreille gauche. (*Gutmann.*)

Chant comme de cigale, dans l'oreille gauche (au bout de trente-trois heures). (*Langhammer.*)

Tiraillement dans le conduit auditif externe, et vive

pression derrière la branche de la mâchoire inférieure. (*Franz.*)

Elancemens derrière l'oreille, avec tiraillement de haut en bas, sur le côté du cou. (*Id.*)

50. Elancement de dedans en dehors dans l'oreille droite, qui chaque fois rentre en dedans. (*Gutmann.*)

Elancement brûlant pruriteux dans l'oreille droite. (*Id.*)

Douleur tractive à l'oreille externe (au bout de cinq heures). (*Langhammer.*)

Vive pression dans la joue droite (au bout d'une demi-heure). (*Gutmann.*)

Elancement pressif dans la joue. (*Id.*)

55. Un bouton suppurant au haut de la joue gauche, avec une auréole rouge, qui cause une douleur rongeante lorsqu'on y touche (au bout de vingt-quatre heures). (*Langhammer.*)

Un petit bouton suppurant dans le coin de la narine droite (au bout de huit heures). (*Id.*)

Deux saignemens de nez par la narine gauche, à midi, avant de manger (au bout de trente heures). (*Id.*)

La lèvre supérieure se gerce dans le milieu (au bout de six heures). (*Kummer.*)

Un petit bouton suppurant au coin droit de la bouche (au bout de quarante-neuf heures). (*Langhammer.*)

60. Prurit soudain sous le menton (au bout d'une heure). (*Id.*)

A la région de la parotide gauche, dans les muscles du cou, et depuis le sternum jusqu'à l'apophyse mastoïde, douleur assez vive en remuant la mâchoire et le cou. (*Kummer.*)

Vulsion sur le côté du cou, au bas (au bout de quinze heures). (*Gutmann.*)

Vifs élancemens térébrans dans le côté gauche du cou, de dedans en dehors, pendant quelques minutes (sur-le-champ). (*Id.*)

Vulsion pressive dans les muscles du cou, derrière l'oreille gauche (au bout de trois heures et demie). (*Id.*)

65. Elancement à gauche, comme avec une aiguille un peu émoussée, en se tenant debout, qui cesse en s'asseyant (au bout d'une heure et demie). (*Langhammer.*)

Elancement pressif dans la nuque. (*Gutmann.*)

III.   17

Douleur pressive, semblable à celle que produiraient des chocs répétés, dans deux dents incisives, plus à la couronne qu'à la racine. (*Id.*)

Du sang coule des dents creuses du côté droit (et ce sang a un goût aigre). (*Kummer.*)

En mâchant les alimens, sensation dans les dents, comme si elles avaient été agacées par des fruits aigres (au bout de trente-sept heures). (*Langhammer.*)

70. Douleur tractive dans les dents creuses du côté droit, qui remontent dans les joues, jusqu'aux sourcils. (*Kummer.*)

Élancement brûlant dans le côté gauche de la langue (au bout de neuf heures). (*Gutmann.*)

Langue chargée, blanche (au bout de trois heures). (*Langhammer.*)

Langue chargée, blanche, qui se dépouille peu à peu par places (au bout de onze heures et demie). (*Id.*)

La langue est couverte d'une pellicule blanche, avec sensation d'âpreté, après quoi elle se dépouille par places, qui sont ensuite d'un rouge foncé et très-sensibles (au bout de trente-quatre heures). (*Id.*)

75. Le matin, en s'éveillant, langue sèche et brune. (*Kummer.*)

Afflux de salive à la bouche, et sentiment comme de constriction au larynx (au bout de trente heures). (*Langhammer.*)

Difficulté d'avaler : sorte de pression, comme par un gonflement interne dans la gorge. (*Gutmann.*)

Vive pression à la paroi antérieure du pharynx et du larynx, en n'avalant pas, qui excite à tousser, mais cesse en avalant. (*Franz.*)

Sa bouche s'emplit d'eau d'un goût aigrelet. (*Kummer.*)

80. Le mucus qu'il détache de sa gorge a un goût aigre et agace les dents (au bout de trois, de quatre heures). (*Id.*)

Sécheresse et élancemens dans la gorge. (*Franz.*)

Sensation de sécheresse dans la gorge, et mucus amer dedans, qui rend la voix enrouée. (*Id.*)

Le beurre produit sur le bout de la langue une sensation désagréable, aigre et salée mais, au palais, il a le goût ordinaire. (*Kummer.*)

La viande et surtout le bouillon gras lui semblent aigres, quand ils touchent le bout de la langue. (*Id.*)

85. Avant de manger, goût un peu amer dans la bouche ; mais les alimens ont leur goût naturel. (*Langhammer.*)

Un goût amer remonte du pharynx jusque dans la bouche. (*Franz.*)

La fumée de tabac n'a pas bon goût, elle brûle dans la gorge et intercepte la respiration ; cette sensation cesse en buvant. (*Kummer.*)

Rapports amers et hoquet. (*Franz.*)

Eructations qui durent plusieurs jours, et reviennent surtout après avoir bu (au bout d'une demi-heure). (*Kummer.*)

90. Nausées, accompagnées d'anxiété, en se tenant assis , qui cessent en restant debout (au bout de deux heures et demie). (*Langhammer.*)

Nausées, comme après s'être surchargé l'estomac d'alimens gras; il croyait être sur le point de vomir, avec douleur pressive, stupéfiante, dans le front ; il ne se trouvait mieux qu'au grand air (au bout de deux heures). (*Id.*)

Affadissement et nausées dans le pharynx (au bout de trois heures). (*Id.*)

Après avoir mangé, et surtout après avoir bu, il est très-frileux. (*Franz.*)

Mouvemens indolens et borborygmes dans le bas-ventre. (*Kummer.*)

95. Borborygmes dans la région ombilicale, au côté gauche. (*Gutmann.*)

Mouvement continuel, et survenant rapidement, dans l'hypogastre, comme si des bulles s'y formaient et y crevaient (au bout de cinq heures et demie). (*Langhammer.*)

Tension dans le creux de l'estomac, et pression sur le cartilage xyphoïde, en se baissant. (*Franz.*)

Pression sous les côtes du côté gauche. (*Gutmann.*)

Douleur pressive dans le côté gauche du bas-ventre. (*Id.*)

100. Pincement dans le ventre (au bout d'une heure et un quart). (*Id.*)

Mal de ventre : pincement dans le bas-ventre, ensuite émission de vents (au bout de trois, de seize heures). (*Langhammer.*)

Elancemens pressifs, continuels, dans le côté gauche du

ventre (au bout de vingt-quatre, de trente heures). (*Gut-mann.*)

Douleur térébrante de dedans en dehors, à la région de l'ombilic, du côté droit. (*Id.*)

Elancemens tensifs, pressifs, dans le côté droit du ventre. (*Id.*)

105. *Elancemens isolés, violens et aigus, en partie dans le côté gauche de l'épigastre, en partie dans le côté droit ou le côté gauche du ventre, en partie aussi dans l'hypogastre* (au bout de quatorze, de trente-et-une heures). (*Id.*)

Un fort élancement dans le côté du ventre, qui dure une minute. (*Rosazewsky.*)

Elancemens brûlans dans le côté gauche de l'hypogastre, qui se dirigent vers les parties génitales (au bout de vingt-cinq heures). (*utmann.*)

Pression dans la région lombaire gauche, de dedans en dehors. (*Id.*)

Douleur lancinante, pruriteuse, dans les muscles du côté droit du ventre. (*Id.*)

110. Glocitation indolente dans les muscles du côté gauche de l'hypogastre. (*Id.*)

Sensation douloureuse, comme de luxation, dans l'aine gauche, en marchant, qui augmente un peu en se tenant debout et en touchant à la partie (au bout de six heures). (*Langhammer.*)

Prurit chatouilleux au périnée, entre l'anus et les parties génitales, qui oblige à se gratter (au bout de quatorze heures). (*Id.*)

Prurit voluptueux au périnée, qui oblige à se gratter, après quoi survint à cette partie une douleur rongeante, qui dura plusieurs heures (au bout de trente-deux heures). (*Id.*)

Pour la seconde fois, le premier jour, selle qui n'est pas dure, mais sort difficilement, et exige beaucoup d'efforts(au bout de huit heures et demie). (*Id.*)

115. Pour la troisième fois, le premier jour, selle peu dure, qui sort avec de grands efforts (au bout de seize heures). (*Id.*)

Selle de meilleure heure qu'à l'ordinaire, et en bouillie; mais l'envie d'aller par le bas continua toujours, sans que rien de plus sortît. (*Franz.*)

Envie d'uriner, sans douleur (au bout d'une heure). (*Langhammer.*)

Fréquentes envies d'uriner, avec émission copieuse d'urine (1) (au bout de trois heures). (*Id.*)

Fréquentes envies d'uriner, avec émission peu abondante d'urine (au bout de vingt-cinq heures). (*Id.*)

120. Chatouillement au prépuce, avec émission peu copieuse d'urine (au bout de sept heures et demie). (*Id.*)

Douleur térébrante continuelle au gland. (*Gutmann.*)

Un petit élancement dans le testicule gauche. (*Id.*)

Elancement brûlant dans le testicule droit. (*Id.*)

Pollution nocturne, toutes les deux nuits. (*Kummer.*)

125. Erections involontaires, qui durent long-temps (au bout de neuf jours).

Fréquens éternumens en marchant au grand air (au bout de quatre, de vingt-huit heures). (*Langhammer.*)

Excitation chatouilleuse à tussiculer, dans la région de la fossette du cou, dont il prévoyait chaque accès quelques secondes d'avance, sans pouvoir l'empêcher (au bout de quarante heures). (*Id.*)

Douleur térébrante et fouillante dans le côté droit de la poitrine, plus forte et plus soutenue pendant la marche (au bout de trois heures). (*Gutmann.*)

Pression dans le côté gauche de la poitrine, sous le creux de l'aisselle. (*Id.*)

130. Au côté droit de la poitrine, depuis la région du foie jusque dans cette dernière, sur une étendue plus large que la main, pression de dehors en dedans contre les côtes, en expirant, tandis qu'on se tient debout. (*Franz.*)

Pression brûlante dans le sternum, plus forte en expirant qu'en inspirant (au bout d'une demi-heure). (*Gutmann.*)

Elancement pressif dans le côté droit de la poitrine, qui

______

(1) On voit d'après ces deux symptômes, dont le premier est un effet primitif, et l'autre un effet durable de l'organisme, combien la pratique vulgaire procède d'une manière contraire aux vrais principes, quand elle veut guérir par le pissenlit des hydropisies chroniques avec diminution de la sécrétion urinaire. Si, de sa nature, cette plante augmente d'abord la sécrétion de l'urine, elle ne la restreint que davantage ensuite, pendant la réaction. Elle conviendrait donc plutôt dans des diabètes dont les autres symptômes coïncideraient d'ailleurs avec les siens, et qui ne dépendraient pas d'une maladie miasmatique, comme c'est fréquemment le cas.

se dissipe en inspirant et expirant avec plus de *force*; mais, en appuyant sur la partie, il reparaissait plus violent et se propageait plus au loin, comme un point de côté continuel (au bout de deux heures). (*Id.*)

Un élancement dans le côté droit de la poitrine (au bout de quatre heures). (*Id.*)

Elancement sourd dans le côté gauche de la poitrine (au bout d'une heure). (*Id.*)

135. Elancement dans le côté gauche de la poitrine, qui se dirige vers le dos. (*Id.*)

En se tenant debout, élancemens de dehors en dedans, dans la poitrine, en inspirant. (*Franz.*)

En marchant, élancement soutenu dans le côté droit de la poitrine. (*Gutmann.*)

Violent élancement dans le sternum(au bout de six heures). (*Id.*)

Elancement dans le côté droit de la poitrine, immédiatement sous le creux de l'aisselle (au bout d'une heure et demie). (*Id.*)

140. Sous la dernière côte gauche, et se dirigeant en arrière, trois violens élancemens, un à chaque inspiration. (*Kummer.*)

Un fort élancement dans la région de la sixième côte. (*Id.*)

Violent élancement dans le côté gauche de la poitrine, à la dernière côte du bas. (*Gutmann.*)

Elancement dans le côté droit du diaphragme, en se couchant sur le côté. (*Id.*)

Traction lancinante, térébrante, à l'extrémité humérale de la clavicule droite. (*Franz.*)

145. Vulsion dans les muscles costaux du côté gauche. (*Gutmann.*)

Vulsion dans les muscles costaux du côté droit (au bout de quatorze heures). (*Id.*)

En faisant une forte inspiration, douleur tensive dans la région du diaphragme (au bout de onze heures). (*Id.*)

Pression dans le sacrum. (*Id.*)

Pression molle dans le sacrum, en se tenant debout. (*Franz.*)

150. Reptation indolente dans le sacrum. (*Gutmann.*)

Elancement tensif dans le dos, qui se dirige vers le côté droit. (*Id.*)

Douleur pressive, lancinante, dans toute l'épine du dos, qui se dirige vers le côté droit, en restant couché, avec difficulté de respirer; la douleur est surtout vive dans le sacrum. (*Id.*)

Elancement sourd continuel dans l'omoplate droite, de dedans en dehors (au bout de vingt et une heures.) (*Id.*)

Glocitation et palpitation dans l'omoplate droite. (*Id.*)

155. Battement pulsatif dans l'aisselle gauche, pendant une minute. (*Kummer.*)

Vulsion sur le sommet de l'épaule gauche. (*Gutmann.*)

Vulsion indolente sur l'épaule gauche, avec froid par tout le corps. (*Id.*)

Vulsion dans les muscles du bras gauche, au côté externe (au bout de quatre heures). (*Id.*)

Tressaillement dans le bras. (*Id.*)

160. Battement pulsatif, par intervalles, dans l'intérieur du bras. (*Kummer.*)

Douleur pressive dans les muscles du bras gauche (au bout de trente heures). (*Gutmann.*)

Douleur pressive au côté interne du bras gauche. (*Id.*)

Douleur semblable à des commotions électriques au côté externe du bras gauche. (*Id.*)

Douleur lancinante au côté interne du bras gauche. (*Id.*)

165. Vif élancement au côté interne du bras gauche. (*Id.*)

A la partie postérieure du bras, série de picotemens sensibles, en partie violens, que le frottement fait cesser. (*Kummer.*)

Elancemens par intervalles au côté externe, entre le coude et le milieu du bras droit, pendant le repos. (*Franz.*)

Elancemens dans l'articulation du coude droit. (*Gutmann.*)

Petits élancemens dans l'avant-bras gauche, pendant le repos et le mouvement (au bout de treize heures). (*Langhammer.*)

170. Vifs élancemens dans l'avant-bras droit, que les attouchemens font cesser (au bout de treize heures). (*Id.*)

Vulsion dans les muscles de l'avant-bras gauche (au bout de dix heures). (*Gutmann.*)

Ardeur dans l'avant-bras droit. (*Id.*)

Douleur pressive sur le côté interne de l'avant-bras droit. (*Id.*)

Douleurs tractives, qui reviennent souvent, dans l'avant-bras. (*Kummer.*)

175. Dans l'articulation de la main gauche, traction tiraillante, qui s'étend jusque dans les trois derniers doigts. (*Id.*)

Eruption de boutons aux mains, surtout aux côtés des doigts, et aussi sur le dos des mains, avec un peu de prurit. (*Id.*)

Douleur brûlante dans le troisième et le quatrième doigt de la main gauche. (*Gutmann.*)

Douleur lancinante dans le quatrième doigt de la main gauche. (*Id.*)

Douleur pressive dans les trois derniers doigts de la main droite. (*Id.*)

180. *Froid glacial au bout des doigts* (au bout de six heures). (*Langhammer.*)

Vulsions de haut en bas dans les muscles fessiers gauches. (*Gutmann.*)

Prurit dans les muscles fessiers gauches. (*Id.*)

Tressaillement dans les muscles du haut de la cuisse (au bout de deux heures). (*Id.*)

Douleur lancinante dans toute la cuisse gauche (au bout de neuf heures et demie, de dix heures et demie).(*Id.*)

185. En se tenant assis, élancement térébrant au côté interne de la cuisse. (*Franz.*)

Tout au haut de la cuisse, en devant, point qui cause une douleur comme contusive, plus quand on y touche qu'en marchant. (*Kummer.*)

Pression au côté interne de la cuisse droite, en se tenant assis et debout, mais non en marchant (au bout de deux heures). (*Gutmann.*)

Prurit rongeant à la cuisse gauche, qui oblige à se gratter (au bout de sept heures et demie). (*Langhammer.*)

Tiraillement dans le creux du jarret, à son tendon externe, en se tenant assis. (*Franz.*)

190. Douleur tractive, lancinante, au côté externe du genou droit, pendant le repos et le mouvement (au bout de trois heures). (*Langhammer.*)

Douleur lancinante qui se répand dans toute l'articulation du genou. (*Gutmann.*)

Au côté externe du genou, vive pression quand il ploye la jambe. (*Franz.*)

Douleur brûlante dans la rotule gauche. (*Gutmann.*)

Douleur brûlante, soutenue, en devant, dans le genou droit. (*Id.*)

195. Douleur brûlante au côté externe de la jambe gauche. (*Id.*)

Douleur brûlante au bas de la jambe droite. (*Id.*)

Ardeur au tibia, en devant. (*Id.*)

Dans la jambe droite, violent élancement tractif, de bas en haut, en se tenant debout, qui cesse en restant assis (au bout de trente heures). (*Langhammer.*)

Au côté externe de la jambe gauche, coups d'aiguille de bas en haut, en se tenant debout, qui cessent en restant assis (au bout de trente-et-une heures). (*Id.*)

200. Douleurs tractives dans les jambes, en se tenant assis et en marchant. (*Kummer.*)

Lassitude des jambes, surtout en montant l'escalier. (*Id.*)

La jambe droite est plus faible que la gauche, en marchant, et cependant il semble que les muscles soient plus tendus. (*Id.*)

Douleur rongeante à la jambe droite (en se tenant debout) (au bout d'une heure et demie). (*Langhammer.*)

Douleur tiraillante au bord externe de la jambe gauche (en se tenant debout) (au bout de deux heures). (*Id.*)

205. Elancemens pulsatifs, sourds, au mollet droit, immédiatement au dessous du creux du jarret. (*Franz.*)

Elancement dans le mollet droit. (*Gutmann.*)

Elancemens brûlans continuels dans le mollet (en se tenant assis). (*Id.*)

Douleur pressive dans le mollet gauche (au bout de trois quarts d'heure). (*Id.*)

Douleur vulsive dans le mollet droit, qui cesse promptement en mettant la main sur la partie (au bout d'une heure). (*Langhammer.*)

210. Violent prurit au mollet gauche, le soir, en se couchant, qui oblige à se gratter, mais persiste après ; ensuite

la place devient rouge et suintante (au bout de dix-sept heures). (*Id.*)

Un élancement dans le coude-pied gauche, qui se dirige vers le gros orteil (au bout de trente-sept heures). (*Gutmann.*)

Un élancement dans la cheville interne du pied droit, en se tenant assis (au bout de trente-deux heures). (*Id.*)

Élancement pruriteux à la cheville interne. (*Id.*)

En se tenant debout, douleur tractive sur le coude-pied droit, qui cesse en se tenant assis (au bout d'une heure). (*Langhammer.*)

215. En se tenant debout, douleur pressive, tractive, dans le coude-pied gauche (au bout de trois quarts d'heure). (*Id.*)

Traction tiraillante dans l'articulation du pied gauche. (*Kummer.*)

Douleur brûlante dans le pied droit, en dehors. (*Gutmann.*)

Traction brûlante sur le coude-pied gauche (au bout de trente-sept heures). (*Id.*)

Pression sur le coude-pied droit, en se tenant assis (au bout de vingt-deux heures). (*Id.*)

220. Prurit sur le coude-pied droit, qui cesse en se grattant (au bout de deux heures). (*Id.*)

Sur le coude-pied, quelques ampoules qui causent des démangeaisons. (*Kummer.*)

Élancement du coude-pied dans la plante (au bout d'une heure et demie). (*Gutmann.*)

Douleur térébrante dans la plante du pied droit. (*Id.*)

Douleur térébrante, brûlante, dans la plante du pied gauche, qui se dirige vers le petit orteil. (*Id.*)

225. *Douleur en partie violente, en partie picotante, dans la plante du pied droit*, de dedans en dehors, en se tenant assis (au bout de dix, de douze heures). (*Id.*)

Élancement pruriteux dans la plante du pied droit (au bout de trente-deux heures). (*Id.*)

Douleur pressive, brûlante, dans la plante du pied droit, qui se dirige vers les orteils, en restant assis. (*Franz.*)

Traction continuelle qui remonte du petit orteil au tibia, en se tenant assis. (*Id.*)

Accès d'ardeur dans les orteils, surtout à la face supérieure du gros orteil du pied droit. (*Gutmann.*)

230. Elancement dans le gros orteil droit, qui se dirige vers le second orteil. (*Id.*)

Elancement brûlant dans le gros orteil droit, en marchant (au bout de neuf heures). (*Id.*)

Elancemens tiraillans dans les orteils. (*Franz.*)

Violent prurit sur le quatrième orteil des deux pieds (au bout de vingt-cinq heures). (*Langhammer.*)

Entre les orteils, surtout ceux du pied droit, beaucoup de sueur. (*Kummer.*)

235. Tous les membres se meuvent aisément; mais il lui semble cependant que ses forces motrices soient enchaînées. (*Franz.*)

Sentiment de faiblesse par tout le corps; abattement des forces tel qu'il voudrait rester toujours couché ou assis, situation où il se trouve dans un état intermédiaire entre la veille et le sommeil, comme lorsqu'on s'endort. (*Id.*)

Sentiment intérieur, comme s'il était très-malade; tous les membres sont douloureux au toucher et quand on les pose à faux. (*Id.*)

Presque tous les symptômes ne se déclarent que dans la position assise; ils disparaissent presque tous en marchant. (*Gutmann.*)

En se tenant assis; fréquens bâillemens, comme s'il n'avait pas assez dormi (au bout de cinq heures et demie). (*Langhammer.*)

240. Envie de dormir dans la journée (en lisant); les yeux se ferment à tel point qu'il est presque obligé de se coucher; le mouvement dissipe l'envie de dormir (au bout de cinq heures). (*Id.*)

Envie de dormir insurmontable en sortant de table; au réveil, envie pressante d'uriner, avec un peu d'ardeur, mais seulement avant et après la sortie de l'urine. (*Kummer.*)

En écoutant une discussion scientifique, il s'endort, malgré toute sa résistance, et sur-le-champ il éprouve des rêvasseries très-vives. (*Id.*)

Rêves inquiétans, vifs, dont le souvenir ne reste pas. (*Id.*)

Rêves vifs, dont il ne reste aucun souvenir. (*Langhammer.*)

245. La nuit, rêves pleins de querelles. (*Langhammer.*)
Rêves voluptueux. (*Id.*)

Fréquens réveils, avec gesticulations fréquentes; il ne peut trouver de repos nulle part. (*Id.*)

Fréquens réveils, comme s'il avait assez dormi. (*Id.*)

En s'éveillant, douce sueur partout le corps, qui excite une cuisson générale à la peau, laquelle oblige à se gratter (au bout de vingt-trois heures). (*Id.*)

250. En s'endormant le soir, dans le lit, il sue aussitôt par tout le corps, et la sueur dure ainsi toute la nuit; le matin, il se trouvait dispos. (*Id.*)

Dès qu'il s'endort, il commence à suer par tout le corps, ce qui le réveille souvent, éprouvant alors chaque fois de la chaleur par tout le corps, et une ardeur brûlante aux joues; il était mouillé d'outre en outre par la sueur; le matin, il était dispos. (*Id.*)

Douce sueur partout le corps (au bout de vingt-deux heures). (*Id.*)

En allant au grand air, chaleur subite au visage, et aussi au reste du corps, sans sueur (au bout de trente-sept heures). (*Id.*)

Sensation de chaleur et chaleur au visage, avec rougeur (au bout d'une heure et demie). (*Id.*)

255. Chaleur au visage, aux mains et au reste du corps, sans soif (au bout de six heures et demie). (*Id.*)

Frissonnement par tout le corps (au bout de vingt-six heures). (*Id.*)

Froid, pendant quelques heures, avec céphalalgie pressive continuelle. (*Gutmann.*)

En marchant au grand air, violent frisson fébrile par tout le corps, comme dans un accès de fièvre, sans soif et sans chaleur ensuite (au bout de deux heures et demie). (*Langhammer*).

Irrésolution, aversion pour le travail, quoiqu'il puisse continuer sans peine dès qu'il a commencé à travailler. (*Franz.*)

260. Sans occupation, il est comme tout-à-fait abandonné; il ne sait où se mettre, et ne peut cependant se résoudre à rien faire. (*Id.*)

Le matin, mécontentement et nulle propension soit aux

affaires, soit à parler (au bout de vingt-cinq heures). (*Lang-hammer.*)

Il est très-porté à rire. (*Id.*)

Loquacité sans frein. (*Id.*)

Satisfaction fondée sur des motifs religieux, hilarité, con-contentement de soi-même et de sa situation. (*Id.*)

---

49. POIVRE D'ESPAGNE.

(*Capsicum*).

On prend les capsules mûres et pleines de graines de la plante (*Capsicum annuum*), on les pulvérise, et on traite vingt grains de la poudre par quatre cents gouttes d'alcool, sans l'intermédiaire de la chaleur, pendant une semaine, en remuant le vase deux fois par jour. Vingt gouttes de la teinture ainsi obtenue contiennent un grain de la vertu du poivre d'Espagne.

Dans les deux Indes, où le poivre d'Espagne (*Piper indicum seu hispanicum*) croît spontanément, on ne l'employe guère qu'à titre de condiment. Cet usage a été imité en Angleterre, en France, en Italie, puis enfin en Allemagne, où l'on substitue souvent à cet aromate le poivre de Cayenne (*Capsicum baccatum*), qui est encore plus fort. Le but est de stimuler le palais, et d'accroître l'appétit au-delà des bornes prescrites par la nature. C'est ainsi qu'on mine et détruit la santé.

Du reste, il a été peu question d'employer cette substance violente en médecine. Cependant Bergius assure avoir guéri plusieurs anciennes fièvres intermittentes avec trois doses de poivre d'Espagne, chacune de deux grains ; mais il ne l'avait point administré seul ; car le vieux péché héréditaire de l'ancienne médecine, la manie des drogues mélangées, lui avait suggéré d'y joindre des baies de laurier, dans la proportion de vingt à trois. Il ne décrit pas non plus les fièvres intermittentes qu'il a guéries d'après la totalité de leurs symptômes, mais se borne à en relater le nom, comme c'est l'usage général des praticiens, de sorte qu'on ne peut rien conclure des cas qu'il rapporte.

Le médecin homœopathe procède d'une manière plus sûre dans les guérisons qu'il entreprend avec le poivre d'Espagne. Après avoir étudié les symptômes purs que cette substance détermine chez les sujets bien portans, il ne l'oppose qu'aux maladies naturelles dont les symptômes ont avec eux la plus grande analogie possible.

Les personnes dont la fibre est rigide, sont plus rarement que d'autres susceptibles d'être guéries par le poivre d'Espagne.

J'ai reconnu qu'une très-petite partie d'une goutte de la dilution au trillionième de la teinture, est une dose parfaitement suffisante pour remplir le but de l'homœopathie. Quand ce médicament exerce une action trop forte, ce qui arrive quelquefois chez les personnes très-irritables, l'antidote auquel il faut recourir, est une dissolution saturée de camphre, qu'on fait flairer au malade.

Symptômes du poivre d'Espagne.

Ivresse.

En s'éveillant, il est tout hébété, et se connaît à peine lui-même.

Le matin, en s'éveillant, étourdissement dans la tête.

Pendant le froid de la fièvre, anxiété, étourdissemens et hébétude dans la tête, de manière qu'elle s'accrochait à tout ce qu'elle rencontrait.

5. Vertige, vacillation d'un côté à l'autre.

Tous les sens sont plus ouverts (1).

En remuant la tête et en marchant, céphalalgie comme si le crâne allait éclater.

Céphalalgie pulsative dans une des deux tempes.

Céphalalgie pulsative dans le front.

10. Céphalalgie pulsative.

Mal de tête pressif dans les tempes.

Mal de tête pressif dans le front, comme s'il éprouvait une pression de dedans en dehors et de l'occiput vers le front, avec douleur sécante qui part de l'occiput (sur-le-champ).

Céphalalgie pressive continuelle dans le front, au dessus de

____

(1) Réaction de l'organisme, effet consécutif, curatif.

la racine du nez, et de temps en temps quelques élancemens à travers et au dessus de l'œil.

Hémicranie pressive, lancinante, semblable à une migraine hystérique, qui augmente en levant les yeux et la tête, ou en baissant celle-ci, et qui est accompagnée d'amnésie et de nausées.

15. Céphalalgie lancinante.

Céphalalgie plus lancinante que tiraillante, qui est plus grave pendant le repos, et moins forte pendant le mouvement.

Céphalalgie distensive, ou comme si le cerveau était trop plein.

Céphalalgie diductive dans le front.

Douleur lancinante dans le front.

20. (Mal de tête tiraillant.)

Sur le cuir chevelu, prurit rongeant, qui oblige à se gratter ; après quoi les racines des cheveux et la peau causent la même douleur que si l'on avait arraché les cheveux.

Douleurs à la face ; tantôt des douleurs dans l'os, que les attouchemens excitent; tantôt de légères douleurs pénétrant les nerfs, qui tourmentent au moment de s'endormir.

(Au côté gauche du visage, boutons qui cuisent comme du sel.)

Points rouges à la figure, et dartre, avec prurit rongeant, au front (au bout de deux et de vingt-quatre heures).

25. Pupilles très-dilatées.

Les yeux sortent de la tête, avec pâleur du visage (au bout de seize heures).

Douleur pressive dans les yeux, comme s'il s'y trouvait un corps étranger.

Le matin, ardeur dans les yeux, qui sont rouges et larmoyans.

Douleur légèrement lancinante dans les yeux (1).

30. Ophthalmie.

Le matin, trouble de la vue, comme si un corps étranger flottait sur la cornée transparente et l'obscurcissait, de sorte qu'en frottant l'œil on peut rétablir la netteté de la vue pour quelques instans.

(1) Par la vapeur.

Tous les objets paraissent noirs.

La faculté visuelle est presque totalement éteinte, comme dans la cécité.

Tiraillement dans la conque de l'oreille.

35. *Douleur pruriteuse tout au fond de l'oreille* (au bout de seize heures).

Douleur pressive au fond de l'oreille (au bout d'une et de huit heures).

Tumeur douloureuse au toucher derrière l'oreille.

Douleur au dessous de l'oreille.

(Prurit mêlé d'élancemens dans le nez.)

40. *Saignement de nez,* le matin, dans le lit ; après quoi il mouche plusieurs fois du sang.

Mucus nasal sanguinolent.

Bouton douloureux sous les narines.

Éruption ulcéreuse aux lèvres, non dans les coins, qui ne cause de la douleur que pendant le mouvement de la partie.

Gonflement des lèvres.

45. L'épiderme des lèvres se soulève par plaques.

Rhagades aux lèvres, gerçures aux lèvres.

Gonflement des gencives.

Douleur tractive dans la gencive.

Douleur tractive dans la dent, qui n'augmente ni en touchant à celle-ci , ni en mangeant.

50. Il lui semble que ses dents soient plus longues et agacées.

Éruption de boutons à l'intérieur des joues.

Sur le bout de la langue, petits boutons qui causent une douleur lancinante quand on y touche.

Salivation.

Douleur en avalant, comme dans l'angine; mais en n'avalant point, douleur tractive dans le pharynx.

55. Douleur à la partie supérieure du pharynx, en n'avalant point , comme si les parties étaient à vif et spasmodiquement contractées.

Seulement en toussant, douleur simple dans la gorge.

Douleur dans le voile du palais, comme s'il était pressé ou pincé par un corps dur, d'abord plus forte en n'avalant pas, puis plus vive pendant la déglutition (au bout d'une heure et demie).

Constriction spasmodique du pharynx.

Sécheresse dans la bouche.

60. Sensation de sécheresse à la partie antérieure de la langue, sans soif, le matin (au bout de huit heures).

Absence de la soif.

Mucus visqueux dans la bouche (au bout de deux heures).

Goût comme d'eau corrompue dans la bouche.

Goût fade, pâteux, nauséeux (par exemple du beurre).

65. *Goût fade et aqueux dans la bouche; ensuite soda.*

Soda.

Rapports venant de l'estomac, seulement en marchant, et à chaque rapport un élancement dans le côté; en restant assis, point de rapports, ni par conséquent non plus d'élancemens.

Goût âpre, acidule, dans la bouche.

Goût acide dans la bouche.

70. Goût aigre du bouillon gras (au bout de deux heures).

Empâtement dans l'estomac (au bout d'une heure).

Froid dans l'estomac, sensation comme s'il contenait de l'eau froide ensuite; même sensation que s'il tremblait.

Défaut d'appétit.

Quand il veut manger, il est obligé de s'y contraindre; il n'a pas d'appétit, quoique les alimens lui semblent de bon goût.

75. Fréquens bâillemens après avoir mangé.

Appétence pour le café (au bout de huit heures).

Nausées, avec envies de vomir et crachotement de salive, après avoir pris du café.

Envies de vomir.

Envie de vomir dans le creux de l'estomac, le matin et l'après midi (au bout de vingt-quatre heures).

80. Pression dans le creux de l'estomac, avec envie de vomir.

Après avoir mangé, plénitude et anxiété dans la poitrine; puis rapports aigres, ou soda; enfin, selle liquide.

Après avoir mangé (à midi), selle sur-le-champ, avec rougeur des joues (au bout de six heures.)

Aussitôt après avoir mangé, à midi et le soir, ardeur au dessus du creux de l'estomac.

Ardeur dans l'estomac, qui remonte jusqu'à la bouche, après le déjeuner.

III.   18

85. Profondément dans le bas-ventre, douleur plutôt brûlante que lancinante, accompagnée de tranchées à la région ombilicale, pendant le mouvement, surtout en se baissant et en marchant, avec mauvaise humeur excitée par la douleur, mécontentement, disposition à verser des pleurs à l'occasion de choses inanimées (et non à celle d'hommes ou d'objets moraux), morosité, une sorte d'anxiété et sueur au visage.

Tension pressive dans le bas-ventre, la région épigastrique surtout, entre le creux de l'estomac et l'ombilic, qui augmente surtout par le mouvement, et qui est accompagnée d'une tension pressive à la partie inférieure du dos.

Gonflement du bas-ventre, deux heures après avoir mangé; ensuite céphalalgie qui se dirige vers l'occiput et sueur copieuse.

Douleur tensive, qui s'étend du bas-ventre vers la poitrine, et qui semble comme produite par le gonflement du ventre.

Gonflement et dureté du bas-ventre; elle ne pouvait supporter aucun vêtement serré.

90. *Sensation comme si le bas-ventre était gonflé jusqu'au point de crever, et qui intercepte la respiration jusqu'à la suffocation.*

Borborygmes qui montent et descendent dans le bas-ventre.

Circulation de vents dans le corps (au bout d'une heure.)

Pincement dans le haut du ventre.

Pression sous les fausses côtes et dans le creux de l'estomac.

95. Douleur fortement pressive, presque lancinante, sur un petit point, dans le côté gauche de l'hypogastre (au bout d'une heure.)

Pression çà et là dans le bas-ventre.

Mal de ventre pressif et pinçant aussitôt après avoir mangé, et incarcération de vents.

Mal de ventre, comme causé par des vents dans l'hypogastre.

Des vents circulent douloureusement dans le ventre.

100. Au milieu de douleurs sécantes et tournoyantes autour de l'ombilic, selle diarrhéique de mucus visqueux, parfois mêlé de sang noir : après chaque selle, soif, et chaque fois, après avoir bu, frisson.

Traction et tortillement dans le bas-ventre, sans et avec diarrhée.

Une hernie sort de l'anneau ombilical avec violence et douleur.

Après quelques coliques venteuses dans l'hypogastre, petites selles fréquentes, qui consistent en mucosités, parfois mêlées de sang, et qui excitent du ténesme.

Diarrhée muqueuse, avec ténesme.

105. Sur-le-champ, diarrhée, et aussitôt après, ténesme sans résultat.

Petites selles, qui ne consistent qu'en mucosités.

Petites selles de mucus sanguinolent.

Ténesme.

Constipation, comme s'il y avait trop de chaleur dans le bas-ventre.

110. *Douleur brûlante dans l'anus* (au bout de trois, quatre, huit heures).

Prurit à l'anus (au bout de trois, quatre, huit heures).

Douleur lancinante, cuisante, dans l'anus, pendant une selle diarrhéique.

Hémorrhoïdes borgnes, qui causent de vives douleurs en allant à la selle.

Hémorrhoïdes à l'anus, qui causent parfois des démangeaisons.

115. Ecoulement de sang par l'anus, pendant quatre jours.

Ténesme du col de la vessie; fréquentes et presque inutiles envies d'uriner (au bout de quatre, de huit heures).

L'urine ne sort qu'avec beaucoup de peine et goutte à goutte (sur-le-champ et pendant long-temps).

Fréquentes envies d'uriner, surtout en se tenant assis, non en marchant (au bout de quarante-deux heures).

Ardeur d'urine.

120. Après avoir uriné, douleur brûlante, cuisante, dans l'urètre (au bout de sept jours).

Ardeur à l'orifice de l'urètre, pendant l'émission de l'urine et une minute après.

Douleur dans l'urètre, surtout avant midi.

Aussitôt après avoir uriné, petits élancemens à l'orifice de l'urètre.

En n'urinant pas, élancemens semblables à des coups d'ai-guille dans la partie antérieure de l'urètre (au bout de huit heures).

125. En n'urinant pas, forts élancemens dans l'orifice de l'urètre.

En n'urinant pas, douleur sécante dans l'urètre, par saccades (au bout de six heures).

L'urètre est douloureux au toucher (au bout de sept heures.)

L'urine dépose un sédiment blanc.

Pression et fourmillement continuels dans le gland, surtout le matin et le soir.

130. Le matin, en s'éveillant, froid au scrotum.

Froid au scrotum et impuissance.

Pollution nocturne.

Douleur tractive dans le cordon spermatique, avec douleur resserrante dans les testicules, en urinant et quelque temps après (au bout de quarante-huit heures).

Erection, avant midi, après midi et le soir.

135. Erection, le matin, dans le lit, sans pensées voluptueuses.

Violente érection, le matin, en se levant, qui ne peut être apaisée que par l'eau froide.

Pendant des badinages amoureux, tremblement affreux par tout le corps (au bout de vingt-quatre heures).

Ecoulement puriforme par l'urètre, sorte de gonorrhée.

(La gonorrhée devient jaune et épaisse) (au bout de sept jours).

140. Pendant les règles, pression dans le creux de l'estomac, avec envie de vomir.

Fourmillement et chatouillement dans le nez, comme dans l'enchifrenement.

Enchifrenement.

Enrouement.

Mucus dans le haut de la trachée-artère, qui oblige à tussiculer, pour s'en débarrasser.

145. Tussiculation très-fréquente.

Tussiculation sèche, fréquente.

Toux, surtout vers le soir (depuis cinq heures jusqu'à neuf.)

Le soir, après s'être couché, fourmillement et chatouillement dans le larynx, avec tussiculation sèche.

Toux, surtout après avoir pris du café.

15o. Toux douloureuse.

Seulement en toussant, douleur dans la gorge, semblable
à celle que causerait une tumeur.

Seulement pendant les accès de toux, douleur pressive
dans la gorge, comme s'il allait s'y former un ulcère.

En toussant, mal de tête, comme si le crâne allait éclater.

La toux excite le mal de cœur.

155. L'après-midi, accès de toux (vers la cinquième heure),
qui excitent l'envie de vomir et le vomissement.

Chaque fois qu'il tousse, douleur pressive dans l'oreille,
comme s'il allait y survenir un ulcère.

En toussant, douleur tractive dans le côté de la poitrine,
jusque vers le cou.

En toussant, douleur pressive profonde au côté de la cuisse,
jusque dans le genou.

La toux et l'éternument font passer une douleur dans un
membre ou dans l'autre.

16o. La vapeur qui sort des poumons, en toussant, excite
un goût étrange et nauséeux dans la bouche.

La toux fait sortir du poumon une vapeur de mauvaise
odeur.

Douleur aux côtes et au sternum, en respirant.

Douleur à la poitrine, sous le bras droit, quand il touche
à l'endroit, ou qu'il lève le bras.

(Douleur simple à une côte, sur un petit point, qui n'est
jamais plus forte que quand on touche à ce point, mais qui
n'est excitée ni par la respiration, ni par la toux.)

165. En toussant, douleurs comme lancinantes dans le côté
de la poitrine et dans le dos.

En respirant, douleur lancinante entre les omoplates et à
la région de l'estomac, avec des élancemens isolés dans le
côté du bas-ventre, au cartilage xyphoïde et au sternum,
douleurs qui, cependant, paraissent ne pas pénétrer et n'être
que superficielles.

En respirant, pendant la marche, un élancement dans le
côté de la poitrine, qui ne se fait point sentir en restant
assis.

Plusieurs forts élancemens à la région du cœur, qui le feraient presque crier.

Anxiété qui l'oblige à faire de profondes inspirations.

170. Forte inspiration involontaire.

Il est obligé souvent de faire une seule inspiration très-profonde, par laquelle il cherche à se soulager de tout ce qu'il éprouve.

Inspiration profonde, presque comme un soupir.

Douleur dans la poitrine, en se tenant assis, comme si la poitrine était trop pleine et qu'il ne restât point de place dedans.

Asthme, même pendant le repos, avec raideur du dos, qui fait mal en se baissant, ce qui, de temps en temps, oblige à faire une profonde inspiration suspirieuse, et excite une toux sèche.

175. Asthme, sentiment de plénitude de la poitrine.

Asthme qui semble venir de l'estomac.

Respiration plus facile de jour en jour (1).

Asthme, avec rougeur du visage, rapports et sensation comme si la poitrine était gonflée.

Asthme pendant le repos et le mouvement.

180. Orthopnée ; il ne peut respirer que le corps droit.

Douleur comme si la poitrine était serrée par un lien, qui gêne la respiration, et augmente même par le moindre mouvement.

Douleur, comme une pression, sur la poitrine, en faisant une inspiration profonde et en tournant le corps.

Asthme en marchant.

Douleur pulsative dans la poitrine.

185. Douleur pressive dans le côté de la poitrine sur lequel elle est couchée.

Douleur tractive de haut en bas, dans le sacrum, en se tenant debout et pendant le mouvement, avec douleur contusive.

Douleur dans le dos, en se baissant.

Douleur tractive dans le dos.

Douleur tractive, pressive, dans le dos.

190. Raideur dans la nuque, qui diminue par le mouvement.

(1) Réaction, effet secondaire, curatif.

Raideur douloureuse dans la nuque, dont on ne s'aperçoit qu'en remuant celle-ci.

Douleur vulsive dans la nuque.

Douleur à l'extérieur du cou.

Sueur sous les aisselles (au bout de huit heures).

195. Douleur comme de luxation dans l'articulation de
l'épaule.

(Douleur tractive, paralytique, au dessus et au dessous
de l'articulation du coude.)

Douleur légèrement lancinante dans la peau du creux de
la main (1).

Sueur fraîche dans les mains (au bout de trois heures).

Douleur tractive dans l'articulation de la hanche (semblable à celle qu'on éprouve quand la nuque est raide), qui
augmente par l'attouchement et quand on renverse le tronc
en arrière.

200. Depuis l'articulation de la hanche jusque dans les
pieds, douleur lancinante, tiraillante, surtout en toussant.

Douleur comme de pression et de luxation dans les muscles de la cuisse.

Douleur tensive dans le genou.

Raideur dans les mollets, en marchant.

(Douleur contusive au calcaneum, comme si le talon avait
été engourdi ou contus par un grand saut, qui dégénère
parfois en un tiraillement, et qui revient par accès) (au bout
de deux heures).

205. Élancement de dedans en dehors au bout des orteils.

Douleurs tractives, passagères, durant un quart d'heure,
çà et là dans les membres, le dos, la nuque, les omoplates
et les mains, qui sont excitées par le mouvement.

Craquement dans les articulations des genoux et des doigts.

Dans toutes les articulations, sensation de raideur et douleur simple, qui sont plus fortes au commencement du mouvement, mais diminuent par sa continuité, avec catarrhe
et mucus visqueux dans la trachée-artère.

Le matin, en se levant, il est comme roué dans toutes les
articulations ; douleur et raideur paralytiques en commençant à se mouvoir, surtout dans les genoux et les articula-

____

(1) Par la vapeur.

tions des pieds, qui diminuent par la continuité du mouvement (au bout de dix heures).

210. Quand il s'est couché, toutes les articulations sont
comme raides, et le matin, à la sortie du lit, elles sont
comme rouées; la paralysie des genoux et des articulations
des pieds est surtout beaucoup plus forte après le repos
que pendant le mouvement.

Douleur comme de luxation dans toutes les articulations,
avec même sensation que si elles étaient tuméfiées.

Crampe d'abord dans le bras gauche, puis par tout le
corps; les bras étaient raides, elle ne pouvait pas les étendre;
les pieds aussi, en se levant après être resté assise, étaient
raides, comme engourdis et fourmillans.

Douleurs pressives passagères, tantôt dans une partie,
tantôt dans une autre.

Fourmillement çà et là dans la peau du corps, comme si
une mouche courait dessus.

215. Sensation par tout le corps, comme si toutes les parties allaient s'engourdir (1).

Sensation fourmillante dans les bras et les jambes, depuis
les pieds jusque dans le pharynx.

Prurit çà et là dans la peau, surtout au visage et au nez.

(Prurit seulement après avoir touché à la partie.)

(Prurit dans les cheveux et sur de petits points du reste du
corps, qui cesse en se grattant doucement.)

220. (Taches rondes et rouges au bas du ventre et aux
cuisses.)

Sensation non douloureuse qui monte et descend dans le
corps, avec rougeur des joues.

Lassitude dans les membres, plus toutefois pendant le
repos et en se tenant assis.

Grande lassitude, qui n'invite cependant point au sommeil (au bout de deux heures).

Le matin, lassitude plus grande que le soir.

225. Faiblesse tremblante dans les jambes.

Abattement total des forces.

Il a de l'aversion pour tous les mouvemens.

Sommeil plein de rêves.

____

(2) L'inspiration de la vapeur du soufre soulage promptement.

Rêves tristes, qui roulent sur le passé; en s'éveillant, il ne savait pas s'il s'était agi ou non de réalités.

230. Rêves pleins d'obstacles.

Sommeil interrompu par des cris et des sursauts, comme s'il tombait de haut.

Pendant le sommeil, il ronfle en inspirant par le nez, comme si l'air avait de la peine à le traverser, et que la respiration fût interceptée (au bout d'une heure).

Après minuit, il s'éveille plusieurs fois.

Plein réveil après minuit, et plus tard.

235. *Il ne peut pas dormir de toute la nuit* (au bout de cinq, de neuf heures).

Le sommeil dissipe la répugnance pour tout et la morosité (1).

Bâillemens, presque sans interruption (au bout d'une demi-heure).

L'air frais et surtout les courans d'air l'incommodent; il ne peut les supporter (au bout de douze heures).

La chaleur du corps diminue peu à peu.

240. Froid par tout le corps; les membres sont froids, sans frisson.

A mesure que le froid au corps augmente (2), la mauvaise humeur et le rétrécissement des pupilles s'accroissent aussi.

Chaque fois qu'il a bu, frisson secouant.

Le soir, après s'être mis au lit, froid énorme, suivi de coryza (au bout de soixante-douze heures).

Froid le soir.

245. Il a froid dès que le moindre air pénètre dans le lit.

En marchant au grand air, sensation aux cuisses, comme si elles étaient couvertes de sueur froide (comme lorsque l'air froid frappe une partie suante), quoiqu'elles soient sèches.

Il tremble de froid.

Le soir, frisson et froid dans le dos; après quoi, point de chaleur ni de soif, mais bien une sueur douce.

(Frisson fébrile, le soir, avec soif) (sans chaleur ni bâil-

____

(1) Réaction, effet curatif.

(2) J'ai vu ces symptômes du poivre d'Espagne s'accroître pendant onze heures, puis mettre douze heures à diminuer et à disparaître tout-à-fait.

lemens ou pandiculations), avec grande langueur, respiration courte, envie de dormir et morosité ; au moindre mouvement, frisson sans sensation de froid ; et sans froid réel, cependant il n'avait pas trop chaud dans une chambre très-échauffée.)

250. La première nuit, froid ; la nuit suivante, sueur par tout le corps.

Le matin, sueur par tout le corps.

Après une chaleur et une sueur générales, sans soif, qui durèrent quelques heures, frisson à six heures du soir, avec horripilations et claquement de dents, soif et froid par tout le corps, anxiété, agitation, stupeur, impossibilité de supporter le bruit ; le lendemain soir, vers sept heures, même frisson, avec froid et soif.

Chaleur et en même temps frisson, avec soif d'eau.

Chaleur et rougeur au visage, avec tremblotement des membres (sur-le-champ).

255. Le matin, après avoir mangé, joues en feu, avec froid aux mains et aux pieds, sans frisson ; revenant deux jours de suite à la même heure.

Rougeur des joues.

Le visage est alternativement tantôt pâle et tantôt rouge, ainsi que les lobes des oreilles, avec une sensation d'ardeur, sans que cependant la main sente de chaleur notable.

(Ardeur dans les mains, les pieds et joues ; ces dernières sont bouffies.)

Chaleur aux oreilles, avec chaleur et rougeur au bout du nez, vers le soir.

260. (Chaleur interne, avec sueur froide au front.)

Il est taciturne et renfermé en lui-même.

Indifférence pour tout.

Taciturnité, morosité et opiniâtreté.

Répugnance et mauvaise humeur.

265. Résistance, avec cris (au bout de trois heures).

Il fait des reproches et relève les fautes des autres ; les moindres bagatelles l'offensent, et il les blâme.

Au milieu d'une plaisanterie, il s'offense de bagatelles.

Il se met très-facilement en colère.

Suractivité inquiète.

270. *Propension à s'effrayer* (au bout de deux heures).

Tantôt il rit toujours, et tantôt il pleure.

Plaisanteries, saillies.

Il est satisfait, disposé à plaisanter et à fredonner; cependant à la plus légère occasion il se fâche (au bout de quatre heures).

Satisfaction (1).

275. Persévérance, absence de tous soucis (2).

---

50. POMME ÉPINEUSE.

(*Stramonium.*)

On exprime le suc de la plante fraîche (*Datura Stramonium*), et on le mêle avec parties égales d'alcool.

Durant son action primitive, cette plante stupéfiante ne provoque aucune douleur proprement dite; car on ne peut donner ce nom aux sensations très-désagréables qu'elle détermine chez la personne qui l'expérimente sur elle-même. Des sensations ayant le véritable caractère de douleur ne se manifestent que pendant l'effet consécutif, par la réaction de l'organisme, qui, à l'influence stupéfiante de la pomme épineuse, oppose une exaltation morbide de la sensibilité proportionnée à la dose de cette dernière. L'effet primitif de la pomme épineuse est aussi d'accroître la mobilité des muscles soumis à la volonté, et de supprimer toutes les sécrétions et excrétions, état dont le contraire survient pendant l'effet secondaire, c'est-à-dire qui se trouve alors remplacé par la paralysie des muscles et la surabondance des sécrétions et excrétions. Par la même raison, quand on la fait prendre à dose convenable, elle calme quelques mouvemens musculaires spasmodiques et rétablit les évacuations supprimées, dans plusieurs cas où prédomine l'absence de toute douleur.

Cette plante ne peut donc guérir homœopathiquement que les états morbides correspondans à ses effets primitifs propres.

Les symptômes de réaction qui, après l'administration de tous les médicamens narcotiques, sont beaucoup plus

---

(1) Réaction, effet curatif.—(2) Idem.

nombreux et plus prononcés qu'après celle des substances non narcotiques, servent au médecin attentif à ne pas employer ces moyens dans les cas où le malade est déjà atteint de symptômes analogues à ceux de cette réaction. Ainsi un vrai médecin ne donnera jamais la pomme épineuse dans les paralysies complètes, ni dans les diarrhées invétérées, non plus que dans les cas où de violentes douleurs constituent en grande partie la maladie.

Mais, et ici je parle d'après l'expérience, quelle efficacité curative, à nulle autre comparable, n'a pas l'application homœopathique des désordres moraux provoqués spécialement par la pomme épineuse, contre les maladies mentales naturelles analogues, et combien cette plante n'est-elle pas salutaire dans les affections convulsives analogues à celles dont on doit attendre d'elle la provocation !

J'en ai tiré de grands secours dans quelques fièvres épidémiques ayant des symptômes analogues à ceux qu'elle détermine au moral et au physique.

De même que la rage offre des modifications diverses, de même aussi nous ne pouvons point en obtenir la guérison toujours par un même remède ; il faut recourir dans certains cas à la belladonne, dans d'autres à la jusquiame, ailleurs à la pomme épineuse, suivant qu'il y a homœopathicité entre ses symptômes et ceux de l'une ou l'autre de ces trois substances.

Les doses modérées n'agissent que trente-six à quarante-huit heures ; l'action des doses plus faibles dure moins longtemps encore. On doit craindre de la part des doses très-fortes des effets nuisibles, durant plusieurs jours, et qui sont tantôt primitifs, tantôt secondaires.

Lorsque la pomme épineuse a produit des effets primitifs par trop violens, l'acide citrique et les fruits qui en contiennent, comme les groseilles, les baies d'épine-vinette, etc., sont beaucoup plus efficaces que le vinaigre pour les calmer. La fumée de tabac modère beaucoup l'obnubilation d'esprit qu'elle détermine. Falck recommande aussi en pareil cas l'alcool, et Plehwe, les pédiluves froids.

Une goutte, souvent même une petite portion d'une goutte de la trillionième dilution du suc, est une dose homœopathique suffisante, en éloignant toute autre influence médicinale étrangère.

Symptômes de la pomme épineuse.

Ivresse (au bout de huit heures).

Etat comme d'hébétude dans la tête.

Ivresse et pesanteur dans le corps (au bout d'une heure).

Vertige ; la tête est toujours comme tirée en arrière ; en même temps il éprouve une envie extrême de dormir.

5. Légèreté désagréable dans la tête, avec sentiment de faiblesse dedans.

Diminution de la mémoire.

La perte des sens paraît être accompagnée d'une agitation intérieure et dépendre d'elle.

Mal de tête resserrant.

Les lettres noires lui semblent grises, et il croit en apercevoir à côté d'autres encore d'un gris clair (sorte de diplopie) (1).

10. Les objets lui paraissent toujours avoir une situation oblique.

Il lui semble voir les objets à travers une toile grossière, seulement par lambeaux, et comme coupés en travers (ainsi il ne voit que le nez dans un visage, etc.), comme si les yeux n'avaient qu'un très-petit cercle visuel, et qu'il ne pût apercevoir qu'un seul point à la fois.

Il croit voir un cercle gris rougeâtre autour des objets blancs.

En lisant il ne pouvait saisir aucune syllabe, les lettres lui paraissaient se mouvoir et courir les unes après les autres.

Faculté visuelle émoussée, une sorte de nuage devant les yeux ; il voyait les objets comme à travers un verre trouble ; ils lui paraissaient comme diffus, étalés et trop éloignés.

15. Cécité presque totale, pendant six heures; après quoi, les jours suivans, pendant la réaction, une pression qui semblait avoir lieu du centre de l'œil en dehors, à chaque variation de la lumière, soit lorsqu'il allait au soleil, soit lorsqu'il passait tout à coup dans l'obscurité.

Vue très-distincte, plus que dans l'état ordinaire (2).

Enflure, inflammation des paupières.

(1) En voulant retracer ce phénomène, il écrivait une lettre, et pour marquer la seconde, il repassait sur le même trait, croyant en avoir tracé un second.

(2) Réaction curative, au bout de vingt-quatre heures.

Larmoyement involontaire.

Odontalgie pulsative, comme si une partie des dents allait tomber.

20. Sensation, comme si l'intérieur de la bouche était à vif (au bout de vingt-quatre heures).

Sécheresse dans la gorge.

Grande sécheresse dans la bouche, telle qu'à peine peut-il manger une bouchée de pain, auquel il trouve le goût de paille.

Grande sécheresse de la bouche, telle qu'il ne peut cracher, quoique la langue soit nette et paraisse humide.

Salivation.

25. Constriction dans le larynx.

Le voile du palais est très-pendant ; les alimens et les boissons le franchissent avec peine, et en y causant une sensation de grattement.

Impuissance d'avaler.

Difficulté d'avaler, avec douleur lancinante dans le pharynx.

Déglutition difficile, avec douleur (pressive) dans les glandes sous-maxillaires.

30. Perte de l'appétit.

Augmentation de l'appétit.

Nausées, dégoût.

Vomissemens de bile après un faible mouvement, même après s'être seulement mis sur son séant, dans le lit.

Amertume continuelle dans la bouche ; les alimens lui semblent amers aussi.

35. Pression au cœur.

Grand mal de ventre, comme si l'abdomen était gonflé ; il suffisait d'y toucher sur le côté, pour provoquer de la douleur.

Douleur tiraillante dans le bas-ventre, comme si l'on arrachait l'ombilic ; la douleur s'étend ensuite dans la poitrine.

Sensation comme si le bas-ventre était tendu au plus haut point.

Gonflement du bas-ventre, sans qu'il soit dur.

40. *Ecoulement de sang caillé* par l'anus.

Flux hémorrhoïdal pendant plusieurs jours.

Constipation pendant six jours, sans plénitude ou tension du bas-ventre.

Suppression de toutes les évacuations.

L'urine sort sans nul emploi de force ; il pouvait bien la retenir, mais il lui semblait n'avoir pas la force de le faire ; en même temps il lui semblait aussi que l'urètre était trop étroit et hors d'état de se distendre.

45. Bubon inguinal.

Augmentation du flux menstruel, le sang sort en gros caillots.

Règles trop abondantes, perte utérine, avec douleurs tractives dans le bas-ventre, les cuisses et autres parties des membres.

Le nez lui semble être bouché et sec, quoique l'air le traverse.

Difficulté de respirer.

5o. Respiration oppressée.

Douleur pressive dans la poitrine et le sternum, qu'excite l'action de parler.

Sensation comme si quelque chose se retournait dans la poitrine, ensuite chaleur au visage.

Douleur contusive dans le dos et le bas-ventre, excitable par le mouvement (au bout de douze heures).

Douleur comme contusive dans le dos et dans l'épaule (au bout de douze heures).

55. Une tache dans le dos, qui est douloureuse par elle-même et quand on y touche.

Petite tache au dos, qui cause une douleur tractive quand on y touche.

Douleurs tractives, tiraillantes, dans le dos et l'épigastre (au bout d'une heure).

Douleur tractive dans le milieu de l'épine du dos, avec douleur tractive en face dans la partie postérieure de l'estomac.

Douleur tractive au milieu de l'épine du dos.

6o. *Douleurs tractives dans le sacrum.*

Tremblement des bras en mangeant.

Douleurs tractives dans les cuisses.

Les jambes vacillent en marchant et se tenant debout.

Tremblement d'un membre ou de plusieurs.

65. Tremblement d'une main bien portante, en mangeant.

Convulsions des membres.

Tous les membres lui font mal.

Engourdissement des membres.

Sensation comme si chaque portion des membres était totalement séparée de l'autre dans l'articulation, et ne pouvait se rejoindre.

70. Sur plusieurs points du corps, même dans le creux des mains, une foule de petits boutons ou tubercules causant par eux-mêmes, comme des piqûres d'ortie, un prurit lancinant, que le frottement augmente.

Immobilité des membres ; elle ne peut se remuer (sorte de catalepsie).

Faiblesse du corps, lassitude des jambes.

Violente propension à se coucher.

Après s'être couché, pendant la nuit, douleur sécante dans le sternum, qui cesse après une émission de vents, mais revient ensuite.

75. Sommeil agité.

Le matin, difficulté de s'éveiller.

Rêves vifs, historiques.

Il s'endort souvent, et prend un air comiquement théâtral en se réveillant.

Froid des membres.

80. Froid par tout le corps.

Froid, pendant huit heures.

Le matin, grand froid aux pieds ; cependant il était extrêmement sensible au moindre courant d'air froid.

Chaleur au visage.

Sensation de chaleur au visage, quand le froid est passé.

85. Le corps devient chaud.

Il se couvre avec soin pendant la chaleur ; dès qu'il met seulement un doigt hors du lit, il est aussitôt pris de violentes douleurs.

Fièvre : d'abord chaleur dans la tête, puis froid par tout le corps, ensuite chaleur générale, avec anxiété ; sommeil pendant la chaleur, et après le réveil, soif si vive que le palais lui fait éprouver des picotemens jusqu'à ce qu'il boive.

Légère sueur pendant la nuit.

Chaleur et sueur par tout le corps, sans soif (au bout de cinq heures).

90. Eruption d'une miliaire rouge sur la peau.

(Taches informes, semblables à des piqûres de puces, au bras) (au bout de trois heures).

Loquacité délirante : il se plaint de ce qu'un chien lui déchire la poitrine.

Il croit mourir et ne pas passer la soirée; il s'en réjouit, et fait des dispositions pour son inhumation; du reste, il est en pleine jouissance de sa raison, et n'éprouve aucun mal notable.

Le soir, après s'être couché dans le lit, grande tristesse, pensées de mort et pleurs violens.

95. Désespoir.

Mauvaise humeur poussée jusqu'à la violence, et aussitôt après propension à rire et rire aux éclats.

Observations recueillies par d'autres.

Vertige. (*King*, *Vicat*, *Greding*.)

Vertige (sur-le-champ). (*Duguid*, *A. Swaine*.)

Vertige, avec mal de ventre et trouble de la vue, comme s'il y avait une gaze devant les yeux. (*Id.*)

5. Vertige, avec diarrhée. (*Id.*)

Vertige, mal de tête, trouble de la vue; violente soif, mucus visqueux dans la bouche, borborygmes dans le ventre et douleur dans l'épigastre. (*Id.*)

Vertige pendant huit jours. (*Pfennig.*)

Vertige, qui le fait vaciller à droite et à gauche, comme un homme ivre. (*Crueger.*)

Il est pris de vertige en se tenant assis et debout dans la chambre; il vacille. (*C. Franz.*)

10. (Dix matinées de suite), après s'être levé du lit, vertige, défaut d'idées, faiblesse de la mémoire, et comme une gaze devant les yeux (pendant deux heures). (*Id.*)

Titubation. (*Pfennig.*)

Titubation, comme dans l'ivresse. (*Duguid.*)

Il chancelle en marchant. (*F. Hahnemann.*)

Il erre dans sa chambre et semble chercher quelque chose. (*Franz.*)

15. Il s'accroche à la porte chaque fois qu'il sort. (*Id.*)

Ivresse. (*H. Boerhaave, Brera.*)

Ivresse, avec soif et flux abondant d'urine brûlante. (*Greding.*)

Afflux du sang vers la tête. (*Schroer.*)

Chaleur à la tête et yeux étincelans. (*Greding.*)

20. Apoplexie. (*Buechner.*)

Faiblesse de la tête (*Greding.*)

Pesanteur dans la tête. (*A. F. Wedenberg.*)

Stupeur de la tête. (*King, Greding.*)

Stupeur de la tête, avec trouble de la vue. (*Greding.*)

25. Stupidité. (*Fowler.*)

Elle reste assise, immobile et privée de l'esprit, comme une statue. (*Id.*)

Hébétude complète. (*F. Hahnemann.*)

Tous les sens sont comme voilés. (*Duguid.*)

Après l'obscurcissement de tous les sens, avec anxiété, miliaire rouge sur le dos, avec sueur. (*Greding.*)

30. Insensibilité extrême de tous les sens. (*Pfennig.*)

Insensibilité. (*Swaine, Vicat.*)

Mal de tête. (*Greding, Fowler.*)

Violent mal de tête. (*Greding, Dœderlin, Fowler.*)

Mal de tête sourd. (*Stœrck.*)

35. Douleur dans la tête et le bassin. (*Greding.*)

Mal de tête, avec anorexie. (*Id.*)

Alternativement mal de tête et gonflement du ventre. (*Id.*)

Mal de tête pulsatif dans la tempe droite, avec diarrhée. (*Id.*)

Mal de tête vertigineux, avec syncope et soif. (*Id.*)

40. Douleurs de tête et d'yeux. (*Id.*)

Fort mal de tête et de dents, avec larmoyement abondant. (*Id.*)

Convulsions du corps et des bras, avec hoquet. (*Id.*)

Traction spasmodique, seulement de la tête, avec ronflement. (*Id.*)

Traction spasmodique, seulement de la tête et des yeux, avec grincement de dents. (*Id.*)

45. Il lève fréquemment la tête de dessus l'oreiller. (*Pfennig.*)

Traction spasmodique, de la tête seulement, sur les deux

côtés, avec cris et élévation du bras sur la tête. (*Gréding.*)

Le matin, mouvement de la tête à droite et à gauche, avec soif énorme. (*Id.*)

Mouvement de la tête à droite et à gauche, qui est interrompu par le hoquet. (*Id.*)

Face bouffie, gorgée de sang. (*Kellner.*)

5o. Enflure du visage. (*Fowler.*)

Gonflement du visage, avec très-grande rougeur des joues et des lèvres. (*Lobstein.*)

Gonflement du visage, des yeux et de la langue. (*Fowler.*)

Gonflement et rougeur des yeux et du visage. (*Id.*)

Rougeur du visage. (*K. Boerhaave, Pfennig, Dœderlin.*)

55. La peau du front est ridée, le regard fixe, et tout le visage troublé et effrayant (au bout de trois heures). (*Franz.*)

Sa figure est d'abord amicale, à cela près des yeux hagards; elle finit par être entièrement déformée par des plis profonds qui s'étendent de l'angle interne des yeux vers les joues, par d'autres qui descendent des ailes du nez aux coins de la bouche, et par le froncement des sourcils; ses yeux scintillans lui donnent un air terrible; mais, au bout d'une heure, les yeux se troublent (au bout d'une demi-heure à deux heures). (*Id.*)

D'abord sa figure a un air amical, à cela près de l'ampliation des pupilles; mais ensuite elle peint le trouble et l'anxiété, avec sillons profonds et plissement du front. (*Id.*)

Les joues sont rouges et bouffies, mais la figure tirée et sombre. (*Id.*)

Fréquente rougeur du visage, avec yeux hagards. (*Greding.*)

6o. Erysipèle au côté droit des joues, du nez et du visage. (*Id.*)

Pâleur du visage. (*Id.*)

Très-fréquente sueur au visage et au front. (*Id.*)

Pupilles entièrement contractées, qui ne se dilatent presque pas dans l'obscurité; tous les objets lui paraissent plus petits et plus éloignés, comme quand on est ébloui par la lumière (au bout d'une demi-heure). (*Franz.*)

Dilatation des pupilles. (*King, K. Boerhaave, Vicat.*)

65. Dilatation excessive des pupilles , avec obscurcissement de la vue. (*Brera.*)

Pupilles extrêmement dilatées (au bout de trois heures et demie). (*Franz.*)

Après avoir bu du vinaigre, les pupilles redeviennent extrêmement rétrécies. (*Id.*)

Dilatation, immobilité des pupilles. (*Pfennig, Schroer.*)

Regard trouble et triste. (*Duguid.*)

70. Yeux étincelans; il se plaint d'être ébloui par les rayons du soleil, avec défaut d'appétit. (*Greding.*)

Yeux brillans. (*K. Boerhaave.*)

Yeux hagards. (*Pfennig.*)

Yeux fixes , assoupis. (*Swaine.*)

Ardeur des yeux, avec trouble de la vue et forte sueur. (*Greding.*)

75. Pression et tension dans les deux yeux, pendant six jours (au bout de deux heures). (*F. Hahnemann.*)

Pression dans les paupières, comme si elles étaient enflées, ou si l'on avait envie de dormir; en même temps, grande propension au sommeil, mais dont il triomphe cette fois (au bout de trois heures et demie). (*Franz.*)

Ulcération des paupières. (*Greding.*)

La nuit, agglutination des paupières. (*Id.*)

Gonflement des yeux. (*Fowler.*)

80. Gonflement des yeux, avec grande dilatation des paupières et distorsion des yeux de tous les côtés. (*Lobstein.*)

Ses yeux se ferment; un voile noir s'étend devant. (*Franz.*)

Chute de la paupière supérieure, qui semble produite par un spasme du muscle orbiculaire. (*Id.*)

Le blanc des yeux et les bords des paupières sont rouges, et les yeux pleurent beaucoup. (*Id.*)

Les yeux sont extrêmement sensibles à la lumière du jour : ils pleurent (au bout de vingt-quatre heures). (*Id.*)

85. Larmoyement de l'œil gauche. (*Greding.*)

Larmoyement de l'œil droit. (*Id.*)

Larmoyement des deux yeux. (*Id.*)

Il répand des larmes sans avoir sa connaissance. (*Id.*)

Larmoyement des deux yeux , avec obscurcissement de la vue. (*Id.*)

90. Il a les yeux fermés , et ne les ouvre que quand on lui adresse la parole. (*Pfennig.*)

Trouble de la vue. (*Greding.*)

Obscurcissement de la vue. (*Greding , J.-L. Odhelius.*)

Grand obscurcissement de la vue. (*Greding.*)

Obscurcissement extrême de la vue. (*Id.*)

95. Tous les matins , obscurcissement de la vue. (*Id.*)

Ordinairement, le matin, trouble de la vue, comme si les yeux étaient couverts d'une gaze. (*Id.*)

Trouble de la vue, avec grande soif. (*Id.*)

Soif et sueur, avec trouble de la vue. (*Id.*)

Après le trouble de la vue , lippitude. (*Id.*)

100. Après le trouble de la vue, vertige , puis mal de tête. (*Id.*)

Presbyopie, qui dure long-temps; il ne pouvait lire que de loin. (*Id.*)

Pendant le rétrécissement des pupilles (reproduit par le vinaigre qu'il avale) , tous les objets lui paraissent très-petits, et il ne voit presque pas ceux qui sont éloignés; mais, en regardant le soleil, les pupilles restent fixes , et sa vue se couvre d'un voile noir. (*Franz.*)

Il ne peut distinguer les petits objets, par exemple une pointe d'aiguille. (*King.*)

Vue confuse, non distincte. (*Id.*)

105. Hallucination de la vue : tous les objets paraissent de travers. (*Greding.*)

Diplopie; il aperçoit les petits objets à leur place, mais il en voit en quelque sorte en double exemplaire beaucoup plus haut et de côté. (*F. Hahnemann.*)

Diplopie. (*Greding.*)

Les objets sont vus multiples et de couleurs diverses. (*King.*)

Les objets noirs lui semblent gris. (*F. Hahnemann.*)

110. Il aperçoit dans la chambre des objets qui n'y sont point. (*King.*)

Elle voit des apparences de feu devant ses yeux. (*Johnson.*)

Extinction des sens de la vue et de l'ouïe. (*Kellner.*)

Il lui sort du vent des deux oreilles. (*Greding.*)

Frisson au menton. (*Van Ems.*)

115. Tremblement des lèvres, des mains et des pieds. (*K. Boerhaave.*)

Les lèvres ont sur leur partie rouge une bande jaune en travers, comme dans les fièvres malignes, et s'agglutinent fortement : il craint qu'elles ne se collent ensemble. (*Franz.*)

Mal de dents. (*Greding.*)

Grincement de dents. (*Kellner, K. Boerhaave.*)

Grincement de dents, avec frisson par tout le corps. (*Greding.*)

120. Grincement de dents, pendant lequel il lève les mains sur la tête et les remue comme s'il dévidait du fil.

Grincement de dents, avec étourdissement dans la tête. (*Id.*)

Grincement de dents, distorsion des mains et frisson. (*Id.*)

Trisme des mâchoires, les lèvres étant fermées. (*K. Boerhaave.*)

Il murmure en lui-même. (*Duguid, Pfennig.*)

125. Murmures continuels. (*Pfennig.*)

Le malade crie jusqu'à s'enrouer. (*Greding.*)

Il crie jusqu'à perdre la parole. (*Id.*)

Le malade balbutie. (*King, Duguid, Swaine, K. Boerhaave.*)

Balbutiement et lallation. (*Brera.*)

130. Il parle peu, et ensuite ne balbutie que des mots entrecoupés, d'un ton de voix plus élevé. (*Franz.*)

Sa voix n'a plus la modulation ordinaire ; elle est beaucoup plus haute et plus grêle ; il ne peut prononcer une parole intelligible (ce dont il s'aperçoit lui-même, et ce qui le tourmente). (*Id.*)

Sorte de paralysie des organes de la parole ; il est obligé à de longs efforts avant de pouvoir dire un mot ; il ne fait que balbutier (au bout de quatre, de cinq heures). (*Id.*)

Il est muet et ne répond pas. (*Pfennig.*)

Mutisme. (*Swaine, Vicat, Greding.*)

135. Muet en grande partie, il énonce ce qu'il désire en montrant les objets du doigt. (*Sauvages.*)

Muet, tranquille, sans pouls, avec les membres paralysés, il resta six à sept heures couché, sans avoir la tête à lui, puis s'agita avec fureur dans le lit, faisant aux assistans une foule de signes qu'ils ne pouvaient comprendre, et ensuite redevint tranquille. (*Duguid.*)

Sa langue est paralysée, et quand il veut la tirer, elle tremble, comme dans une fièvre nerveuse. (*King.*)

Gonflement de la langue. (*Fowler.*)

La langue est gonflée dans toute son étendue. (*Greding.*)

140. La langue gonflée est pendante hors de la bouche. (*Lobstein.*)

Ecume sanguinolente à la bouche. (*Unzer.*)

Hydrophobie (*Brera*) (avec agitation, convulsions des plus violentes, portées jusqu'à la rage, et qui obligent à le lier ; insomnie; il ne fait que se remuer dans son lit, et pousse un cri aigre; il délire, sans mémoire, sans connaissance ; pupilles extrêmement dilatées ; violent désir de mordre, et de tout déchirer avec les dents ; sécheresse extrême de l'intérieur de la bouche et de la gorge ; à l'aspect d'une lumière, d'un miroir ou de l'eau, convulsions effrayantes ; horreur invincible de l'eau, avec constriction et convulsions du gosier; bave à la bouche et fréquente exspuition).

Crainte et horreur de l'eau et de tous les liquides, avec mouvemens spasmodiques. (*Witt.*)

Horreur des liquides, comme dans la rage ; lorsqu'on lui mouille les lèvres, il entre en fureur. (*Lobstein.*)

145. Impuissance d'avaler, à cause de sécheresse dans la gorge. (*Greding.*)

Sécheresse de la gorge, avec émission fréquente d'urine. (*Id.*)

Sécheresse de la langue et du palais, qui sont rudes au toucher; d'abord sans soif (au bout d'une demi-heure). (*Franz.*)

Sécheresse énorme dans la bouche et défaut de salive ; il ne peut point cracher, quoique sa langue soit humectée et nette. (*F. Hahnemann.*)

Aridité du palais, telle qu'il ne peut manger une bouchée de pain. (*Id.*)

150. Sécheresse extrême de l'intérieur de la bouche. (*Brera.*)

Aridité extrême de la langue et de la bouche. (*Duguid.*)

Sensation de sécheresse à la langue et dans la gorge. (*Swaine.*)

Grande sensation de sécheresse dans la bouche et défaut de salive, tandis que la langue est humide et nette. (*C. Mich-ler.*)

Grande sécheresse dans la bouche et la gorge. (*Greding.*)

155. Sécheresse de la bouche et du palais, soif violente (au bout de six heures), et en même temps absence du goût, telle qu'il avala d'un trait près d'une livre de vinaigre, sans le sentir. (*Franz.*)

Le tabac seul a encore quelque goût; mais les alimens sont comme du sable, et s'amassent dans l'œsophage, de manière à lui faire craindre d'étouffer (au bout de trois heures). (*Id.*)

Le pain beurré lui semble comme du sable, à cause de la sécheresse de la bouche; il lui reste dans la gorge et menace de l'étouffer. (*Id.*)

Soif, avec grande sécheresse de la gorge. (*Greding.*)

160. Il lui semble que sa gorge soit étreinte par un lien. (*D. Crueger.*)

Elle essaye de prendre du pain et du lait, mais ne peut avaler ni l'un ni l'autre. (*Fowler.*)

Sentiment de constriction comme par un lien dans la gorge, après avoir mangé (au bout de deux heures et demie). (*Franz.*)

La gorge est comme serrée par un lien, de même que s'il allait étouffer, ou que s'il allait avoir une attaque d'apo-plexie. (*Lobstein.*)

Constriction et spasme du pharynx. (*Brera.*)

165. Soif. (*Odhelius.*)

Violente soif. (*Greding.*)

Soif, avec mal de tête. (*Id.*)

Violente soif, et émission fréquente d'urine, avec senti-ment d'ardeur. (*Id.*)

Soif qui dure long-temps. (*Id.*)

170. Soif extrêmement pénible, avec bave à la bouche.

Exspuition fréquente. (*Brera.*)

Bave à la bouche. (*Id.*)

Salivation abondante. (*Greding.*)

Salivation qui dure long-temps, avec flux d'urine. (*Id.*)

175. Forte salivation, avec soif qui va toujours en augmentant. (*Id.*)

Violente salivation (trois à quatre livres), jour et nuit. (*Id.*)

Salivation, avec enrouement. (*Id.*)

Salivation visqueuse. (*Id.*)

Avec un mucus très-visqueux dans la bouche, bon appétit. (*Id.*)

180. Hoquet. (*Fowler.*)

Violent hoquet. (*Greding.*)

Rapports aigres. (*Id.*)

Amertume continuelle dans la bouche ; tous les alimens lui semblent amers aussi. (*F. Hahnemann.*)

Il trouve un mauvais goût aux alimens (*Greding.*)

185. Tout a pour lui un goût de paille. (*F. Hahnemann.*)

Diminution de l'appétit. (*Greding.*)

Appétit non diminué, avec mal de ventre, diarrhée et vomissement. (*Id.*)

(Pendant le vomissement provoqué, les membres entrent en convulsions.) (*K. Boerhaave.*)

Envies de vomir. (*Fowler, Brera.*)

190. Le soir, envie de dormir, avec forte salivation. (*Greding.*)

Nausées, avec écoulement d'une salive très-salée. (*Id.*)

La nuit, vomissement. (*Id.*)

Le soir, vomissement de bile verte. (*Id.*)

Le soir, il vomit de la bile, avec des mucosités. (*Id.*)

195. Vomissement de mucosités vertes, avec soif. (*Id.*)

Vomissement de mucosités d'odeur aigre. (*Id.*)

Le soir, vomissement de mucosités. (*Id.*)

Mal d'estomac cuisant. (*Dœderlin.*)

Douleur pressive dans l'estomac. (*Greding.*)

200. Anxiété autour du creux de l'estomac. (*Id.*)

Anxiété autour du creux de l'estomac, avant midi. (*Id.*)

Anxiété autour du creux de l'estomac, avec chaleur sèche au corps. (*Id.*)

Grande anxiété autour du creux de l'estomac. (*Id.*)

Anxiété autour du creux de l'estomac, et difficulté de respirer. (*Id.*)

205. Bas-ventre gonflé, surtout à la région du creux de l'estomac. (*Pfennig.*)

Gonflement du bas-ventre, le soir, avec chaleur du corps et anxiété du creux de l'estomac. (*Greding.*)

Gonflement du bas-ventre. (*Fowler.*)

Bas-ventre tuméfié, sans être dur. (*Lobstein.*)

Les enfans ont le ventre très-gonflé, avec anxiété au creux de l'estomac, sueur froide, froid aux membres, désordre de l'esprit, demi-assoupissement de stupeur, et évacuations anxieuses par haut et par bas. (*Alberti.*)

210. Bas-ventre extrêmement gonflé, non douloureux au toucher. (*Pfennig.*)

Le haut du ventre est tendu, dur et douloureux. (*Greding.*)

Borborygmes et gargouillemens dans le ventre. (*Kellner.*)

Borborygmes dans le ventre, avec diarrhée. (*Greding.*)

Borborygmes dans le ventre, avec maux de ventre. (*Id.*)

215. Violente fermentation dans le ventre, pendant sept jours. (*F. Hahnemann.*)

Borborygmes dans le ventre, avec obscurcissement de la vue. (*Greding.*)

Il se plaint de gargouillemens dans le bas-ventre, comme si des animaux vivans criaient et remuaient dans tous ses intestins. (*Id.*)

Mal de ventre, borborygmes et diarrhée. (*Id.*)

Mal de ventre. (*Id.*)

220. Mal de ventre, diarrhée. (*Id.*)

Mal de ventre et diarrhée ensuite. (*Id.*)

Douleurs de colique. (*Wedenberg.*)

Douleur pressive dans le bas-ventre. (*Greding.*)

Mal de ventre, vomissement aqueux et diarrhée. (*Id.*)

225. Il a envie d'aller à la selle, mais ne peut la satisfaire qu'au bout de vingt-quatre heures. (*Franz.*)

Constipation. (*Greding.*)

Douleur tortillante dans les intestins à chaque selle ; toutes les heures, une selle diarrhéique noirâtre (au bout de trente-six heures). (*F. Hahnemann.*)

Diarrhée, six jours de suite. (*Id.*)

Diarrhée, qu'une forte sueur arrête. (*Greding.*)

230. Diarrhée, avec augmentation de l'appétit. (*Id.*)

Diarrhée, avec pâleur du visage. (*Id.*)

Selles d'une fétidité cadavéreuse. (*Id.*)

Emission d'une grande quantité de vents. (*Id.*)

Il a très-souvent envie d'uriner ; mais chaque fois une minute s'écoule avant que l'urine vienne, et, quoiqu'elle ne sorte que goutte à goutte, il en rend cependant beaucoup dans la matinée (au bout de quatre et cinq heures). (*Franz.*)

235. En urinant, malgré une envie pressante et de fréquens efforts, il ne se forme point de jet ; l'urine coule plus chaude qu'à l'ordinaire, mais seulement goutte à goutte ; il ne peut en accélérer la sortie, ni même hâter celle des dernières gouttes ; cependant il n'éprouve aucune sensation douloureuse dans l'urètre, si ce n'est qu'il lui semble qu'un corps cylindrique sorte de ce canal (1). (*Id.*)

Suppression de l'urine et des selles. (*Swaine.*)

Rétention d'urine. (*Greding.*)

Flux d'urine, avec frisson et gargouillemens dans le ventre. (*Id.*)

Forte évacuation involontaire d'urine. (*Witt.*)

240. Flux abondant d'urine. (*Greding.*)

Grand flux d'urine, sans soif. (*Id.*)

Lasciveté, incontinence. (*K. Boerhaave.*)

Inaptitude totale à l'acte vénérien. (*Sauvages.*)

Impuissance. (*Id.*)

245. Odeur excitante du corps, pendant les règles. (*Greding.*)

Trop grande loquacité pendant les règles. (*Id.*)

Règles séreuses. (*Id.*)

Sortie de sang noir par la matrice. (*Id.*)

Ecoulement menstruel abondant. (*Id.*)

250. Ecoulement immodéré des règles. (*Id.*)

Les règles, interrompues depuis quatre ans, reparaissent. (*Id.*)

Immédiatement après les règles, érysipèle à la joue gauche. (*Id.*)

Après les règles, hoquet et gémissemens. (*Id.*)

Le nez est bouché. (*Franz.*)

(1) Après avoir bu du vinaigre, l'urine coula par un jet mince, et les envies d'uriner ne furent plus si fréquentes.

255. Le nez lui semble être bouché, quoique l'air le tra-verse sans peine. (*F. Hahnemann.*)

Fréquens soupirs. (*Pfennig.*)

Sa poitrine est violemment resserrée en travers. (*Swaine.*)

Forte pression en avant, sur les cartilages des troisième et quatrième côtes, avec difficulté de respirer, sans grande anxiété (au bout d'une demi-heure). (*Franz.*)

Oppression de poitrine et douleurs extraordinaires. (*Witt.*)

260. Avec difficulté de respirer, anxiété autour du creux de l'estomac. (*Greding.*)

Sa respiration s'arrête de plus en plus, et son visage devient bleu. (*Id.*)

Sensation de sécheresse dans la poitrine. (*Swaine.*)

Crachement de sang. (*Greding.*)

Lenteur de l'inspiration, et rapidité extrême de l'expi-ration. (*K. Boerhaave.*)

265. Douleur tractive (rhumatismale), qui s'étend de la partie latérale du cou dans les membres. (*Greding.*)

Douleur rhumatismale dans le côté et dans le dos. (*Id.*)

Petits et vifs élancemens dans l'avant-bras, et douleur rhu-matismale constrictive, dans le muscle deltoïde (au bout de trente-deux heures). (*Franz.*)

Tremblement de la main bien portante, en mangeant. (*F. Hahnemann.*)

Il empoigne avec précipitation, croit avoir déjà saisi l'objet avant d'y avoir encore touché, et quand il le tient, ne sent pas qu'il l'a dans la main (au bout de quatre à cinq heures). (*Franz.*)

270. Tension spasmodique de tous les membres inférieurs (au bout de trente-six heures). (*Id.*)

Forte douleur dans les lombes. (*Greding.*)

Douleur dans le fémur droit. (*Id.*)

Quelques vifs élancemens sur le tibia droit. (*Franz.*)

Divers furoncles aux jambes. (*Greding.*)

275. Ardeur et prurit aux jambes. (*Id.*)

Traction rhumatismale (pression) dans le tarse gauche, e soir (au bout de trente-six heures). (*Franz.*)

Ardeur sur le coude-pied, tantôt plus et tantôt moins forte (au bout de vingt-quatre heures). (*Id.*)

Il demande qu'on le mette au grand air. (*Swaine.*)

Il court avec une vitesse extrême, de toutes ses forces,
quand il veut aller d'un lieu à un autre. (*Franz.*)

280. Excitabilité extraordinaire ; il se meut si rapidement
(pendant les premières heures), qu'enfin tous les mouvemens s'arrêtent, et qu'un voile noir s'étend sur les yeux.
(*Id.*)

Il exécute tous les mouvemens avec une précipitation et
une force telles, qu'il est pris d'anxiété quand il ne peut pas
les accomplir sur-le-champ. (*Id.*)

Quoique sa démarche soit chancelante, cependant les
jambes obéissent si facilement à sa volonté, qu'il lui semble
n'en point avoir ; elles lui paraissent plus longues, de sorte
qu'en marchant, il croit toucher déjà au sol lorsqu'il en est
encore fort éloigné, et que chaque fois il est obligé d'abaisser rapidement le pied. (*Id.*)

Il monte l'escalier deux à deux, parce qu'il prend deux
marches pour une, et ne s'en aperçoit qu'en tombant. (*Id.*)

Syncope. (*Greding.*)

285. Syncope, avant midi, avec grande pâleur de la face,
et ensuite défaut d'appétit. (*Id.*)

Syncope, avec grande sécheresse dans la bouche. (*Id.*)

Ronflement pendant la syncope. (*Id.*)

Après la syncope, spasme de la tête seulement, des deux
côtés, avec rougeur du visage. (*Id.*)

Pesanteur des membres. (*Id.*)

290. Pesanteur des pieds et lassitude des cuisses. (*Id.*)

Lassitude des membres (au bout de deux heures).
(*Lobstein.*)

Lenteur des mouvemens des membres, avec fourmillement
dedans. (*Greding.*)

Au moindre mouvement, chaleur par tout le corps et
sueur (au bout de vingt-quatre heures). (*Franz.*)

Difficulté de mouvoir les membres, et fourmillement
dedans, avec larmoyement des yeux. (*Greding.*)

295. Sensation dans les bras et les jambes, comme si les
membres étaient détachés du corps (*F. Hahnemann.*)

Il sent ses mains et ses pieds, comme s'ils étaient détachés
dans l'articulation, et cette sensation le rend inconsolable. (*Id.*)

Engourdissement des membres. (*Dœderlin.*)

Difficulté de se remuer, avec pouls presque éteint. (*Swaine.*)

Immobilité. (*Duguid.*)

300. Perte du mouvement volontaire (catalepsie) et des sens ; cependant la déglutition reste intacte (*K. Boerhaave.*)

Raideur de tout le corps (au bout d'une heure). (*Unzer.*)

Paralysie des membres. (*Swaine, Vicat.*)

Paralysie des cuisses. (*Vicat.*)

Diverses parties du corps deviennent paralysées. (*King.*)

305. Il est au moment de tomber, en se levant de sa chaise (pendant les premières huit heures). (*Franz.*)

Il ne peut pas marcher seul ; il tombe quand on ne le soutient pas.

Les membres inférieurs fléchissent en marchant. (*Sauvages.*)

Faiblesse en marchant. (*Sauvages.*)

Il ne peut se tenir sur ses jambes. (*Schroer.*)

310. Il est obligé de se mettre au lit. (*Duguid, Swaine, Lobstein.*)

Envie de dormir et démarche chancelante. (*Brera.*)

Sommeil. (*Schroer.*)

Sommeil qui dure peu d'heures (au bout de quelques minutes). (*Sauvages.*)

Envie de dormir dans la journée. (*Greding.*)

315. Il s'endort le jour, et se réveille avec un air grave et solennel. (*F. Hahnemann.*)

Sommeil calme. (*Greding.*)

Sommeil calme, après la cessation des convulsions. (*Lobstein.*)

Sommeil pendant vingt-quatre heures. (*J.-C. Grimm.*)

Quelques personnes dorment jusqu'à vingt-quatre heures d'un sommeil si profond, qu'on les croirait mortes. (*Garcias ab Horto.*)

320. Après un sommeil profond, plein de rêves (au bout de vingt-quatre heures), durant lequel il a aussi une pollution, il est encore tout étourdi, et il ne voit les objets que comme à travers une gaze. (*Franz.*)

Sommeil profond, pendant lequel il fait de très-profondes inspirations avec de grands efforts, et ronfle en inspirant et en expirant. (*Id.*)

Sommeil profond, avec ronflement. (*Unzer.*)

Sommeil profond, ronflant, pendant lequel il ploye rarement les jambes. (*K. Boerhaave.*)

Assoupissement, avec stertoration, et écume sanguinolente à la bouche; visage d'un brun foncé, mort (1). (*Héim.*)

3a5. il est couché sur le dos, les yeux ouverts et hagards (*K. Boerhaave.*)

Sommeil agité, violent mal de tête, et flux abondant d'urine. (*Greding.*)

Sommeil fort agité, plein de rêves, avec jecticulation. (*Id.*)

Rêves divers. (*Ray.*)

Après un sommeil agité, violent mal de tête, vertige, larmoyement des yeux et salivation. (*Greding.*)

33o. Le sommeil est interrompu par des cris. (*Id.*)

La nuit, cris et hurlemens. (*Id.*)

Il s'éveille en criant. (*Id.*)

Il reste toute la nuit éveillé, ne fait que se retourner dans son lit, et pousse un cri aigu. (*Brera.*)

Insomnie. (*Swaine, Greding.*)

335. Immobilité raide du corps; on ne pouvait remuer ni les bras ni les jambes de l'enfant (au bout d'une heure). (*Heim.*)

Crampe continuelle aux deux mains et aux deux pieds. (*Greding.*)

Les poings sont fermés (mais les pouces ne sont pas renfermés dedans), et l'on peut les ouvrir. (*K. Boerhaave.*)

Violens mouvemens des membres. (*Pfennig.*)

Mouvemens continuels des mains et des bras, comme s'il tissait (au bout de huit heures). (*Id.*)

34o. Convulsions. (*K. Boerhaave, Doederlin, Buechner.*)

Dans le lit, les plus violentes convulsions, qui le rendent furieux à lier (au bout de six heures). (*Brera.*)

---

(2) Au bout de six heures, chez un enfant de dix-huit mois, qui avait avalé des graines ; après la mort, on observa beaucoup de vergetures brunes à la surface du corps: il y avait beaucoup de sérosité jaune dans la cavité abdominale , les intestins étaient distendus par de l'air, on voyait des stries brunes sur le foie, la rate et les poumons; il y avait beaucoup d'eau dans le péricarde; le cœur était flasque, et, comme tous les vaisseaux, renfermait du sang tout-à-fait liquide.

A l'aspect d'une lumière, d'un miroir ou de l'eau, convulsions effrayantes. (*Id.*)

Les convulsions et le délire sont surtout excites par les attouchemens, et sur-le-champ suivis de faiblesse. (*Lobstein.*)

Les convulsions persistèrent,. avec dilatation des pupilles, lorsque déjà le pouls était devenu plus lent, et la respiration plus libre, et que la tension du ventre avait cessé (au bout de dix-huit heures). (*Id.*)

345. Mouvemens spasmodiques. (*Witt.*)

Spasmes, d'abord au bras gauche, puis à la cuisse droite; ensuite spasmes très-rapides de la tête dans tous les sens. (*Greding.*)

Il ne fait que remuer ses membres. (*Kellner.*)

Tremblement des mains, quand il saisit quelque chose. (*Franz.*)

Contraction spasmodique saccadée des muscles antérieurs de la cuisse. (*Id.*)

350. Convulsions, vulsions saccadées. (*Id.*)

Vulsions dans la jambe gauche, qui commencent par des secousses, et la tirent en dedans. (*Id.*)

Vulsions spasmodiques des membres. (*Id.*)

Contractions alternatives des mains et des pieds. (*Lobstein.*)

Contraction et extension lentes des membres, par accès. (*K. Boerhaave.*)

355. Tremblement des membres. (*B. Busch, Kellner.*)

Tremblement par tout le corps. (*Franz.*)

Tremblement continuel des jambes. (*Greding.*)

Pouls tremblant et faible, inégal, parfois intermittent. (*Kellner.*)

Pouls petit et vite. (*Swaine.*)

360. Pouls vite, intermittent. (*K. Boerhaave.*)

Pouls fréquent, vite, petit, irrégulier. (*Brera.*)

Pouls petit, vite, à peine perceptible sur la fin. (*Vicat.*)

Pouls éteint. (*Vicat.*)

Pouls fort, plein, à quatre-vingts pulsations. (*Pfennig.*)

365. Pouls fort, plein, à quatre-vingt-dix pulsations. (*Id.*)

Frisson secouant par tout le corps, avec vulsions isolées, tantôt du corps entier, tantôt d'un seul membre, des coudes et des genoux, sans soif. (*Franz.*)

Chaque fois qu'il avale de la pomme épineuse, il est pris

d'un froid frissonnant désagréable, et qui lui parcourt le corps, comme s'il éprouvait de la frayeur (au bout de trois, de quatre et de cinq heures). (*Id.*)

Grand froid par tout le corps, aux membres et au tronc. (*Swaine.*)

Ayant froid, privé de ses sens, et faible, il est étendu par terre, avec respiration faible (au bout de deux heures). (*Pfennig.*)

370. L'après-midi, froid qui descend le long du dos. (*Greding.*)

La nuit, froid et frisson aux membres. (*Id.*)

L'après-midi, tremblement des genoux et des pieds, en pleine connaissance, comme par l'effet d'un violent frisson secouant. (*Id.*)

Fièvre violente. (*Rush.*)

L'après-midi, fièvre. (*Greding.*)

375. A midi, forte fièvre, qui revient avec violence à minuit. (*Id.*)

Après le vomissement du soir, violente fièvre continue, avec forte sueur. (*Id.*)

Tous les jours, fièvre, après midi. (*Id.*)

Pendant deux jours, fièvre, le soir. (*Id.*)

Vers midi, grande chaleur, rougeur du visage, vertige et larmoyement des yeux. (*Id.*)

380. Grande chaleur, avec pouls vite et petit, et visage d'un rouge de cinabre.

Le soir, ardeur au dessus du genou, en marchant, et chaleur par tout le corps, avec la plus violente soif (au bout de douze heures). (*Franz.*)

Chaleur par tout le corps. (*Pfennig.*)

Grande chaleur du corps. (*Gardane.*)

Grande chaleur, sueur douce, pouls vite et mou. (*Lobstein.*)

385. Grande chaleur et babil pendant le sommeil. (*Id.*)

Sueur abondante. (*J.-C. Grimm.*)

Sueur, avec diminution de l'appétit. (*Greding.*)

Forte sueur, la nuit. (*Id.*)

Très-forte sueur, la nuit. (*Id.*)

390. Sueur, après une forte soif. (*Id.*)

Sueur dans le dos. (*Id.*)

III.

Sueur abondante, avec bon appétit, diarrhée, gonflement de l'abdomen et mal de ventre. (*Id.*)

Violente sueur, avec grande soif. (*Id.*)

Grande sueur, avec mal de ventre. (*Id.*)

395. Sueur grasse, avec augmentation de la soif. (*Id.*)

Sueur froide par tout le corps. (*Brera.*)

Eruption (1) par tout le corps, avec enflure, inflammation et prurit. (*Rush.*)

Vésicules à la peau, après que les accidens violens ont cessé. (*Witt.*)

Pustules enflammées, douloureuses, à la cuisse droite, qui émettent une sérosité âcre (au bout de quelques semaines). (*Pfennig.*)

400. Eruption pruriteuse. (*Vicat.*)

La poitrine et le dos sont couverts d'une miliaire rouge, qui est plus pâle le matin, plus rouge et plus abondante après midi, et plus apparente au chaud, pendant onze jours; ensuite desquamation. (*Greding.*)

Le matin, après le réveil, prurit par tout le corps. (*Id.*)

Fourmillement dans tous les membres. (*Id.*)

Fourmillement sous la peau. (*Id.*)

405. Fourmillement qui descend du côté gauche dans la cuisse ou les orteils du même côté, puis remonte dans le bas-ventre, et redescend dans la cuisse et la jambe droites. (*Id.*)

Agitation. (*Swaine, Brera.*)

Délire. (*Rush, Pfennig.*)

En sommeillant, il entend deux personnes qui causent, mais ne sait pas qui elles sont. (*Franz.*)

Il ne paraît pas remarquer et ne remarque réellement pas les objets qui l'entourent. (*Id.*)

410. Stupeur des sens : quelques uns rient toujours, mais n'entendent et ne voyent rien de ce qu'ils ont sous les yeux; ils parlent bien et répondent à toutes les questions, comme s'ils étaient en pleine connaissance, quoique ce ne soit pour eux que comme un songe. (*Garcias ab Horto.*)

Après le réveil, il ne reconnaît rien autour de lui, prend

______

(1) Tous les exanthèmes (et le prurit) qu'on observe après la pomme épineuse paraissent appartenir à l'effet secondaire.

son livre et va à l'école, mais se trompe de porte (au bout de six heures). (*Franz.*)

Après le réveil, tous les objets lui semblent nouveaux, même ses amis, comme s'il ne les avait jamais vus de sa vie. (*Id.*)

Il se croit très-grand, et tous les objets qui l'entourent lui paraissent très-petits. (*Id.*)

Absence de l'esprit (au bout de vingt-quatre heures); léger délire. (*Kellner.*)

415. Il n'est pas parfaitement dans son bon sens. (*Crueger.*)

Il craint de perdre ses sens. (*Swaine.*)

Absence de l'entendement. (*K. Boerhaave.*)

Démence. (*Swaine.*)

Aliénation mentale. (*Fowler.*)

420. Hébétude, perte de l'intelligence. (*Pfennig.*)

Confusion dans la tête. (*Odhelius.*)

Imaginations bizarres. (*Ray.*)

Des images variées lui passent dans la tête. (*Crueger.*)

Loquacité délirante, bavardage absurde. (*Swaine.*)

425. Il délire, il a perdu la mémoire, et n'est pas maître de ses sens. (*Brera.*)

Dans les intervalles de demi-connaissance, il se souvient bien de ce qu'il a rêvé éveillé; mais il a perdu le souvenir de ce qu'il avait dit et fait dans le précédent intervalle lucide. (*Franz.*)

Il parle avec quelqu'un qu'il ne reconnaît pas, et lui répond comme s'il avait son bon sens, mais ne peut se rappeler de l'entretien lorsqu'il revient à lui. (*C. à Costa.*)

Il parle à des personnes absentes, comme si elles étaient là, et désigne sous leur nom des objets inanimés, mais n'aperçoit aucun de ceux qui l'entourent. (*Franz.*)

Il se promène dans la chambre, toujours concentré en lui-même, avec les yeux hagards, étincelans, cernés de bleu; mais ne remarque pas les objets extérieurs, et ne s'occupe que des produits de son imagination. (*Id.*)

430. Il rêve les yeux ouverts, se met à dire des absurdités, et quand on le lui reproche, il s'excuse en disant que les autres l'y ont excité, puis il recommence à rêver éveillé et à parler des mêmes objets. (*Id.*)

Le malade, privé de l'esprit, est occupé de mille images

non désagréables, indique ses désirs par signes, sans parler, et passe plusieurs jours occupé des produits de son imagination, dans une humeur joyeuse. (*Sauvages.*)

La nuit, il danse dans le cimetière. (*Id.*)

Démence (au bout de trois heures) ; il danse, gesticule, rit aux éclats et chante. (*Grimm.*)

Il chante et tient des discours inconvenans. (*K. Boerhaave.*)

435. Il est comme en extase et hors de lui. (*Crueger.*)

Il cherche des mains, rit et remue sans cesse dans le lit. (*Schroer.*)

L'aliénation mentale se décèle dans ses gestes; il s'agenouille et étend les bras, comme s'il cherchait quelque chose. (*Duguid.*)

Ayant les yeux fixes et les pupilles dilatées, immobiles, il ne voyait rien, ne reconnaissait personne, portait sans cesse les mains autour de lui, comme pour saisir quelque chose, et frappait du pied.

Il s'agenouille et étend les bras, comme s'il cherchait quelque chose. (*Swaine.*)

440. Aliénation de l'esprit, rire, gémissemens. (*C. à Costa.*)

En accès, il bavarde sans cesse, ou entre en fureur, et rit aux éclats. (*Greding.*)

Querelle sans raison. (*Id.*)

Continuelle et forte envie de quereller. (*Id.*)

Il bat les assistans, en poussant des cris effrayans, et entre en fureur. (*Greding.*)

445. Elle mord un assistant à la main. (*Fowler.*)

Fureur. (*Vicat.*)

Délire furieux. (*Kramer.*)

Fureur que rien ne peut calmer. (*Schroer.*)

On ne peut le tenir au lit qu'en employant la violence. (*Fowler.*)

450. Tension des forces; à peine un homme robuste pouvait-il le retenir. (*Pfennig.*)

Rage effrénée : on peut à peine le retenir, il se jette sur les hommes, leur donne des coups, et cherche à les empoigner. (*Swaine.*)

Grande envie de mordre et de déchirer avec les dents tout

ce qui s'approche de sa bouche, même ses propres membres.
(*Brera.*)

Alternatives de convulsions et de fureur, il est pris de spasmes si forts, que sa mère ne pouvait plus le tenir sur son sein, et quand les spasmes cessaient, il tombait en fureur, battait tout ce qui l'entourait, et s'efforçait de mordre lorsqu'on le retenait.

Rage, désir de mordre les hommes. (*Greding.*)

455. Rage, désir de se mordre soi-même. (*Id.*)

Idée absurde; il s'imagine qu'on le tue, qu'on le fait rôtir et qu'on le mange. (*Id.*)

La nuit il saute à bas du lit, et s'écrie que la maladie va lui sortir de la tête. (*Id.*).

Elle crie de temps en temps, parce qu'elle prétend que des chats, des chiens et des lapins s'approchent d'elle. (*Fowler.*)

Délire de frayeur, comme si un chien se jetait sur lui. (*Greding.*)

460. Rêvasseries effrayantes; il croit voir des spectres. (*Id.*)

Il a souvent des sursauts, comme s'il éprouvait des frayeurs.

Tristesse. (*Vicat.*)

L'imagination est en délire et tourmentée par la crainte. (*King.*)

Son imagination lui représente sans cesse des objets étrangers qui l'effrayent. (*Franz.*)

465. Il croit voir une foule de personnes, qui cependant ne sont pas là, et tend les bras pour les saisir. (*Fowler.*)

Des idées effrayantes s'emparent de son âme, et ses traits expriment la crainte et la frayeur. (*King.*)

Dans les momens où il est maître de lui, il prie qu'on le tienne, dans la crainte de se laisser tomber.

Ceux qui l'entourent lui paraissent tout autres qu'ils ne sont; quoiqu'il sache dans le premier instant que ses amis sont auprès de lui, il l'oublie la minute suivante, se croit seul, abandonné dans un désert, et est saisi de frayeur; il voit des animaux sortir tout à coup de terre à ses côtés, et se jette loin de là pour aller rencontrer d'autres images semblables, qui le décident à s'enfuir. (*Franz.*)

Il a plus de figures imaginaires à ses côtés que devant lui, et ces images le tourmentent de mille manières (entre la troisième et la quatrième heure). (*Id.*)

470. Il croit toujours être seul, et il a peur. (*Id.*)

Il n'a de repos nulle part; des visions l'effrayent, même ayant les yeux ouverts, sous la forme de grands chiens, ou chats, ou autres animaux redoutables qui sortent de terre à ses côtés, et qui lui font faire un saut de côté, tout effayé, sans qu'il sache où se sauver. (*Id.*)

Frayeur, irritation (au bout de trente-deux heures). (*Id.*)

Alternatives de raison et de fureur. (*Swaine*).

---

51. PULSATILLE.

(*Pulsatilla.*)

On exprime le suc de la plante entière, verte et fraîche (*Anemone pratensis*), et on le mêle avec parties égales d'alcool, en secouant bien. Après avoir décanté la liqueur éclaircie, on la porte successivement jusqu'à la trentième dilution.

On pourra juger d'après la liste suivante, qui est assez complète, que cette plante énergique produit, chez l'homme en santé, un grand nombre de symptômes analogues à ceux qu'on observe fréquemment dans les maladies, que par conséquent on trouve souvent l'occasion d'en faire un usage homœopathique et de l'employer avec succès. Elle mérite donc à juste titre d'être rangée parmi les remèdes polychrestes.

Elle ne sert pas moins dans les maladies chroniques que dans les affections aiguës; car son action, même à petites doses, dure depuis dix jusqu'à douze jours.

J'ai signalé dans les notes les spécialités propres de ses symptômes, en sorte que je n'ai point à les répéter ici.

Comme les essais dont on trouve ici les résultats ont été faits en grande partie par moi avec des doses très-modérées et faibles, les symptômes indiqués ne sont non plus, presque sans exception, que de simples effets primitifs.

Ce qu'il y a de plus convenable, quand on emploie homœopathiquement, soit cette substance, soit tout autre remède homœopathique, c'est de veiller à ce qu'il y ait correspondance non-seulement entre les symptômes corporels, mais encore entre les symptômes moraux du remède et de la maladie, ou du moins entre le tempérament de celui sur lequel les essais ont été faits et celui de la personne qu'on veut guérir.

L'emploi médicinal de la pulsatille sera donc d'autant plus salutaire que, dans les maux auxquels cette plante convient, sous le rapport des accidens corporels, il y aura en même temps mauvaise disposition de l'esprit et propension au chagrin tranquille, ou du moins à la douceur et à la résignation, surtout si, pendant ses jours de santé, le malade était bienveillant et doux (même léger et inconséquent). Elle convient donc principalement aux complexions lymphatiques, et par conséquent est peu appropriée aux hommes prompts à prendre leur parti, et précipités dans leurs mouvemens, même lorsqu'ils paraissent portés à la bienveillance.

Ce qu'il y a de plus favorable, c'est que le malade se sente de temps en temps quelque disposition à être frileux, et qu'il n'éprouve pas de soif.

La pulsatille convient chez les femmes, surtout quand leurs règles ont coutume de retarder de quelque temps, de même aussi lorsqu'elles sont obligées d'attendre long-temps le soir avant que le sommeil les gagne, et quand c'est le soir qu'elles se trouvent le plus mal. Elle sert dans les accidens provenant de l'usage de la viande de porc.

Si la pulsatille avait été donnée à trop forte dose, ou dans un cas auquel elle ne convînt pas, et que, par suite, elle produisît des accidens fâcheux, on combattrait ces derniers, selon les circonstances, soit par la camomille (surtout quand la somnolence, la langueur et la diminution des sens prédominent), soit par le café (par exemple quand il y a anxiété poignante), soit enfin par la fève Saint-Ignace, ou la noix vomique. La fièvre, la propension à verser des larmes et les douleurs provoquées par la pulsatille, sont apaisées de la manière la plus prompte, avec toutes les affections consécutives, par la teinture de café crud.

Il ne faut donner à la fois qu'un très-petit globule imbibé de la trentième dilution, et répété au plus toutes les vingt-quatre heures ; dans les cas aigus, on doit préférer de faire flairer un globule gros comme un grain de moutarde.

Symptômes de la pulsatille.

Vertige.

Violent vertige , comme dans l'ivresse. (*Stapf.*)

Vertige , comme après avoir tourné long-temps en rond, et accompagné de nausées. (*Hornburg.*)

Vertige (sur-le-champ), plus fort encore le lendemain. (*F. Hahnemann.*)

5. *Vertige semblable à celui que cause l'ivresse* (1).

Vertige , comme si le sang montait à la tête, sorte de sensation corripiante dans la tête.

Titubation vertigineuse , comme dans l'ivresse , avec chaleur dans la tête, pâleur et chaleur naturelle de la face, surtout le soir.

Titubation , à tomber de côté. (*F. Hahnemann.*)

Titubation , comme après avoir bu de l'eau-de-vie. (*Hornburg.*)

10. Accès de vertige , ivresse , chaleur.

Après avoir mangé, il est comme ivre.

Vertige , surtout en se tenant assis.

Vertige , le matin , en se levant du lit ; c'est pourquoi il est obligé de se recoucher.

Vertige , en se promenant au grand air (2), qui cesse en s'asseyant.

15. Tournoyement, seulement en se tenant assis , avec stupidité et un peu d'envie de dormir.

Vertige ; il croit ne pouvoir pas rester debout (durant les premières heures).

Vertige ; il croit ne pouvoir tenir une chose entre ses mains (durant les premières heures).

Une sorte de vertige, quand il lève les yeux, comme s'il allait tomber , ou comme s'il dansait (3).

Vertige , en se baissant, comme s'il allait tomber, ou comme

____

(1) 5 , 7 , comparez 41 , 1075.

(2) C'est un des effets alternans de la pulsatille, qui paraît toujours plus tard et aussi plus rarement que son contraire, pendant la durée duquel les accidens se calment ou cessent au grand air, mais se renouvellent dans la situation assise et pendant le repos, comme on peut le voir en partie dans le symptôme 15.

(3) Comp. 64.

.s'il était ivre, ensuite envie de vomir (au bout de six heures).

20. Vertige, en se baissant, qui lui rend presque impossible de se redresser.

En se baissant, il lui semble avoir la tête trop lourde et ne pouvoir se redresser.

Vertige, comme par l'effet d'une pesanteur dans la tête , en marchant et en se baissant , avec quelques tournoyemens, perceptibles aussi en restant assis.

En se baissant, sensation dans la tête, comme s'il allait tomber en avant.

Vacillation en marchant, le soir, comme s'il avait le vertige, sans cependant en éprouver (1) (au bout de trois jours).

25. Trouble de la tête et vertige, excités par le mouvement.

Il ne peut porter sa tête ni rester debout ; il est obligé de se coucher, et cependant ne peut demeurer au lit (2).

Mal de tête, en se couchant pour la méridienne, dans la moitié du cerveau correspondante au côté sur lequel il n'est point couché (3) (au bout de dix-huit heures).

Il ne peut tenir la tête droite, ni la lever.

Pesanteur de la tête (4).

30. Pesanteur dans la tête ; il ne peut supporter la vue d'une bougie allumée (5).

Trouble de la tête et douleur dans le front, comme s'il était fendu en deux.

Mal de tête, qui le pousse à incliner la tête de côté.

Mal de tête, en remuant les yeux, douleur profonde dans les orbites , comme si le front allait tomber , et que les os frontaux fussent trop minces , avec trouble de la tête , le soir (6) (au bout de quarante-huit heures).

(1) Comp. 808.

(2) C'est une sorte de troisième effet alternant, qui tient le milieu entre l'excitation des accidens par la situation assise et celle par le mouvement.

(3) Comp. 58.

(4) Comp. 102, 734, 1012.

(5) L'excès de sensibilité des yeux à la lumière (comp. 103, 104, 105, 107) constitue un effet alternant avec l'obscurcissement de la vue, qu'on doit attendre aussi de la pulsatille (v. 94, 98, 99, 101, 102).

(6) 33, 34, comparez avec 213, 713, 789, 898.

Hémicranie, comme si le cerveau allait éclater et les yeux sortir de la tête.

35. Stupidité, et douleur dans les yeux.

Sensation comme de stupidité et de pesanteur dans la tête.

Trouble de la tête, et douleur comme contusive au front.

État comme de stupidité, il semble que la mémoire lui manque (au bout de deux heures).

Trouble et sensation comme de vide dans la tête, la tête lui semble être une lanterne.

40. Trouble et douleur dans la tête, comme après une ivresse de la veille (1).

Mal de tête, comme après s'être enivré et avoir passé la nuit (au bout de douze heures).

Trouble de la tête, les idées lui échappent.

Il ne peut plus se débarrasser d'une pensée qui lui est venue à l'esprit.

Céphalalgie qui trouble la tête, lorsqu'il entre dans une chambre chaude (2).

45. Fourmillement douloureux dans le front (3) (au bout d'une heure).

Glocitation dans la tête, la nuit ; il y distingue les pulsations des artères.

Céphalalgie, comme par le battement des artères dans le cerveau (au bout de six heures).

Céphalalgie pulsative vers minuit.

Céphalalgie pulsative au front, en se baissant et s'occupant l'esprit, qui cesse en marchant, le soir.

50. Céphalalgie à l'occiput ; battemens isochrones au pouls. (*Hornburg.*)

Céphalalgie pulsative pressive, qu'une pression exercée du dehors diminue (4) (au bout d'une demi-heure).

Céphalalgie pressive en se baissant.

Douleur pressive et qui rend la tête embarrassée, dans le front, au dessous des sourcils. (*Rueckert.*)

(1) Comparez 929, 1049.
(2) Comparez 574.
(3) Comparez 102, 724.
(4) Cette diminution des douleurs par une pression du dehors ; a lieu aussi pour d'autres douleurs de la pulsatille. *Voyez* 838, 839.

Céphalalgie sourde, pressive, surtout au front (au bout d'un quart d'heure). (*Id.*)

55. Céphalalgie pressive dans le front, surtout en se promenant.

Douleur pressive dans l'occiput : en même temps, il a fréquemment chaud au corps, et il est toujours en transpiration.

Céphalalgie pressive, tiraillante, dans le côté gauche de l'occiput, le matin (au bout de soixante heures).

Après s'être mis au lit pour dormir, mal de tête tiraillant, au côté sur lequel on n'est point couché (1).

Céphalalgie tractive à l'occiput, au dessus de la nuque, le matin (2) (au bout de soixante heures).

60. Céphalalgie au moment du réveil et quelque temps après ; le cerveau est entrepris et comme déchiré, de même que dans une fièvre putride, ou après une ivresse d'eau-de-vie (au bout de six, de douze heures).

Larmoyement d'un œil, avec céphalalgie tractive.

Douleur au cuir chevelu, en rebroussant les cheveux; sorte de douleur tractive, tensive, sur le cerveau (au bout d'une heure). (*Rueckert.*)

Douleur tensive, tractive, dans le front, et au dessus des orbites, qui augmente en levant les yeux (3).

65. Céphalalgie; le cerveau est comme tendu, avec une douleur perforante au vertex.

Céphalalgie aux tempes, comme si elles étaient serrées par une ligature. (*Stapf.*)

Au dessus des yeux, douleur constrictive, qui s'aggrave lorsqu'elle fixe un objet quelconque.

Céphalalgie térébrante de dedans en dehors, avec sourds élancemens.

Coups vifs isolés dans la moitié droite du cerveau (au bout d'une heure).

70. Tiraillement saccadé dans les deux tempes, comme si elles étaient déchirées par un corps faisant effort pour en sortir.

(1) Comparez 27.
(2) Comparez 61 , 102.
(3) Comparez 33.

Céphalalgie; élancemens qui partent de l'occiput à travers les oreilles.

Elancement dans l'occiput, qui augmente en se couchant, et cesse en se redressant.

Elancemens qui traversent tout le cerveau, après le dîner, jusqu'au soir, en se mettant au lit, entremêlés de frissons et d'accès de syncope (au bout de seize heures).

Elancemens d'un seul côté, dans la tête.

75. Céphalalgie lancinante. (*Heyer.*)

Elancement et tiraillement dans la tête, surtout dans les tempes. (*F. Hahnemann.*)

Elancemens dans les tempes.

Elancemens au front, de dedans en dehors, le soir.

Céphalalgie sécante.

80. Le soir, mal de tête, comme par l'effet d'un enchifrènement; ensuite, chaleur sèche dans le lit, et somnolence, avec rêvasseries délirantes, et rêves presque éveillé (1).

Mal de tête, comme quand on a trop mangé, et qu'on s'est surchargé l'estomac d'une trop grande quantité de viande (2).

Murmure dans la tête.

Murmure dans la tête, et bourdonnemens plus forts encore dans les oreilles, qui obligent, le soir, à se coucher avant le temps. (*F. Hahnemann.*)

Mal de tête, de temps en temps, comme si un vent traversait douloureusement le cerveau (3) (au bout de quarante heures).

85. Crépitation dans le cerveau, en marchant, et isochrone au pouls.

Le mal de tête, qui cesse et revient à des époques indéterminées, augmente surtout en marchant au grand air. (*Rueckert.*)

Les pupilles se rétrécissent d'abord.

Les pupilles finissent par se dilater.

Agrandissement des pupilles. (*Rueckert.*)

90. Bouffissure des yeux, et même sensation dedans que si on louchait.

Il voit les objets doubles (au bout de plusieurs heures).

(1) Comparez 997, 1004, 1091.
(2) Comparez 321, 327.
(3) Comparez 154.

Obscurcissement de la vue, avec envie de vomir et pâleur du visage (1).

Obscurcissement vertigineux de la vue après s'être tenu assis, quand on se lève et qu'on commence à marcher (au bout de vingt-quatre heures).

Obscurcissement de la vue, comme un nuage devant les yeux, en se levant de son siége et marchant (au bout de vingt-quatre heures).

95. Trouble de la vue, comme un nuage devant les yeux. (*Hornburg.*)

Affaiblissement de la vue. (*Stapf.*)

Obscurcissement de la vue (2). (*Saur.*)

Le matin, en se levant du lit, sa vue est toute trouble.

Obscurcissement de la vue qui dure peu.

100. Plus grande aptitude à voir de loin (3).

Obscurcissement de la vue, qui revient pendant quelques jours.

La vue et l'ouïe se perdent, avec céphalalgie tractive, et sensation de pesanteur et de fourmillement dans le cerveau, ensuite froid (4).

(Flamboyement devant les yeux.)

Elle voit toujours autour de ses yeux des cercles de feu qui s'agrandissent continuellement vers midi. (Ce phénomène cesse vers le soir.)

105. La flamme d'une bougie lui semble comme entourée d'une auréole.

En secouant la tête, élancement dans l'œil gauche, d'où sort une larme.

L'un ou l'autre œil éprouve des douleurs lancinantes, presque sans inflammation de l'albuginée, et ne peut fixer la flamme d'une bougie ; il ne peut ouvrir les paupières que très-peu (au bout de trois heures).

Le mal de tête s'étend jusque dans l'œil droit ; il y éprouve de la pression, et une larme sort de cet œil.

Le mal de tête descend jusque dans les yeux, qui lui font mal, le soir.

---

(1) 92, 93 94 98, 99, 101, 102, comparez avec 97, 107.
(2) Par la vapeur.
(3) Effet curatif, après une forte dose.
(4) Comparez 724, 29, 30, 45, 59, 61.

110. Une petite tache rouge (enflammée) dans le blanc de l'œil, près de la cornée (au bout de trente heures).

Le bord de la paupière inférieure est enflammé et gonflé, et le matin une larme sort de l'œil.

Les yeux sont pleins d'eau ; ils larmoyent. (*Stœrck.*)

Gonflement et rougeur des paupières. (*Saur.*)

Un orgeolet à la paupière et inflammation du blanc de l'œil, tantôt dans un coin, tantôt dans un autre, avec douleur tensive, tractive, dedans, en remuant les muscles de la face, et ulcération des narines (1).

115. Sécheresse des paupières (au bout de douze heures).

Sécheresse des paupières, surtout quand il a envie de dormir (au bout d'une heure et demie).

Sécheresse de l'œil droit, et sensation comme s'il était troublé par un mucus adhérent, impossible à détacher, le soir (2) (au bout de vingt-quatre heures).

Sécheresse des yeux, et le matin, sensation comme s'il y avait un corps étranger dedans (au bout de plusieurs heures).

Douleur dans l'œil, comme si on le raclait avec un couteau. (*Stœrck.*)

120. Douleur pressive dans l'œil gauche.

Douleur pressive dans l'angle interne de l'œil.

Douleur pressive, brûlante, dans les yeux, surtout le matin et le soir.

Douleur pressive dans les yeux, comme s'il y avait de la chaleur dedans.

Douleur pressive, brûlante, dans l'œil, comme s'il y était entré un petit poil.

125. Douleurs très-tiraillantes, perforantes, sécantes, dans l'œil. (*Stœrck.*)

En lisant, pression dans l'œil, comme s'il y avait du sable dedans, qui cesse quand il ne lit plus, et recommence lorsqu'il reprend le livre.

Le soir, après le coucher du soleil, prurit dans les angles

______

(1) Comparez 183, 184, 586, 587.

(2) Le matin aussi, après le réveil, et l'après-midi, après la méridienne, la pulsatille produit assez souvent un trouble de la vue semblable à celui qui résulterait d'un corps pendant sur la cornée ; ce trouble est plus sensible d'un côté que de l'autre ; il semble que le prétendu corps puisse être enlevé en s'essuyant, mais l'effet ne cesse que quand le symptôme disparaît de lui-même.

internes des yeux, comme quand un ulcère se cicatrise ; après s'être frotté, douleur pressive, légèrement lancinante.

Ardeur et prurit dans les yeux, qui obligent à se gratter et à se frotter.

Elancement pruriteux dans les yeux, qui oblige à se gratter (au bout de vingt-quatre heures).

Prurit dans les yeux.

130. Prurit dans l'angle externe de l'œil, le soir; le matin, les paupières sont comme agglutinées par du pus (au bout de huit heures).

L'angle interne de l'œil est comme collé le matin par du pus (1).

Les paupières sont agglutinées, le matin.

Prurit (rongement) et ardeur dans les paupières, le soir.

Douleur cuisante dans l'angle interne des yeux, comme s'il était à vif (au bout de huit heures).

135. Les yeux larmoyent au grand air (2).

Au grand air, trouble des yeux, qui larmoyent.

Au vent, les yeux s'emplissent d'eau (au bout de dix heures).

Lippitude.

Cillement des paupières.

140. (Un petit bouton au front.)

Prurit mordicant au cuir chevelu (3) (au bout de neuf heures).

Petites tumeurs au cuir chevelu, qui causent la même douleur que des abcès.

Au cuir chevelu, sur le derrière de la tête, gros bouton plein de pus, qui cause de petites douleurs tiraillantes. (*Hornburg.*)

Sueur au visage et au cuir chevelu. (*Id.*)

145. Palpitation dans les muscles des joues.

Chaleur et sensation de chaleur au visage. (*Hornburg.*)

Horripilation sur un côté du visage (4).

Pâleur du visage.

(1) Comp. 138, 180.

(2) 135, 136, 137. Ce larmoyement est un effet alternant avec 115, 118.

(3) 141, 142, comparez avec 143.

(4) L'apparition des symptômes d'un seul côté du corps est un effet fréquent de la pulsatille (comp. 904, 919, 1071, 1072, 1075, 1096, 1097, 1098). Le rhus, la belladonne et la coque du Levant produisent quelque chose de semblable.

Tension au visage et aux doigts (surtout en saisissant un objet), *comme si les parties allaient enfler.*

150. Sensibilité douloureuse de la peau , des lèvres et du visage, quand on y touche , comme si ces parties étaient à vif.

Afflux du sang vers les organes auditifs (au bout de huit heures).

Murmure isochrone au pouls dans l'oreille (1).

Murmure fréquent dans l'oreille.

Bruit dans l'oreille, semblable à celui du vent qui souffle ou de l'eau qui court, après quatre heures du soir (au bout de dix heures).

155. Bourdonnement d'oreilles (au bout de sept, de huit heures), qui dura deux jours , et cessa par un soudain ébranlement, lequel, semblable à une commotion électrique, passa de la tête jusque dans la poitrine, avec même sensation dans les yeux que si une bulle de savon avait crevé. (*Michler.*)

Sensation dans l'oreille , comme si elle était bouchée, et bruissement dedans, semblable à un fort bruit éloigné (au bout de vingt et une heures). (*Rueckert.*)

Tintement tremblotant, oscillant, dans l'oreille, semblable à celui d'une barre de fer qu'on battrait (au bout de trois heures).

Tintement d'oreilles (de quatre à huit heures).

Léger tintement dans l'oreille droite , puis dans la gauche, avec sensation chatouilleuse, agréable, à la région de la membrane du tympan. (*Hornburg.*)

160. Chant comme de grillon, dans l'oreille , le matin, dans le lit (au bout de cinquante heures).

Dureté de l'ouïe, comme si les oreilles étaient bouchées (2) (au bout de trois heures).

Dureté de l'ouïe, comme si les oreilles étaient bouchées, avec tremblement et sueur dans le dos, revenant toutes les deux heures (au bout de trois heures).

Prurit dans le fond de l'oreille (au bout de vingt-quatre heures).

Beaucoup de démangeaisons dans l'oreille droite, l'après-midi et le soir (au bout de trente heures).

(1) 152 , 153 , 154, comp. avec 82.
(2) 161 , 162, comp. 156.

165. Elancement pruriteux dans l'oreille interne (au bout de six heures).

Vulsion tiraillante isolée dans les oreilles (au bout de douze heures).

Vulsion dans les oreilles.

Vulsion dans l'oreille externe; ensuite chaleur à cette oreille seulement.

Violente douleur dans l'oreille, comme si quelque chose faisait effort pour en sortir.

170. Chaleur, rougeur et gonflement de l'oreille externe (au bout de quelques heures).

Chaleur et sueur à l'oreille externe.

En se mouchant, l'air pénètre dans l'oreille par la trompe d'Eustache; en même temps, élancemens qui se dirigent vers l'œil.

Du pus coule de l'oreille gauche (au bout de douze heures).

Une petite glande douloureuse s'élève entre le tragus de l'oreille et l'articulation de la mâchoire.

175. Un gros tubercule rouge à la région de l'os zygomatique.

Elévation dure, sur la joue droite, au devant de l'oreille, qui cause une douleur constrictive, brûlante (au bout de cinq jours).

Exanthème croûteux au tragus de l'oreille, qui cause une douleur ardente, mordicante, et laisse suinter de la sérosité; plus bas, au cou, un gonflement glandulaire, qui est douloureux au toucher.

Crépitation dans l'oreille, quand on remue la tête ou le corps (au bout de quatre, de seize heures).

Douleur lancinante dans la parotide.

180. Abcès à la racine du nez, dans l'angle de l'œil, comme s'il allait survenir une fistule lacrymale (1).

(En se baissant, douleur à la racine du nez, semblable à celle que causerait un ulcère.)

Sensation de pression à la racine du nez. (*Stapf.*)

Sensation comme d'un ulcère dans la narine gauche (au bout de huit heures).

L'aile du nez est ulcérée à l'extérieur, et il en suinte de la sérosité (au bout de six heures).

(1) Comp. 131, 134.

III.

185. Douleur vulsive dans le nez.

Le matin, odeur comme d'un vieux coryza dans le nez (1).

Mauvaise odeur dans le nez, comme après un long coryza. (*Hornburg.*)

Hallucination de l'odorat ; il lui semble toujours, même au grand air, sentir du tabac et du café en même temps.

Saignement de nez.

190. Écoulement de sang par le nez (au bout d'une heure).

Saignement de nez, avec enchifrenement.

Le matin, il mouche du sang (au bout de quarante-huit heures).

L'épiderme du bord des lèvres se détache jusqu'au vif.

L'épiderme des lèvres se gerce (au bout de deux heures).

195. Tressaillement dans la lèvre inférieure, pendant deux jours.

Gonflement de la lèvre inférieure, qui est gercée dans le milieu, avec douleur tensive.

Prurit au menton, surtout le soir.

Douleurs tiraillantes (tractives) dans la mâchoire inférieure (2).

Douleur constrictive dans les mâchoires, avec frisson et sueur froide au visage.

200. (Odontalgie lancinante, pulsative (l'après-midi, vers quatre et cinq heures), que l'eau froide aggrave.)

Mal de dents, qui se renouvelle chaque fois qu'il mange.

Mal de dents, qui commence vers deux heures après minuit, et ne lui permet pas de poser la tête sur un point froid de l'oreiller ; fouillement lancinant, d'abord dans les dents inférieures, puis dans les supérieures, qui passe d'une racine dans l'autre, et se renouvelle à midi, en dinant.

Odontalgie légèrement lancinante, que le vinaigre soulage.

Odontalgie rongeante, légèrement lancinante, dans la

(1) Comp. 187, 590.

(2) Les douleurs tiraillantes de la pulsatille sont en grande partie une tension tractive, durant peu, qui chaque fois se résout en une vulsion analogue à un tiraillement, à peu près comme si un nerf était douloureusement tendu, puis traversé par un coup subit douloureux. De là les expressions de vulsion tiraillante isolée (166), et de vulsion tractive (207).

gencive, surtout vers le soir, que la chaleur du lit augmente,
mais qui diminue par l'impression de l'air froid, et cesse le
soir en dormant (1) (au bout de six heures).

2o5. Douleur lancinante dans la dernière dent molaire,
qui s'aggravait en ouvrant la bouche, depuis deux heures du
soir jusqu'à six.

Mal de dents dès qu'il met quelque chose de très-chaud
dans sa bouche.

Odontalgie tractive, vulsive, qui augmente en buvant
froid.

Vulsion dans les dents molaires, avec un petit gonflement
de la gencive.

(Odontalgie vulsive, surtout le matin, qui diminue en prenant de l'eau froide dans la bouche et l'y laissant s'échauffer,
et n'augmente pas en mangeant, mais revient en promenant
un cure-dent entre ses dents.)

2io. Le soir (à six heures) (après de la chaleur dans la tête,
avec soif), maux de dents vulsifs, jusqu'à onze heures ; ensuite sueur.

Mal de dent tiraillant (2).

Douleur dans les dents, comme si elles étaient chassées de
leurs alvéoles (3).

La dent est douloureuse en mangeant et en dormant (4).

Les maux de dents augmentent au vent (5).

2i5. Branlement des dents, le matin.

La gencive douloureuse, comme si elle était à vif.

Battement isochrone au pouls dans la gencive, que la chaleur du poêle augmente. (*Hornburg.*)

La gencive cause, à son côté interne, la même douleur
que si elle était rongée (au bout de huit heures).

Sensation de gonflement au côté postérieur de la gencive,
quoiqu'il n'y en ait point ; tout ce qu'il met dans sa bouche,
chaud ou froid, aliment ou boisson, cause une sensation
brûlante.

(1) V. la note à 2i4.
(2) Comp. 198.
(3) Comp. 7i4.
(4) Effet alternant avec 209.
(5) L'augmentation ou l'excitation des symptômes par l'air frais, surtout par
le grand air, est un effet alternant rare, qui renouvelle les accidens au chaud,
surtout dans l'air échauffé de la chambre, par exemple 574.

220. Il lui semble que sa langue soit plus large.

Sa langue est couverte de mucus visqueux, formant comme une pellicule (1).

Langue blanche et goût fétide dans la bouche, le matin (2).

D'abord tiraillemens sur la langue, ensuite chaleur continuelle dedans. (*Stoerck.*)

Ampoule douloureuse au bout de la langue, sur le côté (au bout de six jours).

225. *Sur le milieu de la langue, même quand elle est humectée, sensation comme si elle était brûlée et insensible, la nuit et le matin* (3) (au bout de six heures).

Déglutition difficile, comme par paralysie du pharynx. (*Hornburg.*)

Mal de gorge; élancemens dans le fond de la gorge en n'avalant pas, et non en avalant.

Mal de gorge lancinant.

Mal de gorge; douleur sécante dans la gorge (au bout de huit heures).

230. Mal de gorge; douleur sur le côté du palais, en y touchant et en parlant, comme s'il y avait là une ampoule ou un bouton douloureux, avec dilatation des pupilles, le matin.

Sensation non douloureuse, comme si le voile du palais était couvert de mucus visqueux ou enflé.

Mal de gorge; sensation, en avalant, comme si le fond de la gorge était rétréci et gonflé.

Pression et tension dans la gorge, en avalant.

Mal de gorge; douleur en avalant, comme si la luette était gonflée.

235. Mal de gorge; sensation comme d'un gonflement dans le pharynx, tantôt plus haut et tantôt plus bas (au bout de six heures).

Mal de gorge; douleur en avalant, comme si les glandes sous-maxillaires faisaient saillie dans la gorge, et comme si celle-ci était à vif (au bout de huit heures).

Mal de gorge; âcreté au palais, comme s'il était à vif, en avalant.

(1) Comparez 248.
(2) Comp. 246, 249, 250, 257—261.
(3) Comp. 247.

Mal au fond de la gorge, comme s'il était à vif, avec douleur tractive dans les muscles du cou.

Mal de gorge; âpreté et sensation d'écorchure dans la gorge, en n'avalant pas, et commé si les parties étaient trop sèches, le matin (1) (au bout de deux heures).

240. *Mal de tête;* sorte de grattement et d'âpreté dans la gorge, comme après un fort vomissement; il ne sent rien en avalant; en même temps, grande sécheresse dans la gorge.

Apreté et *grattement dans la gorge, avec sécheresse* dans la bouche.

Mal de gorge; en avalant, il lui semble qu'une tumeur existe dans la gorge et que la trachée-artère soit excoriée.

Sécheresse de la gorge, après minuit.

Le matin, sécheresse de la gorge (au bout de six, de vingt heures).

245. Sensation insupportable de sécheresse dans la gorge, jusqu'au bout de la langue (sans sécheresse visible), avec soif; mais il ne peut boire que peu, parce qu'il éprouve une répugnance intérieure, comme une sorte d'envie de vomir.

Le matin, sécheresse dans la bouche et le larynx, qui sont tapissés d'un mucus insipide, pâteux, avec mauvaise haleine, dont lui-même ne s'aperçoit pas (au bout de douze heures).

Le matin, sécheresse de la langue.

Quand il se réveille, le matin, il sent de la sécheresse au palais, à la langue et aux lèvres, qui fait place ensuite à un mucus très-visqueux (2).

Goût muqueux dans la bouche, nausées et envies de vomir, le matin.

250. (Le matin, goût muqueux, salé et amer, dans la bouche, non sans appétit.)

Le matin, la gorge est tapissée en dedans d'un mucus visqueux (3).

L'intérieur de la bouche est couvert d'un mucus de mauvaise odeur, le matin, en s'éveillant.

Le matin, mauvaise haleine (4).

Le matin, odeur putride de l'haleine.

(1) Effet alternant, 234, 237.
(2) Comp. 221.
(3) Comp. 221, 246.
(4) Comp. 245.

255. La nuit, odeur putride de l'haleine.

Le soir, après s'être couché, haleine forte (au bout de quatre-vingt-seize heures).

Goût putride, herbacé, dans le fond de la gorge.

Goût comme de viande gâtée dans la bouche, avec sou-lèvemens de cœur (au bout de deux heures).

Après le dîner, rapports ayant le goût de la viande gâtée, goût qui reste ensuite dans la bouche, avec envie de vomir (1) (au bout de quatorze heures).

260. En crachant, surtout le matin, goût comme de viande gâtée dans la bouche.

Parfois, goût de pus dans la bouche, surtout le matin.

Goût nauséeux dans la bouche, comme quand on s'est levé trop matin (au bout de douze heures).

Goût empyreumatique dans la bouche.

Goût terreux dans la bouche, avec envie de vomir (aussi au bout d'une heure).

265. Goût fade dans la bouche, comme quand on a mangé des choses terreuses (au bout de dix heures).

Goût douceâtre continuel de la salive dans la bouche.

Goût douceâtre, nauséeux, de la bière (au bout de deux heures).

Il trouve un goût douceâtre, nauséeux, à la bière amère.

Goût nauséeux de la fumée de tabac.

270. La fumée de tabac n'a pas de goût, mais cependant ne répugne point, vers le soir (au bout de vingt, de cinquante heures).

Goût amer dans la bouche, le soir, à six heures (2).

Goût amer dans la bouche, le matin (au bout de vingt-quatre heures), qui cesse après avoir mangé.

Après avoir mangé et fumé, goût amer, bilieux, dans la bouche. (*Hornburg.*)

---

(1) Comp. 320, etc.

(2) Il est rare (et cet effet n'arrive tout au plus que le soir ou le matin) que la pulsatille produise un goût amer continuel dans la bouche ; mais on observe très-souvent, comme effets alternans, soit l'absence de goût amer dans la bouche, quoiqu'il s'en manifeste un en buvant ou mangeant, surtout du pain de seigle, soit la manifestation de ce goût amer seulement après qu'on a avalé les boissons et les alimens.

Goût amer, bilieux, continuel, dans la bouche, surtout après avoir mangé.

275. Après des borborygmes et des pincemens dans le ventre, vapeur comme de graisse rance qui lui remonte dans la gorge.

Goût amer, avec appétence pour l'acide citrique.

Goût amer de tous les alimens; ensuite froid, avec sueur froide.

Goût un peu amer des alimens. (*Stapf.*)

Le matin, à jeun, goût amer dans la bouche, qui persiste en fumant. (*Rueckert.*)

280. *Après avoir bu de la bière, le soir, il reste un goût amer dans la bouche* (au bout de huit heures).

Le matin, répugnance pour le lait, quoiqu'il le trouve de bon goût.

Le matin, il ne trouve aucun goût au lait.

Les alimens (excepté le pain bis) lui semblent tous trop salés, et, après avoir mangé, il lui remonte pendant plus d'une heure une saveur salée et grattante dans la gorge (au bout de quatre, de vingt-huit heures).

Après avoir pris du café, surtout le matin, il reste un goût amer dans la bouche.

285. Il trouve un goût amer au vin (au bout de huit heures).

Répugnance pour le beurre, qui lui semble amer.

Goût amer du pain et de la viande.

Il n'y a que le pain bis qui lui répugne et lui semble amer; les autres alimens ne sont point dans ce cas.

Le pain lui semble parfois amer; il a de la répugnance pour le pain.

290. Le pain lui semble amer, tandis qu'il le mâche; mais, dès qu'il l'a avalé, le goût amer cesse.

Il a bon appétit, et un quart d'heure après qu'il a mangé, sa bouche devient amère.

Goût un peu amer, surtout le matin, dans la bouche, quelque temps après avoir bu et mangé, quoique les alimens aient le goût qu'ils doivent avoir.

Amertume dans la bouche après le vomissement (1).

____

(1) Comparez 354.

Régurgitation d'un liquide amer.

295. Eructation bruyante. (*F. Hahnemann.*)

Rapports amers, la nuit.

Rapports bilieux, le soir (au bout de deux heures).

Le matin, la bière est amère, et il reste ensuite un goût aigre dans la bouche (1) (au bout de douze heures).

Le pain lui semble aigrelet et sec.

300. Après avoir mangé, goût acidule dans la bouche (au bout de trois heures).

Après avoir pris du café, régurgitation d'un liquide acide.

Le matin, rapports aigres.

Défaut d'appétit ; mais les alimens conservent le goût qu'ils doivent avoir.

Répugnance pour la viande et le pain rassis.

305. *Diminution du goût de tous les alimens* (au bout de quatre, huit, seize heures).

Il ne trouve aucun goût à la viande.

Il trouve un goût putride à la viande fraîche.

Quoiqu'il ait un peu d'appétit, il trouve peu ou point de goût au pain, au beurre et à la bière (il n'y a que les pruneaux qui lui semblent bons) (au bout de douze heures).

(Il ne veut rien prendre de chaud, et ne demande que du pain, du beurre et du fruit.)

310. Défaut d'appétit, parce que les alimens sont sans goût et l'estomac plein.

Absence de la soif.

Le soir, augmentation de l'appétit (au bout de cinq heures).

Au milieu du repas, à midi, le sommeil s'empare d'elle, et elle est obligée de dormir.

315. Le matin, en se levant du lit, sorte de spasme de l'estomac, comme après un long jeûne, qui cesse après avoir mangé (au bout de douze heures).

Sensation rongeante dans l'estomac, sorte de faim canine (au bout de huit heures).

Faim canine sur-le-champ, mais qui dure fort peu.

Il désire des alimens, sans savoir quoi, et ne trouve bon aucun de ceux qu'il mange (2).

---

(1) L'amertume et l'acidité du goût et des rapports sont des effets alternans, et cependant primitifs tous deux.

(2) Comp. 320.

Faim, sans désir d'aucun aliment déterminé.

320. Appétit, sans savoir ce qu'il désire. (*Stapf.*)

Sensation comme s'il avait mal à l'estomac (1).

Symptômes d'altération extrême de l'estomac.

Tension dans les jambes après s'être un peu surchargé l'estomac en déjeunant (au bout de quarante-huit heures).

Fréquens rapports ayant le goût des alimens qu'on a pris (2).

325. Après avoir mangé, rapports continuels ayant le goût de ce qu'on a mangé. (*Rueckert.*)

Après avoir mangé du gâteau, rapports ayant le goût du suif rance.

Sensation dans l'estomac, comme si l'on avait trop mangé ; les alimens reviennent à la bouche, comme si on allait vomir.

Propension incomplète aux rapports ; rapports incomplets.

Après avoir mangé, rapports ayant le goût de ce qu'on a mangé, puis envie de vomir (au bout de quatre heures).

330. Nausées et envies de vomir qui remontent jusque dans la bouche.

Nausées et envies de vomir qui remontent jusque dans la gorge.

Le matin, nausées et envies de vomir, avec accumulation de mucosités dans la bouche, qui font bientôt place à un goût aigre (au bout de treize heures).

Sensation qui remonte dans la gorge, comme si un ver y rampait.

Le matin, après avoir pris du lait, nausées et envies de vomir.

335. Des nausées et des envies de vomir remontent dans le pharynx, avec une sensation très-désagréable.

Envie de vomir provoquée par les alimens solides, le pain, la viande.

Envie de vomir insupportable, sans vomissement (au bout d'une heure).

(1) Comp. 81, 258, 259, 260.

(2) Les rapports ayant le goût et l'odeur des alimens pris auparavant (v. aussi 325), sont un effet alternant de la pulsatille beaucoup plus fréquent que les éructations simples.

Envie de vomir, avec froid.

Envie de vomir seulement dans la gorge, mais cependant point en avalant.

340. Envie de vomir, quand il est sur le point de prendre un aliment.

Elle est prise de nausées en mangeant, de sorte que les alimens lui répugnent.

Nausées et envies de vomir, causées par la fumée de tabac (dont il a l'habitude).

Répugnance pour la pipe, comme s'il avait assez fumé (au bout de cinq heures).

Dégoût extrême pour la fumée de tabac.

345. Pendant l'assoupissement (ou le sommeil), il survient des envies de vomir, quoique l'appétit reste intact, même pour le pain bis (1) (au bout de vingt heures).

Nausées qui semblent provenir de la chaleur du corps.

Nausées et dégoût, comme si on avait bu de l'huile.

Envie de vomir. (*Stoerck.*)

Après le mouvement au grand air, vers le soir, nausées et vomissement salé ou aigre (au bout de trois heures et demie).

350. *Sensation de nausée et d'envie de vomir dans la région épigastrique, surtout après avoir bu et mangé* (au bout d'une heure).

Envie de vomir, avec borborygmes et gargouillemens dans la région sous-costale.

Vomissement des alimens pris long-temps auparavant.

Vomissement des alimens, le soir; ensuite, amertume dans la bouche, avec agacement des dents.

355. Vomissement, la nuit, avec douleur lancinante, tractive, dans le dos, qui se dirige vers l'omoplate (2).

Le soir, après avoir mangé et s'être mis au lit, violent vomissement, avec efforts, d'une matière aqueuse et muqueuse verte, qui a une odeur aigre et brûle comme du feu dans le pharynx; ce vomissement revient trois soirs de suite. (*Stapf.*)

(Vomissement avant minuit, très peu abondant, presque sans nausées.)

(1) Comp. 577.

(2) Comp. 345, 573 ; symptômes analogues, ayant lieu également la nuit (v. 454, 465), et autres symptômes nocturnes (615 — 617, 634, 684, 752, 766, 781, 356).

Vomissement bilieux de courte durée.

Après le vomissement, ardeur dans le pharynx.

360. Après le vomissement, défaut d'appétit (1).

Régurgitation d'un liquide aqueux (sans nausées et sans vomissement), qu'elle est obligée de cracher (au bout de trois heures) ; immédiatement auparavant, sensation dans le creux de l'estomac, comme si l'on y arrachait quelque chose, et pression au même endroit pendant le rapport.

Afflux de salive à la bouche, comme si l'on avait bu du vinaigre. (*Hornburg.*)

Salivation. (*Stoerck.*)

Salivation.

365. Envie de vomir pendant une salivation qui dure vingt-quatre heures.

Flux abondant de salive aqueuse, qui coule de la bouche (2).

Ecoulement de salive, comme lorsqu'on éprouve l'envie de vomir.

Coups qui remontent de l'estomac vers le larynx, et douleur tensive dans la gorge, avec anxiété et sensation de chaleur interne, qui cesse après avoir mangé (au bout de six heures).

Hoquet en fumant.

370. (Hoquet, la nuit, pendant le sommeil.)

Après avoir bu, propension au hoquet.

Le matin, douleur pressive, tractive, dans le creux de l'estomac, qui passe bientôt après dans le côté de la proitrine, sous la forme d'un élancement, et enfin dans le dos, sous celle d'un tiraillement (au bout de vingt-quatre heures).

Tension dans la région de l'estomac et du creux de l'estomac, qui remonte dans les seins.

Douleur corripiante dans le creux de l'estomac. (*Stapf.*)

375. On sent le battement des artères dans le creux de l'estomac (3).

En appliquant la main sur l'estomac, on y sent un battement.

(1) Effet alternant avec 345.

(2) 366, 367, 361, sont des symptômes affines avec 573.

(3) Comparez 47—50, 924.

Douleur dans le creux de l'estomac, en inspirant.

Douleur d'abord pressive, puis vulsive, dans le creux de l'estomac.

Le matin, violente pression dans le creux de l'estomac, mêlée d'envies de vomir.

380. Douleur pressive, constrictive ou strangulante, dans le gosier (l'œsophage), comme si on avait avalé une grosse bouchée de pain tendre (au bout de dix heures).

Sensation très-désagréable de tension coarctante dans le bas-ventre, comme s'il était trop plein, dur et imperméable, et comme s'il ne pouvait sortir ni matières ni vents par le bas, quoique la selle sorte, avec lenteur à la vérité, mais sans être dure, quoique les vents sortent également, mais avec peine et par petites portions.

Vulsion et élancement dans la région sous-costale, comme s'il y avait là un abcès, et qui s'étend en arrière jusque dans le sacrum.

Sensation constrictive et coarctante dans la région épigastrique et les hypochondres, comme si des vents y étaient arrêtés (surtout après avoir mangé), qui passe de là dans la poitrine et coupe la respiration (au bout de seize heures).

385. Douleur tractive, tensive, dans les hypochondres.

Tension dans la région de l'estomac, avant midi, qui se dissipe par le mouvement (au bout de vingt-six heures).

Elancemens dans le creux de l'estomac (1), en faisant un faux pas.

Sensation d'angoisse autour de la région de l'estomac.

Cardialgie une heure après avoir mangé.

390. Pesanteur dans l'estomac, comme s'il renfermait une pierre, le matin, dans le lit, en s'éveillant (2).

Aussitôt après le souper, pression dans l'estomac, et colique venteuse, ensuite nausées et envies de vomir (au bout de vingt-quatre heures).

Douleurs pinçantes, lancinantes, dans la région épigastrique, avec colique venteuse, le matin (au bout de vingt-quatre heures).

Douleurs pinçantes dans l'épigastre.

(1) Comparez 392, 726.

(2) Comparez 378 379.

Mal de ventre, seulement en marchant.

395. En se tenant assis, douleur sourde et sensation de gonflement et de tension dans la région épigastrique.

Les tégumens du bas-ventre sont comme gonflés, avec douleur tensive, et cependant il ne sort point de vents.

Gonflement dur du bas-ventre, avec douleur distensive dedans, et sensation comme si le ventre allait crever (le dessus des pieds étant enflé).

Borborygmes bruyans dans le bas-ventre, pendant la veille et le sommeil. (*F. Hahnemann.*)

Douleur tiraillante dans le bas-ventre. (*Stoerck.*)

400. Douleurs lancinantes dans le bas-ventre. (*Id.*)

Gargouillemens dans le bas-ventre. (*Hornburg.*)

De très-grand matin, aussitôt après le réveil, dans le lit, colique venteuse; les vents circulent douloureusement et bruissent dans l'épigastre.

Elancement sourd, continuel, dans le côté du bas-ventre, comme par l'effet d'un vent incarcéré.

Aussitôt après le souper, colique venteuse ; les vents remuent douloureusement et bruyamment, surtout dans la région épigastrique (1) (au bout de quatre, vingt-quatre et quarante-huit heures).

405. Douleurs sécantes dans le ventre, au dessus de l'ombilic, comme à l'approche de la diarrhée (2) (au bout d'une heure).

Anneau saillant autour de l'ombilic qui cause de la douleur en marchant (au bout de vingt-quatre heures.)

Prurit fourmillant dans l'ombilic, et au dessus ; douleur après s'être gratté.

Des vents circulent dans le ventre, et y causent une sorte de colique, le soir, après s'être mis au lit.

Des vents passent bruyamment d'un point des intestins dans un autre, avec sensation de resserrement, parfois de pincement, surtout le soir, dans le lit.

410. Borborygmes bruyans dans le ventre.

Borborygmes bruyans, avec selles fréquentes, et douleur corripiante et pinçante dans le bas-ventre.

(1) Comparez 391, 414.

(2) Comparez 723, et en partie 724, ainsi que 420, 425 et 467.

Le soir, mal de ventre ou borborygmes.

Après avoir mangé, plénitude, et, de temps en temps, mal de ventre, avec borborygmes.

Sensation de plénitude flatulente dans le bas-ventre, après le souper (au bout de deux heures).

415. Sensation de vacuité dans le bas-ventre, comme si les viscères en avaient été enlevés.

Elle est comme à jeun, avec pincemens et bouillonnement dans le ventre, comme si un liquide y fermentait.

Mal de ventre après avoir bu (au bout de trois heures).

Mal de ventre après avoir bu, le soir (au bout de six heures).

Flatulence, après avoir mangé quoi que ce soit.

420. Douleurs sécantes dans le ventre, comme par l'effet de vents, avant de manger, le soir (1) (au bout de trente-six heures).

Douleurs sécantes dans le ventre, pendant la journée, et surtout le soir, tous les deux jours (au bout de quatre, cinq et six jours).

Mal de ventre; douleur sécante profonde dans le bas-ventre, qui diminue en se baissant, et ressemble à celle qu'on éprouve pour vomir, le soir, vers cinq heures, après le goûter, trois jours de suite, à la même époque; le soir, vers neuf heures, elle cessa en se couchant le corps ployé en deux, et le sommeil vint ensuite (au bout de vingt-quatre heures).

Douleur sécante dans l'abdomen, pendant le mouvement.

Les vents sortent avec douleurs sécantes dans le ventre, le matin (au bout de huit, de vingt heures).

425. Vents extrêmement fétides, après avoir mangé.

Douleur dans le bas-ventre, plutôt pinçante que sécante, avec selle blanche.

Mal de ventre pinçant, qui envahit uniformément tout l'abdomen (au bout d'une demi-heure).

Douleur corripiante, profonde, dans l'abdomen, à gauche; elle fut obligée de se serrer le ventre (2).

(Le matin, pincemens dans le ventre, avec froid et chaleur.)

(1) 420—424, comparez avec 405, 467, 723, et en partie 724.
(2) Comparez 411, 374.

430. Pincemens dans le ventre (au bout de quatre heures),
et forts élancemens qui passent de l'abdomen dans le membre
viril, avec selles fréquentes, liquides, et forte soif de bière.

*Mal de ventre, comme si la diarrhée allait survenir, quoi-
qu'il ne survienne qu'une bonne selle naturelle* (au bout de
quarante-huit, de soixante-douze heures).

Douleur pressive dans le bas-ventre (1) (au bout d'une,
de quarante-deux heures).

Colique la nuit ; après minuît, pression çà et là dans le
bas-ventre, comme par des vents incarcérés, avec sensation
de chaleur par tout le corps, sans soif ; l'émission des vents
ne soulage pas.

Mal de ventre après avoir été à la selle.

435. Traction dans le dos, en allant à la selle ; presque
nulle en n'y allant point.

Après la selle, colique comme venteuse (au bout de cinq
heures).

Après la selle, pression dans le rectum.

En bâillant, douleur comme contusive dans les tégumens
du bas-ventre (au bout de deux heures).

Froid sur le bas-ventre (qui s'étend jusqu'au bas du dos).

440. Douleur dans les muscles du bas-ventre, en se tenant
assis et en toussant (au bout de trois jours).

Sensibilité douloureuse du bas-ventre, que les attouchemens excitent (au bout de plusieurs heures).

Après avoir été à la selle, avec forte soif, sensibilité douloureuse des tégumens du bas-ventre, auxquels on ne pouvait
toucher sans douleur.

Constipation opiniâtre.

Selle tous les jours, mais dure (avec douleur dans les tumeurs hémorrhoïdales).

445. Expulsion difficile de la selle, avec pression douloureuse et mal de dos (2).

Le matin, selle difficile ; puis, dans la journée, deux autres
selles plus molles.

Fréquentes envies d'aller à la selle, avec teint blême et
disposition à se trouver mal.

(1) Comparez 379, 380, 390.

(2) Ce symptôme et les six suivans (comparez 569) sont les formes principales et les plus ordinaires des selles provoquées par la pulsatille.

Fréquentes envies d'aller à la selle, comme si de temps en temps la diarrhée allait survenir.

Sans ténesme, ni dans le rectum, ni à l'anus, envie continuelle d'aller à la selle (dans les intestins éloignés), sans selle suffisante.

450. *Fréquentes selles molles, mêlées de mucosités* (aussi au bout de deux heures).

Fréquentes selles de mucosités seulement (aussi au bout de quarante-huit heures), avec mal de ventre, chaque fois, avant d'aller à la selle.

Selles qui ne consistent qu'en mucus blanc jaunâtre, mêlé d'un peu de sang (au bout de douze heures).

Selles d'excrémens teints de sang, le matin (au bout de soixante-douze heures).

Diarrhée, verte comme bile, une ou deux fois la nuit; avant chaque selle, tumulte de vents dans les intestins (1) (au bout de quatre jours).

455. Diarrhée de mucus vert (au bout de deux jours).

Diarrhée, d'abord verte, ensuite muqueuse.

Diarrhée qui n'affaiblit pas. (*Stoerck*.)

Diarrhée sans mal de ventre. (*Hornburg*.)

Cinq matinées de suite, et chaque fois aussitôt après la sortie du lit, selle diarrhéique muqueuse. (*F. Hahnemann*.)

460. Cinq nuits de suite (en dormant), selle diarrhéique involontaire; trois à quatre selles semblables aussi dans la journée. (*Id.*)

Après la selle, petit froid, surtout au bas du dos (dans le sacrum) (avec pression à la région du creux de l'estomac).

(Pendant quatre jours) *selle toute blanche* (au bout de trois jours, et aussi au bout de huit, de vingt-quatre heures).

Selle qui ressemble à des œufs brouillés, avec tranchées avant et après, surtout le matin.

(Diarrhée le matin.)

465. La nuit, diarrhée aqueuse.

(Les matières alvines sortent en larges rubans minces.

Diarrhée, avec tranchées (2).

(1) Comparez 465. Ces sortes de diarrhées nocturnes sont caractéristiques pour la pulsatille, et on trouverait difficilement une autre substance qui les produisît à un degré si marqué.

(2) Comparez 405.

Le matin, selle molle, âcre, cuisante (1).

Selles âcres.

470. Hémorrhoïdes borgnes, avec prurit, le soir (au bout de dix heures).

(Hémorrhoïdes fluentes.) Ecoulement de sang par l'anus (au bout de huit jours).

Hémorrhoïdes borgnes, avec prurit à l'anus.

Fort saignement par l'anus (au bout de sept jours). (*F. Hahnemann.*)

Ecoulement copieux de sang par l'anus, en allant à la selle. (*Michler.*)

475. (Flux hémorrhoïdal, pendant trois jours). (*Stœrck.*)

Elancement sourd, continuel, dans le rectum, comme par suite d'un vent incarcéré (au bout d'une heure).

Tumeurs hémorrhoïdales, avec élancemens pruriteux isolés dans l'anus.

Ardeur dans le rectum, en allant à la selle.

Hémorrhoïdes borgnes, le soir, jusqu'à neuf heures, avec douleur d'écorchure à l'anus, pendant le repos et le mouvement, qui cependant augmente un peu par le mouvement (au bout de vingt-quatre heures).

480. Douleur d'écorchure à l'anus, aussitôt après la sortie de la selle (au bout de quatre, de cinq jours).

Hémorrhoïdes borgnes, avec douleur d'écorchure (au bout d'une heure).

Douleur d'écorchure à l'anus et dans les tumeurs hémorrhoïdales (au bout de trois heures).

Hémorrhoïdes borgnes, douloureuses et saillantes.

(En se tenant debout, tiraillement pressif jusque dans l'anus.)

485. Après des douleurs dans le sacrum, le matin, hémorrhoïdes borgnes.

Intertrigo et douleur d'écorchure aux fesses, à l'extérieur, au haut du sillon qui les sépare (au bout d'une heure).

Dans les aines, plusieurs petites pustules de la grosseur d'un pois, contenant du pus et causant une douleur lancinante, brûlante. (*Hornburg.*)

La région vésicale est douloureuse quand on y touche.

---

(1) Comparez 509.

III.   22

Douleur pressive, comme par l'effet d'une pierre, et constrictive, dans l'hypogastre, jusqu'à la vessie.

490. *Fréquentes envies d'uriner.*

La nuit, il urine involontairement dans son lit.

Emission involontaire de l'urine ; *l'urine coule goutte à goutte, en se tenant assis et en marchant.*

Elancement sourd, continuel, dans le col de la vessie, comme par l'effet d'un vent emprisonné (au bout d'une heure).

Vive pression (presque sécante) sur le col de la vessie, en marchant au grand air, semblable à celle que produiraient des vents, mais sans envie d'uriner.

495. Pression continuelle à la vessie, sans envie d'uriner, le soir et la nuit.

Pression sur la vessie, comme par des vents incarcérés, vers le matin.

Ténesme de la vessie.

(Ténesme de la vessie.) (*Hornburg.*)

Fréquentes et presque inutiles envies d'uriner , avec douleur sécante en urinant.

500. Pression avant d'uriner.

Pression en urinant.

Ce n'est qu'étendu sur le dos qu'il éprouve une envie pressante d'uriner , à laquelle il est obligé de céder promptement ; il ne la ressent pas étant couché sur le côté.

Flux abondant d'urine (1).

Augmentation du flux d'urine. (*Stœrck.*)

505. Flux d'urine. (*Heyer.*)

Flux d'urine presque continuel. (*Stœrck.*)

En toussant, ou rendant un vent, il s'écoule involontairement un peu d'urine (au bout de quarante-huit heures).

Urine claire comme de l'eau, et sans couleur (au bout d'une heure et demie).

Pendant l'émission d'une urine aqueuse, et avec sentiment de faiblesse dans les lombes, selles muqueuses âcres (2).

510. L'urine est rouge de temps en temps.

____

(1) Effet plutôt consécutif ou curatif, après la cessation d'un ténesme antérieur de la vessie, 490, 497 et 501. On peut regarder comme effets alternans primitifs avec ces symptômes de ténesme de la vessie, 491 et 492.

(2) Comparez 468.

Urine d'un rouge brun.

Urine d'un rouge foncé, sans sédiment.

Urine brune.

Urine garnie d'un cercle d'écume violette, avec sédiment sablonneux.

515. Sédiment gélatiniforme dans l'urine.

Urine avec un sédiment rouge violacé.

Urine avec un sédiment rouge.

Urine avec un sédiment briqueté.

Forts élancemens qui se dirigent du bas-ventre dans le membre viril.

520. Après l'émission d'une urine brune, ardeur dans la partie antérieure de l'urètre (1).

Ardeur pénible en urinant. (*Stœrck.*)

Le soir, avant de se coucher, ardeur au col de la vessie, qui semble pousser à uriner.

Ardeur à l'orifice de l'urètre, pendant et après l'émission de l'urine, qui dépose un sédiment briqueté.

Rétrécissement de l'urètre; l'urine sort par un jet délié (au bout d'une heure).

525. Douleur tractive dans l'urètre, en n'urinant pas.

Après avoir uriné, douleur vivement pressive, comme avec l'ongle, dans l'urètre. (*Hornburg.*)

Après avoir uriné, douleur pressive, fourmillante, dans l'orifice de l'urètre.

Après avoir uriné, pression et fourmillement dans le gland.

Douleur constrictive, comme par l'effet d'un lien, derrière le gland. (*Rueckert.*)

530. (Gonflement des glandes inguinales et bubon, à la disparition d'un chancre vénérien.)

Prurit légèrement lancinant dans le prépuce, en se tenant assis et couché, mais non en marchant (le soir).

Sensation pruriteuse, lancinante, sous le prépuce (au bout d'un quart d'heure).

Douleur pruriteuse, cuisante, à la partie interne et supérieure du prépuce (au bout de six heures).

Prurit cuisant sous le prépuce, au gland.

(1) Comparez 559 et 521.

535. (Petit élancement près des parties génitales.)

Le matin, dans le lit et hors du lit, prurit au scrotum.

Fréquent prurit au scrotum, surtout le matin et le soir.

Le scrotum est enflé du côté droit.

Gonflement du scrotum (au bout de quarante-huit heures.)

540. Flaccidité extrême du scrotum (au bout d'une heure).

Le testicule droit est rétracté et enflé, et le cordon enflé, avec douleur tractive, tandis que le testicule gauche pend beaucoup (au bout d'une heure et demie).

Des douleurs tractives et tensives s'étendent de la partie supérieure du ventre, à travers le cordon spermatique, jusque dans les testicules, qui pendent beaucoup (au bout de six heures).

Le matin, après le réveil, longue érection, non sans appétit vénérien (au bout de six heures).

545. *Le matin, en s'éveillant, excitation des parties génitales et des désirs vénériens* (au bout de vingt-quatre heures).

Pollution nocturne.

La nuit, pollution en dormant. (*Rueckert.*)

Deux pollutions dans une nuit, pendant des rêves non lascifs, et le lendemain pesanteur insupportable et lassitude dans les membres (1) (au bout de douze heures).

Le matin, dans le lit, excitation pruriteuse à la région des vésicules séminales, qui pousse vivement à l'éjaculation, presque sans érection et sans pensées lascives (au bout de douze, de trente-six heures).

550. Erections pendant le jour et pendant la nuit.

(Fréquentes érections, avec écoulement de la liqueur prostatique) (2) (au bout de trente-six heures).

Chatouillement agréable au gland, puis écoulement de mucus incolore, semblable à la liqueur prostatique. (*Hornburg.*)

Flux par l'urètre d'un liquide de mauvaise odeur (gonorrhée ?) (*Stœrck.*)

Gonorrhée, ayant la couleur et la consistance du sperme, avec douleur brûlante, surtout aussitôt après avoir uriné (3).

555. Pendant la gonorrhée (déjà existante), écoulement de gouttes de sang par l'urètre (au bout de quatre heures).

(1) Effet alternant avec 1005.
(2) Comparez 552.
(3) Comparez 520, 521.

Douleur brûlante (lancinante ?) dans le vagin et les lèvres de la vulve. (*Hornburg.*)

Douleur sécante à l'orifice utérin (au bout de six heures).

Douleur pressive, tractive, qui aboutit à la matrice, avec envie de dormir vers le matin.

Douleur tractive, tensive, dans le bas-ventre, semblable à celles de l'accouchement (au bout de quatre, de cinq heures).

560. Douleurs constrictives au côté gauche de la matrice, semblables à celles de l'accouchement, qui obligent à ployer le corps en deux.

Flux leucorrhoïque, avec douleur brûlante (1).

Flux leucorrhoïque âcre et peu épais.

Flux leucorrhoïque lactescent, sans douleurs.

Flux leucorrhoïque lactescent, avec enflure des parties génitales.

565. Leucorrhée indolente, flux de mucus un peu épais, ayant la couleur du lait; ce flux a lieu surtout en se couchant.

Flux leucorrhoïque indolent, ayant la couleur de la crème.

Froid, pandiculations et bâillemens avant l'apparition des règles.

Sensation de pesanteur dans le bas-ventre, à l'approche des règles (au bout d'une heure).

Pendant les règles, douleur pressive de haut en bas dans le bas-ventre et le sacrum, avec tendance des membres inférieurs à s'engourdir, en restant assise, et vaines envies (2) d'aller à la selle.

570. (Douleurs spasmodiques et presque brûlantes dans le bas-ventre, pendant les règles.)

Le sang des règles est épais et noir, et ne coule que par saccades, une couple de fois par jour (3).

(Les règles ne coulent que dans la journée, et peu ou point la nuit.)

(1) 563, 564, effet alternant avec 565, 566.
(2) Comparez 445.
(3) La difficulté, le retard ou même la suppression des règles paraît être le principal effet primitif de la pulsatille , et leur apparition avant terme (582) un effet alternant plus rare.

Pendant les règles, nausées, la nuit, avec serrement de gorge et flux d'eau à la bouche (1).

Pendant les règles, obscurcissement de la vue, et malaise en entrant dans une chambre chaude (2).

575. Suppression des règles, avec froid au corps et tremblement des jambes (3).

Suppression du flux menstruel (4).

Les règles venant à s'arrêter, nausées et envies de vomir, sans vomissement, quoique l'appétit reste bon (5).

Pendant les règles, mal d'estomac.

Pendant les règles, point de côté pendant une couple de jours (6).

580. Pendant les règles, élancement dans la poitrine en respirant.

Avant et pendant les règles, point de côté excité par le mouvement du bras, la respiration et le parler à haute voix; le bras est comme paralysé.

Les règles paraissent sept jours trop tôt (7).

Les règles, qui avaient éprouvé un retard, apparaissent (au bout d'une heure demie).

Règles très-abondantes. (*Stœrck.*)

585. Enchifrenement.

Le nez est enchifrené, les narines sont ulcérées (8).

Enchifrenement, avec ulcération des narines (9).

Ecoulement verd et fétide par le nez.

Ecoulement de pus par la narine droite (10). (*Stœrck.*)

590. Le mucus nasal a une mauvaise odeur, comme dans un ancien coryza. (*Hornburg.*)

Le soir, en se mettant au lit, obstruction du nez, comme

(1) Comparez 345, 355, 357 et 361, 366, 367.
(2) Comparez 44.
(3) Comparez 823, 933, 934.
(4) Chez plusieurs personnes âgées, surtout quand les règles avaient coutume de paraître à la pleine lune.
(5) Comparez 345.
(6) Qui se dissipa par l'effet de la sueur.
(7) V. la note à 571.
(8) Comparez 114.
(9) Comparez 33.
(10) Comparez 688.

dans le coryza ; le matin, il mouche du mucus épais et jaune, comme dans un ancien coryza.

Chatouillement dans le nez, comme par l'effet de tabac fin, qui est suivi de forts éternumens. (*Hornburg.*)

Chatouillement continuel dans le nez.

Eternument (au bout de quatre, de douze heures).

595. Eternument, le soir, en dormant.

Eternument, le matin, dans le lit.

Coryza, pendant deux heures (sur-le-champ et au bout de deux heures).

Coryza, avec perte de l'odorat et du goût.

Sensation de grattement à l'épiglotte, semblable à celle qu'on éprouve d'ordinaire dans l'enrouement (au bout d'une heure).

600. Le matin, après s'être levé, poitrine grasse, avec toux et expectoration (au bout de vingt-quatre heures).

La poitrine est oppressée, avec toux, sans expectoration. (*Hornburg.*)

Enrouement ; impossibilité de parler haut.

Toux (au bout de quatre heures).

Grattement et sécheresse dans la gorge, qui excitent un peu de toux.

605. Grattement dans la trachée-artère, qui excite la toux.

Toux qui semble excitée par de la sécheresse dans la trachée-artère.

Prurit qui excite la toux dans la trachée-artère, et depuis le creux de l'estomac jusqu'à l'épiglotte.

Quand l'enfant tousse, il éprouve beaucoup de secousses.

En toussant, il lui semble que son estomac se retourne et qu'il va vomir ; la toux lui fait venir les larmes aux yeux.

610. (Toux, aussitôt après qu'elle a mangé une bouchée.)

(Toux excitée par une sensation constrictive dans le larynx, surtout après avoir mangé, avec vomissement et saignement de nez.)

Pendant la toux, sensation comme de vapeur de soufre dans la gorge.

Chatouillement à la région du cartilage thyroïde, et tussiculation qui en dépend.

Mouvemens pour tousser qui proviennent de l'inspiration (au bout de deux heures.)

615. Toux, la nuit, qui empêche de dormir et qui accable.

Toux la nuit, et sécheresse dans la gorge, qui en dépend.

Toux sèche pendant la nuit, qui cesse en s'asseyant dans le lit, et reparaît en se recouchant (1) (au bout de huit, de trente-deux heures).

Toux continuelle, le soir, après s'être couché.

Toux sèche, avec expectoration difficile (2) (au bout de plusieurs heures).

620. L'enfant crache beaucoup après avoir toussé.

Forte toux, avec expectoration difficile d'une petite quantité de mucosités gluantes.

Toux pénible vers le soir.

Hémoptysie.

Toux, avec exspuition de caillots sanguins noirs, jusqu'au soir (au bout d'une heure).

625. Toux sèche pendant une demi-journée; puis, durant plusieurs jours, présence continuelle, au haut de la trachée-artère, de mucosités que la toux détache en abondance.

Toux avec expectoration (au bout de deux heures).

Toux, avec crachats muqueux.

(En déjeunant, crachats d'une saveur salée et dégoûtante.)

(Ulcération des poumons, fièvre hectique, crachement de sang et de pus) (3). (*Hellwing.*)

630. Toux avec crachats amers.

Mucus de goût amer et bilieux, rejeté par la toux.

Les crachats lui semblent amers.

(1) Comparez 656.

(2) 619, 621, 622. Ces symptômes et les précédens de toux sèche sont un effet alternant avec ceux de crachats abondans pendant la toux (626 — 628, 630 — 633); cependant ceux-ci paraissent avoir la prééminence, de sorte que les maladies anxquelles convient d'ailleurs la pulsatille, sont guéries d'une manière plus facile et plus durable quand la toux est accompagnée de beaucoup de crachats, que quand elle est sèche. En 625, l'effet alternant principal avec beaucoup d'expectoration n'eut lieu qu'après la toux sèche, qui est rare.

(3) Par le sirop des fleurs, qu'une femme employa chez un homme et deux enfans, dans des fièvres, dans la toux, avec âpreté du larynx et violent catarrhe, ainsi que dans le point de côté.

Les crachats ont un goût empyreumatique brûlant, presque comme le jus de la pipe (au bout de quelques heures).

Toux, la nuit, qui cause des points dans le côté.

635. Douleur dans le côté pendant la toux et en se redressant.

Une faible toux produit, dans la région des fausses côtes, des deux côtés, une douleur de lassitude semblable à celle qu'occasione ordinairement une toux prolongée et fatigante (au bout de vingt heures).

Toux, avec mal de poitrine.

La toux produit des élancemens dans l'épaule.

Pendant la toux, quelques élancemens de haut en bas dans le bras droit.

640. Elancemens dans le dos pendant la toux.

Douleur dans la poitrine (1).

Asthme, aussitôt après le dîner, pendant quelques heures.

La respiration manque, quand on hume l'air par le nez, et non quand on l'aspire par la bouche (au bout d'une demi-heure).

(Asthme, quand il fume, comme d'habitude.)

645. (Asthme) (2). (*Bergius.*)

Asthme et vertige, avec faiblesse de la tête, en se tenant étendu sur le dos, qui cessent en se mettant sur son séant (3).

(1) Comp. 600. Dans l'état catarrhal, que ce symptôme désigne, pour parler le langage ordinaire, les glandes internes de la trachée-artère paraissent être tuméfiées, enflammées et incapables de sécréter le mucus lubréfiant nécessaire. De là le sentiment de sécheresse, d'âpreté, d'endolorissement, et la sensation illusoire comme d'un mucus gluant qui rétrécirait la trachée-artère, sans vouloir se détacher.

(2) Par l'*Anemone nemorosa.*

(3) Comp. 617. L'excitation des symptômes de la pulsatille pendant le décubitus horizontal, en se mettant sur son séant, en se levant après avoir été assis, en marchant et en restant debout, constitue autant d'effets alternans divers, qui tous appartiennent à l'action primitive, mais qui diffèrent beaucoup de valeur. Ordinairement les symptômes qui surviennent en se tenant couché tranquillement sur le dos, s'apaisent en se mettant sur son séant; le cas inverse est rare; souvent les symptômes produits par la pulsatille pendant la situation assise en repos, sont calmés ou dissipés par l'action de se mouvoir et de marcher peu à peu; l'inverse est rare. Cependant l'action de se lever, avant d'entrer en marche, provoque ordinairement des accidens d'autant plus nombreux et plus forts, que la situation assise a duré plus long-temps, de même que le mouvement prolongé et vif ne produit pas moins que la situation assise prolongée des

Oppression qui a l'air d'être dans la trachée-artère, comme si elle était comprimée à l'extérieur et serrée par un lien, de manière qu'une minute se passe sans qu'il puisse inspirer, le soir, en se tenant debout, et tout-à-fait sans toux.

Le soir, asthme, puis assoupissement, ensuite réveil au milieu d'un accès de suffocation, avec tussiculation , céphalalgie tiraillante au front, qui s'étend à travers les yeux, fourmillement sur la langue, froid aux pieds, sueur froide au visage et rapports fréquens.

Sensation d'asthme à la partie inférieure de la poitrine, comme si elle était pleine et trop étroite sur ce point, le matin (1).

650. Sensation spasmodique à travers la poitrine.

Tension spasmodique continuelle sous la poitrine.

Quand elle se couche sur le côté gauche, elle se plaint d'anxiété, de rapides battemens de cœur, et de ce que la respiration lui manque.

Une seule inspiration et expiration spasmodique, qui dégénère en une sensation peu prolongée de suffocation, comme si la respiration s'arrêtait, et qu'on fût sur le point de mourir. (*Hornburg.*)

Constriction sur la poitrine. (*Rueckert.*)

655. Tension spasmodiquement constrictive sur le côté droit de la poitrine, avec ébullition de sang et un peu de chaleur interne (au bout de vingt-six heures).

Sensation vulsive dans les muscles de la poitrine, surtout le matin, après s'être éveillé.

Sensation spasmodique sur la poitrine.

Le matin, après s'être levé du lit, rigidité douloureuse des muscles pectoraux, en faisant une inspiration profonde et en remuant la poitrine (au bout de douze heures).

Douleur en forme de crampe, d'abord dans le côté droit, puis dans le gauche, et ensuite dans la poitrine.

symptômes qui, toutefois, ne deviennent communément bien appréciables que quand on rentre en repos et qu'on s'asseoit. Mais les effets alternans qu'un médicament produit le plus fréquemment, et qui sont les plus forts et les plus singuliers, sont aussi les plus efficaces de tous dans le traitement homœopathique des maladies.

(1) Comp. 380, 384.

660. Douleur tractive, tensive, sur l'un ou l'autre côté de la poitrine, qui augmente pendant l'inspiration.

Élancement dans le milieu du muscle pectoral , en levant le bras , vers le soir et toute la nuit, jusqu'au matin (au bout de quatre heures).

Douleur lancinante dans la poitrine, en remuant le corps.

Élancement dans le côté, seulement en se tenant couché(1).

(Élancemens sourds et pression continuelle à la région du cœur, avec anxiété, qui empêchent de respirer, et que la marche soulage.)

665. Douleur légèrement lancinante dans le côté gauche, après s'être couché, le soir (au bout de trois quarts d'heure).

Douleur tiraillante (2), et en quelque sorte lancinante, dans le côté de la poitrine (au bout d'une heure).

(Les côtes font mal, en mettant la main dessus.)

Douleur sécante et compressive, presque comme un élancement, à l'une des côtes inférieures, en se couchant sur le côté droit, qui cesse en étendant le tronc, ou en se couchant sur le côté douloureux.

Douleur sécante çà et là dans la poitrine (au bout de six heures).

670. Sentiment d'anxiété dans la poitrine, avec accélération du pouls (au bout d'une heure).

Le matin, difficulté de respirer, à cause d'anxiété dans la poitrine.

Afflux du sang vers la poitrine et le cœur, la nuit, avec rêves inquiétans, sursauts et cris anxieux.

Au milieu de la poitrine, dans le sternum , douleur semblable à celle que produirait un abcès interne, avec céphalalgie frontale, avant minuit (3) (au bout de quatre heures).

Un petit point est douloureux à la région du sternum, comme si la respiration ne pouvait s'y effectuer.

675. Douleur tensive, tractive, dans le sternum.

(Traction et ardeur depuis la région du sternum jusqu'à celle de l'estomac.)

(1) Comp. 379, 646.

(2) Comp. la note à 198.

(3) Des douleurs çà et là, semblables à celles que produirait un abcès interne, sont surtout propres à la pulsatille (comp. 142, 183, 693, 694, 714, 779, 781, 838), de même que la douleur d'écorchure perceptible en grande partie quand on touche à l'organe (comp. 150, 728).

Prurit rongeant à la partie supérieure du sternum, qui ne cesse pas en se grattant, le soir (1) (au bout de trente-six heures).

Gonflement des seins, avec douleur tensive dedans, comme quand le lait y afflue et y cause de la pression pendant l'allaitement.

Prurit au mamelon droit, qui ne cesse point en se grattant (au bout de vingt-quatre heures).

680. Craquement dans les omoplates, au moindre mouvement, le soir (au bout de soixante-quatre heures).

Douleur resserrante dans l'omoplate droite, en se tenant assis.

Douleur lancinante entre les omoplates, pendant le mouvement, qui intercepte la respiration (2).

Douleur lancinante entre les omoplates, même pendant le repos (3).

Elancemens dans les omoplates, la nuit.

685. Douleur sous l'omoplate, comme par l'effet d'une pesanteur.

Douleurs tractives et légèrement lancinantes dans la nuque, entre les omoplates et le dos (4).

Depuis les omoplates jusque dans le milieu du dos, petits boutons, avec prurit continuel, surtout le soir, en se déshabillant.

Douleur lancinante dans la nuque.

Douleur tractive, tensive, dans la nuque.

690. Douleur rhumatismale dans la nuque, avec lassitude des jambes (au bout de quatre-vingt-quatre heures).

Traction comme rhumatismale dans la nuque, l'après-midi ; il ne pouvait la remuer qu'avec peine.

Douleur dans la nuque, comme s'il s'était couché à faux pendant la nuit.

Gonflement à la nuque, des deux côtés du cou, jusqu'aux artères carotides, qui n'est douloureux qu'au toucher, mais

(1) 677, 679, comp. avec 695, 697.

(2) Il appartient en propre à la pulsatille de produire l'asthme par des symptômes siégeant dans d'autres parties que celles qui servent à la respiration (comp. 380, 384, 716, 723, 724).

(3) Effet alternant avec le symptôme qui précède immédiatement.

(4) Comp. 355.

cause alors une douleur violente, comme s'il y avait là un abcès interne.

Gonflement au côté droit du cou, avec sensation, en remuant celui-ci ou en y touchant, comme si les parties étaient déchirées et tendues (1), ou comme s'il y avait là un abcès interne, mais dont on ne s'aperçoit point en avalant (au bout de quatre heures).

695. Bouton au côté du cou, qui démange, mais dont le prurit ne cesse point en se grattant ou se frottant (au bout de vingt-et-une heures).

Craquement sans douleur dans la première vertèbre du cou, en remuant la tête (au bout d'une heure).

Après s'être rasé, prurit cuisant au côté du cou, qui ne cesse pas, mais devient douloureux, en se grattant et se frottant (2) (au bout de cinq heures).

Prurit au cou et aux joues, dans la journée; en se grattant, il survient des boutons.

Au cou, sous le menton, éruption de petits boutons, qui sont douloureux au toucher.

700. Douleur des glandes sous-maxillaires.

Douleur térébrante dans les glandes sous-maxillaires, même en ne remuant pas les parties (au bout de quatre heures).

Douleur tractive, tensive, dans les glandes sous-maxillaires (3).

Le dos est douloureusement raide.

Douleur de dos, entre les omoplates, comme lorsqu'on se redresse après avoir été baissé long-temps, qui cesse en marchant.

705. Douleur tiraillante dans le dos (4).

Sensation chatouilleuse et pulsative dans le dos. (*Hornburg.*)

- Douleur lancinante dans le dos et sur la poitrine.

Douleur légèrement lancinante dans le dos (au bout de deux heures).

Douleur pressive de bas en haut dans le dos.

(1) Comp. 368, 689.
(2) Comp. 677, 679, 695.
(3) Comp. 368, 702, 693.
(4) 704, 705, 707, 708, comp. avec 355, 372.

710. Prurit dans le dos et sur les lombes.

Douleur pressive dans la quatrième vertèbre lombaire, surtout après avoir marché (1).

Douleur pressive dans le sacrum, comme par lassitude , le soir.

Douleur pressive de dedans en dehors dans le sacrum , le soir (2).

Rigidité et douleur dans le sacrum, en se couchant dessus, comme s'il était malade en dedans , ou serré par un lien qui ne voulût pas céder.

715. Douleur dans le sacrum , en redressant le haut du corps et le renversant en arrière, qui cesse en se baissant (au bout de douze heures).

Douleur dans le sacrum, semblable à celles de l'accouchement, comme si un lien le traversait et le serrait, qui coupe la respiration, surtout le matin.

Douleur comme de luxation dans le sacrum, pendant le mouvement.

Douleur dans le sacrum, en se baissant, qui cesse en redressant le tronc et le renversant en arrière (au bout de vingt-quatre heures).

En restant couché tranquillement dans le lit, douleur comme contusive dans le sacrum et dans les genoux , dont on ne sent plus aucune trace en se levant et se promenant.

720. Douleur dans le sacrum , après avoir été assis; il peut à peine se redresser.

Douleur dans le sacrum, après avoir été assis; il peut à peine se baisser.

Douleur dans le sacrum, le soir, comme après s'être beaucoup baissé , qui se fait surtout sentir en se tenant debout et restant assis , mais diminue en renversant le tronc et marchant ; en même temps, lassitude dans les jambes, qui oblige à s'asseoir (3).

Douleur lancinante dans le sacrum et dans le bas-ventre, avec tranchées , qui coupe la respiration.

D'abord élancement dans le sacrum ; puis la douleur passe

(1) *Voyez* la note à 646.

(2) Comp. 212, 33, 34, 789.

(3) Ce symptôme et 714, 718 constituent des états alternans avec 715, 720, dont le premier paraît avoir la prééminence.

dans le bas-ventre , où elle devient sécante et lancinante , et coupe la respiration ; puis fourmillement dans la tête (1) , avec pesanteur et sensation tractive, cessation de la vue et de l'odorat; ensuite froid, comme si on arrosait le corps avec de l'eau froide.

725. Douleur tractive, tensive, dans les lombes (2).

Douleur tractive depuis les lombes jusqu'au creux de l'estomac; où elle dégénère en un élancement, pendant l'inspiration.

Élancement dans les lombes, en se baissant, le matin, dans le lit (au bout de dix heures).

Douleur cuisante dans la région lombaire et au poignet, comme s'il y avait là une plaie extérieure.

Douleur dans l'aisselle, quand on veut lever le bras.

730. (Quelques élancemens dans le creux de l'aisselle, en se tenant assis.)

Douleur tiraillante (3) continuelle dans l'articulation de l'épaule, qui oblige à ployer le bras, se manifeste le matin, en s'éveillant, et disparaît au bout d'une demi-heure, soit d'elle-même, soit en se couchant sur le bras malade.

Douleur rhumatismale lancinante dans l'articulation du bras, en remuant celui-ci, ou en penchant la tête de côté (au bout de dix-huit heures).

Douleur lancinante dans l'articulation de l'épaule, en remuant rapidement le bras.

Quelques élancemens dans le muscle deltoïde du bras droit (au bout d'une heure).

735. Douleur vulsive dans l'articulation de l'épaule (au bout de quatre heures).

Sensation vulsive dans l'articulation de l'épaule.

L'après-midi, glocitation, ou sorte de sensation tremblotante, sur l'épaule droite (au bout de trois jours).

Sensation dans l'articulation de l'épaule comme d'un grand poids ou d'une paralysie, en voulant lever le bras.

Douleur comme de constriction ou d'appesantissement dans l'articulation de l'épaule (au bout de soixante heures).

(1) Comp. 29, 30, 45, 59, 61, 102.
(2) Sorte de lumbago artificiel.
(3) *Voyez* la note à 198, et celle à 898, 899.

740. Douleur comme de luxation dans l'articulation de l'épaule, en ployant le bras en arrière.

Depuis l'aisselle jusque dans le poignet, douleurs tractives, par accès qui durent peu, mais se renouvellent.

La nuit, douleur ardente qui descend de l'épaule le long du bras.

Le soir, douleur ardente dans le bras, avec sensation de sécheresse dans les doigts (1) (au bout de quarante-huit heures).

Élancemens çà et là dans le bras. (*Stœrck.*)

745. Prurit pendant la nuit, dans le bras. (*Id.*)

Ampoules au bras, finissant par s'emplir de pus et produire une croûte qui tombe. (*Id.*)

Sentiment d'engourdissement et pesanteur dans le bras, en le soulevant ou en le faisant agir d'une manière quelconque.

Douleur au bras, en y touchant.

Douleur lancinante dans le bras. (*Hornburg.*)

750. Le bras est douloureux aussi dans le repos, comme si l'humérus avait été cassé dans le milieu : douleur qui s'étend jusque dans le pouce, et empêche de s'en servir.

Tiraillement dans les muscles du bras (sur-le-champ).

Même pendant le repos, douleur tractive dans le bras, pendant la nuit entière, depuis l'aisselle jusque dans les doigts, qui s'engourdissent ensuite jusqu'à l'insensibilité, mais sans devenir pâles ou froids.

(Lorsqu'elle tient quelque chose dans la main, il lui semble que son bras s'engourdisse.)

Douleur comme de brisure dans le cubitus, pendant le mouvement, avec dilatation des pupilles, le matin (au bout de huit heures).

755. Douleur dans l'articulation du coude, en l'étendant.

Douleur dans l'articulation du coude, pendant le mouvement (au bout de dix-huit heures).

____

(1) Les symptômes de la pulsatille alternent aussi sous le rapport de l'époque du jour où ils ont coutume de se manifester et de persister. Leur principale époque est le soir ; viennent ensuite les heures qui précèdent minuit (*voyez*, sur les symptômes nocturnes, la note à 355). Il est plus rare de les voir paraître l'après-midi vers quatre heures, et plus rare encore qu'ils se manifestent le matin.

Prurit rongeant au bout du coude, semblable à celui qu'occasione le frottement de la laine (au bout de deux heures).

A l'articulation du coude, petites tumeurs (non enflammées) sous la peau, qui causent de la douleur quand on y touche.

Pesanteur des bras, avec douleur tiraillante dans l'articulation du coude, quand on veut la ployer, seulement pendant la journée.

760. *Douleur tensive des tendons du pli du bras, en remuant celui-ci.*

Douleur tractive, tiraillante, dans les os de l'avant-bras, par accès répétés, dans la journée et le soir (1).

Gonflement des veines de l'avant-bras (2).

Sensation de froid dans les bras, comme s'ils allaient s'engourdir (au bout de soixante-douze heures).

Douleur tiraillante, vulsive, dans les bras (3) (au bout de trois heures).

765. Sensation vulsive dans l'avant-bras, qui se dirige vers le poignet, surtout le matin, après le réveil.

Douleur tractive, tiraillante, dans le bras et surtout dans les doigts, la nuit.

Douleur tensive, tractive, à la partie interne du bras, jusqu'au poignet.

A l'avant-bras, mais principalement sur le dos des mains, entre les doigts, prurit qui oblige à se gratter, mais sans qu'il survienne ensuite d'ampoules.

Raideur dans l'articulation du poignet droit, même en ne remuant pas la main.

770. Douleur comme de rigidité dans l'articulation de la main, pendant le mouvement, ou comme s'il s'était luxé ou foulé la main.

Sueur aux mains, le matin, après s'être levé.

Dans les os du carpe, puis dans le bras, le soir, douleur comme à la suite d'un trop grand effort, plus sensible pendant le mouvement que pendant le repos (au bout de quatre jours).

(1) Comp. la note à 198.
(2) *Voyez* la note à 1071, 852.
(3) 764-767 seront faciles à comprendre d'après la note à 198.

Douleur tractive dans le pouce , avec sensation de rigidité pendant le mouvement.

Douleur comme de luxation dans la seconde articulation du pouce, pendant le mouvement.

775. Raideur dans la seconde articulation du pouce et dans le genou , comme si ces articulations étaient disloquées et allaient craquer (au bout de deux heures).

Tension dans les articulations postérieures des doigts , le matin.

Douleur tiraillante dans les tendons extenseurs des doigts (1) (au bout de dix heures).

Pustules pleines de sérosité entre les doigts , avec douleur légèrement lancinante, semblable à celle que produirait une écharde, quand on y touche ou qu'on remue les doigts (au bout de quatre jours).

Sur le côté de l'ongle du doigt indicateur, douleur, comme s'il allait survenir un panaris.

780. Engourdissement des doigts , le matin , dans le lit (au bout de trente-six heures).

La nuit , engourdissement des doigts (au bout de trente heures).

Dans les muscles fessiers, douleur simple, semblable à celle d'une contusion ou d'un abcès interne, après s'être tenu assis.

Douleur dans l'articulation de la hanche, en ployant le dos, vers midi.

Pression dans la hanche gauche , et en même temps dans la tête, avant midi, qui se dissipa pendant le mouvement (au bout de vingt-six heures).

785. Douleur comme de luxation dans l'articulation de la hanche (au bout de trois jours).

Vulsion visible, non douloureuse, de quelques faisceaux musculaires à la cuisse, le soir, dans le lit.

Douleur vulsive, presque semblable à celle d'une plaie , depuis l'articulation de la hanche jusque dans le genou, le matin, qui cessa en marchant.

Étant couché, élancement dans la partie antérieure de la cuisse gauche jusqu'au genou, et depuis le mollet jusque

____

(1) A juger d'après la note à 198.

dans le talon, qui ne se fait pas sentir pendant le mouvement.

Violente douleur pressive et comme d'arrachement dans les muscles de la cuisse et du bras (au bout de deux heures).

790. Douleur tractive dans les muscles de la cuisse, la nuit, qui l'oblige à mouvoir cette dernière ; il ne sait où se mettre ; en même temps, insomnie, jecticulation dans le lit, même après que la douleur a cessé, et froid par tout le corps.

En marchant, faiblesse paralytique subite et passagère dans la cuisse (1).

(Douleur, comme de rigidité, dans la cuisse ; mais, en y touchant (2), douleur comme lancinante dedans.)

Traction et tension dans les cuisses et les jambes, le soir.

Douleur comme contusive dans les cuisses, non dans les chairs, mais dans les os ; même en pressant sur le membre, la douleur se fait sentir comme dans l'os ; impossibilité de ployer les genoux et de s'agenouiller ; il semblait alors que les os fussent sur le point de se briser.

795. Douleur contusive dans les muscles et les os des cuisses (au bout de dix-huit heures).

(Tension autour des cuisses, en marchant et se baissant.)

Après s'être tenu assis, quand il commence à marcher, douleur paralytique dans les genoux et dans le talon, comme après un grand voyage à pied.

(Raideur douloureuse dans le genou droit, en marchant, quand la cuisse ne doit pas être étendue bien droite.)

Lassitude énorme des jambes, avec tremblement des genoux (3).

800. Douleurs tiraillantes (coups), dans les genoux (au bout de trois heures et demie).

Douleur tiraillante depuis le genou jusque dans l'aine, seulement en restant assis, et non en marchant.

Douleur tiraillante et tractive dans le genou.

Tension dans le creux du jarret (sur-le-champ).

Douleur tiraillante dans le genou, avec gonflement.

(1) A proprement parler en commençant à marcher, lorsqu'il se lève après avoir été assis long-temps. (*V.* la note à 646. Comp. avec 797, 823.)

(2) Comp. 778.

(3) Comp. 823, 824.

(Éruption boutonneuse dans le creux du jarret.)

Enflure non douloureuse du genou.

(La nuit, froid au genou, dans le lit.)

805. Sur l'un des côtés du genou, petit point causant une douleur comme contusive.

(La nuit, elle ne peut toucher à la cuisse ni à la jambe malades, et elle est obligée de les laisser étendues, à cause d'une douleur contusive dans le genou et au dessous, qui ne se faisait point sentir pendant les attouchemens.)

Craquement dans les genoux.

Défaut de solidité et faiblesse des genoux, qui fléchissent involontairement en marchant.

Après avoir été assis, en se levant, les jambes s'engourdissent (1).

810. Après avoir été assis, en se levant, douleur paralytique des cuisses, qui cesse en marchant.

Douleur comme contusive dans le tibia.

Douleur simple dans les jambes.

Douleur dans la jambe, quand il la laisse pendante.

Douleur tractive dans les jambes, le soir.

815. La nuit, il est obligé de tenir la jambe gauche ployée, sans quoi les inquiétudes qu'il y éprouve ne lui laissent pas de repos.

Le soir, traction presque douloureuse dans les jambes, jusqu'au genou, avec plus de froid que dans la journée, sans chaleur ensuite (2).

Dans les jambes, depuis les pieds jusqu'aux genoux, douleur tractive, comme après une longue marche, qui, le matin, diminue et disparaît presque entièrement.

Lassitude douloureuse dans les jambes, comme après une longue marche.

Sensation de froid dans la jambe, quoiqu'elle soit chaude comme de coutume.

820. Pesanteur et douleur tractive dans les jambes, moins dans les bras.

Pesanteur des jambes, surtout avant midi.

Pesanteur des jambes pendant la journée.

(1) Comp. 569.

(2) La plupart des douleurs de la pulsatille sont accompagnées de froid ou au moins de sensibilité au froid (comp. 842, 1011).

Vers le soir, les jambes sont comme insensibles et cependant très-lourdes ; elles tremblent en marchant (au bout de quarante-huit heures).

Tremblement dans les jambes, le matin (1).

825. Le soir, après s'être couché, sensation de tremblement dans les jambes et les genoux (au bout de trois jours).

Lassitude des jambes (au bout de cinquante heures).

Lassitude dans les genoux (non dans les jambes), quand il se lève de son siége.

Faiblesse des jambes, telle qu'à peine peut-il rester debout (2).

Dans les pieds, en se tenant debout, sensation comme fourmillante, qui se dissipe en marchant.

830. (Les varices de la jambe saignent.)

Le tibia est douloureux au toucher.

Douleur comme contusive sur le tibia, surtout en levant le pied.

Douleur sur le tibia, comme après y avoir reçu un coup de bâton, depuis l'après-midi jusqu'au soir.

Elancemens de bas en haut dans le tibia, avec douleurs brûlantes à l'extérieur, et rougeur érysipélateuse (3). (*Stapf.*)

835. Boutons suintant de la sérosité et causant une douleur ardente à la jambe.

Après avoir beaucoup marché, en s'asseyant dans la chambre, traction au côté interne des mollets (au bout de trente-six heures).

Vulsion visible dans une partie du mollet droit, le matin, dans le lit, non sans sensation désagréable.

Le soir surtout, après s'être couché, les chairs des jambes sont douloureuses, comme par l'effet d'un abcès interne ; douleur qui diminue par la pression des mains (au bout de trois jours).

Douleur dans les os de la jambe, semblable à une pression exercée sur un abcès, en marchant long-temps, surtout l'après-midi, qui diminue en appuyant sur la partie, de même qu'en s'asseyant, mais surtout par le repos de la nuit.

(1) 824, 825, comp. avec 799, 888, 889, 927, 933, 934.
(2) Comp. 808.
(3 Chez une femme de 58 ans, par 1/100 de grain du suc.

840. Douleur tractive, tensive, dans les mollets.

Douleur tensive dans les mollets.

Crampe de la jambe, le soir, après s'être couché, avec froid (1) (au bout d'une demi-heure).

En marchant, douleur comme de crampe dans les mollets.

En marchant, douleur subite dans l'articulation du pied, comme après avoir fait un faux pas.

845. Tiraillement dans l'articulation du pied, pendant les mouvemens de celui-ci, le matin, avec dilatation des pupilles (2).

Douleurs tiraillantes à la cheville interne du pied, qui augmentent par la marche (au bout de quatre heures).

Douleur tiraillante sur le coude-pied, jusqu'au talon, le matin et le soir.

Douleur brûlante sur le coude-pied. (*Stapf.*)

Enflure du coude-pied.

850. (Enflure du coude-pied, avec douleur raidissante.)

Enflure des pieds, au dessus des chevilles, et non au dessous.

Augmentation de l'enflure des pieds ; les varices se gonflent. (*Stapf.*)

Enflure d'un pied, le soir.

Enflure des pieds.

855. Chaleur aux pieds.

Les pieds enflent jusqu'au mollet ; gonflement chaud.

Pendant le repos, ardeur continuelle du pied, qui augmente en se remettant à marcher.

Gonflement rouge et chaud du pied, avec douleur tensive, ardente, qui, en se tenant debout, dégénère en un élancement.

Gonflement rouge et chaud des pieds, avec fourmillement pruriteux, comme s'ils avaient été gelés (3).

860. Forte sueur des pieds, tous les matins, dans le lit (effet consécutif? après la guérison d'une enflure des pieds).

Le matin, en se mettant sur ses jambes, excès de sensibi-

(1) *Voyez* la note à 816.
(2) 845-847, *voyez* la note à 198.
(3) Comp. 883.

lité et fourmillement dans les pieds, comme si le sang s'y accumulait en trop grande quantité.

En se tenant debout, douleur fourmillante et légèrement lancinante à la plante des pieds, comme par l'effet d'un engourdissement.

Douleur sourde dans le gras du gros orteil.

Douleur sourde (1), dans la plante des pieds et le gras des gros orteils, comme après un grand saut, et comme par l'effet de l'engourdissement, dès qu'on se lève, après être resté long-temps assis; douleur qui disparaît peu à peu par la marche (au bout d'une heure).

865. Douleur comme contusive à la plante des pieds.

Douleur tiraillante dans la plante des pieds, au dessus du genou et dans le dos (2).

Douleur tiraillante dans la plante des pieds et au dessus du genou.

Élancemens isolés dans la plante des pieds et au bout des orteils, pendant le repos.

Douleur dans la plante des pieds, en appuyant dessus, comme si elles étaient ecchymosées ou le siége d'un abcès.

870. Douleur brûlante dans la plante des pieds.

Douleur dans le milieu de la plante des pieds, en appuyant dessus, comme s'il y avait là une excroissance ou un abcès interne, avec élancemens qui s'étendent de là jusque dans les mollets.

Douleur térébrante dans le talon, vers le soir (au bout de cinquante-huit heures.)

Le matin, dans le lit, douleur légèrement lancinante dans le talon, qui cesse après s'être levé.

Douleur lancinante, brûlante (3), dans le gras du talon, avec prurit, comme dans les membres qui ont été gelés (au bout de quatre heures).

875. Douleur térébrante, lancinante, dans le talon (au bout de trois heures).

____

(1) Douleur du périoste, à la pression extérieure, accompagnée d'insensibilité de la peau et des muscles.

(2) 866, 867, *voyez* la note à 198.

(3) Les douleurs lancinantes de la pulsatille sont ordinairement lancinantes et brûlantes.

Douleur sécante dans le talon, le soir, après qu'il s'est échauffé dans le lit.

Un point légèrement rouge et proéminent, très-douloureux même au toucher, sur le coude-pied, avec douleur fourmillante et un peu lancinante, comme s'il allait survenir un ulcère (1).

Coups tiraillans dans le gros orteil (au bout de trois heures).

Elancemens dans les orteils, le gros surtout (au bout d'une heure).

880. Douleur aux orteils, comme si la chaussure les avait comprimés.

Douleurs brûlantes passagères depuis les orteils jusque dans l'aine. (*Stœrck.*)

Douleur dans le gros orteil, qui augmente le soir, et cesse quand il se couche pour dormir (au bout de trente heures).

Fourmillement pruriteux dans les orteils, comme dans un membre gelé, le soir (2).

Le soir, quand il s'est échauffé dans le lit, il survient au gras du petit et du second orteils une douleur lancinante, accompagnée de prurit, qui peu à peu devient excessive, comme dans un membre gelé (au bout de trois heures).

885. Avant minuit, prurit douloureux, insupportable, pénétrant tout le corps, et élancement pruriteux aux pieds et aux orteils, qui semblent comme enflammés, surtout immédiatement à la racine des ongles, comme lorsque les pieds ont été gelés, mais cependant sans qu'il reste d'engourdissement douloureux en marchant, ainsi qu'il arrive dans le cas de véritable congélation.

Grande pesanteur et grande sensibilité au froid dans les bras et les jambes. (*F. Hahnemann.*)

(Froid aux mains et aux pieds, pendant le repos, en se tenant assis.)

Tremblement dans le bras et le pied gauches, avec douleur tiraillante (3) (au bout d'une heure).

Tremblement dans tous les membres, avec douleur tiraillante (au bout de trois heures).

(1) A juger d'après la note à 673.
(2) Comp. 559.
(3) 888, 889, comp. avec 823 et la note à 198.

890. Tiraillemens de haut en bas, dans les jambes, le soir dans le lit.

Engourdissement fourmillant des avant-bras (et des mains) et des jambes, quand ils sont tranquilles, qui diminue par l'effet du mouvement (au bout de deux heures).

Les membres sur lesquels on s'est tenu couché pendant le sommeil sont engourdis et pleins de fourmillement au réveil.

Les symptômes diminuent au grand air (1) (au bout d'une demi-heure).

Les accidens augmentent d'intensité tous les deux jours, le soir. (*Stapf.*)

895. Il aspire à jouir du grand air, et cependant il y voit augmenter surtout le mal de ventre et les envies de vomir (au bout de dix heures).

Le grand air lui est désagréable, il l'évite (au bout de six à huit heures).

Après la promenade de l'après-midi, langueur telle qu'il ne peut s'empêcher de dormir, et plus il s'efforce de rester éveillé, plus le sommeil le gagne.

Le matin et dans la nuit, c'est sur le dos, les jambes fléchies, qu'il se trouve le mieux; quand il se couche sur l'un ou l'autre côté, il est pris de plusieurs accidens spasmodiques, par exemple de douleurs hémorrhoïdales à l'anus, de mal à la tête, comme si le crâne allait éclater, de douleurs dans les articulations, d'asthme, d'anxiété (2) (au bout de trente heures).

Etant couché sur le dos, les douleurs diminuent et cessent; mais elles augmentent ou se renouvellent en se mettant sur l'un ou l'autre côté (au bout de vingt-quatre heures).

900. Douleur tiraillante, tractive, tantôt dans un membre, tantôt dans l'autre, avec froid (3).

Douleurs tractives, tiraillantes, çà et là, dans tout le

---

(1) 893, 895, 896, trois symptômes alternans de la pulsatille, dont le premier occupe le premier rang, c'est-à-dire est le plus fréquent et le plus fort.

(2) 898, 899. Cet état est le plus ordinaire; cependant il n'est pas rare de le voir alterner avec un autre qui consiste en ce qu'une douleur survienne étant couché sur le dos, cesse en se couchant sur la partie malade (*V.* 731), ou en général sur le côté (*V.* 502).

(3) 900, 901, à juger d'après la note à 198.

corps , par accès qui durent peu, mais se renouvellent promptement.

Douleur tractive , légèrement lancinante , dans les membres , surtout dans les articulations, qui , en y touchant, causent une douleur comme contusive.

Douleur vulsive, tractive , dans les muscles, comme s'ils étaient serrés par une corde , et non dans les articulations (1).

Douleur vulsive dans le côté gauche (au bout de quatre heures).

905. Prurit rongeant à la peau , çà et là.

Prurit sur le coude-pied et entre les seins , le matin , dans le lit.

Sensation pruriteuse et légèrement lancinante dans la peau, semblable aux piqûres d'un grand nombre de puces.

Prurit ardent, avant minuit, quand il s'est échauffé dans le lit, par tout le corps, et qui devient plus fort en se grattant; il empêche de dormir la nuit ; le jour, il y en a peu, et seulement en s'échauffant ou se frottant ; on n'aperçoit aucune éruption.

Furoncles çà et là.

910. (Taches rouges et chaudes au corps, qui s'élèvent en tubercules semblables à céux que produisent les orties , et causent une douleur pruriteuse rongeante.)

L'ulcère (existant) devient sujet à saigner.

Il survient dans l'ulcère une douleur cuisante , fortement lancinante , tandis que du prurit se manisfeste tout autour.

Le matin , dans le lit, cuison brûlante aux environs de la croûte (de l'ulcère), (avec toux sèche) (au bout de vingt heures).

Le matin, auprès de l'ulcère à la jambe ou dedans , ardeur semblable à celle que produirait un charbon allumé, pendant deux minutes.

915. Au dessous de l'ulcère à la jambe, prurit chatouilleux.

Autour de l'ulcère se manifeste un prurit énorme, comme s'il voulait se cicatriser.

Il se manifeste dans l'ulcère des élancemens qui ébranlent

(1) Comp. 198.

le corps entier, tandis qu'on n'éprouve autour que des douleurs légèrement lancinantes, qui dégénèrent ensuite en ardeur.

Elancemens, le soir, dans les plaies récentes.

Il survient des élancemens de bas en haut dans l'ulcère d'une jambe, et de l'ardeur dans celui de l'autre (au bout de vingt-quatre heures).

920. Peu avant le pansement, cuisson dans l'ulcère à la jambe, le matin et le soir.

La rougeur autour de l'ulcère devient dure et luisante.

Un point, jadis brûlé, mais maintenant guéri, est douloureux quand on y touche.

La douleur augmente dans l'ulcère quand on est sur le point de manger.

Battement gênant des artères par tout le corps, qui se fait surtout sentir à la main (1).

925. Douleurs tractives dans les membres et par tout le corps, avec tremblement anxieux.

Anxiété tremblotante, qui augmente pendant le repos, en se tenant assis et couché, mais diminue pendant le mouvement.

Sensation de tremblement anxieux dans les membres.

Sensation extrêmement désagréable par tout le corps, qui plonge dans le désespoir, fait qu'on ne sait où se mettre, et empêche de dormir, ni de trouver aucune espèce de repos.

Sensation dans tout le corps, pendant la nuit, comme s'il avait veillé long-temps, avec étourdissemens; comme après s'être enivré la veille (au bout de douze heures).

930. Le matin, dans le lit, douleur simple des membres, mais surtout des articulations, qui l'oblige à étendre les membres, avec chaleur par tout le corps, sans soif (au bout de douze, de trente-six heures).

En se tenant assis, dans la journée, grande propension à étendre les jambes (au bout de vingt-quatre heures).

Le matin, après s'être levé, malaise par tout le corps (au bout de vingt-deux heures), qui se dissipe par le mouvement.

Pendant le mouvement, tremblement des mains et des pieds (2) (au bout de vingt-huit heures).

(1) Comp. 47-49, 51, 375.
(2) 933, 934, comp. avec 799, 823-825, 888,889,927, 1101.

Faiblesse tremblotante.

935. Propension à s'étendre. (*Rueckert.*)

Faiblesse et relâchement des membres, sans se sentir fatigué, le matin, à la sortie du lit (au bout de vingt-quatre heures).

Lassitude dans les jambes, non en marchant, mais seulement en se levant après avoir été assis.

Immobilité et sorte de raideur du corps.

Pesanteur de tout le corps (1) (au bout de huit heures).

940. Il est paresseux, et veut toujours rester assis ou couché.

Les membres sont comme roués de coups.

Pesanteur douloureuse des membres.

Lassitude énorme après une marche peu prolongée (2), pendant plusieurs jours.

Langueur par tout le corps ; il est obligé de se coucher (au bout de trois jours).

945. Sensation douloureuse de paralysie autour des ligamens articulaires (3).

Le matin, plus il reste couché, plus il devient languissant et plus il veut rester au lit, où il finit même par s'assoupir.

Il dort sur le dos, les mains croisées sur le ventre, et les jambes ployées (4).

Ronflement par le nez, en inspirant, pendant le sommeil, sur une chaise, le soir.

Il dort sur le dos, les bras sur la tête.

950. Envie de dormir continuelle, avec rêvasseries.

Le soir, il ne peut vaincre le sommeil, sans cependant être las (au bout de quatre jours).

Il est si las qu'à peine peut-il marcher quelques minutes, après quoi il est obligé de dormir des heures entières, et ainsi de suite toute la journée.

(1) La lassitude et la faiblesse d'une partie quelconque, causées par la pulsatille, se manifestent la plupart du temps sous la forme de pesanteur.

(2) Comp. 896.

(3) Ce symptôme aussi apparaît surtout le soir, quand il fait sombre, avec une sensation douloureuse dans les articulations de tous les membres, comme au début d'un paroxysme de fièvre intermittente, et avec grande sensibilité au froid.

(4) Comp. 898.

Sommeil à une époque inaccoutumée, soit tard le matin, soit de bonne heure le soir.

Sommeil insurmontable, l'après-midi.

955. (Envie de dormir, pendant le dîner.)

Sommeil trop prolongé, avec les paupières fermées, qui n'est d'abord qu'un assoupissement plein de rêvasseries.

Assoupissement plein de rêvasseries incohérentes; il prononce des paroles non moins incohérentes en dormant.

Sommeil très-léger, après lequel il lui semble n'avoir pas dormi du tout.

Sommeil comateux, inquiet; il ne fait que se retourner.

960. *Agitation pendant le sommeil.*

Sommeil agité pendant la nuit; une sensation insupportable de chaleur l'oblige à se découvrir, avec chaleur dans la paume des mains, sans sueur.

(Les trois premières nuits), il ne peut dormir qu'étant assis, ou la tête penchée, soit de côté, soit en avant, et il ne s'endort pas avant minuit.

Il ne peut pas s'endormir, le soir. (*Stapf.*)

Insomnie, avec agitation des plus grandes. (*Id.*)

965. Il ne peut pas s'endormir avant deux heures du matin. (*Hornburg.*)

Sommeil très-agité, avec remuement continuel dans le lit, comme par l'effet d'une grande chaleur. (*Id.*)

La nuit, dans le lit, chaleur sèche, insupportable. (*Id.*)

Douleur brûlante, insupportable, la nuit, dans le lit, avec agitation. (*Id.*)

Prurit insupportable, le soir, dans le lit. (*Stapf.*)

970. Elle saute souvent à bas du lit, parce qu'elle se trouve mieux dehors. (*Id.*)

Le soir, il ne peut s'endormir, à cause d'une sensation anxieuse de chaleur (au bout de quatre heures).

La sensation de chaleur le réveille.

Insomnie, comme par ébullition du sang.

La nuit, anxiété, comme par trop de chaleur.

975. Sensation de chaleur, la nuit, sans soif (au bout de trente-six heures).

Le soir (avant minuit), il s'éveille aisément.

Le soir, dans le lit, il est long-temps sans dormir, et

ordinairement il s'éveille de très-bonne heure, sans pouvoir se rendormir.

Après s'être couché, le soir, il dort une heure et demie sans rêver, puis se réveille, et demeure éveillé jusqu'au matin, en se retournant sans cesse.

Il s'éveille très-souvent la nuit, mais éprouve une grande envie de dormir dans la journée.

980. Elle s'éveille avant minuit, rêve beaucoup, et ne dort tranquillement qu'à partir de deux heures; avant midi, elle est si lasse, qu'elle dormirait volontiers toute la matinée.

Insomnie; la nuit, il s'éveille complétement toutes les trois heures.

Insomnie, avec surabondance d'idées.

Avant minuit, idée fixe, qui empêche de dormir.

Le soir, avant de se coucher, anxiété, avec surabondance d'idées et afflux du sang vers la tête, qui l'oblige à se lever (au bout de cinq heures).

985. Avant minuit, rêves très-vifs, qui tendent continuellement et fatiguent la pensée, et roulent presque toujours sur le même objet, jusqu'au réveil (au bout de quarante-huit heures).

Rêves vifs, d'événemens dont il avait parlé ou qui s'étaient passés la veille.

Elle s'asseoit sur son séant en dormant, regarde les assistans d'un œil hagard, et s'écrie : Chassez cet homme de là.

Rêves effrayans ; il est obligé de se mettre sur son séant (au bout de cinq heures).

Des rêves effrayans, par exemple de chutes, le réveillent souvent.

990. Rêves effrayans; sursauts, comme de frayeur.

Sommeil plein de rêves, qui le réveillent en sursaut.

Frayeur et sursauts pendant le sommeil.

La nuit, rêves pleins de frayeur et de dégoût.

Assoupissement, avec vulsions dans les bras et frayeur.

995. En s'éveillant, il lui semble que le bruit de la parole est trop fort et blesse ses oreilles (au bout de deux heures).

La nuit, réveil en sursaut, sans qu'il sache où il est, sans qu'il soit en parfaite connaissance (au bout de cinq, de douze heures).

Rêves confus pendant la nuit.

Il rêve de querelles (au bout de vingt-quatre heures).

Cris et sursauts pendant le sommeil : il a peur d'un chien noir, d'un chat, d'abeilles, etc.

1000. Anxiété, la nuit, en s'éveillant, comme s'il avait commis un crime.

Il rêve de choses terribles et de malheurs, il soupire et sanglotte en dormant, et lorsqu'il se réveille, son rêve lui occupe encore si vivement l'esprit, qu'il est obligé de faire une inspiration profonde, et comme de soupirer.

Loquacité pendant le sommeil (aussi au bout de quarante heures).

Après minuit, étant à demi éveillé, il parle de chimères qu'il prétend lui être passées devant les yeux.

Après minuit, sueur générale douce, au milieu d'un assoupissement comateux, avec rêvasseries vives (1).

1005. Rêves lascifs, le soir et le matin, presque sans excitation dans les parties génitales.

Pendant le sommeil, convulsions de la bouche chez l'enfant, qui ouvre les yeux, les tourne, puis les referme, et éprouve des vulsions dans les doigts.

Vulsion dans un membre ou dans l'autre, quand il est au moment de s'endormir.

Vulsions isolées des membres ou de tout le corps, pendant le sommeil.

Ebranlement spasmodique et vulsion de la tête et de tout le corps (pendant la méridienne), deux fois de suite (au bout de quatre-vingt-six heures).

1010. *Bâillemens.*

Froid pendant les douleurs du soir (2).

Après le froid au corps, l'après-midi, appesantissement et chaleur dans la tête.

Froid, pâleur et sueur par tout le corps, pendant deux heures (au bout de deux heures). (*F. Hahnemann.*)

Frissonnement, comme en passant d'une chambre chaude au froid. (*Hornburg.*)

1015. Frisson, presque sans froid, qui fait hérisser les cheveux, avec anxiété et oppression (3). (*Id.*)

(1 Comp. 1091.

(2) Comp. 816, 842.

(3) Effet alternant avec 1053.

L'après-midi, léger frissonnement. (*Stapf.*)

Frisson.

Frisson répété.

Frisson, comme si la sueur allait s'établir.

1020. Frisson et sensibilité interne au froid; il lui semble toujours qu'il va geler, même dans une chambre chaude, le matin et le soir.

Froid aux mains et aux pieds, qui sont comme morts.

Froid, le matin, en se levant du lit.

L'après-midi, chaud au haut du corps, et froid interne, sans froid extérieur, au bas du tronc.

Le soir, froid par tout le corps, sans frisson.

1025. Vers le soir, froid, seulement aux cuisses, qui étaient froides aussi, pendant que les jambes et les pieds restaient chauds.

Froid, toute la soirée, avant de se mettre au lit, même en marchant.

Froid, vers le soir, sans cause.

Froid, le soir, sans chair de poule.

Frisson qui descend le long du dos, toute la journée, sans soif.

1030. Frisson dans le dos, jusque dans les hypochondres et la plupart du temps à la partie antérieure des bras et des cuisses, avec froid aux membres, et sensations comme s'ils allaient s'engourdir, l'après-midi, vers quatre heures (au bout de dix heures).

Horripilations sur les bras, avec chaleur aux joues; l'air de la chambre lui semblait trop chaud.

A midi, en sortant de table, frissonnement qui cesse promptement (au bout de six heures).

Froid, après le dîner, sur la région épigastrique et les bras (au bout de cinq heures).

Froid, le soir, avant de se coucher; après s'être mis au lit, petite chaleur.

1035. *Sensation de froid, avec tremblement, qui revient au bout de quelques minutes, avec peu de chaleur ensuite, sans sueur.*

Le soir, froid dans la chambre.

Vers le soir, il éprouve, dans la chambre, du froid entremêlé d'un sentiment de chaleur.

Toute la journée, frissonnemens, et trois fois bouffées de chaleur au visage.

Frissonnement, entremêlé de chaleur (au bout d'une demi-heure); puis chaleur plus forte au visage et au reste du corps (1).

1040. Froid fébrile, sans soif; soif pendant la chaleur.

Soif d'eau pendant la chaleur.

Le soir, soif d'eau.

Soif de bière, qui cependant a pour lui un goût désagréable (au bout de dix heures).

Après la disparition de la chaleur fébrile, soif très-vive, surtout de bière, avec langue blanche.

1045. Soif, surtout le matin, et principalement de bière (au bout de quelques heures).

Soif de boissons spiritueuses.

Il demande à boire quelque chose qui le fortifie et le reconforte.

Le soir, après s'être couché, chaleur dès qu'il est au lit, sans soif, ni sueur; la sueur ne survient que le matin, entre deux et cinq heures, avec soif; chaque fois qu'il buvait, la sueur augmentait.

Le soir, il est pris de froid; ensuite, pendant quelques heures, chaleur plus externe qu'interne, avec lassitude et langueur; pendant la nuit, il n'y eut que chaleur interne, jusque vers cinq heures du matin, tout-à-fait sèche et sans sueur; ensuite, vide dans la tête, et pendant quelques-heures crachement de sang venant de la poitrine; les crachats prirent ensuite une teinte rouillée.

1050. Fièvre : frisson répété, l'après-midi; le soir, chaleur brûlante générale, avec soif violente, sursauts qui empêchent de s'endormir, douleurs comme pour accoucher, endolorissement de tout le corps, qui empêche de se retourner dans le lit, et diarrhée aqueuse.

(1) La fièvre intermittente que la pulsatille peut exciter n'est accompagnée de soif que pendant la chaleur (et non pendant le froid), plus rarement après la chaleur seulement, ou avant le froid. La soif manque quand le sujet ne fait qu'éprouver un sentiment de chaleur, sans chaleur appréciable à l'extérieur. Un état alternatif est celui qui consiste en un sentiment de chaleur mêlé d'un sentiment de froid. Il y a encore quelques effets alternans un peu différens, mais qui sont plus rares, et qui par conséquent sont moins ou plus rarement utiles dans le traitement des maladies.

III.   24

Il a chaud et cependant veut rester couvert ; il humecte ses lèvres, et ne boit pas ; il gémit et se plaint.

Fièvre : le soir, très-grand froid, avec froid à l'extérieur, sans frisson, ni soif ; le matin, sensation de chaleur, comme si la sueur allait éclater (sans qu'elle eût lieu cependant), sans soif et sans chaleur externe, quoique les mains soient chaudes, qu'il n'aime pas à rester couvert, et qu'il se découvre (1) (au bout de vingt-six heures).

Fièvre : froid violent ; puis sensation mixte de chaleur interne et de frisson ; ensuite, chaleur brûlante générale, avec pouls très-accéléré, et respiration très-rapide, comme agonisante.

Fièvre : après un frisson secouant, chaleur générale et sueur, avec douleurs tractives, vulsives dans les os longs des membres.

1055. Fièvre : tous les après-midi, vers une heure, froid, avec chaleur aux oreilles et aux mains.

Fièvre, : l'après-midi (vers deux heures), soif ; ensuite (vers quatre heures), froid sans soif, avec froid au visage et aux mains, anxiété et oppression de poitrine ; puis nécessité de se coucher, et douleur tractive dans le dos, qui remonte jusque dans l'occiput, et de là dans la tempe et le vertex ; au bout de trois heures, chaleur du corps (sans soif) ; la peau est brûlante, sueur perlée, en grosses gouttes, au visage seulement ; envie de dormir, sans sommeil et pleine d'agitation ; le lendemain matin, sueur par tout le corps (au bout de soixante-dix heures).

Chaleur interne, avec soif (qui n'est cependant pas irrésistible), l'après-midi.

Chaleur, la nuit, et, quand il se retourne dans le lit, froid (frisson).

L'après-midi (à six heures), chaleur brûlante sur la poitrine et entre les omoplates ; en même temps, froid aux cuisses et aux jambes, sans soif.

1060. Chaleur et ensuite horripilations.

D'abord chaleur, et ensuite froid intense.

Chaleur sèche par tout le corps, la nuit et le matin.

Sensation de chaleur, semblable à celle qu'on éprouve

____

(1) Comp. l'effet alternant 1016.

dans une chambre trop chaude (au bout de trois heures).
(*Hornburg.*)

Il lui semble que tous ses habits soient trop étroits. (*Stapf.*)

1065. Le soir (à sept heures), violente chaleur par tout
le corps (avec tendance à se couvrir et grande soif de bière).
(*Id.*)

D'abord horripilations, puis chaleur et sensation de chaleur à la tête et aux mains, avec pouls lent et plein (au bout
de douze heures). (*Rueckert.*)

Rougeur et chaleur brûlante au visage (sur-le-champ),
ensuite pâleur de la face. (*F. Hahnemann.*)

(Soif à minuit, sans avoir trop chaud.)

Le soir, chaleur sèche au corps, avec gonflement des veines
et ardeur des mains , qui recherchent le frais.

1070. Chaleur à une main, et froid à l'autre.

Froid et rougeur à une main et à un pied, chaleur à ceux
de l'autre côté, le soir et la nuit (1).

Chaleur aux mains et aux pieds (au bout de quatre
heures).

Le soir surtout, chaleur subite et rougeur des joues, avec
sueur chaude au front ; pendant et après la chaleur au visage,
frisson dans le dos et sur les bras, sans chair de poule, et douleur térébrante de dedans en dehors, à la tête, avec des
élancemens sourds ; de temps en temps, des accès d'anxiété.

Rougeur de la joue droite, avec vive ardeur dedans, surtout au grand air ; en même temps, chaleur de la main droite,
avec frisson par tout le corps, obnubilation de tête, comme
dans l'ivresse, et mauvaise humeur qui s'offense de la moindre bagatelle (au bout d'un quart d'heure).

1075. Chaleur subite , avec beaucoup de sueur au visage,
tremblement des membres et obscurcissement de la vue ,
comme dans la syncope (2).

Accès de chaleur passagère (au bout de douze heures).

Le soir, chaleur par tout le visage.

---

(1) Cette rougeur, même des parties froides (comp. 1107 et 834) indique la
faculté qu'a la pulsatille de provoquer, même sans chaleur, le gonflement des
veines, de même que d'autres faits non rapportés ici témoignent aussi qu'elle
possède celle de faire naître des varices (comp. 762 et 1084).

(2) Comp. 92-94, 98, 99, 101, 102.

Rougeur subite du visage, avec frisson aux jambes et tremblement anxieux.

Chaleur , l'après-midi , par tout le corps , pendant une
heure.

1080. Chaleur par tout le corps, à l'exception des mains, qui
sont fraîches, avec céphalalgie pressive au-dessus des yeux ,
et gémissemens anxieux.

Chaleur anxieuse par tout le corps ; cependant les mains
surtout sont chaudes et brûlantes , avec céphalalgie tiraillante à l'occiput.

Il lui semble être frappé par un vent très-chaud , qui lui
cause mal à la tête.

*La chaleur extérieure lui est insupportable ; les veines
sont gonflées* (1).

Le matin , dans le lit, chaleur et sensation comme si la
sueur allait se rétablir.

1085. Tendance à suer dans la journée (au bout de quatorze , de trente heures).

Le matin, tendance à suer.

Légère sueur le matin. (*Stapf.*)

Forte sueur fétide , la nuit. (*Stœrck.*)

Sueur, pendant quarorze nuits de suite. (*F. Hahnemann.*)

1090. Sueur toute la nuit, avec assoupissement comateux,
rêvasseries et soif de bière (2).

Sueur, le matin, en dormant, qui cesse après le réveil.

Sueur générale douce.

(Pendant la sueur , crampe (?) dans les mains et les muscles du bras.)

Sueur abondante le matin (au bout de quarante-huit
heures).

1095. Sueur au côté droit du visage.

Sueur seulement au côté droit du corps.

Sueur au côté gauche du corps seulement (au bout de
quarante heures).

Anxiété , comme s'il était dans un air chaud (3).

*Chaleur anxieuse , comme si on l'arrosait avec de l'eau
chaude , avec froid au front.*

(1) 1083, comp. avec 1099, 1102, 1103, 1063.
(2) Comp. 80, 997, 1904.
(3) Comp. 1063.

1100. Tremblement par tout le corps, avec sueur froide (au bout de trois heures).

Battemens de cœur, et grande anxiété, de sorte qu'il est obligé de se déshabiller.

Elle a trop chaud dans ses habits, et quand elle les quitte, elle a froid (1) (au bout de deux heures).

Battemens de cœur qui durent presque une minute, sans anxiété.

Battemens de cœur après le dîner (au bout de cinq heures.)

1105. Battemens de cœur en parlant.

Anxiété l'après-midi, avec tremblement des mains, qui sont tachées de rouge, mais ne sont pas chaudes.

L'enfant soupire et gémit, quand il veut être porté ou aller à la selle.

Le soir (quatre jours de suite), crainte des revenans; pendant le jour aussi, anxiété avec tremblement et sensation de chaleur passagère par tout le corps, quoique les mains et la figure fussent pâles et froides.

Rêve inquiétant le matin, et, après le réveil, continuation de l'anxiété, frayeur et découragement, à cause d'un sujet imaginaire de crainte (le même qui était l'objet du rêve) (au bout de six heures).

1110. Anxiété; il ne sait où se mettre (au bout d'une heure).

Anxiété : il se croit perdu (au bout d'une heure).

Anxiété à la région du cœur, qui va jusqu'au suicide, avec sensation d'envie de vomir dans le creux de l'estomac.

Anxiété, comme s'il était menacé d'une apoplexie, le soir, après s'être couché, avec froid, bruit comme de musique dans les oreilles, et vulsion dans les doigts de la main droite (au bout d'une demi-heure).

Anxiété tremblante, comme si la mort approchait (au bout d'une heure).

1115. Soucis inquiets relativement à sa santé.

Inquiétude soucieuse au sujet de ses affaires domestiques, le matin.

Il ne peut songer sans chagrin à ses affaires, le matin (au bout de huit heures).

(1) Comp. 1064.

Agitation de l'esprit, comme après avoir manqué à ses devoirs (au bout de dix-huit-heures).

Irrésolution extrême.

1120. Aversion pour les affaires, irrésolution, respiration anhéleuse, il est comme hors de lui-même.

Il veut faire tantôt une chose, tantôt une autre, et s'y refuse dès qu'on l'y invite (1) (au bout de dix heures).

Même étant de bonne humeur , l'enfant demande tantôt une chose, tantôt une autre.

Envie, avidité, avarice ; il voudrait tout garder pour lui.

Morosité, aversion pour le travail (au bout d'une heure).

1125. Morosité qui se répand en pleurs , quand on l'interrompt dans ses occupations (l'après-midi , vers quatre heures) (au bout de trente-six heures).

Esprit chagrin (aussi au bout de plusieurs heures).

Très-mécontent, il pleure long-temps, le matin avant son réveil.

Toute la journée , mauvaise humeur et mécontentement (au bout de vingt-quatre heures).

Une nouvelle désagréable le plonge dans la tristesse et le désespoir (au bout de vingt heures).

1130. Morosité, grande sensibilité au froid.

Morose , il prend très-mal ce que disent les autres (au bout d'une demi-heure).

Morosité hypochondriaque; il prend tout en mauvaise part.

Morosité, propension à pleurer, angoisse. (*Stapf.*)

Il est très-taciturne. (*F. Hahnemann*).

1135. Son esprit prend une teinte de vague et de mélancolie (au bout de quatre heures). (*Rueckert.*)

Mauvaise humeur extrême et morosité. (*Stapf.*)

L'enfant se raidit de mauvaise humeur.

Le soir (vers le coucher du soleil) , morosité extraordinaire ; il ne veut pas répondre, et prend tout en mal.

Taciturnité : il n'aime point à répondre aux questions qu'on lui adresse.

1140. *Tout le dégoûte, tout lui déplaît* (2).

Elle a la tête aussi vide et aussi tranquille que si elle était seule au monde; elle voudrait ne causer avec personne,

(1) 1122, 1123, comp. avec 318, 319.
(2) 1141, 1143, 1153, effets alternans.

comme si ce qui l'entoure ne lui appartenait pas , et qu'elle-même n'eût de liens avec personne.

Il n'est pas indifférent pour les choses extérieures, mais il ne veut pas y attacher d'importance (au bout d'une heure).

Il a dans la tête des idées en grand nombre, mais sans fixité.

Précipitation.

1145. Défaut d'attention, précipitation ; il fait autre chose que ce qu'il voulait faire (au bout de deux heures).

Il ne peut s'exprimer clairement qu'avec de grands efforts.

En écrivant il omet des lettres entières.

Les travaux de tête le fatiguent beaucoup.

1150. Plus d'inaptitude au travail de tête le soir qu'à d'autres époques de la journée (1).

Après une promenade dans la chambre, mauvaise humeur et défaut d'appétit (au bout de quarante-huit heures).

Rien ne lui plaît, mais il ne se fâche non plus de rien.

Propension extrême à s'offenser, mauvaise humeur contre tout, contre soi-même.

---

52. QUINQUINA.

(*China.*)

Après l'opium, le quinquina est celui de tous les médicamens dont on a le plus souvent abusé, au grand détriment du genre humain. On le regardait non-seulement comme un moyen tout-à-fait incapable de nuire, mais encore comme un remède salutaire, et le plus efficace de tous, dans la presque universalité des maladies, là surtout où l'on apercevait de la faiblesse ; et souvent on le faisait prendre pendant des semaines et des mois entiers, à des doses très-fortes, répétées plusieurs fois par jour.

Evidemment on partait en cela d'un principe faux, et l'on confirmait ainsi la justesse du reproche que déjà tant de fois j'ai adressé aux médecins vulgaires, de chercher uniquement dans des opinions arrêtées d'avance, dans des hypothèses établies sur des illusions , dans des propositions

(1) Effet curatif.

déduites de la seule théorie, et dans des événemens dus à un
pur effet du hasard, ce que, dans une science expérimentale,
telle que la médecine doit être de sa nature, ils auraient dû
demander seulement à des expériences pures, à des observations faites avec soin.

J'ai proposé cette dernière voie pour éviter toutes les
conjectures, toutes les opinions traditionnelles qui n'ont
point passé au creuset de l'expérience; et, à l'égard du quinquina, comme des autres médicamens, j'ai reconnu, en
étudiant ses effets dynamiques sur l'homme bien portant, que,
quoiqu'il soit un remède assuré dans plusieurs cas de maladie, il n'en produit pas moins certainement, chez les
personnes jouissant de la santé, des symptômes morbides
dont très-souvent la violence est extrême et la durée fort
longue.

C'en est assez déjà pour réfuter l'opinion reçue jusqu'à ce
jour, qui nous peint le quinquina comme un moyen incapable de nuire, d'une douceur pour ainsi dire enfantine, et
n'agissant jamais que dans un but curatif (1).

Mais il n'est pas moins constant, d'après les symptômes
morbides provoqués par le quinquina chez des sujets bien
portans, que les insuccès nombreux de cette substance entre

---

(1) Mes premiers essais sur moi-même avec le quinquina, constatant qu'il a
la propriété d'exciter une fièvre intermittente, datent de l'année 1790. Ce sont
eux qui ont fait briller à mes yeux l'aurore d'une thérapeutique plus rationnelle, en m'apprenant que les médicamens ne peuvent guérir les malades qu'en
vertu de la propriété dont ils jouissent de rendre malade l'homme bien portant, et que les seules maladies curables par eux sont celles dont l'ensemble des
symptômes a la plus grande ressemblance possible avec la totalité des accidens
dont eux-mêmes peuvent provoquer l'apparition. Cette vérité est tellement in-
contestable, qu'elle n'a pu être ébranlée par les attaques violentes des médecins
élevés dans la routine et les préjugés de l'école, pas plus que l'immortelle dé-
couverte de Harvey ne l'avait été par les déclamations injurieuses de Riolan. Les
adversaires de la circulation ne combattaient pas avec de meilleures armes que
ceux de l'homœopathie. Comme ces derniers, ils évitaient de répéter les expériences, dans la crainte d'être réfutés par des faits. Comme eux, ils s'en tenaient
aux personnalités, et se retranchaient derrière l'ancienneté de leur doctrine,
s'écriant à haute voix : *Malo cum Galeno errare, quam cum Harveyo esse cir-
culator*. L'aveuglement des médecins d'alors n'était pas moins déplorable que
celui des praticiens d'aujourd'hui, dont l'esprit, ployé sous le joug de théories
arbitraires, rejette sans examen une doctrine qui se borne à interroger la nature
et à déterminer, d'après les réponses de celle-ci, quelle est la marche à suivre
pour arriver à une guérison douce, prompte et durable des maladies.

les mains des praticiens vulgaires ; et que les exaspé-
rations produites par son emploi répété et à hautes doses,
dans une foule de maladies qu'elle finit trop souvent par
rendre incurables, sont uniquement le résultat des maux
qu'elle-même entraîne à sa suite quand on la donne et surtout
qu'on la prodigue dans des cas où elle ne convient pas, maux
que les médecins n'ont point connus jusqu'à ce jour, qu'ils
n'ont pas voulu apprendre à connaître, et qu'ils ont toujours attribués gratuitement à une aggravation de la maladie
naturelle, survenue d'elle-même, et sans faute de leur
part.

Sans m'arrêter à discuter avec des hommes que les préjugés de l'école aveuglent, et à qui leur conscience se
chargera de faire les justes reproches qu'ils méritent, j'expo-
serai seulement ici ma propre conviction dans les remarques
suivantes.

1° Le quinquina est un des plus puissans médicamens
végétaux, lorsqu'on l'employe contre des maladies auxquelles il convient réellement, et que le sujet est attaqué
avec force par la maladie dont cette substance doit opérer la
destruction. Je trouve qu'une seule goutte de teinture assez
étendue pour ne contenir que la quadrillionième partie
$\left(\frac{1}{1000000000000000}\right)$ d'un grain de vertu de quinquina, est une
dose souvent même trop forte, mais constamment suffisante
pour opérer tout ce que l'écorce du Pérou peut produire en
pareil cas, et qu'il est fort rare qu'on soit forcé d'en faire
prendre une seconde au malade pour procurer la guérison.
Je n'ai été amené à des doses si exiguës, ni par des opinions
arrêtées d'avance, ni par des hasards heureux. C'est une
longue expérience, appuyée sur des observations rigoureuses,
qui m'a conduit par degrés à les abaisser ainsi ; car cette expérience et ces observations m'ont fait voir clairement que
les doses plus élevées, lors même qu'elles produisaient un
effet salutaire, exerçaient cependant une action bien plus
forte que celle qui était nécessaire pour arriver au but désiré.
C'est ainsi que je suis parvenu à les restreindre peu à peu ;
et comme, en les diminuant de plus en plus, je les voyais
toujours produire le même effet, je me suis trouvé dans la
nécessité de descendre graduellement jusqu'à celles qui, suffisantes pour procurer une pleine et entière guérison, n'agis-

sent pas avec une violence capable seulement de retarder cette dernière.

2° Une très-petite dose de quinquina n'agit que pendant un laps de temps fort court, et son action dure à peine deux jours. Mais les fortes doses qui sont en usage dans la pratique vulgaire, agissent souvent pendant des semaines entières, à moins que le vomissement ou la diarrhée n'en délivre l'organisme. On peut juger d'après cela si le commun des médecins a raison de prescrire, comme il le fait, des doses énormes de quinquina, réitérées même plusieurs fois par jour.

3° Si la loi homœopathique est vraie, et on n'en saurait contester la vérité, puisqu'elle a été puisée dans la nature elle-même, si les médicamens ne peuvent guérir d'une manière durable, facile, prompte, et sans laisser d'autres affections à leur suite que les maladies composées de symptômes analogues à ceux dont eux-mêmes déterminent la manifestation chez l'homme jouissant de la santé, nous trouvons, en étudiant les symptômes auxquels le quinquina donne naissance, qu'il ne convient réellement que dans un petit nombre de cas, mais aussi que là l'énormité de son action fait souvent qu'une seule dose très-faible suffit pour amener une guérison presque miraculeuse.

Je dis *guérison*, et j'entends par là un rétablissement qui n'est point troublé par des maux consécutifs. Les praticiens attacheraient-ils à ce mot un autre sens qui me soit inconnu? Prétendrait-on, par exemple, qu'une fièvre intermittente est guérie pour avoir été supprimée par le quinquina, qui n'y était point approprié? Je sais bien que toutes les maladies à type régulier, et presque toutes les fièvres intermittentes, même celles dans lesquelles le quinquina ne convient point, sont réduites au silence et dépouillées de leur type par la puissance infiniment supérieure de ce médicament, aux doses énormes et si souvent répétées qu'on a coutume d'en prescrire. Mais les pauvres malades sont-ils pour cela rendus réellement à la santé? Le médicament, qui n'était point en harmonie avec l'état morbide existant, ne s'est-il pas borné à transformer la maladie existante en une autre plus grave, quoiqu'elle ne revienne point par accès distincts et réguliers, en une maladie continue et pour ainsi dire plus muette? A la vérité, le malade ne peut plus se plaindre de ce que les paroxysmes du mal dont il est atteint reparaissent, comme par le passé, à des jours et à des heures fixes ; mais voyez son teint blême, sa face bouffie, ses yeux éteints ! Voyez combien il a de peine à respirer, comme son ventre est dur et tuméfié, comme ses hypochondres sont gonflés, combien tous les alimens qu'il prend lui pèsent sur l'estomac, combien son appétit est vicié et son goût altéré, combien ses selles sont mal liées et contraires à ce qu'elles devraient être, combien son sommeil est agité, troublé par des songes, et peu réparateur ! Voyez comme il est languissant, morose, abattu, combien sa sensibilité est désagréablement exaltée, combien ses facultés intellectuelles sont affaiblies, combien plus enfin il souffre que quand il était en proie à sa fièvre intermittente ! Enfin voyez combien durent parfois ces maladies engendrées par le quinquina, en échange desquelles la mort serait si souvent un bienfait !

Est-ce là la santé ? Ce n'est point une fièvre intermittente, j'en conviens; mais je dis, et personne ne me démentira, que ce n'est pas réellement la santé; c'est une maladie différente de la fièvre intermittente, mais plus grave, une maladie suscitée par le quinquina, qui a dû être plus forte que la fièvre intermittente, sans quoi il lui aurait été impossible de l'abattre et de la suspendre.

L'organisme parvient-il quelquefois à se débarrasser, après plusieurs semaines, de cette maladie provoquée par l'usage du quinquina, la fièvre intermittente, que celle-ci avait seulement suspendue, reparaît sous une forme un peu plus grave, prce que l'organisme a beaucoup souffert du faux traitement qu'on lui a fait subir.

Si l'on continue encore long-temps à donner du quinquina, pour prévenir le retour des accès, suivant le langage reçu, alors s'établit une maladie quinique chronique.

Voilà ce que sont la plupart des prétendues cures opérées à l'aide du quinquina, parce que nos praticiens ne savent pas dans quels cas cette substance médicinale convient réellement. Ce sont des suppressions ou des suspensions du mal primitif par l'excitation d'une maladie quinique plus forte, dans laquelle on a coutume de voir un effet de l'opiniâtreté de la maladie primitive, du développement de ses symptô-

mes, et d'une malignité inhérente à son caractère, parce
qu'on ignore quelle en est la vraie source, et qu'on ne la con-
sidère pas comme une maladie factice, ce qu'elle est pourtant en réalité.

L'étude des symptômes que le quinquina fait naître chez
les sujets bien portans pourra seule ouvrir les yeux aux médecins qui n'en sont point venus au point d'étouffer la voix
de leur conscience, et dont l'amour du prochain fait encore
palpiter le cœur.

Mais ce qu'il y a de moins excusable, c'est l'abus que font
du quinquina, dans tous les genres de faiblesse, les médecins
qui appartiennent à l'école dominante et croient agir seuls
d'une manière rationnelle.

Comme il n'y a pas de maladie qui n'entraîne de la faiblesse, ou que les médecins ne puissent corrompre, par leurs
méthodes allopathiques, jusqu'au point d'épuiser totalement
les forces, il n'y en a presque aucune non plus dans laquelle
on n'ait tenté de fortifier par le quinquina à hautes doses, et
sous toutes les formes, en infusion, en décoction, en extrait,
en électuaire, en poudre. On le prodigue pendant des semaines et des mois, pour le plus grand bien des malades. Je
voudrais n'avoir pas à signaler le résultat de cette méthode;
si les tableaux de mortalité pouvaient parler, il nous épou-
vanteraient par le récit des ravages que cause l'abus du quinquina. Nous ne frémirions pas moins si nous avions sous les
yeux la liste de tous ceux que les médecins ont ainsi con-
damnés, pour le reste de leurs jours, aux tourmens de
l'asthme, de la leucophlegmatie et de la jaunisse, à des affections spasmodiques, à des lésions organiques, à des maladies
du bas-ventre, à des fièvres qui les minent lentement et sourdement.

J'en appelle seulement au bon sens des praticiens. Comment peuvent-ils, sans se livrer à la plus impardonnable routine, prescrire le quinquina dans toutes les maladies qui,
soit par elles-mêmes, soit par l'effet du traitement qu'on leur
oppose, ont nécessairement la faiblesse pour compagne?
Comment peuvent-ils croire qu'il y a moyen de fortifier un
homme tant qu'on n'a pas détruit la maladie qui est la source
de sa faiblesse? Ont-ils jamais vu un homme guérir promptement, par des moyens bien choisis, sans que les forces lui

revinssent d'elles-mêmes, à mesure que la maladie disparaissait ? Mais si la faiblesse ne peut cesser que par l'éloignement de la maladie, si, par conséquent, il ne faut pas songer à la faire disparaître, avant d'avoir tari la source d'où elle découle, c'est-à-dire avant la guérison de la maladie qui la détermine, combien n'est-il pas absurde de vouloir fortifier, par l'usage du quinquina et du vin, un homme qui est encore sous l'influence de la maladie ! Les praticiens vulgaires ne peuvent pas guérir les maladies, et ils prétendent fortifier par le quinquina des malades qui ne sont point guéris! Comment une idée si absurde a-t-elle pu jamais entrer dans la tête de qui que ce fût ? Pour que le quinquina pût fortifier tous les malades, il faudrait que cette substance fût aussi le remède universel, c'est-à-dire le moyen de guérir tous les états morbides connus ! car, tant que la maladie sévit sur l'organisme entier, consume ses forces, et prive l'homme de tout sentiment de bien-être, c'est un acte de démence impliquant même contradiction que de chercher à ranimer les forces.

Or la triste expérience de la pratique vulgaire suffit déjà pour nous convaincre que le quinquina n'est point le remède universel des maladies; mais les symptômes provoqués par ce médicament démontrent également qu'il n'a le caractère de médicament, ou de moyen réellement curatif, que dans un petit nombre de cas morbides.

Il est bien vrai que les premières prises de quinquina relèvent pour quelques heures les forces de l'homme même le plus grièvement malade : il se redresse comme par enchantement dans son lit; il veut se lever et s'habiller ; sa voix est plus forte et son air plus résolu ; il se hasarde à marcher, et demande avec instance à manger. Mais quiconque a l'habitude d'observer ne voit dans tout cela qu'une surexcitation, une tension non naturelle. Quelques heures sont à peine écoulées, que déjà la maladie a repris une nouvelle force, et souvent que la mort s'approche à pas redoublés.

Les médecins ordinaires ne voyent-ils donc pas qu'un homme qui est malade ne saurait en même temps jouir de la santé, c'est-à-dire être fort et dispos ?

Non, la force suspecte qu'on procure pour quelques heures au malade entraîne toujours les résultats les plus sinistres, si ce n'est dans le cas où le quinquina sera en même temps le vrai remède de la maladie qui occasione la faiblesse. Alors on verra la faiblesse cesser de suite avec la maladie. Mais un pareil résultat est rare, parce qu'il y a peu de maladies que le quinquina puisse guérir d'une manière prompte, durable et absolue. Dans tous les autres cas, il nuit, et d'autant plus que sa puissance médicinale est plus grande. En effet, tous les médicamens qui ne peuvent point guérir, parce qu'ils ne conviennent pas au cas morbide présent, sont d'autant plus nuisibles qu'ils jouissent de vertus médicinales plus prononcées et qu'on les administre à des doses plus fortes. Cette règle ne souffre pas d'exceptions.

Les médecins auraient donc dû étudier l'action propre du quinquina, et rechercher les changemens qu'il peut déterminer de lui-même dans la manière de sentir et d'agir d'un homme bien portant, avant de chercher à guérir des maladies et la faiblesse qui les accompagne nécessairement, avec un agent médicinal doué d'une si puissante énergie. Ils auraient dû s'attacher à connaître les symptômes quiniques, avant de prétendre déterminer quelles sont les collections de symptômes morbides, c'est-à-dire les maladies individuelles dans lesquelles cette substance est le vrai remède salutaire ; car il n'y a que celles qui ressemblent à la totalité de ses propres symptômes qui puissent être guéries par lui. En ne suivant pas cette marche, on est toujours hors du droit chemin, et on nuit plus à ses malades qu'on ne leur est utile.

Mais quand on fait usage du quinquina après un examen consciencieux, et non en se laissant guider, comme c'est l'usage, par des vues théoriques, par des noms trompeurs de maladies, ou par des autorités sans compétence, lorsque, par conséquent, cette substance est le vrai remède, celui qui convient réellement au cas présent, alors elle devient un véritable fortifiant. Elle fortifie parce quelle guérit ; car il n'y a que l'organisme débarrassé de la maladie qui répare les forces ; on ne peut les lui infuser matériellement par la décoction ou le vin de quinquina.

A la vérité, il est des circonstances où la maladie elle-même tient à la faiblesse, et alors le quinquina fortifie réellement, puisqu'il guérit. Ce cas a lieu quand l'affection dé-

pend uniquement ou principalement de la faiblesse occa-
sionée par une grande déperdition d'humeurs, par une hémorrhagie abondante, une saignée trop copieuse, une perte
considérable de lait, de salive ou de sperme, une forte suppuration, des sueurs excessives ou des purgations répétées.
Alors presque tous les autres symptômes coïncident ordinairement avec ceux du quinquina. S'il n'existe pas, sur le second plan, d'autre maladie qui produise ou entretienne dy-
namiquement la déperdition d'humeurs, cette faiblesse, devenant ici maladie, cède également à une ou deux doses
aussi faibles (1) que celle dont il a été question plus haut,

(1) Je parle ici, comme partout, de la suffisance et de l'efficacité de doses
minimes. Les médecins vulgaires ne me comprennent pas, parce qu'ils ne connaissent point le traitement pur avec une seule substance médicinale simple,
en l'absence de toute irritation médicamenteuse étrangère. Lorsque, parfois, ils
se décident à n'employer qu'un seul médicament chez un homme atteint de maladie aiguë, ils ne peuvent jamais prendre sur eux de ne point prescrire une
multitude d'autres substances, qu'à la vérité ils comptent pour rien, en les ap-
pelant remèdes domestiques. Ils y joignent des fomentations sur la partie la plus
souffrante, avec les herbes dites aromatiques et résolutives (comme si ces
drogues n'exerçaient aucune influence sur le malade par leur action sur les nerfs
olfactifs, et n'agissaient point au travers de la peau en leur qualité de substances différentes), des frictions avec quelque pommade médicinale, un bain
de vapeurs aromatiques, un gargarisme, un vésicatoire, un sinapisme, des demi-
bains, des bains entiers ou des pédiluves, des lavemens de valériane ou de camomille (comme si ce n'étaient pas là des substances d'une autre nature et puissantes, qui agissent par la peau, la bouche ou le gros intestin), des infusions
de menthe, de camomille, de fleurs de sureau, de plantes dites béchiques, etc.
(comme si ce n'était rien qu'une eau dans laquelle on a fait bouillir une poignée
de ces herbes)! Quand on prodigue ainsi des médicamens accessoires, qui bien
que réputés par ignorance simple remèdes domestiques sans importance, ne
sont pas moins des médicamens parfois très-puissans, je conviens qu'une
forte dose même d'une autre substance médicinale donnée à l'intérieur ne peut
réellement pas produire ses effets propres, et que l'action de doses aussi faibles
que celles dont la médecine homœopathique fait usage serait étouffée sur-le-
champ. Mais, dans le langage des personnes sensées, n'employer qu'un seul
remède dans une maladie, c'est éviter avec soin que le sujet puisse éprouver
aucune autre influence médicinale. Or, pour remplir cette condition, il faut
savoir quelles sont les choses qui exercent une action médicinale sur le corps
humain. Tant qu'on ne possède pas de pareilles notions, l'ignorance mène à ne
tenir aucun compte des tisanes, des lavemens, des fomentations, des bains et de
tant d'autres moyens si inconsidérément employés à titre de remèdes populaires.
On apporte beaucoup moins de soins encore, sous ce rapport, dans le traitement
des maladies chroniques. Là, indépendamment des remèdes internes, externes
et populaires qu'on a coutume de dispenser avec profusion, on tolère ou même

pourvu qu'on ait soin en même temps d'imprimer une direction convenable au genre de vie, de prescrire un régime
nourrissant, de placer le malade dans un bon air, de lui
égayer l'esprit, etc. Ces petites doses sont aussi utiles que
d'autres plus considérables, surtout répétées, seraient nuisibles.

L'utilité non équivoque du quinquina dans la faiblesse
qui dépend d'une déperdition abondante d'humeurs, a mis,
pour ainsi dire instinctivement, les médecins sur la voie
d'une méthode curative qui est la plus usitée de toutes. Cette
méthode consiste à débiliter par des soustractions d'humeurs,
sous prétexte de rendre la matière peccante plus mobile et
plus facile à expulser du corps. On donne fréquemment des
laxatifs, on excite un flux abondant d'urine ou des sueurs

on conseille encore une foule de choses qui sont regardées de même avec indifférence, quoiqu'elles modifient puissamment l'organisme, et puissent d'après
cela troubler le traitement. Outre les médicamens internes et externes, on accorde du chocolat à la vanille, du café fort, du thé, des liqueurs aromatisées,
des épices de toutes espèces (comme si ces choses ne faisaient qu'aiguiser
l'appétit, sans agir à titre de médicamens), des herbes crues dans les
soupes et les sauces (parce qu'on les croit très-saines et nullement médicamen-
teuses), sans compter les vins divers qui sont un des points principaux de la
pratique vulgaire. On a recours encore à des poudres, teintures ou opiats den-
tifrices, réputés innocens parce que le malade ne les avale point, comme si les
médicamens n'agissaient pas aussi sûrement sur le tissu délicat et sensible du nez
que sur celui de l'estomac! On permet enfin une multitude de parfums et d'o-
deurs. Assurément, les doses homœopathiques, partout ailleurs suffisantes,
seraient noyées au milieu d'un pareil déluge d'influences médicinales. Mais cette
prodigalité est-elle nécessaire, est-elle même utile au bien-être de l'homme ou à
la guérison des malades? non, elle est mille et mille fois nuisible, et ce sont peut-
être les médecins eux-mêmes qui l'ont imaginée pour prolonger les maladies des
gens du grand monde. Mais, en admettant même qu'ils soient innocens à cet
égard, n'est-il pas pitoyable qu'ils ne s'aperçoivent pas des inconvéniens qui résultent d'un tel luxe de médicamens? Ce qu'il y a de certain c'est qu'en les évi-
tant, les petites doses d'un remède bien choisi peuvent et doivent avoir leur
plein effet. Quant aux doses extrêmement faibles, elles manquent d'autant moins
de le produire, qu'elles sont incapables de causer une révolution dans l'organisme, qui est en quelque sorte forcé de se laisser modifier passivement par
elles, tandis qu'une forte dose révolte la nature, qui très-souvent s'empresse de
le rejeter au dehors par le vomissement, les selles, les urines, les sueurs, etc.
D'ailleurs, les praticiens ordinaires voudront bien noter que les petites et très-
petites doses des médicamens choisis homœopathiquement ne peuvent produire
leurs effets prodigieux que dans un traitement pur, dirigé d'après les vrais principes, et qu'il est impossible de les appliquer aux traitemens consacrés par la
routine.

copieuses, à l'aide de boissons tièdes et de bains chauds, on ouvre le ventre, on applique des sangsues, on excite la salivation, on attire les humeurs, soi-disant mauvaises, au moyen de vésicatoires ou de cautères. Quand un pareil traitement, celui surtout qui se base sur l'emploi des purgatifs, a duré long - temps, non - seulement l'irritation du canal intestinal entretient une maladie du bas-ventre suspensive de la maladie naturelle, jusqu'à ce que le terme de cette dernière soit arrivé, si elle était aiguë, mais encore elle détermine une faiblesse morbide, due à la perte des humeurs, contre laquelle le quinquina est véritablement le remède efficace. Mais personne encore n'a entrevu par quels fâcheux détours s'effectuent les guérisons de ce genre. C'est ainsi, entr'autres, que les fièvres tierces printanières qui, par elles-mêmes, dureraient au plus quelques semaines, exigent, par la méthode dite rationnelle, des traitemens de plusieurs mois, à la fin desquels le malade ignorant se réjouit d'en être sorti avec la vie sauve, tandis qu'il n'aurait fallu que quelques jours pour effectuer la guérison réelle de sa maladie primitive.

De là le précepte, répété dans tous les traités soi-disant pratiques, de ne pas donner le quinquina contre les fièvres intermittentes avant d'avoir d'abord bien balayé les impuretés et les matières morbifiques par haut et par bas, ou, ce qui revient au même, avant que la maladie intestinale provoquée par l'art ait dépassé le terme naturel de la fièvre intermittente, de manière qu'il ne reste plus à combattre que la maladie de faiblesse, contre laquelle le quinquina peut naturellement être utile, après que le malade a éprouvé de longues souffrances.

Voilà ce qu'on appelait et ce qu'on appelle encore, dans beaucoup de maladies, agir d'une manière méthodique et rationnelle.

Celui-là serait tout aussi conséquent qui volerait la veuve ou l'orphelin pour fonder une caisse en faveur des pauvres.

Le quinquina ayant pour effet primitif de provoquer des selles abondantes, on le trouvera par cela même fort utile dans certains cas de diarrhée où les autres symptômes apercevables chez le malade ne seront point en opposition avec le reste des symptômes quiniques.

III. 25

En étudiant bien les cas de gangrène humide aux parties extérieures du corps, on apercevra aussi, dans le reste de l'habitude du malade, des symptômes morbides ressemblant beaucoup à ceux du quinquina : c'est ce qui explique pourquoi l'écorce du Pérou est si salutaire en pareille circonstance.

J'ai vu quelquefois des douleurs, dont le simple attouchement ou le moindre mouvement de la partie renouvelait les accès, qui s'élevaient peu à peu au plus haut degré d'intensité, et qui, d'après les expressions du malade, avaient beaucoup de ressemblance avec celles que peut engendrer le quinquina, céder pour toujours à une petite dose de teinture étendue, quoique les accès eussent déjà reparu très-souvent : le mal était détruit homœopathiquement, et la santé rétablie comme par enchantement. Nul autre remède au monde n'aurait produit un pareil effet, parce qu'il n'y en a aucun qui soit capable de faire naître ce symptôme.

On ne trouvera presque jamais le quinquina salutaire, à moins que le repos du malade ne soit troublé pendant la nuit, comme il l'est chez les personnes saines auxquelles on fait prendre cette substance.

Il est quelques suppurations des poumons, mais en bien petit nombre, surtout parmi celles qu'accompagnent des élancemens dans la poitrine que la pression du dehors provoque ou augmente, qu'on parvient à guérir avec le quinquina. Mais il faut pour cela que tous les autres symptômes ressemblent à ceux qui résultent de l'action du quinquina sur un sujet sain. Alors une ou deux des faibles doses dont j'ai parlé plus haut, séparées l'une de l'autre par un long intervalle, suffisent pour procurer la guérison.

Il y a aussi des jaunisses, en petit nombre, avec lesquelles les symptômes quiniques offrent de la ressemblance. Celles-ci cèdent comme par enchantement à une ou tout au plus à deux petites doses de la teinture, et la santé se trouve ensuite parfaitement rétablie.

Il faut qu'une fièvre intermittente ressemble beaucoup à celle que le quinquina peut susciter chez un sujet jouissant d'une bonne santé, pour que cette substance soit le véritable remède contre elle ; alors la maladie cède à une seule dose. Mais le mieux est de donner celle-ci immédiatement après la fin de l'accès, avant que la nature ait amoncelé dans le corps les préparatifs du paroxysme suivant. Quand les médecins ordinaires veulent *couper*, par le quinquina à grandes doses, une fièvre contre laquelle il ne convient pas de l'employer, c'est un peu avant l'accès qu'ils le prescrivent, époque à laquelle cette violence, si redoutable par les suites qu'elle entraîne, produit peut-être plus certainement qu'en tout autre temps l'effet auquel on s'attend de sa part.

Le quinquina ne guérit d'une manière durable une fièvre intermittente des marais dont les symptômes coïncident avec ceux de la maladie quinique, que quand le malade peut changer d'atmosphère pendant le traitement et jusqu'au retour complet de ses forces. S'il reste au milieu des effluves marécageuses, la cause de la maladie continue toujours à agir sur lui, et le remède ne produit ensuite plus rien, même quand on en réitère l'emploi, de même que les maux produits par l'abus du café cèdent rapidement à un moyen convenable pour les combattre, mais reparaissent de temps en temps, lorsqu'on ne discontinue pas l'usage de la boisson qui les provoque.

Mais comment concilier l'étrange manière dont on employait le quinquina avec l'idée de substituer d'autres drogues à cette substance, qui diffère tant de tous les médicamens connus par la manière dont elle modifie la santé de l'homme et par l'énergie avec laquelle elle agit sur lui? Comment a-t-on pu se flatter de trouver un succédané du quinquina, c'est-à-dire de rencontrer, parmi des substances qui diffèrent si prodigieusement de lui, un médicament possédant la même vertu médicinale? Chaque espèce, animale, végétale ou minérale, n'est-elle pas un être à part, qu'on ne peut confondre avec aucun autre, même en ne l'envisageant qu'à l'extérieur? Se trouvera-t-il jamais un homme à vue assez courte pour confondre un quinquina avec un saule, ou un frêne avec un marronier d'Inde, arbres dont le port se ressemble si peu? Mais si ces végétaux diffèrent déjà tant les uns des autres par leurs caractères extérieurs, c'est-à-dire sous un rapport à l'égard duquel, puisqu'il ne frappe qu'un seul de nos sens, la nature ne pouvait pas autant multiplier les nuances qu'elle l'a fait pour la totalité des sens d'un observateur exercé étudiant leur action dynamique sur l'homme bien portant, n'aura-t-on donc point égard à la diversité qui règne entre les symptômes produits par chacun d'eux, et ne regardera-t-on pas comme le meilleur moyen d'établir des distinctions entre eux, la seule chose précisément qu'il nous importe de connaître pour les appliquer utilement à la pratique? Ou bien voudra-t-on regarder tout ce qui a une saveur amère et astringente comme identique, eu égard à l'effet médicinal, comme une sorte de quinquina, et ériger le sens grossier du goût, qui peut à peine décider de la ressemblance des saveurs, en juge suprême du rôle que les diverses plantes sont appelées à jouer dans l'économie vivante?

J'accorde que les substances qu'on a proposé de substituer au quinquina, depuis le frêne élevé jusqu'à l'humble lichen, depuis l'arsenic jusqu'au sel ammoniac, ont toutes supprimé des fièvres intermittentes. Mais les observateurs assurent, en parlant soit de l'une, soit de l'autre, qu'elles ont souvent réussi dans des cas où le quinquina avait échoué, où même il avait nui. N'est-il pas clair d'après cela seul que les fièvres intermittentes contre lesquelles on les a trouvées utiles ne se ressemblaient pas? En effet, si elles eussent été homœopathiques au quinquina, le quinquina les aurait guéries, et elles n'auraient pu l'être autrement que par lui. Ou bien pousserait-on l'absurdité jusqu'à dire, ou que le quinquina a fait preuve de malice lorsqu'il n'a pas voulu produire de bons effets, ou bien que la substance par laquelle on l'a remplacé s'est montrée empressée d'une manière spéciale à remplir les ordres du médecin? On serait tenté de croire que cette supposition n'est pas dénuée de fondement.

Ce n'est pas seulement dans l'amertume, dans l'astringence, et dans ce qu'on appelle l'arôme du quinquina, mais dans tout ce qui le constitue quinquina, que réside la faculté indivisible et dynamique de modifier la santé de l'homme, à l'égard de laquelle il diffère de tous les autres médicamens connus.

Chacune des substances médicinales qu'on a vantées contre les fièvres intermittentes exerce sur l'homme, en vertu des lois de la nature, une action spéciale et propre à elle seule. L'auteur de toutes choses a voulu que chaque médicament différât des autres non pas seulement par ses qualités extérieures, son aspect, sa saveur et son odeur, mais encore et surtout par ses propriétés intimes et dynamiques, afin que cette diversité d'action nous permît de satisfaire à toutes les indications curatives dans les innombrables maladies auxquelles l'homme est sujet.

Si chaque fébrifuge, tandis qu'il devait échouer contre certaines fièvres intermittentes, en a réellement guéri quelques unes, comme je l'accorderai pour les cas où il a été donné seul, s'il n'a pas guéri par pure condescendance pour le médecin qui le prescrivait, mais bien par l'effet d'une vertu spéciale inhérente à sa nature même, le cas dans lequel il a été utile, et où un autre ne l'a point été, devait nécessairement être une fièvre intermittente appropriée uniquement à lui et différente de celle que l'autre fébrifuge guérissait. Donc toutes les fièvres intermittentes qui ne guérissent que par des médicamens différens sont également différentes les unes des autres.

De même, quand deux fièvres intermittentes annoncent leur diversité, non pas seulement par celle de leurs symptômes, mais encore par celle des médicamens auxquels seuls elles veulent céder, il suit de là que les médicamens diffèrent aussi l'un de l'autre par leur nature et leur mode d'action (1), qu'on ne peut par conséquent pas les considérer comme équivalens, et qu'ils ne sauraient se remplacer mutuellement.

La nature est bien plus variée dans les vertus dont elle a doté les médicamens, que ne le croyent les compilateurs des matières médicales vulgaires. Elle l'est infiniment plus dans les aberrations qu'elle imprime à l'état de l'organisme humain, que ne le pensent les pathologistes avec leurs quelques douzaines de formes de maladies, dont ils ne savent pas même faire une peinture exacte (2).

(1) Parce qu'autrement il guérirait aussi la fièvre intermittente qui cède à un autre, et devrait pouvoir la guérir, s'il lui ressemblait sous le point de vue de son action.

(2) Quel est le médecin, Hippocrate excepté, qui ait décrit la marche d'une maladie sans avoir employé aucun remède contre elle, depuis le commencement jusqu'à la fin ? Les descriptions de maladies contiennent-elles donc autre chose qu'un mélange des symptômes de l'affection elle-même avec ceux des remèdes

Il importerait peu qu'en mêlant comme ils le font souvent le quinquina avec le fer, les médecins produisissent un mélange d'un aspect et d'une saveur désagréables, qui ressemble à de l'encre; mais ce qu'on doit leur dire c'est que de là résulte une substance qui ne possède ni les vertus du quinquina, ni celles du fer.

Cette proposition découle du fait que le fer agit souvent comme antidote dans les cas où le quinquina a nui, de même que le quinquina fait fréquemment cesser les accidens que le fer détermine dans les circonstances où il n'était pas réellement indiqué.

Cependant le fer ne peut anéantir que quelques uns des symptômes nuisibles du quinquina, ceux qui ont de l'analogie avec les accidens que lui-même a la faculté de déterminer chez l'homme bien portant.

Après de longs traitemens dans lesquels on a donné des doses élevées de quinquina, il reste souvent beaucoup d'incommodités, contre lesquelles on a besoin d'employer d'autres médicamens. En effet ces maladies quiniques se rencontrent assez fréquemment portées à un tel degré d'exaspération qu'il devient difficile d'en débarrasser le sujet et de l'arracher à la mort. En pareil cas on donne l'ipécacuanha, plus souvent l'arnica, et parfois la belladonne, suivant la nature des symptômes. L'hellébore blanc convient ensuite lorsque le quinquina a produit du froid au corps, avec des sueurs froides, pourvu qu'il y ait d'ailleurs concordance entre les symptômes présens et les siens propres.

Symptômes du quinquina.

D'abord vertige et nausée vertigineuse, ensuite sensation générale de chaleur (1).

La tête est entreprise, comme dans le vertige causé par la danse ou dans le coryza (2).

Il est lent à reprendre ses sens, avec grande aver-

domestiques et des substances médicinales dont on s'est servi pour les combattre?

(1) Comparez 1 à 4.
(2) Comparez 12 et 8.

sion pour le mouvement, et propension à rester couché ou assis.

Marche lente des idées.

5. Il a l'air réfléchi (comme si ses idées s'arrêtaient) (au bout de trois heures).

Il ne peut mettre ses idées en ordre, il se trompe, en parlant et en écrivant, dans le placement respectif des mots; la parole des autres le trouble beaucoup (1) (au bout de deux heures).

Il fait des projets en foule.

La tête est entreprise et hébétée, et le corps paresseux, comme après avoir passé une nuit sans dormir (2) (au bout d'une heure).

Stupeur de la tête, avec pression au front (au bout d'un quart d'heure).

10. Le matin, en s'éveillant, céphalalgie sourde, stupéfiante.

Mal de tête, tantôt dans une partie du cerveau, et tantôt dans une autre.

Mal de tête aux tempes, comme dans l'enchifrenement (3).

Mal de tête au dessus des orbites, qui naît dans la matinée, augmente par la marche, et se dissipe en dînant (au bout de dix-huit heures).

Pesanteur de tête (à midi, du vertige monte dans la tête, sans douleur) (4).

15. Céphalalgie; sorte d'appesantissement et de chaleur dans la tête, surtout en tournant les yeux, avec douleurs vulsives dans les tempes.

Céphalalgie depuis l'après-midi jusqu'au soir; pression au milieu du front.

Céphalalgie pressive en marchant, d'abord au dessus du front, puis dans les tempes (5) (au bout de six heures).

Le cerveau est comme pressé par trop de sang (6).

Mal de tête, comme si le cerveau, comprimé de chaque

(1) 6, 7 et 713-716 sont des effets alternans avec 3, 4 et 5.
(2) 8, 9, 10, comp. avec 6-12 et 16.
(3) Comp. avec 2 et 8.
(4) 14, 15, comp. avec 13, 14, 15.
(5) Comp. avec 20-26 et 28.
(6) 18, 19, comp. avec 27, 29-35 et 53.

côté, allait sortir par le front; la douleur augmente beaucoup en allant au grand air.

20. Céphalalgie pressive, lancinante, dans le front et dans une des tempes (au bout de quatre heures).

Elancement entre le front et la tempe gauche; en touchant à celle-ci, il sentait l'artère battre avec force, et l'élancement cessait (1).

Mal de tête, d'abord comme spasmodique au vertex, puis comme contusif sur le côté de la tête, et que le moindre mouvement augmente.

Mal de tête en marchant au vent, composé de douleur contusive et de douleur d'écorchure.

Mal de tête vulsif dans la tempe, jusque dans la mâchoire supérieure (2).

25. Céphalalgie, comme si le cerveau était blessé, qui augmente au moindre mouvement de la tête entière ou de ses parties, mais surtout quand l'attention est tendue, en méditant et même en parlant.

Sueur dans les cheveux.

Forte sueur dans les cheveux, en marchant au grand air.

(Fourmillement dans la peau du front.)

Changemens fréquens de la couleur du visage.

30. Pâleur de la face (3).

Mauvais teint; teint blafard.

Visage tiré, pâle.

Face hippocratique (nez effilé, yeux creux et cernés), indifférence, insensibilité; il ne s'inquiète point de ce qui l'entoure, ni même des objets qu'autrefois il aimait (au bout d'une heure).

Rétrécissement des pupilles.

35. Pupilles mobiles, mais plus disposées à se rétrécir qu'à se dilater (au bout de vingt heures).

Des points noirs voltigent devant les yeux (4).

Cuisson dans un œil, puis dans l'autre, qui larmoye en même temps.

Douleur pressive, cuisante, dans les yeux, comme s'il y

(1) Comp. surtout avec 62, et aussi avec 57-61, 63.
(2) Comp. avec 49-50, et aussi en partie 46-48.
(3) 30-33, comp. avec 78.
(4) Comp. avec 112-114.

était entré du sel ; elle est obligée de les frotter sans cesse (1)
(au bout d'une demi-heure).

Chassie dans l'angle externe des yeux (après le sommeil).

40. Un furoncle sur la joue.

Rougeur des joues et des lobes des oreilles.

Tiraillement dans les lobes des oreilles (2).

Chaleur de l'oreille externe.

Ampoules pleines de sérosité derrière les oreilles.

45. Eruption à la conque de l'oreille.

(Douleur pressive dans l'oreille interne) (au bout de trois
heures).

Bruit semblable à des coups de bec ou à celui d'une montre
éloignée, dans l'oreille.

D'abord un sentiment de pulsation, puis un long tintement, dans l'oreille (3).

Tintement d'oreilles.

50. Bourdonnemens d'oreilles (4).

Ses oreilles se bouchent en dedans (5) (au bout d'une
heure).

Rougeur et chaleur, seulement au nez (au bout de douze
heures).

Douleur pressive dans la racine du nez (après la cessation
de la chaleur de la joue), qui se porte vers le côté (au bout
de cinq heures).

Douleur tiraillante sur le dos du nez.

55. (Il croit sentir une odeur de cadavre.)

(L'épiderme des lèvres se détache et se roule) (au bout
de cinq heures).

La lèvre inférieure se gerce dans le milieu (en éternuant).

(Lèvres gercées.)

La face interne de la lèvre inférieure douloureuse comme
si elle était écorchée (6).

60. Odontalgie tractive, qui survient souvent au grand
air et à un courant d'air.

(1) Par la vapeur; comp. avec 105.
(2) Comp. avec 121.
(3) 48, 49, comp. avec 115, 116, 118.
(4) Comp. avec 119.
(5) Comp. avec 120.
(6) Comp. avec 128, 129.

Mal de dents, enchifrenement et larmoyement.

Mal de dents; élancemens de dedans en dehors dans les dents de devant (1).

Odontalgie pulsative (2).

Odontalgie, avec branlement des dents (au bout de trois heures).

65. *Dents branlantes, douloureuses seulement en mâchant.*

La nuit (avant minuit), pression tiraillante dans le côté droit des deux mâchoires (3).

Les incisives du bas sont douloureuses, comme si elles avaient reçu un coup.

(Eruption miliaire rouge, sans prurit, à la partie antérieure du cou.)

Le mouvement de la nuque est douloureux (4).

70. Douleur dans la nuque, qui se porte vers le cou, en tournant la tête, comme s'il y avait des glandes gonflées au cou (quoiqu'il n'y en ait point); en touchant à la partie, douleur plus forte encore, comme contusive (après une promenade).

Douleurs lancinantes passagères dans une parotide, çà et là.

Douleur simple dans les glandes sous-maxillaires (sous l'angle de la mâchoire), surtout en y touchant et en remuant le cou.

Pression strangulante ou constrictive dans une des glandes sous-maxillaires droites, surtout en y touchant et en remuant le cou.

Sensation dans la fossette du cou, comme si elle devait faire mal en avalant (quoiqu'il n'y éprouve aucune douleur pendant la déglutition).

75. Déglutition douloureuse; enflure des glandes sous-maxillaires, qui sont surtout douloureuses en avalant.

Picotemens dans la gorge, au côté droit, seulement en avalant.

(1) Comp. avec 137 et 148.

(2) Comp. avec 149.

(3) Comp. avec 141, 145 et 146, et en partie aussi avec 138, 140, 142, 144, 147.

(4) Comp. avec 74, 424, 425.

La gorge est comme enflée en dedans; picotemens au côté gauche de la langue, seulement en avalant; simple douleur pressive sur ce point en parlant et respirant.

Un faible courant d'air produit des élancemens dans la gorge, en n'avalant pas.

Le soir, après s'être mis au lit, élancemens dans la gorge, non en avalant, mais en respirant.

80. Gonflement non douloureux du voile du palais et de la luette (1) (au bout de trois heures).

Gonflement douloureux à la partie postérieure et latérale de la langue.

Cuisson sur le milieu de la langue, comme s'il avait été écorché ou brûlé.

Une ampoule sous la langue, qui cause de la douleur en remuant celle-ci.

Petits élancemens au bout de la langue (2).

85. Sensation sur la langue, comme si elle était sèche et chargée de mucus (3) (au bout d'une heure).

(Langue jaunâtre, non chargée.)

La bouche est pâteuse, avec un goût fade.

Goût muqueux dans la bouche, qui fait que le beurre dégoûte.

Après avoir bu, goût fade, pâteux, dans la bouche.

90. Goût salé dans la bouche (4).

Sensation constrictive dans la bouche, comme après avoir respiré de fort vinaigre (5).

(Constriction strangulante dans le pharynx, sans gêne de la respiration.)

Fréquemment goût acidule dans la bouche, comme si des fruits lui avaient fait mal à l'estomac.

Le pain de seigle a un goût aigre (6) (au bout de trois heures).

95. Goût amer des alimens, surtout du pain de froment (7) (au bout de six heures).

(1) 80, 81, comp. avec 152, et aussi en partie avec 151.
(2) Comp. avec 158.
(3) Comp. 163-165.
(4) Comp. avec 180, et en partie aussi 179, 184.
(5) 91, 93, comp. avec 183, 185.
(6) 94, 99, comp. avec 182, et en partie aussi avec 181.
(7) 95, 96, 101, comp. avec 177, en partie aussi avec 174, 178, 180.

Quoiqu'il n'ait point de goût amer dans la bouche , tout ce qu'il mange lui semble amer ; après avoir avalé, il ne lui reste pas d'amertume dans la bouche.

Goût un peu amer continuel dans la bouche (1).

Le matin, goût amer dans la bouche.

Il trouve un goût aigrelet au café.

100. Répugnance pour le café , quoiqu'il trouve aux ali-mens le goût qu'ils doivent avoir.

La bière lui semble amère et lui porte à la tête.

Répugnance pour la bière.

Répugnance pour l'eau , et propension à boire de la bière.

Grand désir de boire du vin.

105. Il ne peut supporter la pipe (dont il a l'habitude); elle lui agace les nerfs (2).

Il lui semble toujours avoir assez bu, assez mangé, assez fumé, quoique les alimens , les boissons et le tabac n'aient pas de goût désagréable (3) (au bout de quelques heures).

Il ne désire point d'alimens, quoique son goût ne soit pas altéré.

Le souper lui paraît bon ; mais , rassasié de suite , il ne peut manger que très-peu.

Indifférence pour le boire et le manger; ce n'est qu'en mangeant qu'il acquiert un peu d'appétit et un peu de goût pour les alimens (au bout de six heures).

110. Le dîner n'a point un goût qui lui plaise (4).

Faim canine , avec goût pâteux dans la bouche.

Grand appétit; il désire manger, sans savoir quoi (5).

Il désire bien des choses, sans savoir au juste quoi.

Appétence souvent pour des choses inconnues.

115. Il a faim, mais rien ne le flatte.

Nulle envie de manger ou de boire (6).

Répugnance extrême et dégoût pour les alimens, qui ne sont pas désagréables, même lorsqu'ils ne sont pas là, et qu'il en entend seulement parler, avec aversion pour le travail,

(1) 97, 98, comp. avec 172-176.
(2) Comp. avec 190, en partie aussi 187, 189.
(3) 106, 108, comp. avec 195.
(4) Comp. avec 191, en partie aussi 189.
(5) 112, 113, 114, comp. avec 200.
(6) Comp. en partie avec 196, 197.

envie de dormir continuelle dans la journée, et teinte jaune des yeux (1) (au bout de huit heures).

Sensation comme d'une vapeur putride sortant de la bouche.

Vers le matin, odeur putride de la bouche, qui cesse aussitôt après avoir mangé.

120. Mucus dans la bouche, le matin, après le réveil et après un mouvement fatigant ; il croyait avoir mauvaise haleine.

Il lui remonte souvent des mucosités d'un goût désagréable.

Après avoir mangé, rapports amers (2) (au bout de deux heures).

Rapports ayant le goût de ce qu'il a mangé.

Eructations (3) (au bout de deux heures).

125. Sensation de grattement dans la gorge, surtout au bord du larynx, comme après le soda.

Mouvement suspirieux pour avoir un rapport, intermédiaire entre le soupir et l'éructation (au bout de trois quarts d'heure).

Une sorte de faim canine, avec nausées et envies de vomir (au bout de deux heures).

Envie de vomir et vomissement.

130. En mangeant et buvant, élancement dans le côté et dans le dos, et continuelles envies de vomir (au bout de cinq heures).

Pendant qu'il mange, douleur vulsive, tractive, dans le côté du bas-ventre (au bout de deux heures).

Après avoir mangé, plénitude, quoiqu'il eût bon appétit avant de se mettre à table (4).

Après avoir mangé, plénitude qui dure long-temps ; ce qu'il a pris lui remonte jusqu'à la gorge.

Après avoir mangé, gonflement du bas-ventre, comme par plénitude.

135. Selle après avoir mangé.

(1) Comp. avec 194.
(2) Comp. avec 181.
(3) Comp. avec 204, 205.
(4) 133, 134, comp. avec 211.

Envie de dormir après avoir mangé (1).

Après le dîner, forte envie de se coucher et de dormir.

Après avoir mangé, lassitude telle qu'il se serait volontiers couché pour dormir.

Après avoir mangé, cessation du dégoût, des bouffées de chaleur et du bouillonnement du sang.

140. Après de la pression dans l'estomac, une chaleur brûlante lui remonte jusqu'au milieu de la poitrine.

Chaque fois qu'il a mangé, forte pression dans l'estomac (2).

Pesanteur d'estomac, douleur corripiante à l'estomac (3).

Avec bon appétit, après avoir mangé (des légumes), d'abord pression à l'estomac, puis accumulation de vents, ensuite vomissement.

Après un repas frugal (souper), fait de bon appétit, sur-le-champ des coliques, c'est-à-dire gonflement du bas-ventre, avec douleurs vivement pressives, mêlées de pincemens, çà et là, dans les intestins (4).

145. Après un repas modéré, à midi et le soir, pression pinçante un peu au dessus de l'ombilic, dans l'épigastre, qui devient insupportable par le mouvement, et ne se calme que pendant un repos complet.

A midi, avant de manger, et peu de temps après, tranchées dans le ventre, comme par des vents qui ne peuvent sortir.

Après avoir mangé des cerises, fermentation dans le bas-ventre.

Les alimens pris au souper restent dans l'estomac sans être digérés (5).

Le lait est sujet à peser sur l'estomac.

150. Pour peu qu'il mange trop, même des choses innocentes, il est pris aussitôt de mal à l'estomac, avec goût fade dans la bouche, plénitude dans le bas-ventre, morosité et mal de tête.

Sensation de vacuité et d'affadissement dans l'estomac.

Sensation de froid dans l'estomac.

(1) 136, 137, 138, comp. avec 218, 219.
(2) 141, 143, comp. avec 225 ; 224 est un effet alternant.
(3) Comp. avec 221-224, et 226-230.
(4) Comp. avec 220.
(5) 148, 149, 150, en partie aussi 151, comp. avec 217 et 231.

Après chaque gorgée de boisson, sensation de froid dans l'épigastre, qui se renouvelle à chaque inspiration (au bout de quatre heures).

Chaque fois qu'il a bu, un élancement à la région du cœur (1).

155. *Après chaque gorgée de boisson, frisson ou froid, avec chair de poule* (au bout de six heures).

Après avoir bu, mal de ventre, comme à la suite d'une purgation.

Douleurs de ventre à la région de l'ombilic, accompagnées de frisson.

Gonflement douloureux du bas-ventre, et surtout de l'hypogastre (2).

Le matin, gonflement du ventre, sans flatuosités.

160. Colique venteuse (au bout de deux heures).

Colique venteuse, profondément dans l'hypogastre ; les intestins inférieurs sont comme serrés par un lien, et les vents s'efforcent en vain de sortir, au milieu de douleurs pressives et tensives ; ils occasionent de la tension et de l'anxiété jusque sous les fausses côtes.

Pression dans les deux côtés du bas-ventre, comme s'il allait survenir une selle, qui n'a point lieu.

Douleur spasmodique dans le bas-ventre, composée de pression et de constriction comme par un lien (au bout de vingt-quatre heures).

Pression et pesanteur dans le bas-ventre.

165. Pincement dans le bas-ventre, avec augmentation de la faim et langueur (au bout de trois heures).

Quand un vent veut sortir, il cause des pincemens douloureux dans le bas-ventre (3).

Douleurs de ventre pinçantes et lancinantes (4) (au bout d'une heure et demie).

Elancemens passagers , çà et là, dans l'estomac et le bas-ventre (5).

(1) Comp. avec 251.
(2) 158, 159, comp. avec 264-267, et 269-274.
(3) *Voyez* 170, 171 et 305.
(4) Comp. avec 242, 254.
(5) Comp. avec 247, 252, 253, 256, 257, 308-313.

(A un pressant besoin d'aller par le bas, ne succède qu'une émission de vents.)

170. Mal de ventre, avant la sortie d'un vent.

Avant la sortie d'un vent, des douleurs sécantes traversent le bas-ventre dans toutes les directions (1) (au bout d'une heure).

Accumulation et ensuite émission fréquente de vents (2) (au bout d'une demi-heure).

Emission de vents extrémement fétides (au bout de dix heures).

Douleur comme contusive dans les muscles abdominaux (au bout d'une heure).

175. Douleur d'écorchure dans l'anneau inguinal, et même sensation que si une hernie allait sortir par l'anneau mis à vif (au bout de quatre heures).

Mal de ventre avant d'aller à la selle (3).

Selle avec mal de ventre.

Diarrhée de matières indigérées ; une sorte de lienterie (4).

Trois selles molles, avec douleur brûlante, cuisante, à l'anus, et mal de ventre avant et après chacune.

180. Ventre très-relâché, comme dans la diarrhée.

Selle blanche et urine de couleur foncée (5) (au bout de quarante-huit heures).

En allant à la selle, sensation à l'anus, comme d'une matière âcre.

Ardeur et prurit ardent à l'orifice du rectum (sur-le-champ).

Diarrhée avec douleur ardente à l'anus.

185. Elancemens dans l'anus, pendant une selle mêlée de sang (6) (au bout de cinq heures).

Resserrement du ventre et accumulation des matières fécales dans les intestins, avec chaleur dans la tête et étourdissement (7).

(1) Comp. avec 196 et 314.
(2) Comp. avec 268.
(3) 176, 177, 179, comp. avec 316, 322.
(4) 178, 179, 180, comp. avec 325, 336, 330-332.
(5) Comp. avec 538, 539.
(6) 185, 188, 195, comp. avec 339.
(7) 186, 187, comp. avec 333, 335-337. Le resserrement du ventre, produit par le quinquina, est un effet consécutif ou une réaction de l'organisme ; car ce

Après une envie prolongée, la selle ne sort qu'avec de grands efforts, et ensuite l'anus est très-douloureux.

Elancemens pénétrans dans l'anus et le rectum, en n'allant point à la selle (au bout de cinq jours).

Après la selle, fourmillement dans le rectum, semblable à celui que produisent des ascarides.

190. Fourmillement dans le rectum, semblable à celui que causent les ascarides, dont il sort aussi beaucoup.

Douleur brûlante continuelle dans le rectum, après la méridienne (au bout de quatre jours).

Pression dans le rectum (au bout de deux, de six heures).

Tiraillemens et coups tiraillans dans le rectum, en se tenant couché, au lit (au bout de dix heures).

Douleur constrictive dans le rectum, surtout en se tenant assis (au bout de soixante-douze heures).

195. Douleur lancinante dans le périnée, sensible surtout en s'asseyant.

Pression et douleur sécante dans les intestins, pendant et après l'émission d'une urine blanchâtre, trouble (1).

Douleur spasmodiquement constrictive depuis le rectum, à travers l'urètre, jusqu'au gland et dans les testicules, le soir.

Fourmillement à l'anus.

Reptation fourmillante et prurit à l'anus et dans l'urètre, avec ardeur dans le gland.

200. Le soir, en urinant, cuisson ardente dans la partie antérieure de l'urètre (2).

Glocitation dans la région du bulbe de l'urètre (au bout de six heures).

Elancement dans l'urètre, en urinant.

Sensibilité douloureuse dans l'urètre, perceptible surtout pendant l'érection, et aussi en se tenant assis ou se levant.

Après de fréquentes et presque inutiles envies d'uriner, pression dans la vessie.

205. Les douze premières heures, sécrétion d'urine moins abondante; ensuite elle est plus copieuse.

médicament a une grande tendance à exciter la diarrhée pendant son action primitive.

(1) *Voyez* 171 et 314.
(2) Comp. avec 343, 344.

III. 26

L'urine coule en un filet grêle et lentement ; il est obligé
d'uriner souvent.

Très-fréquentes émissions d'urine (au bout de vingt-
quatre heures).

Fréquentes et si pressantes envies d'uriner, que l'urine
sort involontairement.

Urine trouble, blanchâtre, avec un sédiment blanc (1).

210. Urine rare, avec un sédiment briqueté ; en même
temps, enflure rénitente, dure et tachetée de rouge, aux
pieds (2).

Gonflement douloureux au toucher du cordon sperma-
-tique et des testicules, principalement de l'épididyme.

Douleur tractive dans les testicules.

Une sorte de douleur tiraillante dans le testicule gauche et
dans le côté gauche du prépuce, le soir, dans le lit.

Fourmillement pruriteux dans le prépuce, le soir, dans le
lit, qui oblige à se frotter (3).

215. Douleur vulsive entre le gland et le prépuce, en marchant.

Douleur pressive dans le gland, avant d'uriner.

Prurit au gland, qui oblige à se frotter, le soir, dans
le lit.

Au frein du prépuce, léger élancement qui devient plus
douloureux, c'est-à-dire tensif et lancinant, quand on touche
à la partie ; à l'extérieur, on n'apercevait rien.

Douleur brûlante à l'orifice de l'urètre, pendant et après
l'émission de l'urine (au bout de trois heures).

220. Ardeur continuelle à l'orifice de l'urètre.

Flaccidité du scrotum (au bout d'une heure).

Fréquentes érections (au bout de six heures.)

Pollutions nocturnes (4).

Exaltation de l'appétit vénérien.

225. Augmentation du flux menstruel existant, qui va
jusqu'à la métrorrhagie ; le sang sort en caillots noirs (5) (au
bout d'une heure).

(1) Comp. 342.
(2) Comp. 348.
(3) Comp. 350.
(4) Comp. 349.
(5) 225 paraît être le premier effet du quinquina ; et 351 la réaction de l'or-

Eternument (au bout d'un quart d'heure, de deux, de trois heures).

Eternument avec coryza (au bout d'une, de deux heures).

Il a quelque chose dans le larynx, de sorte que la voix et le chant sont plus graves et ne sont pas nets (1) (au bout de deux heures).

Sifflement dans la trachée-artère pendant la respiration (au bout de deux heures).

230. La nuit, il a la poitrine embarrassée ; sifflement, stertoration dans la trachée-artère, sans que le mucus visqueux l'oblige à tousser (au bout de cinq heures).

Une sorte d'accès de suffocation, comme si le larynx était plein de mucus, surtout vers le soir et (la nuit) en s'éveillant (2) (au bout de huit heures).

Inspiration difficile, douloureuse, et expiration rapide.

Propension à faire de profondes inspirations avant le dîner.

La nuit, vers deux et vers quatre heures, toux suffocante pendant un demi-quart d'heure (une sorte de coqueluche); en même temps elle crie, mais seulement après avoir déjà toussé une couple de fois (3).

235. Il s'éveille après minuit pour tousser ; à chaque minute, il ressent un vif élancement dans les deux côtés de la poitrine ; cependant il pouvait tousser étant couché.

Douleur dans la trachée-artère et le sternum, en toussant.

La toux cause une douleur pressive dans la poitrine et une sensation d'écorchure dans le larynx (4).

Forte pression dans le sternum, après avoir mangé, plus grave quand il se tenait assis, le corps penché en avant, et qu'il avait les bras élevés.

Violente toux, aussitôt après avoir mangé (au bout de quatre heures).

---

ganisme; car l'excitation de la circulation et des hémorrhagies par le nez (125-127), par la bouche (161) et par les poumons (242), sont des effets primitifs assez communs de ce médicament.

(1) 228, 229, 230, comp. avec 358-361.
(2) 231, 232, comp. avec 363-372.
(3) 234, 235, 236, comp. avec 405, 406.
(4) 237, 244, 245, 246, comp. avec 374-380.

240. Le soir, chatouillement qui excite une toux qu'il ne pouvait réprimer.

Toux excitée par le rire.

(Toux qui fait expectorer un mucus sanguinolent) (1).

(Fourmillement dans un des seins, comme si un insecte courait dedans.)

(Vive pression, mêlée de fourmillement, dans un côté de la poitrine.)

245. Pression sur toute la partie antérieure de la poitrine, la nuit, quand il était étendu sur le dos.

Douleur pressive dans le côté de la poitrine, qui oppresse la respiration.

Douleur tensive, surtout dans les muscles extérieurs de la poitrine (le matin).

Pression brûlante, de dehors en dedans, dans toute la poitrine.

Douleur ostéocope, comme contusive, dans les articulations des côtes, en inspirant.

250. Douleur semblable à celle d'une contusion ou d'un coup, dans le côté.

Quelques élancemens qui se dirigent du sternum vers le dos , peu de temps après avoir bu (2) (au bout de huit heures).

En inspirant, forts élancemens dans le creux de l'estomac (3) (au bout de trois heures).

En inspirant, forts élancemens sous les dernières côtes, qui coupent la respiration.

Sous la dernière côte droite, petit point qui cause une douleur lancinante, tant à la moindre pression qu'en marchant.

255. Elancement dans le côté, la nuit ; mais, dans la journée, il ne se fait sentir que pendant le mouvement, ou en touchant à la partie (au bout de treize jours).

Un furoncle aux muscles pectoraux.

(Battement dans le sternum, le soir et le matin.)

Battemens de cœur (4).

Douleur insupportable, comme de crampe, de contusion

(1) Comp. avec 408.
(2) Comp. avec 154.
(3) Comp. avec 246, 248.
(4) Comp. avec 409-411.

ou de luxation, dans le sternum, qui arrache un cri soudain, au moindre mouvement (1).

26o. Prurit fourmillant au coccyx, qui ne cesse que pour
très-peu de temps en se frottant (au bout d'une heure).

Au moindre mouvement, sueur à la nuque et dans le dos.

Douleur comme contusive dans le dos, au moindre mouvement (au bout de trois jours).

Douleur pulsative lancinante dans le dos (2).

Douleur comme de luxation dans l'omoplate (au bout de
vingt-quatre heures).

265. Faiblesse dans les bras, sensible quand il ferme le
poing (3).

Tension dans les bras et les mains (au bout de deux
heures).

Tiraillement qui passe à travers l'articulation du coude, et
se répète souvent.

Tiraillement et traction dans le bras, quand elle se tient
à la fenêtre.

Douleur ostéocope tractive depuis le coude jusque dans les
doigts, le soir (4) (au bout de vingt-quatre heures).

270. En remuant la main gauche, douleur tractive au
dessus du dos de cette main, qui est enflé.

Engourdissement de l'avant-bras en le tenant fléchi (par
exemple en écrivant), avec un léger élancement dans le bout
des doigts (5).

Les mains sont tantôt froides et tantôt chaudes.

L'une des mains est glacée, et l'autre chaude.

Les tubérosités du doigt médius sont enflées ; il ne peut pas
mouvoir ce doigt, tant il est raide et douloureux.

275. Traction de bas en haut dans le pouce, l'indicateur
et le doigt médius de la main gauche.

Douleur vulsive au petit doigt de la main gauche (6).

Les membres inférieurs s'engourdissent en restant assis (7).

(1) Comp. avec 421.
(2) Comp. avec 416, 417.
(3) Comp. en partie avec 429 et 433-435.
(4) Comp. avec 441-443.
(5) Comp. avec 277, 3o8.
(6) Comp. avec 448, 449 et 454, 455.
(7) V. 3o8.

Douleur dans les muscles postérieurs de la cuisse, comme s'ils avaient été contus, en se tenant assis.

Tension, en marchant, dans les muscles antérieurs des deux cuisses.

280. Tiraillemens par saccades dans la cuisse.

Lassitude dans les cuisses (1).

(Ardeur à la partie supérieure et antérieure des cuisses.)

Gonflement dur des cuisses, qui descend parfois jusqu'au haut des jambes, mais en s'amincissant, est rougeâtre, et cause de la douleur quand on y touche (2).

Froid aux genoux (au bout d'une demi-heure).

285. *Douleur vulsive dans les genoux* (3).

Gonflement chaud du genou droit, avec douleurs tractives, tiraillantes, qui réveillent la nuit (à minuit).

Douleur comme contusive dans le genou, au moindre mouvement (4) (au bout de trois heures).

(Douleur dans le genou, en le ployant, qui empêche de dormir, avec tubercules (5) dans la peau de cette partie.)

Douleur au côté de la rotule, en y touchant (au bout de deux heures).

290. Douleur contusive dans les os de la jambe, en appuyant sur celle-ci, et plus encore en y touchant; quand elle mettait la main dessus, toute sa jambe frissonnait et gelait, comme si elle l'eût plongée dans l'eau froide.

Sensation dans la jambe, comme si elle allait s'engourdir, comme si les jarretières avaient été trop serrées.

Crampe douloureuse dans le mollet gauche, la nuit, en étendant et ployant le pied, qui empêche de dormir (au bout de seize heures).

Douleur dans la moitié inférieure des deux jambes, comme si le périoste était contus et gonflé, seulement en se tenant debout; en y touchant, douleur cuisante, comme quand on met la main sur une partie blessée, contuse.

Lassitude des jambes, comme si elles avaient été rouées de coups (au bout de quatre heures).

(1) Comp. avec 461.
(2) Comp. avec 407, 502, 503.
(3) Comp. avec 482, et en partie avec 489.
(4) Comp. avec 481.
(5) Comp. avec 478.

295. Froid aux pieds, le soir.

Élancemens térébrans au bout des orteils (1).

Enflure très-molle des plantes des pieds.

Douleur ostéocope dans les articulations des côtes, les membres, les aisselles et les omoplates, comme si ces parties avaient été contuses, pour peu qu'il se remue et se meuve le moins du monde (2).

Douleur des articulations en se tenant assis et couché; les membres ne supportent pas qu'on les laisse en repos, de même qu'après une très-grande fatigue, ou une perte considérable soit de sang, soit de semence; il faut les changer de place très-souvent, et tantôt les étendre, tantôt les ployer (3).

300. Douleur comme contusive de toutes les articulations, pendant l'assoupissement du matin; plus on les laisse en repos, et plus elles font mal; aussi est-il obligé de remuer fréquemment ses membres, parce que les douleurs se calment pendant le mouvement, elles cessent au réveil complet.

Douleur dans toutes les articulations, comme par l'effet d'un grand fardeau pesant sur elles, le matin, dans le lit, qui cesse en se levant.

En se levant, après la méridienne, toutes les articulations sont comme raides.

(1) Comp. avec 501.

(2) 298 est un effet alternant avec 299, 300 et 302.

(3) 299-302, comp. avec 490. La faiblesse, signalée ici comme semblable à celle qui résulte d'une grande déperdition d'humeurs, est réunie aux symptômes 326, 328, 329, 331, 558 et 563; aux symptômes moraux 407, 409, 410, 416-423; à ceux des voies digestives 85-90, 94-98, 106-124, 128, 132-134; à ceux qui suivent la prise des alimens, 136, 137, 141-146, 148-153, 158, 159; à l'extrême facilité de suer, surtout dans le dos, pendant le mouvement et le sommeil, 261, 365, 367, 368, 399; et à l'embarras de la tête 9, 10 et 6-16, celle précisément où le quinquina ne peut être remplacé par aucun autre médicament. On la rencontre presque sans exception chez les personnes épuisées par des hémorrhagies ou de fréquentes saignées, des pertes considérables de lait par l'allaitement ou autrement, des pertes de semence par abus du coït, onanisme ou pollutions, des sueurs morbides ou provoquées, des diarrhées ou de fréquentes et fortes purgations. Dans les autres faiblesses morbides où la maladie elle-même ne trouve pas dans le quinquina le remède qui lui convient, cette substance est toujours accompagnée des effets les plus fâcheux, et compromet même souvent la vie, quoique, en pareil cas aussi, elle relève les forces pendant quelques heures; mais, à ce résultat forcé succède ou une prompte mort, ou une maladie chronique difficile à guérir, et qui est le fruit de l'art malencontreux du médecin.

En se levant, le matin et après la méridienne, raideur paralytique dans les membres, qui cause de l'abattement.

305. Craquement dans les articulations.

Tout lui fait mal, les articulations, les os et le périoste, comme s'il avait soulevé un lourd fardeau ; sorte de traction ou de tiraillement, surtout dans l'épine du dos, le sacrum, les genoux et les cuisses.

Constriction de toutes les parties du corps, comme si les vêtemens étaient trop étroits (après une promenade au grand air).

Engourdissement des membres sur lesquels on est couché (1).

Engourdissement et stupeur des membres.

310. Sensibilité exagérée, presque douloureuse, de la peau du corps entier, même dans le creux des mains (2) (au bout de dix heures).

Douleur fouillante dans la plaie.

Douleur térébrante dans l'ulcère.

Dans la plaie (l'ulcère), douleur lancinante, pruriteuse, pendant deux heures (3) (au bout de quelques heures).

(Douleur lancinante, pulsative, dans l'ulcère, même pendant le repos.)

315. L'ulcère devient douloureusement sensible, et il se manifeste dedans une douleur térébrante.

Douleur pulsative dans l'ulcère pendant le mouvement de la partie, mais non pendant le repos (l'ulcère rend un ichor d'odeur putride ; il y ressent de l'ardeur et de la pression ; il ne peut laisser pendre sa jambe ; en se tenant debout, celle-ci est douloureuse).

Prurit, surtout le soir, aux bras, aux lombes et à la poitrine ; après s'être gratté, il survient de petits boutons.

Prurit cuisant, presque uniquement aux parties sur lesquelles il est couché dans le lit : mais s'il se met sur le côté opposé, de manière à ce que les parties qui démangent soient tournées vers le haut, le prurit ne tarde pas à cesser (au bout de huit, de neuf heures).

320. Prurit cuisant, presque uniquement aux parties sur

(1) *Voyez* 271, 277.

(2) Comp. avec 344, 477.

(3) 313, 314, comp. avec 519.

lesquelles il n'est point couché (pendant la méridienne), et qui sont tournées vers le haut (au bout de vingt-six heures).

Prurit à la peau : après s'être gratté, il suvient des ampoules semblables à celles des orties.

Prurit à la peau : en se grattant, il suinte du sang.

Au chaud et la nuit, dans le lit, prurit ardent dans le creux du jarret et au côté interne du bras, avec une éruption de petites vésicules pleines de sérosité, qui disparaissent à l'air.

Il a mal partout, il ne se sent point à son aise.

325. Tout son système nerveux est en quelque sorte morbidement surexcité et tendu.

Sensibilité excessive de tous les nerfs, avec un sentiment morbide de faiblesse générale (1).

Sentiment interne comme d'imminence d'une maladie.

Surexcitation, avec timidité et impossibilité de supporter le moindre bruit.

Etat de langueur du corps et de l'esprit, avec excès de sensibilité (2).

330. Un léger courant d'air incommode.

Trop grande sensibilité du système nerveux; toutes les sensations lui paraissent trop fortes, et blessent son sentiment interne.

Les douleurs qui existaient jadis sont comme réduites au silence, avec grande pesanteur par tout le corps.

Lassitude.

Asthénie tremblante des membres, avec dilatation des pupilles (3).

335. Propension à se coucher.

Envie de dormir, avec battemens de cœur.

Bâillemens continuels, sans envie de dormir (4).

---

(1) 326, comp. avec les symptômes rapportés dans la note à 299. En cela consiste surtout la faiblesse particulière que le quinquina provoque à un haut degré, et c'est aussi celle-là qu'il a le pouvoir de guérir d'une manière durable, surtout lorsque les autres symptômes coïncident également avec les siens. Cette sorte de faiblesse est tout-à-fait particulière aux personnes qui ont été épuisées par d'abondantes déperditions d'humeurs.

(2) Comp. avec 558.

(3) Comp. avec 560.

(4) 337 et 596, 597 sont des effets alternans avec 573.

Envie de dormir dans la journée (1).

Les paupières se ferment de langueur et d'envie dé dormir (au bout d'une demi-heure).

340. Envie de dormir continuelle dans la journée; il s'endort au moment où il y pense le moins.

Envie de dormir insurmontable en se tenant assis.

Dès qu'elle s'asseoit dans la journée, sa tête tombe de suite et elle s'assoupit; mais si elle se couche, le moindre bruit la réveille.

Elle ne peut pas dormir de toute la nuit, des idées désagréables et qui se succèdent, lui occupent l'esprit.

Il ne peut pas s'endormir, tant son esprit est assiégé d'idées dont chacune ne l'occupe que peu d'instans; point de sommeil pendant presque toute la nuit; le matin, chaleur par tout le corps, sans cependant qu'il puisse se découvrir, et sans soif (au bout de vingt heures).

345. Insomnie après minuit; quelque envie de dormir qu'il ait, son esprit reste éveillé, mais il referme les yeux et se retourne souvent dans le lit.

Il s'endort tard; l'abondance des pensées ne lui permet pas de le faire; il dort aussi d'un sommeil léger, et le matin, en se levant, il est très-faible.

Quand il veut s'endormir, des images effrayantes le réveillent (2).

La nuit, un rêve effrayant (au bout de huit heures).

Rêves désagréables pendant la nuit, qui le tourmentent encore après son réveil.

350. Rêve inquiétant; il se croit tombé dans un abîme, ce qui l'éveille, mais avec un souvenir si vif de l'événement, qu'il est long-temps sans pouvoir se calmer.

Le matin, au réveil, images et idées inquiétantes.

Dès qu'elle ferme les yeux pour dormir, elle rêve de choses obscènes.

Sursaut quand il est sur le point de s'endormir.

Sommeil agité, plein de rêves et de cris.

(1) 338-342, comp. avec 572, 573.

(2) 347, 348, 353, 354, 355. Un sommeil agité, avec rêves effrayans, anxieux, au sortir desquels on ne peut reprendre ses sens, en s'éveillant, ou après lesquels l'anxiété continue encore, quand on se réveille, 349, 350, est un symptôme tout-à-fait propre au quinquina, *Voyez* 583-592, 594.

355. Quand il s'éveille la nuit, il ne peut reprendre ses sens.

En s'éveillant la nuit, il avait comme des vertiges, de sorte qu'il n'osait pas se redresser.

Sursaut la nuit, en dormant.

Ronflement et gémissemens pendant le sommeil, chez des enfans (1).

Inspiration et expiration stertoreuses pendant le sommeil.

360. *Inspiration stertoreuse* (par le nez), *pendant le sommeil* (au bout de trois heures).

Pendant le sommeil, tantôt il ronfle en aspirant, tantôt *il souffle en expirant.*

Pendant le sommeil, un œil reste ouvert, et l'autre à demi fermé, avec les globes oculaires tournés en haut, comme chez les mourans (au bout d'une heure).

Pendant le sommeil, il est couché sur le dos, la tête renversée en arrière, les bras étendus sur la tête, l'expiration lente, le pouls fort et vite.

Vers le matin, chaleur dans la tête et oppression sur la poitrine.

365. La nuit, étant peu couvert, il sue continuellement.

Dès qu'il se couvre, il sue beaucoup par tout le corps ; quelque désagréable que lui soit cet état, cependant il est si assoupi, qu'il ne peut reprendre ses sens et se lever.

Sueur pendant le sommeil.

Sueur, le matin, pendant le sommeil.

Sueur grasse, le matin.

370. Le matin, dès qu'il est levé, sueur au visage.

Aversion pour le grand air.

Froid aux mains (au bout d'un quart d'heure).

Sensation de froid glacial dans la main gauche, qui cependant ne paraissait pas plus froide que l'autre au toucher (2).

Froid aux mains, aux pieds et au nez.

375. Froid par tout le corps (3).

Bâillemens.

Pandiculations.

(1) Comp. avec 354.
(2) Effet alternant avec 610, 611.
(3) Effet alternant avec 627-629.

Bâillemens, avec froid au corps.

Un accès de fièvre commence par des éternumens.

380. (Soif pendant le froid fébrile) (1).

Après un frissonnement à la peau, soif.

Le matin, frisson secouant pendant une demi-heure, sans soif, et sans chaleur ensuite.

Frisson et froid, quand il rentre du dehors dans une chambre chaude (2) (au bout de cinq heures).

Horripilations sur la poitrine et aux bras, en allant au grand air.

385. Froid sur les bras, avec envie de vomir autour de l'estomac, puis froid aux membres, avec frissonnement et retour des nausées.

Battemens de cœur et froid aussitôt après (3) (au bout de cinq minutes).

Chaleur et rougeur à la joue et au lobe de l'oreille, avec froid au bras et au bas-ventre (au bout d'une heure).

Le soir, en se couchant, fort frisson secouant.

Rougeur et chaleur à la joue et au lobe de l'oreille, d'un côté ou de l'autre, et, avant qu'elles ne cessent, froid au corps, puis aux membres inférieurs (au bout de quatre heures).

(1) Ce symptôme et 661 paraissent n'avoir pas été bien observés; car, dans toutes les autres observations, j'ai trouvé que la fièvre quinique n'était point accompagnée de soif pendant le frisson ou le froid (382, 618, 629-634, 658), et que la soif ne paraissait qu'après, comme le prouvent les observations 381, 635 et 636, ou, ce qui revient au même, immédiatement avant la chaleur (comme dans 663). De même on ne rencontre pas de soif dans la fièvre quinique, même au milieu de la pleine chaleur fébrile (*V.* 394, 395, 403, 655, 656, 669, 670, 671), à l'exception d'un peu d'ardeur (*V.* 668) ou de sécheresse (*V.* 396, et 670) aux lèvres, laquelle sécheresse explique l'expression de *sensation d'un peu de soif pendant la chaleur* (645); car la *soif pendant la chaleur passagère* (662) ne se rapporte pas à la chaleur fébrile complète. Mais il y a soif, *après* la chaleur, dans la fièvre quinique (643, 664, 667), ou, ce qui revient au même, pendant la sueur (390). Cependant la chaleur fébrile accompagnée d'élancemens par tout le corps (678, 679) paraît faire exception.

(2) Effet alternant rare, eu égard au symptôme bien plus commun 384, 598-602 et 643.

(3) La fièvre quinique débute souvent par un symptôme accessoire, par des battemens de cœur (386), des éternumens (373), une grande anxiété (403 et 641), des nausées (385, 642), une grande soif (663), une faim canine (668, 669), une douleur pressive dans l'hypogastre (639), ou le mal de tête (640).

390. Chaleur au visage ; quelques heures après, frisson et froid par tout le corps.

Chaleur dans la tête, avec gonflement des veines sur les mains (1) (au bout de quatre heures).

Le sang monte à la tête, le front est chaud, et les membres sont froids (2).

Sensation de chaleur par tout le corps, avec gonflement des veines et froid aux pieds, sans que la chaleur soit sensiblement accrue sur le reste du corps.

Légère augmentation de la chaleur par tout le corps, avec gonflement des veines, mais sans soif, les pupilles se dilatant aisément (au bout de huit, de douze heures).

395. Chaleur par tout le corps, sans soif (au bout de trois heures).

Pendant la chaleur, immédiatement après minuit, point de soif; seulement, sécheresse des lèvres.

Pendant la chaleur, il peut à peine se découvrir la main sans souffrir.

Le matin, après avoir sué pendant la nuit, la peau n'est pas sensible à l'air, ni disposée à se refroidir ; il peut se découvrir sans inconvénient.

Après le réveil (la nuit, vers trois heures), sueur au corps, avec soif, mais point de sueur aux pieds, et sueur à la tête, seulement à l'endroit où la joue s'appuye sur l'oreiller.

400. Violente sueur par tout le corps, en marchant au grand air.

Sueur froide au visage, avec soif.

Sueur froide par tout le corps (au bout d'une demi-heure).

Anxiété insupportable (vers huit heures du soir et deux

---

(1) Ordinairement, dans la fièvre quinique, les veines sont gonflées, déjà même pendant la simple chaleur à la tête, comme ici, ou quand tout le corps est devenu très-chaud (394), ou seulement lorsqu'il n'y a que sensation de chaleur, sans chaleur appréciable à l'extérieur (393), et enfin lorsqu'il y a réellement chaleur externe (671).

(2) 391, 392. Dans la fièvre quinique, ce qu'il y a de plus commun, c'est l'afflux du sang vers la tête, ordinairement avec rougeur et chaleur au visage (390, 670), souvent avec froid au reste du corps (388, 389, 654). On l'observe aussi avec froid extérieur (651, 652), ou lorsqu'il n'y a que sensation interne de chaleur au visage, avec froid extérieur aux joues, et sueur froide au front (653).

heures du matin); il saute à bas du lit et veut se détruire, mais craint cependant de s'approcher de la fenêtre ouverte ou d'un couteau; avec chaleur au corps, sans soif.

Tout hors de lui et désespéré, il ne fait que se rouler dans son lit (1).

405. Il est inconsolable (2).

Gémissemens pitoyables et cris.

De temps en temps, elle se met à pleurer, sans cause extérieure, par suite d'un conte qu'elle se fait à elle-même, par exemple d'un besoin imaginaire, etc. (au bout de vingt heures).

L'esprit étant disposé à la sérénité, accès subit et peu prolongé de cris et de jecticulation, sans cause apparente ou appréciable.

Morosité, plaintes.

410. Morosité suspirieuse (3).

Il est taciturne et ne veut point répondre.

Taciturnité opiniâtre; il refuse absolument de répondre.

Désobéissance.

Les caresses augmentent sa mauvaise humeur.

415. Mépris de toutes choses (4) (au bout d'une heure).

Mécontentement; il se croit malheureux et pense que tout le monde le contrarie, le tourmente (au bout de cinq heures).

Il est morose, chagrin, méchant, et se met aisément en colère (5) (au bout de quatre heures).

Mauvaise humeur portée jusqu'à la plus violente colère, de sorte qu'il tuerait volontiers quelqu'un.

Morosité quand il en a sujet; en outre stupidité, embarras.

420. Propension extrême à se fâcher et à susciter toutes les occasions de le faire; ensuite, disposition à quereller, à tourmenter les autres, à leur faire des reproches, à les chagriner (au bout de deux heures).

Irrésolution morose; elle ne peut jamais faire ce qu'elle veut, et s'en dépite (au bout de quelques heures).

(1) Comp. avec 694, 595.
(2) Comp. avec 697, 698.
(3) 410, 411, 412, comp. avec 709, 710.
(4) Comp. avec 707.
(5) 417, 418, 420, comp. avec 701, 703.

Circonspection exagérée.

Inquiétudes exagérées à l'occasion de bagatelles (au bout d'une heure et demie).

Morosité, et cependant peù de tristesse et de propension à quereller, mais inaptitude absolue à penser vite (1).

425. Accablement moral, nulle envie de vivre.

Nul goût pour le travail, il reste à ne rien faire.

Envie de travailler, de lire, d'écrire, de méditer; en général, beaucoup d'empressement à s'occuper l'esprit et le corps (2).

Observations recueillies par d'autres.

Vertige. (*J.-F. Cartheuser.*)

Vertige à l'occiput, en se tenant assis. (*C. Franz.*)

Vertige; la tête est disposée à tomber en arrière; cet état est plus prononcé pendant le mouvement et la marche; il diminue en restant couché (au bout de quelques minutes).. (*C.-T. Herrmann.*)

Vertige continuel; la tête semble vouloir tomber en arrière, dans toutes les situations, mais plus en marchant et en remuant la tête (au bout de six heures). (*Id.*)

5. Stagnation périodique des pensées. (*C.-F.-G. Lehmann.*)

Obnubilation de la tête. (*Cartheuser.*)

La tête est entreprise. (*C.-E. Fischer.*)

La tête est entreprise, comme dans un coryza (au bout de neuf jours) (3). (*G.-E. Wislicenus.*)

La tête est entreprise au front. (*C.-G. Hornburg.*)

10. La tête est entreprise, comme après l'ivresse, avec pression dans les tempes. (*Id.*)

Etourdissement par toute la tête (pendant une demi-heure). (*J.-C. Hartmann.*)

Sensation sourde dans la partie postérieure, inférieure, de la tête, comme lorsqu'on se réveille. (*H. Becher.*)

Pesanteur de la tête (4). (*J.-E. Stahl.*)

(1) Comp. avec 4, 5, 704, 705, 711.
(2) Effet curatif.
(3) *V.* 2 et 12.
(4) 13, 14, 15. *V.* 14, 15.

Pesanteur dans la tête, qui veut tomber en arrière, en se tenant assis. (*Herrmann.*)

15. En se réveillant, le matin, appesantissement de la tête et langueur dans tous les membres. (*Lehmann.*)

Le matin, grand vide dans la tête, comme après l'ivresse, avec sécheresse dans la bouche. (*Franz.*)

Mal de tête à la région du front. (*Franz, G. Clauss.*)

Mal de tête dans les tempes. (*Hornburg.*)

Mal de tête, langueur, puis un peu de froid. (*Franz.*)

20. Douleur pressive dans l'occiput (1) (au bout de trois heures). (*F. Meyer.*)

Pression à la tempe gauche. (Herrmann.)

Compression dans les tempes (au bout de cinq heures). (*Franz.*)

Le soir, mal de tête pressif dans la tempe. (*Id.*)

Douleur pressive dans le côté droit du front. (*G. Gross.*)

25. *Céphalalgie pressive dans le front ; quand il se penche en arrière, le mal est plus fort dans les deux tempes, et en restant assis, il demeure dans le front. (Becher.)*

Céphalalgie : d'abord pression dans le front, qui ensuite se répand dans toute la tête. (*Id.*)

Violens maux de tête pressifs dans la profondeur du cerveau, et comme une sorte de constriction par un lien, surtout dans le côté droit du front et à l'occiput, qui augmente beaucoup en marchant (2). (*C.-C. Anton.*)

Céphalalgie pressive, surtout à l'occiput. (*Id.*)

Céphalalgie pressive, que le grand air augmente (au bout de neuf heures). (*F. Hartmann.*)

30. Forte pression à l'occiput, comme si le cervelet était refoulé au dehors (au bout de cinq heures et demie). (*Meyer.*)

Pression douloureuse dans la tête, qui se dirige vers le front, comme si le cerveau était trop lourd et allait sortir du crâne ; elle diminue en appuyant la main avec force sur le front (au bout de huit heures). (*Hartmann.*)

Céphalalgie pressive dans le côté vers lequel il se penche. (*Id.*)

Une sorte de pression, comme par plénitude, dans la tête,

---

(1) 20-26. *V.* 17 et 28.
(2) *V.* 18, 19 et 29-53.

immédiatement au dessus des yeux (au bout de deux heures). (*Wagner.*)

35. Mal. de tête, comme si le cerveau était roulé en globe, avec excitation par trop vive de l'esprit, excès et trop grande promptitude de l'attention, et tension excessive de l'imagination. (*Franz.*)

Tiraillement pressif dans la région temporale, comme si les os allaient être refoulés au dehors (1). (*Herrmann.*)

Céphalalgie tiraillante dans la tempe gauche. (*F. Langhammer.*)

Tiraillement sur plusieurs points, dans la tête, que la marche et le mouvement de la tête rendent plus violent. (*Herrmann.*)

Céphalalgie tiraillante, du côté droit de l'os occipital à la bosse frontale droite. (*Id.*)

40. Céphalalgie tractive, de l'occiput au front, comme si tout le front était comprimé, et qui se termine dans les tempes en une sorte de battement; elle diminue après la marche, mais augmente en restant assis et debout, et cesse en appuyant la main sur la partie. (*C. Teuthorn.*)

Céphalalgie tractive à l'occiput, en se tenant assis. (*Franz.*)

Douleur tractive dans la tête, derrière les oreilles, jusqu'à l'apophyse mastoïde. (*Hartung.*)

Douleur tractive dans le côté gauche de l'occiput, qui cesse en renversant la tête en arrière. (*Franz.*)

Douleur tractive dans le front. (*Hornburg.*)

45. En portant la main au front, il y éprouve une douleur tractive. (*Franz.*)

Violent tiraillement vulsif sur plusieurs points, dans la tête, qui augmente pendant le mouvement et la marche, et diminue en se tenant assis (au bout d'une heure). (*Herrmann.*)

Tiraillement vulsif dans les bosses frontales. (*Gross.*)

Tiraillement vulsif dans la région temporale droite, pendant trois jours. (*Herrmann.*)

Vulsion qui des deux pariétaux descend le long du cou (2). (*Hornburg.*)

---

(1) Une pression tiraillante (tractive) et un tiraillement pressif (traction) paraissent être une des principales douleurs du quinquina. *V.* aussi 427, 428, 466, 470, 492, 493.

(2) 48, 49. *V.* 22.

5o. Céphalalgie; sorte de vulsion vers le front, qui allait toujours en augmentant, jusqu'au soir, époque où elle disparaissait. (*J.-G.Lehmann.*)

Céphalalgie fouillante dans le côté gauche du front, quand il reste assis à ne rien faire, ou occupé de choses qui ne lui plaisent pas. (*Gross.*)

Céphalalgie; fouillement dans le côté gauche de la tête, en se tenant assis (au bout de neuf heures et un quart). (*Hartmann.*)

Mal de tête aussi fort que si le crâne allait s'ouvrir; le cerveau frappe par ondulations contre le crâne. (*Teuthorn.*)

Violent martèlement dans la tête, qui se dirige vers les tempes. (*Lehmann.*)

55. Mal de tête comme pulsatif dans le pariétal gauche. (*Hornburg.*)

Douleur continuelle, sourde, sécante, qui s'étend des deux tempes et de l'occiput jusque dans l'orbite; plus forte pendant le mouvement et en se baissant. (*Lehmann.*)

Céphalalgie lancinante, surtout dans le côté gauche du front (au bout d'une heure et demie). (*Hartung.*)

Entre le front et le vertex, forts élancemens brûlans. (*Id.*)

Sensation lancinante continuelle dans la tempe droite. (*F. Walter.*)

6o. Céphalalgie lancinante dans le front (en se tenant assis). (*Langhammer.*)

Petits élancemens dans la tempe gauche. (*Franz.*)

Céphalalgie lancinante entre la tempe droite et le front, avec fortes pulsations des artères temporales (1) (au bout d'une demi-heure). (*Anton.*)

Élancemens isolés, qui se dirigent de l'oreille interne à travers le cerveau. (*Teuthorn.*)

Tiraillement lancinant sur plusieurs points, dans la tête, qui augmente par le mouvement de celle-ci. (*Herrmann.*)

65. Les tégumens de toute la tête sont tellement sensibles au toucher que tout lui fait mal, surtout les racines des cheveux (au bout de trente-six heures). (*Gross.*)

Traction douloureuse au côté droit de l'occiput. (*Franz.*)

Douleur tractive dans l'articulation de l'occiput, en y

____

(1) *F.* 21.

touchant, qui oblige à renverser la tête en arrière. (*Id.*)

Traction douloureuse sur l'os occipital. (*Id.*)

Douleur constrictive au côté gauche de l'occiput, dans la peau. (*Gross.*)

70. *Douleur constrictive extérieure au côté gauche de l'occiput; il lui semble que la peau soit contractée sur un point; la douleur n'augmente pas par les attouchemens.* (*Herrmann.*)

Douleur comme si quelqu'un saisissait à pleines mains la peau du sommet de la tête. (*Gross.*)

Douleur constrictive en cercle au milieu du sommet de la tête (au bout d'une demi-heure). (*Herrmann.*)

Vifs élancemens au côté gauche du cuir chevelu. (*Franz.*)

Plusieurs élancemens dans la nuque (qui y laissent une sorte de raideur) (1). (*Hartung.*)

75. Prurit lancinant au cuir chevelu (au bout d'une heure). (*Franz.*)

Pression lancinante à l'extérieur, à la bosse frontale gauche, accompagnée de vertige et de quelques nausées dans la gorge. (*Herrmann.*)

Pression lancinante à la bosse frontale droite, plus forte quand on y touche (au bout de dix minutes). (*Id.*)

Face affaissée, allongée, pâle, malade, comme après des excès (2). (*E. Stapf.*)

Face bouffie, rouge. (*Fischer.*)

80. Chaleur à la face. (*J. Raulin.*)

En entrant dans une chambre non échauffée, au sortir du grand air, chaleur brûlante au visage. (*Stapf.*)

Alternatives de chaleur et de rougeur à la face. (*Stahl.*)

Contraction momentanée de la peau du front, comme si elle se resserrait sur elle-même dans un point, au milieu du front (au bout d'une demi-heure). (*Wislicenus.*)

Douleur brûlante et sueur chaude au front. (*Lehmann.*)

85. Pression sur la face, principalement près du nez et à la joue, avec constriction des paupières, comme si elles étaient attirées l'une vers l'autre (au bout de trois heures). (*Wislicenus.*)

(1) *V.* 69 et 424, 425.
(2) *V.* 30-33.

Pression lancinante sur le front, le nez et la joue (au bout de trente-deux heures). (*Franz.*)

Douleur semblable à des coups de bec dans l'os jugal et dans une dent molaire droite. (*Hartung.*)

Petits élancemens dans l'os jugal droit, qui se dissipa en appuyant sur la partie. (*Hartmann.*)

Pression molle de bas en haut, au dessus de la racine du nez et à l'arcade surcilière, qui cesse par l'attouchement, avec tension de la peau de l'aile gauche du nez. (*Franz.*)

90. Pression dans les deux sourcils, plus en dehors qu'en dedans, qui augmente par le mouvement des muscles frontaux (au bout de trois heures). (*Meyer.*)

Douleur au dessus de l'orbite gauche. (*Hornburg.*)

Tiraillement dans l'angle externe de l'œil gauche. (*Langhammer.*)

Douleur légèrement pruriteuse au dessus des orbites. (*Hornburg.*)

Prurit à la paupière gauche. (*Franz.*)

95. Sensation chatouilleuse sur les paupières (au bout de cinq heures). (*Hartung.*)

Violente douleur des paupières. (*Clauss.*)

Sensation de sécheresse entre les paupières et les yeux, causant un frottement douloureux pendant les mouvemens des paupières, sans changement visible dans l'œil. (*Hartung.*)

Douleur pressive dans les angles externes des yeux. (*Franz.*)

Pression indolente dans les yeux, semblable à celle que produisent d'ordinaire la lassitude et la suppression du sommeil (au bout de dix heures et demie, de douze heures). (*Hartung.*)

100. En se réveillant, la nuit, il lui semble que l'œil droit nage dans l'eau (au bout de dix-neuf heures). (*Stapf.*)

Sensation, dans les yeux, semblable à celle qu'on éprouve dans la faiblesse générale, et comme s'ils étaient très-affaissés, quoiqu'ils ne le soient point (au bout d'un quart d'heure). (*Franz.*)

Tressaillement, cillement, tremblement dans les deux yeux (au bout de trois heures). (*Lehmann.*)

Vulsion de la paupière inférieure gauche (au bout de six heures). (*Wislicenus.*)

Larmoyement des yeux, avec douleurs fourmillantes à la face interne des paupières. (Becher.)

105. Les yeux sont un peu rouges, avec douleur pressive, brûlante, dedans, et beaucoup de chaleur (l'après-midi) (au bout de six heures). (*Stapf.*)

Resserrement des pupilles (sur-le-champ et au bout de trois heures et demie). (*Becher.*)

Pupilles contractées (au bout de trois quarts d'heure). (*Hartmann.*)

Pupilles très-rétrécies (au bout d'une heure). (*Stapf.*)

Pupilles dilatées (au bout d'une heure et demie). (*Hartmann.*)

110. Pupilles très-dilatées (au bout d'un quart d'heure). (*Id.*)

Dilatation excessive et presqu'immobilité des pupilles, avec faiblesse de la vue qui empêche de distinguer les objets éloignés (myopie), quoique du reste le teint soit animé et l'esprit vif (au bout de six heures). (*Franz.*)

Obscurcissement de la vue (1). (*Lehmann.*)

Trouble de la vue. (*Cartheuser.*)

Amaurose.

115. Fréquens tintemens dans l'oreille droite, avec fourmillement chatouilleux, comme si un insecte rampait dedans (2). (*Becher.*)

Tintement d'oreilles, avec mal de tête dans les tempes. (*Franz, Langhammer.*)

Chatouillement dans l'oreille. (*Hornburg.*)

Tintement d'oreilles, avec douleur dans les tempes. (*Franz.*)

Bourdonnemens d'oreilles (3). (*Clauss.*)

120. Dureté d'ouïe (4). (*Morton.*)

Tiraillement à la conque de l'oreille et dans le conduit auditif externe (5). (*Herrmann.*)

(1) 112-114. *V.* 36.
(2) 115, 116, 118. *V.* 48, 49.
(3) *V.* 50.
(4) *V.* 51.
(5) *V.* 42.

Douleur à l'oreille gauche, seulement en y touchant (au bout de six jours). (*Wislicenus*.)

Cuisson dans le fond de la narine gauche, qui, à chaque inspiration, cause subitement une douleur picotante; en comprimant le nez, la cuisson devient plus forte encore, et l'on éprouve aussi du prurit à l'extérieur, sur le dos du nez; le soir (au bout d'une demi-heure). (*Franz*.)

Petits élancemens au cartilage de la cloison du nez. (*Herr-mann*.)

125. Saignement de nez, le matin, entre six et sept heures, après être sorti du lit; plusieurs jours de suite. (*Hartung*.)

Fréquens et forts saignemens de nez. (*Raulin*.)

Saignement de nez, après s'être mouché avec force. (*Wis-licenus*.)

Au côté droit de la lèvre supérieure, près du coin de la bouche, sensation d'écorchure, comme après s'être souvent essuyé dans un coryza (1). (*Franz*.)

Douleur à la lèvre inférieure, près du coin gauche de la bouche, comme s'il y avait là un ulcère rongeant. (*Id*.)

130. Eruption aux lèvres et à la langue; petits ulcères qui démangent et brûlent beaucoup. (*Schlegel*.)

Sécheresse des lèvres, sans soif (au bout de sept heures). (*Franz*.)

Lèvres noirâtres. (*D. Crueger*.)

Torticolis. (*R. Thompson*.)

Aphonie. (*Richard*.)

135. Petit frisson suivi d'aphonie. (*Thompson*.)

Douleur brûlante, sécante, à la mâchoire supérieure (en se tenant assis) (au bout de sept heures)..(*Franz*.)

Elancememens vulsifs, sourds, dans le côté droit de la mâchoire inférieure (2). (*Walther*.)

Tiraillement au côté gauche de la mâchoire inférieure. (*Herrmann*.)

Gonflement de la gencive et des lèvres. (*Formey*.)

140. En serrant les dents, douleur pressive dans les couronnes des droites. (*Franz*.)

(1) 128, 129. *V*. 59.
(2) *V*. 62 et 148.

Mal de dents; comme une traction pressive dans le côté gauche de la mâchoire inférieure (1). (*Id.*)

Tiraillement vulsif dans les molaires supérieures et pos-térieures gauches (au bout de cinq heures). (*Hartmann.*)

En fumant (comme d'habitude), odontalgie tiraillante tractive de bas en haut et d'avant en arrière, dans la mâchoire supérieure, suivie d'accidens qui se rapprochent de la syncope. (*Franz.*)

Fouillement dans les molaires du haut, qui diminue pour quelque temps en serrant les dents et en appuyant dessus (au bout de quarante heures). (*Hartmann.*)

145. Odontalgie pressive, tractive, dans le côté gauche de la rangée supérieure des molaires, avec la même sensation que si la gencive ou l'intérieur de la joue était gonflé (au bout d'une heure). (*Franz.*)

Le matin, odontalgie tractive, pressive, dans une molaire supérieure, avec sentiment de stupeur dans cette dent (au bout de vingt-quatre heures). (*Id.*)

Le matin, douleur tractive dans les dents incisives anté-rieures (2). (*Id.*)

Petits élancemens grêles, avec tiraillement dans les molaires supérieures droites, qui n'augmentent ni ne diminuent, soit par l'attouchement, soit par l'aspiration de l'air extérieur (3) (au bout de deux heures et demie). (*Hartmann.*)

Douleur semblable à des coups de bec dans une des molaires du haut (4). (*Hartung.*)

150. Mal de gorge. (*Stahl.*)

Sensation constrictive dans la gorge (5). (*Hornburg.*)

Déglutition difficile, comme par l'effet d'un rétrécissement de la gorge. (*Anton.*)

En renversant la tête en arrière, tension dans le pharynx, qui cependant ne gêne pas la déglutition. (*Franz.*)

(1) *V.* 66 et 145, 146.

(2) Le Rhus toxicodendron paraît être antidote contre ces deux derniers symptômes.

(3) *V.* 62, 137.

(4) *V.* 63.

(5) 151, 152. *V.* 80, 81.

Grattement au palais, même en n'avalant pas (au bout de huit jours). (*Wislicenus.*)

155. La fumée de tabac lui semble très-âcre, et lui cause de la cuisson au fond du palais (au bout de vingt-quatre heures). (*Franz.*)

Sensation désagréable de sécheresse dans la gorge. (*Stapf.*)

Cuisson au bout de la langue, comme par l'effet du poivre; ensuite, afflux de salive sur ce point. (*Franz.*)

Élancemens brûlans sur la langue (1). (*Herrmann.*)

Sensation constrictive dans les glandes salivaires; sâlivation. (*Franz.*)

160. Beaucoup de salive dans la bouche, avec nausées (au bout de deux heures). (*Lehmann.*)

Afflux de salive, accompagné de nausées. (*Hornburg.*)

Après une surprise agréable, beaucoup de sang vermeil coula rapidement dans la bouche (au bout de vingt-quatre heures). (*Stapf.*)

Sécheresse dans la bouche (2). (*Stahl.*)

Sécheresse dans la bouche, avec soif. (*Hornburg.*)

165. Forte sensation de sécheresse dans la gorge, avec fraîcheur de l'haleine (au bout d'une heure). (*Lehmann.*)

Langue très-chargée, surtout après midi (au bout de sept heures). (*Hartung.*)

Le matin, langue blanche, très-chargée. (*Walther.*)

Langue chargée d'une épaisse croûte d'un blanc sale (au bout d'un quart d'heure). (*Gross.*)

Langue chargée, jaune. (*Fischer, Becher.*)

170. Langue chargée, jaunâtre. (*Becher.*)

Langue nette, avec goût amer dans la bouche. (*Schlegel.*)

Goût amer dans la bouche (3). (*Fischer.*)

Amertume de la bouche. (*Quarin.*)

Goût amer dans la bouche; la fumée de tabac même lui semble amère. (*Franz.*)

175. Amertume dans la gorge, qui l'oblige à avaler continuellement sa salive (sur-le-champ). (*Hartmann.*)

Mauvais goût, parfois amer, surtout le matin; dans la ma-

<hr>

(1) *V.* 84.
(2) 163-165. *V.* 85.
(3) 172-176. *V.* 97, 98.

tinée, les alimens n'avaient point de goût agréable, mais ne semblaient cependant pas amers. (*Herrmann.*)

Goût amer dans la bouche, en prenant le café (1). (*Clauss.*)

Le pain a bon goût en le mâchant, mais semble amer en l'avalant. (*Franz.*)

Goût un peu amer et salé du pain et du beurre, avec sécheresse au palais et soif; en ne mangeant pas, point de goût étranger dans la bouche, seulement de la sécheresse et de la soif. (*Becher.*)

180. Tous les alimens ont un goût très-salé et ensuite amer. (*Meyer.*)

Après avoir mangé du pain beurré, rapports aigrelets ou amers (2). (*Lehmann.*)

Après avoir pris du lait, rapports incomplets, acidules (3) (au bout d'une heure et demie). (*Franz*).

Acidité dans la bouche (4). (*Id.*)

Goût acidule et douceâtre dans la bouche (au bout de trois heures). (*Stapf.*)

185. Goût d'abord douceâtre, puis acide, dans la bouche, et abondance de salive. (*Franz.*)

Goût douceâtre dans la bouche. (*Walther.*)

La fumée de tabac a un goût douceâtre. (*Id.*)

Mauvais goût dans la bouche, comme après avoir mangé du fromage (5). (*E. Harnisch.*)

Il ne trouve aucun goût à la fumée de tabac. (*Hornburg*).

190. La fumée de tabac ne lui plaît point au goût (6). (*Anton.*)

Le souper a peu de goût (7). (*Hornburg.*)

Défaut d'appétit. (*J.-G. Romberg.*)

Peu d'appétit. (*Herrmann.*)

Défaut d'appétit, comme par l'effet de nausées éloignées (8). (*Hartung.*)

(1) *V.* 95, 96, 101.
(2) *V.* 122.
(3) *V.* 94, 99.
(4) *V.* 91, 93, 185.
(5) Comp. avec 118-121.
(6) *V.* 105.
(7) *V.* 110.
(8) *V.* 117.

195. Peu d'appétit à dîner, parce qu'il se sent rassasié (1). (*Becher.*)

Soif faible (2). (*Anton.*)

Point de soif en mangeant. (*Becher*).

Faim, et cependant point d'appétit; les alimens avaient leur goût naturel, mais ne lui causaient pas de sensation agréable dans la bouche. (*Anton.*)

Faim à une heure inaccoutumée, l'après-midi. (*Hart-mann.*)

200. Le matin (à huit heures), forte faim, et appétit, sans savoir ce qu'il désire (3). (*Lehmann.*)

Grande appétence pour les cerises aigres. (*Becher.*)

Sensation de vacuité dans le pharynx et l'œsophage (au bout de onze jours). (*Wislicenus.*)

Sensation d'abord brûlante, puis agréablement chaude, depuis la partie supérieure de la poitrine jusque dans l'estomac. (*Hartung.*)

Rapports (4) (sur-le-champ). (*Hartmann.*)

205. Rapports insipides, après avoir mangé. (*Stapf.*)

Rapports qui semblent excités par du dégoût, avec mal de ventre (au bout de trois quarts d'heure). (*Wagner.*)

Rapport, comme quand on a envie de vomir (au bout d'une heure). (*Id.*)

Après avoir mangé, nausées à la région de la fossette du cou. (*Herrmann.*)

Nausées. (*Baker, Quarin.*)

210. Nausées, l'appétit étant comme à l'ordinaire. (*Schlegel.*)

Il lui semble que des alimens sont restés au haut de la gorge (5) (au bout de trois heures). (*Stapf.*)

Envie de vomir. (*L. Michler.*)

Nausées sans vomissement. (*Lehmann.*)

Vomissement. (*Morton, Baker, Friborg.*)

215. Vomissement continuel. (*J.-F. Bauer.*)

Une demi-heure après le dîner, céphalalgie pressive, qui dure jusqu'au moment d'aller se coucher. (*Wagner.*)

(1) *V.* 106, 107.
(2) *V.* 116.
(3) *V.* 112, 113, 114.
(4) 204, 205. *V.* 124.
(5) 211. *V.* 133.

Après un repas modéré, suivi d'une promenade, anxiété nauséeuse dans l'estomac, comme si ce viscère était surchargé et malade ; cependant faim en même temps (1).(*Franz.*)

Lassitude et paresse après le dîner (2). (Hartmann.)

Lassitude et envie de dormir pendant le souper (au bout de douze heures). (*Id.*)

220. Après avoir mangé, douleur fortement pressive dans les deux côtés, au dessous de l'ombilic (3). (*Becher.*)

Pression dans l'estomac (4). (*Roschin.*)

Le matin, dans le lit, étant couché sur le côté, pression dans l'estomac (comme s'il était serré par un lien), qui cesse en se mettant sur le dos. (*Stapf.*)

Pression dans l'estomac, comme par l'effet de plénitude. (*Hornburg.*)

Violente pression dans l'estomac, qui se dissipe en mangeant (5). (*Stapf.*)

225. *Aussitôt après avoir mangé quoi que ce soit, même en petite quantité, forte pression dans l'estomac, qui dure long-temps (6). (Herrmann.)*

Pesanteur et pression dans l'estomac (7). (*Percival.*)

Lourde pression dans l'estomac. (*Kreysig.*)

L'estomac est chargé. (*Baker.*)

Sentiment de plénitude dans l'estomac. (*Anton.*)

230. Sentiment de pesanteur dans l'estomac. (*Quarin.*)

Digestion difficile. (*Friborg.*)

Mal de ventre à la région de l'estomac, sorte de pression qui cesse chaque fois qu'il se lève de sa chaise, revient dès qu'il s'asseoit, et dure deux heures (au bout de trois quarts d'heure). (*Wagner.*)

Pression tiraillante au dessous des dernières vraies côtes, à gauche, près du cartilage xyphoïde. (*Gross.*)

Sensation d'écorchure, avec pression (ou douleur comme quand on comprime une plaie), dans la région du creux de l'estomac (plusieurs matinées). (*Id.*)

(1) *V.* 148, 149, 150, 151 et 231.
(4) 218, 219. *V.* 136, 137.
(3) *V.* 144.
(4) 221-224. *V.* 142.
(5) Effet alternant avec 225.
(6) *V.* 141, 143.
(7) 226 230. *V.* 142.

235. Violente pression sous le creux de l'estomac, comme si tout y était à vif, dans toutes les positions, et sensible même en touchant à la partie ; peu de temps après, forte diarrhée, qui ne diminue pas la douleur au creux de l'estomac (au bout de sept heures). (*Meyer.*)

Pression au cœur, qui coupe la respiration. (*Stahl.*)

Resserrement dans le creux de l'estomac, qui rend l'inspiration difficile (au bout d'une demi-heure). (*Hartmann.*)

Douleurs au dessous des fausses côtes. (*Stahl.*)

Accès d'hypochondrie. (*Id.*)

240. Anxiété à la région du creux de l'estomac, surtout après le repas. (*Id.*)

Anxiété au creux de l'estomac. (*Cartheuser.*)

Mal de ventre pressif, pinçant (lancinant), au dessous du creux de l'estomac, comme si la diarrhée allait s'établir, quoiqu'il ne survienne pas de selles, le soir (1) (au bout de trente-six heures). (*Franz.*)

Elancement vulsif dans l'estomac (au bout de trois heures). (*Walther.*)

Tiraillement lancinant sous la dernière côte, en se tenant debout. (*Franz.*)

245. Douleur constrictive et comme contusive sous la dernière côte , seulement en marchant (2), au bout de vingt-quatre heures). (*Id.*)

Vifs élancemens dans le creux de l'estomac (3). (*Herrmann.*)

Vifs élancemens en devant, sous les dernières côtes, sans rapport avec l'inspiration ou l'expiration (4). (Gross.)

Douleur lancinante dans le creux de l'estomac, jusqu'au sternum. (*Lehmann.*)

Pression lancinante en plusieurs points de l'épigastre, le matin, dans le lit (quatre jours de suite). (*Herrmann.*)

250. Forte douleur sécante dans la région ombilicale, avec sueur froide au front, pendant un quart d'heure (au bout de quelques minutes). (*Wagner.*)

---

(1) 242, 243, mais surtout 246-248 , comp. avec 167, 168.
(2) *V.* 161, 163, et aussi 294-301.
(3) *V.* 252.
(4) *V.* 168, 252, 253, 256, 257 et 308-313.

Pression séeante à la région de la rate, comme si cette dernière était engorgée. (*Franz.*)

Vifs élancemens dans le côté gauche de l'épigastre, immédiatement sous les côtes, de dedans en dehors, et plus forts pendant l'inspiration (au bout de sept heures). (*Herrmann.*)

Elancemens dans la rate, même en marchant doucement. (*Franz.*)

Elancemens pinçans dans le côté gauche de la région épigastrique (au bout d'une heure et demie). (*Hartmann.*)

255. Obstruction de la rate. (*Murray.*)

Elancemens continuels sous les côtes droites, à la région du foie, qui ne diminue ni n'augmente par l'inspiration ou l'expiration (au bout de quatre heures). (*Hartmann.*)

Violens élancemens de dedans en dehors, dans la région hépatique, seulement en expirant (au bout de cinq heures). (*Id.*)

Plusieurs accès de pression saccadée dans la région hépatique, en se tenant debout, qui cessent en se baissant ; quand on touche à la partie, elle cause la même douleur que si elle était malade en dedans (au bout de cinq heures). (*Franz.*)

Gonflement du foie. (*Kreysig.*)

260. Obstructions du foie. (*Murray.*)

Indurations dans le bas-ventre. (*Stahl.*)

Obstructions des viscères. (*J.-G. Berger.*)

Il lui semble que l'épigastre soit rétréci. (*Herrmann.*)

Plénitude du bas-ventre (1). (*Kreysig.*)

265. Tension opiniâtre et oppressive du bas-ventre. (*Stahl.*)

Développement de vents. (*Fischer.*)

Gonflement du bas-ventre par des vents. (*Stahl.*)

Vents, qui sortent fréquemment (2). (*Hornburg.*)

Tympanite (3). (*Stahl, T. Thomson.*)

270. Gonflement du bas-ventre, comme après avoir bu beaucoup et pris des alimens venteux. (*Hornburg.*)

Gonflement du bas-ventre, mal de ventre et diarrhée. (*Kreysig.*)

(1) 264-267. *V.* 158, 159.
(2) *V.* 172.
(3) 269-273. *V.* 158, 159.

Accès de dureté, de gonflement et de douleurs du bas-ventre. (*A. Thompson.*)

Gonflement tensif et gênant du bas-ventre. (*Stapf.*)

Enflure du ventre. (*Cartheuser.*)

275. Hydropisie du bas-ventre, hydropisie enkystée. (*Sthal.*)

Borborygmes dans le bas-ventre (au bout d'une heure). (*Stapf.*)

Borborygmes dans l'épigastre (au bout de deux heures). (*Walther.*)

Bruit grondant dans le côté gauche du bas-ventre, en arrière et en dehors, comme dans le colon descendant. (*Franz.*)

Gargouillemens dans l'hypogastre. (*Langhammer.*)

280. Colique cruelle, insupportable. (*J.-F. Bauer.*)

Coliques. (*Sthal.*)

Mal de ventre, avec nausées. (*G. May.*)

Mal de ventre, et en même temps forte soif (au bout d'une heure). (*Becher.*)

Mal de ventre scorbutique. (*Crueger.*)

285. Tranchées affreuses. (*J.-A. Limprecht.*)

Ulcères dans le bas-ventre. (*Sthal.*)

Inflammation dans le bas-ventre. (*Id.*)

Chaleur dans la région ombilicale. (*Hornburg.*)

Pression dans la région ombilicale. (*Id.*)

290. Avec pression dans le bas-ventre, quelques frissonnemens. (*Wagner.*)

Forte pression dans le côté gauche de l'hypogastre (au bout de trois minutes). (*Gross.*)

Douleur pressive dans la région du cœcum (en se tenant assis). *Anton.*)

Le soir, mal de ventre pressif, comme s'il allait survenir une diarrhée, en se tenant assis, qui cesse en restant debout et en marchant. (*Franz.*)

Douleur constrictive dans le bas-ventre, le soir, en se tenant assis, qui cesse en se levant, mais surtout en se tenant debout et en marchant (1). (*Id.*)

______

(1) 294-301, *V.* 161, 163 et 245.

295. A droite, au dessous de l'ombilic, pression constrictive, comme s'il y avait là une induration, en se tenant assis.
(*Id.*)

Contraction du ventre et des côtés, en levant les omoplates
et les ramenant en dehors. (*Al. Thompson.*)

Douleur dans le bas-ventre, qui ressemble à un pincement
et à une traction, surtout en restant assis. (*Franz.*)

Sentiment de contraction du canal intestinal, et gargouillemens dans l'hypogastre. (*Herrmann.*)

Douleur de crampe, par saccades, dans l'aine, en se tenant
debout. (*Franz.*)

300. Pincement et constriction en forme de colique, dans
les intestins, au dessus de l'ombilic, quand il se redresse
après s'être baissé. (*Id.*)

Pincement en quelque sorte extérieur, sous le côté droit
de l'ombilic, en se tenant assis, le soir (au bout de treize
heures). (*Franz.*)

Violent pincement dans l'épigastre (obligeant, pour se
soulager, à ployer le corps en deux) (au bout d'une heure),
qui alterne avec l'envie de vomir et le besoin d'aller à la selle,
et qui est accompagné de frisson secouant par tout le corps;
après le pincement, pression dans l'épigastre. (*Walther.*)

Douleur pinçante, pressive, dans le bas-ventre, en marchant, vers le soir. (*Franz.*)

Violent pincement dans le bas-ventre, qui cesse en se levant
de sa chaise. (*Wagner.*)

305. Dans le bas-ventre, au dessus du pubis, pincement
tractif, comme s'il allait survenir une diarrhée, avec émission de vents courts, en se tenant assis (au bout de vingt-sept
heures). (*Franz.*)

Battement dans le bas-ventre, au côté droit. (*Hornburg.*)

*Elancement pressif, énorme, à gauche, au dessous de
l'ombilic, en marchant vite et après (au bout de deux heures).*
(*Gross.*)

*Douleur sourdement lancinante dans la région du rein
droit, plus violente en ployant le corps* (1) (au bout de vingt-
deux heures). (*Herrmann.*)

Elancement sourd dans le bas-ventre, à gauche, autour de

____

(1) 308-313, *V*, 168 et 247.

l'ombilic, et en même temps sous le mamelon droit, en dedans (au bout d'une heure). (*Id.*)

310. Elancement sourd, à droite, au dessus de l'ombilic, plus violent quand on touche à la partie. (*Id.*)

Elancement sourd dans l'hypogastre, à gauche, dans la région des reins. (*Id.*)

Elancemens sourds dans les régions lombaires. (*Id.*)

Etant assis, en inspirant, élancemens de haut en bas dans le bas-ventre. (*Franz.*)

Tranchées, par accès fréquens, dans la région ombilicale (1). (*Anton.*)

315. En marchant, douleur tractive dans le côté droit du ventre. (*Franz.*)

Emission abondante de vents par le bas, avec traction dans le bas-ventre pendant une selle dure, qui sort difficilement (2) (au bout de quarante-huit heures). (*Wislicenus.*)

Le soir, entre six et dix heures, forts gargouillemens de vents nombreux dans le bas-ventre, avec sensation pressive, après laquelle sortent des vents très-fétides. (*A. Baehr.*)

Tiraillement dans l'ombilic. (*Gross.*)

Tiraillement énorme à droite, près de l'ombilic, qui se dirige vers l'aine, se répand dans toute la région inguinale, et diminue quand on renverse le corps en arrière. (*Id.*)

320. Tiraillement et gargouillemens dans le bas-ventre, au dessous de l'ombilic. (*Hornburg.*)

Douleur pressive, tiraillante, à gauche du mont de Vénus. (*Herrmann.*)

Augmentation du mouvement péristaltique dans l'hypogastre, accompagnée de pression. (*Hornburg.*)

Envie d'aller à la selle. (*Herrmann.*)

Une selle molle dans la journée. (*Baehr.*)

325. Selle plus liquide qu'à l'ordinaire (3) (au bout de vingt-quatre heures). (*Becher.*)

Flux de ventre. (*Morton.*)

| Selle marronée, jaune, molle, le matin. (*Franz.*)

Selle bilieuse. (*Alpini.*)

(1) *V.* 171, 196.
(2) *V.* 176, 177, 322, 339.
(3) 325, 326. *V.* 178-180 et 330-332.

Il sort beaucoup de vents, d'une fétidité extrême. (*Stapf.*)

330. Fréquentes selles diarrhéiques noirâtres. (*Quarin.*)

Forte purgation. (*Sydenham.*)

Diarrhée : il semble que la selle contienne des matières indigérées ; elle est en petits morceaux (au bout de douze heures) : après sa sortie, il reste encore envie d'aller par le bas, mais ne sort rien (1). (*Hermann.*)

La selle exige des effort violens, quoiqu'elle ne soit pas dure, mais en bouillie ; ensuite, inutile envie d'aller par le bas, avec douleur (2). (*Franz.*)

Cessation des évacuations. (*Murray.*)

335. Toute la journée, constipation, et le soir, selle dure (3). (*Teuthorn.*)

Constipation. (*Quarin, Bauer, Fischer.*)

Constipation ; accumulation chronique de matières dures dans le rectum. (*Fothergill.*)

Flux hémorrhoïdal. (*Alpini.*)

Vifs élancemens dans la partie inférieure du rectum, surtout dans le sphincter de l'anus ; traction lancinante aussi pendant la selle et après, durant trois jours (4). (*Herrmann.*)

340. Petits élancemens dans le pli de l'aine, au mont de Vénus, presque uniquement en marchant. (*Franz.*)

Traction pressive dans le pli de l'aine, principalement sur le tendon du muscle psoas, en se tenant assis. (*Id.*)

L'urine n'est pas plus abondante, mais elle est plus pâle, et cependant il s'y forme un nuage (au bout de trois heures). (*Id.*)

Augmentation de la sécrétion urinaire, avec ardeur à l'orifice de l'urètre (5) (au bout de deux heures). (*Wislicenus.*)

Ardeur continuelle à l'orifice de l'urètre, avec sensation d'écorchure au frein du prépuce, l'un et l'autre douloureux surtout par le frottement des habits (6) (au bout de deux heures). (*Id.*)

----

(1) *V.* 178.

(2) 333, 335, 337, *V.* 186, 187.

(3) 335, 337, *V.* la note à 186, 187.

(4) *V.* 185, 188, 195.

(5) 343, 344. *V.* 200.

(6) Comp. avec 310, 477.

345. Le quinquina pousse aux urines. (*Alpini.*)

Urine rare, d'un jaune verdâtre. (*Fischer.*)

Urine d'un jaune pâle, qui, le matin surtout, dépose un sédiment jaune sale peu lié. (*Baehr.*)

Urine foncée en couleur, avec sédiment briqueté (1) (au bout de vingt-quatre heures). (*Teuthorn.*)

Forte pollution, la nuit, vers trois heures (2). (*Becher.*)

35o. Prurit lancinant au scrotum (3). (*Franz.*)

Suppression des règles (4). (*Raulin.*)

Eternument sec et violent, à quelques reprises (au bout de sept heures). (*Stapf.*)

Ecoulement aqueux par la narine, qui est en quelque sorte bouchée (au bout de treize heures). (*Franz.*)

Coryza, avec sensibilité du nez, et quelques petits boutons douloureux au toucher sur le bord des narines et de leur cloison (au bout de neuf jours). (*Wislicenus.*)

355. Coryza ; le nez suinte pendant deux heures. (*Franz.*)

Symptômes d'enchifrenement. (*Anton.*)

Respiration avec bruit par le nez. (*Al. Thompson.*)

Elancemens et sensation d'âpreté dans le larynx (5). (*Anton.*)

Sensation d'accumulation de mucosités dans le larynx. (*Id.*)

36o. Il s'amasse dans le larynx du mucus qui oblige sans cesse à cracher, et qui rend la voix creuse et enrouée. (*Stapf.*)

Voix enrouée. (*Anton.*)

Sorte de traction dans la trachée-artère, au dessous du larynx, qui est suivie d'une secousse de toux. (*Franz.*)

Asthme (6). (*Baglivi.*)

Resserrement de la poitrine. (*Cartheuser.*)

365. Oppression sur la poitrine. (*Franz.*)

Le soir, sensation d'oppression et d'inquiétude dans la poitrine ; il se sent obligé de faire des inspirations profondes, et ensuite des expirations suspirieuses, ce qui diminue l'op-

(1) *V.* 210.
(2) *V.* 223.
(3) *V.* 214.
(4) *V.* 225.
(5) 358-361, *V.* 228-230.
(6) 273-272, comp. avec 231, 232.

pression pour quelques instans; en même temps, pouls faible, à peine sensible, et disposition anxieuse à l'impatience. (*Baehr.*)

Grande oppression de poitrine à la région du creux de l'estomac, comme si quelque chose fouillait dedans (au bout de quatre heures). (*Gross.*)

Asthme, avec expiration difficile, parfois stertoreuse (surtout en marchant), et âpreté dans la poitrine (au bout de quatre heures). (*Hartmann.*)

Gêne extrême de la respiration, pendant une demi-heure. (*Al. Thompson.*)

370. Asthme suffocant. (*Id.*)

Oppression mortelle de poitrine (1). (*J. de Koker.*)

Pression agréable sur la poitrine, comme par l'effet de la satiété, avec bon goût des alimens (au bout d'une heure). (*Franz.*)

° Quelques vulsions et tressaillemens, çà et là, dans les muscles de la poitrine. (*Anton.*)

Pression sur la poitrine (2). (*Franz.*)

375. Douleur pressive de poitrine. (*Clauss.*)

Pression sur le côté gauche, près du cartilage xyphoïde. (*Herrmann.*)

Pression extérieure au milieu du sternum, en baissant le haut du corps, et aussi en se tenant debout, qui cesse en appuyant sur la partie (au bout de vingt-six heures). (*Franz.*)

Pression de dedans en dehors, à la région des dernières côtes du bas (au bout de vingt-quatre heures). (*Wislicenus.*)

En s'asseyant, le corps penché, pression à l'extérieur, sur le sternum, qui occasione de l'anxiété, et ne permet pas d'inspirer convenablement; elle cesse en se redressant (au bout de six heures). (*Franz.*)

380. Forte douleur pressive dans le côté droit de la poitrine, à la région des quatrième et cinquième côtes (3). (*Id.*)

Pression tractive sur le côté droit de la poitrine, en se tenant assis, qui cesse en restant debout et en marchant. (*Id.*)

---

(1) Le quinquina ayant été donné pendant le froid d'une fièvre intermittente.
(2) *V.* 237 et 244-246.
(3) *V.* 237 et 244-246.

Douleur tractive derrière le sternum. (*Herrmann.*)

Douleur tractive, pressive, sur le bas de la poitrine, en se tenant assis, qui occasione de l'anxiété, et cesse en restant debout et marchant. (*Franz.*)

Au côté droit de la poitrine, dans le milieu, sur un point peu étendu, douleur constrictive, qui le force à expirer subitement, d'une manière presque involontaire. (*Id.*)

385. Sur la poitrine, en se tenant assis, le corps baissé, pression sécante par intervalles, qui disparaît en se redressant, mais plus encore en se tenant debout et en marchant. (*Id.*)

Petit élancement pressif sur le côté gauche de la poitrine (au bout de huit heures et demie). (*Hartmann.*)

Point de côté. (*Richard.*)

Élancement dans la poitrine, le matin. (*Harnisch.*)

Élancement dans le côté gauche de la poitrine. (*Lehmann.*)

3go. Élancement sur la poitrine, en marchant vite, qui cesse pendant le repos. (*Langhammer.*)

Quelques violens élancemens dans la poitrine, immédiatement au dessus de la région du cœur, quand il était sans mouvement, surtout en lisant (au bout de trois heures et demie, de seize et de dix-huit heures). (*Lehmann.*)

Point de côté en se tenant assis et lisant. (*Langhammer.*)

Vifs élancemens dans la cavité pectorale, de dedans en dehors, à la région des sixième et septième vraies côtes, sans rapport avec l'inspiration et l'expiration (au bout de trois quarts d'heure). (*Herrmann.*)

Élancemens sourds, mesurés, de dedans en dehors, dans la cavité pectorale, pendant le repos et le mouvement, et sans rapport avec la respiration (au bout d'une heure). (*Wislicenus.*)

3g5. Dans le côté droit de la poitrine, à la région de la quatrième côte, sous le bras, un élancement continuel, qui a l'air d'être dans la plèvre, et qui cesse en appuyant sur la partie et en se baissant (au bout de six heures). (*Franz.*)

Vifs élancemens entre les septième et huitième côtes gauches. (*Herrmann.*)

Vifs élancemens près du mamelon droit, de dedans en dehors (au bout de dix heures). (*Id.*)

Vifs élancemens au sternum, là où s'y insèrent les côtes, des deux côtés, de dedans en dehors, sans rapport avec l'inspiration ni l'expiration (au bout de deux jours). (*Id.*)

Douleur vivement lancinante à gauche, près du cartilage xyphoïde et dans le creux de l'estomac, seulement en expirant (au bout de soixante heures). (*Id.*)

400. Elancemens dans le côté gauche de la poitrine (pendant l'expiration), en se tenant assis (au bout de deux heures). (*Langhammer.*)

Elancement chatouilleux dans le côté gauche de la poitrine, qui se dirige vers la région du cœur. (*Hartung.*)

Elancemens sourds sur la poitrine, qui obligent à expirer. (*Franz.*)

Elancement sourd aux cartilages des troisième et quatrième fausses côtes gauches, sans rapport avec l'inspiration ni l'expiration. (*Herrmann.*)

Point de côté avec grande chaleur, pouls fort et dur, et yeux fixes. (*J.-J.-A. Gesner.*)

405. Fièvre, à l'instar d'une fausse pleurésie (1). (*Greding.*)

(Pendant le froid d'une fièvre intermittente), toux fatigante, avec élancemens dans le côté. (*Fischer.*)

Excitation continuelle à cracher (tussiculer), le matin, après s'être levé, comme quand on a respiré la vapeur du soufre, mais qui ne détache aucune mucosité, plusieurs matinées de suite. (*Gross.*)

Toux suspecte (2). (*Juncker* et *Fritze.*)

Battemens de cœur et afflux du sang vers la face, qui devient rouge et chaude, avec froid aux mains (au bout d'une heure). (*Becher.*)

410. Violens battemens de cœur, avec pouls faible et froid à la peau. (*Walther.*)

Battemens de cœur plus forts qu'à l'ordinaire, avec sentiment d'anxiété. (*Hartung.*)

Tiraillement dans la région de l'omoplate gauche (au bout de neuf heures). (*Hartmann.*)

Douleur constrictive entre les omoplates, en se tenant debout (au bout de trois heures). (*Franz.*)

(1) 405, 406, comp. avec 234-236,
(2) Comp. avec 242.

415. Coups d'aiguilles au dessus de l'omoplate droite et au côté gauche de la poitrine (au bout d'un quart d'heure). (*Wislicenus.*)

Petits élancemens au milieu de l'épine du dos (1) (au bout de cinq heures). (*Hartmann.*)

Elancement dans le côté gauche du dos (en se tenant assis). (*Langhammer.*)

Tiraillement vulsif sur le côté gauche, dans le sacrum. (*Gross.*)

Douleurs tractives, fortement lancinantes, dans le milieu du sacrum, qui se dirigent vers les vertèbres lombaires. (*Hartung.*)

420. Vulsion au dessus de l'os sacrum (au bout d'une demi-heure). (*Walther.*)

Coups douloureux au sacrum (2) (au bout de vingt-une heures). (*Wislicenus.*)

Douleur (tensive) dans le sacrum, comme après avoir porté un lourd fardeau ou s'être baissé long-temps (au bout de vingt-trois heures). (*Hartmann.*)

Elancemens lentement tractifs dans les muscles antérieurs du cou, pendant le repos. (*Baehr.*)

Douleur tractive au bas du côté droit du cou, au commencement de la nuque, en se tenant assis, qui cesse en se baissant (3). (*Franz*).

425. Douleurs tractives dans la nuque. (*Anton.*)

Tiraillement vulsif paralytique sur le haut de l'épaule, qui est douloureusement sensible au toucher ; quand la douleur a cessé, les attouchemens la renouvellent; il suffit de la pression de l'habit pour la provoquer (4). (*Herrmann.*)

Pression tiraillante dans le creux de l'aisselle gauche, et au bord antérieur interne de l'omoplate. (*Id.*)

(1) 416, 417, *V.* 263.
(2) *V.* 259.
(3) 424, 425, *V.* 69 et 74.
(4) Un des traits caractéristiques du quinquina, c'est que ses douleurs augmentent non-seulement par le mouvement, mais surtout par les attouchemens (*V.* 254, 259, 290, 310, 429, 434, 435, 438, 441, 448, 483, 522); que, même quand elles n'existent pas pour le moment, le simple attouchement des parties suffit pour les renouveler (comme ici et 289, 472), et les porter souvent à une intensité redoutable. Aussi est-il le seul remède qui convienne dans les cas de ce genre.

Douleur pressive, tractive, par intervalles, au bord du creux de l'aisselle droite, en avant (au bout de trois jours). (*Id.*)

Tiraillement vulsif paralytique qui part de la tête de l'humérus, et s'étend (dans les muscles et les os) jusqu'aux phalanges des doigts, où il cesse d'être douloureux ; en même temps, le bras entier est plus faible ; les attouchemens aug- mentent la douleur (au bout de trois heures). (*Id.*)

430. Douleurs lancinantes dans le bras, mais qui cessent de suite en remuant celui-ci (au bout de trois quarts d'heure). (*Wagner.*)

Tiraillement vulsif dans l'humérus, vers le haut et en dedans (au bout de deux heures). (*Herrmann.*)

Tiraillement d'abord dans le bras gauche, puis dans le droit (au bout d'une demi-heure). (*Langhammer.*)

Douleur paralytique à l'humérus droit, qui commence à la tête de l'os, et se perd dans la main, sous la forme d'un faible tiraillement ; en même temps, tout le corps est chaud, surtout au front (au bout de huit heures). (*Id.*)

Tiraillement vulsif paralytique dans les os longs des membres supérieurs, que les attouchemens rendent plus fort (au bout d'une heure). (*Id.*)

435. *Tiraillement paralytique dans les membres supérieurs, qui s'étend dans toutes leurs parties, et augmente plus par les attouchemens que par les mouvemens.* (*Id.*)

Extension des bras, avec flexion des doigts. (*Thompson.*)

Sensation à l'articulation du coude, comme si la peau était ecchymosée. (*Hartung.*)

Traction douloureuse à l'apophyse coronaire du cubitus, dans le pli du coude, plus forte par l'effet des attouchemens. (*Herrmann.*)

Douleur tiraillante dans l'articulation du coude gauche, plus forte pendant le mouvement (au bout de deux heures). (*Id.*)

440. Elancement dans l'articulation du coude gauche. (*Franz.*)

Tiraillement dans les deux cubitus, que les attouchemens augmentent (1). (*Herrmann.*)

(1) 441, 442, 443, *V.* 269.

Tiraillement tractif, tantôt sur l'avant-bras droit (où le frottement le fait cesser), tantôt sur le gauche (au bout de quatre heures). (*Meyer.*)

Douleur tractive sur les os des avant-bras, comme si l'on raclait le périoste avec un couteau émoussé. (*Franz.*)

Elancement vivement tractif sur le poignet gauche, en travers (le soir) (au bout de treize, de quatorze heures). (*Id.*)

445. Douleur tractive dans le creux de la main, en travers, au dessus de la base des doigts. (*Id.*)

La main est douloureuse (traction en forme de crampe) quand on empoigne quelque chose. (*Id.*)

Tremblement des mains en écrivant (au bout d'une heure). (*Langhammer.*)

Tiraillement vulsif dans les os métacarpiens et les doigts, qui augmente par les attouchemens (1). (*Gross.*)

Tiraillement vulsif dans le poignet et les os métacarpiens. (*Herrmann.*)

450. Tiraillement là où les os métacarpiens s'unissent aux os du carpe (au bout de cinq heures). (*Id.*)

Elancement sourd à l'os métacarpien du doigt indicateur droit. (*Id.*)

Tiraillement dans les phalanges inférieures des doigts de la main droite, sans rapport avec le mouvement (au bout d'une demi-heure). (*Id.*)

Tiraillement légèrement lancinant dans l'articulation antérieure du pouce droit (2). (*Id.*)

Tiraillement vulsif dans l'os métacarpien du petit doigt de la main gauche (3). (*Gross.*)

455. Tiraillement vulsif dans les articulations des doigts (au bout de vingt-quatre heures). (*Id.*)

Ongles bleus. (*Crueger.*)

En se tenant assis, pression augmentant d'une manière pulsative dans les chairs de la fesse droite, près du coccyx, qui cesse en se levant. (*Franz.*)

---

(1) 443, 449, *V.* 276.

(2) Un tiraillement lancinant et une traction lancinante (dégénérant parfois aussi en tiraillement vulsif) paraissent être également une des douleurs caractéristiques du quinquina. *V.* aussi 444, 465, 507-509.

(3) 454, *V.* 276.

Traction tiraillante dans la fesse gauche, en se tenant assis (1). (*Franz.*)

Traction dans les fesses, et en même temps dans les genoux, en se tenant debout, qui cesse en s'asseyant.

460. Douleur comme lancinante et brûlante, sur divers points des membres inférieurs à la fois. (*Gross.*)

Lassitude et langueur, comme après une longue marche, dans les cuisses et les jambes. (*Hornburg.*)

Faiblesse et défaut de solidité dans les articulations des hanches et des genoux, deux matinées de suite, comme s'il avait fait la veille une longue route à pied ; en continuant à marcher, cette sensation abandonne les articulations, et, prenant le caractère de douleur contusive, passe le premier jour dans la cuisse, et le second dans la jambe. (*Baehr.*)

Langueur dans les membres inférieurs, en marchant, toute la journée (au bout de deux jours). (*Wagner.*)

Traction douloureuse aux os longs des membres inférieurs (2) (au bout de deux jours). (*Herrmann.*)

465. Traction en forme de crampe (picotante) dans la cuisse et la jambe (au bout d'une demi-heure). (*Walther.*)

Traction pressive dans l'articulation de la hanche et du genou, en se tenant assis, qui cesse en marchant et en restant debout. (*Franz.*)

Douleur dans l'articulation de la hanche, dans les genoux et dans le pied, comme s'ils étaient luxés ou lacérés avec un instrument tranchant. (*Al. Thompson.*)

Douleur tractive sur les os des cuisses, comme si on raclait le périoste avec un couteau émoussé. (*Franz.*)

Traction douloureuse lente dans le côté interne de la cuisse gauche, qui semble n'avoir son siége que dans la peau (*Id.*)

470. Traction spasmodique dans la cuisse droite, à partir du jarret (avec sensation de pression, comme si la jambe était tirée de bas en haut), le soir, en se tenant assis, qui cesse en restant debout et en marchant. (*Id.*)

Vulsion dans le milieu de la cuisse gauche (au bout de cinq heures). (*Walther.*)

Tiraillement vulsif aux deux cuisses, en avant et en de-

(1) 458, 459, *V.* 280.
(2) *V.* 280.

hors, qui n'est excité que par les attouchemens, et non par le mouvement. (Herrmann.)

Tiraillement vulsif au côté antérieur de la cuisse gauche (au bout de deux heures). (Gross.)

Tiraillement dans les fémurs, de haut en bas, pendant le repos et le mouvement, par accès, durant plusieurs jours (au bout de soixante-douze heures). (*Wislicenus.*)

475. *Tiraillement qui s'étend de l'articulation du genou vers la cuisse, accompagné d'une faiblesse qui rend la marche et la station pénibles. (Herrmann.)*

Traction pressive, douloureuse, de haut en bas, dans le fémur, surtout en se tenant assis, l'après-midi. (*Franz.*)

. Sensibilité douloureuse de la peau des cuisses, par le frottement des habits, comme si la peau était usée et couverte de boutons (au bout de huit jours). (*Wislicenus.*)

Dans la cuisse gauche, en se tenant debout, sensation comme s'il y avait un tubercule induré dans la chair, avec douleur tractive dedans (1) (au bout de deux heures). (*Franz.*)

Elancement de bas en haut à la partie postérieure de la cuisse droite, en se tenant debout. (*Id.*)

480. Quand il se lève de sa chaise, ardeur et fourmillement d'engourdissement dans la cuisse sur laquelle il était assis, surtout dans le creux du genou droit, qui s'aperçoit principalement en restant debout. (*Id.*)

Douleur paralytique en forme de crampe dans la cuisse droite et l'articulation du genou, en se levant du siége sur lequel il avait été assis quelque temps, et en marchant (au bout de cinq heures et demie). (*Hartmann.*)

Tiraillement vulsif, à l'intérieur, dans la rotule. (*Gross.*)

Tiraillement paralytique dans l'articulation du genou droit, qui s'étend tantôt vers la cuisse, tantôt vers la jambe, avec langueur de la partie, et qui augmente plus par les attouchemens que par le mouvement. (Herrmann.)

Dans le genou droit, en se levant de sa chaise et en marchant, douleur vivement tractive, qui cesse en se rasseyant (l'après-midi). (*Stapf.*)

485. Elancement dans l'articulation du genou gauche. (*Franz.*)

(1) *V.* 288.

Léger tremblement des genoux en se levant après avoir été assis, qui cesse pendant la marche. (*Baehr.*)

Flexion des genoux, surtout en montant l'escalier. (*Anton.*)

En marchant, les genoux ployent. (*Franz.*)

Traction saccadée, isochrone au pouls, sur les tendons fléchisseurs dans le creux du jarret (1). (*Id.*)

490. Une agitation intérieure dans les jambes l'obligeait à les ployer sur les cuisses (2). (*Id.*)

Douleur tractive dans le tibia droit, au bas, près du talon, et ensuite dans toute la jambe (en se tenant assis). (*Langhammer.*)

En étendant la jambe gauche, pendant la situation assise, douleur pressive, tractive, au côté interne et supérieur du tibia, au dessous de la rotule, que la flexion de la jambe fait cesser. (*Franz.*)

Traction pressive sur le tibia, le soir, en se tenant assis, qui cesse en restant debout et en marchant. (*Id.*)

En marchant, élancemens dans les jambes, qui cessent pendant le repos (au bout de cinq et de plusieurs heures). (*Langhammer.*)

495. En marchant au grand air, élancemens isolés, vifs, et qui se reproduisent rapidement, dans le mollet, à sa partie supérieure. (*Franz.*)

Tiraillement dans le mollet. (*Langhammer.*)

Gonflement dur et rouge foncé au mollet, qui passa à la suppuration (3). (*Pelargus.*)

Tension fortement brûlante sur le tendon d'Achille. (*Hartung.*)

Paralysie des pieds. (*Crueger.*)

500. Violente ardeur lancinante sur le coude-pied, près du tibia (en se tenant assis). (*Gross.*)

Elancement dans le pied gauche. (*Langhammer.*)

Enflure des pieds. (*Stahl*).

Enflure douloureuse des pieds. (*Fischer.*)

Douleur constrictive, pinçante, sur le côté externe du pied droit, à la partie latérale de la plante (au bout de six heures). (*Hartmann.*)

(1) *V.* 285.
(2) *V.* 299-302.
(3) *V.* 283, 502, 503.

5o5. Violent prurit à la plante du pied droit, en marchant et se tenant debout, qui diminue pour quelque temps en restant assis. (*Herrmann.*)

Fourmillement lancinant depuis le gros orteil jusque sur le coude-pied, comme si la partie avait été gelée, le soir, en se tenant assis ; il disparaît en marchant et en restant debout.(1). (*Franz.*)

Traction lancinante dans le talon (au bout de quarante-huit heures). (*Gross.*)

Tiraillement lancinant à la plante du pied, près du talon, en se tenant assis et en marchant. (*Herrmann.*)

Très-violent élancement tiraillant dans la plante des pieds, en se tenant assis et en marchant. (*Franz.*)

5io. Douleur tractive dans les os métatarsiens du pied droit. (*Herrmann.*)

En se tenant debout, traction sur le coude-pied, avec douleur d'écorchure, qui cesse en s'asseyant. (*Franz.*)

Traction en forme de crampe dans le côté interne du pied gauche, en se tenant assis. (*Id.*)

Tiraillement vulsif dans les os du tarse et du métatarse. (*Herrmann.*)

Tiraillement vulsif dans les os métatarsiens et les orteils. (*Gross.*)

5i5. *Tiraillement vulsif, qui augmente par les attouche-mens seulement, et non en marchant, dans les os métatar-siens et les phalanges des orteils, les articulations surtout (au bout de trente-une heures). (*Herrmann.*)

Tiraillement vulsif à l'endroit où les os métatarsiens se joignent au tarse (au bout de vingt-cinq heures). (*Id.*)

Elancemens tantôt dans le tibia, tantôt dans le dos, ou la poitrine, en se tenant assis (au bout de quatorze heures). (*Langhammer.*)

Léger élancement en différens points de la peau. (*Franz.*)

Elancement dans une cicatrice au pied gauche (2). (*Anton.*)

(1) Quoique le mouvement de la partie soit, après les attouchemens (426), ce qui exalte et augmente le plus souvent les douleurs et les symptômes quiniques, cependant on observe assez fréquemment aussi un effet alternant, d'où résulte qu'ils sont apaisés et calmés par le mouvement, comme ici et 424, 457, 466, 470, 490, 492, 493, ou même qu'ils se manifestent surtout pendant le repos, 278, 299, 300, 3o1, 458, 476.

(2) *V.* 3i3, 3i4.

520. Tiraillement dans quelques points de la peau , surtout au bas-ventre , comme si l'on tirait un poil. (*Franz.*)

Vulsion spasmodique en diverses parties musculaires. (*Anton.*)

Tiraillement vulsif (1) *en divers points des membres, surtout des mains et des pieds, qui s'aggrave par les attouche-mens.* (*Gross.*)

Sorte de traction sur les os. (*Franz.*)

Douleur distensive, tractive, extrémement sensible, dans presque tous les os, tantôt dans les uns, tantôt dans les autres, qui, en se couchant, cesse d'abord pour quelques instans, mais n'en revient ensuite que plus forte (au bout de quatorze heures). (*Becher.*)

525. Goutte. (*Murray.*)

Douleurs rhumatismales. (*Greding, Raulin.*)

Douleurs dans les membres, les articulations surtout (2). (*Fischer.*)

Douleurs tensives. (*B.-M. Ettmueller.*)

Rhumatisme vague, tantôt dans une partie, tantôt dans une autre, sans enflure ni fièvre, alternant avec des douleurs dans l'intérieur du corps (3). (*Sydenham.*)

530. Ardeur , mêlé d'un peu de fourmillement et de prurit, en différentes parties du corps, pendant la journée. (*Gross.*)

Phthisie. (*Murray, Baglivi.*)

Cachexies. *Murray, Berger.*)

Fièvre hectique. (*Baglivi, Stahl.*)

Hydropisie. (*Murray, Baglivi, Berger, Richard, Raulin ; Romberg, Stahl, Thompson.*)

535. Anasarque. (*Stahl.*)

Enflure des membres (4). (*Cartheuser.*)

Enflure érysipélateuse du corps entier. (*Formey.*)

Teinte jaunâtre de la peau. (*Fischer.*)

Jaunisse. (*Berger, Stahl, Thompson, Richard.*)

540. Lassitude. (*J. A.-P. Gesner.*)

---

(1) La principale douleur du quinquina paraît être *le tiraillement vulsif.* (*Herrmann.*)

(2) *V.* 298-302.

(3) Par l'usage long-temps continué.

(4) 536, 537, *V.* 283, 297, 497, 502, 503.

Lassitude dans les membres. (*Stahl.*)

Faiblesse chronique. (*Thompson.*)

Chute des forces. (*Romberg.*)

Abattement des forces. (*Cleghorn.*)

545. Sentiment de langueur, surtout quand il se lève de son siége; il est tenté de se rasseoir, et retombe même, quand il ne tend pas ses muscles, sur la chaise, où il éprouve une sensation agréable de bien-être (au bout de trois, de quatre heures). (*Baehr.*)

En marchant, il se sent lourd et bientôt fatigué; sorte de sentation d'appesantissement et de paralysie dans les cuisses. (*Stapf.*)

Sentiment de pesanteur du corps. (*Raulin.*)

Pesanteur dans tous les membres, les cuisses surtout, comme s'il y avait du plomb dedans (1). (*Anton.*)

Paresse. (*Walther.*)

550. Quand il voulait se tenir debout quelques minutes, il devenait raide, pâlissait et perdait ses sens. (*Gesner.*)

Perte des sens et langueur en même temps. (*Lehmann.*)

Petits accès d'apoplexie et de perte des sens. (*Thompson.*)

Langueur et affaissement de tout le corps. (*Herrmann.*)

Forte syncope (2). (*Baker.*)

555. Syncopes. (*Morton, Murray, Crueger, Gesner.*)

Syncope, mort (3). (*Koker.*)

Asphyxie. (*Crueger.*)

Langueur et affaissement du corps et de l'esprit (au bout d'une heure). (*Herrmann.*)

Langueur; il peut à peine soutenir sa tête, et s'endort. (*Franz.*)

560. Relâchement dans tous les membres, et tremblement dans les mains (4). (*Lehmann.*)

Affaissement de tout le corps, perceptible même en restant assis, mais beaucoup plus *en marchant.* (*Anton.*)

---

(1) Comp. avec 281 et 461.

(2) Chez un homme robuste, à qui on avait fait prendre d'un seul coup un gros du meilleur quinquina rouge, l'accès fut si fort que l'homme ne revint à lui que quand on lui eut donné un vomitif.

(3) Sydenham nomme aussi deux hommes qui, de son temps, moururent pour avoir pris du quinquina peu d'heures avant l'accès de fièvre.

(4) *V.* 334.

Tantôt faiblesse, tantôt sentiment extrême de force dans les articulations (1). (*Franz.*)

Il est très-faible et prêt à tomber, au grand air; il éprouve comme une détente générale autour de l'estomac et de la poitrine, quoiqu'il ait plus de force qu'il ne lui en faut pour marcher. (*Id.*)

Facilité extraordinaire de tous les mouvemens, comme s'il n'avait point de corps (2), (au bout de deux à trois heures). (*Id.*)

565. Il est très-éveillé toute la soirée, cependant avec fixité du regard (3). (*Harnisch.*)

Bien-être, le soir. (*Lehmann.*)

Tremblement sensible, mais invisible, dans tous les membres, accompagné d'un sentiment de fraîcheur. (*Hornburg.*)

Vulsions. (*Gesner.*)

Insomnie jusqu'à minuit, avec douleur pressive sur toute la tête (4). (*Becher.*)

570. Avant minuit, jusqu'à deux heures, vivacité extraordinaire. (*Lehmann.*)

Envie de dormir, et peu après vivacité. (*Hornburg.*)

Envie de dormir et lassitude. (*Stapf.*)

Envie de dormir toute la journée, avec pandiculations et bâillemens. (*Anton.*)

Il s'éveille, le matin, deux heures plus tôt qu'à l'ordinaire. (*Baehr.*)

575. Sommeil seulement depuis trois heures du matin jusqu'à cinq. (*Lehmann.*)

Sommeil très-profond, semblable à celui d'un homme ivre, sans s'éveiller une seule fois; le matin, il est étourdi, comme s'il n'avait pas dormi du tout, et il ressent de la

(1) Effet alternant, chez un homme bien portant.

(2) Effet alternant, après un sentiment de faiblesse provoqué par le quinquina.

(3) Sorte d'excitation contre nature, comme dans les prétendus traitemens fortifians des médecins ordinaires, lorsque, ne pouvant pas débarrasser le malade de sa maladie, ils veulent cependant lui procurer quelques heures de force et de vivacité.

(4) 569, 570, 575, comp. avec 343, 344, 559. Le mal de tête pressif, la nuit, paraît être caractéristique pour le quinquina; comp. avec 576, 583, 595. Il faut en rapprocher la pression dans la région ombilicale, le soir, dans le lit (582).

pression dans les tempes, en secouant la tête (1). (*Franz.*)

Agitation, insomnie. (*Raulin.*)

Sommeil agité, avec jecticulation, sans réveil. (*Hartung.*)

Sommeil agité. (*Cleghorn.*)

580. Sommeil agité, il ne pouvait pas s'endormir; une fois endormi, il ne tardait pas à se réveiller, avec sueur dans les cheveux et au front, et frissonnement dans le dos. (*Wagner.*)

Sommeil agité, et après le réveil, pendant la nuit, légère sueur par tout le corps. (*Hornburg.*)

Le soir, dans le lit, pression pinçante dans la région ombilicale. (*Franz.*)

Toute la nuit, alternativement, mal de tête et rêves effrayans (2). (*Lehmann.*)

La nuit, sommeil agité, avec sursauts de temps en temps; chaque fois, il reste quelques instans sans reprendre ses sens. (*Meyer.*)

585. Le soir, en s'endormant, rêvasseries confuses, qui le réveillent (au bout de seize heures). (*Wislicenus.*)

La nuit, anxiété, en se réveillant de rêves effrayans. (*Herrmann.*)

La nuit, rêves effrayans, avec agitation extrême au réveil, et impossibilité de reprendre ses sens pendant quelques instans. (*Walther.*)

Rêves terribles, qui réveillent, sans cependant qu'il puisse reprendre ses sens. (*Gross.*)

Rêves inquiétans, la nuit, qui réveillent sans qu'on ait repris ses sens tout-à-fait, et laissent encore de la crainte pendant quelque temps. (*Walther.*)

590. Sommeil troublé par des rêves confus et interrompus, avec réveil à plusieurs reprises; il se réveille, mais ne reprend pas ses sens. (*Becher.*)

Rêves confus, n'ayant aucun sens, après minuit, entremélés de réveils, dans lesquels il ne reprend ses sens qu'à demi. (*Herrmann.*)

Rêves confus, absurdes, qui le réveillent souvent. (*Id.*)

Rêves voluptueux, avec pollutions. (*Hornburg.*)

(1) Comp. avec 595.
(2) 583-592, 594, *V.* la note à 347.

La nuit, sommeil agité, avec rêves désagréables et jecti-culation, qui chaque fois le réveillent. (*Franz.*)

595. La nuit, pendant le sommeil, il ne fait que se re-tourner, se découvrir, et il a toutes sortes de songes désagréa-bles qui roulent sur des événemens passés ; le matin, il ne peut pas reprendre sa vivacité, tant il a la tête étourdie et entreprise ; il est comme roué, et le sommeil ne l'a pas restauré. (*Id.*)

Propension à bâiller. (*Wislicenus.*)

Bâillemens et pandiculations (au bout d'un quart d'heure). (*Hartmann.*)

Au grand air, fort frissonnement, avec frisson secouant et chair de poule. (*Walther.*)

Il est pris de frissonnemens et de froid passager, au grand air, qui n'est pas froid ; mais tout cesse de suite dans la chambre. (*Franz.*)

600. Au grand air, à un froid modéré, tremblement des membres par l'effet du froid, et frisson qui parcourt les cuisses. (*Id.*)

Quoique la chambre ne soit point échauffée, il n'a pas froid (au bout de neuf heures). (*Id.*)

Froid aux mains et froid à l'extérieur par tout le corps, comme si on l'arrosait avec de l'eau froide, au grand air, où il finit par claquer des dents ; tout cesse dans la chambre, mais le froid aux mains persiste. (*Teuthorn.*)

Froid aux mains et aux pieds, même dans une chambre chaude. (*Franz.*)

Froid aux mains. (*Langhammer.*)

605. Froid aux pieds, le soir (au bout de quatre heures). (*C. Michler.*)

Sensation de froid à la jambe gauche, depuis le genou jusqu'au pied. (*Hornburg.*)

Frisson de suite au dessus des deux coudes et des genoux. (*Franz.*)

Froid glacial aux pieds, le reste du corps étant chaud (au bout d'une heure). (*Hornburg.*)

Sensation de froid aux membres inférieurs, pendant que le visage et la poitrine sont encore chauds (au bout d'une heure). (*Herrmann.*)

III.

610. La main droite est chaude (en écrivant), et la gauche froide (1). (*Hornburg.*)

La main droite est notablement plus froide que la gauche. (*Walther.*)

Le matin, froid aux mains et aux pieds, avec frisson sur les cuisses, qui augmente en marchant (au bout de vingt-huit heures). (*Franz.*)

Frissonnement (au bout d'un quart d'heure). (*Anton.*)

Léger frissonnement par tout le corps. (*Hartung.*)

615. Froid passager, surtout au dos (sur-le-champ). (*Wagner.*)

Léger frissonnement dans le dos (au bout de trois heures). (*Stapf.*)

Froid par tout le corps, avec grand froid aux pieds (au bout de deux heures). (*Franz.*)

Frisson et froid par tout le corps, sans soif. (*Langhammer.*)

Froid par tout le corps, avec froid aux mains (au bout d'une heure). (*Meyer.*)

620. Frissonnement par tout le corps, sans froid extérieur. (*Lehmann.*)

Froid par tout le corps, plus en dedans qu'à l'extérieur (au bout de trois heures et demie). (*Meyer.*)

Frissonnement au corps, comme s'il était frappé par un vent frais, surtout en marchant, rarement avec frisson, qui ne survient qu'en s'asseyant, sur les bras, les reins et les cuisses (au bout de huit heures). (*Franz.*)

Frisson par tout le corps, avec chair de poule (au bout d'une heure). (*Hartmann.*)

Frisson secouant par tout le corps. (*Walther.*)

625. Frisson à l'intérieur et à l'extérieur par tout le corps, parfois seulement dans la moelle des os des pieds, qui sont plus froids que les mains (au bout d'une demi-heure). (*Gross.*)

Froid intérieur, périodique, avec horripilations et frisson secouant par tout le corps (sur-le-champ). (*Walther.*)

Froid intérieur, sans froid sensible à l'extérieur (2) (au bout de quatre heures). (*Wislicenus.*)

---

(1) 610, 611, effet alternant avec 378.
(2) 627, 629, effet alternant avec 375.

Sensation intérieure de froid, surtout dans les bras et les mains. (*Becher.*)

Froid, sans que le corps soit froid, et sans soif (1) (l'intervalle entre le froid et la chaleur est d'une heure et demie). (*Herrmann.*)

630. Avec froid intérieur, frisson secouant extérieur, pendant lequel la main et le pied gauches sont d'abord plus froids, ensuite les deux mains et les deux pieds le deviennent également, sans soif (au bout d'une demi-heure à une heure). (*Walther.*)

Frisson par tout le corps, moins fort cependant aux membres, sans soif; le corps n'est point froid, les mains seules le sont (au bout d'une demi-heure). (*Herrmann.*)

Frisson par tout le corps, sans soif (au bout de deux heures et demie). (*Id.*)

Frisson secouant par tout le corps, avec froid glacial aux mains, sans soif (au bout d'une à trois heures). (*Hartmann.*)

Frisson secouant et froid interne, pendant plusieurs heures, sans soif (au bout d'une demi-heure, d'une heure). (*Walther.*)

635. Après le froid, soif, sans chaleur ensuite. (*Teuthorn.*)

Toute la journée, de temps en temps, froid fébrile par tout le corps, surtout au front, qui est couvert d'une sueur froide; un quart d'heure après le premier froid, forte soif (au bout d'une heure). (*Becher.*)

Froid fébrile (au bout de trois quarts d'heure), paraissant et cessant alternativement, avec lassitude dans les genoux et les jambes, en marchant et en se tenant debout, moindre en restant assis. (*Id.*)

Le matin (vers cinq heures), fort frissonnement fébrile, avec lassitude des jambes (au bout de douze heures). (*Clauss.*)

Pendant le froid fébrile, douleur dans l'hypogastre (au bout d'un quart d'heure). (*Becher.*)

640. Frissonnement par tout le corps, sans froid extérieur; ensuite mal de tête sourd, jusque dans l'orbite. (*Lehmann.*)

(1) Le second et le troisième jour après la prise, les intervalles entre le froid et la chaleur, dans les accès de fièvre, devinrent de plus en plus longs. (*Herrmann.*)

Frissonnement et frisson secouant par tout le corps, avec froid aux mains et oppression de l'esprit (au bout d'une heure). (*Walther.*)

Le matin, et avant midi, frisson, avec froid aux mains, sentiment de nausée et vitesse du pouls. (*Franz.*)

Le soir (vers cinq heures), froid et frisson en marchant au grand air, qui se dissipent dans la chambre (au bout de dix heures); une heure après, grande chaleur, surtout au visage, qui augmente pendant le mouvement et la marche; une heure après la cessation de la chaleur, soif. (*Id.*)

Deux accès de froid à différentes époques, avant la chaleur fébrile. (*Fischer.*)

645. Chaleur alternant avec du froid; une demi-heure à une heure après le froid, la chaleur survient; un peu de soif d'eau froide pendant la chaleur. (*Herrmann.*)

En marchant au grand air, frissonnement dans le dos, puis chaleur, avec sueur, qui est suivie d'un sentiment de froid et de frissonnemens. (*Wagner.*)

Pouls vite et dur, avec chaleur passagère, alternant avec du froid dans le dos, qui se couvre de sueur froide, ainsi que le front (au bout de quelques minutes), sans soif pendant le froid ni la chaleur, durant cinq heures. (*Wagner.*)

Tout l'après-midi, froid alternant avec de la chaleur; en même temps, langueur dans les membres inférieurs; le tout est beaucoup plus grave en marchant au grand air. (*Id.*)

Pendant la sensation de chaleur, qui dure toute la journée, en alternant avec la rougeur du visage, symptômes fébriles, froid et sueur, avec peu de soif. (*Anton.*)

650. Par tout le corps, tantôt chaleur et tantôt froid (au bout d'une demi-heure à une heure), alternant ensemble tout l'avant-midi. (*Walther.*)

Le soir, froid aux mains, avec chaleur aux joues. (*Franz.*)

Chaleur et rougeur au visage, pendant que le reste du corps était froid; ensuite, de temps en temps, sensation désagréable de froid au front, qui est chaud. (Becher.)

Très-grande chaleur interne par tout le visage, au tronc et aux cuisses, avec sueur froide au front, froid aux jambes et aux pieds (au bout de dix heures et demie). (*Hartmann.*)

*C*haleur au visage, avec disposition au froid dans tout le reste du corps ; peu de temps après , froid au front, avec sensation de chaleur au reste du corps. (*Hornburg.*)

655. Très-grande sensation de chaleur par tout le corps , avec rougeur des joues , chaleur au tronc et aux bras , chaleur modérée aux cuisses, jambes et pieds , et front humide, sans soif. (*Hartmann.*)

Sensation de chaleur et rougeur aux joues , sans chaleur appréciable à l'extérieur et sans soif, avec froid aux pieds (au bout de neuf heures). (*Franz.*)

Après un accroissement de chaleur dans la chambre non échauffée, en marchant au grand air, sensation et froid autour des articulations des pieds, et froid sur le reste du corps, dans la matinée, avant de se mettre à table. (*Id.*)

A midi, il a bon goût et grand appétit ; une heure après , froid, sans soif, puis sensation de chaleur. (*Id.*)

Chaleur et sensation de chaleur au corps; au commencement les membres continuent encore à être froids, et il y éprouve aussi un sentiment de froid (au bout d'une demi-heure), avec peu de soif d'eau froide. (*Herrmann.*)

660. *Chaleur sèche*, toute la journée. (*Anton.*)

Soif inextinguible, pendant le froid et la chaleur d'une fièvre intermittente. (*Hildenbrand.*)

Sensation de chaleur passagère, avec soif de boissons froides. (*Gross.*)

Très-grande soif, pendant une heure (au bout de neuf heures et demie), ensuite chaleur brûlante par tout le corps, avec battement dans tous les vaisseaux, sans sueur et sans soif, chaleur brûlante aux oreilles, et ardeur au front, quoiqu'il n'y ait que chaleur ordinaire aux joues, aux mains et aux pieds, parties qui lui semblaient cependant être trop chaudes, à en juger d'après la sensation intérieure (au bout de dix heures et demie). (*Hartmann.*)

Le soir, une heure après la chaleur, sécheresse au palais et soif. (*Franz.*)

665. Après la chaleur fébrile , pendant la sueur dans le dos et au front, soif. (*Wagner.*)

Fièvre, avec défaut d'appétit. (*Fischer.*)

Le soir, une heure après la chaleur, soif et faim ; puis,

après avoir mangé, froid et gargouillemens dans le ventre. (*Franz.*)

Chaleur au corps, avec chaleur et rougeur au visage, pendant trois heures, et forte faim ; les lèvres brûlent, quand on les applique l'une contre l'autre; il y a aussi douleur lancinante brûlante dans la peau qui les entoure (l'après-midi). (*Id.*)

Chaleur par tout le corps (l'après-midi, de cinq à sept heures), qui augmente en marchant au grand air, et produit la sueur au froid, précédée d'une forte faim, qui persiste encore au commencement de la chaleur et reparaît après la fièvre; en marchant, il lui semble que de l'eau chaude coule dans le bas-ventre (bouffées de chaleur qui descendent sur tout le bas-ventre et les cuisses) , avec rougeur des joues, sans soif (au bout de douze heures). (*Id.*)

670. Chaleur au visage et rougeur des joues, avec lèvres sèches et collantes, sans soif, l'après-midi, vers trois heures. (*Id.*)

Chaleur par tout le corps, avec gonflement des veines aux bras et aux mains, sans sueur et sans soif (au bout de quatre heures et demie). (*Hartmann.*)

Fièvre chaude, irrégulière, avec sueur énorme. (*Stahl.*)

Sueur copieuse. (*Morton.*)

Sueur débilitante à la fin de la chaleur fébrile. (*Schlegel*).

675. Forte sueur générale. (*Alpini.*)

Tout le corps est très-chaud, surtout le visage et la poitrine (au bout d'une demi-heure). (*Herrmann.*)

Chaleur par tout le corps, à l'intérieur et à l'extérieur, comme après avoir bu du vin, avec rougeur du visage. (*Walther.*)

Chaleur par tout le corps et petits coups d'aiguille dans la peau de tout le corps, surtout au cou; en même temps, violente soif d'eau froide (au bout de vingt-deux heures). (*Herrmann.*)

Sensation de chaleur et chaleur très-passagère sur tout le corps, avec faibles picotemens sur quelques points de la peau, et soif d'eau froide (au bout d'une heure). (*Id.*)

680. Violente soif d'eau froide; cependant froid et chaleur, surtout le matin, immédiatement après le réveil. (*Id.*)

Plus de soif tous les matins que l'après-midi. (*Id.*)

Vers le soir, un peu de chaleur, sans nul froid, avec accélération du pouls (au bout de douze heures). (*Becher.*)

Pulsations rapides, irrégulières (au bout de six heures). (*Id.*)

Pouls beaucoup plus lent et plus faible (dans les premières heures) (1). (*Koker.*)

685. Pouls lent, faible (au bout d'une heure et demie). (*Hartmann.*)

Pouls plus lent et plus faible, qui, peu à peu, devient de plus en plus vite et fort (au bout de trois quarts d'heure). (*Id.*)

La fièvre revient plus tôt (2). (*Schlegel.*)

(Diminution du froid fébrile, et augmentation de la chaleur fébrile.) (*Id.*)

(Augmentation de la chaleur fébrile) (3). (*Fischer.*)

690. (Délire pendant la chaleur fébrile.) (*Schlegel.*)

(Délire) (4). (*Cleghorn.*)

(Délire) (5). (*Gesner.*)

Anxiété. (*Cleghorn, Quarin, Roschin.*)

Anxiété étonnante. (*Stahl.*)

695. Grande anxiété, mort (6). (*Koker.*)

Abattement. (*Gesner.*)

Mélancolie, perte de l'espérance (7). (*Gross.*)

Découragement. (*Anton.*)

Perte de la disposition joyeuse (habituelle); il aime à rester seul. (*Hartmann.*)

700. Ce qui lui paraissait jadis sous de belles apparences, lui semble maintenant sans valeur et sans mérite. (*Stapf.*)

Morosité, disposition à quereller (8). (*Teuthorn.*)

Il éprouve une grande disposition intérieure à la morosité. (*Anton.*)

Esprit mécontent et irritable, enclin à la colère. (*Walther.*)

(1) Par une dose d'une 1/2 once.

(2) Par l'usage du quinquina dans des fièvres intermittentes. — (3) Idem. — (4) Idem. — (5) Idem.

(6) Par l'usage du quinquina pendant le froid d'une fièvre intermittente.

(7) 697, 698, *V.* 405.

(8) 701, 703, *V.* 417, 418, 420.

Inaptitude à penser; alternatives de sérénité et de morosité, pendant trois heures (au bout de deux heures). (*Id.*)

705. Nul goût pour les travaux d'esprit sérieux. (*Becher.*)

Disposition au sérieux, à la gravité. (*Hartung.*)

Indifférence pour toutes les impressions du dehors, et taciturnité (1). (*Becher.*)

Repos de l'esprit (2). (*Langhammer.*)

Mauvaise humeur taciturne, et nulle envie de parler (3) (le dixième jour). (*Herrmann.*)

710. Mauvaise humeur, taciturnité, concentration en soi-même. (*Stapf.*)

Nulle disposition aux travaux de cabinet, et envie de dormir. (*Herrmann.*)

Aversion pour les travaux de corps et d'esprit. (*Anton.*)

Il fait une foule de grands projets pour l'avenir (4). (*Hartmann.*)

Il fait beaucoup de projets, et en médite l'exécution; il lui vient une foule d'idées à la fois. (*Herrmann.*)

715. Il a beaucoup d'idées, se propose de faire beaucoup de choses, et bâtit des châteaux en Espagne (au bout de quelques heures). (*Walther.*)

Il a une foule de plans dans la tête, qu'il désirerait bien exécuter, le soir. (*Gross.*)

---

53. RHUBARBE.

(*Rheum.*)

On prend un grain de bonne rhubarbe fraîche, et on le traite, comme il a été dit à l'article *Arsenic*, jusqu'à ce qu'il soit amené à la trentième dilution.

Depuis mille ans qu'on connaît cette racine, dont l'introduction est due aux Arabes, tantôt, ce qui arrive fort souvent, on en abuse dans la chimérique intention de balayer le canal intestinal, tantôt on l'employe pour apaiser certaines

(1) *V.* 415.
(2) Effet curatif, à ce qu'il paraît.
(3) 709, 710, *V.* 410-412.
(4) 713-716, *V.* 6, 7.

diarrhées, et fort rarement aussi avec succès dans ce dernier cas.

Si l'on avait su qu'à l'instar de tous les autres médicamens, elle ne peut guérir d'une manière facile, certaine et durable, que les maladies analogues sous tous les rapports à celles qu'elle-même produit chez les personnes bien portantes, on ne serait pas resté si long-temps dans l'ignorance de ses effets purs, et l'on n'aurait pas si fréquemment nui en administrant mal à propos cette précieuse substance.

Il suffira déjà de la liste peu étendue que je donne des effets positifs de la rhubarbe pour apprendre à l'employer homœopathiquement d'une manière avantageuse. On verra d'après cette liste quels sont les cas précis où elle ne peut manquer d'être salutaire : on reconnaîtra qu'elle produit des symptômes qui promettent d'efficaces secours de sa part dans une foule de maladies communes, surtout chez les enfans.

Un très-petit globule imbibé de la trentième dilution est une dose homœopathique suffisante, qu'on peut réitérer au besoin. Presque toujours il suffit d'en faire respirer un globule de la grosseur d'un grain de moutarde.

Symptômes de la rhubarbe.

Vertige. (*S. Paulli.*)
En se tenant debout, accès de vertige, comme si l'on allait tomber de côté. (*Teuthorn.*)
Obnubilation dans le devant de la tête. (*Gross.*)
La tête est hébétée, comme après l'ivresse. (*Teuthorn.*)
5. Céphalalgie pulsative.
Pulsation semblable à des coups de marteau, qui remonte du bas-ventre jusque dans la tête (au bout de six heures).
Fourmillement à la région temporale. (*Hornburg.*)
Douleur tractive profonde derrière les hémisphères du cerveau. (*Gross.*)
Céphalalgie resserrante pulsative tantôt dans l'os temporal gauche, tantôt dans le droit et sur le vertex (au bout de quinze heures. (*Hornburg.*)
10. Sentiment de pesanteur dans la tête et tiraillement saccadé dedans (pendant la marche) (au bout d'une heure). (*Rueckert.*)

Céphalalgie pressive sur toute la partie antérieure du crâne. (*Hornburg.*)

Céphalalgie pressive dans le côté droit, principalement sur le vertex et dans les tempes (au bout d'une demi-heure.) (*Id.*)

Céphalalgie pulsative sourde dans la partie antérieure de la tête, surtout en se tenant debout. (*Teuthorn.*)

Légers élancemens aux tempes. (*Id.*)

15. Céphalalgie d'abord pressive, ensuite tiraillante, jusque dans l'occiput.

Céphalalgie sourde, tractive, obnubilante, qui se répand sur tout le cerveau, mais qui est plus forte qu'ailleurs au vertex et aux tempes.

Douleur comme stupéfiante, et même anxiété que s'il avait commis une mauvaise action, plus pendant le mouvement et en se baissant.

Pesanteur dans la tête, avec chaleur qui y monte.

En se baissant, il lui semble que le cerveau se remue.

20. Obnubilation de la tête, avec bouffissure des yeux; ensuite céphalalgie pressive au dessus d'un orbite, avec dilatation des pupilles (au bout d'une à quatre heures.)

Au bord de la paupière supérieure, petite glande qui cause une douleur pressive et brûlante.

Avant de s'endormir, douleur rongeante dans l'œil gauche, comme s'il y était entré de la poussière, avec écoulement de larmes. (*ornburg.*)

Les yeux pleurent au grand air. (*Rueckert.*)

Douleur pulsative dans les yeux. (*Teuthorn.*)

25. Pression aux paupières, même quand elles sont fermées. (*Gross.*)

Traction dans les paupières. (*Rueckert.*)

Pupilles tantôt plus et tantôt moins contractées. (*Id.*)

Rétrécissement des pupilles, accompagné d'une agitation intérieure (pendant seize heures).

Les yeux sont comme hébétés, et quand elle fixe longtemps un objet, elle y éprouve de la pression, comme par l'effet d'un état languissant.

30. Eruption miliaire pruriteuse au front et au bras (au bout de trente-six heures).

Propension à la contraction et au froncement des muscles du front. (*Teuthorn.*)

Sentiment de tension dans la peau du visage. (*Rueckert.*)

Bourdonnement dans l'oreille droite et sensation dedans, comme si le tympan était relâché, avec ouïe dure (comme s'il avait l'oreille bouchée); le bourdonnement et le relâchement du tympan cessent et l'ouïe redevient nette, chaque fois qu'il exerce fortement la déglutition, mais seulement pour quelques instans, après quoi l'ancien état reparaît.

Crépitation et glocitation dans l'oreille et dans les muscles latéraux du cou, dont on s'aperçoit à l'extérieur avec la main.

35. Ténesme dans l'oreille gauche, avec un peu de prurit, qui oblige à mettre le doigt dedans. (*Hornburg.*)

Pression dans le conduit auditif, comme si on le comprimait du dehors avec le doigt. (*Rueckert.*)

Parfois une pulsation dans les oreilles, surtout quand il se baisse en écrivant. (*Id.*)

Chaleur autour du nez. (*Hornburg.*)

Douleur tractive, en quelque sorte stupéfiante, à la racine du nez, qui cause un fourmillement au bout de l'organe. (*Gross.*)

40. Pression comme avec un doigt à la jonction de la tête avec la nuque. (*Rueckert.*)

Sentiment de traction et de turgescence dans le côté droit de la mâchoire inférieure, jusque dans la tempe.

Douleur fouillante dans les dents (creuses), qui semblent être allongées et branlantes (au bout de douze ou vingt-quatre heures).

Dans les dents molaires gauches, douleur accompagnée d'un sentiment de froid, qui fait affluer la salive à la bouche. (*Hornburg.*)

Douleur accompagnée d'un sentiment de froid dans les dents antérieures du haut, au côté gauche. (*Id.*)

45. Constriction du pharynx (1). (*Pallas.*)

Amertume non de la bouche, mais des alimens, même de ceux qui sont sucrés (au bout de dix heures).

____

(1) Pour avoir mâché et mangé des tiges et des feuilles.

Perte, pendant une journée, du goût et du sentiment à la langue (1). (*Pallas.*)

Goût acide dans la bouche. (*Gross.*)

Grand appétit; cependant il éprouve bientôt de la répugnance à manger, quoiqu'il trouve bon goût aux alimens. (*Id.*)

5o. En même temps que dégoût pour certaines choses (par exemple les alimens gras et pâteux), *appétit pour d'autres, sans qu'il en puisse cependant manger beaucoup, parce qu'ils lui répugnent de suite. (Id.)*

Ce qu'il mange ne lui semble pas très-bon; quoiqu'il ait assez d'appétit, il ne tarde pas à éprouver de la répugnance. (*Id.*)

Défaut d'appétit.

Faim, mais point d'appétit.

Il éprouve des nausées et des envies de vomir.

55. Le café lui répugne, quand il n'est pas très-sucré.

Sécheresse et sensation de sécheresse dans la bouche, sans désir des boissons.

Plénitude dans l'estomac, comme s'il avait trop mangé, et parfois envie de dormir ensuite (au bout de huit à douze heures).

Sentiment de constriction dans l'estomac, accompagné de nausées (au bout d'une demi-heure).

Pression dans l'estomac, comme s'il était surchargé d'alimens (au bout d'une demi-heure). (*Hornburg.*)

6o. Gonflement du bas-ventre en sortant de table. (*Gross.*)

Envie d'aller à la selle au sortir de table. (*Id.*)

Nausées dans la région de l'estomac. (*Hornburg.*)

Sentiment d'envie de vomir (au bout d'une demi-heure). (*Gross.*)

Nausées, mal de ventre. (*Murray.*)

65. *Sentiment de nausée dans le bas-ventre* (au bout de dix minutes). (*Gross.*)

Pression dans la région de la rate. (*Rueckert.*)

Élancement sourd à gauche, tout près du creux de l'estomac. (*Rueckert.*)

Violente pulsation et glocitation mesurée, non doulou-

____

(1) Pour avoir mâché des feuilles.

reuse, dans le creux de l'estomac (au bout d'une heure et demie). (*Hornburg.*)

70. *Tension du bas-ventre.* (*Gross.*)

En inspirant, pression dans les intestins, comme s'ils étaient pleins de liquide. (*Id.*)

Borborygmes dans le bas-ventre. (*Hornburg.*)

En travers du bas-ventre, tranchées sourdes, qui poussent à aller vers le bas. (*Id.*)

Douleurs sécantes, isolées, dans le bas-ventre, sans selle. (*Rueckert.*)

75. Pression dans la région ombilicale (sur-le-champ). (*Gross.*)

Pression dans la région ombilicale, qui semble comme repousser les intestins au dehors. (*Id.*)

Tranchées à la région ombilicale. (*Id.*)

(Quelques prunes qu'il mange augmentent les tranchées). (*Id.*)

Mal de ventre; gonflement du bas-ventre par des vents. (*Baker.*)

80. Flatuosités dans le ventre. (*Hornburg.*)

Douleur sécante dans le ventre, peu de temps (un quart d'heure) après le dîner; il est obligé de se ployer en deux sur sa chaise, pour éprouver du soulagement; la douleur est plus forte en restant debout.

Douleur sécante dans la lombe gauche, sous les fausses côtes, et en avant, dans le côté gauche de l'hypogastre, immédiatement au dessus du pubis; douleur fouillante dans les intestins. (*Gross.*)

Douleur sécante (vive) *dans la lombe gauche.* (*Id.*)

Tension dans le côté gauche de l'hypogastre, immédiatement au dessus du pubis, en sortant de table (au bout de trois heures). (*Id.*)

85. Pression à la région du pubis, comme si l'on y appuyait fortement le pouce. (*Hornburg.*)

Vulsion dans les mucsles abdominaux (au bout de vingt heures). (*Id.*)

Douleur sécante violente dans la région des vertèbres lombaires, qui semble être dans la substance même de ces os, et qui augmente en allant à la selle. (*Gross.*)

Sensation de glocitation et de turgescence dans les muscles abdominaux.

Douleurs de ventre avant d'aller à la selle et en y allant, qui cessent après s'être débarrassé le ventre.

90. Des douleurs pinçantes dans le ventre précèdent l'émission d'un vent (au bout de vingt-quatre heures).

Pincemens dans le ventre (1) ; besoin pressant d'aller par le bas, sans qu'il le puisse, le rectum étant inactif (au bout de vingt-quatre heures).

Des vents dans le bas-ventre paraissent monter vers la poitrine, et y produire sur divers points de la pression et de la tension.

Selle en bouillie, d'odeur aigre, dont la sortie excite le frisson, et après laquelle survient une nouvelle envie d'aller par le bas, avec pincement (constriction comme par un lien) dans les intestins (au bout de six heures). (Gross.)

Fréquentes envies d'aller par le bas, suivies d'une selle liquide, de mauvaise odeur, aussitôt après laquelle sentiment de ténesme ; malgré tous les efforts, il ne sort rien, quoiqu'il y ait envie d'aller du bas ; au bout de quelque temps arrive une nouvelle selle ; en se levant enfin, le besoin qui s'était calmé peu à peu revient beaucoup plus fort ; il y a aussi accroissement des douleurs dans le ventre, qui accompagnent la sortie de la selle. (Id.)

95. Le matin, dans le lit, après le réveil, en se découvrant, tranchées dans le ventre et émission de vents (au bout de quatorze heures). (*Id.*)

Augmentation du besoin d'aller à la selle pendant les mouvemens et la marche. (Id.)

Une sorte de ténesme (au bout de cinq heures). (*Hornburg.*)

Sensation douloureuse à la région anale, comme après une diarrhée prolongée. (*Id.*)

---

(1) Ce n'est pas tant une selle liquide et abondante, ou un flux de ventre indolent, qui paraît être l'effet primitif de la rhubarbe dans le bas-ventre, qu'une envie en forme de colique et inutile, de se débarrasser d'excrémens dégénérés. Comme les évacuations qu'elle provoque sont le plus souvent de matières excrémentitielles, elle ne peut pas convenir dans les dysenteries d'automne (malgré la presqu'identité du mal de ventre), d'autant plus que les autres symptômes de la rhubarbe diffèrent en grande partie de ceux de cette maladie épidémique.

Selle mêlée de mucosités. (*Hornburg.*)

100. Selle de matières d'abord molles, puis dures; avant et pendant, violentes tranchées (au bout de vingt-quatre heures). (*Teuthorn.*)

Selle dont la première partie est ferme, et le reste liquide.

Selles diarrhéiques, mêlées de mucosités.

En marchant, douleur pressive dans l'anneau inguinal, comme s'il allait sortir.

105. Fréquens et petits élancemens pruriteux dans la dernière glande inguinale.

Faiblesse de la vessie; en urinant, il est obligé de presser avec force, sans quoi sa vessie ne se viderait pas complétement. (*Hornburg.*)

La rhubarbe pousse aux urines. (*Murray.*)

Ardeur dans les reins et dans la vessie. (*Fallope.*)

Urine d'un jaune rouge, comme dans la jaunisse et les fièvres chaudes. (*Murray.*)

110. Urine d'un jaune clair, tirant sur le verdâtre. (*Teut·horn.*)

Ardeur d'urine (au bout de vingt heures).

(Fréquente émission d'urine copieuse.)

Élancemens sourds, rapides, sous la dernière côte, en inspirant et en expirant (qui durent long-temps).

Élancemens isolés dans la poitrine (au bout de six heures).

115. (Oppression sur la poitrine).

D'abord dans les muscles du côté gauche, puis dans ceux du côté droit de la poitrine, glocitation crépitante, semblable à de petites bulles qui crèvent, qu'il entend lui-même, et qui dure quelque temps.

Compression de la poitrine. (*Brocklesby.*)

Asthme; en faisant une inspiration profonde, la poitrine ne cède point assez, comme s'il y avait un poids pendu au cou, qui la comprimât. (*Gross.*)

Douleur pressive resserrante, sur le sternum; parfois aussi élancemens isolés. (*Rueckert.*)

120. Douleur brûlante au côté gauche du sternum. (*Hornburg.*)

Le soir, toux sèche (au bout de cinq heures). (*Id.*)

Toux, avec crachats muqueux, pendant cinq minutes (au bout de treize heures). (*Id.*)

Lait jaune, amer, chez les femmes qui allaitent. (*Paul-lini.*)

Endolorissement simple des deux mamelons, semblant provenir de vents dans le bas-ventre.

125. Un élancement qui dure long-temps dans les deux mamelons.

Raideur dans le sacrum et dans les hanches ; il ne peut marcher droit.

Élancemens isolés dans les bras.

Tiraillement dans les bras et les articulations des doigts.

Sensation de vulsion dans le coude droit.

130. Le matin, vulsion dans les bras et les mains, ainsi que dans le reste du corps, deux jours de suite.

Sensation d'intumescence glocitante dans les articulations des coudes, pendant le repos et le mouvement.

Tiraillement dans les avant-bras. (*Rueckert.*)

Les muscles de l'avant-bras sont comme contractés, avec tremblement des mains. (*Id.*)

Sensation comme d'engourdissement commençant dans la partie inférieure de l'avant-bras. (*Id.*)

135. Gonflement des veines des mains (au bout de deux heures). (*Hornburg.*)

Sensation de chaleur et chaleur dans le creux des mains. (*Rueckert.*)

Sueur froide au creux des mains, pendant que le dos des mains et le reste du corps sont chauds (au bout de vingt heures). (*Hornburg.*)

Sueur dans le creux des mains, en fermant celles-ci. (*Rueckert.*)

Tiraillement en travers sur la main, depuis le pouce jusque dans le petit doigt. (*Hornburg.*)

140. Violente douleur tiraillante, lancinante, dans le pouce (au bout de trois heures).

Lassitude des cuisses, comme après une fatigue extrême.

Vulsion sensible au toucher et visible de quelques parties musculaires au côté postérieur de la cuisse, surtout quand ces muscles sont étendus, en se tenant assis, et en ployant le genou dans le lit.

Les cuisses s'engourdissent quand on les croise.

*Douleur tensive, pressive, dans le creux du jarret gauche,
jusque dans le talon.*

145. Sensation de distension glocitante dans le creux du
jarret.

Glocitation indolente dans le jarret, jusque dans le talon.

Raideur du genou, qui est douloureux pendant le mouvement.

En se tenant debout, douleur de lassitude, tractive de
haut en bas, dans le creux du jarret gauche.

Tension de lassitude dans le creux du jarret droit.

150. Elancement dans le genou gauche en marchant.
(*Gross.*)

Glocitation de haut en bas dans la jambe, accompagnée
d'élancemens.

(Le matin, après le lever, sensation comme de luxation
de l'articulation du pied gauche, douloureuse en appuyant
le pied.) (*Gross.*)

Elancement dans le pied gauche, au bord de la plante,
derrière le petit orteil. (*Hornburg.*)

Douleur brûlante, saccadée, entre la cheville interne et le
tendon d'Achille, comme si l'on y appliquait de temps en
temps un charbon ardent (au bout de cinq heures). (*Id.*)

155. En travers sur le pied, douleur composée de tiraillemens et d'élancemens.

Un prurit lancinant dans le creux de la plante du pied.

Sensation d'intumescence crépitante dans le gras du gros
orteil gauche.

Prurit lancinant à la base du petit orteil, presque **comme**
après la congélation.

Langueur, en marchant, par tout le corps. (*Teuthorn.*)

160. Langueur et faiblesse par tout le corps. (*Rueckert.*)

Pesanteur du corps entier, comme s'il n'avait point assez
dormi. (*Hornburg.*)

*Douleur simple dans toutes les articulations, pendant le
mouvement (au bout de douze et de plusieurs heures).*

Engourdissement des membres sur lesquels il est couché.

*Pesanteur dans tout le corps, comme en s'éveillant d'un
sommeil profond.*

165. Fréquens bâillemens. (*Gross.*)

Envie de dormir.

Envie de dormir. (*Hornburg*.)

La rhubarbe fait dormir. (*Fordyce*.)

Avant de s'endormir, il étend involontairement les mains sur la tête. (*Hornburg*.)

170. La nuit, pendant un sommeil agité, sorte de délire, comme s'il se promenait dans un état intermédiaire entre le sommeil et la veille. (*Id.*)

Inspiration ronflante pendant le sommeil (au bout d'une heure).

La nuit, rêves de choses qui tourmentent et mettent de mauvaise humeur.

Rêves tourmentans, de parens qui sont morts. (*Teuthorn.*)

Rêves vifs, de choses tristes et affligeantes.

175. Pendant le sommeil, il étend ses mains sur sa tête.

Pendant le sommeil, il est agité, gémit, et renverse la tête en arrière.

L'enfant ne fait que se retourner dans la nuit, se met plusieurs fois à crier, et raconte en tremblant qu'il y avait des hommes auprès de lui.

L'enfant est pâle : en dormant, il se dispute, il a des tractions convulsives dans les doigts, les muscles de la face et les paupières.

Le soir, en dormant, il délire et se retourne dans son lit, les yeux fermés, sans parler, avec une grande chaleur.

180. Le matin, après le sommeil, paresse et céphalalgie violente, resserrante et tensive, en travers, sur toute la moitié antérieure de la tête. (*Hornburg*.)

Après le réveil, il est long-temps à reprendre ses sens.

Après le sommeil, il sent une pesanteur par tout le corps.

Après le sommeil, les paupières sont collées par de la chassie.

Après le sommeil, sa bouche est enduite d'un mucus de mauvaise odeur.

185. Après le sommeil, il a un goût putride dans la bouche.

Après le sommeil, il a une haleine fétide.

Après le sommeil, il éprouve, dans le creux de l'estomac, une pression qui, pendant l'inspiration, se répand sur le sternum, et dégénère en une douleur contusive.

(Froid peu considérable, le matin.) (*Teuthorn.*)

Il a le frisson, sans être froid à l'extérieur (au bout d'une demi-heure).

190. De temps en temps, pâleur d'une joue et rougeur de l'autre, ou pâleur des deux.

Alternativement, froid et chaleur, seulement pendant deux minutes ; en même temps, lassitude et anxiété ; tout lui est à charge, même ce qu'auparavant il aimait le plus.

Il se sent pénétré de chaleur par tout le corps, sans avoir soif (au bout de deux heures).

Il a chaud aux mains et aux pieds, sans que les bras et les cuisses soient chauds, avec fraîcheur au visage.

Chaleur et sensation de chaleur dans les joues. (*Rueckert.*)

195. Chaleur par tout le corps, sans soif. (*Hornburg.*)

Chaleur du corps et agitation. (*Murray.*)

Vitesse du pouls. (*Hornburg.*)

Sueur qui teint le linge en jaune et a l'odeur de la rhubarbe. (*Menzel* et *Tilling.*)

Sueur fraîche au visage, surtout autour de la bouche et du nez (au bout de trois heures).

200. Au moindre effort, il sue du front et du cuir chevelu.

Délire. (*Brocklesby.*)

Taciturnité ; rien ne fait impression sur lui.

Il est paresseux et taciturne.

Morosité, taciturnité. (*Teuthorn.*)

205. Morosité, anxiété, gémissemens.

L'enfant demande diverses choses avec importunité et pleurs.

Etat de l'esprit, comme si l'on était à demi endormi (au bout d'une heure et demie). (*Rueckert.*)

Hébétude ; il ne peut s'occuper long-temps de rien. (*Id.*)

---

54. RHUS.

On exprime le suc de la plante (*Rhus radicans* ou *Toxicodendron*), on le mêle avec parties égales d'alcool, et on le porte jusqu'à la trentième dilution.

En pesant bien et comparant les symptômes de ce remarquable et précieux médicament, on découvre en lui un très-grand nombre de propriétés caractéristiques.

Pour me borner à un exemple, je citerai seulement un de ses effets, que produisent très-peu d'autres médicamens, et qu'aucun d'eux ne détermine jamais à un degré si prononcé; c'est que ses plus forts accidens ont lieu quand on tient le corps ou le membre dans le plus grand repos possible. On observe beaucoup plus rarement l'inverse, comme effet alternant, c'est-à-dire l'exaspération des symptômes pendant le mouvement. Chacun découvrira sans peine les particularités notables du rhus dans la liste suivante de ses symptômes, qui a été tracée avec vérité et fidélité.

En les comparant avec ceux de la bryone, on trouvera qu'il existe entre eux beaucoup d'analogie, mais aussi de grandes différences. On est frappé surtout de ce que les symptômes presque semblables à ceux du rhus, qui sont provoqués par la bryone, s'exaspèrent pendant le mouvement du corps, et diminuent quand le sujet évite de faire aucun mouvement, ce qui est précisément l'inverse de ce qu'on observe à l'égard du rhus. Aussi, d'après les symptômes de ces deux médicamens antagonistes, pourrait-on apprécier comment chacun d'eux a pu, selon les cas, être le meilleur de tous les moyens homœopathiques durant le cours de la cruelle épidémie qui, dans l'été de 1813, ravagea les contrées où la guerre avait plus particulièrement établi son théâtre. Nul traitement de ce typhus, fondé sur des conjectures déduites de la thérapeutique ordinaire, ne fut efficace dans les cas graves, et dans les cas moins intenses la nature seule aurait procuré la guérison, quoiqu'avec peine et lenteur; il n'y eut que le rhus, employé alternativement avec la bryone, qui put guérir tous les malades, tandis que les autres médecins, occupés seulement de leurs conjectures sur la nature intime de l'affection, laissèrent périr des milliers de sujets. Il n'y eut jamais de plus beau triomphe pour la médecine homœopathique

La durée de l'action des fortes doses du rhus s'étend jusqu'à six semaines; celle des doses faibles diminue en raison de leur exiguité. C'est en raison de cette longue durée d'action, que l'aggravation homœopathique des symptômes, qu'on observe d'abord, persiste plus long-temps que celle qui est produite par la plupart des autres médicamens tirés du règne végétal, à tel point que, même en faisant usage des doses les plus faibles, ce n'est souvent que vingt-quatre heures après la prise qu'on voit l'amélioration se prononcer. Aussi n'y a-t-il pas de médicament qui exige plus que celui-là que, dans son choix, on obéisse rigoureusement à la loi homœopathique.Les inconvéniens d'un mauvais choix cèdent souvent à la bryone, parfois aussi au soufre, au camphre ou au café cru, suivant la nature des accidens.

Je puis assurer, d'après des expériences bien des fois répétées, que, quand on veut agir avec certitude, il ne faut pas employer le suc pur et non étendu, même dans les affections chroniques et chez les sujets robustes. On ne doit jamais recourir qu'à la dernière dilution (la trentième), dont la plus forte dose même ne doit être que d'un seul globule imbibé de cette liqueur ; il vaut mieux encore se borner à la faire respirer, ce qui est un moyen plus doux et aussi efficace, malgré tous les sarcasmes de la pratique allopathique vulgaire, qui ne sait prescrire que des gros, des scrupules, ou tout au moins des grains et des gouttes entières des substances végétales. Il n'y a que l'expérience et l'observation consciencieuse qui puissent prononcer dans une chose aussi importante que la guérison des maladies de l'homme.

J'ai reconnu dans ces dernières années que le rhus est le meilleur spécifique contre les suites souvent mortelles des efforts musculaires et des contusions. En pareil cas, on guérit le malade, comme par enchantement, en lui faisant flairer une seule fois un gros globule imprégné de la trentième dilution.

Symptômes du rhus.

En quittant le lit, elle est comme ivre, et croit qu'elle va tomber.

Elle a la tête étourdie, et ne peut ni rester debout, ni se soutenir.

Violent vertige en se couchant, avec crainte de mourir (au bout de dix heures).

Vertige ; tout lui semble tourner en rond avec elle, surtout en marchant et se tenant debout, moins en restant assise, point du tout en se tenant couchée (1).

(1) Comp. 311.

5. En marchant, vertige, titubation et vacillation dans le corps, sans vertige dans la tête.

En marchant au grand air, sensation comme si quelque chose tournait dans la tête, et cependant point de vertige. (*Alderson.*)

Très-fort vertige. (*Zadig.*)

Vertige, étant assis, comme si on le tenait en l'air. (*Franz.*)

10. Absence d'idées, en marchant, au sortir de table (au bout de vingt-huit heures). (*Id.*)

Vacillation en marchant, sans vertige. (*Rueckert.*)

En marchant, son corps penche toujours à droite. (*Franz.*)

Vide dans la tête, sans douleur déterminée. (*Stapf.*)

Vertige et hébétude dans la tête. (*F. Hahnemann.*)

15. Etourdissemens. (*Stapf.*)

Faiblesse dans la tête; en la tournant, elle perdait ses sens; en se baissant, il lui semblait qu'elle ne pourrait pas se redresser. (*Hornburg.*)

Vertige. (*Hartlaub* et *Trinks.*)

En se tenant assis , stupidité, comme dans l'ivresse ; en se levant, vertige à tomber en avant et en arrière (1).

En marchant, vertige, comme si elle allait tomber en avant (2).

20. Le matin, en se levant, étourdissemens ; à peine peut-il se tenir sur ses jambes.

La tête est étourdie et faible.

Stupeur, faiblesse dans la tête.

La tête est entreprise (sur-le-champ). (*Franz.*)

Toute la tête est entreprise (au bout d'une demi-heure). (*Lehmann.*)

25. La tête est entreprise ; il n'a pas de goût pour les travaux de cabinet. (*Rueckert.*)

Il a de la peine à penser et à parler. (*Stapf.*)

Détente de l'esprit, pendant plusieurs jours ; il ne pouvait réunir ses idées, et était presque stupide (3). (*Id.*)

Marche très-lente des idées. (*Id.*)

---

(1) Comp. 311. — (2) Idem.
(3) Pour avoir trempé les doigts dans une forte teinture de rhus.

Oubli : il ne peut se rappeler d'événemens passés depuis peu. (*Id.*)

3o. La mémoire est très-obtuse; il se souvient difficilement, même des choses et des noms qu'il connaît le mieux, et parfois sa tête redevient tout-à-fait libre, quand il n'éprouve pas de froid fébrile. (*Franz.*)

Faiblesse de la mémoire.

Absence d'idées; il a l'air de méditer et cependant ne pense à rien.

En marchant, étourdissement tel qu'il ne voit pas ceux qui sont devant lui.

Quand elle a marché, ou quand elle se baisse, elle éprouve comme des tournoyemens; hors de là, elle ne sent rien de semblable.

35. Absence d'idées, comme par l'effet d'un vertige devant les yeux, et souvent, en quelque sorte, comme s'il n'y avait point d'objets extérieurs.

Absence d'idées; par exemple, en voulant écrire 12, il mettait un 1, et ne pouvait se rappeler le 2; quand il tenait un papier, il lui fallait faire des efforts d'esprit pour savoir ce qu'il avait à la main.

Céphalalgie, sorte de stupeur et de bourdonnement dans la tête.

La tête est entreprise (sur-le-champ).

Tête entreprise et comme ivre, le matin (au bout de douze heures).

4o. Céphalalgie étourdissante, qui envahit toute la tête; en écrivant, il perd le fil de ses idées et la mémoire, sans pouvoir les rappeler.

La tête est pleine et lourde, avec sensation, en se baissant, comme si le cerveau tombait en avant. (*Franz.*)

En secouant la tête, sensation comme si le cerveau était détaché et frappait contre le crâne. (*Id.*)

Céphalalgie en travers du front. (*Alderson.*)

Céphalalgie à l'occiput, qui cesse en renversant la tête en arrière. (*Franz.*)

45. Pendant les mouvemens violens des bras, douleur pressive au front, semblable à celle que produirait une pointe mousse (au bout de vingt-cinq heures). (*Id.*)

Pression et traction, de bas en haut, au côté gauche du cuir chevelu. (*Id.*)

Traction pressive au côté gauche du cuir chevelu. (*Id.*)

La tête est entreprise ; pression dans la tempe droite, et immédiatement sur et derrière l'orbite droite, pression de haut en bas, comme par l'effet d'un poids.

Pression dans les tempes.

50. Mal de tête, comme si les yeux étaient refoulés hors des orbites, avec bâillemens et froid, sans soif.

Quand il se baisse, il lui semble ne plus pouvoir se redresser, par suite d'un obstacle dans la nuque ; en se baissant, il semble qu'une grande quantité de sang s'amasse dans le cerveau.

Il a toujours quelque chose de pesant dans la tête, et en se baissant, il lui semble qu'un poids lui tombe sur le front et tire la tête vers le bas ; en même temps, il a chaud à la figure.

Céphalalgie pressive de dedans en dehors, derrière l'œil gauche.

Pesanteur telle de la tête, qu'elle est obligée de la tenir droite pour diminuer la pression de dedans en dehors au front.

55. Pesanteur de tête et étourdissemens, lorsqu'il tourne les yeux, qui eux-mêmes lui font mal.

Pesanteur dans les tempes, comme si le cerveau y éprouvait une pression douloureuse de haut en bas.

Mal de tête, comme si le cerveau était comprimé d'une tempe à l'autre.

Après une sensation de chaleur purement interne, et uniquement dans la tête, avec sécheresse des lèvres et soif, violente céphalalgie, comme si le front allait éclater, avec une pesanteur extraordinaire dedans, surtout quand il rentre du dehors dans la chambre, ou quand il s'éveille, après la méridienne ; mais, dès qu'il se met au lit, le soir, le mal de tête cesse.

Pression brûlante à l'os temporal droit.

60. Le soir, dans le lit, pression à la tempe droite, qui s'étend en rayonnant vers le haut de la tête, plus forte pendant le repos ; pour se soulager, il était obligé tantôt de s'asseoir, tantôt de quitter le lit.

Tiraillement véritable en travers de la tête, plus fort en se baissant, depuis cinq heures du soir jusqu'au moment de se mettre au lit.

Douleur tiraillante dans la tempe droite (au bout d'une demi-heure). (*Michler.*)

Tiraillement simple, en travers, sur le cuir chevelu, à l'extérieur. (*Franz.*)

Céphalalgie; traction dans l'occiput et dans les tempes, avec pression dans les yeux, si forte qu'elle le chasse du lit, le matin (à quatre heures et demie).

65. (Céphalalgie, comme quand on a mal à l'estomac.)

Céphalalgie tiraillante et pressive.

En se réveillant et ouvrant les yeux, il ne tarde pas à être pris d'un violent mal de tête, d'abord dans le front, derrière les yeux, comme si le cerveau était déchiré, ou comme après une ivresse causée par l'eau-de-vie, que les mouvemens des yeux augmentent, ensuite dans l'occiput, comme si le cervelet était contus; il survient une pression de dedans en dehors dans les tempes.

(Mal de tête dans la tempe gauche et l'occiput, douleur semblable à celle d'une plaie, qui s'étend jusque dans les dents.)

Quand elle monte, tous les pas retentissent dans la tête.

70. Parfois, une ondulation dans tout le cerveau.

Reptation et fourmillement au front et au nez, en se tenant assis droit, qui cessent en se baissant. (*Franz.*)

En marchant, une sorte de vacillation du cerveau.

Elancemens de dedans en dehors dans la tête.

Légères pulsations dans le côté droit de la tête.

75. Ardeur dans la tête, et céphalalgie légère pulsative.

Douleur brûlante, tantôt dans l'occiput, tantôt dans le front.

Sensation d'ardeur et de fourmillement dans le front.

Il sent le pouls dans le derrière de la tête.

Quelques petits et vifs élancemens dans la tempe droite.

80. La tête lui semble comme trop pleine et lourde (avec tintemens d'oreilles); en même temps, parfois des élancemens de dedans en dehors à la tempe gauche.

Pesanteur dans le haut de la tête, après la marche.

Elancement isolé, qui dure quatre minutes, dans la tête,

au dessus de l'œil, de dedans en dehors, pendant le repos ; ensuite, nausées et plénitude ; une grande chaleur lui monte à la tête de l'intérieur du corps.

Céphalalgie : coups isolés dans l'occiput, l'après-midi.

Peu après avoir mangé, tiraillement dans la partie supérieure de la tête ; l'endroit est même douloureux à l'extérieur, quand on y touche ; parfois la douleur tractive occupe toute la tête.

85. Fourmillement douloureux dans la tête, comme si l'on y fouillait avec une aiguille ; fouillement légèrement lancinant.

Après une promenade au grand air, mal de tête, sorte de fourmillement.

L'après-midi, fourmillement sur un point de l'occiput, comme s'il allait s'y former un abcès.

Fourmillement au cuir chevelu (au bout de soixante-douze heures).

Mal de tête qui semble extérieur, et paraît en quelque sorte contracter la peau, comme si l'on arrachait les cheveux ; cependant la tête n'est point douloureuse au toucher.

90. Le cuir chevelu est très-douloureux au toucher et quand on rebrousse les cheveux.

Douleur à l'extérieur de la tête, en y touchant, comme s'il y avait un furoncle.

Prurit rongeant au cuir chevelu, au front, à la face et autour de la bouche, où apparaît une éruption miliaire.

Vers le soir, douleur dans les muscles de la nuque, comme s'ils étaient engourdis, et si la tête avait été tenue droite trop long-temps.

Pâleur du visage. (*F. Hahnemann.*)

95. Facies malade ; visage tiré, cercle bleu autour des yeux (au bout de dix-huit heures). (*Stapf.*)

Nez effilé, pendant trois jours. (*F. Hahnemann.*)

La face est déformée et tirée ; le côté gauche est comme contracté, et le droit comme allongé (au bout de vingt-deux heures). (*Stapf.*)

Rougeur et sueur du visage, sans soif (au bout d'une heure). (*F. Hahnemann.*)

Desquamation de la peau du visage. (*Id.*)

100. Grande enflure du visage ; la tête double de grosseur ;

sorte d'érysipèle phlegmoneux, qui oblige de garder le lit pendant quatre semaines (1). (*Van Mons.*)

Enflure érysipélateuse du visage et du cou (2).

Grand gonflement de la tête, du visage et des paupières, de sorte qu'il est plus de vingt-quatre heures sans pouvoir ouvrir les yeux. (*Dufresnoy.*)

Grand gonflement du visage. (*Duroy.*)

Gonflement du visage, surtout des lobes des oreilles. (*Fontana.*)

105. Gonflement de la tête, chez quelques uns. (*Dudley.*)

Violente ardeur au gonflement de la face, des paupières et des lobes des oreilles. (*Fontana.*)

Enflure de la tête, du cou et de la poitrine, jusqu'à l'ombilic. (*Hornburg.*)

Enflure de la face (le troisième jour) (*Hartlaub* et *Trinks.*)

110. Visage et mains si enflés, que pendant huit jours il ne put ouvrir les yeux, et qu'il n'avait plus figure humaine. (*Id.*)

Petites squames au visage (le onzième jour). (*Id.*)

Rougeur et sueur au visage, sans soif (au bout d'une heure).

Enflure des lèvres et du nez, puis gonflement pâle du visage; le troisième jour, l'enflure de la face augmenta, avec douleur ardente, occlusion des paupières, larmoyement des yeux; le quatrième et le cinquième jour, la face était parsemée d'ampoules pleines d'une sérosité jaune, qui crevèrent et suintèrent peu; le gonflement du visage dura huit jours, davantage sous le menton; la peau se détacha par squames furfuracées (3).

Traction et tiraillement dans la région surcilière et dans les os des pommettes. (*Rueckert.*)

115. Inflammation des paupières. (*Dufresnoy.*)

Prurit cuisant à la paupière supérieure droite (qui cesse après s'être frotté un peu). (*Franz.*)

Sensation vulsive dans la paupière supérieure gauche (au bout de quarante-huit heures). (*F. Hahnemann.*)

---

(1) Par les émanations de l'arbrisseau et la cueille des feuilles. — (2) Idem. (3) Par du suc qui avait jailli sur la main.

Sensation composée de vulsion et de contraction dans la paupière inférieure droite. (*Franz.*)

La paupière supérieure droite semble être gonflée, et il y éprouve de la pression, qui cesse au grand air (au bout de vingt-six heures). (*Id.*)

120. Les paupières sont sèches, et se ferment sans cesse, comme quand on a envie de dormir, le soir. (*Id.*)

Cillement des paupières, avec sensation de sécheresse, pendant un froid fébrile. (*Id.*)

Inflammation des paupières. (*Dufresnoy.*)

Prurit dans l'angle externe de l'œil droit (au bout de vingt-sept heures). (*Franz.*)

A la paupière inférieure gauche, vers l'angle interne, gonflement rouge et dur, comme un orgeolet, avec douleur pressive, pendant six jours (au bout de quarante-huit heures). (*F. Hahnemann.*)

125. Sensation de gonflement dans l'angle interne de l'œil droit. (*Franz.*)

Cuisson comme par un acide dans l'œil droit. (*Id.*)

Faiblesse de la vue : les objets paraissent pâles.

Elle a comme une gaze devant les yeux : elle ne voit pas bien.

En tournant les yeux, ou en appuyant dessus, ils font mal : il ne peut presque pas les tourner.

130. Pression dans l'œil, comme s'il y était entré de la poussière.

Douleur pressive dans les yeux.

Fort gonflement des paupières (le quatrième jour). (*Hartlaub* et *Trinks.*)

Les yeux se ferment, à cause du grand gonflement, et sont enflammés (le quatrième jour). (*Id.*)

135. Douleur aux yeux. (*Id.*)

Douleur sécante périodique dans les yeux; il a de la peine à ouvrir les paupières le matin. (*Schrœder.*)

Pression dans l'œil, en regardant avec attention.

Pression, comme par suite d'inflammation, dans l'œil gauche, dont l'angle interne est rouge, et dont les paupières sont agglutinées le soir par de la chassie.

Douleur pressive et constrictive dans les yeux, le soir.

140. Sensation brûlante, pressive, dans l'œil, depuis le soir jusqu'au matin, qui cesse le matin, en sortant du lit.

Le matin, la sclérotique est rouge, avec pression brûlante dedans; les yeux étaient comme saillans hors des orbites.

Les yeux sont rouges, et le matin agglutinés par du pus.

Le matin, les yeux sont agglutinés par du mucus purulent.

Ophthalmie.

145. Lippitude, larmoyement.

Le soir, larmoyement des yeux, avec douleur brûlante.

Cuisson dans les yeux, qui, le matin, sont chassieux.

Cuisson à la face interne de la paupière inférieure (au bout de deux heures).

A l'air froid, les paupières sont comme mises à vif par des larmes salées et cuisantes.

150. Sensation de sécheresse aux paupières, surtout dans l'angle interne.

Le soir (vers huit heures), pesanteur et immobilité dans les paupières, comme si elles étaient paralysées, comme s'il avait de la peine à les mouvoir.

Elancemens au-dessous de l'œil.

Douleur contusive au côté interne de l'orbite, dans l'os, se dirigeant vers le nez.

Pression, avec de petis élancemens, à l'os jugal.

155. Pression sur le frontal, qui va toujours en augmentant, et ensuite cesse tout à coup. (*Franz.*)

Traction sourde au côté gauche du front, à travers la joue gauche, qui descend le long de la mâchoire, traversant les muscles et les dents, comme s'il allait survenir un mal de dents. (*Lehmann.*)

Léger tiraillement douloureux derrière l'oreille gauche. (*Hornburg.*)

Tintement dans l'oreille droite, en marchant (au bout d'une heure et demie). (*Michler.*)

Deux détonations violentes, à peu de distance l'une de l'autre, dans l'oreille gauche, comme si le tympan crevait, pendant qu'il s'endort à midi; chaque fois, frayeur, sursaut et tremblement, après quoi il se rendormait promptement (au bout de quatre heures). (*Id.*)

160. Pulsation douloureuse, la nuit, dans l'oreille interne. Otalgie.

Douleur tractive subite dans les oreilles, comme si on passait un fil à travers. (*Schrœder.*)

Sensation à l'oreille droite, comme si quelque chose enflait dedans ou y pénétrait.

(Bruissement dans l'oreille.)

165. Bruit dans l'oreille, semblable au cri de jeunes souris.

(Fourmillement pruriteux dans les oreilles, comme s'il y avait un être vivant dedans; elle fut obligée d'y introduire le doigt.)

Gonflement du nez, des oreilles et du cou. (*Hartlaub* et *Trinks.*)

Saignement de nez fréquent, presque uniquement en se baissant.

Saignement de nez, la nuit (au bout de quatre heures).

170. Saignement de nez. (*Hornburg.*)

Sensation de dureté et d'enflure sous le nez, qui cesse en touchant à la partie. (*Franz.*)

Tension sous la narine droite. (*Id.*)

Le bout du nez est rouge et douloureux au toucher, comme s'il allait suppurer (au bout de huit jours). (*Id.*)

Eruption croûteuse à l'aile gauche du nez et sous le nez (au bout de quarante-huit heures). (*F. Hahnemann.*)

175. *Ardeur sous la narine gauche, d'où l'air semble sortir chaud,* et qui cesse au grand air. (*Franz.*)

Le matin, saignement de nez (au bout de quarante heures).

Saignement de nez en crachant.

Sensation d'écorchure aux narines.

Eruption dartreuse autour de la bouche et du nez, parfois avec douleur vulsive, ardente et pruriteuse dedans (au bout de vingt-quatre heures).

180. (Au pli de la joue, bouton plein de pus, qui, indolent par lui-même, cause de petits élancemens lorsqu'on y touche.)

(Vésicules autour de la bouche et à la narine, qui causent de l'ardeur.)

Froid dans la bouche close, comme s'il y entrait du vent, avec bourdonnemens dans l'oreille gauche. (*Franz.*)

Bouton à la lèvre inférieure, au dessous de la partie rouge.

Le matin, en se levant, point dans le côté gauche de la lèvre inférieure où l'on éprouve des pincemens et la même sensation que s'il saignait (au bout de quarante-huit heures). (*Franz.*)

185. Lèvres sèches, arides, couvertes d'une croûte rougeâtre.

Efflorescences conglomérées, d'abord pleines d'un liquide aqueux, non loin des deux coins de la bouche, au bord de la lèvre inférieure, cuisant comme du sel par elles-mêmes, et causant une douleur d'écorchure quand on y touche (au bout de dix heures).

L'après-midi, crampe légèrement brûlante dans la joue droite, comme si elle était ulcérée; en même temps, forte chaleur et âpreté de la peau de la joue, comme s'il allait y survenir une éruption; il fut obligé de quitter le lit, et il éprouvait beaucoup de soif.

Picotemens rapides dans la joue droite. (*Franz.*)

Contraction sécante dans la joue droite. (*Id.*)

190. Douleur sécante sur un point de la joue; ensuite prurit et élancemens au même endroit, qui cessent après s'être gratté (au bout de dix, de onze heures.) (*Id.*)

Contraction brûlante dans la joue droite, avec douleur pressive dans la couronne des trois dents molaires supérieures. (*Id.*)

Sur le côté du menton, petits boutons pleins de pus au sommet, qui, seulement lorsqu'on y touche, causent la même douleur que si on appuyait dessus un corps tranchant, et déterminent une ardeur qui est continuelle.

Douleur en forme de crampe à l'articulation de la mâchoire, près de l'oreille, pendant le repos et le mouvement de la partie, qui diminue par une forte pression du dehors sur l'articulation et par l'ingestion de choses chaudes dans la bouche.

Douleur dans l'articulation de la mâchoire, comme si elle était contuse, ou comme si elle allait se briser, quand on la remue (au bout d'une heure).

195. Au milieu de bâillemens spasmodiques, le soir, dou-

leur dans l'articulation de la mâchoire, comme si elle allait se luxer (au bout d'une heure.)

En remuant la mâchoire d'un côté à l'autre, craquement dans l'articulation (le matin) (au bout de douze heures).

A chaque mouvement de la mâchoire inférieure, même en buvant, craquement dans l'oreille (dans l'articulation).

La glande située sous l'angle de la mâchoire est douloureuse, même sans mouvement; douleur comme pressive et fouillante dedans.

Sensation dans la mâchoire inférieure, comme si la gencive était serrée des deux côtés, avec goût de moisi dans la bouche. (*Franz.*)

200. Sensation comme de crampe dans l'articulation de la mâchoire. (*Id.*)

Gonflement, dureté des glandes parotides et sous-maxillaires. (*Hornburg.*)

Gonflement des glandes sous-maxillaires, qui occasione un élancement en avalant.

Le soir (à sept heures), vulsion lancinante, par secousses isolées, depuis la tempe jusque dans les deux mâchoires et les deux rangées de dents, avec douleur contusive dans la tempe gauche; il bâillait, et cependant ne pouvait s'endormir, dans la crainte que la douleur ne revînt.

Douleur lentement lancinante et en même temps vulsive dans la dent canine, le soir.

205. *La nuit* (vers dix heures), *odontalgie* vulsive; les vulsions s'étendent jusque dans la tête; l'application de la main froide les apaise.

Vulsion dans les nerfs des dents creuses.

Vulsion dans les nerfs dentaires du bas et du haut, que l'application de la main froide apaise, mais seulement d'une manière palliative.

Pression au côté externe de la gencive des dents molaires inférieures, et en même temps à la clavicule gauche. (*Franz.*)

Pression sourde dans les dents molaires inférieures et à la clavicule gauche. (*Id.*)

210. Odontalgie dans les dents supérieures du côté droit, comme si on les tirait par leurs racines dans les alvéoles. (*Id.*)

Odontalgie dans les dents molaires inférieures ; vive pression et élancement sourd , avec une sorte de goût de moisi dans la bouche. (*Franz.*)

Sensation comme d'un corps gluant entre les dents du côté droit. (*Id.*)

Odontalgie ; douleur comme sécante ou semblable à celle que causerait uue plaie.

Pendant la nuit (à deux heures et demie), insupportable douleur d'écorchure, accompagnée d'ardeur, dans la gencive, jusqu'à la racine des dents molaires , qui oblige de s'asseoir dans le lit , avec sensation de chaleur au corps, surtout à la tête, et sueur au front.

215. A la partie postérieure du palais, derrière les dents, douleur sécante, pulsative , comme s'il y avait là un ulcère; en y touchant, élancemens comme dans un ulcère.

Pression qui varie de place, à la gencive interne des dents de devant et dans le périoste des dents.

Les dents branlent, et il y éprouve de temps en temps un fourmillement douloureux, semblable à celui qui a lieu dans un membre engourdi.

Fourmillement douloureux dans la dent, comme si l'on y fouillait avec une aiguille.

Les dents ne sont douloureuses qu'en mordant et mangeant, comme si elles étaient trop longues et branlantes ; elles ne sont ni douloureuses au toucher, ni branlantes.

220. Odontalgie (le soir), d'abord dans la dent creuse, qui était plus haute et branlante, puis aussi dans les autres dents, où il éprouvait tantôt des élancemens, tantôt des fourmillemens.

Les dents de devant branlent, et font mal en buvant chaud et froid.

Douleur dans les dents de devant, en les poussant avec la langue.

Branlement visible des deux premières dents molaires, des deux canines et des quatre incisives inférieures , avec douleur fourmillante dans la gencive, même en ne mangeant pas.

Vacillation des dents incisives du bas ; elle ne peut mordre avec.

225. Forte vacillation des quatre dents incisives du bas; la gencive s'en détache; on peut la renverser et y toucher sans

III. 31

douleur, excepté quand les dents elles-mêmes sont douloureuses.

*La salive afflue à la bouche ; il est obligé de cracher
souvent.*

Envie intérieure de cracher, comme si elle avait beaucoup
de salive dans la bouche.

*En dormant, l'après-midi, sur sa chaise, la salive lui coule
de la bouche.*

Sa bouche s'emplit de salive en dormant, l'après-midi.

230. Le matin, dans le lit, sa bouche s'emplit d'une salive
salée.

Toute la journée, il est obligé de cracher beaucoup de salive et de mucosités ; en même temps il lui revient des choses
amères de l'estomac dans la bouche.

Le matin, crachats muqueux abondans.

Le matin seulement elle crache beaucoup, et plus elle se
rince la bouche, plus elle l'a pleine de mucosités.

Le matin, les mucosités adhérentes à la langue sont
salées.

235. Sensation de sécheresse dans la gorge.

Soif et sécheresse dans la gorge. (*Hartlaub* et *Trinks.*)

La langue n'est point chargée, mais très-sèche, ce qui
excite à boire.

Sensation de sécheresse au bout de la langue (sans sécheresse visible) ; il attribue à cette cause la soif qu'il éprouve.

Soif produite par une sensation de sécheresse dans la bouche, qui persiste quoiqu'il boive beaucoup, après midi et
après minuit.

240. Sécheresse apparente de la bouche, sensation de
sécheresse, avec soif ardente. (*Stapf.*)

Accumulation de salive dans la bouche. (*Id.*)

Afflux de salive à la bouche après avoir fumé (comme
d'habitude). (*Franz.*)

Il s'amasse beaucoup de salive dans la bouche. (*Stapf.*)

Crachement fréquent d'un mucus très-visqueux. (*Id.*)

245. Beaucoup de mucus dans la bouche, sans goût étranger. (*Franz.*)

Mucus visqueux dans la gorge, qui exige peu d'efforts
pour se détacher, mais laisse une sorte d'âpreté. (*Id.*)

Sensation d'enflure dans la gorge, accompagnée de douleur

contusive en parlant et en restant tranquille; mais, en avalant, douleur pressive d'intumescence, avec élancemens,
comme s'il y avait un corps pointu arrêté dans le gosier
(au bout de trois heures).

En avalant et en bâillant, élancement dans la gorge, comme
si elle avait avalé une aiguille.

Elle ne peut pas boire; à chaque gorgée de liquide, elle
s'étrangle, comme si l'épiglotte était paralysée; en même
temps, sensation de sécheresse dans le fond de la gorge.

250. Forts élancemens, qui, d'abord sourds, finissent par
être très-aigus, dans la gorge, à la région de l'épiglotte, en
n'avalant pas, et qui cessent chaque fois qu'il avale.

Sensation comme d'âpreté et d'écorchure dans l'amygdale
gauche, en avalant (au bout de six heures). (*Franz.*)

Quand la gorge est sèche, élancemens en avalant; mais
quand elle est humectée, pression dedans.

En avalant, pression dans la gorge, moindre en avalant
des alimens qu'en avalant à vide.

Douleur pulsative dans le fond de la gorge.

255. Goût âcre, amer, acide, dans la bouche.

Goût de cuivre dans la bouche, et grattement jusqu'au
fond de la gorge.

Le matin, après le réveil, et après avoir mangé, goût putride dans la bouche, mais sans mauvaise odeur de l'haleine.

Goût de graisse dans la bouche; mais les alimens ont celui qu'ils doivent avoir.

Avant midi, goût dans la bouche comme après avoir mangé
de la viande gâtée, quoique les alimens n'aient pas de mauvais goût. (Après avoir mangé le goût putride ne revint plus.)

260. Goût muqueux dans la bouche, qui est comme enduite de mucosités. (*Stapf.*)

Les alimens paraissent bons (le soir), à l'exception du
pain, qui semble sec. (*Franz.*)

Le pain semble un peu amer et sec. (*Id.*)

Il ne trouve pas la bière bonne. (*Id.*)

Goût putride, muqueux, dans la bouche; elle est obligée
de cracher beaucoup.

265. Goût fade dans la bouche. (*Stapf.*)

Le pain et en général les alimens lui répugnent. (*Id.*)

Aversion, pendant plusieurs jours, pour la viande et le bouillon gras. (*Id.*)

Appétence pour le lait froid; il le boit avidement. (*Id.*)

Après un verre de vin, il est comme rassasié, il éprouve de l'aversion pour le vin, et en même temps de la pesanteur à la tête. (*Id.*)

270. (Toute la journée, amertume dans la bouche; les alimens lui semblent amers.)

Le matin, amertume dans la bouche, qui se dissipe en mangeant.

(Il trouve un goût amer au pain.)

(Les choses aigres lui semblent amères.)

Après avoir pris du lait, goût acidule dans la bouche.

275. Répugnance pour le café.

Nul goût pour le tabac, cependent sans répugnance pour lui.

Souvent appétit soudain pour les gourmandises.

Défaut total d'appétit. (*F. Hahnemann.*)

Défaut absolu d'appétit, pendant plusieurs jours. (*Hornburg.*)

280. Défaut d'appétit; il mange peu, est rassasié de suite, et cependant a faim. (*Stapf.*)

A l'époque où il aurait dû avoir faim, défaut absolu d'appétit, avec afflux à la bouche d'une salive abondante, et goût fade et muqueux. (*Franz.*)

Défaut d'appétit dans le palais et la gorge, avec sensation de vacuité dans l'estomac, et en même temps faim canine, qui cesse après être resté assis quelque temps. (*Id.*)

Pesanteur notable dans le bas-ventre, qui semble être tout-à-fait vide, avec faim, en se tenant assis (au bout de vingt-quatre heures). (*Franz.*)

Le matin, il avait faim; mais, en se mettant à table, il lui était indifférent de manger ou non. (*Id.*)

285. Le matin, faim naturelle; à midi, indifférence pour les alimens, qui cependant ont leur goût naturel. (*Id.*)

Plus d'appétit qu'à l'ordinaire (1) (au bout de quatre jours). (*Id.*)

Peu d'appétit, cependant faim, avec sensation comme si la faim affectait la poitrine. (*Id.*)

(1) Effet curatif.

De temps en temps, frisson de dégoût et horripilation nauséeuse par tout le corps, sans nulle sensation de froid.

Elle n'a point d'appétit; mais les alimens lui semblent avoir leur goût naturel; cependant, dès qu'elle en a avalé une bouchée, il lui vient un goût putride dans la bouche.

290. Plénitude à la région sous-sternale, avec sensation comme si l'appétit était perdu pour toujours.

Défaut total d'appétit pour tous les alimens; rien ne lui plaît, ni le boire, ni le manger, ni le tabac (au bout de seize heures).

Elle mangea sans besoin de le faire, et trouva les alimens bons.

Quoiqu'elle trouve un goût supportable aux alimens, elle n'a point d'appétit, et son estomac est toujours comme plein.

Le matin, ce qu'il mange entre avec peine dans l'estomac, à cause d'une plénitude intérieure.

295. Envie de vomir, en quelque sorte dans la poitrine, le matin, après s'être levé. (*Franz.*)

Nausées. (*Alderson.*)

Nausées qui semblent être dans la gorge. (*Franz.*)

Nausées sur la poitrine, avec faim canine, après la satisfaction de laquelle les nausées disparaissent. (*Id.*)

Nausées dans l'estomac et affadissement sur la poitrine, qui augmentent en se baissant (au bout de vingt-six heures). (*Id.*)

300. Après un repas modéré, plénitude et éructations.

Une sorte de faim canine, cependant avec goût de savon dans la bouche; tout a pour lui un goût de paille, et lui revient à la gorge; pour peu qu'il mange, l'appétit cesse de suite, et il est comme rassasié.

Fourmillement dans l'estomac et éructations violentes, qui ne cessent qu'en se couchant, mais reviennent chaque fois qu'il se redresse.

Eructation après avoir bu et mangé.

Le soir, violente éructation, et aussitôt après hoquet, sans nulle sensation (au bout de trente-six heures).

305. *Eructation : les vents semblent s'arrêter dans le côté droit de la poitrine.* (*Franz.*)

Eructations fréquentes, régurgitation même des ali-mens.

Eructation comme ardente.

Peu après avoir mangé, vertige dans la tête.

Peu après le dîner, odontalgie (tractive) dans une dent qui n'est pas creuse (au bout de trente heures).

310. La plupart du temps, après avoir mangé, anxiété dans le bas-ventre, qui est gonflé par des vents.

Après le dîner (en se tenant debout), faiblesse subite dans la tête et vertige à croire qu'il va tomber en avant (1).

Aussitôt après avoir mangé, mal de tête (tension dans tout le devant de la tête).

Peu après avoir mangé, céphalalgie.

(Toux aussitôt après avoir mangé.)

Aussitôt après avoir mangé, somnolence extraordinaire; il ne pouvait vaincre le sommeil.

Aussitôt après avoir mangé, gonflement énorme du bas-ventre.

Après avoir bu de la bière, mal de tête.

Après avoir bu de la bière, elle lui monte à la tête, où elle produit comme de la chaleur.

320. Frisson, surtout après avoir mangé.

Après avoir mangé, pression à l'estomac, pendant plusieurs heures, comme s'il avait pris des alimens indigestes.

Après avoir bu et mangé, quelques pincemens dans le haut du ventre.

Nausées après avoir bu et mangé.

Après avoir bu et après avoir pris du café, nausées et afflux d'eau à la bouche.

325. (Pendant le dîner, pression à l'estomac, qui l'empêche de s'endormir, et qui, au réveil, était dissipée.)

Le matin, après le lever, chaleur et nausées, comme s'il allait vomir; les nausées cessent après s'être recouché.

Langueur et vertige en sortant de table. (*Franz.*)

Traction pressive dans l'hypochondre gauche, avec anxiété et nausées sur la poitrine (au bout de soixante-trois heures) (2).

Le matin, après s'être levé, nausées, avec une sorte d'anxiété, qui se dissipe peu à peu au grand air (au bout de vingt-sept heures). (*Id.*)

____

(1) Comp. 4, 18, 19.

330. Nausées, qui diminuent un peu après le repas, mais reviennent bientôt, avec faim, sans appétit. (*Id.*)

Après un repas frugal, plénitude dans l'estomac, comme si l'on avait trop mangé, quoiqu'on ait encore beaucoup d'appétit. (*Id.*)

Faim canine et vide dans l'estomac, avec défaut d'appétit au palais et dans la gorge, qui cessent après être resté quelque temps assis. (*Id.*)

La nuit, pendant le sommeil, elle se redresse souvent, et a des soulèvemens de cœur, mais sans vomir.

Le matin, afflux de salive à la bouche, avec envie de vomir, et cependant faim.

335. Le soir, il lui remonte quelque chose à plusieurs reprises du creux de l'estomac jusque dans la fossette du cou, et elle en perd presque la respiration pour quelques instans.

Pression dans le creux de l'estomac, comme si tout y était gonflé, ce qui rend la respiration difficile (le soir).

Pression dans le creux de l'estomac, comme après avoir avalé une trop grosse bouchée.

Sorte de plénitude et d'étroitesse dans le creux de l'estomac.

340. Pression dans le creux de l'estomac, pendant le mouvement. (*Franz.*)

Douleur lancinante dans le creux de l'estomac (au bout d'une heure et un quart). (*Lehmann.*)

Elancement simple dans le creux de l'estomac, à l'hypochondre droit (au bout de dix heures). (*Franz.*)

Pincement dans le creux de l'estomac, qui de là passe rapidement dans l'hypogastre, sur un point peu étendu (au bout de trois heures). (*Stapf.*)

Violente pulsation au dessous du creux de l'estomac.

345. Douleur d'estomac. (*Dufresnoy.*)

Au sortir de table, il a comme une masse dans l'estomac, surtout en restant debout. (*Franz.*)

Sous le diaphragme, au dessus de l'estomac, pincement sensible, qui se fait sentir ensuite plus profondément dans l'estomac lui-même. (*Id.*).

Forte pulsation à la région de l'estomac.

Douleur constrictive au côté droit, qui se dirige vers l'estomac.

350. Pression de bas en haut dans les hypochondres, avec

anxiété, comme aux approches de la mort, en se tenant assis baissé (au bout de neuf heures). (*Franz.*)

Pression de bas en haut dans le bas-ventre, comme si les intestins remontaient vers le cœur, en se tenant assis (au bout de vingt-cinq heures). (*Id.*)

En se redressant, après avoir été baissé, sensation comme si le bas-ventre était gonflé, avec sentiment de chaleur à la poitrine. (*Michler.*)

Gonflement dans le côté gauche, sous les côtes. (*Franz.*)

Elancement, qui du côté droit se porte vers l'estomac.

355. Douleur pressive, lancinante, à la région de l'estomac (qui empêche de faire des inspirations profondes).

Mal de ventre : pesanteur gênante dans le bas-ventre, comme s'il contenait une masse.

En restant couché, pas de mal au ventre ; mais en s'asseyant, le ventre cause la même douleur que si une pression agissait dessus.

Douleur pressive sur un petit point, dans le bas-ventre, comme si un vent s'y était fixé ; elle ne se fait sentir que dans les grands mouvemens du corps, par exemple en montant l'escalier, et non en posant la main sur la partie.

Pincement dans la région ombilicale, au côté droit, avec froid qui parcourt les bras.

360. Pincement dans le bas-ventre, en se tenant assis, avec oppression qui remonte vers la poitrine (au bout de vingt-cinq heures). (*Id.*)

Pincement dans le côté droit, sous les côtes, qui se porte bientôt vers la région ombilicale, comme s'il avait des vers dans le corps, en restant assis (au bout de trois heures). (*Lehmann.*)

(Avant midi) en marchant au grand air, pincement dans le bas-ventre, avec des vents incarcérés, qui ne sortent pas en quantité suffisante (au bout de vingt-cinq heures). (*Franz.*)

Pincement presque vulsif sur différens points du bas-ventre. (*Id.*)

Pendant la sortie d'une selle naturelle, pincement extraordinaire dans le bas-ventre (au bout de vingt-cinq heures). (*Id.*)

365. Gonflement par des vents du bas-ventre, à la région ombilicale, avec violens pincemens. (*Lehmann.*)

Douleur fouillante dans le côté droit du ventre. (*Franz.*)

Elancement du nombril vers le creux de l'estomac, qui se répète à chaque pulsation (au bout de trois heures). (*Lehmann.*)

Un élancement au dessus de l'ombilic. (*Franz.*)

Traction de la région ombilicale vers le mont de Vénus (au bout de vingt-sept heures). (*Id.*)

370. Douleur comme contusive au dessous de l'ombilic. (*Id.*)

Contraction visible dans le milieu du bas-ventre, au-dessus de l'ombilic, en travers, de sorte qu'au dessous de cette barre le ventre est tendu, dur et raide (au bout de trois heures). (*Lehmann.*)

Traction en forme de crampe dans la région de l'ombilic. (*Id.*)

Douleur sécante dans le côté gauche de l'ombilic, en expirant, étant assis. (*Franz.*)

Le matin, après un léger refroidissement, douleurs spasmodiques dans le côté droit du bas-ventre, avec abattement, disposition à se plaindre et chagrin inconsolable (au bout de vingt-quatre heures).

375. D'abord, douleur sécante dans le bas-ventre, puis un élancement dans son côté droit.

Mal de ventre, composé de douleur sécante, de tiraillemens et de pincemens, qui envahit tous les intestins, sans nul signe de flatuosités, ni gonflement de l'abdomen, et devient plus fort pendant le mouvement, mais s'amende peu à peu pendant le repos (au bout de vingt-quatre heures).

Gonflement douloureux du bas-ventre, avec mal de ventre, qui semble causé par des vents incarcérés, peu de temps après le repas.

Gonflement énorme du bas-ventre, aussitôt après avoir mangé.

Rougeur scarlatineuse, large de quatre doigts, au-dessous de l'ombilic (le onzième jour). (*Hartlaub* et *Trinks.*)

380. Toute la journée, son ventre est enflé; il y éprouve comme une sorte de fermentation.

Fermentation dans le bas-ventre.

Vents très-fétides par le bas.

Ardeur dans le bas-ventre et soif.

Douleur fouillante et tournoyante dans le ventre, comme si un ver s'y remuait.

385. Douleur tractive dans le côté gauche du ventre, en respirant.

Bruit et borborygmes dans le bas-ventre, avec secousses qui se portent vers le mont de Vénus (au bout de trente-six heures). (*Franz.*)

Plénitude et fermentation dans le bas-ventre, avec faim; tout se dissipe après avoir mangé (au bout de vingt-six heures). (*Id.*)

Les vents excitent une vulsion dans le bas-ventre. (*Id.*)

Emission facile de vents nombreux, qui semblaient ne s'engendrer que dans le rectum (au bout d'une heure). (*Id.*)

390. Beaucoup de vents dans le bas-ventre, qui ne sortent pas, le soir. (*Id.*)

Borborygmes et pincemens dans l'hypogastre, sans émission de vents. (*Stapf.*)

Douleur vulsive et pinçante dans le ventre. (*Alderson.*)

En marchant, le bas-ventre semble comme relâché en dedans, et il s'ébranle à chaque pas. (*Franz.*)

Le matin, aussitôt après la sortie du lit, en étendant le corps, douleur comme ulcérative dans le bas-ventre; il lui semble que la peau de son ventre soit trop courte (au bout de vingt-quatre heures). (*Id.*)

Dans le côté droit de l'hypogastre, sensation tractive, pressive, et dans la peau du ventre, sensation, comme si elle était couverte d'une toile d'araignée, en se tenant assis (au bout d'un quart d'heure). (*Michler.*)

395. Pression sur le mont de Vénus. (*Franz.*)

Sensation comme de distension excessive dans le mont de Vénus, en marchant au grand air. (*Id.*)

Tension avec élancemens dans l'aine gauche. (*Id.*)

Sensation dans l'aine gauche, comme si une hernie était sortie. (*Id.*)

Traction en travers, au dessus de l'anneau inguinal, en restant assis. (*Id.*)

400. Distension de dedans en dehors dans l'aine droite, comme s'il allait survenir une hernie. (*Id.*)

Pesanteur dans l'aine gauche, en marchant, comme s'il allait se former une hernie. (*Id.*)

Pression de dedans en dehors dans l'aine droite, avec faim canine et gargouillemens dans le ventre (au bout de onze heures). (*Id.*)

Douleur constrictive dans l'aine gauche.

Au mont de Vénus, deux places rouges et à vif, produites par des ampoules qui se sont ouvertes (le onzième jour). (*Hartlaub* et *Trinks.*)

405. Douleur et contraction dans le bas-ventre, qui l'obligent à marcher baissé.

Au milieu du bas-ventre, avant midi, tranchées ; elle est obligée d'aller souvent à la selle, et les matières sont naturelles ; la douleur diminue en ployant le corps, et augmente en marchant (au bout de seize heures).

Continuelle envie d'aller à la selle, avec nausées et tiraillemens dans les intestins ; souvent il ne rendait rien, ou seulement un peu de matières aqueuses.

Avec forte douleur pinçante et fouillante dans l'hypogastre, selles fréquentes, promptes, mêlées de vents excessivement fétides, d'abord un peu épaisses, puis aqueuses (au bout d'une heure et demie). (*Stapf.*)

Après la selle, rémission des douleurs de ventre, qui reviennent bientôt provoquer de nouvelles déjections. (*Id.*)

410. Diarrhée. (*Alderson.*)

Plusieurs selles diarrhéiques par heure, pendant soixante heures (au bout de trente heures). (*F. Hahnemann.*)

Selles mêlées de sang. (*Hornburg.*)

Selles mêlées de mucus rouge et jaune, semblable à de la gélatine et coulant. (*Id.*)

Selles rapides, liquides, jaunes, écumeuses, qui ne sont presque pas fétides, et ne sont pas précédées de mal au ventre ; les premières gouttes sortent involontairement, comme s'il y avait paralysie du sphincter de l'anus (au bout de vingt-quatre heures). (*Stapf.*)

415. Selle liée, quoique très-molle, d'un blanc jaunâtre (au bout de quarante-cinq heures). (*Id.*)

Avant chaque selle, ardeur dans le rectum.

Avant chaque selle, l'enfant crie ; il est tranquille après.

En peu de temps, quatre selles ordinaires l'une après l'autre (au bout de peu d'heures).

Sept selles diarrhéiques, comme de la gelée, jaunes et

striées de blanc, sans mal au ventre (au bout de vingt heures).

420. Trois à quatre selles, presque aqueuses, avec beaucoup de vents (au bout de vingt-quatre heures).

Diarrhée.

(Selle liquide plusieurs fois par jour, et ensuite ténesme.)

Diarrhée; pincement dans le ventre avant chaque selle (au bout de quarante heures).

Diarrhée; selle comme hachée.

425. (Selle toute blanche, qui n'est ni trop molle ni trop dure.)

(Resserrement du ventre) (au bout de trois jours).

(Selle un peu sanguinolente.)

Fréquente envie d'aller à la selle, mais il ne sort que très-peu de chose (au bout de soixante-huit heures).

Après une selle molle, hémorrhoïdes saillantes, causant une douleur ulcérative (au bout de vingt-quatre heures).

430. Douleur d'écorchure à l'anus, en n'allant pas à la selle.

En se tenant debout, douleur qui porte à la matrice, semblable à celles de l'accouchement.

Traction de bas en haut dans le dos, avec tension et pression dans le rectum, comme si tout allait sortir par l'anus.

Fourmillement dans le rectum, semblable à celui que causent les ascarides (au bout de quelques heures).

Prurit profond dans le rectum.

435. Douleur pruriteuse à l'anus, semblable à celles que causent les hémorrhoïdes.

Douleur brûlante à la racine de la verge, en urinant.

Pendant les envies d'uriner, élancemens qui se portent des deux côtés sur la vessie.

Il est obligé d'uriner toutes les minutes, pendant la journée.

Forte émission d'urine (au bout de quatorze heures).

440. Il est obligé de se relever trois fois, la nuit, pour uriner.

Il a des rapports pendant qu'il urine.

Urine chaude.

Urine foncée en couleur.

L'urine est déjà trouble au moment de sa sortie.

445. Urine foncée en couleur, qui ne tarde pas à se troubler.

Urine troublée en blanc, qui le devient de plus en plus, de sorte que les dernières gouttes ressemblent à des flocons (au bout de vingt-quatre heures).

Urine comme de l'eau, avec sédiment d'un blanc de neige.

(L'urine sort par un double jet.)

Douleur dans les glandes de l'aine, la nuit seulement, dans le lit, quand elle se remue, en se retournant et en se redressant.

450. Douleur simple à l'anneau inguinal, comme s'il allait sortir une hernie.

Eruption terrible aux parties génitales (1); gonflement de l'urètre (2).

Eruption très-suintante (3) au scrotum, et gonflement du prépuce et du gland.

Enflure des parties génitales (le troisième jour). (*Hart-laub* et *Trinks*.)

Gonflement tympanitique des parties génitales, surtout du scrotum, avec beaucoup de démangeaisons (le deuxième jour). (*Id.*)

455. Rougeur scarlatineuse foncée, qui descend du scrotum, sans gonflement, et qui prend la forme de stries au milieu de la cuisse (le onzième jour). (*Id.*)

Le scrotum devient de plus en plus épais et dur; il y éprouve un prurit insupportable, surtout vers le périnée (le quatrième jour). (*Id.*)

Le scrotum ressemble, quand on y touche, à une épaisse couenne de lard (le onzième jour). (*Id.*)

A l'aide d'une loupe, on distinguait une éruption miliaire au scrotum, avec suintement dans le pli interne de la cuisse et le périnée (le onzième jour). (*Id.*)

Traction sécante dans le testicule gauche. (*Franz.*)

460. Taches rouges à la face interne du prépuce, le long du frein.

(1) Pour s'être mouillé avec le suc les mains et, à ce qu'on croyait aussi, les parties génitales.

(2) Et mort.

(3) Pour s'être mouillé la main avec le suc.

Douleur au gland, à cause d'un paraphimosis produit par le gonflement du prépuce. (*Hartlaub* et *Trinks.*)

Gland de couleur plus foncée qu'à l'ordinaire (le onzième jour). (*Id.*)

Ampoule suintante à la face supérieure du gland. (*Schrœder.*)

Une grosse ampoule au gland, sous le prépuce, qui crève le lendemain (le sixième jour). (*Hartlaub* et *Trinks.*)

465. Gonflement du prépuce, immédiatement à sa jonction avec le gland.

Forte cuisson à la partie antérieure de l'urètre, qui continue tant pendant qu'après l'émission de l'urine; plus pendant le repos que pendant le mouvement (au bout de cinq heures). (*Lehmann.*)

Le matin, en se levant, gonflement du gland, avec douleur simple en y touchant, et cuisson dans l'urètre, pendant et après l'émission de l'urine (au bout de douze heures). (*Id.*)

Prurit lancinant en dedans du prépuce (au bout de neuf heures). *Franz.*)

Vers le matin, fréquentes érections, avec fréquentes envies d'uriner). (*Id.*)

470. La nuit, érections et envie d'uriner fréquentes. (*Id*).

Irrésistible besoin d'éjaculer, après trois heures du matin (au bout de vingt heures).

Forte pollution nocturne (au bout de six heures).

Violentes douleurs profondes dans l'hypogastre, comme si les règles allaient paraître (sur-le-champ et pendant quatre heures).

Élancemens dans le vagin, que les attouchemens n'augmentent point.

475. Le soir, peu après l'attouchement, douleur dans le vagin, comme s'il était à vif.

Douleur d'écorchure le soir, dans le vagin, sans cause externe, deux soirs de suite.

Écoulement de sang par la matrice (au bout de sept heures).

Un peu de sang sort de la matrice, sans douleur, chez une femme enceinte, à la nouvelle lune (au bout de soixante-douze heures).

Le troisième jour des règles, chez une femme un peu

âgée (1), le sang s'arrêta tout à coup, et il n'en coula plus une seule goutte.

480. Retour des règles, qui avaient cessé depuis long-temps; elles coulent fort (au bout de sept heures). (*F. Hah-nemann.*)

Les règles, supprimées depuis onze semaines, reparaissent. (*Hornburg.*)

L'écoulement des règles occasione une douleur fortement cuisante aux parties génitales. (*F. Hahnemann.*)

Éternument fréquent, très-violent, presque spasmodi-que.

Fort éternument (au bout de quatre heures).

485. Enrouement profond dans la trachée-artère.

Apreté grattante dans le larynx, qui occasione l'enrouement.

Apreté dans la gorge et dans la trachée-artère, comme si la poitrine était à vif.

Apreté dans la gorge, qui force de tussiculer (au bout de trois heures). (*Stapf.*)

Le mucus nasal coule involontairement du nez en abon-dance, comme dans un fort coryza, sans qu'il y ait rhume de cerveau, le matin, après la sortie du lit.

490. (Nez parfois bouché, comme dans l'enchifrenement; accident plus grave dans la chambre, moins fort au grand air.)

Une vapeur chaude remonte de la gorge (des poumons).

Toux et coryza, avec expectoration. (*Hornburg.*)

En expirant, sensation de froid dans la gorge, comme s'il expirait de l'air froid. (*Franz.*)

Faiblesse sur la poitrine, qui lui rend le parler pénible, après la marche au grand air. (*Id.*)

495. Il a la poitrine pleine; en même temps, faim sans appétit. (*Id.*)

Dans le côté gauche de la poitrine, non loin du creux de l'estomac, gonflement, en se tenant assis baissé (au bout de vingt-cinq heures). (*Id.*)

____

(1) Elle était âgée de cinquante ans, et avait encore ordinairement ses règles pendant trop long-temps, de manière que, trois jours après, elle éprouvait toujours beaucoup d'incommodités. La suppression fut donc un effet curatif.

Palpitations de cœur, si fortes en se tenant assis tranquille, que le corps se remuait à chaque battement.

Sensation désagréable de faiblesse du cœur, tremblement du cœur.

Prurit aux seins.

5oo. Prurit au mamelon gauche, le soir, après s'être mis au lit.

Le lait se perd dans les seins (au bout de douze heures).

Sensation constrictive dans le sternum, avec coups lancinans dedans.

(Le matin, dans le lit) douleur de poitrine, comme si l'on enfonçait le sternum; elle cessa après s'être levé.

Sentiment de constriction de la poitrine comme par un lien.

5o5. Le soir, tension sur la poitrine, respiration très-courte et faiblesse dans tous les membres.

Il éprouve comme de l'insensibilité sur la poitrine et dans les dents molaires supérieures. (*Franz.*)

Le côté gauche du tronc, depuis le creux de l'aisselle jusque sous les côtes, est gonflé et douloureux. (*F. Hahnemann.*)

Oppression de la cavité pectorale (au bout de deux heures). (*Lehmann.*)

5io. Oppression sur la poitrine, comme après avoir beaucoup pleuré. (*Id.*)

Il lui semble avoir la poitrine serrée par un lien, et il éprouve des nausées. (*Id.*)

La nuit, oppression de poitrine, avec douleurs lancinantes, surtout pendant la respiration (au bout de cinq heures).

Asthme, surtout en allant à la selle.

Elle ne peut pas rester assise, elle est obligée de faire des inspirations aussi profondes que si elle allait suffoquer, surtout chaque fois qu'elle a mangé.

515. Nausées et envies de vomir sous les fausses côtes, qui raccourcissent la respiration.

Oppression et anxiété, comme si elle ne pouvait reprendre haleine.

Sensation dans la fossette du cou, comme s'il avait la trachée-artère bouchée et serrée par un lien; en buvant et mangeant, elle cessait pour quelque temps, mais ne tardait pas à reparaître.

Lorsqu'il a marché un peu, la respiration devient difficile.

Grattement et ardeur dans la poitrine, même en ne respirant pas.

520. Tussiculation anxieuse et douloureuse, qui éveille souvent avant minuit, avec respiration très-courte.

Souvent une irritation chatouilleuse dans les voies aériennes, qui semble porter à tousser, rend la respiration courte, et se dissipe par un mouvement modéré.

Le soir surtout, toux chatouilleuse, qui produit de la sécheresse dans la gorge.

Toux, avec tension désagréable sur la poitrine.

Le soir, après s'être mis au lit, tussiculation fréquente, avec goût amer dans la bouche, jusqu'au moment de s'endormir ; le matin, mêmes phénomènes, jusqu'à la sortie du lit.

525. En toussant, sueur par tout le corps.

(Toux, au grand air.)

Quintes de toux qui ébranlent la tête.

La toux ébranle toute la poitrine, comme si les viscères ne tenaient à rien.

Douleur d'estomac pendant la toux.

530. (Vomissement des alimens, provoqué par la toux, le soir.)

En toussant, goût de sang dans la bouche, sans hémoptysie.

Une toux, qui le tourmente beaucoup, l'empêche de bien dormir pendant la nuit.

Avant minuit, toux sèche, qui lui cause des élancemens dans une lombe.

Toux, le matin, vers trois heures, plus forte après le réveil.

535. Toux, forte surtout après le réveil.

(Un peu de toux, surtout le matin, avec crachats noirs et gluans.)

Élancemens sur le côté gauche de la poitrine en toussant.

Sensation désagréable de chaleur dans la poitrine, en marchant au grand air.

III. 32

Douleur légèrement lancinante, resserrante, sur le sternum, qui rend la respiration difficile, avec tussiculation continuelle, sans expectoration (au bout d'une demi-heure). (*Michler.*)

540. Toux très-fatigante, avec expectoration de mucus blanc, jour et nuit. (*Hornburg.*)

Quelques forts élancemens pulsatifs sur la région précordiale qui lui font jeter les hauts cris, en se tenant assise, le soir (au bout d'un quart d'heure). (*Lehmann.*)

Douleur térébrante dans le côté gauche, le soir, dans le lit (au bout de cinq heures). (*Franz.*)

Traction lente, qui descend le long du côté gauche de la poitrine, pendant le repos et non pendant la respiration.

Sur le côté droit de la poitrine, jusqu'à moitié du dos, éruption boutonneuse, qui cause une douleur comme d'écorchure, avec petits élancemens de dedans en dehors.

545. Des deux côtés du sternum, élancemens profonds, en se tenant assis baissé.

Le soir, un violent élancement dans le côté gauche, sous les côtes, jusqu'à minuit.

Elancemens térébrans dans une des côtes inférieures, en se tenant debout.

Elancement tiraillant depuis le côté droit de la poitrine jusqu'au côté gauche du bas-ventre, le soir.

Elancement dans le côté gauche, en parlant et en faisant de profondes inspirations.

550. Elancemens fréquens dans le côté.

Fréquens élancemens dans le côté droit.

Elancemens dans le côté, en marchant au grand air.

La nuque lui fait mal pendant le mouvement; elle est comme raide et tendue.

Elancement pruriteux, semblable à des piqûres de puce, dans la nuque. (*Franz.*)

555. Pression dans les muscles de la nuque, en baissant la tête. (*Id.*)

Pression à la partie supérieure de la nuque; l'endroit est comme engourdi (au bout de dix heures). (*Id.*)

En se baissant, traction sur l'un des côtés de la nuque. (*Id.*)

Raideur rhumatismale dans la nuque. (*Rueckert.*)

Raideur dans la nuque (au bout de quatre heures). (*F. Hahnemann.*)

56o. Rigidité de tout le cou, de sorte que, quand elle veut remuer la tête, la douleur qu'elle éprouve dans la nuque lui arrache des cris. (*Id.*)

Prurit au cou et aux avant-bras. (*Van Mons.*)

L'épaule gauche est comme paralysée. (*Franz.*)

Douleur tensive, sécante, sur les omoplates, en travers.

Vulsion et sentiment de constriction dans quelques parties de l'omoplate gauche et au dessus du genou droit. (*Id.*)

565. Douleur sur l'omoplate gauche, semblable à celle que produirait une forte pression avec le doigt (au bout d'un quart d'heure). (*Lehmann.*)

Contraction de la peau sur l'omoplate gauche (au bout de cinquante-quatre heures). (*Franz.*)

Vulsion dans le côté, près de l'omoplate gauche, en se tenant assis. (*Id.*)

Traction de bas en haut et pression sous l'omoplate gauche, dans le côté du dos. (*Id.*)

Traction et pression sous l'omoplate droite, qui gêne la respiration. (*Id.*)

57o. Pression sur l'omoplate droite. (*Id.*)

Douleur dans la nuque, comme s'il y avait là du plomb, et qui l'empêche de se coucher (au bout de quatre jours).

Tiraillement entre les deux épaules, qui sont comme tirées l'une vers l'autre.

Violente douleur rhumatismale entre les omoplates, qui n'augmente ni ne diminue par le mouvement, ne se calme qu'au chaud, mais s'aggrave au froid (au bout de quarante-huit heures).

En se baissant, élancement dans le dos (le soir).

575. Elancemens pressifs dans le dos, plus en marchant qu'en restant assis; ils se font sentir aussi en se baissant, mais plus en se redressant.

Le soir, douleur tractive dans le dos; il est obligé de s'asseoir droit.

Douleur tractive dans le dos, en se tenant assis, qui cesse en marchant.

En restant assis, douleur constrictive, comme par un lien,

dans les muscles du dos , qui diminue quand il sè renverse en arrière, et augmente lorsqu'il se penche en avant.

En se tenant assis , douleur aussi forte dans le sacrum qu'après s'être baissé beaucoup ou avoir fortement ployé le dos.

58o. *Douleur comme contusive dans le sacrum* , quand il est couché tranquillement dessus, ou assis en repos ; pendant le mouvement, il ne la sent pas.

Coups lancinans dans le sacrum, en marchant.

Rigidité du sacrum, douloureuse pendant le mouvement.

Douleur dans le sacrum, en mettant la main dessus, comme si les chairs étaient détachées.

Sensation comme contusive dans le côté droit des vertèbres lombaires et dans le sacrum. (*Franz.*)

585. Le sacrum est comme brisé de coups. (*Id.*)

Rigidité dans le sacrum. (*Id.*)

Pression en travers du sacrum , comme avec un corps tranchant, en se tenant debout et renversant le corps en arrière. (*Id.*)

Point brûlant au sacrum, vers le côté droit. (*Id.*)

Pesanteur et pression sur le sacrum , comme après avoir reçu un coup dessus, en se tenant assis (au bout de six jours). (*Id.*)

5go. Elancement tractif, vulsif, dans le coccyx, comme si on y enfonçait un clou. (*Hornburg.*)

(En marchant et se tenant debout, une sorte de tiraillement et de traction depuis la hanche jusque dans le genou.)

Quand il est couché sur le côté, douleur à la hanche, et quand il est sur le dos, douleur au sacrum.

Elancement dans l'aisselle, en restant couché, qui cesse pendant le mouvement.

Gonflement des glandes axillaires , qui sont douloureuses par elles-mêmes et quand on y touche.

595. Sensation, depuis l'aisselle jusque dans la main , comme si quelque chose, qui cependant n'est ni chaud ni froid , roulait sur ces parties de haut en bas.

Sensation comme d'une compression extérieure sur l'épaule gauche, près de la clavicule.

Tiraillement dans l'articulation de l'épaule et dans le haut de l'omoplate. (*Rueckert.*)

Elancement brûlant au bras gauche, sous l'aisselle. (*Franz.*)

En levant le bras gauche, traction sous l'aisselle, qui descend jusque dans le milieu du bras. (*Id.*)

6oo. Sensation comme si de l'eau chaude parcourait l'intérieur des bras. (*Alderson.*)

Tremblement du bras, quand il se fatigue un peu.

Elancemens tractifs dans les bras, qui descendent de l'épaule.

Picotemens dans le bras gauche (au bout de cinq jours). (*Franz.*)

Un violent élancement au bras droit, qui semble venir du dehors. (*Id.*)

6o5. Tension dans le bras gauche, au grand air (au bout de dix heures). (*Id.*)

Sensation vulsive dans le bras gauche. (*Id.*)

Elancemens térébrans dans le bras (en se tenant debout).

Tiraillemens dans les deux bras ; ils lui causent aussi plus de douleur dans le lit, et, en appuyant dessus, l'os lui fait mal.

Douleur et gonflement du bras. (*Hartlaub* et *Trinks.*)

61o. Petites taches rouges et rondes éparses sur le haut du bras. (*Id.*)

Un battement non douloureux au coude gauche.

Traction et tiraillement depuis l'articulation du coude jusque dans celle de la main.

Tension dans l'articulation du coude, quand elle étend le bras ; elle ne pouvait lever celui-ci qu'avec peine.

Traction en forme de crampe dans l'articulation du coude gauche, pendant le mouvement (au bout de soixante-seize heures). (*Franz.*)

615. Douleur pruriteuse, brûlante, au coude gauche, qui oblige à se gratter, et cesse ensuite (au bout d'une demi-heure). (*Michler.*)

A l'avant-bras gauche, pendant le mouvement, douleur fouillante dans l'os et vulsion dans le carpe droit; tout l'avant-bras est comme raide. (*Franz.*)

Défaut de force et raideur des avant-bras et des doigts ; en les remuant. (*Id.*)

Froid aux avant-bras. (*Id.*)

Ardeur rongeante dans l'avant-bras droit (au bout de quatre jours).

620. *Tiraillement vulsif dans les articulations du coude et de la main*, même pendant le repos, qui est moins forte pendant le mouvement (au bout de cinq, de six heures). (*Rueckert.*)

Violente douleur tiraillante dans le bras, qui n'est jamais plus forte qu'en restant couché tranquillement. (*F. Hahnemann.*)

Sentiment de manque de force au haut de l'avant-bras droit, pendant le mouvement, et, lorsqu'on empoigne un corps, douleur comme de luxation dans le carpe (au bout de vingt-sept heures). (*Franz.*)

L'avant-bras gauche est douloureux comme s'il avait été contus (au bout de quarante-huit heures). (*Id.*)

Erysipèle, gonflement, pustules, avec ardeur et prurit, aux bras et aux mains. (*Fontana.*)

625. Sensation sur la peau de l'avant-bras gauche, comme si on l'avait frottée avec un morceau de laine, ou grattée avec un couteau, avec sensation de froid. (*Franz.*)

Sensation comme de foulure au côté supérieur du poignet gauche, en le ployant. (*Id.*)

Elancement tiraillant dans le poignet gauche.

Douleur tractive dans le creux de la main droite.

Le poignet étant chaud à l'extérieur, comme de coutume, sensation de froid, comme s'il était frappé par un vent froid.

630. Le dos de la main est parsemé de rhagades et chaud; la peau est dure, âpre et raide.

Le soir, gonflement chaud des mains et de la face.

(Glocitation pendant plusieurs heures, dans la main droite.)

Pustules tuberculeuses dures aux mains, avec prurit rongeant et ardent.

Ardeur dans les parties charnues, entre le pouce et le doigt indicateur de la main gauche (au bout de onze heures). (*Franz.*)

635. Vulsion involontaire et indolente, de dehors en dedans, aux deux pouces, seulement en posant les mains par exemple sur une table (au bout de vingt-quatre heures). (*F. Hahnemann.*)

Fourmillement sur la phalange inférieure des second et troisième doigts de la main gauche. (*Michler.*)

Élancement sur le dos du doigt indicateur, dans le tendon. (*Franz.*)

Sensation dans le doigt indicateur gauche, comme après l'engourdissement. (*Id.*)

Sur l'articulation médiane du doigt annulaire, tubercule enflammé, avec douleur pruriteuse brûlante, qui dégénère parfois en un élancement lent, et qui ne cesse ni en se frottant, ni en se grattant.

64o. Ampoules au poignet droit, qui vont toujours en se multipliant, sur une surface large de quatre doigts et d'un rouge pâle, sont pour la plupart grosses comme des têtes d'épingle, et deviennent si nombreuses, que non-seulement elles couvrent la partie, mais encore semblent former par leur réunion une grappe épaisse, dont les enfoncemens ont un aspect luisant et un peu brunâtre, provenant du desséchement du liquide limpide que le malade exprime des ampoules (le cinquième jour). (*Hartlaub* et *Trinks.*)

Sur une largeur de quatre doigts, tout autour du poignet, bandelette ayant l'aspect de la surface d'un vésicatoire, et couverte d'une multitude d'ampoules, qui s'isolaient d'autant plus qu'elles avoisinaient davantage la main ; quelques ampoules limpides au bord externe de la main, et celles-là sans auréole rouge : en les ouvrant, il s'écoulait un liquide clair, qui sur-le-champ produisait un vernis brillant jaune sur les parties (le onzième jour). (*Id.*)

Violent prurit aux mains (le quatrième jour). (*Id.*)

D'abord entre les doigts, puis sur toute la main, petites vésicules, semblables aux ampoules aqueuses de Villars, mais accompagnées d'un plus grand gonflement (le second jour). (*Id.*)

Les doigts sont si gonflés qu'on ne peut les remuer qu'avec peine (le quatrième jour). (*Id.*)

645. A la partie interne du poignet et à la base de la joue, boutons semblables à ceux de la gale, qui causent un prurit ardent, et cuisent après qu'on s'est gratté.

(Pincement sur le dos des doigts, à la partie externe des bras, et sur le derrière de la tête.)

Douleur légèrement lancinante dans les doigts. (*Alderson.*)

Sensation au bout des doigts (dans une chambre chaude), comme s'ils étaient trop pleins de sang, avec froid sur le dos des mains (au bout de dix heures). (*Franz.*)

Fourmillement, semblable à celui de l'engourdissement, dans le bout des doigts. (*F. Hahnemann.*)

650. (Traction spasmodique des doigts en dedans.)

Le matin, les doigts indicateur et médius d'une main sont comme engourdis.

Tiraillement dans toutes les articulations des doigts. (*Rueckert.*)

Douleur tractive dans la fesse droite, immédiatement au dessous du sacrum, qui cesse en appuyant sur la partie. (*Franz.*)

Contraction en forme de crampe dans la fesse droite. (*Id.*)

655. Douleur en forme de crampe dans la fesse gauche, en se tenant debout (au bout de vingt-neuf heures). (*Id.*)

Crampe dans la fesse et la cuisse gauches. (*Id.*)

Dans l'aine gauche, en se tenant assis, tension comme si la peau était trop courte. (*Id.*)

Douleur dans la hanche droite, qui se compose de tension et de traction. (*Id.*)

660. Tension tractive de haut en bas dans la cuisse gauche, en descendant de l'articulation. (*Id.*)

Douleur tiraillante à la partie médiane externe de la cuisse, en se tenant assis, qui cesse pendant le mouvement. (*Michler.*)

A la partie supérieure de la cuisse droite, en dedans, vers l'aine, sensation semblable à celle qu'on éprouve en écartant les doigts lorsque la main est luxée (au bout de cinquante-huit heures). (*Franz.*)

En croisant les jambes l'une sur l'autre, tension au côté postérieur de la cuisse (au bout de six jours). (*Id.*)

Douleur comme contusive et tractive dans la cuisse droite (au bout de cinquante-six heures). (*Id.*)

665. En se tenant assis, pression en manière de crampe à la cuisse droite, au dessous de l'aine, sur un point. (*Id.*)

Point brûlant à la cuisse droite, en dedans, près du scrotum (au bout de deux heures et demie). (*Id.*)

Douleur pressive dans les deux articulations des cuisses, à

chaque pas, avec sorte de paralysie dans les muscles antérieurs de la cuisse.

Tache rouge, chaude, et causant une douleur brûlante, à
la hanche droite.

Vulsion dans la cuisse, avec tremblement des genoux.

670. Elancemens dans la cuisse, en dehors.

Elancemens térébrans dans la cuisse, en se tenant debout.

Parfois, douleur comme tractive dans la cuisse, qui oblige
à marcher courbé en deux, en se levant de sa chaise et en
restant debout, mais non en se tenant assis (au bout de
quatre-vingt-seize heures).

Tiraillement vulsif dans la cuisse droite, un peu au dessus
du genou (au bout de quatre-vingt-seize heures).

Quand il s'asseoit, après avoir marché, sensation comme de
tremblement dans les genoux et le creux des jarrets.

(675. Raideur, surtout dans les genoux et les pieds.)

Traction et tiraillement depuis le genou jusque dans l'articulation du pied.

Douleur tractive dans le genou.

Au côté interne des deux genoux, taches et stries rouges
et brûlantes, avec de petites ampoules qui ne tardent pas à
se dessécher.

Au côté interne du genou droit, fourmillement, avec tension des tendons (au bout de deux heures et demie). (*Franz.*)

68o. Au côté interne du genou droit, distension, avec
tension des tendons, qui cause de l'agitation dans le pied
(au bout de deux heures et demie). (*Id.*)

Tension dans l'articulation du genou gauche, en se levant
de sa chaise. (*Id.*)

Traction dans le creux du jarret droit, en ployant le genou
(au bout de vingt-sept heures). (*Id.*)

Tiraillement dans le genou et dans l'articulation du pied,
surtout pendant le repos. (*Rueckert.*)

Elancement immédiatement au dessous du genou droit.
(*Id.*)

685. Elancement pendant la marche, dans l'intérieur
d'abord du genou gauche, puis du droit. (*Id.*)

Elancement de dedans en dehors sur le côté du genou, en
marchant.

Le soir, en ôtant ses bas, fort prurit aux tendons du jarret; l'action de se gratter occasione de la douleur.

Pression en forme de crampe dans le tibia gauche, en ployant le genou; ensuite ardeur. (*Franz.*)

Les jambes sont si raides qu'à peine peut-il marcher; il chancelle toujours à droite (avant midi). (*Id.*)

Traction dans tout le pied, comme s'il était paralysé, en se tenant assis.

Le matin, dans le lit, forte tendance à allonger la cuisse et la jambe.

Pesanteur telle dans le creux des jarrets et les mollets, qu'il ne peut remuer les jambes.

695. Les jambes sont aussi lourdes et fatiguées que si elle avait beaucoup marché.

(L'après-midi) en marchant au grand air, langueur extrême dans les jambes; il pouvait à peine les remuer, tant elles étaient lourdes et brisées; mais, au bout d'une heure de situation assise, toute lassitude était dissipée.

Petit élancement en dehors, à la jambe (au bout de onze heures). (*Franz.*)

Prurit lancinant dans le mollet gauche. (*Id.*)

Dans le mollet droit, en dedans, traction, qui rend la jambe inquiète. (*Id.*)

700. Sentiment de tension à la peau du mollet, avec élancemens dedans, en restant assis, qui cesse en marchant. (*Id.*)

Traction spasmodique dans le mollet gauche, qui remonte jusque dans le creux du jarret. (*Id.*)

En marchant, tension dans les mollets, comme si les tendons du jarret étaient trop courts.

Vulsion dans les mollets.

Pesanteur et tension dans les jambes, quand il s'asseoit; mais, en marchant, lassitude seulement.

705. Lassitude pénible dans les jambes, en se tenant assis, que la marche dissipe (au bout de trente-six heures).

Tension dans le genou, comme s'il était trop court.

Pesanteur dans les jambes, depuis le dessus des genoux jusqu'à l'articulation du pied, qui l'empêche de rester debout, mais diminue en marchant, et n'est point sensible en se tenant assis.

Seulement en se tenant assis, il éprouve de la langueur dans les jambes, comme si le sang s'y amassait.

Lassitude dans les jambes, qui l'empêche de monter, comme si elle avait couru trop vite.

710. Elle a les jambes comme paralysées (au bout de douze jours.)

Crampe dans le mollet, après minuit, dans le lit, et, quand il s'est levé, en restant assis, qui cesse en ployant le genou.

Crampe dans le mollet, en se tenant assis, qui cesse de suite en se levant et se remuant (sur-le-champ).

Immédiatement au dessus du mollet, dans les tendons du creux du jarret, élancement, pendant les mouvemens violens, en se levant de sa chaise et en touchant à la partie.

(Glocitation pendant plusieurs heures, au côté externe du mollet.)

715. Elancement tiraillant sur le tibia; en même temps, langueur et lassitude.

Quand elle a été assise et qu'elle se lève, elle sent un élancement qui lui passe au dessus du genou.

(Dans la jambe malade, vers le soir (à six heures et demie), douleur subite, pendant une demi-heure; fourmillement général, accompagné d'une douleur de crampe (à peu près comme dans un panaris), pendant le repos, mais que le mouvement augmente, qui s'accroît surtout par les attouchemens, et qui disparaît tout à coup.)

Eruption aux jambes et aux lombes, avec gonflement et dureté, sans douleurs. (*Hartlaub* et *Trinks.*)

La nuit, quand elle met les jambes l'une sur l'autre, douleur dans le tibia, où il lui semble entendre une sorte de bruissement; elle est obligée de changer souvent ses cuisses de place, et la douleur l'empêche de dormir.

720. Glocitation et pulsation sur le coude-pied.

Fourmillement dans les pieds, le matin, au lit (et après s'être levé).

Elancemens semblables à des coups de couteau dans l'articulation du pied gauche. (*Franz.*)

Traction dans l'articulation du pied droit. (*Id.*)

Elancemens brûlans et sentiment de chaleur sur le coude-pied droit (au bout de quatre jours). (*Id.*)

725. Traction de bas en haut, avec ardeur, au talon gauche. (*Id.*)

Sensation de chaleur dans les pieds. (*Rueckert.*)

Elancement dans le talon gauche, en se tenant assis (après la marche au grand air). (*Franz.*)

Engourdissement de la jambe droite, qui lui semblait être de bois.

Prurit à la cheville externe du pied gauche et sur le coude-pied.

730. Enflure du pied, qui est indolente au toucher, le soir (au bout de quarante-huit heures).

Elancemens semblables à des coups de couteau, à la partie inférieure du tendon d'Achille, qui sont plus forts quand on touche à la partie et après s'être couché.

En se levant de sa chaise, élancemens dans la cheville interne du pied droit.

Elancement en forme de crampe dans le pied, à la cheville.

Le matin, en se levant du lit, douleur dans le pied, comme après se l'être luxé ou avoir fait un faux pas.

735. Contraction spasmodique au côté interne de la plante du pied, qui cesse en étendant et fléchissant le pied (au bout de soixante-quatre heures). (*Franz.*)

(Sueur aux pieds.)

Douleur à la plante du pied droit, comme si l'on appuyait toujours et de plus en plus fort sur un point douloureux.

Tension et pression dans la plante du pied.

(Les talons font mal et semblent comme engourdis, en appuyant dessus.)

740. Elancement dans le talon, en appuyant dessus.

Elancement brûlant court entre le petit orteil et le suivant, le soir, en marchant, et aussi la nuit, dans le lit (au bout de douze heures).

Dans le gras (malade) du gros orteil, élancement saccadé, semblable à ceux qui ont lieu dans un abcès à maturité ; le soir, pulsation dedans.

Prurit lancinant au gras du gros orteil gauche. (*Franz.*)

Douleur tractive, pressive, dans le gros orteil droit, avec sensation de chaleur. (*Id.*)

745. Petits élancemens dans le gros orteil du pied gauche. (*Id.*)

En se tenant debout, un élancement depuis le gros orteil jusque dans le milieu du côté gauche de la poitrine.

Elancement dans le gros orteil droit.

Petits élancemens dans le quatrième orteil du pied gauche. (*Franz.*)

Contraction spasmodique des orteils. (*Schrœder.*)

75o. Renouvellement des engelures de l'année précédente, trois mois et demi avant le temps ordinaire; prurit ardent dedans, l'après-midi et le soir; quand il s'abstient de se gratter, il y éprouve des élancemens, qui finissent par l'obliger de se gratter, après quoi se forment des tubercules (1).

Douleur brûlante d'écorchure au cor, par la pression du soulier (au bout de trois heures).

Au premier pas qu'il fait, le matin, en se levant, douleur dans les deux talons, comme s'il marchait sur des aiguilles.

Le soir, élancement dans la plante du pied, comme si elle marchait sur des aiguilles.

(Petites taches rondes et rouges au pied.)

755. Elancement sur un petit point des membres, qui augmente en se couchant.

Elancement dans les articulations, pendant le repos (et la situation couchée du membre, non en l'étendant), qui ne se fait point sentir en touchant à la partie, non plus que la nuit, étant couché dans le lit.

(Douleur fourmillante dans la face, l'épine du dos et le sternum.)

L'application du suc sur la première phalange du doigt indicateur y fit naître deux taches noires au bout d'une heure; mais, vingt-cinq jours après, forte ardeur dans la bouche et le larynx, avec enflure rapide de la joue gauche, de la lèvre supérieure et des paupières; la nuit suivante, fort gonflement des avant-bras; la peau était comme du cuir, et il survint un prurit insupportable, avec très-forte chaleur; au bout de quatre jours, pustules sur les mains et les avant-bras, qui crevèrent et rendirent un liquide clair. (*Cavini.*)

Fourmillement dans l'ulcère.

(1) Comp. 748, 749.

760. Douleurs anxieuses dans la partie malade, qui, en s'asseyant, lui arrachent des gémissemens.

(Douleur cuisante dans l'ulcère, comme s'il y avait mis du sel, la nuit seulement : cette douleur la réveille souvent; au jour, elle était dissipée, et elle ne reparut plus qu'en marchant au grand air.)

Le matin, au réveil, élancemens aux alentours de la croûte.

(Douleur comme contusive dans l'ulcère.)

Douleur brûlante, cuisante, dans l'ulcère, avec pleurs et gémissemens.

765. (Ardeur, qui se dissipe promptement, à la partie malade.)

Les membres sur lesquels il est couché, le bras surtout, s'engourdissent.

Tout un après-midi, mobilité extraordinaire et excès de vivacité du corps (le troisième jour). (*Franz.*)

Sensation analague à un tremblement dans les bras et les jambes, même pendant le repos. (*Rueckert.*)

Vulsion en diverses parties du corps, hors des articulations. (*Franz.*)

770. Vulsion dans les membres. (*Alderson.*)

Vulsion de quelques muscles. (*Id.*)

Prurit ardent, çà et là. (*Dudley.*)

Douleur légèrement lancinante dans les membres. (*Alderson.*)

Fort fourmillement dans les parties paralysées. (*Nasse.*)

775. Gonflement des mains et des pieds. (*Alderson.*)

Une plaie s'enflamma et se couvrit de petites vésicules (le sixième jour). (*Hartlaub* et *Trinks.*)

Les ampoules, qui contenaient pour la plupart un liquide lactescent, mais quelques unes aussi un liquide clair comme de l'eau, deviennent confluentes; cet état dura trois jours, après quoi la peau se desquama. (*Id.*)

Prurit sur la tête. (*Schrœder.*)

Eruption analogue à l'urtication. (*Hartlaub* et *Trinks.*)

780. Pustules noires, avec inflammation et prurit, qui en peu temps couvrent tout le corps. (*J. Monti.*)

Eruption de croûtes sur le corps. (*Sybel.*)

Eruption brûlante de petites ampoules pleines d'eau, et

rougeur de la peau, par tout le corps, excepté au cuir chevelu, au creux des mains et à la plante des pieds. (*Id.*)

Eruption très-pénible, causant une vive ardeur et un
violent prurit, qui se manifeste surtout au scrotum, au
prépuce, aux paupières et aux yeux, n'excite à ces parties
que du gonflement, et consiste en petites ampoules jaunâtres,
çà et là confluentes, et suintantes, dont quelques unes aussi
isolées sur les bras et les lombes; ces ampoules, grosses
comme des lentilles, brûlaient comme du feu, quand le
malade les grattait. Plusieurs des plus grosses passèrent à la
suppuration; elles avaient une auréole, s'élargissaient et
guérissaient lentement (en trois semaines), tandis que les
petites ampoules confluentes se desséchaient plus vite, et se
desquamaient en peu de jours. L'éruption ne fut point précédée de vomissement, de nausées, ni de fièvre, chez un homme
bien portant, de quarante ans, qui, vingt-quatre heures
auparavant, avait arraché un pied de rhus dans son jardin
et par conséquent avait beaucoup touché à la plante, surtout avec un doigt un peu blessé. (*Wichmann.*)

Prurit par tout le corps, surtout aux parties couvertes de
poils, au cuir chevelu et aux parties génitales. (*Dufresnoy.*)

785. Taches rouges, de la grandeur des plus fortes lentilles, avec de petites ampoules pleines d'eau dans le milieu.
(*F. Hahnemann.*)

Une tache noire à l'endroit qui a été touché par le suc (au
bout de trois jours). (*Fontana.*)

Le point de la peau qui avait été touché par le suc devint
épais et dur comme du cuir. (*Gleditsch.*)

Le suc rend les points de la peau qu'il touche durs
comme du cuir : au bout de quelques jours les parties en-
durcies se desquament. (*Dossie.*)

Grande langueur par tout le corps. (*Hornburg.*)

790. Très-grande faiblesse. (*Zadig.*)

Quelques personnes tombèrent en syncope (1). (*Sherard.*)

Il est languissant et brisé, comme s'il avait passé la nuit
sans dormir. (*Stapf.*)

Langueur extrême dans les membres inférieurs, surtout
pendant le repos. (*Rueckert.*)

(1) Par la fumée du bois de rhus, chez cinq à six personnes.

Le bras et la jambe gauches sont un peu contractés et comme raides. (*F. Hahnemann.*)

795. Paralysie, pendant trois jours, des membres inférieurs : il ne marchait qu'avec de grands efforts, en se traînant, et lentement (1). (*Stapf.*)

Pendant et après la promenade, il a tous les membres raides et paralysés ; il a comme un poids de cent livres sur la nuque. (*Franz.*)

Propension à se coucher. (*Stapf.*)

Elle peut rester levée. (*F. Hahnemann.*)

Le bras sur lequel il appuye la tête en sommeillant, s'engourdit.

800. Traction dans tous les membres, en se tenant couché.

Le soir (à huit heures), douleur tractive, tiraillante, continuelle, quand elle se tient assise tranquillement ; mais, lorsqu'elle marche, la douleur se dissipe (et après qu'elle s'est couchée, il n'en reste plus aucune trace).

Les douleurs dans les articulations sont plus fortes au grand air.

En descendant, il est comme raide : la raideur disparaît en marchant sur un terrain plat.

Elle est comme raide en se levant de son siége.

805. Sentiment de rigidité quand elle commence à mouvoir le membre, après l'avoir tenu en repos.

Lassitude, plus forte en restant assis, qui diminue en marchant ; mais raideur sensible en se levant du siége.

Grande langueur, comme si les os faisaient mal ; elle est toujours assise ou couchée.

Avec froid, débilité des membres, qui l'empêche de rester debout.

Paralysie par tout le corps, dans toutes les articulations, surtout après avoir été assis, quand il veut se relever, et vers le soir.

810. Après avoir marché une heure au grand air, il éprouve de la douleur dans les pieds, et est pris d'une sorte d'immobilité, qui cesse en s'asseyant.

Il lui semble avoir reçu des coups sur les jambes, tant elles sont lasses.

(1) Par l'humectation des doigts avec une forte teinture de rhus.

Le soir (à neuf heures), tendance subite à la défaillance, sans perte de connaissance; il ne sentait pas son cœur battre, et avait plus froid que chaud ; il n'éprouvait rien en dedans, son esprit était calme, mais à peine pouvait-il marcher (au bout de quarante-huit heures).

Après quelques efforts, les membres dont il s'est servi tremblent.

Il saisit avidement les objets qui l'entourent, et tremble.

815. Le matin, en se levant, elle chancelle et ne peut point rester debout (au bout de vingt heures).

Etant couché, le matin, dans le lit, douleur comme contusive dans les membres et articulations du côté opposé à celui sur lequel elle est couchée.

Dès qu'il s'asseoit, après avoir marché, propension au sommeil.

Le matin, beaucoup de bâillemens, comme s'il avait envie de dormir, et le soir aussi.

Il veut toujours rester couché; envie de dormir dans la journée, anxiété, agitation, tristesse, sécheresse des lèvres.

820. Envie de dormir dans la journée; le matin même, au moment de se lever, elle a une grande envie de dormir.

Agitation pendant le sommeil, dans la journée; il remue les mains en dormant, et fait aller ses doigts.

Nausées, dès qu'il s'asseoit sur son séant.

Langueur et lassitude; propension à se coucher; ce n'est point assez pour lui de s'asseoir.

Le matin, il ne veut pas se lever et s'habiller.

825. Le soir (vers six heures), elle est prise de sommeil, au point de ne pas pouvoir se déshabiller; en même temps, sorte de paralysie dans tous les membres.

Bâillemens spasmodiques si violens (1), *qu'il en résulte douleur dans l'articulation de la mâchoire, qui est en danger de se luxer, le matin et dans tous les temps.*

Le matin, en se levant du lit, fréquens bâillemens. (*F. Hahnemann.*)

Quelques personnes sont prises de bâillemens. (*Sherard.*)

____

(1) Les muscles masticateurs du cou paraissent acquérir alors une prédominance spasmodique, souvent si forte, qu'on est obligé de soutenir la mâchoire inférieure avec la main, pour qu'elle ne s'abaisse pas trop. Ce symptôme est produit aussi par la fève Saint-Ignace et par le pôle nord de l'aimant.

Il n'a pas de repos la nuit. (*Hornburg.*)

830. Sommeil agité, interrompu, pendant lequel il se retourne souvent. (*Lehmann.*)

La nuit, beaucoup d'insomnie. (*F. Hahnemann.*)

Sommeil agité; il se retourne souvent, et se découvre pour se donner de l'air. (*Franz.*)

Il s'endort tard et s'agite beaucoup dans le lit. (*Stapf.*)

Sanglots pendant le sommeil. (*F. Hahnemann.*)

835. Violent mal de ventre, la nuit. (*Id.*)

Réveil, vers minuit, par de très-violentes douleurs piquantes et fouillantes dans l'hypogastre, avec sentiment de détente et de vacuité dans le creux de l'estomac et envies de vomir qui cessent promptement. (*Stapf.*)

Anxiété la nuit; il voudrait se jeter à bas du lit et appeler du secours, à cause d'une indescriptible sensation désagréable qu'il éprouve. (*Id.*)

Après le réveil, au milieu de mouvemens convulsifs et désordonnés des membres, cri arraché par un énorme mal de tête, provenant d'une sensation dans les membres comme s'ils étaient distendus avec violence. (*Alderson.*)

Le soir, dans le lit, nausées sur la poitrine et dans l'estomac, qui cessent après s'être endormi. (*Franz.*)

840. *Avant minuit, insomnie,* avec ou sans sueur.

Insomnie jusqu'à minuit, sans chaleur; il resta seulement sans pouvoir dormir.

Il ne peut pas s'endormir de la nuit : dès qu'il se couche, il entre en sueur, sans soif, ce qui ne lui laisse aucun repos.

Avant midi, dans le lit, crampe très-douloureuse dans une jambe, puis dans l'autre, qui ne cesse ni en fléchissant ni en allongeant la cuisse, ou en étendant la plante des pieds; pendant une demi-heure (au bout de douze heures).

Le soir, il ne peut s'endormir à cause d'une insupportable sensation de chaleur, sans soif (en se découvrant, il avait froid), avec ébullition dans le sang, pulsation des vaisseaux, et apparition d'épais nuages devant les yeux; après minuit, il devint tranquille et s'endormit.

845. En se couchant, le soir, nausées; elle ne goûtait aucun repos dans le lit, et était obligée de s'y remuer sans cesse.

Quatre nuits de suite, insomnie; elle ne pouvait rester dans le lit.

Grande agitation la nuit. (*Hartlaub* et *Trinks*.)

Sommeil agité, à cause de l'ardeur que cause l'éruption. (*Id.*)

Vulsion dans la partie de la tête sur laquelle il est couché, la nuit.

85o. Dans la nuit, elle est souvent réveillée par une saveur amère, désagréable, avec sensation de sécheresse dans la bouche.

Soif, la nuit, sans appétence pour les boissons, avec bouche pâteuse.

Quand elle voulait s'endormir, elle éprouvait de la pression à l'estomac, qui l'empêcha pendant long-temps de goûter le sommeil.

Dès qu'elle voulait s'endormir, ses occupations lui revenaient en rêves, d'une manière inquiétante.

Le soir, en dormant, il parle à demi-voix de ses affaires journalières (au bout de douze heures).

855. Coma somnolent, plein de rêvasseries fatigantes et continuelles.

Après minuit, assoupissement inquiet, plein d'idées désagréables et pénibles.

Rêves de choses qu'il a entendues ou pensées la veille au soir (au bout de soixante-douze heures). (*Franz.*)

La nuit, légers rêves de choses pensées ou faites pendant la journée. (*Id.*)

La nuit, rêves dans lesquels il exécute des projets conçus pendant le jour. (*Id.*)

86o. Rêves terribles, par exemple d'incendie du monde, et en se réveillant, palpitations de cœur.

Rêves de feu.

Après trois heures du matin, il ne peut se rendormir ; s'il s'assoupit, il a des rêves très-vifs, et après le réveil, il lui semble n'avoir pas dormi du tout.

Elle dort la bouche ouverte.

Respiration très-courte, la nuit.

865. La nuit, il ne peut se coucher autrement que sur le dos.

Il lui semble, la nuit, que quelque chose le chasse hors du lit.

Grande anxiété la nuit ; il ne peut rester au lit.

Sensation désagréable de chaleur par tout le corps, la nuit, sans soif.

Après minuit, sommeil léger; elle ne fait que se retourner, à cause d'une sensation désagréable, comme si elle éprouvait une ardeur interne par tout le corps, sans soif; en même temps, rêves désagréables et fatigans.

870. Il parle haut, le matin, en dormant.

La nuit, en dormant, il parle d'affaires, veut tout rejeter loin de lui, et demande tantôt une chose, tantôt une autre.

Secousses, comme de terreur, en s'endormant, comme s'il laissait échapper un objet précieux de ses mains.

Pendant le sommeil, avant midi, sursaut vulsif tous les quarts d'heure.

Pendant le sommeil, l'expiration est facile et sibilante, l'inspiration non bruyante.

875. Le matin, en s'éveillant, dans le lit, étourdissemens qui cessent peu de temps après s'être levé.

Il s'éveille de très-bonne heure, avec l'humeur chagrine et morose. (*Stapf.*)

Morosité au grand air : il s'endormirait presque en marchant. (*Franz.*)

Il est très-sensible au grand air, à l'air frais (au bout de quatre heures). (*Stapf.*)

Froid, avec sécheresse des lèvres, et moins de soif que de faim. (*Franz.*)

880. Frissonnemens continuels. (*F. Hahnemann.*)

Frisson secouant, lorsqu'il rentre du grand air dans une chambre chaude, sans soif. (*Franz.*)

Froid extrême aux mains et aux pieds, toute la journée. (*Id.*)

En se levant du lit, le matin, sentiment d'horripilation.

Sensation de froid intérieur dans les membres (comme, par exemple, dans l'engourdissement d'un doigt ou d'un membre, ou à l'approche d'un accès de fièvre intermittente), sans nulle trace de froid extérieur.

885. *L'air extérieur froid lui est très-désagréable, et cause en quelque sorte de la douleur à la peau, quoiqu'il n'éprouve pas de répugnance à s'y exposer.*

Le soir, dans le lit, froid glacial aux pieds, qui ne peuvent s'échauffer, tandis que le reste du corps est chaud (au bout de trois heures).

Quand elle s'éloigne du poêle, de suite un frisson lui parcourt le corps.

En marchant à l'air froid, il ne peut s'échauffer, quoique bien couvert; il y frissonne, avec soif violente, et mucus entre les lèvres, qui les colle ensemble.

Vers le soir, elle est frileuse dans la chambre ; du froid lui parcourt le corps entier.

890. Froid (sur-le-champ).

Frisson dans le dos (sur-le-champ).

Le soir (vers cinq heures), froid, avec horripilations dans la chambre, mal de dents pulsatif, et afflux de salive à la bouche, sans soif; le frisson secouant est encore plus fort au grand air ; il continue ensuite dans la chambre, même auprès du poêle, avec soif violente et cessation de la salivation ; ce n'est que dans le lit qu'il cesse ; mais la soif y persiste ; puis, sommeil stupide, comme si la tête était entreprise ; le matin encore soif et embarras de la tête, qui se dissipe après la sortie du lit (au bout de six jours).

Vers le soir, froid; il est obligé de se mettre au lit et de se bien couvrir, alors il se réchauffe.

Le soir (vers sept heures), froid extérieur et sensation de froid, sans frisson; point de froid interne ; il ne peut boire froid, sans en être incommodé ; aussitôt après s'être mis au lit, chaleur externe, qui ne permet pas de se découvrir, sans soif, avec bouche pleine d'eau et lèvres sèches ; puis, vers minuit, transpiration générale, au milieu d'un demi-assoupissement, et, après minuit, sueur, d'abord au visage, ensuite au cuir chevelu et au cou, jusqu'à la poitrine.

895. Froid au grand air, sans soif.

Après la promenade au grand air, frisson et chaleur à la fois par tout le corps, sans soif, avec un peu de sueur chaude par tout le corps ; ce sont les creux des mains qui suent le plus.

Toute la journée elle a trop chaud en dedans; à l'extérieur, elle a très-froid, quoique sa peau soit chaude au toucher; elle n'éprouve pas notablement de soif ; le café augmente la chaleur interne.

Froid pinçant dans les pieds et entre les épaules; un

quart d'heure après , beaucoup de chaleur interne et douleur brûlante au bras gauche et au côté gauche du haut du corps, avec rougeur des joues.

Le soir, froid et chaleur ; la figure lui semble être trop chaude, cependant les joues étaient pâles et froides au toucher ; mais l'haleine était fort chaude ; deux après-midi de suite.

900. Elle a la figure rouge , et éprouve une chaleur brûlante à la peau, qui cependant n'est que modérément chaude au toucher.

Fièvre, le soir, avec diarrhée ; le soir, à huit heures, froid ; ensuite, dans le lit, chaleur sèche pendant plusieurs heures, avec beaucoup de soif, tranchées dans le ventre, et diarrhée durant la chaleur, pendant quelques heures ; ensuite, sommeil ; le matin, de nouveau diarrhée (au bout de vingt-quatre heures).

Fièvre, le soir, avec diarrhée (second paroxysme) : le soir, après six heures, froid qui dure une heure (sans soif), dans tous les membres ; puis chaleur sèche, ensuite chaleur avec sueur violente, le tout pendant trois heures, avec soif ; diarrhée consistant seulement en mucosités, avec violentes tranchées, ténesme après, mal de tête pendant, pression des deux tempes vers le milieu de la tête, accumulation du sang et chaleur dans celle-ci (au bout de quarante-huit heures).

Fièvre : d'abord (avant midi) lassitude, envie de dormir et bâillemens ; peu s'en faut qu'il ne s'endorme en marchant, avec angoisses ; ensuite, selle avec tranchées ; puis chaleur énorme par tout le corps (vers dix heures du matin), sans soif ; il semblait qu'on lui versât de l'eau chaude sur le corps (cependant avec frissons de temps en temps), ou que son sang fût très-chaud dans les veines, et se portât avec trop de force à la tête, de manière à forcer celle-ci de se baisser, avec céphalalgie pulsative ; vers sept heures du soir, froid ; il lui semblait être arrosé avec de l'eau froide, ou avoir du sang froid dans les veines ; après s'être mis au lit et couvert, il eut de suite chaud ; mais, pendant la nuit, il éprouva en même temps une sorte de traction dans l'épine du dos, entre les épaules , et dans les membres, comme s'il lui fallait toujours les étendre ; le matin, sueur.

Fièvre; vers midi, un froid fébrile lui parcourt tous les membres, avec violent mal de tête et vertige (que la promenade soulage un peu); vers le soir, de nouveau froid : il est obligé de se coucher ; la nuit, il ne peut dormir, éprouvant des vertiges continuels, et étant sans cesse en sueur (au bout de quarante-huit heures).

Fièvre ; (vers cinq heures) l'après-midi, pandiculations, frisson par tout le corps, avec beaucoup de soif, froid aux mains, chaleur et rougeur au visage; le soir aussi, dans le lit, frisson; le matin, il avait transpiré de tout le corps, et il éprouvait de la pression dans les tempes.

905. Fièvre, à laquelle se joignent des vulsions. (*Hartlaub* et *Trinks.*)

Froid aux pieds et entre les omoplates; bientôt après, chaleur au côté gauche et dans le bras gauche (sur-le-champ).

Fièvre : (vers six heures) l'après-midi, chaleur du corps, avec chaleur interne et externe à la tête, et frisson sur le corps, sans soif; en même temps, pandiculations, traction et langueur dans les membres, et céphalalgie, comme si la tête était entreprise et comprimée latéralement à l'occiput; en même temps, toux violente, avec respiration très-courte, et douleur dans la gorge, comme si les amygdales étaient enflées; légère transpiration par tout le corps, vers le matin.

Chaleur au visage et dans les doigts, avec frisson et froid dans les omoplates, sans soif. (*Franz.*)

Chaleur et grande soif. (*Hornburg.*)

910. Le soir, dans le lit, à la suite d'un frisson secouant, douce chaleur, sans soif. (*Franz.*)

Fièvre double-tierce, avec jaunisse. (*Dufresnoy.*)

Chaleur au côté gauche du corps, et froid au côté droit, sans froid interne.

Froid à la tête et dans le dos, chaleur à la partie antérieure du corps.

De temps en temps, froid et frisson au milieu de la sueur, la nuit, dans le lit, et, pendant le frisson, spasmes dans le bas-ventre.

915. D'abord envie de vomir, avec chaleur à la tête et aux mains et froid au reste du corps; puis, avec envie de vomir aussi, froid par tout le corps.

Sensation de chaleur, et chaleur sensible au toucher, avec gonflement des veines, faiblesse qui oblige à se renverser sur le dos de la chaise, soif violente, et aussi soif fréquente pendant la nuit; le lendemain, frisson à la partie supérieure du corps, aux bras surtout.

Le soir, chaleur interne dans le front et toute la tête, moins appréciable extérieurement au toucher.

Le soir, chaleur contre nature, surtout dans les mains, avec mal de tête sourd.

(Quand il s'asseoit, il est pris de chaleur interne.)

920. En rentrant chez lui, après avoir été au grand air, chaleur et sueur par tout le corps.

Forte ardeur dans la peau, avec tiraillement dedans et sueur générale, la nuit; lorsqu'ensuite il sort la main du lit, il est pris d'une toux violente.

En allant au grand air, qui est froid, il est pris de chaleur et de sueur froide par tout le corps.

Sueur par tout le corps, la face exceptée, qui cependant est chaude (l'après-midi).

Le matin, dans le lit, sueur douce par tout le corps, excepté à la tête.

925. Sueur douce, halitueuse, pendant la journée, qui l'oblige à se couvrir.

Sa peau est humide, et ses cheveux sont mouillés.

La nuit, sueur surtout autour du cou.

Sueur avant minuit.

Forte sueur, le matin.

930. Sueur par tout le corps, même au visage (au bout d'un quart d'heure). (*F. Hahnemann.*)

Sueur par tout le corps, sans odeur et sans accablement, pendant le sommeil, le matin, vers trois à quatre heures. (*Michler.*)

Sueur le matin, tous les jours.

Sueur le matin, d'odeur aigre, avec sueur froide aux joues.

Douce sueur toute la nuit.

935. Le matin, sueur aux deux cuisses.

Pendant la nuit, transpiration d'odeur âcre, qui ne mouille pas.

Soif, même le matin.

Forte soif (au bout d'une heure).

Beaucoup de soif la nuit (de deux à cinq heures), ensuite transpiration.

940. Grande soif d'eau ou de bière. (*Stapf.*)

Pouls lent, parfois irrégulier (au bout de trois quarts d'heure). (*Michler.*)

Pouls vite. (*Fontana.*)

Impatience et dépit à la moindre bagatelle ; elle ne supporte pas qu'on lui parle long-temps.

945. Morosité.

Toute occupation, quelque légère qu'elle soit, lui est à charge.

En dormant, frayeur à l'occasion d'une bagatelle, comme si elle avait à craindre qu'il ne s'ensuivît le plus grand malheur.

Une légère contrariété excite et augmente les accidens, par exemple la sortie de caillots de sang après la cessation des règles, etc.

Tristesse ; il se met à pleurer sans savoir pourquoi.

950. Pleurs involontaires, sans humeur larmoyante, avec borborygmes dans le ventre.

Il ne peut s'égayer, il est indifférent à la société.

Mauvaise humeur, abattement ; il se mettrait volontiers à pleurer.

Tristesse, qui fait rechercher la solitude (au bout de dix heures).

Mélancolie, morosité et angoisses, comme si elle était menacée d'un malheur, ou comme si elle était seule au monde ; cet état, plus grave dans la chambre, diminue par la marche au grand air.

955. La gorge étant sèche, anxiétés horribles, avec agitation de l'esprit.

Inquiétude, anxiété, tremblement (du dixième au vingt-septième jour).

Au milieu de la chute des forces, anxiété, comme s'il allait mourir, plus après qu'avant minuit.

Sans tristesse, sorte de satiété de la vie, avec désir de mourir.

Anxiété ; elle est obligée de se tenir à quelque objet, en restant assise, parce qu'elle croit ne pas pouvoir demeurer ferme sur sa chaise, à cause des douleurs contusives et tractives qu'elle éprouve dans les membres.

960. Véritable anxiété de cœur, plus après qu'avant midi; elle ne peut dormir de la nuit, à cause des angoisses continuelles qu'elle éprouvait et qui la faisaient suer (au bout de douze jours).

L'inquiétude interne l'empêche de rester assise tranquillement; elle est obligée de se balancer sur sa chaise et de remuer un peu tous ses membres.

Esprit très-inquiet, anxiété et angoisses, comme si on lui arrachait le cœur, avec difficulté de respirer.

Elle passe la moitié de la nuit sans dormir, craintive et anxieuse.

Mauvaise humeur, abattement et presque désespoir.

965. Pleine d'idées tristes, inquiète et craintive, elle perd toutes ses forces, et est obligée de rester couchée plusieurs heures, pour les recouvrer.

Il croit qu'un ennemi veut l'empoisonner.

Elle est rarement capable d'avoir des idées gaies.

Anxiété inexprimable; pression au cœur et tiraillemens dans le sacrum.

Le matin, à partir de trois heures, elle ne peut dormir; elle se lève pleine d'anxiété, inquiète, avec tremblement continuel, surtout dans les genoux (et sueur dans le dos).

970. Au milieu de l'anxiété, elle sent un poids sous la poitrine, qui la rétrécit au point de rendre la respiration très-difficile et parfois très-profonde (ce qui la soulage); pouls tantôt lent et tantôt vite.

Pendant le crépuscule du soir, anxiété qui lui donne des idées de suicide, pendant une heure.

Aliénation d'esprit : il croit mourir. (*Zadig.*)

Crainte et timidité inspirées par des idées tristes, dont elle ne peut se débarrasser.

Quand elle avait des idées désagréables dans la tête, elle ne pouvait s'en débarrasser.

975. Il ne peut arrêter à son gré le flux de ses idées accessoires (1).

Il n'est pas maître de ses pensées, il ne peut méditer

____

(1) Effet curatif.

aussi long-temps qu'il lui plaît sur un sujet quelconque, et passer de là à une autre série d'idées ; sa respiration est tranquille et lente (1).

---

55. RUE.

(*Ruta graveolens.*)

On exprime le suc de la plante entière fraîche, et on le mêle avec parties égales d'alcool.

Jusqu'à présent cette phante si énergique n'a guère été qu'aveuglément employée par le vulgaire, comme remède domestique. D'après ses symptômes purs, dont malheureusement nous ne connaissons encore qu'un petit nombre, on verra qu'elle a une importance bien autrement grande. Le médecin homœopathe pourra juger quels sont les cas graves et particuliers de maladie dans lesquels elle convient.

Rosenstein dit qu'on ne saurait trop apprécier l'utilité de la rue dans les maladies d'yeux et l'amblyopie causées par l'excès de lecture. Swediaur et Chomel sont d'accord avec lui sur ce point. Il faudrait être aveugle pour ne pas s'apercevoir qu'elle n'agit efficacement en pareil cas que par sa propriété de produire un état analogue chez les personnes en santé.

Un médicament qui agit si évidemment d'une manière homœopathique, loin d'accroître et d'aggraver le mal, comme le prétendent ceux qui n'interrogent pas l'expérience, le guérit au contraire d'une manière prompte et durable, à moins qu'il ne dépende d'une affection miasmatique.

J'ai plus d'une fois reconnu qu'une dilution dont chaque goutte contenait un cent millième de grain du suc, était une dose encore un peu trop forte.

Le camphre fait cesser les effets par trop violens de la rue.

Symptómes de la rue.

Le cerveau est entrepris au front, avec douleur pulsative dedans, le soir, avant de se coucher, et plus encore le matin, en s'éveillant après un sommeil par trop profond.

(1) Effet curatif.

(Tiraillement sur l'os pariétal droit, qui se dissipe le soir; le matin suivant, au même endroit, tumeur grosse comme une noisette, qui cause, quand on y touche, la même douleur qu'un abcès, et qui disparaît au bout de quelques jours.)

(D'abord une violente douleur, lancinante et tiraillante sur le cuir chevelu, après quoi il se forme au même endroit un tubercule large comme un écu et proéminent, de l'épaisseur du doigt, qui, dans le principe, cause de la douleur en y touchant.)

Sueur sur le sommet de la tête (sur-le-champ).

5. Palpitation et vulsion visible dans les muscles des sourcils (au bout de douze heures).

(Points qui voltigent devant les yeux.)

(Saignement de nez.)

(Elle mouche du sang, toute la journée.)

Saignement de la gencive, en se nettoyant les dents.

10. Douleur fouillante dans les dents du bas.

Douleur pressive dans le voile du palais, plus en n'avalant pas que pendant la déglutition (au bout de deux heures).

(Élancement dans le creux de l'estomac.)

Quand elle voulait se coucher, elle éprouvait des élancemens de dedans en dehors au bas-ventre.

Écoulement de sang par les selles.

15. Plénitude pressive dans la poitrine, qui raccourcit la respiration.

Dans les deux bras, petits élancemens profonds et très-rapprochés, qui dégénèrent en un prurit rongeant, avec rougeur et chaleur de la peau du bras.

Les mains et les pieds sont sans force; elle ne peut rien tenir à la main, et en se levant elle n'est pas ferme sur ses jambes.

Douleur à la saillie postérieure de l'os iléon, même en se tenant assis, comme s'il allait sortir quelque chose par là; elle diminuait chaque fois qu'on appuyait sur la partie.

Au côté supérieur et interne de la cuisse, douleur brûlante, seulement en restant assis, et surtout en s'éveillant, dans le lit, non en se tenant debout et en marchant.

20. (Violente douleur contractive et spasmodiquement tractive dans le milieu de la cuisse, jusque dans l'articulation de la hanche, et, de là, dans le sacrum.)

(Au côté interne de la cuisse, sensation intérieure de froid, presque comme dans l'engourdissement, depuis la plante du pied jusque dans le genou, sans frisson) (au bout de vingt-quatre heures).

Plénitude et pression dans tout le corps, qui raccour-cissent la respiration.

Tous les membres sont lourds, las et sans force ; le moindre travail la fatigue.

(Sueur froide au visage, le matin, dans le lit, avec rou-geur des joues.)

25. Chaleur par tout le corps.

Tout ce qui se passe autour de lui, et surtout ce qu'il fait lui-même, le mécontente beaucoup et lui donne une grande envie de pleurer.

Observations recueillies par d'autres.

En se tenant assis, tout à coup un grand vertige ; tout tourne autour de lui ; ensuite, chaleur brûlante dans les joues (au bout de douze heures). (*C.-F. Langhammer.*)

En marchant, au grand air, fort vertige ; il serait presque tombé de côté, s'il ne s'était retenu (au bout de vingt-six heures). (*Id.*)

Le matin, en sortant du lit, fort vertige ; il serait tombé en avant, s'il ne s'était retenu à temps (au bout de vingt-quatre heures). (*Id.*)

Marche lente des idées. (*E. Stapf.*)

5. Absence fréquente d'idées ; il exécute d'une manière pu-rement mécanique, et en temps inopportun, des choses qu'une longue habitude lui a rendues faciles (au bout de quarante-huit heures). (*G.-E. Wislicenus.*)

Vide dans la tête ; sorte d'absence d'idées. (*C.-G. Horn-burg.*)

La tête est entreprise. (*Stapf.*)

Sensation dans la tête et dans le corps, comme s'il n'avait point assez dormi. (*Hornburg.*)

Pesanteur continuelle dans la tête, surtout dans le front, comme s'il avait un poids dedans (au bout de trois quarts d'heure). (*F. Hartmann.*)

10. Après le dîner, mal de tête ; sorte de pression sur tout

le cerveau, avec grande mobilité du système nerveux et agitation par tout le corps, qui ne lui permet pas de rester assis. (*C. Franz.*)

Le matin, après s'être levé, céphalalgie pressive sur tout le cerveau (au bout de vingt-quatre heures). (*Id.*)

Pression stupéfiante dans toute la tête. (*Stapf.*)

Céphalalgie pressive, stupéfiante, avec nausées, surtout dans le côté droit du front, et sensation de chaleur au visage (au bout de quatre heures et demie). (*Langhammer.*)

Douleur pressive mesurée dans la partie antérieure de la téte. (*Hartmann.*)

15. Pression dans le front, au dessus de la racine du nez (au bout de deux heures et demie). (*Franz.*)

Céphalalgie pressive, tractive, dans le côté droit du front. (*Hornburg.*)

Douleur pressive à l'occiput, sur le côté. (*Franz.*)

Élancemens perforans, saccadés, dans le côté droit du front (en se tenant assis) (au bout de quatre heures). (*Langhammer.*)

Douleur lancinante tractive depuis l'os frontal jusqu'au temporal. (*Hartmann.*)

20. Traction lancinante sur le vertex, à l'extérieur (au bout de vingt-quatre heures). (*Wislicenus.*)

Douleur tensive, tractive, comme après avoir reçu un coup, à l'extérieur, sur les parties latérales de la tête. (*Hornburg.*)

Prurit sur le cuir chevelu, immédiatement derrière l'oreille gauche; l'endroit était douloureux en y touchant, et faisait éprouver des démangeaisons, accompagnées de cuisson; en se grattant, le prurit cessa, avec la douleur. (*Franz.*)

Prurit rongeant sur le côté gauche du cuir chevelu, qui oblige à se gratter et revient souvent (au bout de trente-six heures). (*Langhammer.*)

Prurit rongeant sur tout le cuir chevelu, principalement au côté gauche et à l'occiput, qui ne s'apaise qu'après s'être beaucoup gratté, mais revient toujours (au bout de trente-huit heures). (*Id.*)

25. Deux petits ulcères sur le cuir chevelu, un au côté gauche et l'autre vers la nuque, dont le prurit rongeant

oblige à se gratter et revient souvent (au bout de trente-huit heures). (*Id.*)

Céphalalgie rongeante, pressive, sur le front (au bout de douze heures). (*Wislicenus.*)

Tiraillement sourd sur les os des tempes (au bout d'une heure). (*Id.*)

Depuis les os des tempes jusqu'à l'occiput, douleur dans le périoste, comme à la suite d'un coup. (*Hornburg.*)

Douleur brûlante compressive, à l'extérieur de la tête, qui stupéfie (au bout de onze heures). (*Id.*)

3o. Chaleur dans la tête. (*Id.*)

Le soir (vers onze heures), grande chaleur dans la tête, avec agitation fébrile par tout le corps et anxiété. (*Franz.*)

Erysipèle au front (1). (*Camerarius.*)

Prurit sur l'un des côtés du visage (au bout de vingt-quatre heures). (*Franz.*)

Douleur tiraillante, en forme de crampe, sur l'os de la pommette, avec céphalalgie pressive stupéfiante dans les deux côtés du front (au bout de cinq heures). (*Langhammer.*)

35. Trouble de la vue, comme s'il passait des ombres devant les yeux. (*Wislicenus.*)

Il lui semble n'avoir point assez de clarté devant les yeux. (*Hornburg.*)

Rétrécissement des pupilles (au bout de deux heures et demie). (*Langhammer.*)

Il éprouve dans les yeux la même sensation que s'ils étaient fatigués par l'excès de lecture. (*Hornburg.*)

Douleur faible, semblable à une pression, dans l'œil droit, avec obscurcissement des alentours, comme après avoir fixé trop long-temps un objet qui fatigue la vue. (*C.-T. Herrmann.*)

4o. Sensation d'ardeur dans les yeux, qui lui font mal en lisant (le soir à la lumière). (*G. Gross.*)

Ardeur au dessous de l'œil gauche (au bout de trois heures). (*Hornburg.*)

Prurit dans les angles internes des yeux et aux paupières inférieures, qui devient cuisant après s'être frotté, et rem-

______
(1) Après avoir cueilli l'herbe.

plit les yeux d'eau (au bout d'un quart d'heure). (*Wisli-cenus.*)

Pression sur la paroi supérieure des orbites , avec tiraillement dans les yeux. (*Franz.*)

Pression sur la face interne de l'œil gauche , avec grand larmoyement de cet œil , au grand air (au bout de quarante-huit heures). (*Id.*)

45. Pression sur les deux yeux, avec crampe des paupières inférieures, qui les tire en haut et surtout vers l'angle interne, pendant quelques jours (au bout de huit heures). (*Wislicenus.*)

Crampe à la paupière inférieure , qui tire le cartilage tarse à droite et à gauche; quand elle cesse, les deux yeux larmoyent; pendant une demi-heure. (Hornburg.)

Crampe de la partie inférieure du muscle orbiculaire des paupières. (*Id.*)

Involontairement les yeux regardent fixement un objet, avec diminution des pupilles (au bout d'une demi-heure. (*Hartmann.*)

En secouant la tête , il lui semble que quelque chose roule dans son oreille. (*Hornburg.*)

5o. *Il lui semble qu'on lui promène un morceau de bois mousse dans l'oreille; sorte de pression grattante (au bout de deux heures). (Id.)*

Douleurs dans les oreilles, comme si l'on appuyait fortement dessus. (*Id.*)

Pression chatouilleuse chaude dans les oreilles, qui s'aggrave en y introduisant le doigt. (*Id.*)

Elancemens pruriteux dans l'oreille interne droite (au bout de trois heures). (*Wislicenus.*)

Douleur dans les cartilages des oreilles, comme après une contusion. (Hornburg.)

55. *Au dessous de l'apophyse mastoïde, douleur comme après un coup ou une chute. (Id.)*

Dans les os de la face, douleur d'engourdissement, comme après un coup, qui descend jusque dans les dents et les mâchoires (1). (*Id.*)

Vive pression à la racine du nez (au bout de trente-six heures). (*Wislicenus.*)

(1) La rue paraît produire plusieurs douleurs dans les os ou dans le périoste.

A la partie supérieure du nez, douleur comme s'il était bouché en travers par une masse causant de la pression , avec grattement; sensation qui ne cesse ni en se mouchant , ni en introduisant le doigt dans le nez. (*Hornburg.*)

Sueur douce sur le dos du nez : celui-ci est plus chaud que la joue, avec légère rougeur du visage , sans soif. (*Gross.*)

60. Pincement dans la joue gauche (au bout de vingt-quatre heures). (*Wislicenus.*)

Dans les deux joues, douleur rongeante, comme arthritique. (*Hornburg.*)

Eruption de boutons aux deux lèvres (par le vinaigre de rue). (*L. Lemnius.*)

La gencive supérieure droite est gonflée au côté interne, et cause la même douleur que si elle était à vif, avec élancemens tractifs dedans , surtout quand on y touche (au bout de trente-six heures). (*Wislicenus.*)

Parfois sécheresse et viscosité dans la bouche. (*Stapf.*)

65. Sensation d'écorchure et pression au voile du palais , pendant la déglutition, mais non en n'avalant pas. (*Gross.*)

L'après-midi, soif d'eau froide (au bout de trente-trois heures). (*Langhammer.*)

L'après-midi , soif inextinguible d'eau froide : il boit souvent et beaucoup, sans en être incommodé (au bout de vingt-quatre heures). (*Gross.*)

Rapports (sur-le-champ). (*Hornburg.*)

Eructations. (*Hartmann.*)

70. Après avoir bu et mangé, rapports ayant le goût de ce qu'on a pris. (*Gross.*)

Les alimens lui semblent avoir un goût de bois , être secs et insipides (le second jour). (*Id.*)

Il y a de l'appétit ; mais , dès qu'il mange quelque chose , il sent une tension oppressive dans l'épigastre et la poitrine, comme s'il était rassasié (au bout de cinq heures). (*Id.*)

Elle a de l'appétit , comme à l'ordinaire, mais, dès qu'elle commence à manger , tout lui répugne et la dégoûte. (*Id.*)

Fréquent hoquet (en fumant comme d'habitude) (au bout de quatre heures). (*Langhammer.*)

75. Fréquent hoquet, avec quelques nausées (en fumant comme de coutume) (au bout de trente-quatre heures). (*Id.*)

III.34

Envie de vomir en se baissant. (*Stapf.*)

Sorte de nausées dans le creux de l'estomac, avec envie d'aller à la selle, qu'une émission de vents soulage pour quelques instans. (*Gross.*)

Tiraillement lancinant en dedans du creux de l'estomac (au bout de vingt-quatre heures). (*Wislicenus.*)

Pression rongeante dans le creux de l'estomac, la nuit et le matin (au bout de douze heures). (*Gross.*)

80. Pression qui excite de l'agitation, à la région du foie, près du creux de l'estomac. (*Franz.*)

Rongement brûlant dans l'estomac. (*Hornburg.*)

Vide et rongement dans l'estomac, comme s'il avait été long-temps sans prendre d'alimens (au bout de dix heures). (*Id.*)

Au dessous des fausses côtes gauches, petite pulsation douloureuse. (*Gross.*)

Sous les fausses côtes gauches, endolorissement ; la douleur augmente par une pression extérieure, et lui arrête la respiration, quand elle s'éveille la nuit. (*Id.*)

85. Ardeur brûlante dans la région gauche du bas-ventre. (*Hornburg.*)

Froid dans l'intérieur de la région ombilicale ; sensation comme s'il se détachait là quelque chose. (*Id.*)

Forts élancemens dans les muscles abdominaux, à la région ombilicale, qui obligent à retirer le ventre en dedans (au bout d'une heure). (*Wislicenus.*)

De dessous le nombril partent des coups lancinans qui se dirigent vers le mont de Vénus, pendant l'expiration, et qui coupent la respiration ; on cesse de les sentir en appuyant avec force sur la partie. (*Gross.*)

Douleur pressive, rongeante, dans la région hépatique. (*Hornburg.*)

90. Grattement et rongement dans la région ombilicale, mêlés de nausées (au bout de six jours). (*Gross.*)

Dans les deux côtés du bas-ventre, pincement sécant et gonflant, qui semble produit par des vents (au bout de trois heures). (*Langhammer.*)

Douleur pinçante et pressive, avec malaise, dans le bas-ventre, comme après un refroidissement (au bout de quarante-huit heures). (*Herrmann.*)

Pendant la nuit, pression tensive dans tout l'hypogastre, à partir de l'ombilic, comme si les règles allaient survenir ; la partie était douloureuse en appuyant dessus. (*Gross.*)

Fraîcheur agréable dans le bas-ventre et dans la poitrine. (*Hornburg.*)

95. Chaleur interne dans le bas-ventre et la poitrine. (*Id.*)

En se tenant assis, pression tractive dans la région rénale, le long des lombes. (*Franz.*)

Douleur contusive dans les lombes, avec tension resserrante en face, dans l'hypogastre, seulement en restant assis, mais non en marchant ou se tenant debout. (*Gross.*)

(Après une longue marche), en se tenant assis, fouillement comme contusif dans la région lombaire, immédiatement au dessus du sacrum, qui persista encore pendant quelque temps en marchant, cessa ensuite, et revint en restant debout tranquille et s'asseyant. (*Id.*)

Borborygmes dans l'hypogastre (au bout d'une heure). (*Herrmann.*)

100. Emission de vents très-fétides par le bas (au bout de deux heures et un quart). (*Langhammer.*)

Les vents sortent aisément. (*Hornburg.*)

Emission de vents, avec même sensation que pour aller à la selle (au bout de trente-neuf heures). (*Langhammer.*)

En restant assis, élancemens tiraillans dans le rectum. (*Franz.*)

Tiraillement dans le rectum et dans l'urètre, en n'urinant pas (au bout de deux jours). (*Id.*)

105. Selle peu abondante et dure, de matières presque semblables à des crottes de mouton (au bout de quarante heures). (*Langhammer.*)

Les matières alvines sortent difficilement, comme par défaut de force dans le rectum, pendant les premières vingt-quatre heures ; elles sont volumineuses et moulées. (*Hornburg.*)

Continuelle envie d'aller à la selle ; cependant les matières sont plus molles qu'à l'ordinaire ; après la selle, il y a encore envie et besoin (au bout de vingt-quatre heures). (*Herrmann.*)

Après une sensation de nausée dans le bas-ventre, deux

selles molles, qui sortent avec beaucoup de difficulté, à cause d'une sorte d'inaction du rectum (au bout d'une heure et demie). (*Franz.*)

Selle, le second jour, beaucoup plus tard qu'à l'ordinaire. (*Id.*)

110. Fréquens efforts pour aller à la selle, avec procidence du rectum, symptômes dont la fréquence augmente encore ensuite, avec sensation de ténesme, et chaque fois émission de vents nombreux ; il suffisait de se baisser un peu pour que le rectum sortît (au bout de soixante-douze heures) ; les jours suivans il resta toujours au dehors, et, quoiqu'on pût le faire rentrer aisément, sans douleur, il ressortait sur-le-champ ; pendant plusieurs jours. (*Id.*)

Pression à la région du col de la vessie, comme s'il était douloureusement clos, peu avant d'uriner (au bout de vingt-quatre heures). (*Wislicenus.*)

Au total, il urine peu ; mais, après avoir uriné, il éprouve de la pression dans la vessie, sans qu'il sorte davantage de liquide (le second et le troisième jours). (*Franz.*)

Forte pression sur la vessie, comme si elle était toujours pleine ; cependant il sort peu d'urine, et, après son émission, nouvelle pression, comme s'il allait en sortir encore, quoiqu'il n'en vienne point (au bout de quelques heures) ; pendant plusieurs jours. (*Gross.*)

115. Il lui semble ne pouvoir pas retenir l'urine, qui est exprimée avec promptitude, même quand il ne s'en trouve qu'une goutte ; pendant et après l'émission, ardeur douloureuse dans les parties génitales, et ténesme prolongé, la nuit ; ces accidens n'empêchent pas de dormir ; le matin seulement, envie pressante d'uriner, avant le jour. (*Id.*)

Exaltation de l'appétit vénérien. (*Id.*)

Pollutions nocturnes, sans rêves lascifs. (*Langhammer.*)

Fréquens éternumens. (*Id.*)

Douleur au larynx, comme après un coup ou une contusion. (*Hornburg.*)

120. Chaleur agréable dans la poitrine. (*Id.*)

Sensation interne de chaleur dans la poitrine. (*Id.*)

Traction rongeante, brûlante, dans le côté gauche de la poitrine. (*Id.*)

Rongement dans le côté gauche de la poitrine. (*Id.*)

Douleur rongeante et un peu brûlante dans le côté droit de la poitrine. (Id.)

125. Forte compression de la partie inférieure de la poitrine, aux dernières fausses côtes, la nuit; il rêve qu'il embrasse quelqu'un avec force, ce qui le réveille (au bout de vingt-quatre heures). (*Wislicenus.*)

Pression sur le sternum, à l'intérieur et à l'extérieur. (*Herrmann.*)

Forte pression à la sixième vraie côte, plus forte en expirant et en y touchant (au bout de deux heures). (*Id.*)

Coup sourd dans le côté gauche de la poitrine. (*Hornburg.*)

Vif élancement entre le mamelon gauche et le creux de l'aisselle, plus fort pendant l'inspiration (au bout de trente heures). (*Herrmann.*)

130. Douleur lancinante en dedans du côté gauche de la poitrine, plus forte pendant l'inspiration (au bout de quatre jours). (*Id.*)

En montant l'escalier, élancement sur la poitrine, qui coupe la respiration et cause une grande anxiété. (*Franz.*)

Elancemens sur le sternum, à chaque mouvement (le second jour). (*Id.*)

Elancement pressif et resserrant sur le sternum, tant pendant l'inspiration que pendant l'expiration (en se tenant assis) (au bout de quatre heures). (*Langhammer.*)

Petite douleur sécante qui descend du cou dans la poitrine, surtout à la clavicule et au creux de l'aisselle, où elle persiste, en marchant; elle augmente en marchant vite (au bout de trente-six heures). (*Wislicenus.*)

135. Glocitation tremblotante aux dernières vraies côtes du côté droit (au bout d'un quart d'heure). (*Id.*)

La nuit, rongement par momens ou picotement au dessus du cartilage xyphoïde, à l'un des cartilages costaux. (*Gross.*)

Douleur depuis le coccyx jusqu'au sacrum, comme après un coup ou une chute. (*Hornburg.*)

Forte pression à la face inférieure gauche du sacrum. (*Herrmann.*)

Douleur comme contusive dans les vertèbres lombaires. (*Hornburg.*)

140. Vulsion douloureuse dans l'épine du dos, vis-à-vis

du creux de l'estomac ; en appuyant la main sur la partie, la douleur est plus forte ; puis il s'en manifeste simultanément une sous les fausses côtes gauches, qui se dirige dans le ventre et empêche de respirer. (*Gross.*)

Douleur comme contusive à l'épine du dos, en se tenant assis et en marchant, qui coupe la respiration. (*Franz.*)

Forte pression à gauche, le long de l'os innominé, près de l'épine du dos (au bout de deux heures). (*Herrmann.*)

Au dos, immédiatement au dessus de l'os innominé gauche, pendant le repos et le mouvement, douleur saccadée, qui cesse en appuyant sur la partie, et revient ensuite. (*Gross.*)

(Après une longue marche) douleur au bord postérieur de l'os innominé gauche, qui descend sur la hanche, à la face antérieure de la cuisse, presque jusqu'au genou, et disparaît en appuyant sur l'os des îles. (*Id.*)

145. Pulsations, par intervalles, dans l'épine antérieure de l'os des îles gauche. (*Id.*)

En se tenant assis, élancemens dans l'épine du dos, avec anxiété qui survient rapidement. (*Franz.*)

Dans le côté droit de l'épine du dos, vis-à-vis du foie, douleur pressive, tractive, très-sensible surtout pendant l'inspiration (au bout de deux jours). (*Id.*)

Douleur dans les vertèbres du dos, comme à la suite d'une chute, pendant le mouvement et le repos. (*Hornburg.*)

Douleur contusive, tractive, dans l'épine du dos, qui coupe souvent la respiration. (*Franz.*)

150. En se tenant assis, douleur contusive sur le côté gauche du dos, qui disparaît en marchant et restant debout (au bout de dix heures et demie). (*Langhammer.*)

Douleur comme contusive dans l'épine du dos. (*Hornburg.*)

(En se tenant assis) douleur contusive le long de l'épine du dos, surtout au côté gauche (au bout de huit heures). (*Langhammer.*)

Pression en dedans de l'omoplate droite (au bout de quatorze heures). (*Herrmann.*)

Prurit lancinant entre les omoplates, que le frottement ne fait point cesser (sur-le-champ). (*Wislicenus.*)

155. En remuant l'omoplate, à son sommet, douleur lancinante, tractive, telle qu'il est obligé de laisser sur-le-champ son bras pendant. (*Franz.*)

Douleur tractive, qui coupe la respiration, dans l'omoplate. (*Id.*)

Traction dans la nuque. (*Stapf.*)

Douleur comme de luxation dans les articulations des
épaules; en écartant le bras ou le levant, la douleur diminue
un peu; mais, en le laissant pendre ou le posant sur quelque
chose, elle revient de suite. (*Hornburg.*)

Sous l'aisselle droite, douleur semblable à celle d'un ulcère
brûlant et cuisant (au bout de quarante-huit heures). (*Id.*)

160. Traction en forme de crampe dans le muscle biceps
du bras. (*Franz.*)

Coups douloureux dans les bras, à partir de leur milieu;
quand la douleur est arrivée jusqu'au coude, elle descend
jusque dans les doigts, et semble siéger dans les os longs;
en même temps, lassitude et pesanteur des membres inférieurs.
(*Gross.*)

Fraîcheur dans les bras, en dedans. (*Hornburg.*)

Prurit sur le bras gauche, qui excite à se gratter (au bout
de huit heures). (*Langhammer.*)

Forte pression dans l'articulation du coude droit, plus
forte en allongeant le bras (au bout de douze heures). (*Herrmann.*)

165. *Douleur dans l'articulation du coude gauche, comme
après avoir reçu un coup, avec faiblesse dans le bras* (au
bout de trente-six heures). (*Hornburg.*)

Tiraillement sourd dans les os du bras (au bout d'une
heure). (*Wislicenus.*)

Douleur tiraillante sourde dans l'articulation du coude
droit et les parties voisines, jusqu'à l'extrémité inférieure
de l'humérus; en étendant le bras, simple douleur pressive
(au bout de trente-six heures). (*Herrmann.*)

Le cubitus est comme brisé de coups. (*Hornburg.*)

Tiraillement en forme de crampe dans l'avant-bras gauche
(au bout de vingt-cinq heures). (*Langhammer.*)

170. Pression paralytique au côté externe de l'avant-bras
droit (au bout de dix heures). (*Herrmann.*)

Traction pressive douloureuse dans le milieu de la face
antérieure de l'avant-bras droit (au bout de trente-quatre
heures). (*Id.*)

Pression tiraillante dans l'articulation de la main droite,

plus violente pendant les grands mouvemens (au bout de trente-deux heures). (*Id.*)

Gonflement des veines sur la main, après avoir mangé (au bout de quatre heures). (*Hornburg.*)

Chatouillement pruriteux, légèrement lancinant, dans le creux de la main gauche (au bout de trente-six heures). (*Langhammer.*)

175. Erysipèle sur les mains, après avoir cueilli l'herbe. (*Camerarius.*)

Douleur comme de brisure dans l'articulation de la main gauche, même pendant le repos. (*Hornburg.*)

Les os de l'articulation et du dos de la main causent une douleur comme contusive, pendant le repos et le mouvement. (Id.)

Douleur en forme de crampe en travers sur la main droite (au bout de sept heures). (*Langhammer.*)

Traction pressive douloureuse dans l'articulation postérieure des deux derniers doigts, la nuit (au bout de quarante-deux heures). (*Herrmann.*)

180. Douleurs dans les doigts, comme après un coup ou une contusion, pendant le repos (au bout de six heures). (*Hornburg.*)

Tiraillement dans le doigt médius de la main gauche, surtout dans son articulation et sa phalange médianes (au bout de trois quarts d'heure). (*Herrmann.*)

Traction pressive dans l'articulation médiane des trois doigts moyens de la main droite. (*Id.*)

Douleur dans les os, autour des hanches, comme à la suite d'un coup ou d'une chute (pendant le mouvement). (Hornburg.)

Il ne peut plus ployer le corps ; douleur comme contusive dans toutes les articulations et dans les os des îles (au bout de dix heures). (Id.)

185. *En touchant aux parties douloureuses, surtout aux os des îles et aux fémurs, il y éprouve une douleur comme contusive (au bout de vingt-neuf heures). (Id.)*

Vive pression brûlante dans le pli de la cuisse droite (au bout d'une heure). (*Herrmann.*)

Les fémurs causent une douleur comme contusive dans le milieu (pendant le mouvement). (*Hornburg.*)

Toute la face antérieure des cuisses est comme contuse et douloureuse, quand on y touche (au bout de trente-et-une heures). (*Id.*)

Quelque peu qu'il étende les membres inférieurs, les cuisses lui font mal, comme si elles étaient contuses dans le milieu. (*Id.*)

190. La douleur contusive des cuisses dure deux jours, de sorte qu'à peine peut-il marcher. (*Id.*)

Pression dans le milieu du côté externe de la cuisse droite. (*Herrmann.*)

Douleur comme contusive à la partie postérieure de la cuisse et au dessus du genou (pendant le mouvement). (*Hornburg.*)

Après être resté assis, en se levant, il ne peut pas marcher de suite, et retombe sur sa chaise; les os sont comme brisés; les cuisses refusent leur service, à cause d'impuissance et de douleur. (*Id.*)

En marchant, il chancelle d'un côté à l'autre. (*Id.*)

195. *En marchant, il tombe d'un côté à l'autre; les jambes ne le soutiennent point; il n'a ni force ni soutien dans les cuisses.* (*Id.*)

Forte pression à la face supérieure interne de la jambe gauche. (*Herrmann.*)

Forte pression dans le milieu du côté externe de la jambe gauche. (*Id.*)

Affaissement des genoux en se levant de sa chaise et en commençant à marcher (au bout de quatre heures). (*Hornburg.*)

Pesanteur paralytique dans les genoux; il est obligé de changer les pieds de place (au bout d'une heure); après avoir marché, il éprouve du soulagement. (*Wislicenus.*)

200. *Il lui est pénible de monter et de descendre l'escalier; les jambes fléchissent sous lui.* (*Hornburg.*)

Contraction spasmodique du creux des jarrets, en se levant de sa chaise. (*Id.*)

Lassitude dans le genou gauche, après avoir un peu marché; les genoux ployent. (*Gross.*)

Tremblement dans les genoux, avec langueur dans les jambes. (*Stapf.*)

Pesanteur et tremblement des jambes. (*Hornburg.*)

205. *Quand il appuye beaucoup sur les pieds, les os lui font mal, avec sensation de chaleur. (Id.)*

Des élancemens sourds remontent lentement du coude-pied dans le tibia (au bout d'une demi-heure). (*Wislicenus.*)

Dans l'articulation du pied gauche, à son côté antérieur, douleur composée de pulsations et de coups sécans, comme s'il y avait là un ulcère. (Hornburg.)

Les os du pied causent une douleur brûlante pendant le repos. (Id.)

Sensation brûlante au-dessous de la cheville externe, en se tenant debout. (*Franz.*)

210. (En restant assis), douleur pressive, en forme d'élancement, d'abord dans le talon gauche, puis dans le droit (au bout de douze heures). (*Langhammer.*)

Tiraillement brûlant dans le gros orteil du pied gauche, surtout par l'effet d'une pression extérieure (au bout de six heures). (*Wislicenus.*)

Dans les orteils, douleurs brûlantes, comme après un coup ou une contusion. (*Hornburg.*)

Légère douleur lancinante, en forme de crampe, dans le petit orteil du pied droit (en se tenant assis), qui, par les mouvemens du doigt, devient plus pénétrante et plus violente (au bout de trente-trois heures). (*Langhammer.*)

Traction douloureuse dans les orteils. (*Hornburg.*)

215. Pression douloureuse dans la plante du pied gauche (en se tenant assis) (au bout de trente-six heures). (*Langhammer.*)

Fourmillement chatouilleux chaud dans la plante du pied. (*Hornburg.*)

Tiraillement pressif, en forme de crampe, tantôt dans les membres supérieurs, tantôt dans les inférieurs, pendant le repos et le mouvement (au bout de trois heures et demie). (*Langhammer.*)

En se tenant couché, toutes les parties sur lesquelles il est étendu causent une douleur comme contusive, même dans le lit (au bout de dix-sept heures). (*Hornburg.*)

Le matin, en se levant du lit, prurit par tout le corps, qui cessa en se grattant (au bout de vingt°-quatre heures). (*Langhammer.*)

220. Ce n'est qu'étant assis qu'il sent de la langueur et de la paresse ; pour peu qu'il marche, il n'en éprouve plus. (*Hartmann.*

Il ne sait où mettre ses jambes, tant elles sont agitées et lourdes ; il les pose tantôt sur un point, tantôt sur un autre, et retourne aussi son corps à chaque instant. (*Hornburg.*)

.Grande lassitude. (*Stapf.*)

En sortant de table, grande lassitude et pesanteur par tout le corps ; ses yeux se ferment, tant elle a envie de dormir ; elle se trouve mieux au grand air. (*Gross.*)

Pour peu qu'il marche, il est très-fatigué ; ses membres sont comme brisés ; le sacrum et les reins sont douloureux ; cependant il ne sent les douleurs qu'en s'asseyant ; dès qu'il se lève et marche, il se trouve mieux. (*Id.*)

225. Lassitude dans les membres, en restant assis ; il n'aime pas à se remuer ; lorsqu'il pose les mains sur l'aine, il s'en trouve si bien qu'il a de la peine à les ôter. (*Hartmann.*)

Lassitude et pesanteur par tout le corps. (*Hornburg.*)

Bâillemens et pandiculations ; ensuite l'envie de dormir reprend. (*Id.*)

Bâillemens, avec pandiculations des bras et des jambes, surtout des premiers. (*Hartmann.*)

Plusieurs bâillemens (incomplets). (*Id.*)

230. Le soir, dès qu'elle se couche, elle s'endort sur-le-champ, et il est difficile de la réveiller. (*Gross.*)

Après avoir mangé, énorme envie de dormir ; il s'endort, en lisant, d'un sommeil dans lequel il conserve à demi sa connaissance ; le moindre attouchement l'éveille, avec un cri de frayeur extrême. (*Stapf.*)

Agitation, la nuit ; elle s'éveille très-souvent, et ressent des nausées, ainsi qu'un tournoyement douloureux autour de l'ombilic ; parfois il lui remonte une sensation désagréable jusque dans la gorge, comme si la salive allait s'accumuler dans sa bouche. (*Gross.*)

Agitation extrême ; il se retourne sans cesse, s'éveille presque toutes les heures, et se rendort difficilement. (*Langhammer.*)

Sommeil agité, avec des songes désagréables, affligeans. (*Hornburg.*)

235. *Fréquens réveils, la nuit, comme s'il était temps de se lever.* (*Langhammer.*)

Réves vifs et confus. (*Id.*)

Frisson par tout le corps, même auprès du poêle; les mains et les pieds sont froids au toucher, avec chaleur interne et externe au visage, et hébétude dans la tête, comme pendant une fièvre de coryza; en même temps soif, qui cesse après avoir bu une seule fois, quelque forte qu'elle fût auparavant. (*Gross.*)

Froid par tout le corps. (*Stapf.*)

Du froid parcourt une moitié du corps et du visage. (*Hornburg.*)

240. *Froid qui descend le long de l'épine du dos.* (*Id.*)

Frisson et froid, surtout dans le dos et sur la poitrine, à de petits intervalles. (*Stapf.*)

Sensation de froid qui remonte et descend dans le dos. (*Hornburg.*)

Froid, ou plutôt horripilation par tout le corps, avec chair de poule, accompagné de bâillemens et de pandiculations. (*Hartmann.*)

Froid interne; elle ne peut s'échauffer (sensation qui, chez elle, avait toujours lieu avant l'apparition des règles, dans les momens de santé). (*Gross.*)

245. Chaleur interne et externe au visage, avec rougeur. (*Hornburg.*)

L'après-midi, chaleur par tout le corps et agitation fébrile, avec anxiété, comme s'il allait mourir, qui lui coupe la respiration; en même temps, grande chaleur, surtout au visage, sans soif, avec langue chargée, blanche, et sensation de sécheresse et d'âpreté sur cet organe. (*Franz.*)

Trois soirs de suite, grande agitation, avec céphalalgie pressive et chaleur fébrile. (*Id.*)

Augmentation de la chaleur dans les pieds. (*Hornburg.*)

Sueur par tout le corps, après la marche au grand air (au bout de six heures). (*Id.*)

250. Très-fréquente anxiété, avec idées décourageantes et craintes. (*Franz.*)

Indifférence. (*Stapf.*)

Elle ne se sent nulle disposition à aucun genre de travail, et n'a de goût pour rien. (*Gross.*)

L'après-midi et toute la soirée, mauvaise humeur extrême; il n'a que des idées tristes et mélancoliques. (*Franz.*)

Toute la journée, grande anxiété, comme s'il avait commis quelque mauvaise action; quand quelqu'un ouvrait la porte, il craignait qu'on ne vînt le prendre pour le mettre en prison. (*Langhammer.*)

255. Morose et plein de dépit, quand quelque chose ne va pas à son gré (au bout de vingt-quatre heures). (*Wislicenus.*)

Morosité, dépit, mauvaise humeur. (*Gross.*)

Mauvaise humeur, incapacité de rien faire, irrésolution. (*Stapf.*)

Propension à la colère, aux querelles, au dépit. (*Gross.*)

Propension à contredire. (*Id.*)

260. Toute la journée, dépit et défiance (au bout de quarante heures). (*Langhammer.*)

Bonne humeur (1). (*Id.*)

Employée à l'extérieur, la rue ronge la peau et y fait naître des ampoules. (*Lemnius.*)

---

56. SALSEPAREILLE.

(*Sarsaparilla.*)

On emploie la teinture spiritueuse de cette racine (*Smilax Sarsaparilla*).

Comme la salsepareille a quelque analogie, dans ses caractères extérieurs, avec la racine du *Carex arenaria*, les auteurs de matière médicale ont prescrit de la remplacer par cette dernière, dans les maladies, persuadés que celle-ci l'égalait au moins, sinon même la surpassait en vertus, et qu'en sa qualité de produit indigène, le patriotisme voulait qu'on lui accordât la préférence. C'est là un des exemples de la manière arbitraire dont ils procèdent. Parce que le *Carex arenaria* est indigène, et qu'il a une saveur plus forte

---

(1) Réaction de l'organisme, effet curatif.

(quoique fort différente) que la salsepareille, on doit le préférer, attendu qu'il a les mêmes vertus, puisque sa forme est la même! Ainsi c'est la configuration des racines qui décide de leurs propriétés! Du reste, pas un seul mot des effets purs qui appartiennent à chacune de ces deux substances, afin de savoir quelles sont les maladies dans lesquelles on peut employer l'une ou l'autre avec certitude du succès.

Je donne ici un commencement d'esquisse du tableau de ces symptômes. D'après cet aperçu on pourra juger en partie des cas dans lesquels la salsepareille promet un remède homœopathique efficace, et l'on se convaincra que c'est à tort qu'elle a été regardée comme privée d'énergie. L'ébullition semble lui faire perdre la plus grande partie de ses vertus médicinales.

La salsepareille paraît agir plus de quinze jours, quand on n'en donne qu'une seule dose, qui ne soit pas trop faible.

La teinture non étendue, même à la dose d'une seule goutte, est beaucoup trop forte pour les usages de l'homœopathie.

Symptômes de la salsepareille.

La tête est comme entreprise et hébétée, toute la matinée; l'après-midi, mauvaise humeur et inaptitude au travail.

Mal d'yeux; le matin, tous les objets affectent ces organes; tout ce qu'il contemple à la clarté du jour, lui cause des douleurs dedans; les paupières sont sèches et comme enflammées; le soir, à la lumière artificielle, pression dans l'œil, et en lisant, apparence rougeâtre du papier blanc.

Ardeur continuelle dans les paupières, alternant quelquefois avec une douleur pressive.

(Un petit bouton pruriteux à la joue, qui s'enflamme au loin, avec forte ardeur; il s'y forme une grande et épaisse croûte; à l'air libre, il cause des douleurs tiraillantes) (au bout de dix-neuf jours).

5. (Une croûte au lobe de l'oreille, qui cause d'abord une douleur lancinante, puis du prurit) (au bout de dix-neuf jours).

Mauvais goût herbacé dans la bouche.

Le matin, dans la gorge, mauvais goût acide et pâteux, comme celui du levain.

Quelque peu qu'il mange, son estomac se gonfle, comme s'il avait trop mangé.

Point d'appétit, ni de faim; il trouve trop peu de goût aux alimens, et après avoir mangé, il éprouve dans l'estomac la même sensation que s'il n'eût rien pris, comme si ce viscère était insensible.

10. Dégoût en pensant aux alimens qu'il avait pris.

Une vapeur de mauvais goût lui remonte à la bouche, et lui cause des nausées dans la gorge, la tête étant entreprise.

Le matin, fortes nausées, allant presque jusqu'au vomissement, avec augmentation du mauvais goût d'herbe dans la bouche.

Après le dîner, nausées, puis langueur.

Besoin d'aller par le bas, mais point de selle.

15. D'abord contraction des intestins, et quelque besoin qu'il éprouve d'aller par le bas, il ne rend cependant rien, malgré des efforts énormes, qui semblent devoir entraîner le rectum; ensuite il sort quelques matières, par intervalles, mais avec vive cuisson et douleur sécante dans le rectum; immédiatement après, nouvelle selle, avec douleur aussi vive que si l'intestin allait sortir, et qui l'empêche presque de rester assis.

Pendant la nuit, il est réveillé par une douleur d'écorchure à l'anus, qui dégénère en un prurit ardent, lequel dure toute la journée.

Envie pressante d'uriner, avec ténesme de la vessie, sans que l'urine coule; lorsqu'elle sort, douleur sécante.

Presque toute la journée, envie d'uriner, mais il sort peu d'urine.

(Lorsque l'urine est sortie, ardeur et tiraillement pruriteux depuis le gland jusqu'à la racine de la verge.)

20. Palpitations de cœur fréquentes, dans la journée.

Dans la première phalange du pouce, douleur semblable à celle d'innombrables piqûres d'aiguille; après quoi la partie fait mal en y touchant.

Quand on appuye sur les bouts des doigts, ils sont douloureux, comme s'ils étaient malades en dedans, ou comme lorsqu'on met du sel sur une plaie.

(Tous les soirs, avant de se coucher, prurit qui cesse dans le lit.)

Prurit à l'avant-bras, vers la main, et au côté interne du genou, au dessus du creux du jarret, surtout le soir, dans le lit.

25. Prurit lancinant par tout le corps, le soir, de cinq à sept heures, et le matin, en se levant.

Dès qu'il passe de la chambre chaude au grand air, il apparaît une éruption miliaire.

Prurit ardent par tout le corps, avec frisson.

Prurit (ardent) au bas-ventre et aux cuisses.

Rêves terribles au milieu d'un sommeil profond.

30. Sommeil agité ; rêves de malheurs (au bout de soixante-douze heures).

Froid intérieur et envie de dormir.

Le soir, dans le lit, une heure avant de s'endormir, chaleur extrême, bouillonnement du sang, battemens de cœur et sueur au front (deux soirs de suite).

Esprit distrait.

Mauvaise humeur extrême ; il se fâche de voir des mouches sur la muraille.

Observations recueillies par d'autres.

Vertige en se tenant assis et en marchant ; la tête semble sur le point de tomber en avant (au bout d'une demi-heure). (*C.-T. Herrmann.*)

Céphalalgie pressive, comme s'il avait un grand poids dans la tête ; il est sur le point de tomber en avant. (*Id.*)

Douleur pressive dans le côté gauche du front. (F. Hartmann.)

Douleur pressive dans le front et l'occiput (au bout d'une demi-heure). (*Id.*)

5. Douleur pressive au côté gauche de la tête, surtout dans la tempe, pendant le repos et le mouvement. (*Id.*)

Pression qui s'élève lentement dans la bosse frontale droite, accompagnée de petits élancemens. (*Id.*)

Céphalalgie pressive, qui augmente et décroît lentement,

plus à la partie supérieure du cerveau qu'à l'inférieure. (*Id.*)

Douleur pressive dans le front. (*Id.*)

Forte pression dans la tempe droite, avec élancemens tractifs de l'occiput vers le front (au bout d'une demi-heure). (*Id.*)

10. Petits et vifs élancemens dans le milieu du front (au bout d'une heure et un quart). (*Id.*)

Douleur lancinante dans le côté gauche de l'occiput. (*Id.*)

Violens élancemens pressifs et tiraillans dans le côté droit de la tête, qui, par leur violence, excitent le frisson (au bout de cinq heures). (*Id.*)

Violente douleur pressive, lancinante, au vertex, à droite (au bout de trois heures). (*Herrmann.*)

Violente pression et ensuite élancement dans la bosse frontale gauche (au bout d'une heure). (*Hartmann.*)

15. *Douleur lancinante, pressive, à l'os temporal, qui augmente par les attouchemens. (Herrmann.)*

Céphalalgie lancinante, tiraillante, dans le pariétal gauche. (*Id.*)

Tiraillement en forme de pression dans tout le côté gauche de la tête (au bout de sept heures). (Hartmann.)

Tiraillement lancinant au pariétal gauche, sur lequel les attouchemens n'influent point. (*Herrmann.*)

Tiraillement pressif en plusieurs points de la tête, à l'extérieur, plus violent pendant le mouvement et la marche. (*Id.*)

20. Traction lancinante à l'apophyse mastoïde droite, jusqu'à la bosse frontale gauche (au bout de deux heures). (*Id.*)

Traction lancinante au pariétal et au temporal droits (au bout d'une demi-heure). (Id.)

Traction pressive au pariétal droit et au cartilage de l'oreille en même temps. (*Id.*)

Douleur lancinante sourde à la bosse frontale gauche. (Id.)

Elancemens brûlans sourds à l'os temporal gauche. (*Id.*)

25. Les douleurs à la tête sont plus fortes par les attouchemens et la marche. (*Id.*)

Comme un nuage devant les yeux; il a de la peine à lire (au bout de douze heures). (*Id.*)

Dilatation des pupilles (au bout de deux heures). (*C. Teut-horn.*)

Tintement dans l'oreille gauche. (*Hartmann.*)

Violente compression dans l'oreille gauche, qui semble passer dans les tempes, et y occasioner une pression (au bout de deux heures). (*Id.*)

3o. Sentiment de constriction dans l'oreille droite (au bout de trois heures et demie). (*Id.*)

Douleur pressive, tiraillante, dans la conque de l'oreille droite et le conduit auditif externe. (*Herrmann.*)

Contraction douloureuse à l'oreille externe droite. (*Hart-mann.*)

Douleur lancinante sourde à la base de l'apophyse mas-toïde droite, qui se dissipe par les attouchemens. (*Herr-mann.*)

Douleur tiraillante, tractive (lancinante), dans les muscles masticateurs du côté droit, qui semblent s'être contractés spasmodiquement (au bout de quatre heures et demie). (*Hartmann.*)

35. Prurit légèrement lancinant autour du cou, aux épaules, à la face et au cuir chevelu, avec sensation de grande chaleur à ces parties; l'action de se gratter le calme à l'endroit où il existe, mais il revient sur-le-champ ailleurs (au bout de deux heures et demie). (*Id.*)

Chaleur qui se dissipe promptement au visage, avec sueur au front, chaleur sur la poitrine et le dos, accompagnée de picotemens de dedans en dehors, qui sont plus fréquens et plus violens qu'ailleurs au cou. (*Herrmann.*)

Pustules à la face, qui ne causent aucune sensation. (*Id.*)

(Saignement de nez.) (*Brunner.*)

Petites pustules à la lèvre supérieure. (*Id.*)

4o. *Douleur pressive, lancinante, au bord interne et inférieur du côté droit de la mâchoire, qui ne se fait sentir toutefois que par les attouchemens et en renversant la tête en arrière (au bout de trente-trois heures).* (*Herrmann.*)

Élancemens pressifs, douloureux, dans le cartilage thyroïde, mais qui ne gênent point la déglutition. (*Hartmann.*)

Douleur pressive, lancinante, dans les muscles du cou, plus forte en y touchant et pendant le mouvement. (*Herr-mann.*)

Violens élancemens tractifs, long-temps soutenus, dans les muscles du cou, au côté droit, depuis la clavicule jusque dans l'hyoïde (au bout de trois heures). (*Hartmann.*)

Douleur lancinante, tiraillante, dans la gencive et la racine de la dernière molaire inférieure droite. (*Herrmann.*)

45. Douleur pressive, tractive, dans les parties molles du palais. (*Id.*)

Goût amer du pain. (*Teuthorn.*)

Rapports continuels, incomplets (qui n'arrivent pas jusqu'à la bouche) (sur-le-champ). (*Hartmann.*)

Douleur pressive, précisément au dessous du cartilage xyphoïde, et dans le creux de l'estomac, que les attouchemens augmentent. (*Herrmann.*)

Fort pincement dans le bas-ventre (au bout d'une demi-heure), après quoi contraction douloureuse du sphincter de l'anus. (*Hartmann.*)

5o. Douleur pressive, tractive, dans le bas-ventre, comme après un refroidissement (au bout d'une heure). (*Herrmann.*)

Pression douloureuse et pincement dans le côté gauche du bas-ventre, sur un petit point, qui augmente en faisant des inspirations profondes, et que les attouchemens ne modifient point (au bout de quatre heures). (*Hartmann.*)

Borborygmes et sentiment de vacuité dans le bas-ventre (au bout de quatre heures). (*Hartmann.*)

Sentiment de vacuité dans tout le bas-ventre, qui occasione des glocitations et des borborygmes. (*Hartmann.*)

Pincement dans la région inguinale gauche. (*Id.*)

55. Le premier jour, selle dure; le second jour, constipation; le troisième jour, selle d'abord dure, puis molle. (*Teuthorn.*)

Sans soif notable, l'urine coule plus souvent qu'à l'ordinaire, et chaque fois (le premier jour excepté) en plus grande quantité (1), quarante-huit heures même après avoir cessé de prendre la substance. (*Teuthorn.*)

Emission plus fréquente et plus abondante d'urine (au bout de quatre heures et ensuite). (*Hartmann.*)

Tous les matins, l'envie d'uriner le réveille, même au

(1) Comme on le voit d'après les symptômes 17, 18, les symptômes 56-59 paraissent n'être que secondaires.

bout de vingt-quatre et de quarante-huit heures. (*Teuthorn.*)

L'urine coule sans qu'on la sente dans les voies urinaires, comme après avoir pris une boisson diurétique. (*Id.*)

60. Ardeur en urinant, avec émission de flocons allongés. (*Brunner.*)

Fort ténesme vésical, comme dans la pierre, avec émission d'une matière blanche, âcre et trouble, mêlée de mucosités. (*Id.*)

Constriction douloureuse de la vessie, comme par un lien, sans envie d'uriner. (*Hartmann.*)

(Coryza et toux.)

Douleur pressive, tractive, à la clavicule, non loin du sternum (au bout de huit heures). (*Herrmann.*)

65. *Douleur pressive au sternum, plus violente lorsqu'on y touche* (au bout de deux heures). (*Id.*)

Élancemens au milieu de la poitrine, près du sternum, sans rapport avec l'inspiration ni avec l'expiration. (*Hartmann.*)

Élancemens dans le côté droit de la poitrine, sur lesquels n'influe ni l'inspiration ni l'expiration. (*Herrmann.*)

Douleur lancinante pressive sous les fausses côtes droites. (*Herrmann.*)

Petits élancemens violens sur le milieu de l'épine du dos, entre les deux omoplates (au bout de quatorze heures et demie). (*Hartmann.*)

70. Douleur tiraillante, lancinante, qui serpente depuis l'omoplate jusqu'à la dernière fausse côte, et est beaucoup plus forte pendant l'inspiration; dans les inspirations profondes, elle coupe tout-à-fait la respiration (au bout de neuf heures). (*Herrmann.*)

Douleur lancinante près de la colonne vertébrale, depuis l'omoplate droite jusqu'à la dernière fausse côte, qui est beaucoup plus violente pendant l'inspiration. (*Id.*)

Douleur pulsative, lancinante, très-passagère, à l'extérieur du bras, près de son articulation. (*Teuthorn.*)

Douleur lancinante sourde à la partie supérieure et antérieure de l'humérus. (Herrmann.)

Douleur tiraillante, paralytique, à l'avant-bras, le long de l'articulation du coude, en dedans. (Id.)

75. *Tiraillement paralytique à l'avant-bras droit, sur-*

*tout à l'articulation du coude, plus fort pendant le repos
que pendant le mouvement. (Id.)*

Douleur pressive, tiraillante, au cubitus droit, qui s'é-
tend quelquefois jusqu'au poignet. (*Id.*)

Douleur lancinante, pressive, au cubitus, dans les muscles des deux avant-bras. (*Id.*)

Tiraillement tractif, lancinant, dans les muscles du côté
interne de l'avant-bras gauche (au bout d'une heure et demie). (*Hartmann.*)

Elancemens tiraillans sur l'articulation de la main gauche,
en dehors. (*Id.*)

80. Douleur tiraillante au côté supérieur de la main gauche, qui se porte, avec des élancemens tractifs et tiraillans,
vers le quatrième doigt (au bout de deux heures). (*Id.*)

Froid aux mains, plus fort au bout des doigts (pendant
huit jours. (*Teuthorn.*)

Douleur dans l'articulation de la main droite, comme si
elle était luxée, et qui semble se porter vers le quatrième
doigt. (*Hartmann.*)

(Douleur dans la main gauche, sans enflure.) (*Brunner.*)

Elancement en forme de pression dans les muscles du
pouce de la main gauche, pendant le repos et le mouvement.
(*Hartmann.*)

85. Petits élancemens à l'articulation postérieure du petit
doigt de la main droite (au bout de deux heures et demie).
(*Id.*)

*Tiraillement tractif dans le quatrième doigt de la main
droite, à travers les os, qui augmente par les mouvemens
des articulations. (Id.)*

*Douleur lancinante, pressive, par intervalles, à l'os mé-
tacarpien du doigt indicateur de la main droite (pendant
deux jours). (Herrmann.)*

Douleur pressive, lancinante, à l'os ischion droit, dans
toutes les positions. (*Id.*)

Pesanteur pressive, quoique indolente, dans la cuisse
gauche, en restant assis et en marchant (au bout de deux
heures et demie). (*Id.*)

90. Douleur pressive sourde, à la cuisse droite, un peu
au dessus du jarret, en se tenant assis (au bout de deux heures et demie). (*Hartmann.*)

Douleur pressive, lancinante, à la cuisse gauche, non loin de la rotule (au bout de neuf heures). (*Herrmann.*)

Douleur pressive au côté interne de la cuisse gauche, dans le voisinage de l'articulation du genou. (*Id.*)

Douleur pressive, tiraillante, à la cuisse, au voisinage de l'articulation du genou, en haut et en dehors (au bout de treize heures). (*Id.*)

Petits élancemens vifs et isolés au côté interne du genou gauche. (*Hartmann.*)

95. Douleur pressive, tractive, lancinante, au dessous du genou droit (au bout d'une demi-heure). (*Id.*)

Douleur sourdement tractive au dessus du tibia droit (au bout de trois heures). (*Id.*)

Douleur tiraillante dans les muscles de la jambe droite (au bout de trois heures et demie). (*Id.*)

Picotemens au dessus de la cheville externe du pied droit, en avant. (*Herrmann.*)

Traction douloureuse et dégénérant en vulsion, sur le coude-pied droit (au bout de sept heures et demie). (*Hartmann.*)

100. (Douleur au tarse droit, avec enflure et rougeur, qui augmente après midi (à deux heures). (*Brunner.*)

Tiraillement tractif dans le gros orteil du pied droit (au bout de quatre heures et demie). (*Hartmann.*)

Pulsation pressive, douloureuse, et élancement pulsatif au côté interne de la plante du pied droit, puis dans toute la plante, en restant assis (au bout de deux, de six heures). (Id.)

Boutons rouges, de la grosseur d'une tête d'épingle, et ne contenant aucun liquide, sur le dos et les cuisses ; ils ne démangent qu'au chaud ; l'action de se gratter enlève le prurit, sans qu'il reste aucune sensation, mais seulement pour peu de temps (au bout de huit heures). (*Herrmann.*)

La nuit, réveil, comme par un bruit effrayant. (*Teuthorn.*)

105. Frisson par tout le corps, qui se propage de bas en haut. (*Herrmann.*)

Froid par tout le corps, excepté à la face et à la poitrine, qui sont très-chaudes; les autres parties du corps sont froides, même auprès du poêle. (Id.)

La nuit, dans le lit, grand froid, surtout aux pieds, tandis que la face et la poitrine sont chaudes. (*Id.*)

Mauvaise humeur taciturne. (*Id.*)

Morosité et cependant aptitude au travail. (*Teuthorn.*)

110. Il est morose, quoiqu'il ait du goût pour le travail. (*Hartmann.*)

Chaque parole semble l'offenser. (*Id.*)

---

57. SCILLE.

(*Scilla.*)

On employe la teinture spiritueuse de cette racine bulbeuse (*Scilla maritima*). Le moyen est simple pour la préparer. On coupe un morceau de la racine fraîche, pesant cent grains, on le pile dans un mortier, en y ajoutant peu à peu cent gouttes d'alcool, de manière à obtenir une pâte homogène, dans laquelle on incorpore bien cinq cents gouttes d'alcool; cela fait, on la laisse tranquille pendant quelques jours; puis on décante la teinture brunâtre qui surnage, et on en mêle six gouttes avec quatre-vingt-quatorze gouttes d'alcool, en secouant deux fois le mélange.

Les observations qu'on va lire pourront être un jour accrues de beaucoup; mais elles paraissent suffire déjà pour apprécier l'usage qu'on a fait jusqu'à présent de la scille, sujet à l'égard duquel j'ai inséré quelques réflexions dans les notes.

L'action des fortes doses de scille dure quatorze jours; celle des doses plus faibles est courte, en raison de leur exiguité.

Murray et Tissot vantent le camphre comme antidote de la scille, ce qui s'accorde avec mes observations.

Symptômes de la scille.

Le matin, en se levant du lit, vertige, comme s'il allait tomber de côté (au bout de quarante-huit heures).

Faiblesse dans la tête et rêvasseries (au bout de six à douze heures).

. *Etourdissement nébuleux dans la tête* (au bout de deux minutes).

Céphalalgie coarctante dans les parties latérales de la tête (au bout d'une demi-heure).

5. *Douleur constrictive dans les deux tempes.*

Elancement vulsif dans la tempe droite, jusque dans le front.

Violens élancemens tractifs dans la tempe droite; ils contractent la moitié du cerveau.

En secouant la tête, fluctuation dedans.

(Céphalalgie pressive, tiraillante, qui n'empêche pas le travail d'esprit) (au bout de douze heures).

10. Chatouillement dans l'angle externe de l'œil gauche.

Prurit dans l'œil gauche (au bout de vingt-quatre heures).

Sensation de constriction dans l'œil droit.

Forte dilatation des pupilles (au bout de deux minutes).

Les pupilles se rétrécissent (au bout de cinq heures).

15. Elancement tractif depuis le front jusque dans l'oreille droite.

(Douleurs tiraillantes dans l'intérieur des deux oreilles.)

Acreté du mucus nasal.

Sensation d'écorchure au bord des narines.

Sur le milieu de la lèvre supérieure, éruption qui suinte et ronge autour d'elle, comme un ulcère, avec prurit lancinant.

20. Vésicules sur la langue.

Elancemens de bas en haut dans les deux dents canines supérieures, comme lorsqu'un air froid et vif pénètre dans les dents, en mangeant et en buvant, soit froid, soit chaud.

(Douleur dans les glandes sous-maxillaires) (au bout de trois heures).

(Il trouve à tout un goût aigre et amer.)

Eructations, pendant plusieurs heures (au bout d'une heure).

25. Fréquens rapports ayant un goût aigrelet, jusque dans la bouche.

Défaut total d'appétit; il ne peut rien manger du tout, et cependant n'a point le goût altéré.

Douleur pressive lancinante dans le côté gauche des muscles abdominaux (au bout de vingt-quatre heures).

Gonflement glocitant dans les muscles du côté droit du ventre.

Pincement dans l'hypogastre (au bout de quatorze heures), qui revient le lendemain à la même heure, et qu'une émission de vents soulage et fait cesser.

30. Prurit à l'anus.

Après avoir uriné, ténesme vésical, quoiqu'il y ait plus d'urine (au bout de cinq heures, et pendant huit jours).

Il n'urine pas plus souvent, mais rend moins d'urine (pendant trois jours).

Il urine plus souvent (1), mais sans augmentation de l'urine (pendant les premières heures).

Envies plus rares d'uriner et sécrétion moins abondante d'urine (au bout de vingt heures).

35. Forte envie d'uriner, avec émission de peu d'urine (au bout de quarante heures).

(Urine chaude; selles très-fétides, mêlées de parties non digérées.)

Élancemens sourds dans le gland, qui causent de l'anxiété.

(1) L'effet primitif de la scille sur les voies urinaires est d'abord d'occasioner une grande envie d'uriner (33), avec émission abondante d'urine (106), surtout d'urine claire comme de l'eau (104, 111), ou au moins avec émission d'urine aqueuse, si elle n'est point copieuse. Plusieurs heures après cet effet positif, survient la réaction de l'organisme, qui amène un état contraire, c'est-à-dire peu d'envie d'uriner, sécrétion peu abondante et excrétion plus rare de l'urine (32, 34, 102), celle-ci ayant parfois sa teinte ordinaire (108), mais plus souvent une couleur foncée (105, 110); lors même qu'il y a de fortes envies de pisser, le sujet pisse peu (35), ou même point du tout (31). Mais, comme on ignorait tous ces effets, qu'on ne les avait point étudiés, qu'on ignorait même les moyens d'arriver à les connaître, on a pendant plusieurs milliers d'années employé la scille dans les hydropisies, sans effectuer aucune guérison, et loin de là en vonant plus sûrement encore les malades à la mort. On se réjouissait de la voir faire couler d'abord beaucoup d'urine; mais on ne savait pas que c'est là seulement son effet primitif, qu'en pareil cas elle agit en sens inverse de la maladie existante, c'est-à-dire d'une manière purement palliative. On avait beau ensuite forcer la dose, on n'observait plus que l'effet consécutif ou la réaction; l'urine devenait de plus en plus foncée, et sa quantité allait toujours en diminuant. Parmi les hydropisies (car elles sont infiniment multipliées), il ne s'en trouve qu'un très-petit nombre dont les symptômes aient assez d'analogie avec les symptômes positifs de la scille, et où celle-ci puisse guérir ceux qui ont rapport à la sécrétion urinaire. Elle convient bien mieux dans le diabète, puisqu'indépendamment de l'augmentation de la sécrétion urinaire qu'elle provoque d'abord, ses symptômes ont de l'analogie avec ceux de cette maladie, contre laquelle elle convient donc à titre de remède homœopathique.

Douleur constrictive dans les testicules.

(Elle éternue quelquefois la nuit.)

4o. (Ecoulement de mucosités par le nez.)

Coryza, avec ulcération des narines.

Enchifrenement.

Chatouillement à la région du cartilage thyroïde, qui porte à tousser; cependant la toux l'augmente.

Il est obligé de faire souvent des inspirations profondes, qui l'excitent à tousser.

45. Fréquente excitation à une toux courte et sèche, produite par un chatouillement au dessous du cartilage thyroïde.

Toux d'abord accompagnée d'expectoration (1).

Crachats muqueux continuels (au bout de deux heures).

Toux sèche, violente, qui cause une douleur d'ébranlement dans le bas-ventre et de la sécheresse dans la gorge.

En toussant et en marchant, douleur sur le côté du bas-ventre, comme si un viscère allait s'en échapper.

5o. Toux qui va jusqu'aux soulèvemens de cœur.

En toussant, en parlant, et au moindre mouvement, sensation insupportable de chaleur, sans chaleur externe appréciable (au bout de vingt heures).

(Avant la toux, râle, que la toux fait cesser.)

Sur les deux côtés de la poitrine, non loin du sternum, élancemens vulsifs en inspirant (au bout de vingt-quatre heures).

En expirant, larges élancemens pressifs sous la dernière côte, des deux côtés (pendant deux jours).

55. Larges élancemens sourds dans la dernière côte gauche, le matin, au lit, qui le réveillent.

(1) D'apres toutes mes observations, la scille excite les glandes mucipares de la trachée-artère et des bronches, de sorte que les mucosités, plus mobiles et moins épaisses, peuvent être détachées par la toux. Mais ce n'est là qu'un effet primitif de sa part (*voyez* 46, 47, 52, 126, 128). Employée comme béchique, elle ne peut donc être que palliative, c'est-à-dire que son usage prolongé augmente le mal, quand la plénitude de la poitrine par des mucosités visqueuses est une affection chronique. Car à cet effet primitif succède la réaction, c'est-à-dire que le mucus devient plus épais, et la toux plus sèche (*voyez* 43, 45, 48, 125). La scille conviendrait donc bien mieux lorsque les voies aériennes sécrètent par trop de mucosités, cas dans lequel Weickard l'a déjà recommandée.

Douleur tractive dans la poitrine (au bout de huit à douze heures).

Élancement tractif depuis la dernière vraie côte jusque dans l'aisselle (au bout de quarante-six heures).

Dans le côté droit de la poitrine, douleur compressive, qui se termine par un élancement.

(Dans le côté droit de la poitrine, sous le bras, douleur pressive, qui, en se baissant, devient pulsative ; mais, en touchant à la partie, douleur comme si les chairs y étaient détachées.)

60. Élancemens aigus à l'extrémité de la clavicule, du côté de l'aisselle, en inspirant et en expirant.

Raideur dans la nuque (au bout de douze heures).

Douleur rhumatismale dans les muscles latéraux du cou.

Sueur dans le creux de l'aisselle.

Vulsion convulsive du bras gauche (en se tenant debout).

65. Vulsion convulsive des cuisses et des jambes, en se tenant assis (au bout de vingt-quatre heures).

Douleur contusive dans les cuisses.

Lassitude dans les cuisses.

Glocitation qui descend de la partie supérieure de la cuisse jusque dans les orteils.

Dans le jarret gauche, douleur constrictive, qui l'oblige à ployer le genou, en se tenant debout.

70. Douleur tractive dans la jambe.

Douleur brûlante dans le pied droit, comme après la congélation.

Sueur aux orteils.

Intertrigo entre les cuisses.

Glocitation sous les omoplates, dans le dos et dans le bras gauche.

75. Douleurs rhumatismales sourdes et continuelles par tout le corps, qui diminuent pendant le repos et augmentent pendant le mouvement (au bout de six à vingt-quatre heures).

Lassitude (au bout de six heures).

Sentiment de pesanteur par tout le corps, comme par l'effet de la lassitude (au bout de huit à douze heures).

Insomnie, sans cause apparente.

Chaleur plus interne qu'externe à la face, sans soif, qui

augmente pendant le mouvement du corps, avec frissonnemens au reste du corps, dès qu'il se découvre un peu.

80. Au visage surtout, chaleur et rougeur au moindre
mouvement et en parlant (au bout de dix heures).

(Chaleur sèche, interne et externe, sans soif, pendant
trois heures (au bout d'une demi-heure); ensuite, chaleur
sèche, seulement à l'intérieur, sans soif.)

Chaleur dans la tête, avec froid aux pieds.

Tous les après-midi, chaleur au corps, sans soif, avec
froid aux pieds.

Soif pendant le frissonnement du soir, sans chaleur interne
ni externe.

85. Mécontentement et dépit pour des bagatelles.

Courage.

Observations recueillies par d'autres.

Nausée vertigineuse, comme après avoir long-temps
tourné en rond. (*C.-G. Hornburg.*)

La tête est entreprise, en avant et en arrière, comme après
l'ivresse, avec pression en devant et en arrière. (*F. Hartmann.*)

Le matin, après la sortie du lit, céphalalgie sourde, bour-
donnante. (*H. Becher.*)

Le matin, après le réveil, pesanteur dans tout le haut de
la tête. (*Id.*)

5. Pesanteur extraordinaire dans toute la tête, comme s'il
ne pouvait pas la tenir tranquille, seulement en restant assis.
(*Hartmann.*)

Pression à plat sur toute la tête, semblable à celle que
produirait un fardeau (au bout de douze heures). (*Becher.*)

Pression de courte durée dans l'occiput. (*Id.*)

Douleur pressive dans la bosse frontale gauche, sur un
point peu étendu. (*Hartmann.*)

Douleur pressive, tractive, dans le front. (*Id.*)

10. *Douleur dans l'occiput, qui passe du côté gauche au
côté droit, et cesse rapidement.* (*Id.*)

Elancemens douloureux isolés, accompagnés de traction,
dans le front, du côté gauche au côté droit. (*Id.*)

Traction dans la tempe droite, qui se termine en un élancement (au bout d'une demi-heure). (*Id.*)

Douleur tractive, lancinante, qui dure long-temps, dans l'occiput, en restant assis. (*Id.*)

Élancemens un peu lents dans le côté droit du front. (*Id.*)

15. Coup douloureux, pénétrant, dans la bosse frontale gauche (au bout d'une heure). (*Id.*)

Céphalalgie tiraillante dans l'occiput. (*Id.*)

Céphalalgie fouillante dans le front. (*Id.*)

Sensibilité douloureuse du haut de la tête. (*G.-E. Wis-licenus.*)

Le matin, sensibilité douloureuse sur le haut de la tête, et stupeur en dedans. (*Id.*)

20. Prurit (rongeant) sur le front et le menton, comme s'il allait paraître une éruption, qui cesse pendant qu'on se gratte, et revient aussitôt après. (*Becher.*)

Élancemens dans la bosse frontale gauche, qui descendent jusqu'au nez. (*Hartmann.*)

L'aspect du visage change ; il est tantôt très-abattu, tantôt gai, sans chaleur ou sensation de froid. (*E. Stapf.*)

Renversement, tension des traits du visage, yeux largement ouverts et regard fixe, avec rougeur des joues, sans soif. (*Hartmann.*)

Regard fixe. (*Id.*)

25. L'œil gauche est évidemment plus petit que le droit ; sa paupière supérieure est comme gonflée et un peu pendante, ce qui le rétrécit. (*Stapf.*)

Pendant quelques minutes, les yeux semblèrent nager dans de l'eau fraîche. (*Id.*)

Grand rétrécissement des pupilles (sur-le-champ). (*C. Teuthorn.*)

Rapetissement des pupilles (au bout d'une demi-heure). (*Becher.*)

Pupilles rétrécies (au bout d'une heure). (*Hartmann.*)

30. (Pupilles très-dilatées.) (*Stapf.*)

Légère ardeur dans les angles externes des yeux. (*Hornburg.*)

Petits élancemens fouillans dans l'angle externe de l'œil gauche. (*Becher.*)

Violent tiraillement dans les deux yeux à la fois, en quelque sorte derrière. (*Id.*)

Douleur tiraillante derrière l'oreille gauche. (*Hartmann.*)

35. Rigidité dans les muscles du côté gauche du cou.
(*Hornburg.*)

Prurit lancinant au cou et aux joues, semblable à des piqûres de puce, qui ne disparaît que pour quelques instans
lorsqu'on se gratte, et revient aussitôt après. (*Hartmann.*)

Jusqu'au septième jour, boutons au cou, qui se multi-
plient chaque jour, et ne causent de douleur que quand on
les frotte (au bout de quatre jours). (*Wislicenus.*)

Traction et coarctation dans les muscles du cou, même
sans mouvemens. (*Hornburg.*)

La peau du cou est douloureusement sensible aux frotte-
mens de la cravate; il y survient des rougeurs et presque de
l'intertrigo (au bout de vingt-quatre heures). (*Wislicenus.*)

40. Bouche visqueuse et pâteuse. (*Stapf.*)

Apreté et grattement au fond du palais. (*Id.*)

Goût empyreumatique au palais, même pendant la mastication, qui persiste après avoir mangé, et ne s'aperçoit pas
pendant la déglutition. (*Becher.*

Ardeur dans le palais et la gorge. (*Hornburg.*)

Ardeur grattante au palais, comme dans le soda (au bout
de cinq, de six jours). (*Wislicenus.*)

45. Faim canine (au bout de quelques heures). (*Teuthorn.*)

Il est insatiable et trouve tout bon ; l'estomac lui semblait
être plein, et cependant il avait appétit. (*Hartmann.*)

Défaut total d'appétit. (*J.-H. Schulze* et *Schroeter.*)

Défaut d'appétit, tant à cause d'un sentiment de plénitude,
que parce que les alimens ont une saveur empyreumatique,
et parce qu'il ne trouve aucun goût à certains, par exemple
la soupe et la viande, tandis que les autres, comme le pain et
le beurre, en ont un douceâtre, qui répugne. (*Becher.*)

La scille dérange l'appétit. (*Bergius.*)

50. Il trouve moins de goût à ce qu'il mange. (*Wislicenus.*)

Appétit faible. (*Id.*)

Insipidité de la fumée de tabac. (*Hornburg.*)

Goût douceâtre, répugnant, de tous les alimens, surtout
de la viande et de la soupe (au bout de quarante-huit
heures). (*Becher.*)

Éructations. (*Stapf, Hartmann.*)

55. Rapports, courts. (*Stapf.*)

Rapports ayant un goût désagréable. (*Id.*)

Après le dîner, rapports ayant le goût de ce qu'on a mangé, et envies de vomir. (*Becher.*)

Nausées, avec rapports. (*F. Walther.*)

Excitation à vomir, dans la région de l'estomac. (*Hornburg.*)

60. Nausées au fond de la gorge, et afflux presque continuel de salive dans la bouche (au bout de quarante-huit heures). (*Becher.*)

Alternatives continuelles d'envies de vomir dans le creux de l'estomac, et d'excitation à la diarrhée dans l'hypogastre; lorsque l'un de ces symptômes existe, l'autre manque, le second plus que le premier néanmoins. (*Stapf.*)

Enorme envie de vomir. (*Tissot, Muzell.*)

Violentes nausées. (*Muzell, Bergius, Cohausen.*)

Vomissement. (*Muzell, Cohausen.*)

65. Faiblesse d'estomac. (*Tissot.*)

La scille dérange les facultés digestives. (*Bergius.*)

Serrement douloureux au dessous de la poitrine, dans le creux de l'estomac. (*Hornburg.*)

Petits élancemens au côté gauche du creux de l'estomac (au bout de trente-deux heures). (*Wislicenus.*)

Pression à l'estomac. (*Zwelfer.*)

70. Pression, par momens, dans le creux de l'estomac (au bout d'une demi-heure). (*Becher.*)

Pression, comme par une pierre, dans l'estomac. (*Schulze et Schroeter.*)

Douleur énorme à l'estomac. (*Lange.*)

Inflammation des viscères. (*Zwelfer.*)

Borborygmes non douloureux dans le bas-ventre. (*Hornburg.*)

75. Pincement dans le bas-ventre. (*Walther.*)

Pincement et borborygmes dans le bas-ventre, comme par l'effet de vents, dont il sort aussi quelques uns (au bout de quatorze heures). (*Hartmann.*)

Incarcération de vents et douleur sécante dans l'hypogastre, sans émission de vents. (*Becher.*)

Borborygmes, par intervalles, dans l'hypogastre, au dessus de la région pubienne; cependant il ne sort pas de vents (plus fréquemment en marchant et en se tenant debout, qu'en restant assis); tout cesse promptement et d'une manière durable après avoir mangé. (*Stapf.*)

Sensation de vacuité dans le bas-ventre, comme après qu'on a jeûné. (*Hartmann.*)

80. Douleur tractive dans le bas-ventre, qui augmente en marchant, et qui ne diminue pas en appuyant des deux côtés sur le ventre (au bout de vingt-huit heures). (*Becher.*)

Tiraillement à travers le bas-ventre, au dessous de l'ombilic (au bout de quatre heures). (*Wislicenus.*)

Dans l'hypogastre, entre l'ombilic et la région pubienne, douleur sensible (comme celle que causeraient des vents, ou comme après un purgatif, ou comme si la diarrhée allait survenir) (au bout de deux heures). (*Stapf.*)

Tension du bas-ventre, qui cependant était mou au toucher. (*Id.*)

Pincement sécant dans l'hypogastre. (*Hartmann.*)

85. Endolorissement du bas-ventre, qui est très-gonflé, quoique mou. (*Stapf.*)

Chaque fois qu'il se touche le bas-ventre, un vent sort sur-le-champ avec bruit. (*Id.*)

Emission fréquente de vents (au bout de vingt-quatre heures). (*Becher.*)

Emission de vents courts et interrompus. (*Stapf.*)

90. Emission fréquente de vents très-fétides (au bout d'une heure). (*Teuthorn*).

Emission continuelle de vents bruyans, très-fétides, qui ne soulagent le bas-ventre que pour quelques instans. (*Stapf.*)

Selle dure, peu abondante, le soir (au bout de douze heures). (*Becher.*)

Selle très-dure, mais cependant journalière. (*Wislicenus.*)

Selle en bouillie, sans mal de ventre. (*Becher.*)

Evacuation diarrhéique d'une grande quantité d'excrémens bruns très-liquides, mucilagineux, très-fétides, sans douleur ni ténesme, entremêlés de vents, d'ascarides et d'une multitude de fibrilles blanches et informes. (*Stapf.*)

95. Diarrhée depuis deux heures du matin jusqu'à sept, tout-à-fait aqueuse sur le soir, et presque sans vents. (*Id.*)

Resserrement du ventre pendant plusieurs jours. (*Id.*)

Elancemens à l'anus, en marchant (au bout de huit jours). (*Wislicenus.*)

Selle teinte de sang. (*Tissot.*)

Grande envie de pisser et d'aller à la selle; en urinant pour la première fois, selle liquide, sans mal de ventre (au bout de dix minutes). (*Hartmann.*)

100. En même temps que la seconde envie de pisser, selle liquide, sans mal de ventre. (*Id.*)

Envie continuelle, mais inutile, d'uriner (au bout d'un quart d'heure). (*Walther.*)

Il paraît sortir moins d'urine qu'à l'ordinaire (au bout de quarante-huit heures). (*Wislicenus.*)

Emission peu abondante d'urine aqueuse (au bout d'une demi-heure). (*Wälther.*)

Violente envie d'uriner; il rend une quantité extraordinaire d'urine, qui ressemble à de l'eau (au bout de sept heures). (*Becher.*)

105. Avec faible besoin d'uriner, urine rougeâtre (en quantité ordinaire), déposant un sédiment de même couleur, pendant trois jours (au bout de vingt heures). (*Id.*)

Il ne peut retenir son urine, parce que la quantité en est trop grande; elle se serait échappée d'elle-même, s'il ne s'était hâté de pisser (au bout d'un quart d'heure); état qui dura douze heures. (*Hartmann.*)

Forte envie d'uriner (1) (au bout d'un quart d'heure). (*Id.*)

Il urine plus rarement et moins qu'à l'ordinaire; son urine n'est pas foncée en couleur (au bout de vingt-quatre heures). (*Id.*)

Urine sanguinolente. (*Tissot, Caspari.*)

110. Urine d'un jaune brun, transparente, qui est sécrétée en petite quantité, et forme des flocons, après s'être reposée (2) (les huit premiers jours). (*Teuthorn.*)

Emission fréquente d'urine claire comme de l'eau; l'envie d'uriner lui prend rapidement (au bout d'une heure). (*Stapf.*)

____

(1) La personne était habituée auparavant à n'uriner que deux fois par jour, et modérément.

(2) Ce symptôme paraît être un effet curatif, la personne rendant auparavant beaucoup trop d'urine.

III. 36

Il s'éveille la nuit pour uriner (au bout de dix-huit heures). (*Teuthorn.*)

Elancement à l'orifice de l'urètre et un peu en arrière (au bout de deux heures et quart). (*Wislicenus.*)

Douleur lancinante dans l'urètre, en poussant la selle (au bout de huit jours). (*Id.*)

115. Hémorrhagie utérine. (*J.-G. Wagner.*)

Eternument violent, continuel, et coryza (sur-le-champ). (*Mossdorf* et *Wislicenus.*)

Coryza cuisant, avec éternumens fréquens (au bout de quarante-huit heures). (*Becher.*)

Le matin, apparition d'un fort coryza (au bout de six jours). (*Wislicenus.*)

Très-violent coryza ; les yeux sont ternes et pleins d'eau (avant midi) (au bout de sept jours). (*Id.*)

120. Difficulté et lenteur de l'inspiration et de l'expiration. (*Becher.*)

Asthme, avec respiration plus fréquente, accélérée, et anxiété tant que l'asthme dure. (*Id.*)

Asthme, et élancement dans la poitrine, qui gêne, surtout pendant l'inspiration. (*Walther.*)

Oppression sur la poitrine, comme si elle était trop étroite. (*Id.*)

Légère excitation à tousser dans la fossette du cou, à la partie supérieure de la trachée-artère ; il tussicule quelquefois (au bout d'une heure). (*Stapf.*)

125. Toux, avec diminution de l'expectoration (au bout de neuf jours); à chaque quinte, pression douloureuse de dedans en dehors, dans la cavité pectorale, et contraction douloureuse des muscles abdominaux. (*Wislicenus.*)

Le matin, toux avec crachats muqueux abondans (au bout de sept jours). (*Id.*)

Péripneumonie (1). (*Zwelfer.*)

____

(1) Quand on parcourt les observations des médecins de tous les siècles, on trouve de temps en temps que les meilleurs d'entre eux, se fondant sur l'expérience empirique, ont employé la scille avec de grands succès dans le point de côté de quelques inflammations des viscères de la poitrine, quoiqu'ils n'ignorassent pas que cette racine est très-âcre sur la langue et à l'intérieur, quand on la donne à hautes doses. Le succès n'a rien d'étonnant, d'après le grand nombre de symptômes homœopathiques primitifs qu'elle détermine du côté de la poi-

Le matin, tout à coup, une toux violente, avec élancemens dans le côté, à chaque effort, et crachats (au bout de six jours); les jours précédens à peine y avait-il une trace de toux. (*Wislicenus.*)

Elancemens aux vraies côtes, des deux côtés, en même temps. (*Hartmann.*)

130. Une sorte de point de côté. (*Wagner.*)

Dans le côté gauche, immédiatement sous la dernière côte, élancement constrictif, excité par la marche rapide. (*Teuthorn.*)

Elancement dans le côté gauche (au bout d'une demi-heure). (*Hornburg.*)

Picotemens dans le milieu du cartilage xyphoïde, qui ressemble presque à un élancement soutenu. (*Hartmann.*)

135. Elancement énorme près du sternum, de haut en bas, qui fait qu'il ne peut respirer qu'avec difficulté. (*Hornburg.*)

Pression (tension?) dans les deux côtés, depuis le creux de l'aisselle jusqu'à l'hypogastre, surtout en distendant la poitrine pour inspirer (au bout de deux heures). (*Wislicenus.*)

Sensibilité douloureuse de la peau, d'une hanche à l'autre, en travers du dos (au bout de six jours). (*Id.*)

Vulsion douloureuse au dessus de l'omoplate gauche (au bout de huit jours). (*Id.*)

Traction non douloureuse dans l'omoplate gauche. (*Becher.*)

140. Eruption, sur le dos, de boutons rouges, contenant un peu de pus au sommet, avec prurit picotant, et, après s'être gratté, avec prurit ardent et lancinant ; le lendemain,

---

trine (*voyez* 53-55, 58, 60, 122, 127-135). Ces médecins étaient plus heureux que ceux de l'école vulgaire, qui, ainsi qu'il est redevenu à la mode, ne prescrivent plus, d'après des vues théoriques, que les antiphlogistiques et d'impitoyables émissions sanguines, méthode de laquelle résultent des malheurs sans nombre. Cependant ils auraient mieux réussi encore, dans le traitement des points de côté aigus, si les cas où ils administraient la scille avaient été mieux choisis, s'ils avaient éloigné de leur malade toute autre influence médicinale quelconque, et s'ils s'étaient contentés de faibles doses. Dans la plupart des cas, la dose qui m'a paru convenir le mieux était à peine d'un quintillionième, souvent d'un sextillionième, et même moins, d'un grain de scille (c'est-à-dire une très-petite partie seulement d'une goutte de la dissolution).

chaque bouton était couvert d'une croûte. (*Hartmann.*)

Entre les omoplates, tache de la grandeur d'un écu, formée de boutons ou tubercules serrés les uns contre les autres, mais non confluens, avec prurit chatouilleux (fourmillant), qui, après qu'on s'est ratté, devient lancinant et brûlant, mais reprend au bout de quelque temps son caractère primitif. (*Id.*)

A la poitrine, sous le bras droit, prurit fourmillant, qui ne cesse que pour très-peu de temps en se grattant. (*Id.*)

Vulsion et palpitation non douloureuses dans les muscles du bras. (*Hornburg.*)

Elancement lent dans la peau, depuis l'aisselle jusqu'au milieu du bras. (*Hartmann.*)

145. Pendant la journée, engourdissement fréquent des mains, en appuyant la tête dessus, et des membres inférieurs, en croisant les jambes. (*Becher.*)

Dans le milieu du métacarpe gauche, parfois une douleur semblable à une piqûre d'aiguille. (*Hartmann.*)

Douleur vulsive en travers, dans les articulations des mains. (*Walther.*)

(En touchant la scille fraîche avec les mains, elle y fait naître des ampoules.) (*Valentini.*)

Douleur tractive, en forme d'élancement, depuis le carpe gauche jusque dans les doigts. (*Hartmann.*)

150. Elancement douloureux dans les articulations des deux mains, même sans mouvement (au bout de trois jours). (*Wislicenus.*)

Petites taches rouges sur les mains, les pieds, la poitrine et le corps entier, qui deviennent des boutons psoriformes, avec prurit ardent (au bout de quelques jours). (*Muzell.*)

Elancemens semblables à des coups d'aiguille dans les deux cuisses. (*Hornburg.*)

Douleur tractive dans les muscles des deux cuisses (au bout de sept heures). (*Becher.*)

Douleur tractive, par intervalles, aux cuisses, en se tenant assis et en marchant. (*Id.*)

155. Ardeur et prurit à la peau. (*Zwelfer.*)

Gangrène froide. (*Id.*)

La scille fait naître des squirrhes. (*Bergius.*)

Des squirrhes, accompagnés de sueur et d'inflammation,

menacent de passer au cancer, sous l'influence de la scille. (*Franz.*)

Douleurs par tout le corps. (*Tissot.*)

160. Agitation dans les membres supérieurs et inférieurs; il est obligé de les remuer continuellement pour se soulager (au bout de deux heures et demie). (*Hartmann.*)

Fortes douleurs dans les membres. (*Weickard.*)

Elancement tantôt dans une partie du corps, tantôt dans une autre. (*Wislicenus.*)

La scille excite souvent des convulsions chez les personnes qui ont les nerfs faibles. (*Franz.*)

Mouvemens spasmodiques. (*Weickard, Zwelfer.*)

165. Convulsions. (*Tissot, Lange.*)

Langueur par tout le corps, très-prononcée en marchant beaucoup. (*Wislicenus.*)

Fréquens bâillemens, sans envie de dormir (au bout de deux heures. (*Hartmann.*)

Pandiculations des membres supérieurs, avec bâillemens, sans envie de dormir (au bout d'une heure et demie). (*Id.*)

Il se sent plus épuisé par une nuit sans sommeil que par la diarrhée; il a la tête vide, quoique assez gai et dispos. (*Stapf.*)

170. Le soir, envie de dormir, quelques heures avant le temps. (*Hartmann.*)

Sommeil, avec rêves gais. (*Teuthorn.*)

Après le dîner, langueur et envie de dormir. (*Hartmann.*)

Sommeil agité. (*Hornburg.*)

Réveil fréquent, et agitation, dans le lit. (*Becher.*)

175. Agitation dans le lit. (*Hornburg.*)

Il rêve que son corps est énormement enflé, et le rêve est si vif, qu'en s'éveillant il se tâte partout pour s'assurer de ce qui en est. (*Becher.*)

Après minuit (une heure), il s'éveille avec envie de vomir et anxiété, et plusieurs fois il a de la peine à inspirer. (*Stapf.*)

Le matin, après s'être réveillé et levé, langueur, surtout dans les cuisses, à la région des hanches. (*Becher.*)

Après un sommeil calme, sans rêves, le matin, sentiment de vide et pesanteur dans la tête (au bout de soixante-douze heures). (*Id.*)

180. Pouls très-petit, dur, comme une corde tendue. (*Stapf.*)

Le pouls tombe à quarante pendant le vomissement. (*Home.*)

Frisson par tout le corps, avec quelque peu de froid à la peau (au bout de six heures). (*Wislicenus.*)

En marchant, même dans la chambre échauffée, il a froid au dos et aux bras; il ne s'en ressent point en restant assis. (*Stapf.*)

Froid glacial aux mains, dans la chambre chaude (au bout d'une heure et demie). (*Hartmann.*)

185. Froid glacial aux mains et aux pieds, le reste du corps étant chaud (au bout d'un quart d'heure). (*Id.*)

Froid glacial aux pieds. (*Id.*)

Pendant la nuit, froid interne avec chaleur à l'extérieur, sans soif (au bout de six jours). (*Wislicenus.*)

(L'après-midi) grande sensation de chaleur par tout le corps, cependant sans rougeur extérieure et sans soif, pendant quelques heures (au bout de six jours). (*Id.*)

Le soir, aussitôt après s'être couché, chaleur externe, avec froid interne (au bout de sept jours). (*Id.*)

190. Froid, et, peu de temps après, chaleur par tout le corps. (*Walther.*)

Chaleur par tout le corps, comme après avoir bu chaud, avec froid glacial aux pieds, sans frisson, soif, ni sueur. (*Hartmann.*)

Sensation de chaleur par tout le corps, sans soif, ni sueur (au bout de deux heures). (*Becher.*)

Le matin, paresse, avec répugnance pour tout travail de tête. (*Hornburg.*)

Morosité à tous égards, et éloignement pour les travaux de tête. (*Wislicenus.*)

195. Morosité; froideur envers les autres et taciturnité. (*Becher.*)

Inaptitude à penser, avec abattement (au bout d'une heure). (*Walther.*)

Inaptitude à écrire et penser. (*Becher.*)

Anxiété, crainte de la mort. (*Stapf.*)

Anxiété. (*Ludwig.*)

200. Grande anxiété. (*Tissot.*)

Gémissemens. (*Lange.*)
Sérénité, hilarité (1). (*Teuthorn.*)

---

58. SEMEN-CONTRA.

(*Cina.*)

Le semen-contra, celui même de la meilleure qualité, ne consiste, pour la plus grande partie, qu'en capitules de fleurs oblongs, légers, d'un jaune verdâtre, et mêlés de quelques brins de tige, qui proviennent d'un petit arbrisseau appelé *Artemisia Contra*. Le meilleur nous arrive d'Alep. C'est à tort qu'on le nomme *Semen Zedoariæ*, uniquement parce que son odeur a beaucoup d'analogie avec celle de la Zédoaire.

On prend une partie de semen-contra non pulvérisé, et on la fait macérer à froid, pendant une semaine, dans vingt parties d'alcool (vingt gouttes de celui-ci pour un grain de la drogue).

Quelque importante que soit cette substance, on ne s'en est servi, depuis des siècles, que pour chasser les ascarides lombricaux chez les enfans, à des doses de 10, 20, 30, 60 grains et plus. Je passe sous silence les résultats assez souvent fâcheux, mortels même, de pareilles doses : je n'insiste pas non plus sur ce point que quelques lombrics, chez un enfant d'ailleurs bien portant, ne peuvent point être considérés comme une maladie grave, et qu'ordinairement leur présence n'entraîne aucun inconvénient, lorsque la psore est encore latente. Mais, ce qu'il y a de certain, c'est que, quand ces animaux existent en grande quantité, leur présence dépend toujours d'un état morbide du corps, d'une psore qui se développe, et sans la guérison de laquelle ils ne tardent pas à reparaître, malgré le semen-contra, de sorte que leur expulsion n'aboutit à rien, et qu'un traitement si mal dirigé a souvent pour résultat de faire périr l'enfant, après l'avoir long-temps tourmenté.

Le semen-contra a des vertus curatives bien autrement

(1) Probablement effet curatif.

précieuses, comme on pourra s'en convaincre d'après la liste des symptômes qu'il fait naître chez l'homme bien portant.

L'expérience démontrera qu'il est d'une puissante efficacité, par exemple, dans la coqueluche et dans certaines fièvres intermittentes accompagnées de vomissement et de faim canine. J'omets les autres cas dans lesquels il peut être également utile, et que le médecin homœopathe saura bien trouver de lui-même.

Autrefois je me servais de la trillionième dilution de la teinture ; mais j'ai reconnu depuis que les vertus médicinales de cette dernière étaient bien plus développées quand on la portait jusqu'à la trentième dilution. La dose de celle-ci est d'un, deux ou trois globules.

Symptômes du semen-contra.

En se levant du lit, obscurcissement de la vue, avec obnubilation de la tête, tendance à la syncope, et titubation, symptômes qui cessent de suite en se couchant.

Violent mal de tête. (*Pelargus.*)

Mal de tête, avec sentiment de malaise général. (*Rueckert.*)

Au milieu du vertex, pression, par intervalles, comme si un lourd fardeau pesait sur le cerveau ; l'apposition de la main accroît et renouvelle la douleur. (*Gross.*)

5. Douleur pressive de haut en bas, à l'extérieur du front, comme par une pression qui s'y abaisserait peu à peu (au bout de trois quarts d'heure). (*Langhammer.*)

Toute la journée, un peu de mal à la tête ; pression tiraillante, qui s'étend aussi dans l'os jugal.

Douleur pressive dans la tête, durant toute la journée, et le soir aussi dans le front. (*Rueckert.*)

En marchant au grand air, céphalalgie interne stupéfiante, surtout en devant, puis aussi à l'occiput (au bout de trois heures). (Langhammer.)

En s'éveillant, douleur pressive de dedans en dehors dans le pariétal et le frontal droits.

10. (En se tenant assis) douleur pressive, stupéfiante, à l'extérieur du front et des tempes, qui finit par occuper toute la tête (au bout de trente-six heures). (*Id.*)

Pression sur l'os frontal, et en même temps ondulation intérieure. (*Gross.*)

Céphalalgie comme si la tête entière était serrée dans un étau. (*Id.*)

Douleur comme si l'os frontal était fortement comprimé des deux côtés à sa partie supérieure. (*Id.*)

Immédiatement au sortir de table et plus tard, douleur tractive sourde, dans l'intérieur de la tête, que la lecture et les travaux d'esprit augmentent. (*Rueckert.*)

15. Le mal de tête augmente par la lecture et la méditation, et diminue en se baissant. (*Gross.*)

Traction en forme de crampe dans les tempes, qui augmente en appuyant sur la partie. (*Id.*)

Douleur tiraillante distensive dans la tempe droite. (*Rueckert.*)

Pression tractive sur le côté gauche du devant de la tête. (*Gross.*)

Douleur pressive, semblable à un tiraillement, dans la région temporale gauche, qui cesse en remuant la tête (au bout de onze heures). (*Langhammer.*)

20. Traction obnubilante depuis la bosse frontale gauche jusqu'à la racine du nez. (*Gross.*)

Tiraillement paralytique dans la bosse frontale gauche, avec stupeur de la tête, qui se manifeste aussitôt après dans la bosse frontale droite. (*Id.*)

Douleur tractive, tiraillante, sur tout le côté gauche de la tête. (*Ahner.*)

Un petit point sur le pariétal droit lui paraît comme engourdi. (*Gross.*)

Elancemens sourds dans le cerveau, surtout dans le pariétal gauche (au bout d'une heure et demie). (*Rueckert.*)

25. Violens élancemens sourds dans l'os frontal, au dessus de la tempe droite, qui pénètrent profondément dans la tête, et menacent de la plonger dans la stupeur. (*Gross.*)

Quand le mal de tête cesse, douleur pressive dans le bas-ventre, à la cessation de laquelle la céphalalgie reparaît.

Elancement lent et sourd au dessus du bord orbitaire droit, qui pénètre profondément dans le cerveau. (*Gross.*)

Palpitation du muscle surcilier, sorte de convulsion. (Id.)

Céphalalgie sourde, avec affection des yeux, le matin. (*Rueckert.*)

3o. Douleur sourde dans les yeux, en lisant et en travaillant de tête. (*Id.*)

Pression dans l'intérieur de l'œil, ordinairement avec dilatation des pupilles. (*Id.*)

Dilatation des pupilles (au bout d'une demi-heure). (*Langhammer.*)

Rétrécissement des pupilles (au bout de trois heures et demie). (*Rueckert.*)

35. Le soir, quand il veut lire à la lumière, il voit les objets comme à travers une gaze; en s'essuyant les yeux, la vue redevient plus nette pour quelque temps. (*Gross.*)

En lisant, trouble de la vue, tel qu'il ne peut reprendre sa lecture qu'après s'être frotté fortement les yeux avec les doigts. (*Ahner.*)

(Le matin) langueur dans les yeux, faiblesse telle des paupières supérieures, qu'à peine pouvait-il les soulever, pendant tout l'avant-midi. (*Id.*)

Douleur brûlante, mêlée de prurit, dans l'angle externe des yeux et au bord de la paupière supérieure (au bout de deux heures).

(Ardeur dans les paupières, l'angle interne surtout, le soir, à la lumière.) (*Gross.*)

4o. Le soir, à la lumière, sécheresse des paupières et sentiment de pression dedans, comme s'il y était entré un grain de sable. (*Id.*)

Sensation de sécheresse dans l'intérieur de l'œil, et douleur pressive, tractive, pour peu qu'il se fatigue à lire. (*Rueckert.*)

Fourmillement dans les paupières, qui l'oblige à se frotter. (*Gross.*)

Prurit chatouilleux dans l'angle interne de l'œil droit, qui oblige à se frotter (au bout de trente-six heures). (*Id.*)

45. (Le matin, après s'être levé, les angles internes des yeux sont comme agglutinés par du pus.)

Les yeux ont l'air malade, et le visage est pâle. (*Id.*)

Pression sourde sur le bord inférieur de l'orbite, qui augmente et se renouvelle en appuyant sur la partie. (*Id.*)

Douleur comme si les deux os jugaux étaient serrés par

une pince et comprimés, qui augmente par une pression du dehors. (*Id.*)

Vulsion en forme de crampe dans l'os jugal, douleur qui, même après sa cessation, peut être rappelée par une forte pression, mais seulement apparaît alors comme douleur crampoïde ou paralytique soutenue. (*Id.*)

5o. Douleur tiraillante, tensive, périodique, dans les os des pommettes, allant d'un point à un autre, et augmentant par une pression exercée sur la partie. (*Rueckert.*)

Vulsion en forme de crampe dans l'oreille externe. (*Gross.*)

Au dessous de l'apophyse mastoïde, élancement sourd, comme une pression coarctante; en appuyant sur la partie, même douleur que si elle avait reçu un coup. (*Id.*)

Tour de la bouche blanc et bleuâtre. (*Pelargus.*)

Face bouffie, bleuâtre. (*Stapf.*)

55. Souvent l'enfant fourre son doigt dans son nez, jusqu'à ce que le sang coule.

Gros bouton à la joue, avec dureté tout autour.

Douleur pressive dans les glandes sous-maxillaires.

Douleur lancinante sourde dans la branche droite de la mâchoire inférieure, que la pression augmente. (*Rueckert.*)

Petits élancemens isolés, semblables à des coups d'aiguille, au côté gauche de la mâchoire inférieure, qui augmentent par la pression de la main. (*Ahner.*)

6o. Douleur vulsive dans le côté gauche de la mâchoire inférieure. (*Id.*)

Odontalgie, douleur comme d'écorchure.

L'air inspiré et les boissons font mal aux dents.

L'enfant penche la tête de côté.

Sentiment de paralysie dans la nuque. (*Rueckert.*)

65. Elancemens perforans dans les muscles du côté droit du cou, isochrones au pouls, et qui cessent en remuant le cou (au bout de onze heures). (*Langhammer.*)

Sécheresse et âpreté dans l'intérieur de la bouche, surtout au palais, avec nausées (au bout de trois heures et demie). (*Id.*)

Il ne peut avaler.

Impuissance d'avaler; les boissons restent long-temps dans la bouche. (*Stapf.*)

Forte faim , peu de temps après le repas. (*Gross.*)

70. Soif.

Le matin, à jeun , éructations. (*Gross.*)

En sortant de table , rapports ayant le goût de ce qu'on a mangé. (*Id.*)

Peu après le repas , régurgitation de liquide aigre et amer. (*Id.*)

Défaillance dans le creux de l'estomac, avec horripilations passagères (sur-le-champ). (*Id.*)

75. (Plusieurs ascarides lombricaux remontent dans la bouche de l'enfant.) (*Stapf.*)

Envie de dormir, avec vacuité dans la tête. (*Ahner.*)

Fréquens hoquets (au bout d'une heure et un quart). (*Langhammer.*)

(La nuit , pression continuelle dans l'estomac.)

En travers de l'épigastre, au creux de l'estomac, coarctation ou pression en forme de crampe , au sortir de table. (*Gross.*)

80. Douleur dans le creux de l'estomac, qui oppresse la respiration (au bout de quatre heures). (*Langhammer.*)

Douleur fouillante et comme contusive dans la région épigastrique. (*Gross.*)

Élancement sourd , à gauche , au dessous de l'estomac, qui augmente en appuyant sur la partie , et diminue en faisant une inspiration profonde. (*Id.*)

Douleur térébrante au dessus de l'ombilic, qui cesse en appuyant sur la partie. (*Ahner.*)

Pincement continuel dans le ventre. (*Pelargus.*)

85. Picotemens , par intervalles , dans le côté gauche du bas-ventre, qui ressemblent un peu à des pincemens , pendant la situation assise (au bout de dix heures). (*Langhammer.*)

Élancemens soudains, profonds, aigus , par intervalles, à gauche , près de l'ombilic, surtout pendant l'inspiration, et, chaque fois , élancemens simultanés sur le côté interne de l'omoplate , vers le soir (au bout de douze heures). (*Rueckert.*)

Pincement sécant dans le bas-ventre, qui ne cessa qu'après avoir été à la selle (au bout de quarante-huit heures). (*Langhammer.*)

Violente douleur dans l'ombilic et dans la région ombilicale, comme si on repoussait violemment l'ombilic en dedans, ou si l'on y avait reçu un coup; elle dure d'abord peu,
puis plus long-temps, et alors la respiration l'augmente.
(*Ahner.*)

Autour de l'ombilic, tournoyement douloureux, et douleur en appuyant ensuite sur l'ombilic. (*Gross.*)

90. En sortant de table, douleur pressive sur l'ombilic,
même en appuyant la main dessus. (*Id.*)

Tranchées dans les intestins grêles, le matin. (*Id.*)

Sensation désagréable de chaleur dans le bas-ventre, qui
finit par dégénérer en pincemens (au bout de quatre heures).
(*Langhammer.*)

Douleurs dans le bas-ventre semblables à celles de l'accou
chement, et se renouvelant souvent, comme si les règles
allaient survenir (au bout de deux heures).

Pulsations dans l'hypogastre, immédiatement au dessus
du mont de Vénus. (*Gross.*)

95. Des vents circulent sans bruit dans le ventre. (*Id.*)

En rendant des vents, élancemens isolés, violens, au bas
du rectum. (*Ahner.*)

Sentiment de vacuité dans le bas-ventre, avec émission
sourde de vents (au bout d'une heure). (*Langhammer.*).

(Prurit voluptueux à l'anus, en avant, qui oblige à se
gratter) (au bout de quatre heures). (*Id.*)

Fréquentes envies d'uriner, avec émission copieuse
d'urine, toute la journée (au bout de trois heures). (*Id.*)

100. Urine trouble (sur-le-champ).

L'urine ne tarde pas à se troubler.

Hémorrhagie utérine (chez une fille de dix ans), aussi long-
temps qu'elle fit usage du semen-contra. (*Bergius.*)

Dans la narine gauche, profondément, sensation non désagréable d'ardeur, comme si le sang allait couler, ou comme
si l'on avait reniflé de l'eau-de-vie. (*Gross.*)

Douleur brûlante dans la narine gauche, à la cloison,
comme après avoir arraché une croûte; elle est plus vive en
posant le doigt sur la partie. (*Id.*)

105. Violent éternument (au bout d'un demi-quart
d'heure). (*Rueckert, Langhammer.*)

Eternument si violent que la tête en est ébranlée, et qu'il

en éprouve une pression de dedans en dehors dans la tempe; cette dernière douleur persiste encore quelque temps après. (*Gross.*)

Éternument si violent qu'il lui semble que sa poitrine va s'ouvrir des deux côtés; il ressent encore ensuite de la douleur, surtout dans le côté droit. (*Id.*)

Coryza (au bout de trois quarts d'heure). (*Langhammer.*)

Sorte de coryza; il est obligé de se moucher souvent le matin (au bout de quelques jours). (*Gross.*)

110. Ecoulement par le nez d'une matière puriforme. (*Pelargus.*)

Le soir, nez bouché, après avoir eu la veille un coryza. (*Gross.*)

Mucus dans le larynx, qu'il rejette au moyen d'une tussiculation volontaire (au bout de six heures). (*Langhammer.*)

En marchant au grand air, respiration courte, râlante, comme s'il avait la poitrine pleine de mucosités, sans qu'il soit obligé de tussiculer (au bout de six heures). (*Id.*)

Respiration difficile, bruyante (au bout d'une demi-heure).

115. Respiration très-courte, râlante.

Respiration très-courte, parfois interrompue.

L'enfant a la respiration très-courte, avec râle dans la poitrine. (*Stapf.*)

En inspirant, sifflement bruyant dans la trachée; il ne se fait point entendre pendant l'inspiration (au bout de douze heures). (*Langhammer.*)

Le matin, après le lever, mucus adhérent au larynx, qui oblige à tussiculer souvent, et ne tarde pas à se reproduire. (*Gross.*)

120. Le matin, il est obligé de tussiculer sans cesse, à cause de mucosités qui se reproduisent continuellement dans le fond de la gorge et du larynx. (*Id.*)

Le matin, grande sécheresse au fond de la gorge (dans la trachée-artère); sensation catarrhale. (*Id.*)

Les inspirations profondes donnent envie de tousser. (*Id.*)

Irritation chatouilleuse, un peu profonde, dans la trachée, qui porte à tousser, et, quand il tousse, il s'ensuit des crachats muqueux blanchâtres (au bout de vingt-quatre heures). (*Langhammer.*)

Chatouillement dans la trachée-artère, sous le haut du sternum, qui excite à tousser, avec crachats muqueux blancs (au bout de seize heures). (*Id.*)

125. Avant la toux, l'enfant se redresse tout à coup, et regarde fixement autour de lui; tout son corps a quelque chose de raide; il est sans connaissance, comme à l'approche d'un accès d'épilepsie, et ensuite il tousse.

Après la toux, l'enfant gémit; on entend un bruit glocitant de haut en bas; il éprouve de l'anxiété, hume avidement l'air, et devient d'une pâleur extrême; les accès durent deux minutes.

Accès de toux violente, de temps en temps.

Tussiculation rauque, par petits accès, dont la cause excitatrice ne revient qu'après une certaine pause, le soir. (*Gross.*)

Le matin, après s'être levé, tussiculation rauque, dont la cause excitatrice revient au bout de quelque temps, par l'effet de l'inspiration. (*Id.*)

130. Le matin, après s'être levé, toux creuse; fortes secousses vers la partie supérieure de la trachée-artère, qui détachent des mucosités, mais avec peine (au bout de quelques jours). (*Id.*)

Le matin, pour se débarrasser des mucosités sécrétées pendant la nuit, il est obligé de tousser si fort que les larmes lui viennent aux yeux. (*Id.*)

En toussant, le matin, douleur à la partie supérieure de la poitrine (sous le sternum), et, quand il détache avec peine quelques mucosités, l'endroit cause pendant long-temps une douleur ardente et comme d'écorchure. (*Id.*)

Coarctation sur la poitrine, en inspirant. (*Id.*)

Asthme en se tenant debout (pendant un quart d'heure), avec anxiété et forte sueur sur la poitrine. (*Ahner.*)

135. *Une sorte d'oppression de poitrine; la respiration est un peu gênée.* (*Rueckert.*)

Constriction en forme de crampe dans la moitié gauche de la poitrine. (*Gross.*)

Endolorissement sous le sternum. (*Id.*)

En courant, douleur coarctante sur le sternum. (*Id.*)

Douleur resserrante soudaine dans le côté gauche de la poitrine. (*Ahner.*)

140. Douleur fouillante, en forme de crampe, sous le sternum, comme si la poitrine allait éclater. (*Id.*)

Légère coarctation sur la clavicule, semblable à la pression d'une pointe mousse. (*Gross.*)

Douleur pressive de dedans en dehors, tantôt dans le côté gauche de la poitrine, tantôt dans le sacrum, et dans ce dernier cas, comme après s'être baissé long-temps, surtout en expirant (au bout de quatre heures). (*Langhammer.*)

Fouillement douloureux sous la partie supérieure du sternum. (*Gross.*)

Dans le côté gauche de la poitrine, douleurs pinçantes, qui augmentent à chaque inspiration (au bout de trente heures). (*Ahner.*)

145. Douleur pinçante dans le côté gauche de la poitrine, entre les seconde et troisième côtes. (*Id.*)

Douleur lancinante, pinçante, dans le côté gauche de la poitrine (qui dura un quart d'heure). (*Id.*)

De temps en temps, des élancemens isolés dans la poitrine. (*Rueckert.*)

Petits élancemens brûlans, fourmillans, par intervalles, à l'une des vraies côtes. (*Gross.*)

Elancemens sourds près du sternum, sur l'un des cartilages costaux, qui augmentent par une pression exercée du dehors et par l'expiration, et diminuent par l'inspiration. (*Id.*)

150. Près du sternum, au-dessous de la clavicule gauche, en faisant une inspiration profonde, deux élancemens sourds et pénétrans, qui se succèdent rapidement; il ne sent rien en expirant; la partie est très douloureuse en appuyant dessus. (*Id.*)

Dans le côté droit de la poitrine, entre les sixième et huitième côtes, douleurs lancinantes vulsives, qui ne changent ni par l'inspiration et l'expiration, ni en appuyant la main sur la partie. (*Ahner.*)

Elancemens vulsifs, soudains, dans le côté gauche de la poitrine, entre les cinquième et sixième côtes. (*Id,*)

Au milieu du côté droit de la poitrine, sous les côtes, douleur lancinante, térébrante, qui disparaît en appuyant la main sur la partie. (*Id.*)

Douleur convulsive dans le sacrum, que le mouvement n'augmente point (au bout de trente-cinq heures). (*Ahner.*)

155. Tiraillement dans la hanche et la fesse gauches.

Traction paralytique dans les lombes. (*Gross.*)

En sortant de table, sensation comme si la région lombaire était fortement serrée par un lien au dessus des hanches. (*Id.*)

Douleur de lassitude dans les lombes, comme s'il était resté long-temps debout. (*Id.*)

Douleur dans les lombes et l'épine du dos, quand il se penche de côté ou en arrière, comme après une grande fatigue. (*Id.*)

160. Douleurs tiraillantes, vulsives, dans le milieu du dos. (*Ahner.*)

Douleur lancinante dans le milieu de l'épine du dos, qui cesse par les mouvemens du corps, mais revient pendant le repos. (*Id.*)

Le soir, dans le lit, étant couché sur le côté, douleur comme contusive dans l'épine du dos. (*Gross.*)

En se tenant couché sur le dos, dans le lit, douleur comme contusive dans l'épine. (*Id.*)

Douleur tractive, tiraillante, de haut en bas, dans toute l'épine du dos. (*Ahner.*)

165. Douleur tiraillante, lancinante, à la partie supérieure de l'épine du dos, qui se dirige vers l'omoplate droite. (*Id.*)

Douleur lancinante au bord externe de l'omoplate droite. (*Id.*)

Douleur dans les omoplates, quand il les remue. (*Gross.*)

Coarctation sur le sommet de l'épaule. (*Id.*)

Picotement sur le sommet de l'épaule gauche. (*Ahner.*)

170. Douleur lancinante sur le sommet de l'épaule gauche, qui ne cesse ni en appuyant sur la partie, ni en remuant le bras (au bout de trente-deux heures). (*Id.*)

Elancemens isolés dans l'épaule gauche. (*Rueckert.*)

Traction paralytique qui descend le long du bras droit, surtout en le laissant pendre ou l'appuyant sur quelque chose, principalement à l'endroit qui pose. (*Gross.*)

Douleur paralytique dans le bras, qui oblige à le laisser pendant. (*Ahner.*)

Sensation paralytique dans tout le bras droit; il avait les

articulations comme raides , de manière qu'il ne pouvait remuer le bras (au bout de vingt-neuf heures). (*Ahner.*)

175. Douleur tiraillante tensive dans les bras , avec douleur paralytique; en y touchant , douleur contusive, comme
après de grands efforts musculaires. (*Rueckert.*)

Traction paralytique qui descend depuis le haut du bras
jusque dans son milieu, et qui fait qu'il ose à peine le remuer;
en appuyant dessus, la partie souffrante fait mal , comme si
l'on y avait reçu un coup. (*Gross.*)

*Douleur térébrante, en forme de crampe , dans le bras
gauche,* qui ne cesse point par le mouvement (au bout de
vingt-cinq heures). (*Ahner.*)

Douleur tractive , tiraillante, dans le bras droit , qui
cesse en appuyant dessus, mais revient de suite (au bout de
vingt-sept heures). (*Id.*)

Violente douleur coarctante dans le bras droit, qui disparaît par le mouvement, mais revient pendant le repos. (*Id.*)

180. Douleur comme après avoir reçu un coup, au dessus de l'articulation du coude. (*Gross.*)

Douleur paralytique dans le pli dn coude , en dehors, qui
ressemble à une vulsion , et revient par intervalles. (*Id.*)

Douleur tiraillante dans l'articulation du coude droit ,
pendant le repos, qui ne change point par l'effet du mouvement (au bout de vingt-sept heures). (*Ahner.*)

Dans l'avant-bras gauche, douleur tractive, fouillante, qui
s'étend du poignet vers l'articulation du coude (au bout de
deux heures). (*Id.*)

Dans tout l'avant-bras droit, douleur tractive, tiraillante,
qui ne cesse point par le mouvement (au bout de sept heures). (*Ahner.*)

185. Douleur pressive, en forme de crampe, dans les muscles de l'avant-bras, surtout en ployant celui-ci. (*Rueckert.*)

Vulsion paralytique de haut en bas, sur la face inférieure
de l'avant-bras, violente surtout à l'endroit où elle commence. (*Gross.*)

Le matin, après s'être levé, quand il étend les bras avec
force, douleur en forme de crampe dans les avant-bras, surtout à partir de l'articulation du coude; si, pendant l'extension du bras, il ploye et étend alternativement la main,

il éprouve également la même douleur dans l'articulation du poignet. (*Gross.*)

Tiraillement constrictif, semblable à une crampe, dans les muscles inférieurs de l'avant-bras gauche, immédiatement près du poignet, qui se dissipe avec rapidité pendant le mouvement (au bout de dix-sept heures). (*Langhammer.*)

Douleur tractive dans les articulations de la main (au bout de douze, de vingt-quatre heures).

190. L'articulation de la main est comme luxée.

Douleur térébrante, pinçante, dans le poignet droit (au bout de trois heures). (*Ahner.*)

Contraction en forme de crampe, par intervalles, à la main. (*Gross.*)

Douleur vulsive, tiraillante, dans le creux de la main gauche, qui augmente en étendant celle-ci. (*Ahner.*)

Elancemens isolés dans la main gauche, qui se portent vers le petit doigt. (*Id.*)

195. *Petits élancemens vulsifs isolés, tantôt dans la main droite, tantôt dans la main gauche* (au bout de trente-trois heures). (*Id.*)

Sur le dos de la main gauche, prurit qui oblige à se gratter et cesse par là (au bout de six heures et demie).

Chatouillement pruriteux à l'extérieur, au bord de la main droite, près du pouce et du doigt indicateur, qui oblige à se gratter (au bout de trente-cinq heures). (*Langhammer.*)

Petits élancemens à l'extrémité supérieure de l'os métacarpien du doigt annulaire, douleur comme contusive en appuyant dessus. (*Gross.*)

Contraction spasmodique, avec douleur en forme de crampe, dans le doigt médius de la main gauche, qui est fléchi. (*Ahner.*)

200. Rapide vulsion en dedans des doigts de la main droite. (*Id.*)

Vulsion en forme de crampe dans les doigts. (*Gross.*)

Traction dans les doigts (au bout de quarante-huit heures).

Douleur en forme de crampe dans les muscles du côté externe du petit doigt gauche, qui se dissipe pendant le mouvement (au bout de douze heures). (*Langhammer.*)

Douleur ardente à l'articulation supérieure du doigt médius. (*Gross.*)

205. Traction paralytique dans le doigt annulaire, pendant le repos et le mouvement. (*Gross.*)

Fourmillement, presque comme dans l'engourdissement, dans l'articulation postérieure du pouce. (*Id.*)

Fourmillement au bout du pouce, comme s'il était engourdi. (*Id.*)

Douleurs dans le gras du pouce, comme après un fort coup, lorsqu'il appuye dessus, et quand il ramène l'os métacarpien du pouce dans le creux de la main. (*Id.*)

Douleur térébrante de dedans en dehors au dessus des muscles fessiers, en se tenant assis , qui cesse en appuyant dessus et pendant le mouvement, mais ne tarde pas à revenir pendant le repos. (*Ahner.*)

210. En se tenant assis, le siége cause la même douleur qu'après être resté long-temps dans cette situation. (*Gross.*)

En marchant, douleur dans le grand trochanter, comme s'il avait fait une chute dessus. (*Id.*)

Un frisson parcourt les cuisses. (*Id.*)

En se tenant debout, douleur en forme de crampe dans les muscles antérieurs de la cuisse gauche (au bout d'un quart d'heure). (*Langhammer.*)

Douleur tractive , tiraillante , au côté antérieur de la cuisse droite, qui cesse pendant les mouvememens rapides. (*Ahner.*)

215. *Douleur paralytique dans la cuisse gauche, non loin du genou.* (*Rueckert.*)

L'enfant étend spasmodiquement les jambes. (*Stapf.*)

La jambe gauche de l'enfant est dans un mouvement spasmodique continuel ; enfin, elle reste immobile, écartée du corps. (*Id.*)

De temps en temps, élancemens sourds, isolés, dans les genoux. (*Rueckert.*)

Picotemens isolés sur la rotule (au bout de dix heures) (*Langhammer.*)

220. Chaleur erratique au genou, avec sensation non désagréable, comme si l'on approchait un corps chaud de la partie. (*Gross.*)

Vulsion paralytique sur le devant de la jambe, entre les deux os. (*Id.*)

En marchant au grand air, douleur en forme de crampe

tantôt dans les muscles de la jambe droite, tantôt dans ceux de la gauche, qui ne tarde pas à cesser en se tenant debout et assis (au bout de trente heures). (*Langhammer.*)

Au dessous du genou gauche, sur le tibia, douleur fouillante (au bout de huit heures et demie). (*Ahner.*)

225. Au milieu du mollet gauche, douleurs tiraillantes (en se tenant assis). (*Id.*)

Tiraillement vulsif dans l'intérieur du pied. (*Rueckert.*)

Elancemens dans le pied droit. (*Id.*)

Douleur sécante dans tous les orteils du pied gauche, comme si on les coupait, qui ne cesse point par le mouvement (au bout de deux heures). (*Ahner.*)

Douleur sécante, tiraillante, dans le talon gauche (en se tenant assis). (*Id.*)

23o. Çà et là, au tronc, mais surtout au bas-ventre, élancemens très-douloureux, en se tenant assis (au bout de huit heures). (*Id.*)

Elancemens sourds au corps, çà et là (au bout de plusieurs jours). (Rueckert.)

Çà et là au corps, tantôt aux membres, aux bras, aux pieds, aux orteils, tantôt dans le côté, au dos, aux os du nez, mais surtout à la crête postérieure du bassin, élancemens sourds, parfois comme une coarctation, parfois aussi comme une pression, ou des secousses, ou du prurit ; en appuyant sur la partie, douleur comme ulcérative ou contusive. (Gross.)

Petits élancemens brûlans, çà et là, qui cessent en se grattant. (*Id.*)

Sensation pruriteuse, fourmillante, en plusieurs points du corps, qui ne tarde pas à cesser, après qu'on s'est légèrement gratté. (*Id.*)

235. Violent prurit à la peau, çà et là, pendant la nuit.

Le soir, éruption de petits boutons rouges et pruriteux, qui disparaissent promptement.

Miliaire transparente. (*Pelargus.*)

(En se tenant assis) élancemens constrictifs en forme de crampe, tantôt dans les muscles de la cuisse droite, et tantôt dans ceux de la gauche, tantôt dans le bras gauche et tantôt dans le droit, parfois aussi le long du sacrum, de bas en haut, mais qui cessent en marchant au grand air (au bout de dix-sept heures). (*Langhammer.*)

En se tenant assis, tiraillement en forme de crampe dans les muscles, tantôt de la cuisse droite ou de la gauche, tantôt de l'avant-bras gauche ou du droit, qui cessent en marchant au grand air (au bout de cinquante-deux heures). (*Id.*)

240. Douleurs tiraillantes, en partie vivement sécantes, dans les membres, la tête et les joues, souvent pendant un instant seulement. (*Rueckert.*)

En sortant de table (époque à laquelle les symptômes sont toujours plus forts pendant les premiers jours), douleur tensive, tiraillante, dans les omoplates, les bras, la tête et la nuque, que les attouchemens augmentent. (*Id.*)

Vulsions et contorsions des membres. (*Pelargus.*)

Vulsion paralytique en différens points du corps, surtout dans les membres. (*Gross.*)

Convulsions épileptiformes, sans perte de connaissance (éclampsie).

245. L'après-midi (à quatre heures), accès d'extension spasmodique du corps, puis tremblement par tout le corps, avec lividité des lèvres, et plaintes larmoyantes excitées par la douleur de la poitrine, du cou et de tous les membres.

Douleur paralytique dans les bras et les jambes (pendant plusieurs jours). (*Rueckert.*)

L'enfant est très-languissant et malade. (*Pelargus.*)

Soupirs et gémissemens (l'après-midi).

Sensibilité douloureuse dans tous les membres, en les remuant et y touchant. (*Gross.*)

250. Le matin et le soir, les accidens sont plus forts. (*Rueckert.*)

Fréquens bâillemens, comme s'il n'avait point dormi (au bout de cinq heures). (*Langhammer.*)

En se tenant assis, grande envie de dormir; il est obligé de se coucher (au bout de six heures et demie). (*Id.*)

L'après-midi, il est pris d'une envie de dormir extraordinaire. (*Gross.*)

Envie de dormir toute la journée. (*Ahner.*)

255. Envie de dormir insurmontable, le soir (pendant plusieurs jours). (*Rueckert.*)

Agitation la nuit, et changement fréquent de position, à cause de malaise. (*Gross.*)

L'enfant est agité et ne fait que se retourner, même étant éveillé. (*Stapf.*)

Insomnie.

Agitation pendant le sommeil, avec gémissemens et cris arrachés par le mal de ventre (au bout de huit à douze heures)

260. Il s'éveille en pleurant et soupirant, avec hoquets et mouvemens inquiets du corps (au bout de deux heures).

Beaucoup de rêves absurdes.

Sommeil en se tenant assis droit, la tête renversée en arrière ou penchée à droite (au bout de deux heures).

Fréquens réveils, au milieu de rêves inquiétans. (*Gross.*)

Rêves qui tourmentent beaucoup, (*Gross, Langham-mer.*)

265. Sommeil plein de rêves pénibles. (*Gross.*)

Après le sommeil, chaleur qui monte à la tête, avec rougeur des joues, sans soif. (*Langhammer.*)

En bâillant, tremblement du corps, avec sentiment de frisson. (*Gross.*)

Frisson sur le haut du corps, qui remonte vers la tête, comme si les cheveux allaient se dresser, même auprès du poêle (sur-le-champ). (*Id.*)

Frisson fébrile par tout le corps (au bout d'une demi-heure). (*Langhammer.*)

270. Frisson qui parcourt le corps et le fait trembler (même auprès du poêle). (*Gross.*)

Froid au visage et chaleur aux mains. (*Stapf.*)

Face pâle et froide.

Froid aux joues.

Sueur froide au front.

275. Sueur froide aux mains et au front.

Sueur froide au front, au nez et aux mains (au bout de douze, de vingt heures).

Fièvre; vomissement de ce qui a été pris, puis froid par tout le corps, ensuite chaleur, avec grande soif (au bout de quelques heures).

Fièvre quotidienne, revenant à la même heure; froid, puis chaleur, sans soif (au bout de vingt-quatre heures).

Fièvre quotidienne à la même heure, avec respiration très-courte (au bout de quarante-huit heures).

280. Fièvre; tous les jours, après midi (à partir d'une heure), plusieurs accès de froid, avec soif et froid aux mains et aux pieds; ensuite chaleur au visage, qui est pâle, mais surtout chaleur aux mains et aux pieds, avec tranchées dans le ventre.

Le matin, même auprès du poêle, froid aux mains, et frissonnemens qui parcourent le corps, sans soif. (*Gross.*)

Forte fièvre et chaleur. (*Andry.*)

Frisson fébrile par tout le corps, avec chaleur des joues, sans soif (au bout de vingt-cinq heures). (*Langhammer.*)

Forte fièvre, avec vomissement et diarrhée. (*Pelargus.*)

285. Chaleur le soir et la nuit. (*Id.*)

Chaleur, pendant la fièvre, surtout à la tête, avec teinte jaune de la face et cercle bleu autour des yeux.

(Chaleur, avec rougeur de la face, accompagnée sur-le-champ de sueur, sans soif) (au bout de huit heures).

Sensation de chaleur, et chaleur avec rougeur au visage (au bout de deux heures). (*Rueckert.*)

Chaleur brûlante par toute la figure, avec rougeur des joues, soif et désir des boissons froides (au bout de trente-cinq heures). (*Langhammer.*)

290. Tremblement du cœur. (*Gross.*)

Délire. (*Pelargus.*)

En marchant au grand air, grande anxiété et angoisses du cœur, comme s'il avait commis une mauvaise action (au bout de trente-sept heures). (*Langhammer.*)

L'enfant pleure et se plaint beaucoup. (*Stapf.*)

Il pleure beaucoup, quand on le touche (au bout de trois heures).

295. Grande sévérité et sensibilité; il est très-disposé à prendre la moindre plaisanterie en mauvaise part. (*Langhammer.*)

Indifférence, rien d'agréable ou de désagréable ne fait la moindre impression sur lui. (*Id.*)

Agitation.

Continuelle agitation.

Il désire un grand nombre de choses diverses.

3oo. Il repousse tout ce qu'on lui offre, même ce qu'il aimait le plus auparavant.

Il est sourd aux exhortations et aux caresses, qui ne peuvent le calmer.

----

59. SOUFRE.

(*Sulphur*.)

On prend des fleurs de soufre, et on les lave avec de l'esprit de vin, en secouant le mélange, afin d'enlever l'acide qui pourrait y être resté adhérent.

Quoiqu'il y ait déjà bien des siècles qu'on employe le soufre dans la gale des ouvriers en laine, personne encore n'a remarqué que l'efficacité de cette substance tient à l'action homœopathique qu'elle excerce.

J'ai indiqué, dans la note au symptôme 621, les signes précis qui servent à faire distinguer la manifestation de la gale.

De même les médecins ont parfois guéri des affections hémorrhoïdales avec le soufre, sans se douter qu'ils agissaient homœopathiquement. Mais, d'un autre côté, ils aggravaient par là d'autres maladies du rectum et de l'anus, tant parce qu'ils ignoraient les symptômes au moyen desquels le soufre (*v.* 3i3, 3i7, 3i8, 33i, 36, 3i5, 3i6, 446-45o) et le foie de soufre calcaire (*v.* 1o3, 1o4-12o, 121, 171, 172, 173, 174, 176) guérissent les affections naturelles analogues, que parce qu'ils donnaient ces substances à des doses de cinq, dix, vingt et trente grains à la fois, tandis qu'à peine auraient-ils dû en faire prendre un dix millième de grain.

Quand bien même Schmitjan n'aurait point eu l'idée de prescrire le soufre dans une dysenterie d'automne, les symptômes de cette substance et du foie de soufre calcaire auraient engagé tout vrai médecin à les essayer, au moins pour combattre le ténesme fatigant, surtout la nuit, qui accompagne ces maladies, puisqu'on observe des symptômes analogues de leur part. En pareil cas, la dose doit être au dessous d'un dix millième de grain.

L'homœopathiste rencontrera encore beaucoup d'autres

états morbides graves, dans lesquels ces deux substances lui seront d'un très-grand secours.

Aux plus faibles doses, le soufre agit seize à vingt jours. Le camphre en est l'antidote.

Symptômes du soufre.

Vertige, le matin, avec un peu de saignement de nez.

Vertige en se baissant.

En allant au grand air (après le souper), vertige; elle ne pouvait regarder par terre, ni se baisser le moins du monde; elle était obligée de s'appuyer, pour ne pas tomber.

En marchant au grand air, sur une hauteur, vertige pendant huit minutes; sa démarche n'était pas sûre, et ses sens étaient comme voilés (au bout de quatre jours).

5. En se tenant debout, vertige (le soir), avec afflux du sang vers le cœur.

Vertige, quand elle est couchée sur le dos, la nuit.

Le soir, un quart d'heure après s'être mis au lit, vertige tournoyant, comme s'il allait tomber en syncope, comme si tout lui tournait dans la tête : deux soirs de suite.

(Vertige en se tenant assis; titubation en se levant.)

Vacillation dans la tête.

10. La tête est entreprise, comme quand on n'a point assez dormi.

Le matin, la tête est entreprise, avec pression au front, jusqu'à midi.

Le soir, tête entreprise.

Après avoir marché au grand air, la tête est entreprise.

En marchant au grand air, faiblesse dans la tête, sorte de stupeur, avec idées confuses, désagréables, pendant plusieurs minutes; état tantôt plus et tantôt moins fort.

15. Diminution telle de la mémoire, qu'il oublie ce qui vient de lui arriver, et n'en conserve qu'un souvenir confus.

(Il est sujet à oublier.)

Grande hébétude et vide dans la tête.

Etourdissemens et élancemens dans la tête.

Pesanteur de la tête, qui se fait sentir non seulement en se remuant et se baissant, mais encore en restant assis et couché.

20. Tous les matins, mal de tête au dessus des yeux, comme dans l'enchifrenement; il éternue sans cesse.

(Mal de tête, qui semble produit par des vents incarcérés.)

Mal de tête, avec nausées.

Pression dans la tête, en devant, comme après une orgie nocturne, qui, au bout de quelques jours, dégénère en un tiraillement brûlant dans le côté droit de la tête (et des dents (le contact de l'eau froide l'augmente).

Céphalalgie pressive au dessus de l'œil gauche (l'après-midi, pendant une demi-heure).

25. Céphalalgie pressive dans le front, plus forte pendant le mouvement.

Fréquent mal de tête, qui dure une minute; pincement du cerveau d'une tempe à l'autre.

Aussitôt après le souper, hémicranie vivement pressive au dessus du pariétal gauche.

Dans toute la tête, douleur comme si elle était comprimée, par exemple par un chapeau trop étroit.

La tête étant serrée par un bonnet, dans la chambre, céphalalgie pressive, qui cesse en la découvrant.

30. Tension dans le front.

Céphalalgie, surtout le soir, et la nuit, dans le lit; de temps en temps, impression très-douloureuse depuis le vertex jusque profondément dans le cerveau, qui oblige à froncer la peau du front et à fermer les yeux.

Mal de tête, pendant lequel les yeux se ferment en quelque sorte.

Mal de tête, surtout le matin; sorte de traction de haut en bas et d'arrière en avant.

Tiraillement (?) dans la tête, plus après qu'avant midi, avec langueur et chaleur, sans soif; il est obligé de s'appuyer sur la table, pour se soulager.

35. Céphalalgie nocturne, comme si le crâne allait se déchirer.

Tiraillemens dans le front.

En s'éveillant, après la méridienne, au moment où il ouvre les yeux, violente céphalalgie subite, en grande partie hémicranique, comme si le cerveau était déchiré ou à vif (au bout de trente-six heures).

Tiraillement dans la tête, comme avec une scie.

Céphalalgie vulsive.

4o. Douleurs vulsives au dessus de l'œil droit.

Un élancement isolé dans la tête.

Elancemens dans la tête et aux yeux, de dedans en dehors.

Céphalalgie dans les tempes, sorte de tournoyement et de fourmillement.

Grand mal de tête au vertex, pendant douze heures (au bout d'une heure et demie), fébrile, et se répétant plusieurs matinées de suite.

45. En mâchant, toussant et se mouchant, douleur sur le vertex.

Forte douleur dans le milieu de la tête, en toussant et éternuant.

Beaucoup de mal de tête, surtout en se baissant.

Tintement bourdonnant dans la tête, qui sort en quelque sorte par les oreilles.

Pulsation dans la tête, le matin.

5o. Pulsation dans la tête (les tempes), au cou et autour du cœur; tout tremblait en lui.

Céphalalgie martelante, en parlant avec vivacité.

Afflux de sang vers la tête; pression dedans, qui semble se diriger vers les yeux; sorte de surdité.

Le matin, chaleur dans la tête.

Le matin, en s'éveillant, forte chaleur sèche dans la tête: visage en feu.

55. Le soir, chaleur dans la tête, avec froid aux pieds.

Pulsation à la tête, sensible même à l'extérieur.

Pression à l'extérieur, sur le vertex, qui se dirige vers le front.

Pression à l'extérieur, au vertex, se dirigeant vers le front; un point, au côté gauche de la tête, est douloureux aussi au toucher.

Céphalalgie térébrante sous le vertex; l'endroit est douloureux aussi au toucher.

6o. La tête, quand on appuye dessus, cause quelquefois une douleur brûlante, sur un petit point, près de la nuque, surtout après s'être gratté,

Prurit sur le cuir chevelu.

Chute abondante des cheveux.

Chute des cheveux.

Boutons pruriteux au front; élancemens dedans, en les frottant.

65. Élancement au front, qui a l'air d'être sur l'os.

Beaucoup de démangeaisons dans les sourcils et au bout du nez.

Palpitation journalière de la paupière inférieure.

Vulsion dans les paupières.

Tremblement des yeux.

70. Prurit aux paupières, comme si elles allaient s'enflammer.

Orgeolet à la paupière supérieure, dans l'angle interne.

Gonflement de la paupière supérieure; sur son bord, du pus desséché dans les cils.

Douleur de sécheresse et cuisante au bord des paupières.

Douleur cuisante au côté interne des paupières, après minuit; ensuite sensation de frottement et de sécheresse à leur face interne.

75. Douleur dans les yeux, comme s'ils étaient secs et frottaient contre les paupières.

Le matin, larmoyement; ensuite, sécheresse des yeux.

Les yeux sont remplis de mucus purulent (chassie) (au bout de trois jours).

Ardeur dans les paupières, qui sont rouges et enflammées, et causent de la tension quand on les remue.

Gonflement et rougeur des yeux, avec boutons sur les paupières.

80. Ardeur à l'intérieur, aux paupières.

Sensation semblable à celle que produirait la vapeur du soufre, ou qu'occasioneraient de nombreuses étincelles brûlantes, sur les paupières, qui oblige celles-ci à se fermer.

Coup brûlant dans la paupière droite.

Ardeur dans les yeux.

Sensation comme de chaleur dans l'œil.

85. Élancement semblable à un coup de couteau, dans l'œil droit.

Douleur comme contusive à l'œil, en appuyant dessus.

Tous les soirs, pression dans les yeux, comme pour dormir, mais sans envie de dormir.

Pression dans les deux *yeux*, en marchant au grand air.

Pesanteur dans les yeux.

90. Vésicule blanche dans le blanc de l'œil, tout près de la cornée.

L'éclat du soleil est insupportable.

Flamboyement devant les yeux (au bout de quarante-huit heures).

En regardant en l'air, tache blanche devant les yeux.

Points et taches de couleur sombre, qui voltigent devant les yeux.

95. (Sorte de gaze devant les yeux; les objets proches et éloignés paraissent troubles.)

Yeux caves, cernés de bleu.

Cercle bleu autour des yeux.

Chaleur et rougeur foncée à la face, surtout en marchant au grand air.

Avant et après midi, chaleur erratique dans la joue gauche, pendant une heure.

100. Sansation d'ardeur au visage, avec quelques taches, surtout rouges, entre l'œil et l'oreille.

Chaleur douloureusement brûlante à la face, et douleur au cou; taches rouges au visage.

Sensation d'ardeur dans le visage, qui est chaud et rouge; l'ardeur étant surtout forte autour de la bouche.

Ardeur dans la face et au cou, sans rougeur.

Parfois, un tressaillement sur la joue, à l'os jugal; parfois aussi au menton.

105. Douleur tractive au côté gauche de la face, qui a l'air d'être dans la peau, au dessus de l'œil gauche, et sur l'os jugal, presque au lobe de l'oreille (surtout le matin).

Tiraillement dans la moitié droite de la face.

Tiraillement dans l'oreille gauche.

(Otalgie dans l'oreille gauche.)

Le soir, dans le lit, bourdonnement dans les oreilles, et afflux du sang vers la tête.

110. Tintement d'oreilles, et bruit semblable à celui du vent, surtout après s'être couché.

Beaucoup de tintemens d'oreilles, des deux côtés, en se tenant assis.

Bruissement dans les oreilles, pendant plusieurs jours.

Fluctuation dans l'oreille, comme s'il y avait de l'eau dedans, avec sensibilité extrême (au bruit d'un fouet).

Surdité des deux côtés (qui cesse promptement) (au bout de neuf jours).

115. Térébration au dessus de la racine du nez.

Inflammation dans le nez (au bout de neuf jours).

Teinte noire des pores de la sueur sur le nez, la lèvre supérieure et le menton (au bout de neuf jours).

Saignement de nez (au bout de quatorze jours), pendant sept jours.

Saignement de nez, l'après-midi (vers trois heures), deux après-midi de suite; le nez fait mal ensuite, quand on y touche.

120. Le matin, en se mouchant, fort saignement de nez.

Il mouche du sang.

Chaque fois qu'il se mouche, il rend quelques caillots de sang.

Odeur comme de corne brûlée dans le nez.

Odeur dans le nez, semblable à celle d'un ancien coryza.

125. *Gonflement de la lèvre supérieure.*

Au bord de la partie rouge de la lèvre inférieure, ulcère croûteux, qui cause une douleur brûlante.

Eruption vésiculeuse au milieu de la lèvre inférieure.

Tremblement des lèvres.

Vulsions dans la mâchoire inférieure, en s'endormant.

130. Traction spasmodique dans les mâchoires.

Elancement dans la mâchoire inférieure, qui se porte vers l'oreille.

Gonflement des glandes sous-maxillaires.

Gonflement de la gencive, auprès d'un ancien chicot de dent.

La gencive saigne en crachant.

135. Branlement des dents et saignement de la gencive; pendant trois semaines.

Agacement des dents.

Les dents sont très-agacées, mais ne font mal qu'en mordant; la douleur l'empêchait de mâcher du pain (au bout de cinq jours).

Mal de dents au grand air.

Douleur simple à la dent, même sans y toucher et sans mordre; elle est allongée.

140. *Mal de dent, comme si on perçait la dent* avec un fer chaud.

Odontalgie tractive.

Douleur tractive dans les dents molaires, que l'entrée de l'air dans la bouche augmente.

Mal de dents tractif.

Mal de dents par accès qui durent une à deux heures, et sont suivis d'un fouillement; il supporte mieux le froid que le chaud.

145. Mal de dents périodique, qui se compose de coups et de quelques élancemens, et revient aussi après minuit et le matin, qu'il mange ou non; en faisant entrer l'air dans la bouche, douleur dans la gencive, qui, par elle-même, cause la même douleur que si elle était ramollie et détachée.

En mangeant, les dents sont comme paralysées et peu solides.

Odontalgie; élancement dans toutes les dents, le jour et la nuit; la douleur augmente en mangeant.

Odontalgie; jour et nuit, élancement dans toutes les dents.

Odontalgie; élancement, pulsation et ardeur, qui s'étendent aussi dans les orbites et l'oreille.

150. (Cuisson sur la langue, comme si elle était garnie d'ampoules.)

Langue rouge, parsemée de taches très-blanches, qui ressemblent à des aphthes.

Langue blanche.

Le matin, langue très-blanche; l'après-midi, langue rouge et nette.

Langue chargée.

155. Le matin, grande sécheresse de la langue.

Le matin, bouche très-pâteuse.

Tous les matins, mucus salé, qui adhère à la langue.

Le matin, sécheresse extrême dans la gorge, et ensuite goût très-salé dans la bouche (qui se dissipe après avoir mangé).

La nuit, sécheresse dans la gorge, et en s'éveillant, beaucoup de mucus sur la langue.

160. Sécheresse dans la gorge; la langue se colle au palais, quoique humide; cependant elle est couverte d'un mucus écumeux (au bout de six jours).

Après avoir mangé, grande sécheresse dans la bouche.

Sécheresse dans la bouche et grattement dans la gorge, comme si les alimens ne voulaient pas descendre.

Aridité dans la gorge.

Grande sécheresse au palais, avec soif; elle est obligée de boire beaucoup.

165. Sécheresse dans le pharynx.

Le soir, ardeur dans le pharynx, et chaleur à la langue.

Le matin, ardeur dans la bouche, sans soif.

La nuit, beaucoup de chaleur dans la bouche et beaucoup de soif.

La luette est tombée.

170. Mal de gorge; la luette semble trop longue; il lui semble avaler une bouchée de viande.

Mal de gorge; en avalant à vide, il lui semble avaler une bouchée de viande.

Sensation dans la gorge, comme si elle était tuméfiée intérieurement, avec élancemens dedans, lorsqu'elle mange; même en ne mangeant pas, elle sent le gonflement de sa gorge à l'extérieur, aux coins de la mâchoire.

Au milieu du pharynx, sentiment de constriction spasmodique; les alimens trouvent de la résistance pendant la déglutition.

Douleur pressive dans la gorge, en avalant, comme si le palais était enflé.

175. Douleur pressive dans la gorge, en avalant et en n'avalant point.

Par momens, pression dans le fond de la gorge, sensible même en avalant, toute la nuit, jusque vers le matin.

Salive mêlée de sang.

Crachats muqueux, sans toux.

Afflux de salive (acide et amère) à la bouche.

180. Le matin, en s'éveillant, goût très-douceâtre dans la bouche, comme si elle contenait beaucoup de mucosités.

Le matin, goût pâteux dans la bouche.

Empâtement de la bouche.

III. 38

Bouche pâteuse, avec défaut d'appétit (au bout de deux heures).

Mauvaise haleine, en sortant de table.

185. Le matin, en se levant, mauvaise haleine.

Sensation constrictive dans la bouche.

Goût amer dans la bouche ; morosité, tête entreprise.

Goût amer dans la bouche, le matin, en s'éveillant.

190. *Goût amer dans la bouche*, quoique les alimens semblent bons.

(Peu de temps après avoir mangé, goût amer dans la bouche.)

Tous les alimens, le pain, par exemple., lui semblent amers.

Langue très-chargée ; tout lui semble amer.

Tous les alimens ont un goût trop salé.

195. Ce qu'il mange lui semble sans goût, comme du bois pourri.

Les alimens avaient pour lui une odeur de chaux, mais il leur trouvait bon goût.

Il trouve une odeur putride, mais un bon goût aux alimens, à midi.

Défaut total d'appétit ; il n'a de goût que pour les choses aigres.

Défaut absolu d'appétit, comme si le creux de l'estomac était tout-à-fait resserré par un lien.

200. *Répugnance pour la viande* ; elle lui donne des envies de vomir.

Il a un peu d'appétit ; mais, dès qu'il aperçoit les alimens, l'appétit cesse, et il sent comme de la plénitude dans le bas-ventre ; en commençant à manger, les alimens lui répugnent.

Peu d'alimens lui causent une plénitude extrême, et gênent la respiration.

Après avoir mangé, il lui semble que le haut de l'œsophage soit bouché.

Pression à l'estomac, après avoir mangé.

205. Après avoir mangé, borborygmes bruyans, non douloureux, dans le ventre.

Enchifrenement pénible, surtout après avoir mangé, et qui étourdit la tête.

Ardeur dans les mains , après avoir mangé.

Frisson et sensation de froid, après avoir mangé.

Il est sensible au froid, en sortant de table et le matin.

210. Sensibilité au froid, dans le bas-ventre, au sortir de table.

Continuellement, forte soif de bière, surtout une heure après avoir mangé.

Grande soif, sans chaleur : les boissons ont bon goût, mais n'apaisent pas la soif, et semblent aussi charger l'estomac (au bout de deux heures).

Point d'appétit du tout, mais soif continuelle.

Une très-petite quantité même de bière lui fait bouillonner le sang.

215. Goût de vinaigre dans la bouche, aussitôt après avoir bu du lait.

Le lait ne lui convient pas ; il cause de violens rapports , qui vont jusqu'au vomissement de mucosités.

Après avoir pris du lait, rapports un peu amers et grattans.

Rapports amers et grattans dans la gorge, après avoir bu du lait.

Rapports grattans après avoir bu de la bière blanche.

220. Rapports comme d'œufs pourris, avec nausées.

Rapports aigres, plusieurs fois dans la journée, et pression au creux de l'estomac.

Le matin, rapports douceâtres.

Rapports ayant le goût des alimens.

Tous les matins, éructation.

225. Rapports incomplets, en allant se coucher.

Régurgitation d'une partie des alimens (du déjeuner) (au bout de trois heures et demie).

Des alimens indigérés reviennent de l'estomac à la bouche.

Soda toute la journée.

Le matin, sensation de soda en avant, dans la poitrine ; ardeur et fourmillement.

230. Le soir, afflux d'eau à la bouche, d'où il en découle beaucoup , avec impossibilité de parler; puis vomissement des alimens pris sept heures auparavant.

Deux fois par jour, tournoyemens dans le creux de l'estomac, nausées, serremens de gorge, et écoulement par la bouche de beaucoup d'eau qui remonte de l'estomac.

Deux heures après avoir mangé, rapports ; l'eau lui coule de la bouche ; il vomit ce qu'il a mangé, et éprouve des frissons.

La nuit, malaise et tournoyement dans le creux de l'estomac.

Nausées dans la bouche, avec afflux de salive, après le déjeuner.

235. Nausées tous les matins.

Nausées ; il lui remonte d'abord des mucosités, puis un liquide amer et grattant.

L'après-midi, nausées et vomissement amer.

Envies de vomir, qui durent peu, mais se renouvellent souvent, dans la journée.

Le matin, envie de vomir, serrement de gorge, vomissement muqueux.

240. (Il vomit son déjeuner, avec tremblement des mains et des pieds.)

Il vomit des matières aigres.

A midi, avant de manger, constriction en forme de crampe, dans le creux de l'estomac, qui coupe la respiration.

Le soir, tension dans la poitrine et l'estomac jusqu'au dos ; il lui semble avoir trop mangé ; douleur dans le creux de l'estomac, en y touchant et en appuyant dessus.

En respirant fort, élancement dans le creux de l'estomac.

245. En se tenant debout (le matin), élancement dans le creux de l'estomac (pression insupportable dans le creux de l'estomac et l'épigastre, par accès, surtout le matin, que la pression de la main soulage un peu ; pendant plusieurs jours) (au bout de six jours).

Pression au dessous de l'estomac, très-violente en restant couché.

(Sensation grattante dans l'estomac, qui remonte jusque dans la gorge.)

Sentiment de plénitude de l'estomac, comme s'il était plein de vents, quoiqu'il ne soit pas gonflé.

250. Sensation dans l'estomac, comme s'il était très-plein.

La nuit, pendant plusieurs heures, violent spasme d'estomac.

Le matin, en s'éveillant, douleur corripiante dans l'estomac, qui dure peu.

Sensation comme de chaleur dans la région de l'estomac ; douleur aussi semblable à celle que produirait un crochet, en restant assis tranquillement.

Ardeur dans l'estomac, puis aussi dans le bas-ventre, surtout en marchant et se tenant debout.

255. *Ardeur dans l'estomac*, plusieurs fois dans la journée.

Sentiment de fraîcheur dans l'estomac.

La région de l'estomac *est* froide au toucher.

Les régions de l'estomac et du foie sont douloureuses quand on y touche.

Douleur dans l'épigastre, immédiatement au dessous de la poitrine, comme si tout allait s'y détacher, ou comme si la partie était ecchymosée, seulement pendant le mouvement et la respiration.

260. La nuit, douleur comme de contusion interne et d'ecchymose dans le bas-ventre.

Endolorissement et excès de sensibilité dans le bas-ventre, comme si tout y était à vif, ou comme si elle venait d'accoucher ; quelque chose semblait se remuer dedans (il lui paraissait aussi y éprouver de temps en temps des élancemens soudains, qui de là se portaient dans toute sa tête).

Douleur sécante dans l'épigastre, qui semble avoir son siége dans la poitrine.

Violente douleur sécante dans le bas-ventre, pour quelques instans.

Le soir, douleur sécante dans le bas-ventre, et lassitude en montant l'escalier, comme si les règles allaient venir.

265. Le matin, au lit, tranchées dans le ventre (au bout de trois jours).

Douleur dans l'hypogastre, qui ressemble à une tranchée, quand elle fait effort pour aller à la selle, qu'elle appuye sur son ventre, ou qu'elle se renverse en arrière ; elle ne sent rien en restant assise comme à l'ordinaire.

Elancement dans le côté gauche du ventre, en faisant une inspiration profonde et en marchant au grand air.

Douleur lancinante brûlante sur un point peu étendu, près de l'ombilic, pendant un quart d'heure.

Elancemens et violente ardeur profondément dans l'hypogastre (avec douleur spasmodique dans la jambe droite).

270. Chaleur dans le côté gauche du bas-ventre.

D'abord anxiété dans le bas-ventre, et, après qu'elle est dissipée, sensation de faiblesse dans les pieds, jusqu'au dessus des chevilles ; une sorte de tremblement interne.

Sensation pressive, tensive, dans tout le bas-ventre, surtout au dessous des fausses côtes, avec disposition à l'hypochondrie, à l'anxiété, quelques heures après le dîner (au bout de quatre jours).

Douleur tensive et brûlante dans la région hépatique.

Élancemens passagers de dedans en dehors, dans la région hépatique.

275. Pression au dessous des côtes droites, qui a l'air d'être dans le foie.

Une pression dans le foie le réveille la nuit, avec teinte jaune du blanc des yeux.

Après avoir mangé, plénitude et pesanteur dans le bas-ventre, comme s'il s'était surchargé l'estomac.

Bas-ventre plein, après avoir peu mangé.

Gonflement du ventre, fréquemment.

280. Gonflement et dureté du bas-ventre, surtout le soir.

Tension dans le bas-ventre.

Tension dans le bas-ventre, comme par des vents incarcérés.

Le matin, en s'éveillant, douleur dans les deux côtés du bas-ventre, comme par des vents incarcérés, qui ne sortent que par saccades, sans soulagement.

Les vents se fixent dans l'hypochondre gauche, avec anxiété.

285. Depuis midi jusqu'au soir, tension et pincement violent dans le bas-ventre.

Douleur lancinante, pinçante, immédiatement au dessus des hanches et aux côtes.

Après le dîner, prurit autour du bas-ventre ; en se grattant il survient comme un pincement dans les intestins, avec efforts surtout dans l'aine ; il se trouvait plus mal en se baissant et en faisant des inspirations profondes, mieux en marchant.

Pincemens dans le ventre après avoir été à la selle.

Après minuit, colique ; douleur dans le côté du bas-ventre.

290. Quatre selles dans la journée, avec pincemens dans le ventre avant et pendant.

Beaucoup de vents.

Borborygmes dans l'hypogastre, comme après avoir jeûné.

Borborygmes et gargouillemens dans le bas-ventre (sur-le-champ).

Douleur comme contusive dans les muscles abdominaux, en y touchant.

295. Pression dans l'aine, qui s'étend sur toute la région pubienne, comme s'il y avait là un lien fortement serré.

Tiraillement (?) dans les glandes des deux aines.

Pression à l'anneau inguinal, comme s'il allait survenir une hernie.

Avant d'aller à la selle, il éprouve comme une douleur dans les intestins.

Après avoir été à la selle, sensation contusive dans les intestins.

300. Grand accablement après avoir été à la selle.

En allant à la selle (le soir), nausées si fortes qu'elle est obligée de vomir.

Deux selles liquides, et ensuite pression à l'estomac, avant midi.

En croyant ne rendre qu'un vent, il laisse involontairement et rapidement échapper des matières liquides, d'apparence bilieuse.

Diarrhée (au bout de quarante-huit heures), pendant quatre jours.

305. Six selles diarrhéiques allant jusqu'à la syncope ; d'abord avec chaleur et sueur chaude, puis avec sueur froide au front et aux pieds ; la langue est blanche.

Selle molle, à demi liquide, souvent.

Trois fois dans la journée, selle accompagnée de mucosités.

Selle très-muqueuse.

Selle marronée, mêlée de mucus.

310. Selle marronée, quoique non dure.

Resserrement du ventre, quelquefois.

Selle insuffisante et trop peu copieuse.

Fréquemment, inutile envie d'aller à la selle.

Il éprouve une très-prompte envie d'aller à la selle, et cependant est obligé de faire de grands efforts, quoique la selle soit molle et naturelle.

315. Selle dure, avec ardeur brûlante dans le rectum et à l'anus (au bout de vingt-quatre heures).

Après une selle molle , douleur pressive dans le rectum, comme après avoir poussé une selle dure.

Selle et ensuite beaucoup de pression (ténesme) , pendant une heure ; la douleur à l'anus l'empêcha de s'asseoir.

La nuit, pression continuelle pour aller à la selle ; elle fut dix fois obligée de se lever ; elle ne pouvait rester couchée, ni assise , à cause d'élancemens et d'une sorte de douleur d'écorchure à l'anus ; les élancemens et la douleur se faisaient surtout sentir en rétractant l'anus.

Après une selle difficile, quoique non dure, élancemens si violens , qui remontent de l'anus dans le rectum , que la douleur lui fait presque perdre ses sens ; ensuite froid et langueur.

3₂o. *Fort élancement dans le rectum, même en n'allant point à la selle* (qui coupe la respiration).

Bonne selle , accompagnée de douleurs sécantes dans le rectum.

Douleur pulsative dans le rectum , après avoir été à la selle, toute la journée.

Procidence du rectum en allant à la selle.

Après une bonne selle , hémorrhoïdes qui suintent.

3₂5. Plénitude dans le rectum, qui pousse vers le bas.

Borborygmes dans le rectum.

Le soir, en se tenant assis , fourmillement et cuisson dans le rectum , comme s'il y avait des ascarides.

Prurit dans le rectum.

En se tenant couché , douleur d'écorchure dans le rectum, qui porte au cœur.

33o. Douleur d'écorchure entre les fesses.

Après avoir été à la selle , douleur constrictive dans l'anus.

Sentiment de constriction dans le périnée.

Urine d'un brun foncé.

L'urine se trouble au bout de quelques heures.

335. Sédiment rougâtre dans l'urine.

Urine très-fétide.

Urine incolore comme de l'eau (au bout de deux heures), et très-fréquentes émissions d'urine.

Il est obligé de se lever après minuit pour uriner, et rend une très-grande quantité d'urine.

Il est obligé de se relever deux fois la nuit pour uriner.

340. La nuit, forte envie d'uriner.

Fréquente envie d'uriner, à laquelle il ne peut presque pas résister un seul instant.

Fréquentes et rapides envies d'uriner; elle urine plusieurs fois de suite.

Fréquemment, envie rapide d'uriner.

Sensation dans l'urètre, comme s'il était obligé d'uriner sans cesse.

345. Violente envie d'uriner; dès que l'envie lui prend, il est obligé de la satisfaire sur-le-champ, sans quoi, l'urine s'échapperait involontairement.

Quand il urine, le liquide sort avec une grande violence.

Fréquentes envies d'uriner (au bout de six jours).

Continuelle envie d'uriner, quoique chaque fois il rende peu d'urine.

(Jet de l'urine interrompu par momens.)

350. Jet de l'urine très-grêle.

Elle a fréquemment envie d'uriner, et chaque fois elle éprouve auparavant une douleur sécante dans l'hypogastre.

Avant d'uriner, tranchées dans le bas-ventre.

Forte pression sur la vessie.

En finissant d'uriner et après, douleur sécante dans l'urètre, comme si l'urine était âcre et caustique.

355. Pendant l'émission de l'urine, ardeur à la partie antérieure de l'urètre.

Ardeur dans la partie antérieure de l'urètre, en n'urinant pas.

Ardeur dans l'urètre.

Prurit dans le milieu de l'urètre.

Elancemens dans l'urètre, à sa partie antérieure.

360. Douleur dans l'urètre, comme au commencement d'une gonorrhée.

Rougeur et inflammation de l'orifice de l'urètre.

Elancemens dans la verge.

Gonflement et rougeur du prépuce.

Prurit au gland.

365. (Froid glacial au gland et au prépuce.)

(Tiraillement dans le côté gauche du scrotum.)

Pression et tension dans les cordons spermatiques.

Douleur dans les testicules et les parties génitales.

(Les parties génitales résistent à une complète évacuation de la semence.)

370. Impuissance, même au milieu d'idées lascives (les seize premières heures).

Exaltation des facultés viriles (au bout de cinquante-six heures).

Le matin, après le réveil, excitation voluptueuse excessive des parties génitales externes et internes, avec érection d'abord forte, puis faible, qui dura une heure et demie, et dégénéra en une douleur brûlante, laquelle ne cessa peu à peu qu'après l'éjaculation (au bout de vingt-quatre heures).

Pollution, avec douleur brûlante dans l'urètre.

Pendant la méridienne, étant assis, éjaculation chez un homme de soixante-dix ans, qui n'avait rien éprouvé de semblable depuis vingt ans (au bout de cinq jours).

375. Plusieurs pollutions, les premières nuits.

Sentiment de faiblesse dans les parties génitales.

Violent prurit au clitoris.

Ecoulement copieux du sang menstruel, qui a une odeur aigrelette.

Les règles, qui étaient en pleine activité, s'arrêtent sur-le-champ (après avoir duré seulement deux jours et demie).

380. Les règles retardent de trois jours.

(Leucorrhée très-forte.)

Fréquens éternumens.

Forts éternumens, pendant plusieurs jours.

Coryza (au bout de quatorze jours).

385. *Fort coryza* (au bout de cinq, de dix-sept jours).

Coryza; en se mouchant, il rend des mucosités sanguinolentes.

Forte obturation du nez, pendant plusieurs jours; il mouche quelquefois des caillots de sang.

Coryza, catarrhe et toux, avec disposition à se refroidir.

Fort coryza, avec âpreté sur la poitrine et toux accompagnée d'une abondante expectoration.

390. Apreté dans la gorge.

Gorge très-âpre (au bout de seize jours).

Froid dans la gorge en inspirant.

Il y a toujours du mucus sur la poitrine (dans la trachée-artère); il est obligé de tussiculer.

A chaque respiration, deux à trois quintes de toux; l'irritation est plus forte l'après-midi.

3g5. En allant se coucher, beaucoup de toux, avec chaleur au visage et à la tête et froid aux mains.

Toux sèche dans le lit, le soir, qui dure long-temps, avant de s'endormir, et qui est plus forte que pendant la journée.

Toux sèche, qui le réveille la nuit.

Toux la nuit, et non dans la journée.

La toux cause, une douleur de tête comme contusive et tiraillante.

400. (Crachats ayant le goût d'un vieux coryza.)

Asthme.

Après la promenade, asthme, qui l'oblige à faire souvent de profondes inspirations, jusqu'au soir (au bout de vingt-huit heures).

Asthme, en allant au grand air.

Sentiment de pression sur la poitrine, qui empêche de respirer.

405. L'après-midi et le soir, pression qui cause de la gêne et une sorte d'étroitesse dans tout le corps, mais surtout à la poitrine, avec anxiété; après s'être couché, il sue, et redevient parfaitement libre.

Dans la journée, la respiration est souvent interceptée jusqu'à la suffocation (au bout de quatorze jours).

La nuit, dans le lit, en se tournant sur le côté gauche, suspension subite de la respiration, qui cesse en se mettant sur son séant.

Sa respiration s'arrête souvent pendant le sommeil, de sorte qu'on est obligé de la réveiller, pour qu'elle n'étouffe pas.

(Vers une heure du matin) il est au moment de suffoquer, et cependant il n'éprouve aucune douleur (au bout de quelques heures.)

410. A peine endormi, la nuit, elle perd la respiration; elle est sur le point d'étouffer, jette un cri, et ne peut reprendre haleine; vers le matin, fortes palpitations de cœur, suivies d'une sueur accablante (au bout de treize jours).

Elle a la poitrine comme accablée, et ne peut respirer qu'avec peine.

Sa poitrine est étroite, comme si quelque chose était collé dessus.

Toute la poitrine est comme tendue.

Anxiété sur la poitrine.

415. En se baissant, oppression de la respiration.

Grande pesanteur sur la poitrine.

Parfois, un spasme violent dans la poitrine.

Pression en travers, sur le milieu de la poitrine, comme après avoir avalé une trop grosse bouchée.

Le matin, dans le lit, pression sur la poitrine, qui va toujours en augmentant, l'oblige à se lever, et cesse alors.

420. Tension dans le côté droit de la poitrine et l'épaule.

La nuit, étant couché sur le côté gauche, au moindre mouvement, élancement dans la région du cœur ou dans le côté droit de la poitrine.

Violens élancemens, qui commencent dans le côté droit de la poitrine, et traversent le creux de l'estomac et l'estomac.

Quelques élancemens dans la poitrine, jusque dans le dos (au bout de seize heures).

Elancemens dans le dos, à chaque inspiration (au bout de vingt-quatre heures).

425. Elancemens dans les muscles du dos et dans la poitrine.

Le matin, en s'éveillant, la poitrine est comme échauffée.

Le matin, en s'éveillant, ardeur dans la gorge et haleine chaude.

Ardeur dans la poitrine et forte chaleur au visage.

Sensation de froid dans la poitrine, sorte de tension par le froid.

430. Mouvement étrange dans la région du cœur.

Palpitations bruyantes dans le côté gauche de la poitrine; en se tenant assis et couché, qui cessent en retenant son haleine.

Le soir, en s'endormant, rapides et fortes palpitations de cœur.

Battemens de cœur, sans anxiété, presque sans cause, par exemple en se couchant pour faire la méridienne.

Palpitations de cœur, anxieuses.

435. Afflux abondant du sang au cœur.

Le matin, il s'éveille avec afflux du sang vers la poitrine.

Forte révolution du sang vers la poitrine.

Violente ébullition de sang dans la poitrine, avec affadissement qui va jusqu'à la syncope, et tremblement dans le bras
droit.

Douleur comme de luxation dans la poitrine, avec oppression.

440. Souvent, douleur à la partie supérieure de la poitrine, comme s'il avait fait une chute dessus.

La poitrine est douloureuse, quand il remue le bras.

Les côtes droites lui font mal, surtout quand il y touche.

Elancement dans le sternum, principalement lorsqu'il y
touche.

Douleur dans le sternum.

445. (Vulsion dans un sein, qui se gonfle, comme s'il allait s'emplir de lait.)

(Douleurs effrayantes dans le sacrum, en se baissant et non
en se couchant), sorte de tension ; comme si les parties
étaient trop courtes ; les douleurs passèrent, à travers le bas-
ventre, dans le creux de l'estomac et jusque dans le genou.

Forte pression dans le sacrum, qui diminue en marchant.

Pression dans le sacrum, qui cesse en marchant, et revient
en s'asseyant.

Douleur sur le sacrum.

450. *Douleur sur le sacrum*, en marchant, mais non en
se tenant assis.

Douleur subite, comme de luxation, dans le sacrum et les
muscles inférieurs du dos.

En faisant un faux pas, douleur comme de luxation, dans
le dos.

A la région de la partie gauche du bassin, et entre les omoplates, douleur comme de luxation pendant le repos ; mais,
au moindre mouvement, insupportables coups douloureux.

455. Tache dans le dos, qui cause une douleur comme
contusive.

Mal dans le dos, en se baissant.

Traction dans l'épine du dos, de bas en haut, en se baissant.

Le matin, pesanteur dans le dos, comme s'il avait été mal
couché, et lassitude, comme s'il n'avait point assez dormi.

Raideur dans le dos et dans les côtés, comme après s'être
refroidi.

460. Raideur, tantôt dans le dos, tantôt dans les hanches, douloureuse en se retournant dans le lit, et qui l'oblige à retenir sa respiration.

Raideur dans le dos, après avoir été assis.

En restant long-temps assis, raideur dans le dos, que la marche dissipe.

Sensation de chaleur qui parcourt le dos de haut en bas.

Ardeur et cuisson au dos.

465. Douleur brûlante entre les omoplates,

Ardeur entre les omoplates.

Douleur entre les omoplates ; tension en se tenant couché et pendant le mouvement.

Tension entre les omoplates et sur l'un des côtés du cou.

Douleur comme de luxation à l'omoplate droite, en remuant le bras.

470. A la nuque, immédiatement près des cheveux, glande tuméfiée et enflammée, avec sensation pruriteuse.

Tiraillement, qui naît de l'articulation de l'épaule, et descend dans les humérus.

Douleur rhumatismale dans l'épaule gauche.

Douleur rhumatismale dans l'épaule.

(Pression sur l'épaule, semblable à celle d'un fardeau, en marchant au grand air.)

475. Douleur dans l'articulation de l'épaule, comme si on avait fait une chute dessus, surtout la nuit, étant couché.

Gonflement des glandes axillaires.

Une glande gonflée dans l'aisselle, qui passe à la suppuration.

Sueur dans le creux des aisselles.

Élancemens depuis l'articulation de l'épaule jusque dans le bras, en devant, lorsqu'étant couché dessus, il inspire et expire.

480. (Douleur contusive des bras.)

Aux bras et aux avant-bras, après s'être lavé avec de l'eau de savon, taches rouges, qui causent de l'ardeur.

Douleur ardente au dessous du pli du bras ; la partie semble engourdie quand on y touche.

Tiraillement dans les muscles du bras, qui n'empêche pas de se mouvoir.

Pression interne et traction dans le bras, moins pendant

le repos que pendant le mouvement, surtout lorsqu'il l'étend ou le lève.

485. Crampe. dans les bras, après minuit (au bout de seize heures).

Traction et tiraillement dans les bras et les mains.

Douleur vulsive, tractive (la nuit, dans le lit) , d'une articulation du bras à l'autre, mais plus cependant dans les articulations.

Coups lents , presque tiraillans, qui , de l'articulation de l'épaule ou du coude, descendent dans la partie du bras si-. tuée au dessous ; douleur semblable à celles qu'on appelle goutteuses , plus sensible qu'ailleurs dans l'articulation même , et qui l'oblige à froncer les sourcils et à fermer les yeux.

Traction lente, très-douloureuse, qui a l'air d'être dans les nerfs, depuis le coude jusque dans le poignet, et depuis celui-ci jusque dans celui-là.

490. Tiraillement qui du coude remonte dans le bras et descend dans l'avant-bras, même pendant le repos.

Pression dans l'articulation du coude, pendant le mouvement.

Les tendons sont comme tendus dans le pli du coude.

Ampoules pleines de pus dans le pli du coude, avec beaucoup de démangeaisons.

Prurit, surtout aux mains , dans les articulations des poignets et dans celles des coudes, principalement le soir ; il se forme çà et là de petites vésicules contenant une sérosité jaunâtre.

495. Douleur comme de luxation dans l'articulation de la main.

Raideur dans les articulations des mains , surtout le matin, qui se dissipe pendant la journée.

Douleur comme de tiraillement dans les articulations des mains.

Elancemens très-douloureux de dedans en dehors , qui traversent toute l'articulation de la main.

Prurit dans le creux des mains.

500. Ardeur dans les mains.

Mains suantes.

Gonflement des veines sur les mains.

Enflure fréquente des mains.

La peau des mains est fendillée.

5o5. La peau des mains se fendille, principalement sur les articulations; les gerçures causent une douleur comme ulcérative.

Fourmillement dans la main gauche.

Après avoir trempé les mains dans de l'eau froide ou chaude, elles s'engourdissent de suite, avec fourmillement.

Le matin, tremblement dans la main droite.

Tiraillement dans les tubérosités des poignets.

51o. Traction sur la main, qui alterne avec des élancemens.

Élancement brûlant subit sur le dos de la main.

Ardeur dans la pulpe des doigts (avant midi).

Élancement brûlant, tiraillement soutenu sur le dos du doigt médius.

Coup brûlant dans le doigt médius de la main gauche.

515. Tiraillement dans les doigts.

A la pulpe du petit doigt de la main gauche, toutes les cinq minutes, douleur composée de pincement et de pression, qui s'étend jusque dans le bras, quand il s'appuye sur le coude, avec froid intérieur; pendant la journée, cette douleur se convertit en forts élancemens, également avec froid, et malaise dans tous les membres, comme après une grande fatigue.

Douleur de luxation dans l'articulation postérieure du pouce (au bout de dix heures).

Le petit doigt est engourdi pendant quelque temps.

Articulations des doigts gonflées, raides, rouges, et comme gelées, avec fourmillement dedans.

52o. Engelures aux doigts.

Forte sueur entre les doigts.

Beaucoup d'envies aux doigts.

Panaris, deux fois de suite.

Panaris.

525. Lorsqu'il reste assis long-temps, tout le siége et les os ischions lui font mal.

(Une sorte de paralysie dans la cuisse, qui a l'air d'être dans la hanche, au dessus de la fesse.)

Douleur tensive dans l'articulation de la hanche, en marchant.

Coups subits, en forme de crampe, et extrêmement douloureux, autour de l'articulation de la hanche.

Douleur tractive dans la hanche gauche.

530. Sensation dans les jambes, comme après la fatigue.

Agitation dans les jambes, le soir, qui ne lui permet pas de rester dans la chambre, jusqu'au moment de se mettre au lit, deux soirs de suite.

Chaleur sèche dans les jambes (au bout de onze jours).

Engourdissement de la jambe gauche, pendant une heure, deux soirs de suite.

Pesanteur dans les jambes, et tension dans les genoux et les cuisses, plus pendant la nuit que pendant le jour.

535. Dans le lit, le matin et le soir, douleur tractive dans les jambes.

Le matin, dans le lit, pesanteur et lassitude des jambes, qui cessent aussitôt après qu'il s'est levé.

Les jambes sont comme brisées.

Après de petites promenades, lassitude et pesanteur des jambes.

Intertrigo entre les cuisses, surtout en marchant au grand air.

540. Douleur comme de plaie au côté interne de la cuisse droite, le soir.

Pendant la nuit, violente douleur dans la cuisse, comme après avoir reçu un coup.

Douleur contusive au côté externe de la cuisse, même en y touchant.

Les muscles postérieurs des cuisses sont douloureux en se tenant assis.

(Les cuisses sont comme serrées par un lien.)

545. Vulsion dans la cuisse et la jambe.

Douleur tractive dans la cuisse.

Tiraillement dans les genoux, jusque dans les orteils (avant midi); les jambes sont si pesantes, qu'à peine peut-elle les traîner.

Avant midi surtout, langueur dans les genoux ; après avoir monté un escalier, ardeur dans les articulations des genoux.

III. 39

Paralysie dans le genou , qui lui semble comme luxé, en descendant l'escalier.

550. Raideur des genoux.

Douleur dans les genoux, sorte de raideur, en se levant de sa chaise.

Raideur dans les jarrets.

Douleur dans les jarrets, comme s'ils étaient trop courts, en posant le pied par terre.

Les tendons des jambes lui semblent trop courts, en se tenant debout.

555. Violente pression en forme de crampe, depuis le creux du jarret jusqu'aux chevilles, surtout en se tenant assis, l'après-midi, deux fois dans une heure, avec grande lassitude , et douleur raidissante dans la tête.

Pression sur la rotule gauche, même en restant assis, mais aussi en marchant.

Pression dans l'articulation du genou, en le remuant.

Pression aiguë, sourde, à l'extrémité du genou, sur un très-petit point.

Dans les deux jambes, tremblement, élancement, tiraillement et lassitude, depuis les genoux jusque dans les pieds; en se tenant assis, la douleur est plutôt tiraillante; en marchant, élancemens et tension, avec froid glacial aux orteils.

560. Depuis les mollets jusque dans les orteils, tiraillemens avec élancemens (le soir); en se tenant debout et en s'asseyant, vulsions dans l'intérieur des jambes; en même temps, sensation de tremblement par tout le corps, pesanteur mêlée de tiraillemens dans tout le dos, froid sans soif, avec rougeur des joues, sans qu'elles soient chaudes; puis douleur dans le creux de l'estomac; tension et contraction sous les côtes, avec oppression de la respiration, et beaucoup d'élancemens dans toute la poitrine et dans l'épigastre.

Crampe des mollets, même en marchant; le mollet cause alors la même douleur que s'il était trop court.

Douleur raidissante, tensive, contractive, dans les mollets, comme s'ils étaient noués.

(Les mollets sont très-douloureux, en montant l'escalier.)

(A la partie interne de la jambe, dans le tibia (le soir), en y touchant, douleur comme contusive, ou comme si les chairs étaient détachées des os.)

565. Froid et sensation de froid aux cuisses, le soir (au bout de vingt-quatre heures).

Froid continuel aux pieds; elle ne peut s'échauffer le soir, dans le lit.

En étendant le pied, tendance à avoir une crampe dans la jambe.

Veines gonflées aux jambes.

Varices et taches bleues autour des chevilles.

570. Enflure des pieds, à la chaleur du lit, qui se dissipe hors du lit.

Enflure aux chevilles , avec douleur de luxation, pendant le mouvement.

Douleur comme de raideur autour des chevilles, en marchant.

Douleur, comme après avoir fait un faux pas , dans l'articulation du pied gauche, en se tenant debout et en marchant.

En appuyant le pied par terre, l'articulation fléchit , comme si elle se luxait.

575. Légère flexion de côté dans les articulations des pieds. surtout en descendant l'escalier.

Pincement brûlant dans l'articulation du pied; l'ardeur augmente après s'être frotté.

La nuit, tiraillement et élancement dans le pied malade.

Elancement dans le pied droit.

Forts élancemens, presque toutes les cinq minutes , au tendon d'Achille.

580. Sous la cheville du pied gauche, élancement, même pendant le repos, mais bien plus en étendant le pied, et en outre au moindre mouvement, qui l'empêche de marcher.

Elancement resserrant dans le coude-pied, plus violent pendant le mouvement.

Elancement brûlant, subit, sur le coude-pied.

Elancement dans le talon droit, comme s'il était entré une épine dedans.

Tiraillement dans le talon droit, pendant une demi-heure.

585. Douleur tractive dans la plante des pieds, le matin, dans le lit; le matin aussi, forte douleur dedans, en appuyant le pied par terre.

Douleur comme d'ecchymose dans les plantes des pieds, en appuyant dessus et en marchant.

Ardeur dans la plante des pieds en se levant, après être resté assis long-temps.

Le soir, battement dans le creux de la plante du pied, avec forte ardeur, pendant une heure.

Sueur à la plante des pieds.

590. Sueur froide à la plante du pied gauche.

(Ampoules ulcérées à la plante des pieds.)

Tension dans le creux de la plante du pied.

Crampe dans les plantes des pieds, en appuyant dessus à chaque pas.

Douleur dans les plantes des pieds, en appuyant dessus, comme si elles étaient trop courtes.

595. Elancemens dans la plante des pieds.

Petits élancemens dans les orteils médians et les deux gros orteils.

Souvent un élancement violent dans le cor.

Douleur brûlante dans le cor, la chaussure étant large.

Douleur comme pressive dans les cors, la chaussure étant étroite.

600. (Enflure, inflammation et douleur au gros orteil du pied gauche.)

Douleur sourde dans le gras des orteils du pied gauche.

En étendant le pied, crampe dans les orteils.

Etant couché, les membres s'engourdissent de suite.

Les membres, les bras, les muscles du cou, etc., sont sujets à s'engourdir lorsqu'il est couché.

605. Pression dans les bras et les jambes, comme s'ils allaient s'engourdir.

Craquement dans les genoux et les coudes.

Sorte de traction dans les membres.

Douleur tractive dans tous les membres.

Douleur tractive dans les membres, le soir.

610. Traction dans le genou, le bras et l'épaule, pour quelques instans.

Le soir, dans le lit, douleur tiraillante dans le dos, le genou et les jambes.

Le matin, aussitôt après s'être levé, brisure des membres.

Pincement dans les chairs, çà et là, au corps.

Le soir, après s'être échauffé dans le lit, fourmillement picotant dans la peau de tout le corps.

615. Picotemens à la peau des joues, de l'aisselle et de la cuisse.

Prurit lancinant, surtout en marchant au grand air.

Sensation d'ardeur à la peau de tout le corps.

Une petite coupure commence à causer des douleurs d'abord cuisantes, puis brûlantes; elle s'enflamme et occasionne une douleur pulsative.

En frottant légèrement la peau du coude, elle devient douloureuse, et elle le reste long-temps, comme si on l'avait écorchée.

620. Taches hépatiques sur le dos et la poitrine, qui démangent le soir.

Eruption cutanée, qui cause un prurit ardent (1).

Prurit fourmillant désagréable; après s'être gratté, l'endroit devient douloureux.

L'endroit pruriteux est simplement douloureux (sans ardeur), après qu'on s'est gratté.

Ardeur pruriteuse en diverses parties ; après s'être gratté, douleur semblable à celle d'une plaie, mais sans ardeur.

---

(1) 621-626. Ces symptômes (comp. 51, et, dans l'article du foie de soufre calcaire, 188, 232) mettent en évidence les particularités de l'éruption pruriteuse que le soufre a la puissance de faire naître, et qui constitue une maladie analogue, mais non semblable, à la gale. Or l'homœopathie prescrit de n'employer comme remèdes que des moyens aptes à provoquer des maux analogues; car, comme elle employe des médicamens pour guérir, et qu'elle n'est point assez insensée pour opposer aux maladies les causes même qui les provoquent, par exemple le virus chancreux aux chancres vénériens, ou le miasme psorique à la gale, elle ne peut non plus attendre de ses médicamens que la production de maladies analogues à celles qu'elle veut combattre. Jamais elle n'a prétendu que son but était de faire naître des maladies semblables aux maux naturels. Cependant on répète à chaque instant cette calomnie: je n'examinerai pas si c'est par pure ignorance ou par méchanceté. Quelque ressemblance qu'ait la statue faite par Canova avec le prisonnier de Saint-Hélène, elle n'est cependant point un Napoléon. Comprendra-t-on donc enfin la différence qui existe entre *identité* et *ressemblance* ? Le soufre produit des boutons et des vésicules qui ressemblent beaucoup à ceux de la gale des ouvriers en laine, il les fait naître principalement aux articulations et pendant la nuit ; mais la sensation est un peu différente. La gale cause une sorte de rongement chatouilleux, pruriteux et insupportablement agréable; le prurit cesse dès qu'on se gratte, et fait place à de l'ardeur, qui persiste aussi ensuite.

625. Après avoir gratté la partie qui démange, elle saigne et cuit, mais sans ardeur.

Prurit, surtout la nuit, et le matin, dans le lit, après le réveil.

(Après s'être gratté, la partie devient comme chaude.)

Éruption cutanée semblable à celle qu'on observe après la vaccine.

L'après-midi, étant pleinement éveillé, sursaut violent, avec frisson par tout le corps.

630. Forte frayeur, même quand il s'entend appeler par son nom.

Vulsion isolée à une main et à un pied, pendant le jour.

(Épilepsie après une peur, ou après avoir couru.)

(Après avoir été nettoyé avec de l'eau tiède) l'enfant penche la tête de côté, puis la redresse et la laisse retomber de l'autre côté ; la face et les lèvres deviennent pâles, les yeux sont fixes pendant environ deux minutes ; puis il éternue ; ensuite il ferme avec force la bouche et les yeux, mais seulement pour un instant, et laisse échapper un peu de mucus de sa bouche ; plus tard, sommeil calme (au bout de trois jours).

Parler fatigue beaucoup et excite les douleurs.

635. Sensation tremblotante dans les bras et les jambes.

Grande agitation, il ne peut rester long-temps assis ; en se tenant couché, il est obligé de remuer sans cesse les pieds (1).

Forte ébullition du sang, grande ardeur dans les mains.

Agitation dans le sang, avec gonflement des vaisseaux sur les mains.

L'après-midi, démarche incertaine et tremblement dans les mains.

640. Tremblement des membres, surtout des mains.

Il sue beaucoup en marchant au grand air.

Le matin, dans le lit, sueur au visage et à la nuque, et en se levant, douleur comme contusive dans les membres.

Depuis le matin jusqu'au soir, grande pesanteur et langueur dans tous les membres.

Lassitude toute la journée.

645. Tous les membres lui font mal.

Il est toujours las et languissant.

____

(1) *Voyez* aussi 531.

Lassitude, comme en relevant de maladie.

Lassitude dans les jambes.

Lassitude, qui se dissipe en marchant.

650. En marchant au grand air, il éprouve d'abord de la pesanteur dans les jambes, qui diminue en continuant à marcher.

La marche lui est pénible, ses jambes refusent de la porter, il semble qu'elle ait un poids pendu aux jambes (tension sur la poitrine en marchant).

L'après-midi, langueur et abattement (au bout de huit jours).

L'après-midi, grande langueur; il est obligé de rester toujours assis, et n'a point la force de marcher.

Le soir, avant d'aller se coucher, bâillemens spasmodiques continuels.

655. *Grande et insurmontable envie de dormir dans la journée; elle ne peut dans la journée s'empêcher de dormir, dès qu'elle reste assise, même en travaillant.*

Forte envie de dormir dans la journée; dès qu'il s'asseoit, il s'endort.

Envie de dormir l'après-midi.

Tous les après-midi, de deux à trois heures, grande langueur et envie de dormir.

Le soir, grande envie de dormir; dès que la bougie était allumée, il lui fallait dormir.

660. Sommeil prolongé; il est obligé de se contraindre pour se lever le matin.

Nulle envie de quitter le lit, le matin.

Après s'être éveillé, il lui en coûte beaucoup de se lever.

Pesanteur dans le dos et les jambes, le matin, en se levant.

Pendant les nuits, elle a une grande envie de dormir, et ses paupières se ferment, comme si elles étaient pesantes ; mais elle ne peut s'endormir, quoiqu'elle ne souffre pas.

665. Le soir, dans le lit, elle est une heure entière sans s'endormir, quoiqu'elle ne souffre point.

La nuit, il s'éveille toutes les heures, et ce n'est que le matin qu'il peut dormir quelques heures.

Insomnie et alacrité toute la nuit (au bout de trente-six heures).

Insomnie comme par suite de surexitation et d'agitation.

La nuit, il s'agite et ne fait que se retourner dans son lit.

670. Le soir, alacrité extrême; le sang lui porte à la tête, et il passe la nuit sans dormir.

Elle dort mal la nuit, sans cependant s'éveiller.

Deux sursauts de frayeur, le soir, dans le lit, en s'endormant.

Le soir, en s'endormant, sursaut de frayeur, causé par un bruit imaginaire, et qui lui émeut tout le corps.

Fort sursaut en s'endormant.

675. Sursaut pendant la méridienne.

Il s'éveille matin, avec la tête entreprise et une sorte de vertige.

Il est souvent réveillé la nuit par un battement dans la tête et ensuite aussi dans la poitrine.

La nuit, ardeur dans la bouche, avec soif.

La nuit, pression à l'estomac, pendant une heure, que des rapports diminuent.

680. L'après-midi, pression à l'estomac et céphalalgie pulsative.

Il ronfle toutes les nuits.

Le soir, aussitôt après s'être couchée, tussiculation, pendant une heure entière, qui lui occasione de la chaleur par tout le corps; vers trois heures, elle se réveille encore pour tussiculer.

Il s'éveille, le matin, avec de l'âpreté sur la poitrine.

La nuit, beaucoup de pandiculations.

685. Le soir, dans le lit, pendant deux heures, fourmillement chatouilleux dans la jambe et le bras gauches, qui l'oblige à les ployer souvent.

La nuit, des tiraillemens l'obligent à sortir ses jambes du lit.

Agitation dans le lit, la nuit, avec chaleur aux pieds.

La nuit, elle s'éveille dans une grande agitation, avec chaleur par tout le corps, et elle éprouve un état général de spasme.

(Après minuit, sommeil agité; elle rêve que la fièvre la prend, et s'éveille tout en sueur, avec grande chaleur, surtout au visage, qui l'oblige à se découvrir, soif extrême et frisson, rendu plus fort par le mouvement, et qui va jusqu'au claquement de dents.)

690. *Rêves inquiétans*, *la nuit;* rêves de feu qui tombe du ciel.

Rêves anxieux, comme si quelque chose l'écrasait.

Après minuit, rêves inquiétans, toutes les nuits.

Rêves effrayans et pleins d'anxiété, toutes les nuits.

Rêves effrayans ; il croit tomber de haut.

695. Rêves tourmentans, inquiétans.

Rêves pleins de dégoût, la nuit, et nausées au réveil.

Beaucoup de rêves vifs, pendant la nuit, qui le réveillent souvent.

Avant de s'endormir, images plaisantes, dans un état de demi-rêve ; elle rit aux éclats (plusieurs soirs).

Dès qu'il ferme les yeux, rêvasseries, sur-le-champ.

700. Il craint de se refroidir au grand air ; sentiment indéfinissable, sans qu'on puisse dire s'il est réel ou imaginaire (cependant il n'était point auparavant sujet à se refroidir , et ne craignait pas de s'y exposer).

Frisson fourmillant à la peau, sans froid.

Frisson passager à la poitrine, au bras et au dos.

Froid au nez , aux mains et aux pieds.

Sentiment de froid dans tous les membres, sans chaleur ensuite, avant midi.

705. Le soir , pendant une heure, froid qui remonte dans le dos , sans chaleur ensuite.

Froid intérieur.

Souvent, froid interne, sans soif.

Le soir, frisson secouant et grande pâleur du visage.

Fréquemment, le soir, frisson fébrile secouant.

710. Le soir (de sept à huit heures), frisson secouant, avec froid aux mains, sans soif, et forte pression à l'estomac ; ensuite retour de la chaleur ordinaire, avec soif.

Le soir, d'abord frisson, puis chaleur dans les mains et au visage, avec soif.

La nuit, il s'éveille avec froid fébrile, quoique chaud au toucher ; ensuite, un peu de chaleur interne.

Grand sentiment de froid l'après-midi ; elle se réchauffe bien ensuite, mais elle conserve froid aux pieds.

Avant midi, disposition à avoir froid ; après midi, sensation de chaleur, quoique son corps fût froid au toucher.

715. Le matin, vers dix heures, horripilations pendant une heure, puis repos jusqu'à trois heures après midi ; alors chaleur pendant deux heures dans la tête et les mains, avec soif de bière ; cet état revint plusieurs jours de suite.

Le soir (à cinq heures et demie), froid, puis chaleur ; ensuite, de nouveau, froid, avec un peu de soif, jusqu'à huit heures.

Chaleur passagère à la figure ; ensuite froid et sentiment de froid par tout le corps, puis langueur dans les os des membres inférieurs, sensible surtout en se tenant assis, comme s'il n'y avait pas de moelle dans les os.

Chaleur passagère au visage, et frisson fébrile au corps.

L'après-midi, chaleur fébrile, mêlée de froid, avec battemens de cœur continuels.

720. Fièvre : d'abord chaleur au visage, et même sensation que s'il relevait d'une maladie grave ; après la chaleur, un peu de froid, avec beaucoup de soif (au bout de quatre jours).

Fièvre : tous les matins, froid interne, plus fort de jour en jour, avec vertige, comme si la tête allait tomber, sans soif ; ensuite langueur telle qu'il ne pouvait plus monter l'escalier, avec sueur, jour et nuit, à la tête seulement, qui était enflée.

Tous les soirs (vers huit heures), froid pendant deux heures, sans chaleur ; mais, la nuit suivante, en s'éveillant, chaleur sans soif.

Grande soif, le matin.

Beaucoup de soif pendant la journée.

725. Chaleur toute la journée, avec beaucoup de soif, mais non pendant la nuit.

Chaleur sèche, le matin, dans le lit.

Chaleur le matin, en s'éveillant, qui se dissipe bientôt.

Le matin, dans le lit, chaleur anxieuse, désagréable, avec sueur et sécheresse dans la gorge (au bout de trois jours).

Vers le matin, chaleur, comme si la sueur allait s'établir.

730. Le matin, en dormant, sueur, qui cesse en s'éveillant.

Le matin, sueur aux mains et aux pieds.

Le soir, avant de se coucher, sueur, surtout dans les mains ; aussitôt après s'être couché, chaleur et difficulté de s'endormir.

Le soir, un peu de sueur dans le lit.

Le soir, sueur anxieuse, avec tremblement; ensuite vomissement, envie d'aller à la selle pendant l'anxiété, puis pesanteur dans la tête et faiblesse dans les bras.

735. Agitation et précipitation (dans la journée); il ne peut rester en place.

Grande distraction; il ne peut fixer son attention sur rien, et remplit mal ses occupations.

Il lambine, il est irrésolu.

(Il s'imagine maigrir.)

Propension tantôt à pleurer et tantôt à rire.

740. Le matin, mauvaise humeur extrême, morosité, *ou propension à pleurer*, surtout le soir.

Morosité extrême, mélancolie; il ne trouve rien bien (au bout d'une demi-heure).

Il se fâche de tout, et prend tout en mauvaise part; il croit qu'on veut l'offenser, et se met en colère.

Mauvaise humeur, trouble dans la tête, comme aux approches d'un coryza.

Mauvaise humeur; elle se dépite contre elle-même.

745. Morose et pointilleux.

Toute la journée, paresse de corps et d'esprit; inaptitude à travailler et à se mouvoir (au bout de sept jours).

Rien ne lui inspire de la joie.

Le soir, inaptitude à tout, à travailler, à se réjouir, à se mouvoir; il éprouve un malaise extrême, sans savoir au juste ce qu'il a.

Mécontentement de soi-même; opiniâtreté et inflexibilité, sans savoir pourquoi.

750. Caractère aigri, comme si on l'avait offensé.

Propension à quereller, à trouver tout mauvais.

En marchant au grand air, tout à coup elle devient triste; il ne lui vient à l'esprit que des pensées désagréables, anxieuses, décourageantes, dont elle ne peut se débarrasser, ce qui la rend sérieuse et morose, et lui donne envie de pleurer.

Son humeur est très-altérée, avec grande anxiété.

Abattement.

755. Triste et sans courage.

Observations recueillies par d'autres.

Le matin, beaucoup de vertiges, avec saignement de nez peu abondant. (*F. Hahnemann.*)

Stupeur telle de la tête, qu'elle croyait avoir perdu l'esprit. (*Morgagni.*)

Céphalalgie frontale, comme si une pression de dedans allait faire sortir le cerveau par le front. (*F. Hahnemann.*)

En mâchant, douleur tractive dans l'occiput, si forte à l'articulation du cou qu'il est obligé de cesser de manger. (*Id.*)

5. Ardeur brûlante au dessus et au dessous des sourcils, tous les après-midi. (*Id.*)

Vulsion dans les paupières, surtout l'après-midi. (*Id.*)

Pression dans les yeux, surtout quand il travaille au soleil. (*Id.*)

Les deux yeux jettent des larmes grasses au toucher. (*Id.*)

Il mouche un peu de sang. (*Id.*)

10. Saignement de nez de temps en temps, pendant plusieurs jours. (*Id.*)

Ardeur qui remonte dans la gorge, avec rapports aigres. (*F. Walther.*)

Gonflement douloureux de la partie antérieure et externe du cou. (*F. Hahnemann.*)

Goût amer, le matin, qui cesse en mangeant. (*Id.*)

Les alimens n'ont point de goût; il trouve un goût de paille à tout. (*Id.*)

15. Défaut total d'appétit; il ne désire que les choses aigres. (*Id.*)

Faim immodérée. (*Id.*)

Appétit excessif. (*Id.*)

Soif (sur-le-champ), pendant plusieurs heures. (*F. Walther.*)

Soif extrême de bière. (*F. Hahnemann.*)

20. Beaucoup de soif pendant la journée. (*Id.*)

Rapports acides, plusieurs fois dans la journée. (*Id.*)

Vomissemens. (*A.-F. Walther.*)

Vomissement, avec sueur violente (au bout de vingt-quatre heures). (*F. Hahnemann.*)

Pression en dessous du creux de l'estomac. (*Id.*)

25. Douleur pressive dans l'estomac, avec un peu d'anxiété (au bout de trois heures). (*F. Walther.*)

Ardeur, douleur sécante et tournoyemens dans l'estomac. (*Ardoynus.*)

Elancement subit dans le bas-ventre, qui lui parcourt tout le corps. (*F. Hahnemann.*)

Picotemens dans les intestins grêles, à l'épigastre (pendant trois quarts d'heure). (*F. Walther.*)

Ulcères dans les intestins. (*Ardoynus.*)

30. Douleur dans le bas-ventre, comme si tout y était à vif, et même excès de sensibilité que si elle venait d'accoucher. (*F. Hahnemann.*)

Il lui semble que quelque chose se remue dans son bas-ventre. (*Id.*)

Borborygmes dans le ventre, comme après avoir bu de la bière forte; puis rapide envie d'aller à la selle, et, au milieu de tranchées, selle, dont la première partie est dure, et le reste liquide, sans mucus, le matin et le soir tard (au bout de trois heures). (*F. Walther.*)

Fréquentes selles en bouillie, avec tranchées dans le ventre. (*Id.*)

La selle sort avec rapidité et presque involontairement. (*F. Hahnemann.*)

35. Ventre resserré pendant deux jours, puis une selle, sans mal de ventre, qui lui échappe à son insu. (*Id.*)

Ténesme. (*Walther.*)

Douleur sécante dans l'urètre, avant et pendant la selle. (*F. Walther.*)

Le matin, en urinant, élancement dans la verge, surtout dans le gland, comme si un corps aigu traversait l'urètre; l'urine ne coula d'abord que goutte à goutte, et ensuite s'arrêta tout-à-fait. (*F. Hahnemann.*)

Désordre du flux menstruel. (*Lange.*)

40. Enrouement, le matin. (*F. Hahnemann.*)

Toux. (*Hufeland.*)

Asthme des plus grands, convulsions et mort en quatre jours. (*Morgagni.*)

Douleur dans le sacrum. (*F. Hahnemann.*)

Douleur dans l'aisselle droite en respirant. (*Id.*)

45. Pression vulsive dans le muscle deltoïde (au bout de deux, de trois heures). (*F. Walther.*)

Fendillement presque sans douleur de la peau des mains, surtout à la jonction des doigts avec le métacarpe. (*F. Hahnemann.*)

Involontairement il ferme les mains, surtout l'après-midi. (*Id.*)

Vulsion involontaire des doigts. (*Id.*)

Grand gonflement des trois doigts médians des deux mains. (*Id.*)

50. Froid aux doigts. (*Id.*)

Prurit fourmillant à la partie interne de la cuisse. (*Id.*)

(Dans le lit) il arrive plusieurs fois aux genoux de se fléchir et de s'étendre tout à coup involontairement. (*Id.*)

Vulsions et secousses dans tous les membres, avec serrement des dents, et gémissemens sourds, pendant huit minutes ; puis assoupissement qui dure un quart d'heure ; ensuite nouvelles secousses et tractions spasmodiques dans les membres ; après quoi grande langueur. (*Id.*)

Le corps est projeté en haut, comme par de fortes convulsions. (*Id.*)

55. Eruption à la peau. (*Hufeland.*)

La peau se gerce çà et là, surtout au grand air. (*F. Hahnemann.*)

Nuits agitées ; il s'éveille effrayé, comme au sortir d'un rêve terrible ; après le réveil, il est encore occupé d'images effrayantes, dont il ne peut se débarrasser de suite. (*F. Walther.*)

Froid avec diarrhée, pendant quelques heures. (*F. Hahnemann.*)

Sueur fréquente le matin, seulement aux parties qui démangent. (*F. Walther.*)

60. Anxiété, délire fébrile, avec grand asthme : ardeur dans l'estomac, vomissement, convulsions par tout le corps, mort. (*Morgagni.*)

Symptômes de la vapeur du soufre qui brûle (1).

Rigidité (douloureuse) de l'épine du dos, entre les omoplates, pendant le mouvement et après, comme si l'os était brisé.

Rigidité douloureuse dans l'articulation du sacrum avec les os du bassin, pendant le mouvement; il survint ensuite des secousses très-douloureuses.

Symptômes du foie de soufre calcaire.

On fait rougir ensemble, jusqu'au blanc, pendant dix minutes, un mélange à parties égales de coquilles d'huîtres réduites en poudre fine et de fleurs de soufre purifiées, après quoi on le conserve dans un flacon bien bouché.

J'ai trouvé qu'une très-petite partie d'un grain de la dilution au millionième suffisait pour une dose, et que souvent même c'était trop encore.

Vertige si fort, en voiture, qu'en descendant elle ne pouvait se tenir debout sans appui.

Vertige avoisinant la syncope, et fixité des yeux, comme s'il méditait.

Vertige et céphalalgie en secouant la tête.

Le matin, en s'éveillant, mal de tête pressif.

5. Traction et pression dans les tempes, pendant la journée.

Vive pression dans la moitié droite du cerveau, qui, de temps en temps, devient ou plus forte ou plus faible.

Céphalalgie tensive au dessus du nez.

Douleur continuelle dans une moitié du cerveau, semblable à celle que produirait un clou émoussé planté dans le viscère.

En se redressant, après s'être baissé, et à chaque mouvement, élancemens dans la tête, surtout après la marche au grand air.

10. Douleur térébrante sur un petit point, dans le côté droit de la tête.

Douleur térébrante dans la tempe droite, qui pénètre dans la tête jusqu'au haut.

Les cheveux tombent beaucoup (au bout de cinq jours).

____

(1) Antidote : les commotions électriques.

Les cheveux tombent par places.

Eruption, comme de tubercules, au cuir chevelu et à la nuque, qui ne cause une douleur ulcérative que quand on y touche, et est indolente par elle-même.

15. Beaucoup de boutons sur le côté du front, surtout dans la chambre, qui s'effacent promptement au grand air.

Deux élévations indolentes au front.

La nuit, violent mal de tête, comme si le front allait éclater, avec chaleur générale, sans soif.

Le matin, dès le réveil, jusque quelque temps après le lever, céphalalgie frontale, presque contusive, qui augmente en remuant les yeux; en même temps, douleur analogue, tranquille, mais très-désagréable, dans le bas-ventre.

Mal de tête interne au front, qui ressemble à des coups d'aiguille.

20. Depuis minuit (dans le lit) jusqu'à midi, mal de tête, semblable à celui que causerait un furoncle, dans le front, et douleur comme picotante en se baissant et en toussant; en touchant au front, il causait aussi la même douleur; plusieurs matinées de suite.

En se couchant, l'après-midi, vulsion spasmodique dans les muscles du front, qui ne cessa qu'en se levant.

Douleur térébrante dans les os de la partie supérieure de l'orbite.

(Douleur sécante dans l'angle externe de l'œil.)

Eruption de boutons aux paupières supérieures et au dessous des yeux.

25. Inflammation, rougeur et gonflement de la paupière supérieure; avec douleur plutôt pressive que lancinante.

En s'éveillant, les paupières sont fermées, et elle est long-temps sans pouvoir les ouvrir.

Les yeux deviennent malades; ils suppurent la nuit; le soir, la vue est mauvaise à la lumière, les yeux se troublent, et il s'y amasse de suite de la chassie.

Un œil est enflammé et bouffi; rougeur de l'albuginée.

Les yeux sont rouges, et causent une douleur pressive, surtout en les remuant.

30. Douleur pressive aux yeux, et douleur comme contusive en les remuant.

Teinte jaune de la face, avec cercle bleu autour des yeux.

Teinte jaune de la peau et du visage.

Toute la journée, rougeur des joues, sensible et visible, sans soif et sans frisson, pendant plusieurs jours.

Le soir (à sept heures), rougeur du visage.

35. Chaleur au visage, pendant la nuit et le matin en s'éveillant.

Le matin, gonflement érysipélateux de la joue (au bout de quarante-huit heures).

Chaleur, rougeur et prurit aux oreilles, pendant six jours.

En se mouchant, violens élancemens dans l'oreille.

Le soir, en se couchant, et jusqu'au moment de s'endormir, bourdonnemens et battemens dans les oreilles.

40. Douleur tractive dans le nez, qui passe ensuite dans les yeux, et dégénère en cuisson (le matin).

Douleur comme d'ulcère sur le dos du nez, en y touchant.

Douleur contusive au bout du nez.

Sensation comme si les narines étaient ulcérées.

Il mouche du sang caillé.

45. Tous les matins, quelques gouttes de sang sortent du nez.

Saignement de nez, qui se reproduit deux jours de suite.

Perte de l'odorat.

Odorat très-fin (1).

Douleur tensive dans le milieu de la lèvre supérieure.

50. Un ulcère au coin des lèvres (2).

Eruption à l'angle des lèvres, avec sensation de chaleur dedans.

Au côté droit du menton, près de la lèvre inférieure, vésicules et ulcères causant une sensation brûlante.

Eruption boutonneuse au menton, sur et sous les lèvres, et au cou, qui est indolente par elle-même, mais cause la même douleur qu'une plaie quand on y touche.

Gonflement de la gencive, à la dent molaire du fond, avec douleur pressive de dedans en dehors, comme s'il allait percer là une dent ; la douleur est plus forte en appuyant sur la partie et serrant la dent contre l'autre.

(1) Ce symptôme paraît être un effet curatif.

(2) La belladonne le guérit, de même que beaucoup d'autres symptômes du foie de soufre calcaire, entre lesquels et les siens il y a analogie.

III. 40

55. Vulsion dans la gencive.

Le soir, odontalgie tractive dans la dent creuse, comme s'il y arrivait trop de sang.

Mal de dents, surtout en mangeant.

Mal de dents (le soir, à six heures); la dent commence à branler, et à causer une douleur tractive, qui augmente dans la chambre chaude, diminue au grand air, n'augmente ni ne diminue par le contact de l'eau froide, et n'augmente ni par l'application de la main chaude, ni par l'action de parler, mais seulement en serrant les dents, et devient alors vulsive.

Une dent creuse devient branlante et douloureuse en la serrant contre les autres (au bout de trois heures).

60. Dans la gorge, en avalant et en bâillant, douleur lancinante, semblable à celle que produirait une épine; en bâillant, l'élancement s'étend même vers l'oreille.

Élancemens dans la gorge, en faisant des inspirations profondes.

En tournant la tête, élancemens dans la gorge, qui s'étendent jusque dans l'oreille.

Petits élancemens isolés aux parties externes du cou et derrière les oreilles, semblables à des piqûres de puces.

Douleur contusive aux muscles extérieurs du cou, avec mal de gorge interne; en avalant, douleur comme si la gorge était ulcérée (au bout de vingt-quatre heures).

65. Le matin, sensation dans la gorge comme d'une masse de mucus qui ne voudrait pas se détacher; sorte de gonflement interne au commencement du pharynx.

Aussitôt après le souper, pression au dessous du larynx, comme s'il lui était resté quelque chose dans la gorge.

En avalant, il a comme un gonflement dans la gorge, qui l'oblige à rejeter ce qu'il voulait avaler.

Apreté et grattement dans la gorge, qui se font surtout sentir en avalant des alimens solides.

Grattement dans la gorge, semblable à celui que cause la vapeur de la graisse qui brûle, le matin.

70. Grattement dans la gorge, qui est si pleine d'eau, qu'il est sans cesse obligé de cracher.

Le soir, après avoir mangé, il est obligé d'arracher beaucoup de mucosités de sa gorge.

Il lui semble toujours que de l'eau lui remonte à la gorge, comme quand on a mangé des choses aigres.

Ecoulement de salive aqueuse, qui revient le lendemain à la même heure.

Afflux de salive à la bouche, envie de vomir.

75. Le matin, goût amer et muqueux dans la bouche.

Goût amer dans la bouche; les alimens lui semblent amers aussi.

Amertume dans le fond de la gorge, quoique les alimens aient leur goût naturel.

Il a comme un goût terreux dans la gorge, quoique les alimens aient celui qui leur est naturel.

(Perte du goût.)

80. (Dégoût pour tout, la graisse surtout.)

(Il désire souvent une chose, mais n'en veut plus dès qu'on la lui donne.)

Il n'a d'appétit que pour les choses aigres et d'un goût relevé.

Plus de soif que de faim.

Rapports.

85. Ardeur dans la gorge, pendant les rapports.

Nausées, fréquemment dans la journée.

Le matin, *nausées*, et envie de vomir, en se tenant assis et debout, qui cessent en se couchant.

Vomissement le matin.

Vomissement acide, l'après-midi.

90. Pression sur l'estomac, après avoir peu mangé.

Tension dans le creux de l'estomac; il ne peut se boutonner, ni rester assis.

Forte pression, remontant du bas-ventre, qui se fixe dans le creux de l'estomac, et ne diminue qu'après une émission de vents.

Il a le ventre dur comme une pierre, et éprouve de la pression au dessous du creux de l'estomac.

Bas-ventre distendu par des vents.

95. Gonflement du ventre, sans vents.

Douleur tractive dans l'épigastre, et en même temps au dessus du sacrum (sur-le-champ).

Mal de ventre; douleur comme tractive.

Mal de ventre constrictif.

Douleur corripiante à la région ombilicale, qui, des deux côtés du bas-ventre, gagne la partie moyenne, remonte parfois jusqu'au creux de l'estomac, et occasione des nausées et de la chaleur anxieuse dans les joues; par accès; presque comme à la suite d'un refroidissement, ou à l'approche des règles (au bout de trois heures).

100. Sensation tournoyante au-dessus de l'ombilic.

Spasmes dans le bas-ventre (au bout de trois jours).

Pincement dans le ventre, comme après un refroidissement.

Violens élancemens dans le côté gauche du ventre, immédiatement sous les côtes.

Douleur très-désagréable, quoique tranquille, dans le bas-ventre, presque contusive, depuis le réveil du matin jusque quelque temps après le lever, avec douleur analogue dans le front.

105. (Il sent comme un vide dans les intestins.)

Plusieurs jours de suite, vers le soir, tranchées dans le ventre, diarrhée.

Tranchées dans le ventre.

Tous les matins, circulation de vents dans le ventre, principalement sur les côtés, accompagnée d'une sensation désagréable; sorte de colique.

Borborygmes dans le ventre.

110. Emission de vents, la nuit.

Les glandes inguinales deviennent douloureuses par elles-mêmes, et plus encore en y touchant; elles causent la même douleur que si elles étaient gonflées.

Bubon dans l'aine.

Malgré un grand besoin d'aller par le bas, selle trop peu copieuse et dure.

Fréquentes selles, même la nuit; il évacue peu, malgré de grands efforts, avec ténesme et langueur.

115. Diarrhée de mucus sanguinolent, avec gargouillemens, qui semblent avoir lieu en arrière dans le dos (sans mal de ventre).

Trois selles diarrhéiques, avec sensation de nausées dans le bas-ventre et borborygmes.

Deux fois par jour, selle légère, précédée de quelques pincemens; puis sortie d'un vent ayant la selle, et quelques vents encore après.

Pendant plusieurs jours, selle de couleur argileuse.

Selle verdâtre.

120. Un tubercule au dessus de l'anus, avec sentiment d'enflure.

(Ardeur à l'anus.)

Dès sa sortie, l'urine est trouble comme du petit-lait, et dépose un sédiment blanc (au bout de douze heures).

À sa sortie l'urine est pâle et claire; en la laissant tranquille, elle devient trouble, épaisse, et forme un sédiment blanc.

Urine d'un jaune foncé; elle brûle à sa sortie.

125. Les dernières gouttes de l'urine sont teintes de sang.

Emission copieuse d'urine (au bout de quatre jours).

S'il ne pisse pas la nuit, du moins s'éveille-t-il pour cela (1).

Dysurie : il est obligé d'attendre quelque temps pour que l'urine sorte, et alors elle coule lentement; pendant plusieurs jours.

L'urine brûle les parties génitales externes, ronge et ulcère le dedans du prépuce.

130. L'orifice de l'urètre est rouge et enflammé.

Prurit à la verge et au frein du prépuce.

Elancement dans la région du frein du prépuce.

Douleur lancinante dans le prépuce.

Il se développe à l'extérieur du prépuce des ulcères qui ressemblent à des chancres.

135. Eternumens fréquens (sur-le-champ).

Sans que l'enfant ait le coryza, il mouche beaucoup de mucosités ayant une mauvaise odeur.

Coryza, et exspuition abondante de salive.

Coryza et grattement dans la gorge.

Sorte de fièvre catarrhale, froid interne et morosité.

140. Chatouillement dans la gorge, et étouffement qui excite à tousser.

Toux grattante.

Pour peu qu'il se réfroidisse une partie, il tousse de suite.

(La toux le tourmente, surtout en marchant.)

Toux le jour et la nuit.

145. Toux, se terminant par l'éternument.

Toux le soir et le matin.

(1) Réaction curative de l'organisme.

Toux sèche, profonde, par suite de l'étouffement en respirant; pendant la toux, douleur comme ulcérative qui remonte dans la poitrine.

Toux étouffante; toux provoquée non par des chatouillemens, mais par le resserrement de la poitrine.

Toux si forte, en faisant une inspiration profonde, qu'elle l'oblige à vomir.

150. Toux sèche en allant se coucher, le soir (au bout de quatre jours).

Le soir, accès de toux sèche.

Le soir, la toux le tourmente beaucoup.

Toux sèche, presque sans interruption, par suite d'une irritation au haut du côté gauche de la gorge, qui n'est jamais plus forte qu'en parlant et se baissant, augmente toujours le soir, et cesse ensuite tout à coup (au bout de deux heures).

Après s'être mis au lit, le soir, de onze heures à minuit, violente toux (avec crachats muqueux).

155. La toux la réveille souvent le matin.

De temps en temps, violens accès de toux, qui menacent de suffoquer ou de faire vomir.

Toux qui excite à vomir.

Toux violente, profonde, qui ébranle douloureusement le larynx, et produit des soulèvemens de cœur.

D'abord, sensation comme d'un corps dur dans le creux de l'estomac, puis crachement de sang, ensuite sueur fétide, et enfin faiblesse dans la tête (au bout de quarante-huit heures).

160. Crachats sanguinolens, avec mauvaise humeur et langueur.

Toutes les trois à quatre heures, fort accès de toux, avec expectoration abondante; mais la toux ne réveille point la nuit.

Toux avec expectoration.

Mucus visqueux sur la poitrine (au bout de cinq jours).

Respiration courte.

165. Fréquentes inspirations profondes.

Élancement dans le sternum en inspirant et en marchant.

Douleur lancinante dans le côté de la poitrine, vers l'épaule.

Deux boutons au sternum, qui causent une douleur comme ulcérative, et sont pleins de pus au sommet.

Un gros bouton à la dernière côte droite, qui cause par lui-même des élancemens, et qui est très-douloureux quand on y touche.

170. *Bubon axillaire.*

Douleur souvent répétée au sacrum.

Forte douleur au sacrum, comme si on le coupait d'outre en outre; elle ne pouvait ni se tenir debout, ni rester couchée, ou marcher; la douleur se faisait sentir pendant le repos comme pendant le mouvement (au bout de quatorze jours).

Le matin, dans le lit, traction dans le sacrum et dans tout le dos; après s'être levée, tout le dos lui faisait mal pendant le mouvement, et elle pouvait à peine se remuer; en même temps, langueur dans les membres, éloignement pour le manger et le travail, avec frisson et froid, sans soif.

Douleur composée de brisure et de vive pression dans le sacrum et les vertèbres lombaires, mais surtout dans l'articulation du sacrum avec les os du bassin, qui occasione une sorte de claudication en marchant, se fait sentir aussi en restant debout, assis et couché, et descend même dans les jambes.

175. Douleur comme de luxation dans la lombe et dans l'os ischion, en se tenant assis et en tournant le corps pendant la marche.

La nuit, douleur tensive dans le dos, forte surtout en tournant le corps.

Quelques violens élancemens dans le dos.

Douleur entre les omoplates.

Léger tiraillement dans l'aisselle gauche.

180. Çà et là, légère vulsion dans le bras gauche.

(La nuit, engourdissement du bras sur lequel il était couché.)

Douleur contusive dans les humérus.

Au bout du coude, douleur comme contusive ou pressive, seulement pendant le mouvement, après une longue marche; elle cesse au grand air.

Douleur tractive dans les tendons fléchisseurs des avant-bras (non dans les articulations).

185. Douleur tractive, tiraillante, dans les tendons extenseurs des doigts et les muscles de l'avant-bras qui leur appartiennent.

Après minuit, douleur pressive, térébrante, et comme
ulcérative, dans l'intérieur de l'avant-bras et sur le dos de la
main, plus forte quand on touche à la partie, moins vive
pendant la journée.

Douleur dans le poignet.

Sur la main et le poignet, petite éruption, avec prurit.

Enflure de la main droite.

190. Gonflement chaud et rougeur d'une main, causant,
pendant le mouvement, une insupportable douleur de luxation, qui s'étend jusque dans le bras.

En appuyant sur la table les doigts écartés, ils se renver-
sent de côté; sorte de propension à se luxer.

Les articulations des doigts sont enflées, et causent une
douleur comme arthritique.

Picotemens dans un doigt.

Deux furoncles sur une fesse.

195. Un tubercule rouge, pruriteux, à la fesse gauche.

Intertrigo dans le pli situé entre la cuisse et le scrotum.

Douleur fourmillante dans la jambe, surtout en marchant
et se tenant debout.

Douleur contusive dans les muscles antérieurs des cuisses.

Pendant la nuit, tension douloureuse dans les cuisses et
les jambes, qui empêche de dormir.

200. Douleur subite de lassitude dans les cuisses, en marchant, qui lui rend impossible d'aller plus loin.

Douleur tiraillante dans la cuisse droite (sur-le-champ).

Au côté externe de l'articulation du genou, ainsi que dans
la cuisse et la jambe, douleur tiraillante, même pendant le
repos, comme après une grande fatigue.

Enflure du genou.

Douleur pressive dans le creux du jarret, pendant le
mouvement.

205. Grande lassitude dans les jambes, surtout en montant.

Sensation de rigidité dans l'articulation du pied, avec
sentiment d'engourdissement.

Le soir, après avoir dormi avec un peu d'agitation et s'être retourné dans le lit, il fut pris pendant une demi-heure, au côté externe de la jambe sur laquelle il avait été couché sans douleurs, d'une douleur assez forte pour lui arracher des cris, et comme s'il avait reçu un grand coup; elle ne se calmait qu'en appuyant la main sur la partie, ou la frottant avec les doigts, mais non pendant le mouvement (au bout de trente-six heures).

Douleur dans le pied, surtout dans l'articulation, comme s'il était malade en dedans.

Douleur tiraillante dans le pied, la nuit.

210. Douleur tractive, brûlante, dans les pieds, jusqu'aux chevilles, le soir, dans le lit.

Douleur brûlante dans les pieds, surtout sur le coude-pied, le matin, dans le lit.

Enflure des pieds, autour des chevilles, avec difficulté de respirer.

En marchant, élancement dans le tendon d'Achille, avec des tiraillemens dedans en se tenant couché au lit.

Quelques élancemens sur le pied.

215. Fourmillement dans la plante du pied.

Tiraillement dans le gros orteil, plus fort en marchant qu'en se tenant debout.

Fort élancement au gros orteil.

Le cor, jusqu'alors indolent, commence, sous l'influence d'une légère pression extérieure, à causer une douleur brûlante, entremêlée de picotemens.

L'ongle du gros orteil droit cause une douleur violente (simple ou ulcérative), avec une douce pression.

220. Prurit ardent aux orteils.

Fourmillement aux orteils et au bout des doigts (au bout de vingt-quatre heures).

Douleur tractive et paralytique *dans les membres*, c'est-à-dire dans les parties charnues des bras, mais surtout aux cuisses et aux jambes.

Rhagades aux mains et aux pieds.

225. Même de petites plaies et de légères contusions suppurent et deviennent des ulcères.

L'ulcère saigne, même en l'essuyant doucement.

La partie souffrante s'enflamme (au bout de trois heures).

L'ulcère occasione, la nuit, de l'ardeur et des pulsations.

La verrue s'enflamme : il y éprouve des élancemens,
comme si elle allait suppurer.

230. Il se manifeste de forts élancemens dans l'ulcère
(en riant) (au bout de quatre heures.)

(Léger prurit picotant.)

Prurit ardent au corps, surtout le matin, en se levant;
après s'être gratté, il survient des vésicules blanches, qui
laissent échapper des gouttes blanches, et se dissipent bientôt après.

Eruption çà et là, au corps, de boutons gros comme
des pois.

Eruption ortiée, par exemple au poignet.

235. *Douleur rongeante dans l'ulcère.*

Rongemens pruriteux dans l'ulcère.

En marchant au grand air, tremblement dans les genoux,
anxiété et chaleur par tout le corps, ardeur dans la plante
des pieds.

En sortant de table, langueur dès qu'il va au grand air.
Douleur et tiraillement dans tous les membres, comme s'il
allait avoir un accès de fièvre intermittente; en continuant
à marcher, il est pris d'une sueur froide; le soir, dans
le lit, il ne peut pas s'endormir, à cause du sentiment
de chaleur qu'il éprouve; le sommeil ne le gagne que vers
deux heures.

Excitabilité extrême des nerfs, par exemple à la cloison
du nez.

240. Vers le soir, à l'occasion d'une faible douleur, forte
syncope subite.

Vers le soir, grande lassitude, avec somnolence, et grands,
fréquens bâillemens presque convulsifs; il peut à peine s'ab-
stenir de se coucher.

Le soir, lassitude telle qu'il s'endort sur sa chaise.

Le matin, lassitude extrême, en sortant du lit, après avoir
bien dormi.

Sommeil agité; il ne peut s'endormir.

245. Défaut de sommeil après minuit.

La surabondance d'idées ne lui permet pas de dormir
après minuit (d'une à trois heures).

Après avoir mangé, en sommeillant, violente frayeur.

Avant minuit, sursaut : il se réveille plein d'anxiété, et appelle au secours ; il lui semble ne pas pouvoir tirer sa respiration.

C'est la nuit que les douleurs sont le plus fortes.

250. C'est pendant la fièvre de la nuit, et surtout dans le froid, que les douleurs sont le plus fortes.

Le côté du corps sur lequel il est couché la nuit, lui cause peu à peu une insupportable douleur : il est obligé de se retourner.

Rêves pleins de disputes.

Rêves d'incendies. Il voulait se précipiter, etc.

Il rêvait aussitôt après s'être endormi ; ses rêves étaient nombreux, continuels et anxieux, sans causer le réveil.

255. Horripilations.

Fréquens frissons jusque sur le cuir chevelu ; les cheveux semblaient lui faire mal.

Frisson secouant, pendant une heure (au bout de dix minutes.)

Tous les soirs (vers six et sept heures), froid violent, non suivi de chaleur.

Le soir (à huit heures), grand froid, avec claquement de dents pendant un quart d'heure, froid aux mains et aux pieds ; puis chaleur, avec sueur, surtout à la poitrine et au front, et soif légère.

260. Le matin, goût très-amer dans la bouche ; puis, au bout de quelques heures, fièvre : d'abord froid, avec soif, et au bout d'une heure, beaucoup de chaleur, avec sommeil interrompu ; cette fièvre revient encore deux fois dans la journée.

Chaleur sèche au corps, la nuit, avec sueur seulement aux mains, qui ne permet pas de se découvrir.

Sueur dans le lit, à partir de minuit ; ensuite elle eut grand froid dans le lit, et même après s'être levée, tous les matins.

Sueur vers minuit, principalement dans le dos.

Sueur la nuit.

265. Sueur, dès le soir, dans le lit, surtout à la tête, qui formait comme des perles sur la figure.

Violente sueur, d'odeur aigre, pendant la nuit.

Avant minuit, sueur dans le lit.

Violente sueur visqueuse, la nuit.

Sueur, la nuit, par tout le corps, pendant qu'il veille.

270. Le matin, forte sueur par tout le corps.

Le matin, forte sueur continuelle, à la tête seulement.

Il sue très-aisément, même au moindre mouvement.

La moindre chose lui cause des emportemens violens ; il aurait tué sans scrupule ceux qui l'approchaient.

Mauvaise humeur, et faiblesse telle de la mémoire, qu'il ne pouvait se rappeler de rien au bout de trois ou quatre minutes ; pendant le travail, ses idées se perdaient souvent tout à coup.

275. Mauvaise humeur extrême ; il se fâche pour la moindre bagatelle (au bout de quelques heures).

Des bagatelles le mettent de mauvaise humeur.

Extrêmement morose et capricieux.

Tristesse pendant plusieurs heures ; elle fut obligée de pleurer violemment.

Tristesse, abattement, anxiété.

280. Le soir, anxiété terrible pendant deux heures ; il croyait périr, et sa tristesse allait jusqu'au suicide.

Hypochondrie extrême.

Le matin, dans le lit, après s'être éveillé, apparition fantastique d'un homme mort, qui l'effraye ; il lui semblait aussi voir la maison d'un voisin en feu, ce qui lui cause de la frayeur.

Observations recueillies par d'autres.

Le matin, dans le lit, mal de tête sourd, qui diminue après qu'il s'est levé. (*E. Stapf.*)

Enflure de la joue gauche, pendant deux jours. (*F. Hahnemann.*)

Grand gonflement de la lèvre supérieure, qui cause une vive douleur quand on la prend entre les doigts, mais qui par elle-même n'occasione que de la tension, pendant trois jours. (*Id.*)

Beaucoup de petits boutons à la nuque et aux deux côtés du cou, mais qui ne sont pas douloureux. (*Id.*)

5. Mal de dents (au bout d'une heure). (*Id.*)

Grattement dans la gorge, pendant trois jours. (*Id.*)

Soif insupportable de vin (qu'auparavant elle avait toujours détesté); cette soif ne fut apaisée que pour très-peu de temps par de l'eau vineuse (au bout d'une heure). (*Stapf.*)

Soif extrêmement forte, depuis le matin jusqu'au soir. (*F. Hahnemann.*)

Mal au cœur, envie de vomir. (*Stapf.*)

10. Toux, avec crachement, toute la journée; une irritation grattante dans la trachée-artère, mais surtout dans la gorge, l'excite. (*F. Hahnemann.*)

Douleur tractive dans le sacrum, plus forte en marchant. (*Id.*)

Frileux; il recherche la chaleur. (*Stapf.*)

Au grand air, une sensation désagréable, douloureuse, comme de frisson, lui cause un abattement extrême; le froid l'oblige à marcher ployé en deux. (*Id.*)

Fièvre; chaleur brûlante, avec soif presque inextinguible, céphalalgie pénible, et délire calme, depuis quatre heures du soir jusqu'au lendemain matin; trois jours de suite. (*A. H. Hinze.*)

15. Fièvre, avec violent vomissement, souvent répété, d'eau verte extrêmement âcre, et de mucus visqueux, au milieu de nausées continuelles. (*Id.*)

Forte sueur, jour et nuit. (*F. Hahnemann.*)

Symptômes du gaz hydrogène sulfuré dans des eaux minérales.

Violente ophthalmie (1). (*Hufieland.*)

Selles noires, semblables à de la poix (2). (*Id.*)

Douleur passagère, tiraillante, dans les pieds (3). (*Id.*)

Pouls d'abord plus lent (4). (*Kortum.*)

5. Pouls d'abord plus lent de huit à dix pulsations (5). (*Waiz.*)

Fièvre chaude (au bout d'une heure) (6). (*Kortum.*)

Fièvre, avec ophthalmie. (*Hufeland.*)

Fièvre, avec érysipèle par tout le corps. (*Id.*)

---

(1) Par les eaux de Nenndorf. — (2) Idem. — (3) Idem.
(4) Par les eaux d'Aix-la-Chapelle.
(5) Par les eaux de Nenndorf.
(6) Par les eaux d'Aix-la-Chapelle.

60. SPIGÉLIE.

(*Spigelia.*)

On prend cinquante grains de la poudre de la plante entière (*Spigelia anthelmia*), et on les fait macérer à froid, pendant une semaine, avec cinq cents gouttes d'alcool, en remuant tous les jours le mélange.

Cette plante annuelle a été employée pour la première fois dans l'Amérique du sud, comme moyen populaire contre les vers lombrics. Il y a environ quatre-vingts ans que nos médecins la connaissent, mais depuis lors ils ne l'ont appliquée à d'autres usages que ceux auxquels la font servir les nègres des Antilles.

Qu'on réfléchisse cependant que la présence des vers lombrics dans les intestins ne constitue jamais par elle-même une maladie, que c'est seulement un symptôme d'une autre maladie fondamentale, sans la guérison de laquelle les vers se reproduisent sans cesse, quand bien même on en chasserait quelques uns du corps. Il serait donc absurde de n'employer un médicament aussi actif que la spigélie qu'à la seule expulsion de ces parasites, si elle ne guérissait point la maladie de laquelle ils dépendent. Or elle doit avoir la puissance de la guérir, puisque plusieurs observations semblent prouver qu'elle a rétabli des malades sans faire sortir aucun ver.

Cependant on ne s'en est pas moins tenu à ne considérer et à n'employer la spigélie que comme antelminthique. Mais ne pas y recourir dans des vues plus élevées, que le semen-contra remplit souvent avec facilité, c'est agir à peu près comme celui qui se servirait d'instrumens précieux pour un travail sans valeur. Les vertus énormes et si diversifiées de cette plante attestent qu'elle a une destination bien plus élevée que celle de nettoyer les intestins des ascarides lombricoïdes ; on en pourra juger d'après le tableau suivant de ses symptômes.

Si l'on ajoute encore l'imprudence des médecins, qui ne l'ont jamais donnée qu'à des doses de soixante et soixante-dix grains, en poudre, on est obligé d'avouer que les médicamens ne pouvaient tomber entre des mains plus inhabiles.

La spigélie a cela de particulier que l'action primitive d'une seule dose non réitérée a coutume de s'accroître journellement un peu pendant les sept à dix premiers jours, de sorte que les expériences pures tentées sur l'homme sain avec cette plante, doivent être faites avec circonspection ; car soixante, quatre-vingts à cent gouttes de la teinture produisent déjà des effets violens chez des sujets robustes et d'ailleurs bien portans.

Pour les usages de l'homœopathie, la dilution au décillionième est presque trop forte encore, quand on n'a pas soin de n'en donner que la plus petite partie d'une goutte.

A petite dose, la spigélie agit au-delà de quatre semaines. Par ce motif, on ne doit l'employer qu'après avoir bien jugé le cas, et comme moyen curatif : alors elle triomphe de maladies très-difficiles.

De petites doses de camphre, répétées souvent et convenablement, font cesser peu à peu les effets par trop énergiques de ce médicament.

Symptômes de la spigélie.

Vertige ; quand il reste debout quelques minutes, il court risque de tomber.

Vertige ; en regardant à terre, il croit être sur le point de tomber.

En marchant, il est pris de tournoyemens ; tout tourne en rond avec lui ; il est obligé de s'arrêter, et il se trouve comme ivre.

Faiblesse de la mémoire, il ne peut se souvenir même de ce qu'il sait le mieux.

5. La tête est entreprise.

Mal à la tête, qui est comme étourdie.

Pesanteur et douleur dans la tête, en la secouant.

Il ne peut secouer la tête sans éprouver de la douleur dans le cerveau et des vertiges.

Quand il parle fort ou qu'il tousse, mal de tête si violent, qu'il lui semble que son crâne va se fendre.

10. Il ne peut se baisser : il lui semble alors que son cerveau s'étale et cherche à sortir en avant.

L'occiput est lourd, et lui tire la tête en arrière, comme un poids.

Mal de tête ; sorte de pesanteur dedans ; lorsqu'il contracte les muscles de la face, il lui semble que son crâne va éclater en haut.

Grands élancemens, semblables à des pulsations , dans le front, depuis le soir jusqu'au matin, qui le feraient presque crier ; en même temps, martèlement dans les oreilles.

Douleur dans l'occiput, comme si les artères avaient à battre contre un obstacle.

15. Quand il tient la tête baissée quelque temps, une douleur dans la nuque l'empêche de la redresser.

Le matin (vers trois et quatre heures), fortes douleurs à l'occiput, et sorte de raideur de la nuque ; il ne peut toucher à sa tête jusqu'au moment où il s'est levé et habillé ; alors la douleur a cessé.

Le matin , après la sortie du lit, douleur à la nuque : quand il laisse celle-ci en repos, elle lui semble comme engourdie, ce qui l'oblige à remuer sans cesse, parce qu'elle ne lui fait point mal pendant le mouvement.

Douleur à l'occiput, comme après y avoir reçu un coup.

L'occiput surtout est douloureux, il ne peut rester couché dessus.

20. A la région du vertex, le cuir chevelu est douloureux quand on y touche et aussi par lui-même ; douleur comme ulcérative ; il s'y manifeste de temps en temps un coup lancinant sourd, qui semble pénétrer profondément dans le cerveau.

Le cuir chevelu fait mal, et les cheveux sont douloureux quand on y touche.

(Le cuir chevelu est plein de petits boutons miliaires.)

Prurit reptatoire au front, qui oblige à se frotter beaucoup.

Gonflement du côté temporal de l'orbite, causant une douleur pressive par lui-même, et ulcérative quand on y touche.

25. Forte douleur pressive au côté gauche de l'orbite, vers la tempe, qui descend vers l'os de la pommette, et fait place à un gonflement osseux, qui est douloureux quand on y touche.

Douleur comme si les paupières supérieures étaient dures ou immobiles ; il a de la peine à les soulever.

Ulcération et douleur cuisante au bord des paupières.

Fort larmoyement des yeux, sans nulle sensation.

Les yeux jettent beaucoup de larmes âcres et cuisantes.

3o. Douleur dans les yeux, comme s'il y avait du sable dedans.

Les yeux sont abondamment et fréquemment garnis de chassie dans la journée.

Douleur pressive dans le globe des yeux.

Les yeux sont très-languissans et comme gênés par un obstacle intérieur; quelque part qu'il les dirige, ils y restent fixés, et il ne sait ce qu'il voit.

Lorsqu'il dirige ses regards sur un objet, sa vue se perd.

35. Presbytie; il voit bien de loin, mais non de près.

Crépitation et bruissement continuel dans les oreilles, jusque dans le front, avec pulsation ondulatoire dedans; pour se soulager, il est obligé de tenir sa main sur ses yeux.

Le soir surtout, grand bourdonnement dans les oreilles.

Bruit dans les oreilles, semblable au battement des ailes d'un oiseau, après quoi un liquide sort des oreilles, et l'ouïe devient très-fine.

Quand il parle, bruit comme de cloches dans les deux oreilles, qui retentit dans toute la tête.

4o. En se mouchant, l'oreille se bouche, et il n'entend plus; l'ouïe se rétablit en introduisant le doigt dans l'oreille.

Ses oreilles lui semblent comme bouchées, même lorsqu'il n'écoute ou ne parle pas.

Il a les oreilles comme bouchées.

De temps en temps, dans l'oreille interne, coup térébrant, sourdement lancinant, qui s'étend même jusque dans la gorge (le long de la trompe d'Eustache).

(Douleur tensive dans l'articulation de la mâchoire).

45. Tiraillement dans la mâchoire inférieure, qui s'étend vers l'oreille, et autour d'elle, jusque dans la nuque, de sorte qu'il ne peut remuer la tête sans douleur.

Douleur lancinante dans le côté droit du cou; en avalant, élancemens dans la parotide et dans l'intérieur de l'oreille elle-même, sensation intermédiaire entre l'otalgie et le mal de gorge.

Au côté gauche du menton, grand gonflement qui démange pendant la méridienne (au bout de douze heures).

Ardeur dans la lèvre supérieure.

Bouton noirâtre et indolent à la partie rouge de la lèvre inférieure.

50. Gonflement des glandes du cou.

Odontalgie tiraillante, pulsative, qui augmente surtout par l'influence de l'eau froide, mais cesse en se couchant.

Mal de dents ; sorte de pression de dedans en dehors, plus forte quand il est couché sur le côté droit ; il ne s'en ressent point pendant le boire et le manger , mais aussitôt après la douleur recommence , et elle le réveille souvent la nuit.

Mal de dents, qui ne laisse pas dormir la nuit , et oblige à se lever ; il n'existe pas dans la journée , si ce n'est aussitôt après avoir mangé, mais non pendant le repas.

Mal de dents excité le soir par la pipe (dont il a l'habitude.

55. Langue chargée, blanche.

Goût putride dans la bouche, et , à ce qu'il lui semble, haleine fétide.

Goût putride, fétide, dans la bouche.

Douleur brûlante au palais.

Eructation fréquente, toutes les fois qu'il prend quelque chose.

60. Nulle envie de manger, mais forte soif.

La fumée de tabac ne lui plaît pas.

Pression dans le creux de l'estomac, comme s'il était chargé d'un poids.

Elancemens dans le creux de l'estomac, en expirant; moins sensibles en se tenant couché qu'en restant assis et marchant.

Le soir, sous les côtes gauches, plusieurs élancemens, qui l'obligent à se ployer en deux.

65. Tranchées dans la région ombilicale, plusieurs heures après midi (de cinq à six heures), avec froid interne, diarrhée et copieuse émission d'urine.

Mal de ventre; comme produit par une tumeur dure et roulée sur elle-même dans la région ombilicale, le soir.

Au dessus de l'aine, dans l'hypogastre, élancemens, avec oppression picotante de la poitrine.

Douleur tensive dans l'aine droite, en y touchant.

Douleur sécante et élancement à la région de l'anneau

inguinal; l'intestin sort (ce qui arrivait rarement autrefois),
et forme hernie; en touchant à la partie, douleur comme si
elle était à vif.

70. Selle blanche, tous les jours.

Il sort par l'anus des masses de mucus blanc, pendant
deux jours; il lui semblait ne laisser échapper qu'un vent; la
selle ressemblait à des crottes de mouton enveloppées de
mucosités.

Après une selle complète, il éprouve encore dans le ventre
un besoin prolongé et inutile d'aller par le bas.

Pendant la nuit, l'urine coule difficilement; après l'émission, ardeur.

Il pisse dix fois, et chaque fois beaucoup, dans une nuit,
avec douleur pressive sur la vessie, qui cessait après la sortie
de l'urine (au bout de douze heures).

75. (Une pression exercée de dehors sur la vessie, fait
jaillir l'urine.)

L'après-midi, en se levant de son siége, il lâche tout à coup
et involontairement cinq ou six gouttes d'urine, ce qui lui
arrive encore quatre fois de suite; à chaque suintement, il
éprouvait de l'ardeur dans la partie antérieure de l'urètre.

Enflure d'une moitié du gland (au bout de sept jours).

Fourmillement autour du gland, tous les jours.

Coryza subit : d'abord enchifrenement, et au bout de
quatre heures, coryza, qui dure vingt-quatre heures.

80. Le matin, quand le coryza fut à peu près dissipé, toux
(au bout de quarante-huit heures).

La nuit, elle est prise de toux et de catarrhe.

Catarrhe, avec fièvre catarrhale; chaleur le jour et la nuit,
sans soif et sans sueur, avec proéminence des yeux et fort
coryza, violent mal de tête et humeur larmoyante.

Toux violente, sèche, creuse, provoquée par une irritation profonde dans la trachée-artère, surtout en se baissant;
la toux lui coupe la respiration.

(Après avoir craché, douleur pressive dans toute la
poitrine.)

85. Resserrement lancinant de la poitrine, qui l'empêche
de respirer.

En ne respirant pas, élancement de dedans en dehors dans
la poitrine; mais il respire aisément.

Douleur comme de luxation dans l'articulation de l'épaule et dans l'articulation postérieure du pouce et du doigt indicateur.

En écrivant, son bras s'engourdit souvent au point qu'il ne peut conduire la plume.

Forts élancemens dans le pli du bras et dans les doigts.

90. Coups lancinans isolés au dessus de l'articulation de la main.

Coups lancinans isolés près des articulations postérieures des doigts.

Froid aux mains, avec sueur froide et visqueuse, surtout à leur face interne.

Douleur contusive dans les muscles antérieurs de la cuisse, seulement en marchant.

Coups isolés sur la rotule.

95. Douleur compressive dans les genoux, entremêlée de traction et d'élancemens; plus il marche, plus la douleur devient forte.

Douleur comme contusive au genou, en y touchant.

Douleur contusive dans l'intérieur de l'articulation, en ployant le genou.

Fouillement et grande agitation dans le genou gauche, qui l'empêchent de s'endormir, et l'obligent à remuer sans cesse le membre (au bout de quatre heures).

Fourmillement dans le mollet.

100. Traction de haut en bas dans les jambes, avec sensation de chaleur; les pieds étaient plus chauds aussi qu'à l'ordinaire.

Coups lancinans isolés au dessus de l'articulation des pieds.

Le matin, en faisant le premier pas, douleur à la plante des pieds, comme si elle était malade en dedans.

Quand il marche, chaque pas lui retentit douloureusement dans tous les membres.

Les membres inférieurs sont lourds, et il a de la peine à les traîner; la marche lui est pénible.

105. Douleurs contusives par tout le corps; en se levant de son siége, il éprouve du vertige, et il n'est pas ferme sur ses jambes.

Douleur comme de luxation (ou de brisure) dans l'articulation de l'épaule et dans les articulations postérieures du pouce et du doigt indicateur.

Grande langueur physique et morale, surtout après s'être tenu debout.

Au milieu de la faim, il est pris d'une grande langueur.

Tous les accidens s'aggravent l'après-midi.

110. Bâillemens presque continuels (sur-le-champ).

Toutes les nuits, avant minuit, point de sommeil, quoique sans douleurs.

Pendant la nuit, agitation continuelle dans tous les membres, qu'il est obligé de remuer sans cesse, ce qui l'empêche de dormir un seul instant (1) (au bout de dix heures).

Sommeil très-agité, interrompu par de fréquens réveils, rempli de rêves inquiétans et effrayans.

Le matin, en s'éveillant, lassitude.

115. Sommeil non restaurant; il est plus las le matin qu'il ne l'était le soir en se couchant.

Forte soif, le soir, tard (au bout de vingt-huit heures).

Grand froid aux bras et aux épaules.

Un grand froid parcourt tous les membres, toute la journée, sans soif, deux jours de suite.

Aussitôt après le dîner, grand froid interne et externe, qui l'oblige à se mettre au lit.

120. L'après-midi, il éprouve d'abord du froid, puis une grande chaleur, avec beaucoup de soif (pour la bière).

Fièvre : le soir, il est frileux, avec froid aux mains et gonflement du ventre, sans soif; ensuite, pendant la nuit, il reste couché sur le dos, avec douleur contusive dans tous les membres en se tenant tranquille, rêves vifs et pleins d'occupation, parler en dormant, chaleur sèche au corps, sécheresse de la bouche, du nez et des yeux, sans soif.

En se couchant le soir, il est pris, dans le lit, d'abord de froid pendant une heure, puis de chaleur, avec sueur par tout le corps, pendant presque toute la nuit.

Toute la journée, froid et chaleur alternativement, avec rougeur du visage.

Sensation de chaleur dans le corps, avant midi, sans chaleur appréciable à l'extérieur.

______

(1) L'or enleva cet accident en peu de temps.

125. La nuit, chaleur dans les membres inférieurs seulement, sans sueur ni soif.

La nuit, sensation interne de chaleur, avec sécheresse de la bouche, sans soif.

Étant peu couvert, il entre de suite en sueur.

Agitation et anxiété; il ne pouvait rester nulle part.

Tristesse et morosité (avec rougeur du visage).

130. Mauvaise humeur extrême; il se serait volontiers suicidé; avec froid au corps (au bout de huit jours).

Observations recueillies par d'autres.

Vertiges (1). (*J. Linning.*)

Vertige en se tenant debout, restant assis et marchant, plus supportable en restant couché; la tête se renverse en arrière, avec nausées au palais et malaise dans le ventre et la poitrine; douleur pinçante dans la cavité abdominale, avec sensation comme de besoin d'aller à la selle, et perte des sens. (*C.-T. Herrmann.*)

Vertige: en regardant devant lui, il court risque de tomber tout à coup en avant. (*F. Meyer.*)

Vertige, quand il tourne la tête en marchant; mais s'il regarde droit devant lui, il ne ressent rien; au grand air (au bout de cinq heures). (*C. Franz.*)

5. Vertige; en marchant, il chancelle, comme s'il allait tomber à gauche (au bout de quatre heures). (*C.-F. Langhammer.*)

Vertige comme s'il était ivre et que sa démarche ne fût pas sûre (au bout de quatorze heures). (*Id.*)

Il est assis comme enseveli dans ses pensées, et regarde fixement un seul et même objet (au bout de trois heures). (*E. Kummer.*)

Grand défaut de mémoire. (*Meyer.*)

Paresse de l'esprit et grande absence de mémoire. (*H. Becher.*)

10. Sa mémoire lui semble plus grande et plus fidèle qu'autrefois (au bout de cinq jours). (*Id.*)

Ivresse. (*Chalmer.*)

____

(1) Il s'était servi du *Spigelia marylandica.*

Toute la tête est entreprise (au bout d'une demi-heure).
(*S. Gutmann.*)

Toute la tête est entreprise ; en même temps, pression
au front, de dedans en dehors (au bout de cinq jours).
(*Id.*)

La tête est douloureusement entreprise. (*E. Stapf.*)

15. Le soir, en marchant au grand air, traction dans l'occiput, qui est entrepris (au bout de dix heures). (*Franz.*)

Le soir, toute la tête est entreprise, étourdie. (*Id.*)

La tête est stupéfiée, comme après avoir trop fumé (au
bout d'une demi-heure). (*F. Walther.*)

Sensation comme de vide et de vertige dans la tête, de
même qu'après l'ivresse, en se tenant assis (au bout d'une
heure). (*F. Hartmann.*)

Hébétude continuelle dans la tête ; qui lui rend difficile
tout travail exigeant de la méditation. (*Herrmann.*)

20. *Tout travail qui exige des efforts d'esprit lui paraît*
difficile. (*Id.*)

Trouble de la tête, dans le front et les tempes, en même
temps, sorte de compression des deux côtés en avant.
(*Stapf.*)

Vide dans la tête, au haut du front ; la peau de la tête est
très-sensible au toucher, et les cheveux semblent se hérisser
(au bout de trois heures). (*Franz.*)

Douleur dans le front. (*Chalmers.*)

Céphalalgie pressive dans toute la partie antérieure de la
tête. (*G. Hornburg.*)

25. Violente pression dans la tempe droite, qui peu à peu
s'étend de plus en plus (au bout de trois heures). (*Hart-*
mann.)

Très-forte pression dans les tempes(au bout d'une heure).
(*Id.*)

Sensation dans le cerveau, comme si la tête était très-
serrée ; elle dure long-temps (au bout de vingt-quatre
heures). (*Gutmann.*)

Pression de dehors en dedans, à la bosse frontale gauche,
perceptible à la fois en dehors et en dedans, dans le cerveau.
(*Herrmann.*)

Pression de dedans en dehors dans la bosse frontale droite
(au bout d'une heure et un quart). (*Hartmann.*)

3o. Violente pression de dedans en dehors, dans le front (au bout de deux heures). (*Id.*)

Pression dans le cerveau et le cervelet, qui étourdit. (*Meyer.*)

Céphalalgie pressive dans la moitié gauche du cerveau (sur-le-champ). (*Gutmann.*)

Céphalalgie pressive, de dedans en dehors, au côté gauche du front (au bout d'une demi-heure). (*Id.*)

Céphalalgie pressive, continuelle, plus forte en se baissant (au bout de trente-cinq heures). (*Id.*)

35. Pression de dedans en dehors, dans le front, en se baissant (au bout de trois quarts d'heure). (*Id.*)

Céphalalgie pressive et diductive au côté droit (au bout de quatre-vingt-deux heures). (*Id.*)

Pression dans le front, comme si le cerveau allait sortir, que l'apposition de la main fait cesser pour quelques instans. (*Meyer.*)

Céphalalgie pressive, tensive, au front, de dedans en dehors (au bout de trente-quatre heures). (*Gutmann.*)

Violente pression, de dehors en dedans, dans les deux tempes, la droite surtout (au bout de cinquante-six heures). (*Hartmann.*)

4o. Douleur, comme s'il se trouvait un gros poids sous la bosse frontale gauche. (*G. Gross.*)

Violente douleur pressive au vertex, sur un point peu étendu. (*Gutmann.*)

Très-violente pression, de dehors en dedans, au côté gauche de l'occiput, pendant laquelle il ne peut se baisser sans augmentation des douleurs, à moins qu'il n'appuye fortement la main sur la partie douloureuse. (*Meyer.*)

Traction pressive au côté droit du vertex et à l'occiput. (*Herrmann.*)

Pression tiraillante dans la tête, de la bosse frontale gauche à l'occiput (au bout de trente-quatre heures). (*Id.*)

45. Pression tractive à la tempe gauche, qui revient souvent. (*Kummer.*)

Pression tiraillante sur l'os frontal, en dehors (au bout de huit jours). (*G.-E. Wislicenus.*)

Céphalalgie térébrante dans le front. (*Gutmann.*)

Céphalalgie térébrante à l'occiput et au vertex, comme

s'il faisait effort pour tirer la tête en arrière. (*Becher.*)

Fluctuation dans le cerveau, en marchant ; chaque pas retentit dedans. (Gutmann.)

5o. Sensation de fluctuation du cerveau, en marchant. (*Meyer.*)

En remuant la tête, il sent quelque chose se remuer et flotter dans le front. (*Id.*)

Pendant la marche au grand air, à chaque pas, violente pression saccadée dans la tête , de dehors en dedans, qui se dirige vers le milieu du cerveau, et n'occupe qu'un point(au bout de six heures). (*Hartmann.*)

Pendant la marche au grand air, à chaque pas, violens coups dans l'occiput, puis dans les tempes(au bout de vingt-huit heures). (*Id.*)

C'est au grand air que les maux de tête sont le plus forts. (*Gutmann.*)

55. Le mal de tête est plus fort en se tenant assis, moindre en marchant (1). (*Meyer.*)

Coups et secousses au côté gauche de la tête (au bout de cinquante-quatre heures). (*Hartmann.*)

Coups tiraillans dans la tempe droite (au bout de cinquante heures). (*Id.*)

Douleur tiraillante, saccadée, dans le front, plus forte dans la bosse frontale droite, qui détermine aussi la fixation involontaire des yeux sur un seul et même objet, en se tenant debout et en marchant (au bout de vingt-sept heures). (*Id.*)

Très-violent tiraillement dans le front, l'occiput et les tempes. (*Meyer.*)

6o. Douleur tensive, tiraillante, dans le front, surtout au dessous de la bosse frontale gauche, qui se dirige vers l'orbite (au bout de six heures). (*Gross.*)

Léger tiraillement fouillant dans le cerveau, surtout dans le pariétal gauche, plus fort pendant le mouvement , en marchant, et surtout en faisant un faux pas, vers le soir , plusieurs soirs de suite (au bout de onze heures). (Herrmann.)

Douleur fouillante et fouillante tiraillante dans l'occiput,

____

(1) Effet alternant.

le côté gauche du vertex et le front, plus forte pendant le mouvement, sous l'influence de tout bruit considérable, en parlant très-haut, ou même en ouvrant très-peu la bouche, et plus supportable en se tenant couché (au bout de douze heures). (*Hartmann.*)

Douleur glocitante insupportable dans l'occiput, qui augmente d'abord par la marche, et ensuite au moindre mouvement, et qui diminue surtout en s'asseyant le dos appuyé; le décubitus horizontal l'exaspérait. (*Meyer.*)

Elancement tiraillant lent au côté gauche de la tête. (*Hartmann.*)

65. Douleur lancinante, tiraillante, constrictive, par intervalles, sur un petit point du pariétal gauche, plus en arrière qu'en avant, et qui semble être plus extérieure qu'interne. (*Gross.*)

Elancement pressif sur un petit point du côté gauche de l'occiput (au bout de quarante-neuf heures). (*Hartmann.*)

Vif élancement, immédiatement derrière et au dessus de là bosse frontale droite. (*Gross.*)

Violens, mais petits élancemens, semblables à des étincelles électriques, dans la tempe gauche. (*Hornburg.*)

Beaucoup de chaleur dans la tête. (*Meyer.*)

70. Douleur brûlante dans l'os frontal gauche (au bout de trente et une heures). (*Gutmann.*)

Céphalalgie brûlante dans la région temporale gauche et le front. (*Hornburg.*)

Ardeur à la tempe gauche, extérieurement. (*Gutmann.*)

Douleur dans la tempe gauche, près de l'œil. (*Id.*)

Douleur brûlante sur le côté droit du front, qui s'étend jusqu'aux yeux, et empêche de les tourner sans douleurs. (*Meyer.*)

75. Douleur brûlante dans le sourcil gauche. (*Gutmann.*)

Prurit ardent dans le sourcil droit, qui cesse en se grattant (au bout de vingt-six heures). (*Id.*)

Fourmillement pruriteux sur le pariétal gauche (au bout de trente-deux heures). (*Id.*)

Douleur cuisante dans la peau du côté gauche du front (au bout de trente-quatre heures). (*Id.*)

La peau de la tête lui semble être contractée et tendue. (*Kummer.*)

80. Sensibilité de toute la tête au toucher, et surtout en remuant le cuir chevelu. (*Wislicenus.*)

Douleur comme si l'orbite gauche était comprimée de haut en bas. (*Gross.*)

Forte pression au dessus de l'orbite, avec douleur pressive sourde dans toute la tête (au bout de deux heures et demie). (*Hartmann.*)

Pression sourde au dessus des orbites (au bout de dix minutes). (*Wislicenus.*)

Il lui semble toujours avoir des plumes ou des poils dans les cils, ou un nuage devant les yeux ; sensation qui devient plus forte en se frottant (au bout d'une heure). (*Hartmann.*)

85. Fourmillement dans les yeux. (*Martin.*)

Prurit dans l'œil gauche, qui cesse en se frottant. (*Gutmann.*)

Élancement pruriteux dans l'œil droit, qui revient après s'être frotté (au bout d'une heure). (*Id.*)

Douleur picotante continuelle dans l'œil droit, même pendant les mouvemens de cet œil (au bout de vingt-quatre heures). (*Id.*)

Violent élancement foüillant dans le milieu de l'œil et dans son angle interne, qui n'empêche pas de voir, mais abaisse la paupière supérieure (au bout de soixante-quatorze heures). (*Hartmann.*)

90. Le matin, rougeur et inflammation dans le blanc de l'œil ; les paupières sont si lourdes, qu'à peine peut-il les soulever. (*Franz.*)

Rougeur du blanc de l'œil, où se voyent des vaisseaux gorgés de sang. (*G. Wright.*)

Douleur dans les yeux. (*Chalmer.*)

Douleur dans les yeux et au dessus. (*Meyer.*)

95. En remuant les yeux, ils font mal, comme s'ils étaient trop volumineux pour leurs orbites. (*Id.*)

Douleur tensive dans l'œil gauche (au bout de quatre heures). (*Gutmann.*)

Sensation dans les yeux ; comme s'ils pleuraient, ce qui n'est point cependant, avec faible pression dedans ; la vue éprouve la même altération que dans le larmoyement (au bout de vingt-six heures). (*Herrmann.*)

Sur le côté de l'œil droit, douleur pressive de dehors en dedans (au bout de trois heures). (*Hartmann.*)

Douleur pressive insupportable dans les yeux, plus forte encore en tournant ceux-ci; il est pris de vertige en regardant de côté, ce qui l'oblige de tourner la tête du côté où il veut voir. (Meyer.)

100. Douleur contractive, brûlante, dans l'œil droit. (*Gutmann.*)

Douleur brûlante dans l'œil gauche, vers la tempe (au bout de trente-trois heures). (*Id.*)

Chaleur sèche dans les yeux, l'après-midi. (*Kummer.*)

Douleur brûlante dans l'angle externe de l'œil droit. (*Gutmann.*)

Douleur brûlante dans les deux yeux, qui l'oblige à les fermer involontairement, et ne lui permet pas pendant cinq à six minutes de les ouvrir, avec anxiété comme s'il ne devait plus les rouvrir ; lorsque, après la cessation de la douleur, il put ouvrir les yeux, une masse de feu rougeâtre, qui régnait devant, l'empêcha de voir ; la faculté visuelle lui revint au milieu du larmoyement et d'une grande dilatation des pupilles (au bout de quatorze jours). (*Becher.*)

105. Etincelles devant les yeux, comme avant l'apparition de la variole ou de la rougeole. (*P. Browne.*)

Les yeux se meuvent involontairement à gauche et à droite, par des contractions désordonnées de leurs muscles adducteurs et abducteurs. (*Linning.*)

Distorsion des yeux. (*Browne.*)

Il ne voit pas si bien qu'à l'ordinaire, et en écrivant il se fatigue beaucoup la vue, comme s'il avait de l'eau dans les yeux. (*Herrmann.*)

Amaurose passagère. (*Chalmer.*)

110. Dilatation des pupilles. (*Id.*)

Les pupilles sont dilatées (au bout de peu de temps.) (*Kummer.*)

Dilatation des pupilles, par la plus faible dose. (*Bergius.*)

Les pupilles n'éprouvent aucun changement; elles sont seulement ternes et troubles. (Id.)

Les yeux ont un aspect trouble et terne (au bout de sept jours). (*Wislicenus.*)

115. Yeux bordés de jaune. (*Kummer.*)

Yeux troubles et ternes, sans changement dans les pupilles. (*Becher.*)

Les paupières sont tellement relâchées et paralysées, qu'elles pendent beaucoup et qu'il est obligé de les soulever avec la main; les pupilles sont très-dilatées. (*Bergius.*)

Sensation, au dessous de la paupière supérieure droite, comme s'il se trouvait là un corps dur; elle se dissipa par le frottement (au bout de quatre jours). (*Gutmann.*)

Douleur brûlante sous la paupière droite (au bout de trois heures et demie). (*Id.*)

120. Au bord de la paupière inférieure gauche, légère douleur sécante, qui ressemble à un petit coup de couteau (au bout de neuf heures). (*Hartmann.*)

Pression lancinante sous les paupières des deux yeux (au bout de deux heures et demie). (*Becher.*)

Au bord de la paupière droite, élancement très-grêle, mais douloureux, qui ressemble à une piqûre d'aiguille (au bout de vingt-trois heures). (*Hartmann.*)

Elancemens isolés, et qui se répètent, dans la paupière gauche. (*Meyer.*)

Douleur lancinante dans l'angle interne de l'œil droit (au bout de onze heures et demie). (*Gutmann.*)

125. Le matin, en se levant, les muscles de la face sont comme distors et gonflés. (*Franz.*)

En se réveillant, après la méridienne, bouffissure générale du visage, qui est pâle et défait, comme aux approches d'une maladie grave, sans douleur, tension, ni aucune autre sensation pénible; l'enflure se dissipa presque entièrement au bout de six heures; mais le lendemain, après le réveil, elle reparut plus forte, quoique plus particulièrement autour des yeux. (*Stapf.*)

Douleur brûlante dans l'os jugal droit. (*Gutmann.*)

Pression sourde sur les os des pommettes (au bout de quatre jours. (*Wislicenus.*)

Pression tiraillante dans l'apophyse temporale de l'os jugal, et sorte de sensation sourde, semblable à celle que produit une tumeur, lorsque la douleur diminue un peu. (*Gross.*)

130. Tiraillement vulsif dans l'arcade zygomatique droite (au bout de trente heures). (*Hartmann.*)

Violent élancement tractif, qui s'étend de l'os maxillaire supérieur droit au vertex (au bout d'une heure et demie). (*Id.*)

Un petit élancement dans la joue gauche (au bout de quatre heures). (*Gutmann.*)

Douleur brûlante continuelle dans la joue gauche (au bout de vingt-sept heures). (*Id.*)

Ardeur dans la tempe, au devant de l'oreille droite (au bout de soixante-quinze heures). (*Id.*)

135. *Douleur tractive dans le rebord postérieur de l'oreille gauche. (Gross.)*

Douleur au bord de l'oreille gauche (au bout de vingt-deux heures). (Hartmann.)

Douleur resserrante à la partie postérieure de l'oreille droite (au bout de trois quarts d'heure). (*Id.*)

Tressaillement dans l'oreille externe droite. (*Gutmann.*)

Prurit à l'oreille externe droite (au bout de trente-six heures). (Id.)

140. Prurit aux deux oreilles à la fois (au bout de cinq jours). (*Id.*)

Douleur brûlante à l'oreille externe gauche. (*Id.*)

Douleur pressive, qui augmente peu à peu, dans le conduit auditif (au bout de trois quarts d'heure). (*Hartmann.*)

Pression dans l'oreille gauche, de dehors et dedans (au bout d'une demi-heure). (Gross.)

145. Douleur pressive dans l'oreille gauche (au bout de treize heures). (*Guttmann.*)

Douleur pressive dans l'intérieur de l'oreille droite, qui se répand dans tout l'os de la pommette et dans les dents molaires droites (au bout de cinquante-sept heures). (*Id.*)

Douleur continuelle dans l'oreille droite, comme si une pression faisait effort pour la distendre (au bout de cinquante-neuf heures). (*Id.*)

Douleur tractive dans l'oreille gauche, qui se dirige vers l'os jugal. (*Stapf.*)

A plusieurs reprises, violent tiraillement ébranlant dans l'oreille droite. (*Hartmann.*)

150. Douleur vulsive dans l'oreille, qui revient par accès, et s'étend jusqu'à l'œil et à la mâchoire inférieure (au bout de douze heures). (*Walther.*)

Pulsation dans l'oreille gauche. (*Gutmann.*)

Elancement térébrant dans l'intérieur de l'oreille droite (au bout de quarante-neuf heures). (*Id.*)

Un élancement pruriteux dans l'oreille gauche. (*Id.*)

Fourmillement pruriteux dans l'oreille droite. (*Id.*)

155. Sensation fourmillante pruriteuse dans l'oreille droite (au bout de soixante-dix-sept heures). (*Id.*)

En marchant vite, sensation sautillante, comme d'eau fluctuante, dans les oreilles (au bout d'un quart d'heure). (*Franz.*)

Bruit dans l'oreille gauche, comme si le vent soufflait avec force devant. (*Gutmann.*)

Bruissement dans l'oreille. (*Meyer.*)

Il lui semble entendre quelque chose tinter de loin, avec sensation comme d'un nuage épais devant les oreilles (*Herrmann.*)

160. Un son fort est douloureusement sensible pour l'oreille interne (au bout de plusieurs jours). (*Wislicenus.*)

Au grand air, quand le vent entre dans les oreilles, celles-ci sont bouchées, comme si on avait mis le doigt dedans (au bout de cinq, de six heures). (*Franz.*)

Le soir, les oreilles se bouchent, comme s'il y avait quelque chose devant le tympan, qui lui-même semble contracté (au bout de quatorze heures). (*Id.*)

Dureté d'ouïe de l'oreille gauche, comme si on l'avait bouchée avec le doigt, et en même temps bruit dedans, semblable au battement des ailes d'un oiseau (au bout de deux heures). (*Hornburg.*)

Sensation comme si l'oreille gauche était légèrement bouchée, mais sans dureté d'ouïe (au bout d'une demi-heure). (*Herrmann.*)

165. Sensation désagréable, comme d'un obstacle à la racine du nez. (*Meyer.*)

Fourmillement lancinant dans le nez, qui oblige à se gratter, et cesse ensuite pour quelque temps. (*Franz.*)

Prurit sur tout le côté droit du nez (au bout de trente-cinq heures). (*Gutmann.*)

Chatouillement sur le dos du nez, comme si on touchait légèrement aux petits poils qui s'y trouvent, ou comme si un léger vent soufflait dessus; il persiste long-temps.-(*Gross.*)

Prurit à l'aile droite du nez. (*Gutmann.*)

170. Térébration pruriteuse dans la narine droite, qui l'oblige d'éternuer (au bout de soixante-dix-huit heures). (*Id.*)

Eruption herpétiforme, avec sensation d'écorchure quand on y touche, à la narine droite et en dedans (au bout de douze jours). (*Herrmann.*)

Ardeur dans le côté droit de la lèvre supérieure, qui persiste même pendant les mouvemens de celle-ci (au bout de cinquante-deux heures). (*Gutmann.*)

Tension brûlante continuelle dans la lèvre supérieure, pendant le repos. (*Id.*)

Plusieurs petits boutons au menton, qui contiennent du pus, et ne causent presque aucune sensation, même quand on y touche (au bout de quatre heures). (*Meyer.*)

175. Pression douloureuse sur l'angle droit de la mâchoire inférieure. (*Gross.*)

Douleur comme si le côté droit de la mâchoire était sorti de son articulation, seulement en mangeant; lorsqu'il ne mange pas, il n'éprouve plus qu'une douleur sourde dans l'articulation (au bout de trente-quatre heures). (*Herrmann.*)

Froid dans les dents du haut, avec vulsions légèrement lancinantes dedans. (*Hornburg.*)

Douleurs tractives dans la dent creuse. (*Stapf.*)

Vulsion par intervalles à travers les deux rangées de dents, mais surtout dans une dent creuse (au bout d'un quart d'heure). (*Wislicenus.*)

180. Coups douloureux dans le nerf d'une dent creuse, depuis la couronne jusqu'à la racine, à des intervalles d'environ dix minutes, plus forts l'après-midi; en mettant de l'eau dans la bouche, ou y laissant entrer l'air, la douleur augmente; la fumée de tabac paraît la diminuer (au bout de quarante-huit heures). (*Id.*)

Douleur glocitante dans une des dents molaires gauches (au bout de vingt, de vingt-quatre heures). (*Walther.*)

Douleur en forme de crampe dans les dents molaires du haut, pendant laquelle la mâchoire inférieure semble être tirée en bas par une crampe, quand il a la bouche fermée. (*Franz.*)

Douleur rongeante dans la dent creuse. (*Id.*)

Élancement térébrant, pruriteux, dans le côté droit de la langue, d'arrière en avant, avec un goût aigrelet dans la bouche. (*Gutmann.*)

185. Petits élancemens dans le côté droit de la langue. (*Id.*)

Langue pleine de gerçures, comme si elle allait se dépouiller ; mais les gerçures disparurent la nuit suivante (au bout de cinq jours). (*Becher.*)

Tantôt sur la langue, tantôt au palais, ampoules causant une sensation brûlante lorsqu'on y touche (au bout de quatre heures et demie). (*Id.*)

En mâchant, douleur à la langue, comme si elle était enflée en arrière. (*Meyer.*)

Sensation à la partie postérieure de la langue, comme si elle était gonflée (au bout de douze heures). (*Id.*)

190. Gonflement au côté gauche du gosier, et petits élancemens au même endroit, en avalant. (*Walther.*)

D'abord, frisson et froid, vers le soir, au grand air, avec douleur tensive au côté gauche du cou, sous l'oreille ; le matin suivant, au même endroit, gonflement glandulaire, qui est dur et douloureux au toucher ; en même temps, élancemens à gauche, dans la gorge, en avalant, avec gonflement de la gencive et difficulté d'ouvrir les mâchoires ; les élancemens en avalant cessaient quand il repoussait la glande gonflée en dedans ; deux matinées de suite il sua de cette partie du corps (au bout de neuf jours). (*Hartmann.*)

Dans la gorge, à la région du larynx, élancement pressif fréquent, qui, d'abord grêle, devient de plus en plus fort, se dissipe en avalant, mais revient aussitôt après (au bout de vingt-huit heures). (*Id.*)

Langue chargée, blanche. (*Meyer.*)

Toute la journée, mauvaise haleine, dont les autres seuls s'aperçoivent. (*Gutmann.*)

195. *Le matin, en s'éveillant, beaucoup de mucus, tantôt blanc, tantôt jaunâtre, sans goût particulier, dans la gorge et la bouche* (au bout de vingt-deux heures). (*Herrmann.*)

Il s'amasse dans la bouche beaucoup de salive blanche et muqueuse, sans goût particulier, qui l'oblige à cracher souvent (au bout de seize jours). (*Becher.*)

III. 42

Prurit chatouilleux dans l'œsophage, et sensation comme
d'un corps à demi liquide qui voudrait remonter de là dans
la gorge, accompagnée d'une toux creuse et de serrement à
la gorge; la toux est si violente que, dans son anxiété, il craignait de tomber en syncope; pendant trois minutes (au bout
de quatre heures et demie). (*Gutmann.*)

Il ne peut avaler sa salive, parce que, chaque fois, elle lui
revient à la bouche, comme par l'effet d'un dégoût; il est
obligé de la cracher. (*Becher.*)

Afflux de salive dans la gorge. (*Franz.*)

200. Goût pruriteux dans la bouche, quoiqu'il trouve bon
goût aux alimens. (*Gutmann.*)

Le matin, aussitôt après son réveil, sécheresse énorme
dans la bouche; il lui semblait que celle-ci fût pleine d'aiguilles, et comme collée, sans soif; car il avait même beaucoup de salive (au bout de vingt-quatre heures). (*Stapf.*)

Beaucoup de soif et pas d'appétit. (*Meyer.*)

(En mangeant froid, il éprouve de la chaleur à l'intérieur.) (*Stapf.*)

Très-grand appétit pour les alimens et les boissons, pendant trois jours et demi. (*Hartmann.*).

205. Eloignement complet pour la pipe, et coryza. (*Becher.*)

Eloignement pour la pipe et le café, pendant toute la durée de l'action du médicament. (*Id.*)

Rapports. (*Langhammer.*)

Eructations. (*Franz.*)

Eructations. (*Stapf.*)

210. Rapports aigres, jusqu'à la langue. (*Meyer.*)

Nausées, comme après avoir jeûné long-temps; sorte de
faim canine, avec nausées. (*Id.*)

Envies de vomir. (*Martin.*)

Pression dans l'estomac (au bout de treize heures). (*Meyer.*)

Pression dans le creux de l'estomac, comme s'il y avait là
une masse roulée en boule, qui cesse après avoir appuyé la
main sur la partie, et se convertit en une tension, avec tension dans la poitrine. (*Franz.*)

215. Pression dans le creux de l'estomac, comme s'il allait avoir des éructations, mais sans qu'il en survienne avant
d'avoir avalé de l'air. (*Meyer.*)

Sentiment pénible de plénitude dans le bas-ventre, après un repas très-frugal. (*Stapf.*)

Sensation dans l'hypogastre, comme s'il y tombait quelque chose de lourd, elle est surtout prononcée pendant l'inspiration (au bout de trois heures). (*Meyer.*)

Pression douloureuse dans l'hypogastre, comme s'il allait crever de dehors en dedans, surtout le soir, avant une selle molle, après laquelle la pression diminue un peu (au bout de neuf jours). (Wislicenus.)

Dans le bas-ventre, pincement pressif, qui se promène à droite et à gauche, et cesse après l'émission de quelques vents, trois après-midi de suite, vers trois heures. (*Hartmann.*)

220. Douleur pinçante, pressive, dans le bas-ventre. (*Gutmann.*)

Pincemens dans tout le bas-ventre, en se tenant couché, si violens qu'ils l'empêchent de se remuer (au bout de quarante-quatre heures). (*Id.*)

Pincement dans le bas-ventre, comme si tous les intestins étaient liés ensemble, ce qui cause une grande anxiété, et rend la respiration difficile (au bout de quatre, de sept jours). (Hartmann.)

Violent pincement dans le ventre, et, aussitôt après, selle molle et de plus en plus liquide, qui ne sort cependant pas sans efforts (au bout de quarante-neuf heures). (*Gutmann.*)

Tantôt un pincement, tantôt des borborygmes dans l'hypogastre, et, à chaque accès de cette douleur, envie d'uriner; l'urine n'est point chargée, mais coule en plus grande quantité, pendant six jours (au bout de quatorze, de quinze jours). (*Becher.*)

225. *Douleur pinçante dans l'hypogastre (au bout de onze jours). (Herrmann, Gutmann.)*

Pincement dans la région ombilicale, à gauche (au bout de dix heures). (*Meyer.*)

Elancement pinçant dans le ventre, avec émission de vents; immédiatement après, envie d'aller à la selle (au bout d'une demi-heure). (*Gutmann.*)

Pincement dans le ventre, qui, sous forme d'un élancement, s'étend vers la poitrine, avec émission de vents (au bout de quatre-vingt-quatre heures). (*Id.*)

A gauche, près de l'ombilic, un élancement en marchant. (*Gross.*)

230. *Élancement sourd dans le creux de l'estomac et oppression de poitrine, plus forts pendant l'inspiration.* (*d.*)

Au côté gauche de l'ombilic, élancemens sourds pendant l'inspiration. (*Id.*)

Élancemens sourds, par intervalles, à deux travers de doigt sur la gauche du creux de l'estomac (au bout d'une heure). (*Id.*)

Vifs élancemens dans la cavité abdominale, à la région de l'os innominé, seulement en marchant, mais qui cessent après avoir fait trente à quarante pas. (*Herrmann.*)

A gauche du creux de l'estomac, vifs élancemens brûlans, par intervalles. (*Gross.*)

235. Dans le côté droit, sous les côtes, à une grande profondeur, vifs élancemens, qui cessent en faisant une longue et profonde inspiration, et reviennent en expirant. (*Id.*)

En marchant vite et en sautant, élancemens dans la région du foie, qui cessent en marchant plus doucement. (*Kummer.*)

Dans le bas-ventre, forte douleur sécante des deux côtés, vers le milieu (le matin, dans le lit), avec émission de vents, sans soulagement. (*Becher.*)

La douleur sécante et le fourmillement dans l'hypogastre, qui semblaient provenir de ce qu'il s'était assis, et être dus à des vents incarcérés, deviennent beaucoup moins sensibles quand il se lève de sa chaise. (*Gross.*)

Traction tiraillante à travers l'hypogastre (au bout de cinq jours). (*Id.*)

240. Légère ardeur dans tout le bas-ventre, avec rapports insipides, qui semblent accompagnés d'un peu de liquide (au bout de deux jours et demi). (*Becher.*)

Prurit dans l'aine gauche. (*Gutmann.*)

Élancemens sourds dans l'aine. (*Id.*)

Élancement tensif dans l'aine droite, seulement en marchant. (*Id.*)

Douleur térébrante, fouillante, dans l'aine droite. (*Id.*)

245. Petit élancement pruriteux et rongeant aux muscles de l'os innominé gauche. (*Herrmann.*)

Elancemens sourds, par intervalles, au côté gauche, immédiatement au dessus de l'os innominé. (*Gross.*)

En arrière, au bord de l'os innominé gauche, près du sacrum, un élancement brûlant à chaque inspiration. (*Id.*)

Elancement térébrant dans l'os iléon. (*Gutmann.*)

Elancement térébrant dans le périnée (au bout de trente-sept heures). (*Id.*)

250. Fourmillement dans le rectum et l'anus, semblable à celui que causent les ascarides (au bout d'une heure). (*Meyer.*)

Prurit à l'anus et au coccyx, pendant plusieurs jours, qui cesse difficilement en se grattant. (*Gutmann.*)

Prurit à l'anus, qui cesse en se grattant (au bout de quatre heures et demie). (*Id.*)

Pression sourde dans le rectum, en n'allant point à la selle. (*Id.*)

Circulation dans le bas-ventre, qui ressemble au coassement des grenouilles (au bout de quatre heures). (*Langhammer.*)

255. Circulation bruyante dans le ventre (au bout de quarante heures). (*Gutmann.*)

Circulation bruyante dans le côté gauche, puis aussi dans le côté droit du bas-ventre (au bout d'un quart d'heure). (*Kummer.*)

Borborygmes çà et là dans l'hypogastre, douloureux de temps en temps. (*Stapf.*)

Borborygmes dans les intestins, avant d'aller à la selle; le matin, deux selles, et le soir une autre, toutes en bouillie (au bout de six jours). (*Wislicenus.*)

En rendant des vents, sensation comme s'il avait laissé s'échapper en même temps quelques matières diarrhéiques, ce qui n'était pas cependant. (*Stapf.*)

260. Vents par le bas, ayant une odeur d'œufs pourris, pendant plusieurs heures. (*Kummer.*)

Pendant les selles et l'envie de s'en débarrasser, sensation contusive douloureuse, aux quatre premières côtes du côté gauche, qui se dissipe après chaque évacuation. (*Becher.*)

Le premier jour, point de selle; le second jour (la dose ayant été répétée), selle dure, qui ne sort qu'après une forte pression. (*Gutmann.*)

Pression spasmodique dans le rectum, comme s'il ne pouvait retenir les matières alvines (au bout de trois heures).
(*Kummer.*)

Fréquens besoins d'aller à la selle ; mais il ne put point y
parvenir (au bout de quatre jours). (*Becher*).

265. Besoin d'aller à la selle ; mais il ne sort rien, et le
besoin se dissipe. (*Stapf.*)

Selle d'abord solide, puis liquide, après la sortie de laquelle il éprouve deux coups pressifs de dedans en dehors au
front (au bout de vingt-six heures). (*Gutmann.*)

Diarrhée pendant deux jours ; matières liquides, mêlées
d'un mucus visqueux et jaunâtre, deux à quatre fois par
jour, à des époques indéterminées (au bout de trois jours).
(*Becher.*)

Chaque jour, une ou deux selles molles et même liquides
(au bout de seize jours). (*Id.*)

Envie d'uriner, comme après avoir pris une boisson diurétique. (*Hornburg.*)

270. Fréquentes envies de pisser, avec émission copieuse
d'urine, sans difficulté (au bout de quatre heures). (*Langhammer.*)

Emission copieuse d'urine, répétée deux fois de suite,
quoiqu'il eût déjà pissé avant de prendre le médicament (au
bout d'une heure et demie). (*Gutmann.*)

Fréquente et abondante excrétion d'urine, pendant trois
jours et demi). (*Hartmann.*)

Il urine souvent et beaucoup (au bout de trois jours).
(*Gutmann.*)

Urine aqueuse (au bout de deux heures et demie). (*Meyer.*)

275. Urine avec sédiment blanchâtre (pendant plusieurs
jours. (*Hartmann.*)

Elancement brûlant dans l'urètre, avec envie d'uriner (au
bout de cinquante-neuf heures). (*Gutmann.*)

*Fréquentes érections, sans excitation interne des parties
génitales, quoiqu'avec des pensées lascives* (au bout de dix-
sept heures). (*Hartmann.*)

De la liqueur prostatique apparaît à l'orifice de l'urètre
(au bout de vingt heures). (*Id.*)

Elancement pruriteux dans le testicule gauche (au bout de
cinquante-une heures). (*Gutmann.*)

280. *Elancement pruriteux dans le testicule droit et la verge , d'arrière en avant. (Id.)*

Elancement brûlant dans le testicule droit et la verge. (Id.)

Tressaillement dans le scrotum (au bout de quatre jours). (Id.)

Fréquens éternumens (au bout de quatre jours). (Langhammer.)

Le matin , après son réveil , il éternue une fois, et rend du mucus teint de sang. (Stapf.)

285. *Obstruction de la partie antérieure du nez , par les ouvertures postérieures duquel du mucus coule abondamment dans la gorge , pendant huit jours. (Hartmann.)*

Nez bouché, pendant plusieurs jours. (Gross.)

Toute la journée il rejette de sa gorge beaucoup de mucus, qui vient en grande partie des arrière-narines (au bout de vingt-quatre heures). (Herrmann.)

Le mucus nasal tombe de lui-même dans la bouche par les arrière-narines ; il en sort peu en se mouchant avec force, et celui-là est extrêment visqueux et verdâtre ; en outre , le devant du nez était continuellement sec (du seizième au vingt-sixième jour). (Becher.)

Le mucus nasal passait souvent des arrière-narines dans la bouche en telle quantité qu'il était obligé de cracher sur-le-champ pour ne pas étouffer , ce qui le réveillait la nuit. (Id.)

290. En prisant du tabac , il n'éprouve aucune impression dans le nez. (Id.)

Du mucus, tantôt blanc, tantôt jaune, coule du nez ; il en tombe aussi beaucoup dans la gorge (au bout de sept jours). (Herrmann.)

Coryza un peu sec, après avoir mangé (au bout de douze heures). (Langhammer.)

Violente toux subite provoquée par de l'eau qui est tombée de la bouche dans la trachée-artère. (Franz.)

Sorte de toux suffocante, qui semble produite par une quantité d'eau tombée dans la trachée-artère. (Id.)

295. Au grand air, il est pris d'une toux courte et sèche, qui cause dans la poitrine la même douleur que si elle était à vif. (Becher.)

Sensation sur la poitrine comme de faim excessive, avec afflux de salive dans le fond de la bouche (au bout de quatre heures). (*Franz.*)

Douleur par intervalles sur la poitrine. (*Meyer.*)

Forte pression sur la poitrine, au dessous de la clavicule gauche. (*Gross.*)

Vers le soir, pression énorme sur toute la poitrine. (*Franz.*)

3oo. *Forte pression resserrante et douloureuse sur le milieu de la poitrine.* (*Gross.*)

Pression sur le cartilage xyphoïde, en se tenant debout. (*Franz.*)

Pression et en même temps traction dans la poitrine, en se tenant debout. (*Id.*)

Constriction tiraillante des muscles de la poitrine, en se tenant debout. (*Gross.*)

Constriction tiraillante de la partie inférieure de la poitrine, au dessus du creux de l'estomac, avec oppression; puis douleur semblable dans la partie supérieure, au dessous de la fossette du cou, avec palpitations de cœur. (*Id.*)

3o5. Douleur violente, semblable à une douleur de luxation, dans la partie supérieure du côté gauche de la poitrine, seulement en tournant le corps à droite, faisant un faux pas, ou tournant le bras gauche, pendant une journée (au bout de sept jours). (*Hartmann.*)

Douleur sécante, tiraillante, qui commence au dessous du mamelon gauche, et se prolonge jusqu'à la région de l'omoplate et du bras, plus violente seulement pendant l'inspiration et en respirant profondément (au bout de onze heures). (*Herrmann.*)

Douleur tiraillante, térébrante, de dedans en dehors, au dessous du mamelon droit; la douleur se propage chaque fois vers le sternum, et prend un caractère vivement pressif et tiraillant (au bout de deux heures). (*Id.*)

Constriction sécante de la poitrine, avec anxiété. (*Id.*)

Douleur rapide, tractive et légèrement lancinante, qui descend le long du sternum. (*Hornburg.*)

3ɪo. Élancemens tensifs dans le côté gauche de la poitrine, plus forts en expirant (au bout de vingt-sept heures). (*Gutmann.*)

Élancement tensif continuel dans le côté droit de la poitrine et du ventre, qui persiste pendant l'inspiration et l'expiration, et n'est jamais plus fort qu'en marchant; pendant deux heures (au bout de quatre-vingt-deux heures). (*Id.*)

Élancement tractif, tensif, dans les vraies côtes droites, qui persiste pendant l'inspiration et l'expiration, et qui est plus fort quand on appuye sur la partie. (*Id.*)

Élancement tensif continuel dans le côté droit de la poitrine, plus violent en inspirant et en expirant. (*Id.*)

Élancemens térébrans, tensifs, dans le côté gauche de la poitrine, qui persistent pendant l'expiration (au bout de cinquante-sept heures). (*Id.*)

3i5. Élancement tensif dans les fausses côtes droites, qui persiste chaque fois pendant l'expiration. (*Id.*)

Élancement perforant dans la région du diaphragme, à droite, qui persiste pendant l'inspiration et l'expiration. (*Id.*)

En travers de la poitrine, mais surtout dans le sternum, élancemens comme de dedans en dehors, dans toutes les situations. (*Meyer.*)

Vifs élancemens, revenant à des époques diverses, au dessous du mamelon gauche, en dedans, tandis qu'il est assis, le corps courbé, pour écrire; mais, en se redressant, les élancemens ne tardaient pas à cesser (au bout de trente-une heures). (*Herrmann.*)

Élancemens dans le côté droit de la poitrine, qui ressemblent à des piqûres d'aiguilles fines (au bout de cinq heures). (*Langhammer.*)

32o. Dans le côté gauche de la poitrine, vers la clavicule, douleur instantanée, violemment lancinante, qui empêche de respirer, le soir (au bout de douze heures). (*Stapf.*)

En avant, dans la poitrine, douleur rapide, légèrement lancinante, qui ressemble à celle que produirait une étincelle électrique. (*Hornburg.*)

*Au haut de la poitrine, sous l'aisselle, douleur lancinante, vulsive (au bout de cinquante-cinq heures). (*Hartmann.*)

Violent élancement dans le côté gauche, immédiatement sous le cœur, qui dégénère pendant quelque temps en une sorte de fourmillement, mais revient ensuite, sous la forme d'élancement, avec la même violence (au bout de trois quarts d'heure). (*Hartmann.*)

Élancement pinçant à gauche, dans le diaphragme, si violent qu'il lui coupe la respiration et l'oblige à rester debout (au bout de trois heures). (*Gutmann.*)

325. Élancement pruriteux sous la clavicule. (*Id.*)

Petit élancement pruriteux, rongeant, sur l'épaule gauche, en avant (au bout d'une heure et demie). (*Herrmann.*)

Un élancement pruriteux dans les muscles du côté gauche de la poitrine (au bout de dix heures). (*Gutmann.*)

Un élancement sourd dans le côté gauche de la poitrine, qui persiste pendant l'inspiration et l'expiration. (*Id.*)

Élancemens sourds dans le côté droit de la poitrine, qui n'ont lieu que pendant l'inspiration (au bout de deux heures). (*Id.*)

330. *Douleur pinçante, sourdement lancinante, sous le mamelon droit, dans la cavité pectorale, de dedans en dehors, plus violente seulement pendant l'inspiration* (au bout de huit jours). (*Herrmann.*)

Élancemens sourds, isochrones au pouls, là où l'on sent battre le cœur, seulement un peu plus en dehors (au bout de trois heures). (*Id.*)

Élancement sourd à l'endroit où l'on sent battre le cœur (au bout de cinquante-six heures). (*Gross.*)

Élancement sourd et resserrant au cœur, entre l'endroit où on le sent battre et le creux de l'estomac; élancemens aussi dans le creux de l'estomac et au dessus, avec oppression de poitrine. (*Id.*)

Battemens de cœur d'une force extraordinaire, qui sont souvent perceptibles à l'oreille, et qu'on peut aussi apercevoir à travers les habits. (*Herrmann.*)

335. *Battemens de cœur et oppression anxieuse de poitrine.* (*Gross.*)

Battemens de cœur, le matin, après s'être levé, en se tenant assis, avec oppression anxieuse; le cœur paraît être dans un mouvement tremblotant. (*Id.*)

Les battemens de cœur augmentent toujours en s'asseyant et ployant la poitrine en avant. (*Id.*)

Lorsqu'il inspire avec force, et qu'il retient son haleine, l'anxiété augmente; il est pris de battemens de cœur et d'op-

pression ; le cœur bat plus fort, et il le sent battre en appliquant la main sur le creux de l'estomac. (*Gross.*)

*Le matin, après avoir quitté le lit, dès qu'il s'est assis, le
cœur commence à battre avec force, et, au dessus de l'endroit où on le sent battre, il semble y avoir un fardeau occasionant une lourde pression douloureuse; en même temps, il ressent dans l'hypogastre une douleur fouillante et sécante, semblable à celle que produiraient des vents incarcérés, qui
dure plus long-temps que les battemens de cœur. (Id.)*

340. Elancemens dans le sacrum, plus vifs pendant l'expiration et l'inspiration, en se tenant assis (au bout de deux
heures et un quart). (*Gutmann.*)

Tressaillement dans les muscles du dos et des côtes. (*Id.*)

Il ressent des élancemens dans le dos, vis-à-vis du cœur.
(*Gross.*)

En marchant, picotemens au dos, qui se dirigent vers
le côté gauche (au bout de douze heures). (*Langhammer.*)

Picotement, douleur dans les vertèbres dorsales supérieures (au bout de trente-deux heures). (*Gutmann.*)

345. Elancement pruriteux dans les muscles du côté droit
du dos. (*Id.*)

Prurit dans le dos, à l'omoplate gauche, qui ne cesse pas
en se grattant. (*Id.*)

*Douleur comme contusive dans l'épine du dos, même pen-
dant le repos (au bout de trente-huit heures). (Id.)*

Sensation dans l'omoplate gauche, comme si le sang y
pénétrait goutte à goutte à travers une valvule; sorte de
glocitation (au bout d'un quart d'heure). (*Wislicenus.*)

Elancement térébrant sourd dans l'omoplate gauche (au
bout de soixante-dix heures). (*Gutmann.*)

350. Vifs élancemens sur l'omoplate droite, qui reviennent
à des intervalles égaux. (*Herrmann.*)

Vulsions isolées dans les muscles de l'omoplate droite.
(*Gutmann.*)

Un bouton rouge au cou, qui cause une douleur ulcérative quand on y touche (au bout de onze jours). (*Hermann.*)

Quelques boutons rouges au cou, qui causent une douleur
ulcérative (au bout de cinq jours). (*Wislicenus.*)

Traction par intervalles dans les muscles postérieurs du
cou, qui remonte dans l'occiput. (*Franz.*)

355. Au côté gauche de la nuque, sensation de paralysie, qui ne gêne pas le mouvement de la tête et se dissipe promptement (au bout d'une heure). (*Hartmann.*)

Tressaillement sur l'épaule droite. (*Gutmann.*)

Douleur tensive dans le creux de l'aisselle gauche (au bout de trente-huit heures). (*Id.*)

Douleur brûlante dans le creux de l'aisselle gauche (au bout de trente-une heures). (*Id.*)

Prurit dans les deux aisselles, la gauche surtout (au bout de treize heures). (*Id.*)

360. L'épaule et le bras gauches sont lourds et pendans, durant la marche, avec tension à la partie antérieure du bras. (*Franz.*)

Tremblement des membres supérieurs. (*Hornburg.*)

Sensation d'appesantissement dans le bras et l'avant-bras gauches, pendant le repos, quoiqu'il n'éprouve aucune peine à les soulever (au bout de trois heures). (*Hartmann.*)

Douleur tractive dans le muscle deltoïde gauche, plus violente en appuyant avec force sur la partie. (*Herrmann.*)

Traction sécante sur le muscle deltoïde. (*Franz.*)

365. Pression tiraillante dans le milieu et au côté interne du bras droit, plus forte en y touchant. (*Herrmann.*)

Tressaillement dans les muscles du bras gauche (au bout de sept heures et demie). (*Id.*)

Elancement pruriteux au bout du coude gauche (au bout de onze heures). (*Id.*)

Douleurs pruriteuses, en forme d'élancemens, dans le pli du bras droit, qui obligent à se gratter (au bout de trente-cinq heures). (*Id.*)

Vulsion dans les muscles de l'avant-bras gauche, immédiatement au dessus de l'articulation de la main, pendant le repos (au bout de cinquante-cinq heures). (*Id.*)

370. Douleur pressive dans l'avant-bras gauche. (*Id.*)

Douleur dans l'avant-bras droit, comme si les deux os étaient serrés dans un étau, pendant le repos (au bout de vingt-deux heures). (*Hartmann.*)

Elancemens térébrans dans l'avant-bras droit (au bout de cinquante-deux heures). (*Gutmann.*)

Prurit à l'avant-bras droit (au bout de cinq jours). (*Id.*)

Douleur pressive au dessus de l'articulation de la main

droite, pendant le repos (au bout de trente-quatre heures). (*Gutmann.*)

375. Douleurs sécantes, violemment lancinantes, au-dessus du poignet gauche, pendant les mouvemens du doigt indicateur, lorsqu'il tient le bras appliqué contre le corps (au bout de quarante-cinq heures). (*Hartmann.*)

Tiraillement mesuré dans les articulations de la main gauche voisines du métacarpe, qui ressemble presque à un tiraillement crampoïde dans le creux de la main, mais laisse le mouvement plus libre. (*Gross.*)

Douleur crampoïde en travers des os du métacarpe gauche, depuis le côté du pouce jusqu'à celui du petit doigt, comme si toute la main était contuse (au bout de six heures). (*Langhammer.*)

Douleur tractive en travers des os du métacarpe. (*Franz.*)

Léger tiraillement dans les articulations des doigts avec les os du métacarpe (au bout de quarante heures). (*Herrmann.*)

380. Les mains sont d'un jaune pâle, comme après une longue maladie. (*Meyer.*)

Engourdissement des mains, lorsqu'elles sont tranquilles, avec fourmillement dans le bout des doigts, qui cesse en mouillant ceux-ci, et les serrant avec force autour d'un corps. (*Becher.*)

En serrant les mains l'une dans l'autre, fourmillement dedans, comme si elles étaient engourdies (au bout de douze heures). (*Wislicenus.*)

Fourmillement térébrant sur un petit point du creux de la main droite (au bout de soixante-dix-neuf heures). (*Gutmann.*)

Prurit dans le creux de la main et le bout des doigts, comme s'ils avaient été gelés. (*Franz.*)

385. Prurit ardent dans le milieu du creux des mains (au bout de vingt-quatre heures). (*Wislicenus.*)

Traction involontaire des tendons dans la main gauche, ce qui fait que tous les doigts sont crochus, avec douleurs spasmodiques dans le creux de la main. (*Gutmann.*)

Un tubercule dur et rougeâtre sur un point qui causait la veille un prurit ardent dans le creux de la main gauche,

qui persiste plusieurs jours, au milieu d'une sensation de prurit ardent. (*Wislicenus.*)

*Traction douloureuse dans l'articulation postérieure du
pouce, à sa jonction avec l'os métacarpien.* (*Wislicenus.*)

Douleur tiraillante dans les articulations du pouce droit
(au bout de sept jours). (*Id.*)

390. Tiraillement isochrone au pouls dans les articulations des doigts de la main droite (au bout de douze heures).
(*Gross.*)

Douleur brûlante sur le dos de la phalange postérieure du
petit doigt (au bout de sept heures et demie). (*Gutmann.*)

Douleur brûlante à l'articulation du pouce gauche. (*Id.*)

Douleur paralytique dans le doigt indicateur droit. (*Hartmann.*)

Au doigt médius de la main droite, petit bouton qui, indolent par lui-même, rend du pus jaune, quand on le
presse, et disparaît le lendemain (au bout de dix-sept jours).
(*Becher.*)

395. Tiraillement pressif au bout du petit doigt de la main
gauche (au bout de quarante-huit jours). (*Herrmann.*)

Elancement pruriteux dans le bout des doigts (au bout de
dix minutes). (*Wislicenus.*)

Elancemens sourds, glocitans, dans le bout des doigts,
comme s'ils avaient été gelés (au bout d'un quart d'heure).
(*Franz.*)

Douleur tensive dans les muscles fessiers gauches, en marchant (au bout de cinq jours). (*Gutmann.*)

Grande langueur des membres inférieurs, surtout dans les
cuisses, jusqu'au dessous du genou, comme après avoir
couru long-temps, même en se tenant assis. (*Hornburg.*)

400. Douleur contusive dans l'aine et à la partie supérieure interne de la cuisse, près du périnée (au bout de trois,
de quatre heures). (*Kummer.*)

Douleur tractive dans la hanche droite et les muscles de
la cuisse droite. (*Hornburg.*)

Au dessous du col du fémur gauche, dans les muscles, en
dehors et en arrière, sur un point peu étendu, vifs élancemens brûlans, par intervalles, en se tenant assis, qui diminuent
peu en se levant, mais reparaissent plus forts qu'auparavant
lorsqu'il s'assied de nouveau. (*Gross.*)

Prurit dans la peau de la cuisse, plus que de la jambe, qui revient souvent après s'être gratté (au bout de onze heures). *(Gutmann.)*

Prurit rongeant continuel aux deux cuisses, comme s'il allait survenir une éruption, qui ne cesse pas en se grattant, mais n'est point sensible la nuit, dans le lit. *(Id.)*

405. Prurit fourmillant à la cuisse droite, qui cesse en se grattant. *(Id,)*

Tension dans les muscles antérieurs de la cuisse, en marchant. *(Gross.)*

Tension dans la cuisse droite, en se tenant assis (au bout de trente-six heures). *(Gutmann.)*

Élancement pruriteux continuel à la cuisse gauche. (Id.)

Élancement tensif continuel dans la cuisse gauche, en marchant, qui cesse en restant debout et reparaît plus tard en s'asseyant (au bout de quatre jours). *(Id.)*

410. *Tiraillement tractif dans la cuisse droite, en se tenant assis* (au bout de vingt-neuf heures). *(Hartmann.)*

Tiraillement pressif à la cuisse gauche, en dehors, depuis le genou jusqu'à l'os innominé, qui a l'air de siéger dans le périoste ; la douleur était plus forte dans les points où l'on pouvait appuyer immédiatement sur l'os (au bout de onze jours. *(Herrmann.)*

Douleur pressive dans la cuisse droite, plus forte en appuyant sur la partie (au bout de cinq heures et demie). *(Gutmann.)*

Douleur pressive au dessus du genou droit, en se tenant assis, qui disparaît par le mouvement (au bout d'un quart d'heure). *(Hartmann.)*

Douleur térébrante au dessus de l'articulation du genou droit, seulement pendant le repos. *(Gutmann.)*

415. Tension tiraillante au côté externe du genou gauche, en montant l'escalier, à chaque pas (au bout de soixante-seize heures). *(Gross.)*

Douleur tiraillante, comme de luxation, dans le genou gauche, seulement en marchant, qui le fait boiter quelquefois, parce qu'elle l'empéche de ployer la jambe. (Herrmann.)

Vif élancement profond sur la rotule droite, en se tenant assis. *(Gross.)*

Forts élancemens qui traversent le milieu du genou, en

le ployant , et ne cessent que pour quelques instans pendant la marche (au bout de cinq jours). (*Hartmann.*)

Sensation de pesanteur dans le jambe gauche (qui dure peu) , en se tenant assis (au bout de neuf heures). (*Id.*)

420. Fouillement pruriteux dans le tibia gauche , au dessous de la rotule , pendant le repos. (*Gutmann.*)

Elancement tensif dans le tibia gauche, pendant le repos (au bout de quatre jours). (*Id.*)

Elancement dans le mollet, avec vulsions et pulsations dans les deux rotules , lorsqu'il tient les jambes étendues et raides (au bout de treize jours). (*Becher.*)

Sensation dans le mollet droit, comme si le sang s'y amassait goutte à goutte, à travers une valvulve ; sorte de glocitation (au bout d'un quart d'heure). (*Wislicenus.*)

Douleur fouillante dans le mollet droit, au côté interne, plus forte pendant la marche. (*Gutmann.*)

425. Crampe dans le mollet gauche (au bout de onze heures). (*Id.*)

Traction tensive dans le mollet gauche, en marchant. (*Id.*)

L'éternument produit un mouvement comme de haut en bas dans les cuisses, qui ressemble presque à un frissonnement tremblotant. (*Gross.*)

Douleur brûlante au dessus de la cheville interne du pied droit (au bout de trente-sept heures). (*Gutmann.*)

Petit élancement térébrant dans la cheville interne du pied droit, pendant le repos (au bout de trente-trois heures). (*Id.*)

430. En étendant et ployant le pied, douleur comme si les tendons qui entourent l'articulation étaient trop courts ; sensation comme de crampe (au bout de dix heures). (*Hartmann.*)

Dans l'articulation du pied, traction cuisante, accompagnée d'une sensation d'écorchure (au bout de quatre heures). (*Franz.*)

Dans l'articulation du pied, forte pression, comme par une pierre dure, accompagnée de traction, en se tenant debout. (*Id.*)

Tiraillement vulsif sur le coude-pied (au bout de quarante-cinq heures). (*Hartmann.*)

Tiraillement saccadé dans les os du métatarse gauche (au bout de douze heures. (*Gross.*)

435. Tiraillement saccadé dans le pied gauche, immédiatement derrière les orteils. (*Id.*)

Prurit au coude-pied gauche, pendant le repos, qui ne cesse pas en se grattant. (*Gutmann.*)

Elancement térébrant, pruriteux, dans le coude-pied droit, pendant le repos, qui lui arrache de grands cris (au bout de soixante-dix-neuf heures). (*Id.*)

Douleur brûlante dans le coude-pied gauche (au bout de cinquante-six heures). (*Id.*)

Fouillement pressif dans le pied droit, derrière les orteils seulement, pendant le repos. (*Id.*)

440. Léger tiraillement dans les muscles des orteils droits (au bout de dix jours). (*Herrmann.*)

Au second orteil du pied gauche, excroissance en forme de verrue, qui ne cause aucune sensation, et disparaît au bout de trois jours, en laissant une cicatrice blanche (au bout de trois jours). (*Becher.*)

Sur le second orteil du pied gauche, excroissance en forme de verrue, causant par elle-même une douleur cuisante, mais déterminant, par la pression du soulier, une douleur brûlante, comme celle d'un cor; elle laisse une épaisse cicatrice blanche (au bout de dix-sept jours). (*Id.*)

Elancement pruriteux dans le second orteil du pied droit. (*Gutmann.*)

Reptation fourmillante au bout des orteils du pied droit, seulement pendant le repos (au bout de cinquante-trois heures). (*Id.*)

445. Elancement pruriteux dans la plante du pied droit, qui persiste pendant le mouvement. (*Id.*)

Violens élancemens dans la plante du pied gauche, en se tenant assis (au bout de quatre jours). (*Hartmann.*)

Elancement pruriteux térébrant dans le gras du second et du troisième orteils. (*Gutmann.*)

En marchant, sensation dans la plante du pied gauche, comme si elle était très-tendre et trop courte, ce qui occasione une douleur picotante (au bout de vingt-neuf heures). (*Hartmann.*)

III. 43

Fourmillement pruriteux dans la plante du pied droit, (au bout de soixante-dix-sept heures). (*Gutmann.*)

450. Tremblement, d'abord des membres inférieurs, ensuite des membres supérieurs. (*Hornburg.*)

Après s'être gratté, il survient des tubercules aux membres inférieurs. (*Gutmann.*)

Grande sensibilité de tout le corps au toucher; quand il se frappe quelque part, une sorte de fourmillement douloureux et rapide lui remonte par tout le corps, jusque dans la tête. (*Meyer.*)

Sensibilité douloureuse de tout le corps au toucher; au moindre choc d'une partie quelconque, douleur et sorte de frisson; il suffit d'appuyer le pied par terre pour éprouver un ébranlement désagréable du corps (au bout de trois jours). (*Wislicenus.*)

(Après avoir marché modérément), picotemens dans plusieurs parties du corps, en montant l'escalier. (*Herrmann.*)

455. *Douleurs dans tous les membres, surtout en marchant; il a l'épine du dos comme brisée.* (*Gutmann.*)

Malaise par tout le corps, pesanteur et lassitude dans les membres, avec inaptitude au travail, quoique l'humeur ne soit point altérée (au bout de six jours). (*Id.*)

Tiraillement dans les membres, soit immédiatement au dessus, soit un peu au dessous des articulations, sur les os, comme si on les râclait. (*Meyer.*)

Grande pesanteur dans les membres supérieurs et inférieurs; il a de la peine à respirer en montant l'escalier. (*Id.*)

Grande langueur, sensible surtout en montant l'escalier (au bout de deux heures). (*Kummer.*)

460. Grande langueur, le matin; pesanteur telle, dans tous les membres, qu'il n'aime pas à se mouvoir (au bout de sept jours). (*Wislicenus.*)

Langueur en marchant, se tenant debout et restant couché; il lui est impossible de faire la moindre chose avec ses mains, ou seulement même de s'habiller. (*Meyer.*)

Avec faiblesse et accablement par tout le corps, tremblement des mains, quand il veut saisir quelque chose (au bout de treize jours et demi). (*Becher.*)

Ecrire lui est pénible, à cause de la grande pesanteur du

bras, et la marche également, à cause de celle des membres inférieurs. (*Meyer.*)

En exécutant des mouvemens modérés, il est pris d'une grande et insupportable chaleur, qui se manifeste surtout au visage; un mouvement plus fort produit la sueur par tout le corps (au bout de quatorze jours). (*Becher.*)

465. Il est très-sensible à l'air frais. (*Id.*)

Grande langueur du corps après la promenade. (*Id.*)

En marchant au grand air, il se sent d'abord plein de force; mais il ne tarde pas à devenir faible et languissant, surtout dans les muscles des cuisses, avec pression anxieuse sur la poitrine, qui lui donne envie d'avoir des éructations, sans le pouvoir; il éprouve ensuite du soulagement dans le bas-ventre par une envie d'aller à la selle, avec émission de vents par le bas (au bout de cinq heures et demie). (*Franz.*)

Le soir, il se sent très-malade et anxieux au grand air, avec chaleur interne; il est obligé de rentrer en toute hâte dans sa chambre, où cependant il ne se trouve pas beaucoup mieux (au bout de onze heures). (*Id.*)

Il est si languissant et accablé, après avoir fait peu de mouvement, qu'il se croit près de sa fin (au bout de vingt-quatre heures). (*Becher.*)

470. Convulsions, mort. (*Chalmer.*)

Bâillement, sans envie de dormir. (*Meyer.*)

Fréquente envie de dormir, mais à laquelle il peut résister. (*Becher.*)

Envie de dormir, avec bâillemens, comme s'il n'avait point assez dormi (au bout de cinq heures). (*Langhammer.*)

Le soir, tant qu'il est levé, envie de dormir irrésistible; mais, après s'être couché, il fut long-temps sans pouvoir s'endormir. (*Hartmann.*)

475. *Après s'être couché, le soir, il reste éveillé jusque tard dans la nuit, et ne peut pas s'endormir.* (*Gross.*)

Lassitude, le matin; peu après être sorti du lit, il ne peut s'empêcher de dormir, dès qu'il reste assis (au bout de sept jours). (*Wislicenus.*)

Toute la matinée, tendance irrésistible au sommeil, avec bâillemens (au bout de deux heures). (*Hartmann.*)

Envie de dormir si grande, le matin, que sa tête tombe en

avant, et qu'il est obligé de fermer les yeux (au bout de deux heures en demie). (*Kummer.*)

Très-long sommeil à midi, sans en avoir l'habitude; en s'éveillant, il ne pouvait prendre sur lui de se lever, et se rendormait toujours. (*Stapf.*)

480. Sommeil, la nuit, avec beaucoup de rêves, mais dont il ne reste aucun souvenir. (*Franz.*)

Sommeil. (*Browne, Wright.*)

Sommeil agité. (*Meyer.*)

Sommeil pesant, stupéfiant (1). (*Bergius.*)

Sommeil agité, troublé par des rêves vifs, mais dont le souvenir ne reste point; il ne s'endort que tard, à cause de la trop grande vivacité de l'esprit; après minuit, il se réveille souvent, en se retournant dans le lit, et se trouve comme dans un état de demi-sommeil. (*Stapf.*)

485. *Rêves confus, dans lesquels il est si occupé, que le matin il se sent fatigué; en s'éveillant, il ne conserve aucun souvenir de ses rêves, ou du moins n'en a qu'un très-obscur.* (*Herrmann.*)

Rêves vifs, de choses connues et passées, roulant long-temps sur un seul et même objet. (*Kummer.*)

Rêves, la nuit, dont il ne conserve qu'un souvenir confus. (*Wislicenus.*)

Sommeil très-agité; il se retourne sans cesse, rêve vivement de feu et de querelles, et vers une heure croit qu'il est temps de se lever. (*Gutmann.*)

Rêves très-vifs, inquiétans, d'incendie et d'apparitions. (*Id.*)

490. Rêves inquiétans la nuit. (*Meyer.*)

Le matin, peu de temps avant le réveil, au milieu d'un rêve lascif (d'ailleurs inaccoutumé), pollution, non suivie d'épuisement. (*Stapf.*)

Rêves lascifs et pollution (la première nuit). (*Gutmann.*)

Rêves voluptueux, avec éjaculation, sans érection. (*Id.*)

Le pouls est faible et irrégulier, tantôt rapide, tantôt lent (au bout de sept heures). (*Herrmann.*)

495. Son pouls, ordinairement à soixante-douze, n'est plus qu'à cinquante-quatre, pendant la fièvre du matin (au bout de vingt-quatre heures). (*Gross.*)

____

(1) Par la dose la plus faible, à ce qu'il dit.

Frissonnement chaque matin, après la sortie du lit.
(*Herrmann.*)

A de courts intervalles de deux à dix minutes, frisson qui parcourt tout le corps, et semble partir surtout de la poitrine. (*Gross.*)

Parfois le frissonnement ne s'étend du creux de l'estomac que jusqu'au ventre et aux membres inférieurs, mais parfois aussi il envahit en même temps le dos (au bout de vingt-quatre heures). (*Id.*)

Un très-léger mouvement du corps provoque le frissonnement. (*Id.*)

5oo. Le matin, frisson secouant, sans soif, avec assez de facilité dans les mouvemens des doigts et alacrité de l'esprit. (*Franz.*)

Frissonnement, tous les matins, après la sortie du lit, pendant une couple d'heures. (Herrmann.)

Frissonnement par tout le corps, sans soif, le matin seulement (au bout de deux heures), plusieurs jours de suite, revenant par intervalles, et se répandant des pieds vers les parties supérieures. (Id.)

Tous les matins, frisson rapide, tantôt seulement aux pieds, tantôt à la tête et aux mains seulement, au dos, à la poitrine et au ventre, ou par tout le corps, sans soif (au bout de soixante-douze heures). (*Gross.*)

Léger frissonnement dans le dos, qui se porte vers le bas-ventre, jusqu'à la région ombilicale (au bout de deux heures). (*Stapf.*)

5o5. Frisson, qui parcourt le corps, sans chaleur ni soif (au bout d'une heure). (*Langhammer.*)

Sensation à la cuisse droite, comme si la chair de poule s'y établissait, mais sans nulle sensation de froid. (*Franz.*)

Sensation de froid et chair de poule aux bras ; il n'ose pas rapprocher ses bras du corps, à cause d'une sensation désagréable de frissonnement (au bout de quatre heures).(*Id.*)

Un frisson froid parcourt tout le corps, les bras exceptés, avec la même sensation que si les cheveux se hérissaient. (*Hartmann.*)

Frisson qui parcourt le corps entier; en même temps, chaleur par tout le corps, sans soif (au bout de sept heures). (*Langhammer.*)

510. Sensation de froid par tout le corps, sans froid extérieur; tout son corps était chaud au toucher, la poitrine surtout. (*Herrmann.*)

Fièvre, le matin; frissonnement erratique, qui revient à des intervalles de cinq à dix minutes, avec chaleur sensible à l'extérieur, plus forte même qu'à l'ordinaire; le frisson semble partir du creux de l'estomac, et se répandre sur le tronc, la tête et les membres supérieurs, sans soif (au bout de vingt-quatre heures). (*Gross.*)

Le bout des doigts est froid, tandis que le reste de la main a une chaleur modérée (au bout de trois heures). (*Langhammer.*)

Froid aux mains, avec chaleur au visage, sans soif (au bout de cinq jours). (*Wislicenus.*)

Quoiqu'il éprouve une sensation de chaleur par tout le corps et surtout de la chaleur au visage, il n'aime cependant point la chaleur du lit (le soir) (au bout de sept heures). (*Id.*)

515. *Quand il pose ses mains sur sa figure, elles lui semblent froides, tandis qu'appliquées l'une contre l'autre, elles paraissent plus chaudes qu'à l'ordinaire, et ne sont un peu visqueuses que dans la paume.* (*Gross.*)

Sensation de chaleur au visage et dans les mains, tandis que celles-ci semblaient froides au visage, et que le visage paraissait l'être aux mains (au bout de huit heures). (*Langhammer.*)

Sensation de froid et sensation de chaleur alternant ensemble, seulement au côté gauche du front, sans qu'on aperçoive à l'extérieur aucune variation de température. (*Meyer.*)

Cinq jours de suite, aux mêmes heures, d'abord froid, le matin, après le lever, et à midi (cinq heures après), chaleur, surtout au tronc, mais plus forte encore au visage, avec rougeur, sans soif. (*Herrmann.*)

Alternatives de chaud et de froid; le froid se montre surtout au dos, la chaleur aux mains et au visage. (*Meyer.*)

520. Quand il se met au lit, le soir, il est sur-le-champ pris de froid, puis il éprouve par tout le corps une sueur très-forte et de mauvaise odeur. (*Id.*)

Chaleur, avec grande soif de bière. (*Id.*)

Après un petit mouvement, très-grande chaleur par tout le corps, avec sueur, surtout à la tête, sans soif (au bout d'une heure). (*Hartmann.*)

Augmentation de la chaleur dans le dos ; les mains et le bas-ventre lui semblent brûlans , et il éprouve ensuite de la chaleur par tout le corps. (*Stapf.*)

Chaleur passagère dans le dos , après le souper. (*Meyer.*)

525. Sensation de chaleur dans toute l'épine du dos. (*Gutmann.*)

Une chaleur passagère lui parcourt la figure , sans la rendre rouge (au bout d'un quart d'heure). (*Hartmann.*)

Défaut d'attention. (*Gutmann.*)

Il ne parle pas volontiers (au bout de sept heures et demie). (*Meyer.*)

Il ne peut se réjouir avec les autres , quoiqu'il ne soit pas triste (au bout de sept heures). (*Hartmann.*)

530. Anxiété et soucis inquiets de l'avenir (au bout de dix jours). (*Wislicenus.*)

Réflexions profondes sur son sort futur (au bout de vingt-quatre heures). (*Langhammer.*)

Prévisions anxieuses pour l'avenir, avec disposition à la mauvaise humeur, à la morosité. (*Becher.*)

Tristesse , absence de courage, crainte (au bout d'une demi-heure). (*Walther.*)

Tristesse et morosité extrême. (*Meyer.*)

535. Sérieux, taciturne; il se fâche pour peu qu'on plaisante avec lui. (*Gutmann.*)

Il est très-morose et sensible à tout ce qui ne va pas selon ses désirs , pendant plusieurs heures. (*Meyer.*)

Il se met facilement en colère. (*Kummer.*)

D'abord, morosité pendant trois heures, ensuite sérénité; l'après-midi, il devient de nouveau morose. (*Franz.*)

Sérénité , satisfaction de son état, confiance : mais cet état alterne avec des battemens de cœur et une oppression anxieuse de poitrine. (*Gross.*)

540. Sérénité, absence de soucis, calme et satisfaction (1), malgré les douleurs et les incommodités. (*Herrmann.*)

Après le premier jour, il est plus vif de corps et d'esprit qu'à l'ordinaire (2). (*Kummer.*)

Sérénité presque excessive de l'esprit. (*Stapf.*)

(1) Auparavant il était toujours soucieux et défiant. C'est donc là un effet consécutif, curatif, une réaction de l'organisme.

(2) Réaction curative de la vie.

61. STAPHYSAIGRE.

(*Staphysagria.*)

On prend un gros des graines de la staphysaigre (*Delphinium Staphysagria*) : on les pulvérise avec un égal poids de craie, qui est destinée à s'emparer de l'huile, et on laisse la poudre digérer à froid, avec six cents gouttes d'alcool, pendant une semaine, en remuant le tout chaque jour.

Les anciens paraissent avoir assez grossièrement employé cette substance, pour exciter le vomissement ou la salivation, ainsi qu'on le voit d'après Dioscoride, qui cependant parle en outre de son usage contre les maux de dents en général.

J.-H. Schulze, dans un moment où il souffrait du mal de dents, prit un peu de staphysaigre dans sa bouche, mais en éprouva une si violente exaspération qu'il se crut sur le point de perdre la tête. Quelle force énorme doit résider dans cette substance !

Les Grecs s'en servaient pour détruire la vermine dans la tête. C'est à ce titre qu'elle entre encore aujourd'hui dans une préparation officinale (*unguentum pediculorum*).

Notre médecine moderne, qui est la seule vraie, nous démontrant d'après l'expérience que toute drogue quelconque est d'autant plus médicinale qu'elle agit avec plus de force sur l'organisme, et que les maladies naturelles ne peuvent être vaincues par elle qu'en vertu du pouvoir qu'elle a de provoquer une affection analogue, il suit de là qu'un médicament triomphe d'affections d'autant plus graves, qu'il a par lui-même la faculté d'en faire naître de très-violentes chez l'homme bien portant, et qu'il importe de bien étudier les effets nuisibles qu'il peut produire pour juger des cas où son emploi rétablira sûrement la santé dérangée. De quelque énergie qu'il soit doué, ce n'est point là un motif pour le rejeter. Loin de là, il n'en est que plus précieux : car, d'un côté, sa puissance pathogénétique n'en devient que plus évidente, ce qui nous permet de déterminer plus sûrement les cas morbides entre lesquels et lui existe homœopathicité ; et d'un autre côté, quelle que soit sa violence, on parvient sans peine, par l'atténuation des doses, à la modérer assez pour qu'il ne puisse plus agir que d'une manière salutaire.

Telles sont les raisons irrécusables qui m'ont fait espérer de rencontrer dans la staphysaigre un grand trésor de ressources contre les maladies les plus spéciales, et qui m'ont déterminé à mettre beaucoup de circonspection dans les expériences auxquelles je l'ai soumise sur l'homme en santé. Je suis parvenu ainsi à découvrir en elle des vertus curatives infiniment plus précieuses que sa propriété de détruire la vermine, la seule qu'on connût jusqu'à ce jour.

On emploie la trentième dilution. J'ai vu l'effet d'une dose un peu forte durer au-delà de trois semaines.

Le principal antidote est le camphre.

Symptômes de la staphysaigre.

Vertige et sorte de stupeur dans la chambre, non au grand air.

Vertige en se baissant et tournant brusquement la tête; tout tourne en demi-cercle (seulement une fois).

Vertige; en marchant, il se heurte contre une porte.

Vertige étant assis, le soir, dans le lit, comme si tout tournait en rond avec lui.

5. La tête est entreprise, seulement en avant, dans le milieu du front, sur un petit point qui ne dépasse pas la largeur du bout du doigt; dans la rue, il ne savait s'il allait à droite ou à gauche.

Mal de tête alternativement stupéfiant et térébrant.

Le matin, aussitôt après le réveil, grand mal de tête, comme si le cerveau était déchiré, mais qui se dissipe ensuite, au milieu de fréquens bâillemens spasmodiques.

Mal de tête pendant le mouvement, comme si tout le cerveau allait sortir du crâne; céphalalgie aussi pendant le repos, comme si le cerveau était comprimé et ne remplissait pas exactement le crâne.

En secouant la tête, petit point dans le milieu du front, où il semble avoir dans le cerveau quelque chose de lourd, comme une balle de plomb.

10. La tête est entreprise, seulement par momens; parfois elle est très-libre et dégagée.

Quand il veut saisir une idée, elle lui échappe.

Engourdissement de l'esprit, qui l'éloigne de tout travail.

Tiraillement dans le front, le soir, en se tenant assis ; il y ressentait des élancemens en se baissant, et éprouvait du soulagement en marchant.

Céphalalgie lancinante, toute la journée (au bout de dix-sept jours).

15. Elancement dans la tempe gauche.

Grands élancemens sourds, isolés, depuis le crâne jusque dans l'intérieur du cerveau, non loin du vertex; l'endroit est même très-douloureux à l'extérieur, surtout quand on y touche.

Tiraillement à l'extérieur de la tête et dans les dents.

Prurit sur le cuir chevelu.

Eruption croûteuse pruriteuse au cuir chevelu, au dessus de l'oreille et derrière.

20. Le cuir chevelu démange beaucoup ; il est couvert de croûtes, et suinte de la sérosité.

Les cheveux tombent abondamment.

Dans l'enfoncement situé derrière le lobe de l'oreille, gros tubercule non douloureux, qui est surmonté d'un petit bouton blanc.

Boutons pruriteux à la nuque.

Eruption au visage de petits boutons (pruriteux ?) écartés les uns des autres.

25. Douleur pulsative et pressive dans toute la face, depuis les dents jusque dans l'œil, pendant seize jours.

Dilatation des pupilles.

Sorte de gaze blanche devant les yeux, qui l'empêche d'apercevoir les objets.

En lisant, il lui semble que de petits éclairs noirs se placent entre les lettres, et ensuite des lignes entières disparaissent.

En regardant au grand air, il passe quelquefois des éclairs noirs devant les yeux.

30. Etant au lit, la nuit, dans l'obscurité, il aperçoit une colonne de feu devant ses yeux.

La vue est trouble et les yeux sont très-chauds.

Trouble de la vue, comme si les yeux étaient pleins d'eau, avec prurit et picotemens dans l'angle interne, qui obligent à se frotter.

En écrivant, les yeux ne tardent pas à faire mal (surtout après midi); cuisson et ardeur ; après quoi s'écoulent quelques larmes cuisantes; il est obligé d'éviter la lumière, qui lui cause de la douleur.

Douleur cuisante dans les angles internes des yeux (1).

35. Douleur plus cuisante que pruriteuse dans l'angle interne de l'œil gauche.

Le matin, il coule des yeux des larmes cuisantes.

Fort prurit dans l'angle interne de l'œil, qui augmente au grand air, et oblige à se frotter.

Il aperçoit un cercle autour de la bougie allumée.

La nuit, il s'amasse beaucoup de pus sec aux cils et dans l'angle externe des yeux; la chassie se dessèche aussi au grand air, et il en résulte de la tension.

40. Il s'amasse toujours dans l'angle interne de l'œil une matière sèche, qu'il est obligé d'enlever souvent dans la journée.

Le matin, les yeux sont agglutinés par du pus dans l'angle interne.

Sensation dans les yeux, comme s'il avait grande envie de dormir.

Les yeux sont très-secs le soir, et il y éprouve de la pression.

Pression dans l'œil, qui l'oblige à clignoter souvent.

45. Les yeux sont très-secs, le matin, en s'éveillant; il y éprouve de la pression, et ne peut les ouvrir avant de les avoir humectés.

Pression dans l'œil, qui l'oblige à clignoter souvent.

45. Les yeux sont très-secs le matin, au réveil; pression dedans, et impossibilité de les ouvrir avant de les avoir humectés.

Sentiment de contraction dans la paupière supérieure, qui exprime les larmes.

Pression à la paupière supérieure, toute la journée; plus forte en ouvrant l'œil.

Prurit au bord des paupières (au bout de deux heures).

Inflammation du blanc de l'œil, avec douleurs.

50. Petits boutons autour de l'œil enflammé.

____

(1) Chez un homme qui n'avait jamais eu mal aux yeux de sa vie.

Elancemens sourds, mais profonds, dans l'intérieur d'abord de l'oreille gauche, puis de la droite.

Propension de l'articulation droite de la mâchoire à se luxer, avec douleur lancinante, en bâillant.

Douleur dans l'articulation de la mâchoire, en bâillant.

(Douleur tractive à l'oreille.)

55. Pincement dans l'oreille gauche.

Prurit aux joues.

Douleur cuisante à l'une des narines, comme si elle était ulcérée.

Mal dans le nez, qui est garni d'une croûte en dedans.

Ulcère croûteux au milieu de la lèvre supérieure.

6o. Sur la partie rouge de la lèvre supérieure, bouton couvert d'une croûte, qui cause une sensation d'ardeur.

Gonflement de la gencive, avec chaleur dans la joue.

La gencive est douloureuse au toucher.

La gencive saigne en appuyant dessus et en se nettoyant les dents; plusieurs jours de suite.

La gencive devient pâle et blanche.

65. Les dents noircissent promptement ; elle est obligée de les nettoyer deux fois par jour, et cependant elles restent striées de noir en travers.

Le côté interne de la gencive est douloureux et enflé ; il cause même de la douleur en avalant.

Vésicule dégénérant en ulcère au côté interne de la gencive, et causant beaucoup de douleurs lancinantes tractives.

A la gencive , tubercule indolent par lui-même , mais douloureux quand on appuye le doigt dessus (au bout de dix-sept jours).

Ulcérations à la gencive.

70. Le mal de dents se déclare quand l'air entre dans la bouche.

Douleur rongeante dans les quatre dents antérieures du bas, la nuit surtout.

De temps en temps , douleur passagère dans les dents et ensuite palpitation dans la gencive.

Odontalgie pressive , tractive , dans les dents de devant, comme après l'usage du mercure ; surtout la nuit , vers le matin.

Traction pénétrante dans la dent gâtée et dans celle qui lui correspond de l'autre côté , le matin.

75. Violente odontalgie tractive, avec enflure de la ouc, céphalalgie pressive du même côté, et chaleur au visage.

Enflure de la joue, à la mâchoire inférieure.

Quelques boutons au cou , à l'extérieur.

Les glandes sous-maxillaires sont douloureuses par elles-mêmes et quand on y touche.

Les glandes sous-maxillaires causent la même douleur que si elles étaient enflées et contuses.

80. Enflure des amygdales et des glandes sous-maxillaires.

Elancement au bout de la langue , sans que rien y touche.

Douleur lancinante au bord de la langue , en l'appuyant contre le palais, comme s'il y avait une épine dedans ; la douleur cessa en mangeant.

Douleur d'écorchure à la partie antérieure de la langue.

Une ampoule dans la bouche.

85. *Apreté dans la gorge;* douleur comme d'écorchure en parlant et en avalant.

Elancement dans le palais , qui s'étend jusque dans le cerveau.

Sécheresse dans la gorge, surtout le soir , avant de s'endormir ; élancemens dans la gorge en avalant.

Afflux de salive à la bouche.

Salivation.

90. Goût pâteux, nauséeux , dans la bouche, quoique les alimens semblent de bon goût.

Goût aqueux dans la bouche, quoique les alimens aient bon goût.

Il ne trouve aucun goût aux alimens, quoiqu'il ait de l'appétit.

Il trouve au pain un goût aigre.

Grande appétence pour le lait.

95. (La bière lui cause des grattemens et un goût désagréable dans la gorge.)

La fumée de tabac a un goût mordicant.

Soda en fumant (comme d'habitude).

Rapports grattans , qui affectent le larynx et forcent à tousser.

Quand il éprouve des rapports, pression et élancemens jusque dans la poitrine.

100. Hoquet chaque fois qu'il a mangé.

Beaucoup de hoquets , une demi-heure après le souper.

Pendant trois jours , nausées et envies de vomir.

Tous les matins , nausées allant jusqu'au vomissement.

Envie de vomir.

105. Faim apparente dans l'estomac, qui lui semble tiré et relâché ; cependant point d'appétit.

Faim canine énorme , même quand l'estomac était plein d'alimens ; si alors il se remettait à manger , il trouvait les alimens bons.

Douleur fouillante dans l'estomac.

Plénitude dans le creux de l'estomac , avec pression et élancemens.

Le matin , au lit , après le réveil, pression dans l'estomac, comme par l'effet d'un poids , qu'aucune position ne diminüe (au bout de six heures).

110. Le matin , à jeun (dans le lit), tension qui cause de l'anxiété et gêne la respiration, en travers de l'épigastre , dans les hypochondres.

Pression , pesanteur et tension dans le bas-ventre.

Le bas-ventre est comme comprimé, ce qui gêne la respiration.

Pression tensive douloureuse dans le bas-ventre , comme s'il avait trop mangé et qu'il appuyât ensuite sur son ventre, avec nausées et afflux de salive à la bouche.

Douleur tractive en travers du bas-ventre.

115. Traction de haut en bas dans les côtés du bas-ventre, comme si les règles allaient venir (au bout de quatre heures).

Douleur tractive dans le bas-ventre , semblable à celle que causent des vents.

Les vents se fixent dans le bas-ventre (les huit premières heures).

Il s'engendre beaucoup de vents, qui sortent en grande quantité et très-fétides, pendant trente-six heures.

Borborygmes bruyans dans le bas-ventre.

120. Borborygmes et tranchées dans le ventre, pendant plusieurs jours.

En commençant seulement à marcher au grand air, douleur picotante continuelle dans le bas-ventre, sous les côtes droites.

Douleur sécante à la région ombilicale, qui semble être extérieure, le soir, dans le lit ; elle revient à trois reprises.

Douleur sécante dans les intestins, surtout après avoir bu et mangé, et en même temps nausées telles, que l'eau lui afflue à la bouche, avec grande langueur ; après la douleur, grande chaleur à la figure, afflux du sang vers la tête, et gonflement des veines aux mains.

Douleur sécante, spasmodique, dans le bas-ventre, avec tremblement des genoux, pendant la journée, et au moindre mouvement ; elle est surtout forte après avoir uriné; le soir, douleur sécante, même sans mouvement, qui diminue quand il ploye le corps en deux.

125. Le matin, tranchées dans le ventre avant d'aller à la selle.

Le matin, après des tranchées et des nausées, diarrhée ; la dernière selle n'est composée que de mucus (1).

Tranchées et selles diarrhéiques, dont la dernière est muqueuse (au bout de quarante-huit et quatre-vingt-quatre heures).

En croyant ne rendre qu'un vent, il laisse échapper des matières liquides (au bout de deux heures.)

Selle diarrhéique, mêlée de vents (au bout de trois heures). •

130. Plusieurs jours de suite, selle ordinairement liquide, répétée plusieurs fois par jour.

Fréquentes envies d'aller à la selle, sans mal de ventre ; chaque fois il ne rend que très-peu de matières fort dures, avec douleur à l'anus, comme s'il allait se déchirer.

Après avoir poussé la selle, nouveau mais inutile besoin d'aller par le bas.

____

(1) Les quatre symptômes suivans paraissent provenir d'une dose trop forte, qui rend presque tous les médicamens purgatifs ; car il semble que l'effet primitif de la staphysaigre soit de produire des maux de ventre avec envie d'aller par le bas, et la constipation, ou du moins des selles très-peu abondantes et dures, parfois aussi, quoique plus rarement, des selles liquides.

Après une selle dure, douleur contusive profonde dans le rectum, pendant trois quarts d'heure.

135. Douleur d'écorchure cuisante dans le rectum, qui dure long-temps après avoir été à la selle.

Resserrement du ventre pendant plusieurs jours (les premiers jours).

Fort prurit à l'anus, avec tubercules au même endroit.

Gonflement non douloureux des glandes inguinales, qui est surtout visible en marchant et se tenant debout, et persiste plusieurs jours (au bout de trente-six heures).

Le premier jour, sécrétion d'urine très-peu abondante (1).

140. *Emission d'urine abondante et très-fréquente, pendant plusieurs jours* (au bout de vingt-quatre, de quarante heures).

Urine abondante, rouge.

Douleur sécante en urinant, qui devient plus forte encore après avoir uriné.

Fourmillement cuisant et brûlant à l'orifice de l'urètre, en n'urinant pas.

Seulement en n'urinant pas, et pendant la situation assise, ardeur profonde à la partie postérieure de l'urètre.

145. *Chaque fois qu'il urine, ardeur dans tout l'urètre, pendant plusieurs jours.*

En s'éveillant, *pression sur la vessie;* elle urina beaucoup, et cependant au bout d'une heure elle éprouva une nouvelle envie d'uriner, avec pression.

Quand elle toussait, l'urine s'échappait involontairement.

Pendant une selle dure, écoulement de liqueur prostatique.

Pollution pendant la méridienne, chez un vieillard, qui n'en avait point eu depuis trente ans (au bout de douze heures).

150. Trois nuits de suite, pollution.

Cinq nuits de suite, pollution, chaque fois précédée de rêves lascifs.

Après une pollution nocturne, langueur et pesanteur dans les deux bras, comme s'il avait du plomb dedans.

L'effet primitif de la staphysaigre est d'exciter vivement

____

(1) Les symptômes de l'urine ont de l'analogie avec ceux des selles.

l'appétit vénérien; mais son effet secondaire est d'éteindre les désirs, tant au physique qu'au moral.

Prurit dans l'intérieur du scrotum, qui ne diminue un peu qu'en pressant la partie ou la frottant entre les doigts.

155. Prurit voluptueux (1) autour du scrotum, qui augmente toujours en se frottant, fait alors place à une douleur d'écorchure à l'extérieur, tandis que le prurit persiste à l'intérieur, et détermine enfin une pollution (au bout de cinq, six, huit jours).

Glocitation indolente dans le scrotum.

Humidité autour de la couronne du gland, sous le prépuce.

Excroissance molle et humide dans la rainure située derrière le gland; autre excroissance semblable à la couronne elle-même; toutes deux causent des démangeaisons par le frottement de la chemise.

Sensibilité douloureuse des parties génitales de la femme, qui font mal en s'asseyant.

160. Douleur spasmodique dans les parties génitales de la femme et le vagin.

Léger prurit lancinant aux parties génitales de la femme.

Cuisson aux parties génitales de la femme, même en n'urinant pas.

A la face interne de la grande lèvre droite, ampoule causant de la cuisson par elle-même, mais une douleur d'écorchure quand on y touche.

Apparition des règles suspendues depuis une année, avec tranchées dans le ventre et forts borborygmes, à la nouvelle lune (2).

165. (Le soir, obturation du nez, qui oblige de respirer par la bouche et gêne la parole.)

Éternument, avec coryza.

Coryza qui survient rapidement, avec voix nasillarde, pendant un quart d'heure (l'après-midi à deux heures).

Fort coryza, sans toux.

Toux avec expectoration.

170. Coryza et toux pendant plusieurs semaines.

(1) L'inspiration de l'ambre gris l'apaise.

(2) Mais comme ce n'était là qu'un effet primitif, les règles ne revinrent pas les mois suivans.

La poitrine est chargée de mucus très-adhérent, pendant les six à huit premières heures et plusieurs matinées de suite; plus tard, et pendant le jour, la mucosité se détachait aisément.

Elle se sent la poitrine faible; elle a quelque chose dans la trachée-artère qui l'oblige de tussiculer.

Toux, provoquée par une irritation chatouilleuse, pendant la journée seulement.

Forte toux après s'être mis au lit, le soir, avec crachats muqueux et gluans.

175. Expectoration contenant cinq à huit gouttes de sang, et chaque fois précédée d'une sensation de grattement dans la poitrine.

Toux, avec crachats jaunes comme du pus, surtout avant midi, de neuf heures à midi, moins le matin (au bout de cinq jours).

En toussant, douleur derrière le sternum, comme si la partie était malade en dedans.

Pression et pesanteur dans la poitrine, en se tenant assis, qui cessent en marchant.

Pression dans le côté gauche de la poitrine, sur laquelle la respiration n'exerce aucune influence.

180. L'après-midi, oppression sur la poitrine, et sentiment d'agitation, qui le pousse à changer de place continuellement, et ne lui permet de rester nulle part.

Asthme vers la fin de l'acte vénérien.

Agitation dans la poitrine.

Battemens de cœur en marchant et en écoutant de la musique.

Battemens de cœur tremblotans au moindre mouvement.

185. Après la méridienne, il s'éveille avec les plus violentes palpitations de cœur.

Douleur continuelle dans le milieu du sternum, comme s'il avait là un ulcère, surtout en se redressant et étendant le corps; la douleur se fait sentir aussi au toucher; elle ressemble à une tension et à une pression, et coupe parfois la respiration.

Douleur comme contusive dans les muscles de la poitrine, le matin, en se remuant dans le lit, et pendant la journée, quand elle croise les bras ; elle ne sent rien ni en touchant à la partie, ni en respirant.

La poitrine est extérieurement douloureuse au toucher.

En se baissant, douleur pressive, sourdement lancinante, aux cartilages des dernières côtes, qui, même en y touchant, causent une douleur comme ulcérative.

190. Eruption miliaire sur la poitrine ; quand il s'échauffe, l'éruption devient rouge et démange.

Sur les côtes inférieures, éruption herpétiforme, composée de petits boutons rouges et serrés, avec légers élancemens pruriteux et brûlans, comme après des piqûres d'ortie ; après s'être frotté, la partie est douloureuse ; en même temps, un frisson la parcourt, ainsi que l'épigastre.

Rigidité dans la nuque.

Prurit à la nuque.

Pression et tension dans les muscles de la nuque et de l'épaule gauche (au bout d'une demi-heure).

195. Le matin, douleur rhumatismale, comme tractive, dans la nuque et entre les omoplates ; en se levant du lit, cette douleur l'empêcha de remuer les bras et de tourner le cou toute la matinée, plusieurs jours de suite, avec langueur par tout le corps, jusqu'à midi.

(Douleur dans le dos, la nuit, depuis le soir jusqu'à cinq heures du matin ; douleur semblable à des coups ou des secousses, qui coupait la respiration en sommeillant.)

Forts élancemens qui remontent le long du dos (au bout de sept jours).

Dans le sacrum, élancemens et douleur comme après avoir soulevé un trop pesant fardeau ; elle se fait sentir pendant le repos, et cesse en marchant.

Le matin, au lit, douleur dans le sacrum, comme s'il était brisé ; en quittant le lit, il ne pouvait rien soulever de terre, jusqu'à huit ou neuf heures ; ensuite faim, puis, au milieu de tranchées dans le ventre, diarrhée, qui finit par être muqueuse.

200. Douleur tractive de haut en bas dans le sacrum, plus en se baissant qu'en se tenant droit, et moins sensible encore en restant assis.

Toute la nuit, pression dans le sacrum, comme s'il était brisé ; cette douleur la réveilla, et vers quatre heures du matin , elle était surtout d'une violence extrême ; elle cessa en se levant.

Douleur aux os du bras pendant le mouvement seulement : elle ne se fait sentir ni pendant le repos, ni en touchant au bras.

Douleur à l'humérus droit ; insupportable pression dans le périoste , pendant le repos et le mouvement ; la partie est plus douloureuse encore en y touchant (au bout de trente-six heures).

Traction pressive dans le bras droit , le soir, dans le lit.

205. Eruption pruriteuse de boutons au coude et vers les mains.

Douleur tractive, tiraillante, dans l'avant-bras, surtout en remuant le bras et la main.

A l'avant-bras , élevation rouge , dans le milieu de laquelle se trouve une vésicule pleine de pus , qui cause une douleur brûlante pendant le repos , et par elle-même , mais en détermine une plus analogue à celle d'un abcès quand on appuye dessus.

Dartre sur les mains, qui cause des démangeaisons le soir, et de l'ardeur après s'être gratté.

Les fesses lui font mal , quand il est resté assis quelque temps.

210. En se tenant debout, sensation d'engourdissement dans la hanche gauche, jusqu'au bas-ventre.

Douleur presssive autour de l'articulation de la hanche, en marchant et restant assis.

Douleur comme de plaie à la partie supérieure et interne de la cuisse.

Douleur contusive dans tous les muscles de la cuisse, en marchant vite, pendant deux jours.

Dartres aux cuisses et aux jambes.

215. Fourmillement dans les cuisses et les jambes qui depuis plusieurs années étaient le siége d'un gonflement dur et élastique, comme si la partie était chaude en dedans, distendue outre mesure et très pesante.

Au côté externe du genou, douleur pressive, lanci-nante , en appuyant le pied par terre et en touchant à la partie.

Boutons à la jambe, qui causent une douleur brûlante, pruriteuse.

Prurit à la jambe, le soir,. dans le lit ; après s'être frotté, il survient des ulcères plats, qui causent une douleur violente.

Pesanteur et tension dans le mollet.

220. Crampe insupportable dans le mollet et la plante du membre sur lequel il est couché ; elle le réveille pendant la méridienne (au bout de vingt-quatre heures).

Crampe surtout à la partie supérieure et inférieure du mollet, en s'éveillant, qui ne diminue ni en étendant ni en fléchissant la cuisse, et augmente en y pensant après qu'elle a déjà diminué (au bout de six heures).

Gonflement de l'os métatarsien du petit orteil du pied droit, douloureux quand on y touche.

Gonflement douloureux des deux coudes-pieds, qui dure long-temps (au bout de treize jours).

Dans l'intérieur de deux orteils, prurit ardent, douloureux, comme s'ils avaient été gelés (au bout de quatre heures).

225. Prurit à la tête et par tout le corps, surtout le matin ; sorte de fourmillement pruriteux, qui ressemble à la reptation d'une puce.

Eruption de tubercules, gros comme des pois, par tout le corps et aux cuisses ; ils démangent, et, quand on les gratte, ils exhalent de la sérosité, mais causent ensuite une douleur brûlante.

Le soir et le matin, tiraillement et vulsion autour des ulcères, pendant le repos, qui cessent en marchant.

Elancement tiraillant dans l'ulcère.

Cuisson dans l'ulcère, comme si on y avait mis du sel.

230. Prurit cuisant comme du sel dans l'ulcère.

La peau de la cuisse ulcérée se couvre, au milieu de douleurs vulsives, d'une croûte mince, à travers laquelle s'échappe une eau jaunâtre.

Avant midi, après s'être levé de sa chaise, pâleur, vertige et tournoyement ; il tombe sur le côté, comme en syncope ; nouvel accès le lendemain, à la même heure.

Douleur dans tous les membres ; les muscles lui font mal

en y touchant, et les articulations en se remuant; la douleur est plus forte avant qu'après midi.

Douleur dans tous les os.

235. Le matin, en se levant du lit, toutes les articulations sont raides, celles surtout des épaules et des hanches.

Le matin, dans le lit, elle est très-lasse, sans avoir envie de dormir; elle éprouve une douleur comme contusive dans tous les membres, et semble n'avoir pas de force dedans, pendant une heure.

Le matin, en s'éveillant, grande lassitude, qui ne tarde pas à se dissiper.

Forte propension à bâiller et à s'étendre.

Le soir, il a de la peine à gagner son lit, sans s'endormir, et cependant il s'y endort dès qu'il s'y est mis.

240. Envie de dormir dans la journée; dès qu'elle s'asseyait, elle s'endormait.

Grande envie de dormir l'après-midi, de deux à quatre heures.

Elle ne peut s'endormir avant onze heures du soir, et se réveille dès quatre heures du matin, plusieurs nuits de suite.

Dès qu'il commence à dormir, il rêve de ses occupations journalières.

Rêves extrêmement vifs et cohérens.

245. Rêve de meurtre.

Pendant les nuits, l'enfant est très-agité, et il appelle sa mère à chaque instant.

Il s'éveille la nuit, vers deux heures, puis d'heure en heure, sans cause.

Nuit agitée; toutes les heures, il s'éveille à demi, et se rendort de suite; il n'est précisément ni endormi ni éveillé.

Il ne dort pas la nuit entière, quoique ses yeux se ferment.

250. Violentes douleurs brûlantes dans l'ulcère, le soir, après s'être couché, pendant des heures entières, qui l'empêchent de s'endormir.

Les dartres ne démangent que la nuit.

Plusieurs nuits de suite, sursauts fréquens du corps entier, des bras et des jambes, comme si on le chatouillait à l'impro-

viste ; sorte de vulsion spasmodique, qui n'est cependant
pas douloureuse ; en même temps , quoique légèrement
couvert , il lui semble avoir très-chaud , mais sans soif
ni fièvre.

Fièvre le soir, qui consiste en froid.

Toute la nuit , frisson sans soif et sans chaleur ensuite.

255. Plusieurs jours de suite , l'après-midi , vers trois
heures, frisson intérieur, avec forte soif, sans chaleur
après.

Plusieurs jours de suite, l'après-midi , vers trois heures,
frisson, avec chair de poule, qui cesse au grand air, et n'est
pas accompagné de soif.

Le matin, dans le lit, froid, sans chaleur ensuite.

Le matin, dans le lit , froid d'abord , et chaleur ensuite ;
elle ne voulait pas se lever.

Après le frisson, une petite chaleur.

260. Le matin, dans le lit, chaleur autour de la tête, avec
sueur au front.

Au grand air, elle est prise d'un peu de chaleur, avec un
peu de mal à la tête (vers le soir).

Grande sensation de chaleur , comme si elle éprouvait
de l'ardeur à l'intérieur , avec soif , et sans froid auparavant.

Grande sensation de chaleur la nuit, dans les mains et les
pieds ; il est obligé de se tenir découvert.

Chaleur pendant la nuit , surtout au front, de manière
qu'à partir de trois heures elle ne peut plus dormir ; ensuite
froid et frisson , le matin, vers neuf heures.

265. Propension à la sueur.

Plusieurs nuits de suite , beaucoup de sueur après
minuit.

Sueur la nuit, d'odeur putride (au bout de huit jours).

Vers minuit, sueur ayant l'odeur d'œufs pourris (au bout
de quatre, de six jours).

Fortes sueurs nocturnes (au bout de dix jours).

270. Il lui vient à la tête des idées inquiétantes de choses
passées, qu'il se figure présentes et qui lui causent de l'anxiété
avec sueur ; puis ses yeux se couvrent d'un voile noir ; il ne
sait pas si ce qu'il pense est vrai ou si c'est une illusion ; car

il prend tous les objets pour autre chose que ce qu'ils sont réellement, et il perd le goût de la vie.

Il ne sait pas si ce qui lui passe dans l'imagination ou la mémoire est réel, ou si c'est seulement un rêve (l'après-midi, de cinq à sept heures).

(Lorsqu'il marche vite, il lui semble que quelqu'un le suit, ce qui lui cause de l'anxiété et de la crainte, et l'oblige à se retourner sans cesse.)

Disposition à l'hypochondrie; tout lui est indifférent; il voudrait mourir.

Les choses même les plus attrayantes ne font aucune impression sur lui.

275. Morosité extrême (le matin); il voulait rejeter tout ce qu'il tenait à la main.

Elle ne veut voir personne, ni entendre parler de rien; elle s'enveloppe la figure, et sanglotte, sans cause.

Le moindre mot la fâche; elle se met à pleurer dès qu'on lui adresse la parole.

Morosité; elle pleure plusieurs fois pour rien.

Grande propension à pleurer.

280. Elle est très-chagrine toute la journée; elle déplore son sort en pleurant, et rien au monde ne lui plaît (au bout de cinquante heures).

Il a l'esprit comme mort, et est triste, mais non jusqu'à pleurer.

Violente anxiété intérieure; il ne peut rester nulle part, mais il ne profère aucune plainte à ce sujet.

Anxiété et timidité.

Observations recueillies par d'autres.

Vertige tournoyant, surtout en restant assis, qui diminue en marchant en rond (au bout d'une heure). (*C. A. Cubitz.*)

Vertige (au bout de huit heures et demie). (*S. Gutmann*).

En se tenant debout et en parlant, tête entreprise, comme si le vertige allait survenir, état qui dure long-temps (au bout de quatorze heures). (*H. F. Haynel.*)

Tournoyement dans le front et hébétude dans la tête (au bout de cinq heures.) (*E. Stapf.*)

5. Tête entreprise, comme hébétée et pesante (au bout d'une demi-heure). (*Haynel.*)

La tête est toujours entreprise et l'esprit abattu. (*F. Hummer.*)

Vide dans la tête, comme pendant le coryza. (*Stapf.*)

Abolition de la pensée ; lorsqu'il parle de quelque chose ou qu'il y pense, si quelqu'un l'interrompt, ou si l'on reporte sa pensée sur un autre objet , il oublie de suite le premier, et ne peut plus revenir dessus. (*G. Gross.*)

Abolition de la pensée (mémoire troublée par l'imagination) ; quand il pense à quelque chose , une foule d'idées confuses lui viennent à l'esprit , il ne peut se reconnaître au milieu de ce dédale, et oublie ce dont il voulait s'occuper. (*Id.*)

10. *Faiblesse de la mémoire : quand il a lu quelque chose, il n'en conserve plus qu'un souvenir confus au bout de quelques minutes ; en pensant même à un objet , il l'oubliait bientôt, et ne pouvait plus s'en souvenir qu'avec peine. (C. T. Herrmann.)*

Endolorissement, semblable à un bourdonnement, dans toute la tête. (*Stapf.*)

Bourdonnemens et élancemens dans toute la tête, plus forts en se baissant et en marchant, le soir, pendant plusieurs heures (au bout de trente-six heures). (*Id.*)

Le matin , vide absolu dans la tête, avec pression constrictive au vertex (au bout de quatre jours). (*C. Franz.*)

Mal de tête au vertex, comme une compression de toutes parts. (*Id.*)

15. *Céphalalgie pressive, stupéfiante, surtout au front,* plus forte pendant les mouvemens de la tête et en se tenant debout. (*C.-F. Langhammer.*)

Pesanteur dans la tête, à l'os ethmoïde, au dessus de la racine du nez, comme s'il y avait là une masse roulée en boule. (*Franz.*)

En se baissant, douleur dans la tête, comme si le cerveau allait sortir par le front (au bout de cinq heures). (*Stapf.*)

Céphalalgie comme si le cerveau était comprimé (surtout au front), avec bourdonnemens d'oreilles, par momens, qui cessent avant le mal de tête. (Gröss.)

Il lui semble, en dedans comme en dehors, que l'occiput soit comprimé. (*Herrmann.*)

20. Le cerveau, surtout à l'occiput, presse contre les os du crâne, avec pression dedans, comme s'il contenait trop de sang, le soir, avant de se coucher ; état qui persiste après s'être mis au lit (au bout de trente-neuf heures.) (*Haynel.*)

Céphalalgie pressive de dedans en dehors et diductive dans la moitié gauche du front (au bout d'une heure et demie). (*F. Hartmann.*)

Douleur d'appesantissement, pressive et diductive, à l'occiput, en marchant au grand air (au bout d'une heure et demie). (*Id.*)

Lourde pression sur l'orbite de l'œil droit, au grand air (au bout de trois heures et demie). (*Id.*)

Pesanteur dans la tête (au bout de soixante-douze heures). (*Gutmann.*)

25. *Pesanteur de tête, qui diminue en appuyant celle-ci sur la main* (au bout d'une heure). (*Id.*)

Forte pression dans la tête, à la région de l'os temporal droit et du vertex. (*Herrmann.*)

Forte pression, à droite, dans le front. (*Id.*)

Pression au dessus de l'œil droit et traction de bas en haut. (*Franz.*)

Pression au dessus de l'œil droit, derrière le sourcil, semblable à celle que produirait un corps dur. (*Id.*)

30. *Douleur pressive dans la tempe gauche, en dehors et en dedans, comme si l'on appuyait fortement dessus avec le doigt* (au bout d'une heure et demi). (*Herrmann.*)

De temps en temps, pression tractive au front. (*Haynel.*)

Violente pression tiraillante à travers la moitié gauche du cerveau, forte surtout dans le front, qui augmente et diminue peu à peu (au bout de cinquante-quatre heures). (*Hartmann.*)

Pression sourde, douloureuse, quelquefois lancinante, de dedans en dehors, d'abord dans tout le front, puis seulement dans la bosse frontale gauche, qui cesse pendant le repos, mais revient plus forte pendant le mouvement (au bout de quatre heures). (*Haynel.*)

Parfois une pression vive sur le vertex. (*Franz.*)

35. Douleur pressive, picotante et tractive, dans le côté

gauche du front (au bout de deux heures). (*Langham-*
mer.)

Céphalalgie pinçante sourde dans le front, avec élancemens
dans les tempes, qui cesse en marchant, mais revient en
restant assis et debout (au bout de quatre heures). (*C. Teut-*
horn.)

Elancemens rapides dans le front, qui causent des sursauts.
(*Franz.*)

Elancement térébrant de dedans en dehors au vertex (au
bout de cinquante-six heures). (*Gutmann.*)

Elancement térébrant pressif, qui dure une minute , dans
toute la moitié gauche du front, de dedans en dehors, et
qui le matin réveille violemment deux fois de suite (au
bout de vingt-deux heures et demie). (Hartmann.)

40. *Vifs élancemens brûlans dans la tempe gauche.*
(*Gross.*)

Elancemens brûlans passagers dans l'occiput, de droite à
gauche pendant les premiers jours, et ensuite de bas en haut.
(*Cubitz.*)

Elancement sourd dans la tempe droite, à l'extérieur et
à l'intérieur, comme si les os étaient refoulés en dehors par
une pression ; il est plus fort pendant le mouvement. (Herr-
mann.)

Tiraillement sécant, tractif, sur le côté du front. (*Lang-*
hammer.)

Douleurs lancinantes, brûlantes, au côté gauche de l'os
pariétal. (*Herrmann.*)

45. Elancemens brûlans sur l'os frontal, à l'extérieur.
(*Franz.*)

Prurit rongeant à tout l'occiput, qui oblige de se gratter,
mais augmente par là, plutôt qu'il ne diminue (au bout de
quatorze heures). (*Haynel.*)

Au haut de l'occiput, prurit rongeant, avec douleur d'é-
corchure, qui revient le soir, à la même heure et au même
endroit. (*Id.*)

Rongement pruriteux sur le cuir chevelu, qui augmente
en se frottant, pendant plusieurs jours. (*Id.*)

Prurit au cuir chevelu, semblable à des piqûres d'aiguille, avec une éruption de petits boutons en avant, vers le
front. (*Franz.*)

50. Très-petits élancemens brûlans, semblables à des piqûres d'aiguille, sur le vertex. (*Franz.*)

En tirant légèrement, on peut, sans douleurs, arracher
beaucoup de cheveux (au bout de quatre heures). (*Gutmann.*)

A l'occiput, traction rhumatismale pressive, qui remonte
de l'articulation, quand il penche la tête en avant. (*Franz.*)

*Traction douloureuse à l'extérieur, sur plusieurs points
de la téte, plus forte en y touchant.* (*Herrmann.*)

55. Elancement tractif, tiraillant, dans la tempe gauche,
qui a l'air d'être dans l'os, et continue d'une manière isochrone au pouls (au bout de quarante heures); le lendemain,
il revint de temps en temps, tantôt dans la tempe gauche,
tantôt dans la droite, ou dans le frontal gauche, mais moins
violent; pendant plusieurs jours. (*Haynel.*)

Traction douloureuse à la bosse occipitale et au dessous,
à chaque mouvement de la tête (au bout de dix minutes).
(*Herrmann.*)

Sensation d'écorchure sur le pariétal droit, seulement en
y touchant; cette douleur l'empêche toute la nuit de se coucher sur le côté droit (au bout de quatre-vingts heures).
(*Gross.*)

Douleur raidissante au côté gauche de la nuque et de l'occiput, qui le réveille souvent, et ne lui permet de se coucher ni sur le côté droit, ni sur le gauche. (*Langhammer.*)

La face est comme bouffie par l'effet d'un coryza. (*Stapf.*)

60. Il a les yeux creux, largement ouverts et malades, et
la figure allongée, comme après une orgie nocturne ou après
une affection morale désagréable. (*Id.*)

Petits boutons au visage, au front, aux joues et aux coins
de la bouche, qui causent un prurit lancinant, et quand on
y touche la même douleur que celle qui résulterait d'un
abcès interne (au bout de neuf heures). (*Franz.*)

Au visage, sur le front, aux joues, autour de la bouche,
et autour des poignets, éruption de boutons causant un prurit tractif, qui ne cesse que pour peu de temps en se grattant, et revient ensuite avec le caractère lancinant. (*Id.*)

L'éruption boutonneuse au visage occasione par elle-
même une douleur tensive d'écorchure; quand on y touche,
même douleur qu'en appuyant sur un abcès interne. (*Id.*)

Très-petits picotemens à la figure et au reste du corps. (*Id.*)

65. Tiraillement pressif, brûlant, à la tempe droite, immédiatement près de l'œil (au bout de sept heures). (*Hartmann.*)

Sensation pressive brûlante autour de l'œil gauche (au bout de quatre heures). (*Id.*)

Les pupilles sont rétrécies au bout d'une demi-heure, après quoi elles s'agrandissent de nouveau. (*Teuthorn.*)

Dilatation des pupilles, le premier jour. (*Stapf.*)

Pupilles très-dilatées, pendant plusieurs heures. (*Id.*)

70. Rétrécissement des pupilles (au bout d'une demi-heure, d'une heure). (*Langhammer.*)

Dilatation des pupilles (au bout de vingt-six heures). (*Id.*)

Forte douleur sécante aiguë au dessous de la paupière supérieure gauche (au bout de soixante-quinze heures). (*Gutmann.*)

Sous la paupière supérieure gauche, douleur semblable à celle que produirait un corps dur (au bout de treize heures). (*Id.*)

Douleur refoulant l'œil droit de dedans en dehors, dans la partie supérieure de l'orbite, immédiatement derrière le globe oculaire; elle dure long-temps, et revient souvent (au bout de dix jours). (*Haynel.*)

75. Douleur pressive à la partie supérieure de l'œil droit (au bout de trois heures et demie). (*Hartmann.*)

Forte pression dans l'angle interne de l'œil droit. (*Herrmann.*)

Elancement tensif dans l'angle externe de l'œil droit (au bout de quatre heures). (*Gutmann.*)

Sécheresse des yeux, qui dure toute la journée (au bout de treize heures). (*Haynel.*)

Ardeur non désagréable dans l'angle externe de l'œil droit, qui s'étend assez loin derrière l'œil, vers l'oreille, et revient par accès (au bout d'une heure et demie). (*Stapf.*)

80. Prurit au bord de la paupière supérieure, au grand air (au bout de trois quarts d'heure); deux heures après, il se manifeste aussi à l'autre œil; il cesse en se frottant. (*Kummer.*)

En se fatigant les yeux, gros élancemens dedans. (*Franz.*)

Coups lancinans dans l'œil, comme s'il allait éclater (au bout d'une heure et demie). (*Id.*)

Yeux extrêmement enfoncés, bordés de bleu, comme *après une grande débauche,* pendant quatre jours. (*Stapf.*)

L'œil droit est beaucoup plus grand (plus ouvert) qu'à l'ordinaire (au bout de soixante-dix-huit heures). (*Franz.*)

85. Vue trouble de près et de loin (au bout de dix heures). (*Haynel.*)

Hallucination de la vue ; en se levant de sa chaise, il se croit beaucoup plus grand que de coutume, et s'imagine voir tous les objets très-bas au-dessous de lui (au bout de vingt-six heures). (*Franz.*)

Pression tiraillante dans l'angle externe de l'œil, à la région de la glande lacrymale (au bout de soixante-douze heures). (*Id.*)

Ses yeux se ferment quelquefois, quoiqu'il n'ait pas envie de dormir. (*Id.*)

A la partie postérieure de la conque de l'oreille gauche, douleur crampoïde, pressive, brûlante (au bout de huit heures). (*Hartmann.*)

go. Un élancement dans l'oreille gauche (au bout de trente-et-une heures). (*Gutmann.*)

Profondément dans l'oreille droite, élancement doulou-reux, sourd, le soir (au bout de quarante-huit heures). (*Kummer.*)

Élancement tensif dans l'oreille gauche (au bout de huit heures et demie, de trente-six heures). (*Gutmann.*)

Sensation de froid, qui pénètre dans le conduit auditif droit, semblable à un vent frais, pendant quelques heures. (*Stapf.*)

Tintement dans l'oreille gauche (au bout de quatre heures et demie). (*Kummer.*)

95. En remuant la tête, tintement dans l'une ou l'autre oreille, qui cesse pendant le repos (au bout de trois heures). (*Langhammer.*)

Parfois, léger bruit dans les deux oreilles, comme si le vent s'y introduisait tout à coup, sans diminution de l'ouïe. (*Franz.*)

Traction aux deux os des pommettes. (*Herrmann.*)

Tiraillement pressif dans l'os jugal droit, auquel les dents participent (au bout d'une heure). (*Gross.*)

Tiraillement, qui descend de la tête, à travers les joues,

jusque dans les dents (au bout de trente-six heures).
(*Stapf.*)

100. Traction sécante dans l'os jugal gauche (au bout de
vingt-deux heures). (*Gross.*)

Elancement brûlant dans l'os jugal droit (au bout d'une
demi-heure). (*Gutmann.*)

Elancement sourd dans l'os jugal gauche (au bout de
vingt-deux heures). (*Id.*)

*Vif élancement brûlant dans la joue gauche, qui excite
à se gratter.* (*Gross.*)

Picotemens pruriteux (rongeans) aux deux joues, qui
excitent à se gratter. (*Id.*)

105. En bâillant, douleur comme ulcérative dans la joue
gauche. (*Franz.*)

En touchant au côté gauche de la cloison du nez, dans la
narine, douleur comme s'il allait s'y former un ulcère.
(*Gross.*)

Prurit dans l'aile gauche du nez, qui cesse en y touchant
(au bout de soixante-dix-huit heures). (*Gutmann.*)

Sensation comme de petites coupures dans la lèvre, de
même que si elle était gercée. (*Franz.*)

Ardeur qui dure une minute, presque sur le milieu de la
lèvre supérieure, à son bord externe. (*Stapf.*)

110. Vésicule au bord de la partie rouge de la lèvre inférieure, qui cause une ardeur lancinante, quand on y touche.
(*Teuthorn.*)

Vifs élancemens pressifs, de dedans en dehors, dans la lèvre supérieure. (*Gross.*)

Ulcère au bord de la partie rouge de la lèvre inférieure,
d'un aspect rouge et luisant, causant par lui-même une douleur tractive, sourdement lancinante, quelquefois accompagnée d'un prurit non désagréable, qui oblige de se gratter,
après quoi survient un élancement sourd (au bout de six
heures). (*Herrmann.*)

Ulcère à la lèvre, avec douleur tractive, rongeante, dedans
(au bout de trente-sept heures). (*Id.*)

Ulcère à la lèvre, qui jette d'abord du pus, puis seulement (au bout de trois jours) une sérosité verdâtre. (*Id.*)

115. En devant, sous le menton, sous le rebord de la mâ-

choire inférieure, sensation tensive, comme s'il allait y survenir un tubercule. (*Franz.*)

*Sous le menton, en devant, à la réunion des deux moi-
tiés de la mâchoire, sensation comme s'il y avait là une
glande gonflée; on y sent quelque chose de dur, comme
un cartilage, de la grosseur d'une noisette; en avalant, en
touchant à la partie, et par le frottement de la cravate,
on éprouve en dedans une forte douleur pressive* (au bout
de vingt-six heures). (*Herrmann.*)

En baissant la tête, étant assis, elle tombe presque involontairement (au bout de dix heures). (*Franz.*)

Pesanteur de la tête et faiblesse des muscles du cou; il est
obligé de renverser la tête en arrière, ou de la pencher sur
l'un ou l'autre côté (au bout de douze heures). (*Haynel.*)

Sensation de pression du haut en bas dans la nuque.
(*Franz.*)

120. Traction paralytique dans l'articulation de la nuque,
à l'apophyse épineuse de la première vertèbre. (*Gross.*)

Elancemens saccadés sur le côté du cou, presque derrière
l'oreille, le soir. (*Stapf.*)

Elancement tensif dans les muscles du côté-gauche du cou.
(*Gutmann.*)

Traction pressive sur le côté droit du cou, sans nul rapport
avec le mouvement, ni avec les attouchemens (au bout de
trente-deux heures). (*Herrmann.*)

Pression tensive dans le côté du cou. (*Franz.*)

125. En ployant le cou en devant, douleur tractive pressive (*rhumatismale*) dans sa partie latérale. (*Id.*)

Léger tiraillement dans les muscles du cou (au bout de
cinq minutes). (*Herrmann.*)

En se baissant, douleur rhumatismale à la jonction du
cou avec l'épaule; sorte de traction, de pression, de rigidité
(*Franz.*)

Odontalgie tractive, compressive, dans les dents du côté
droit, que l'eau froide excite. (*Id.*)

Le matin, douleur tractive, seulement dans la dent
creuse (au bout de soixante-douze heures). (*Id.*)

130. Violent tiraillement dans les racines des dents, qui
font contracter les muscles de la face, tantôt au côté droit et
tantôt au côté gauche. (*C. -G. Hornburg.*)

Une dent, qui pendant long-temps n'avait été que peu attaquée, se gâte rapidement dans l'espace de huit jours. (*Franz.*)

Un morceau de la face postérieure d'une dent canine se détache (au bout de vingt-huit heures). (*Herrmann.*)

Traction douloureuse dans la gencive des dents molaires du fond et dans leurs racines. (*Id.*)

Traction douloureuse dans la gencive des dents incisives et de la canine, ainsi que dans la racine de ces dents, au côté droit, qui s'étend jusque dans les muscles de la mâchoire inférieure (au bout de vingt-six heures). (*Id.*)

135. La gencive des dents du haut et du bas, à droite, se contracte spasmodiquement et douloureusement, de sorte que la douleur l'empêche d'écarter les mâchoires. (*Hornburg.*)

En mangeant, tiraillement dans la gencive et les racines des dents molaires inférieures (au bout de soixante-douze heures). (*Herrmann.*)

Tiraillement dans toutes les dents, qui paraissent agacées quand on les appuye les unes sur les autres (au bout de quarante heures.) (*Stapf.*)

Mal de dents en mangeant ; les dents ne sont pas solides, mais branlent quand on y touche ; il ne peut mâcher les alimens ; en mâchant, il lui semble que les dents s'enfoncent dans la gencive, et il éprouve la même sensation dès seulement que les deux mâchoires se touchent ; en même temps, la gencive est blanche (au bout de cinquante-six heures). (*Herrmann.*)

Les dents creuses sont sensibles. Au moindre attouchement, et quand il y reste la plus petite parcelle d'alimens, on éprouve une violente douleur, qui s'étend jusque dans la racine, et la gencive qui entoure les dents cause la même douleur que si elle était ulcérée. (*Hartmann.*)

140. Aussitôt après avoir mangé, de même qu'après avoir bu froid, odontalgie tiraillante, qui cesse dans l'espace d'une demi-heure, mais revient dès qu'il recommence à manger ; elle n'est point provoquée par les boissons tièdes, ni par les alimens liquides ; le mouvement ne la provoque pas, mais il l'augmente quand elle existait déjà, surtout celui au grand air. (*Franz.*)

III.   45

Quand elle boit froid, douleur dans les dents, comme si elles étaient creuses. (*Stapf.*)

Chaque fois qu'elle vient de manger, douleur dans la dent creuse ; traction rongeante (mais, dans les incisives, pressive), qui augmente beaucoup au grand air , même en tenant la bouche fermée, et cesse peu à peu dans la chambre ; pendant plusieurs jours (au bout de cinq jours). (*Franz.*)

Les dents commencent à devenir douloureuses en mangeant. (*Id.*)

Tiraillement, d'abord dans la racine de la dent creuse, puis jusque dans les couronnes des dents, seulement aussitôt après avoir mangé, et qui augmente beaucoup au grand air ; en même temps, pression sur la couronne des dents douloureuses, qui se dirige vers leurs racines ; les autres dents commencent aussi à devenir douloureuses quand on y touche avec le doigt (au bout de neuf jours). (*Id.*)

145. *Élancement chatouilleux dans les dents molaires inférieures droites* (au bout d'un quart d'heure). (*Gross.*)

Langue chargée , blanchâtre (au bout de quarante-six heures). (*Stapf.*)

Langue chargée et blanche (au bout de vingt-six heures). (*Langhammer.*)

Traction douloureuse dans le fond de la gorge , depuis l'hyoïde jusqu'au dessous de la mâchoire inférieure , plus forte en touchant au cou, sur le côté (au bout de quarante-huit heures). (*Herrmann.*)

Gonflement de la glande sublinguale , qui l'empêche d'avaler , pendant quatre heures (au bout de trois heures). (*Teuthorn.*)

150. Grattement brûlant au palais, en n'avalant pas. (*Herrmann.*)

Apreté et grattement au palais, quoiqu'il soit très-humecté. (*Stapf.*)

Pression cuisante à la partie postérieure du palais , seulement en n'avalant point (au bout de quatre, de cinq heures). (*Franz.*)

Sensation grattante dans la gorge , derrière les narines postérieures, comme s'il était tombé là du tabac en poudre. (*Gutmann.*)

Sécheresse de la langue, et en même temps mucus très-épais dans les arrière-narines, qui les bouche. (*Franz.*)

155. Il parle très-bas, à cause de la faiblesse des organes vocaux, quoique du reste il ait de la vivacité. (*Id.*)

Sensation de sécheresse à la langue, avec afflux de salive aigrelette dans la bouche, et mucus épais qui obstrue les arrière-narines. (*Id.*)

Salive teinte de sang (sur-le-champ). (*Gutmann.*)

Elancement au palais, quand il est sec, le soir (au bout de douze heures). (*Franz.*)

Il trouve le pain aigre.

160. Goût un peu amer et désagréable dans la bouche. (*Stapf.*)

Goût amer et désagréable des alimens (au bout de quarante-six heures). (*Id.*)

Il s'amasse toujours du mucus dans la bouche, sans mauvais goût. (Herrmann.)

La bouche est toujours pleine de mucus aqueux, comme lorsqu'on éprouve une forte faim. (*Stapf.*)

Le matin, sentiment d'envie de vomir (au bout d'uue heure). (*Franz.*)

165. En mangeant, nausées dans la bouche et le pharynx, comme s'il allait vomir (au bout de neuf heures). (*Langhammer.*)

Afflux d'eau à la bouche, après avoir mangé. (*Franz.*)

Mal de cœur (sur-le-champ); l'eau lui vient à la bouche, avec rapports courts, isolés, comme après avoir pris un vomitif qui ne veut pas sortir. (*Stapf.*)

Une sorte de rapports; il lui remonte beaucoup de mucus de la partie supérieure de la gorge dans la bouche (au bout d'une demi-heure). (*Id.*)

Rapports insipides; mais il ne rend ni air, ni rien autre chose.

170. Régurgitation d'un liquide insipide, après avoir mangé. (*Id.*)

Rapports ayant le goût des alimens. (*Id.*)

Eructations fréquentes. (*Id.*)

Plusieurs fois des rapports (au bout d'un quart d'heure). (*Kummer.*)

Hoquet fréquent, en fumant (comme d'habitude). (Langhammer.)

175. Hoquet fréquent, avec nausées et stupeur de la tête (au bout de trois quarts d'heure). (*Id.*)

Absence de la soif ; il boit moins qu'à l'ordinaire (Herr-mann.)

Peu d'heures après un repas copieux , il est pris d'une forte faim canine, avec afflux d'eau à la bouche. (*Stapf.*)

Douleur très-vive dans la région de l'estomac (au bout de treize heures). (*Id.*)

Douleur pinçante, resserrante, dans le creux de l'estomac, qui ne cesse qu'en se tenant assis et penchant le corps en avant (au bout d'une heure). (*Hartmann.*)

180. Pression resserrante au-dessous du sternum, à la gauche du cartilage xyphoïde. (*Gross.*)

Douleur pressive passagère sous les dernières côtes , semblable à celle que produisent des vents incarcérés. (*Stapf.*)

Constriction qui oppresse la poitrine et coupe la respiration, dans la région sous-costale (au bout de deux jours), et qui dure trois jours. (*Kummer.*)

Pression resserrante sous les fausses côtes droites (au bout d'une heure et quart). (*Hartmann.*)

Forts borborygmes dans le bas-ventre , sans douleurs et sans émission de vents (au bout d'une heure et demie). (*Stapf.*)

185. Borborygmes dans le côté gauche de l'épigastre (au bout d'une heure). (*Haynel.*)

Après le dîner, borborygmes bruyans dans le bas-ventre, comme s'il s'y formait des bulles qui crèvent. (*Kummer.*)

Circulation dans l'hypogastre et traction dans le canal intestinal. (*Herrmann.*)

Forte pression douloureuse à droite, au-dessous de l'ombilic. (*Gross.*)

A gauche, au-dessus de l'ombilic, élancemens resserrans, qui sont vifs et mesurés. (*Id.*)

190. *Élancement pinçant dans les viscères du bas-ventre, au coté gauche (au bout de trente-huit heures). (Gutmann.)*

Élancement sourd, qui dure long-temps, dans la région située autour de l'ombilic, plus fort pendant l'expiration et en appuyant sur la partie (au bout de huit heures). (*Id.*)

Élancement tensif dans les muscles du côté gauche du bas-ventre (au bout de trente-deux heures). (*Gutmann.*)

Douleur contusive au-dessus des hanches, dans les lombes, qui se porte au-dessous de l'ombilic, et se fait sentir surtout en se baissant; la partie est douloureuse aussi quand on y touche (au bout de dix-huit heures). (*Kummer.*)

Douleur contusive dans le bas-ventre (au bout de quarante-huit heures). (*Stapf.*)

195. *Picotement pruriteux dans la région rénale.* (*Gross.*)

Élancement sourd dans l'aine gauche, plus fort en appuyant sur la partie, mais qui cesse pendant l'inspiration et l'expiration (au bout de quatre-vingt-quatre heures). (*Gutmann.*)

Emission abondante de vents par le bas. (*Id.*)

Emission de vents chauds par le bas (au bout de trente-six heures). (*Gross.*)

Emission de vents d'une horrible fétidité. (*Stapf.*)

200. Grande quantité de vents très-fétides, pendant plusieurs jours. (*Kummer*).

Pincement dans les intestins, avec émission de vents (au bout de treize heures). (*Gutmann.*)

Violente douleur pinçante, tournoyante, dans tous le bas-ventre, tantôt sur un point, tantôt sur l'autre (au bout de deux heures et demie). (*Hartmann.*)

En travers du bas-ventre, pincement, et sur les côtés, dans les muscles abdominaux, traction, comme si la diarrhée allait survenir. (*Franz.*)

Le matin, pincement dans l'épigastre, comme si la diarrhée allait survenir; cependant il ne peut point aller à la selle. (*Id.*)

205. Sensation tremblotante et mouvement diarrhéique dans le bas-ventre. (*Id.*)

Le matin, la selle se fait attendre long-temps, par défaut de mouvement péristaltique dans les gros intestins. (*Id.*)

Selle, douze heures plus tard qu'à l'ordinaire, dure et en petits morceaux (au bout de quatorze, de quinze heures. (*Haynel.*)

Le premier jour, selle dure; le second, pas de selle; le troisième, selle dure; le quatrième, selle ordinaire. (*Kummer.*)

Douleur sécante, fouillante et tournoyante, dans l'épigastre et l'hypogastre avec envie d'aller par le bas, suivie d'une selle liquide, mais peu abondante, après laquelle il éprouve, au milieu de tranchées plus fortes, une nouvelle envie, qui demeure néanmoins sans résultat, malgré tous ses efforts : sorte de ténesme, qui, de même que les douleurs de ventre, ne cesse que quand il a quitté la chaise percée. (*Gross.*)

210. Douleur sécante dans le ventre, avec violente envie d'aller par le bas, suivie d'une déjection tout-à-fait liquide et peu chargée de matières fécales, avec frissonnement intérieur dans la tête; aussitôt après la selle, une sorte de ténesme. (*Id.*)

Selle dure, peu abondante, avec douleur brûlante et sécante à l'anus (au bout de dix heures). (*Haynel.*)

Selle peu abondante, dure, grêle, qui sort au milieu d'une douleur pressive dans l'anus (au bout de vingt-six heures). (*Id.*)

Douleur pressive continuelle dans le rectum, en se tenant assis. (*Gutmann.*)

Selle difficile; il sortit d'abord des matières dures, puis d'autres molles, mais qui exigèrent de grands efforts, comme si le rectum était resserré sur lui-même; ensuite ténesme. (*Teuthorn.*)

215. Le matin, aussitôt après une selle ferme, autre selle très-liquide, jaunâtre et abondante. (*Stapf.*)

Selle molle, mais qui sort difficilement, à cause du resserrement de l'anus, comme dans les hémorrhoïdes. (*Franz.*)

Selle molle (au bout de quarante-neuf heures). (*Gutmann.*)

Prurit à l'anus, en se tenant assis, et sans aller à la selle (au bout de sept heures). (*Id.*)

Émission fréquente d'urine, d'abord aqueuse, puis d'un jaune foncé au bout de quelques jours. (*Stapf.*)

220. Les quatre premiers jours, l'urine coule tous les quarts d'heure, en petite quantité; les jours suivans, il en sort bien la quantité convenable, mais elle est de couleur foncée, et elle coule encore toutes les heures. (*Gross.*)

Il urine souvent, mais peu : le second jour, il urine moins souvent, mais en plus grande quantité. (*Herrmann.*)

Fréquentes envies d'uriner ; il rend très-peu d'urine, qui est foncée en couleur, pendant trois jours. (*Gross.*)

Fréquentes envies d'uriner et copieuse émission d'urine (au bout de six jours). (*Langhammer.*)

Il urine un peu plus souvent qu'à l'ordinaire, et moins à la fois (au bout de sept jours). (*Herrmann.*)

225. *Envie pressante d'uriner ; il rend à peine une cuillerée d'urine, la plupart du temps rougeâtre ou d'un jaune foncé, en un jet grêle, parfois goutte à goutte ; et, après avoir fini, il lui semble que la vessie ne soit pas vide, car il laisse encore échapper quelques gouttes.* (*Gross.*)

Il urine souvent, mais rend chaque fois très-peu d'urine, qui est foncée en couleur (au bout de vingt-quatre heures). (*Herrmann.*)

Il urine moins souvent que le premier jour, mais plus qu'à l'ordinaire, et pas en beaucoup plus grande quantité que le premier jour (au bout de trois à sept jours). (*Id.*)

Aussitôt après avoir uriné, douleur de luxation au dessus de l'urètre, derrière l'os pubis. (*Langhammer.*)

L'urine coule la nuit pendant l'érection, et finit par ne plus sortir que goutte à goutte, avec ardeur au col de la vessie ; il éprouve en même temps une inutile envie d'aller à la selle ; il se sent soulagé en restant couché le corps ployé en deux. (*Teuthorn.*)

230. Sorte d'ardeur dans le milieu de l'urètre, en n'urinant pas (au bout de six heures). (*Kummer.*)

Toute la nuit, érection énorme, sans pollution (au bout de seize heures). (*Langhammer.*)

La nuit, rêves voluptueux, avec deux pollutions. (*Id.*)

La nuit, une pollution, sans rêves. (*Franz.*)

235. *Violens élancemens tractifs et brûlans, qui de l'anneau inguinal droit, où ils semblent siéger dans le cordon, s'étendent jusque dans le testicule (qui cependant n'est pas douloureux au toucher); en se tenant assis, restant debout et marchant, mais surtout en se baissant (au bout de trentetrois heures).* (*Haynel.*)

Traction pressive (tiraillement) dans le testicule droit, comme s'il était comprimé avec violence. (*Gross.*)

Douleur pressive au testicule gauche, en marchant et

après le frottement, qui augmente en touchant à l'organe (au bout de huit heures). (*Herrmann.*)

Douleur lancinante au côté droit du gland, en se tenant debout et en marchant. (*Langhammer.*)

Fréquens éternumens, sans coryza (au bout de deux et de dix heures). (*Id.*)

240. *Coryza; il mouche du mucus d'abord épais, ensuite liquide* (au bout de quatre jours). (*Herrmann.*)

Violent coryza; une narine est bouchée, l'autre ne l'est pas, avec éternumens fréquens, larmoyement des yeux, et gerçures aux lèvres (au bout de trois, de quatre jours). (*Kummer.*)

Violent coryza; au milieu de chatouillemens dans le nez, avec éternumens, il coule des narines tantôt un liquide aqueux, abondant et doux, tantôt un épais mucus; plus tard il ne coule plus que d'épaisses mucosités. (*Stapf.*)

Continuelle excitation à tussiculer, à cause de mucus gluant dans le larynx, qu'il ne peut parvenir à détacher. (*Id.*)

Il détache aisément de sa gorge une grande quantité de mucosités. (*Kummer.*)

245. Toux vive, qui menace de déchirer le larynx, comme s'il y avait rétrécissement continuel de la trachée-artère, et sans irritation particulière qui précède (au bout de quatre heures). (*Franz.*)

Aussitôt après avoir mangé, forte irritation dans le larynx, qui porte à tousser, quoiqu'il tousse peu (au bout de quatre jours. (*Id.*)

Peu de temps après avoir mangé, toux vive chaque fois, et afflux de salive à la bouche; il semble que cette eau soit chassée avec force dans l'œsophage, et qu'elle y cause une douleur sécante (au bout de vingt-six heures). (*Id.*)

Au haut du sternum, immédiatement au-dessous de la fossette du cou, petits et vifs élancemens pruriteux, qui obligent à se gratter. (*Gross.*)

Elancemens douloureux sur la poitrine, qui rendent l'expiration difficile. (*Langhammer.*)

250. Elancemens sourd dans le côté gauche de la poitrine, qui revient au bout de quelques minutes. (*Gutmann.*)

En ployant le haut du corps à droite, obliquement en avant,

violent élancement dans le côté droit de la poitrine, en se tenant assis (au bout de deux heures un quart). (*Haynel.*)

Elancemens tensifs dans le côté gauche de la poitrine, en se tenant couché et pendant le mouvement, plus violens pendant l'expiration que pendant l'inspiration, plus forts surtout en montant l'escalier, circonstance dans laquelle ils se terminent par un élancement continuel qui coupe la respiration (au bout de seize heures). (*Gutmann.*)

Un élancement térébrant sourd continuel dans le côté gauche de la poitrine (au bout de trente-sept heures). (*Id.*)

Elancemens sourds des deux côtés, dans les muscles costaux, en se tenant assis ; plus forts, quand il s'appuye sur le dos de sa chaise, et qui persistent pendant l'inspiration et l'expiration (au bout d'une demi-heure). (*Id.*)

255. Sensation comme d'écorchure derrière le sternum. (*Gross.*)

Oppression de la poitrine, comme si elle était contractée, ce qui rend l'inspiration lente et très-difficile ; l'expiration soulage ; en même temps, agitation et anxiété, surtout en restant assis, moins en marchant, pendant cinq heures (au bout de six heures). (*Cubitz.*)

Pression au dessus du creux de l'estomac, comme s'il était à vif, avec nausées au même endroit. (*Gross.*)

Douleur sécante, lancinante, aux cartilages des côtes gauches ; il lui semble qu'on lui fasse là une incision, accompagnée d'élancemens. (*Herrmann.*)

Vifs élancemens qui commencent à la partie postérieure des côtes droites, et s'étendent en serpentant jusqu'aux cartilages. (*Id.*)

260. *Prurit lancinant entre les cartilages des côtes.* (*Id.*)

Vifs élancemens, séparés par des intervalles de plusieurs secondes, et durant plus long-temps qu'à l'ordinaire, à la région du quatrième cartilage costal, au côté droit et au côté gauche ; ils pénètrent lentement de dedans en dehors, sans que ni l'inspiration, ni l'expiration influe sur eux (au bout de quatorze heures). (*Id.*)

Mal au sacrum, qui gêne moins en marchant qu'en se levant de sa chaise, en tournant le corps dans le lit, et en exécutant un mouvement quelconque de côté, pendant plusieurs jours (au bout de dix heures). (*Kummer.*)

Violente ardeur à l'extérieur, à la partie inférieure du sacrum (au bout d'une demi-heure). (*Haynel.*)

En restant assis, élancement tractif, et parfois vulsion dans le sacrum. (*Id.*)

265. Forte pression à gauche, le long du dos, dans les muscles dorsaux (au bout de quatre jours). (*Herrmann.*)

Dans les deux premières vertèbres du dos, pression tractive, accompagnée d'une sensation cuisante (au bout de deux heures). (*Franz.*)

Douleur pressive, brûlante, sous l'omoplate droite, immédiatement près de l'épine du dos, avec sensation douloureuse d'appesantissement sur le côté droit de la poitrine (au bout de deux heures). *Hartmann.*)

Entre la dernière vertèbre du cou et la première dorsale, douleur comme si on plongeait là un couteau. (*Franz.*)

Elancemens dans le creux de l'aisselle gauche. (*Gutmann.*)

270. Picotemens pruriteux dans le creux de l'aisselle droite (au bout de trois minutes). (*Herrmann.*)

Elancemens pruriteux dans le creux des deux aisselles (au bout de cinq minutes). (Gross.)

Douleur pressive sourde dans le creux de l'aiselle droite. (*Stapf.*)

Elancement tractif dans l'articulation de l'épaule gauche, surtout en ramenant le bras vers la poitrine. (*Haynel.*)

Elancement pressif dans l'épaule droite, de bas en haut (au bout de quatre heures et demie). (*Gutmann.*)

275. Pression molle sur l'épaule, qui cause la même douleur que si les chairs étaient détachées, pendant la marche. (*Franz.*)

Abaissement des épaules, étant assis, comme s'il y avait un fardeau dessus. (*Id.*)

Douleur comme de luxation dans l'articulation de l'épaule droite, seulement pendant le mouvement. (Hartmann.)

Douleurs sourdement lancinantes à l'articulation de l'épaule, plus fortes pendant le mouvement et en touchant à la partie. (Id.)

Traction pressive dans les articulations des épaules, le matin, au lit, et immédiatement après s'être levé; plus forte pendant le mouvement (au bout de cinq jours). (*Id.*)

280. Léger tiraillement à la tête de l'humérus gauche, plus forte pendant le mouvement. (*Id.*)

Traction paralytique dans l'articulation de l'épaule, parfois aussi dans tout le bras, lorsqu'il le met sous sa tête, étant couché dans le lit (au bout de qnatre-vingt-dix heures). (*Gross.*)

Douleur tiraillante au bras gauche, dans le muscle deltoïde, en se tenant assis, qui se dissipe pendant le mouvement. (*Franz.*)

Douleur tiraillante dans les muscles du bras gauche, immédiatement auprès du coude. (*Langhammer.*)

Tiraillement en forme d'élancemens dans les muscles du bras droit, près de l'articulation du coude. (*Id.*)

285. *Violente douleur pressive dans l'articulation de l'épaule gauche, qu'aucun mouvement ne fait disparaître* (au bout de trente-six heures). (*Hartmann.*)

Douleur pressive paralytique au bras droit, plus forte pendant le mouvement (au bout de soixante-douze heures). (*Herrmann.*)

Forte pression au bras droit, en dedans, que les attouchemens rendent plus vive (au bout de deux heures). (*Id.*)

Douleur pressive paralytique au bras gauche, plus forte en y touchant et pendant le mouvement ; le bras est affaibli (au bout de trente-six heures). (*Id.*)

Traction pressive çà et là aux membres supérieurs, rendue plus forte par les attouchemens (au bout de sept heures). (*Id.*)

290. *Pression paralytique aux deux bras et avant-bras, qui augmente par le mouvement et les attouchemens* (au bout de cinq jours). (*Id.*)

Traction pressive dans le muscle deltoïde. (*Franz.*)

Elancemens lents et sourds, semblables à une pression, dans le milieu de l'avant-bras. (*Gross.*)

Faiblesse paralytique autour de l'articulation du coude (au bout de deux heures). (*Franz.*)

Près du pli du coude, plus cependant du côté de l'avant-bras, sensation comme s'il était survenu là une éruption, ou comme si l'on s'était égratigné avec une aiguille; sorte de frissonnement un peu pruriteux; cependant l'œil n'aperçoit rien sur la partie, qui est douloureuse surtout quand on y touche. (*Stapf.*)

295. Au dessous du coude gauche, au côté externe du radius, douleur pressive, qui ressemble à un serrement. (*Gross.*)

Tiraillement lancinant dans l'avant-bras gauche (au bout d'une heure). (*Kummer.*)

Traction pressive dans les muscles de l'avant-bras et sur le dos de la main. (*Franz.*)

Vulsion dans l'avant-bras gauche, pendant le repos (au bout de soixante-quinze heures). (*Gutmann.*)

Douleur crampoïde autour de l'articulation de la main droite, qui cesse en allongeant les doigts, mais revient en les fermant, et produit alors un élancement tiraillant dans tout le bras, jusque dans l'épaule (au bout de vingt-quatre heures et demie). (*Hartmann.*)

300. Pression tractive en travers dans le corps, surtout pendant le mouvement. (*Franz.*)

Tiraillement lancinant dans l'articulation de la main gauche (au bout d'une heure). (*Kummer.*)

Douleur tractive à travers les os du dos de la main, surtout pendant le mouvement. (*Franz.*)

Prurit chatouilleux au creux de la main gauche, qui excite à se gratter. (*Langhammer.*)

Traction douloureuse dans l'articulation médiane du doigt indicateur de la main droite. (*Herrmann.*)

305. *Douleur tractive paralytique dans les articulations postérieures des doigts, à leur jonction avec les os métacarpiens, plus forte pendant le mouvement.* (*Id.*)

Forte pression à l'os métacarpien du doigt indicateur de la main gauche, plus violente en touchant au doigt et en le remuant (au bout de quatre minutes). (*Id.*)

Douleur pressive, par intervalles, à l'os métacarpien du pouce gauche, plus forte en y touchant. (*Id.*)

Traction douloureuse dans les phalanges des doigts de la main droite (au bout de cinq heures). (*Id.*)

Léger tiraillement vulsif dans les muscles du pouce, qui est surtout fort au bout de ce doigt (au bout de quarante-cinq heures). (*Id.*)

310. Douleur tiraillante dans les muscles du pouce gauche, qui cesse en remuant ce doigt. (*Langhammer.*)

*Léger tiraillement vulsif dans les muscles de plusieurs
doigts, surtout à l'extrémité de ceux-ci. (Herrmann.)*

Quand il allonge les doigts, ceux-ci sont agités de mouvemens convulsifs d'élévation et d'abaissement. (*Gross.*)

Fourmillement dans les doigts, comme s'ils allaient s'engourdir (au bout de quatre heures et demie). (*Haynel.*)

Douleur pressive, crampoïde, au petit doigt de la main
droite, en remuant la main. (*Langhammer.*)

315. Douleur pressive soutenue, qui, de l'articulation médiane du doigt médius de la main droite, se porte en avant,
et persiste aussi pendant le mouvement (au bout de soixante-
dix-sept heures). (*Gutmann.*)

*Vifs picotemens profonds, pruriteux et brûlans, dans le
pouce gauche, qui excitent à se gratter. (Gross.)*

Elancemens tensifs dans le bout du pouce gauche (au bout
de cinquante-deux heures). (*Gutmann.*)

Douleur picotante dans la phalange médiane du doigt indicateur de la main droite et l'articulation voisine, qui persiste pendant le mouvement (au bout de cinquante-quatre
heures). (*Id.*)

Crampe dans les doigts et diverses parties des membres.
(*Gross.*)

320. *Il semble qu'une peau dure soit tendue sur le bout
des doigts de la main gauche ; le sentiment y est fort émoussé.
(Hermann.)*

Sensation de chaleur plus vive à la main droite, qui
est plus rouge aussi que l'autre, avec petits tiraillemens dans
l'articulation médiane de ses quatre doigts. (*Haynel.*)

Vifs élancemens chatouilleux dans le creux de la main (au
bout d'une heure. (*Gross.*)

Rongement pruriteux brûlant aux fesses, le soir, dans le
lit, qui, en se grattant, cesse sur un point et reparaît sur un
autre. (*Teuthorn.*)

Douleur térébrante dans les muscles fessiers gauches, en se
tenant assis (au bout de douze heures). (*Gutmann.*)

325. *Prurit lancinant aux muscles fessiers et sur plusieurs
points du corps. (Herrmann.)*

En restant couché, douleur de lassitude en travers des cuisses, comme si elles étaient brisées ; en même temps, sensation
de rigidité dans les articulations, avec sorte de tremblement

et agitation dedans, de sorte qu'elle ne peut les laisser en repos. (*Franz.*)

Douleur comme de luxation dans le milieu de la cuisse gauche, surtout en marchant (au bout de huit heures). (*Herrmann.*)

Tension dans le muscle vaste externe de la cuisse, en marchant. (*Franz.*)

Douleur paralytique, sorte de tension, en avant, dans le milieu de la cuisse, pendant le repos et le mouvement. (*Gross.*)

330. Vif élancement brûlant à la face postérieure de la cuisse gauche. (*Id.*)

Elancement sourd, qui pénètre profondément dans le milieu de la cuisse gauche et se dirige vers son côté externe. (*Id.*)

Petits élancemens pénétrans et extrêmement douloureux à la partie interne de la cuisse gauche, immédiatement au dessus du genou (au bout de trente-huit heures). (*Haynel.*)

Léger élancement pruriteux au côté interne des cuisses, qui oblige de se gratter (au bout de trois heures). (*Gross.*)

Une sorte de chair de poule, sans froid, sur les deux cuisses et jambes, ou se voyent une multitude de petits boutons rouges et blancs, remplis de pus blanchâtre au sommet, sans la moindre sensation (au bout de dix jours.) (*Haynel.*)

335. Pendant plusieurs jours, faiblesse de la cuisse et de la jambe, surtout dans l'articulation du genou, qui l'oblige à traîner la jambe; en même temps, tiraillement lancinant dans le mollet et dans le sacrum (au bout de dix heures). (*Kummer.*)

Sensation grossièrement lancinante, presque grattante, à la cuisse droite, en dedans, au dessus du genou (au bout de huit heures). (*Franz.*)

Douleur picotante au bord interne du genou. (*Langhammer.*)

Vulsion au dessus de la rotule droite (au bout de neuf heures). (*Haynel.*)

Au dessous de la rotule gauche, tiraillement tractif, qui ne cesse pas par le mouvement (au bout de cinquante-quatre heures). (*Hartmann.*)

340. *En marchant, endolorissement dans les cuisses*

(plus dans la gauche que dans la droite), qu'il est presque obligé de traîner (au bout de cinquante-et-une heures).(*Stapf.*)

Elancement tractif dans l'articulation du genou droit, plus fort pendant le mouvement. (Herrmann.)

Elancemens sourds à l'articulation du genou; près de la rotule; en touchant à la partie, les élancemens deviennent une douleur pressive. (Id.)

Le matin, aussitôt après le lever, élancemens sourds dans l'articulation du genou droit, plus violens pendant le mouvement (au bout de cinq jours). (*Id.*)

Dans l'articulation du genou droit et dans les têtes des muscles jumeaux, en marchant, traction paralytique, sorte de faiblesse, qui, après la marche, en s'asseyant, reste encore long-temps sans se dissiper entièrement. (*Gross.*)

345. Douleur (comme après avoir fait un faux pas?), qui dure une minute, dans le genou droit, en marchant et en remuant le pied. (*Stapf.*)

En se levant de sa chaise, sensation comme si les jarrets ployaient; traction tremblotante dans les jarrets. (*Franz.*)

Dès qu'il se couche, sensation de traction de bas en haut dans les jarrets, sorte de surexcitation voluptueuse dedans, qui l'empêche de rester couché, et l'oblige à se lever. (*Id.*)

Elancement tractif dans l'articulation du genou gauche, en se tenant assis; parfois aussi vulsion dedans. (*Haynel.*)

Elancement brûlant au dessous du genou gauche, à son côté externe, par intervalles. (Gross.)

350. *Elancement térébrant dans le tibia droit, pendant le repos* (au bout d'une demi-heure, de trente-cinq heures). (*Gutmann.*)

Prurit au tibia droit, au dessus de la cheville externe, qui ne cesse pas en se frottant (au bout de deux heures et demie). (*Id.*)

Pression paralytique aux muscles du mollet droit, en dehors; les attouchemens la rendent plus forte. (*Id.*)

Douleur tiraillante dans les muscles de l'une ou de l'autre jambe, en se tenant debout et assis (au bout de quelques minutes). (*Langhammer.*)

Tiraillement lancinant au dessous et dans le mollet droit et au dessus du talon gauche (au bout d'une, de dix heures). (*Kummer.*)

355. Elancement pruriteux dans le mollet droit, qui persiste en se tenant debout et en marchant, et cesse en se grattant (au bout de soixante-dix-huit heures). (*Gutmann.*)

Douleur pressive sur le tibia, en restant assis (au bout de six heures). (*Franz.*)

Pression tractive en travers, dans le tarse, surtout pendant le mouvement. (*Id.*)

Tiraillement pressif dans les os du pied gauche, immédiatement au tarse (au bout de cinq heures et demie). (*Hartmann.*)

Sensation constrictive d'apesantissement dans les os du pied gauche, immédiatement à l'articulation (au bout de trois heures et demie). (*Id.*)

360. *Prurit lancinant immédiatement au dessus de la cheville externe du pied droit, qui oblige à se gratter, après quoi il ne reste aucune sensation particulière.* (*Herrmann.*)

Prurit ardent à la cheville interne du pied droit (au bout de quatre jours). (*Id.*)

Prurit au dessus du talon, sur le tendon d'Achille. (*Franz.*)

Prurit lancinant au gros orteil du pied droit. (*Herrmann.*)

Ardeur pressive au bout du gros orteil droit, pendant le repos (au bout de quatre heures et demie). (*Gutmann.*)

365. Le soir, prurit ardent aux petits orteils, comme s'ils avaient été gelés; ils sont rouges pendant quatre jours (au bout de douze heures). (*Kummer.*)

Le soir, ardeur pruriteuse au petit orteil du pied droit, comme s'il était gelé; cet orteil est douloureux, même à une pression légère. (*Haynel.*)

Fourmillement à la face inférieure des orteils, qui n'excite pas à se gratter; les orteils semblent avoir été engourdis. (*Gross.*)

Douleur pressive au côté interne de la plante du pied gauche, pendant le repos (au bout de vingt-neuf heures). (*Gutmann.*)

Fourmillement dans la plante du pied qu'il croise sur l'autre en se tenant assis (au bout de dix-sept heures). (*Haynel.*)

370. *Douleur tractive, tiraillante, çà et là, dans les*

muscles du corps entier, en se tenant assis (au bout de huit heures et demie, de trente-quatre heures).

Dans les articulations de l'épaule, du coude, de la main, des doigts, du dos, des genoux, douleur tractive (?) pendant le mouvement des parties, moins forte pendant le repos, surtout le soir. (*Stapf.*)

Le matin, tremblement intérieur dans les membres, quand il les tient long-temps dans une direction quelconque (au bout de vingt-quatre heures). (*Franz.*)

Traction paralytique sur plusieurs points du corps, surtout dans les articulations, lorsqu'il laisse ses membres quelque temps dans une situation inaccoutumée et incommode. (*Gross.*)

Vifs élancemens pruriteux en divers points du corps.

375. Elancemens semblables à des piqûres de puce aux membres inférieurs, à la main, à la nuque, à la tête, etc. (au bout d'une heure et demie). (*Kummer.*)

Ardeur lancinante çà et là dans la peau. (*Haynel.*)

Sensation brûlante, tantôt sur un point, tantôt sur un autre, mais toujours aux membres seulement, et jamais au reste du corps. (*Hartmann.*)

Vifs élancemens, qui pénètrent profondément et reviennent à de longs intervalles, en divers points des membres (au bout d'un quart d'heure). (*Gross.*)

Les membres sont comme brisés au dessous des articulations des épaules et des hanches, et douloureux comme après une longue marche. (*Franz.*)

380. Brisure générale, plus forte en marchant, moindre en restant assis et couché; dans les mollets surtout, énorme douleur de lassitude; comme si elle avait reçu des coups de poing; à peine pouvait-elle traîner ses jambes. (*Stapf.*)

Endolorissement de tout le corps, qui est comme brisé, avec sensation de langueur extrême, plus forte pendant le mouvement; lorsqu'elle avait marché un peu, après s'être tenue assise, cette sensation douloureuse se renouvelait, et avec plus de force (au bout de quarante une heures). (*Id.*)

Le matin, aussitôt après le lever, grande langueur dans les articulations des genoux, qui l'oblige de s'asseoir; il lui est pénible de marcher et de rester debout (au bout de vingt-quatre heures). (*Herrmann.*)

III. 46

Langueur par tout le corps, surtout dans les genoux, en marchant. (Gutmann.)

Lassitude et langueur dans le corps, le matin (au bout de quatre heures et demie). (*Haynel.*)

385. Grande lassitude et propension au sommeil, l'après-midi, en se tenant assis (au bout de trois jours). (*Id.*)

Violens bâillemens, qui font venir les larmes aux yeux (au bout d'un quart d'heure, d'une demi-heure). (Kummer.)

Fréquens bâillemens, comme s'il n'avait pas assez dormi (au bout de deux heures). (Langhammer.)

Grande lassitude et envie de dormir, après avoir mangé; il éprouve le besoin de se coucher, s'endort rapidement, mais se réveille la tête étourdie, avec pesanteur dans les membres et crainte de se remuer; il lui était très-pénible de marcher, surtout de monter; en continuant à marcher, il reprit son alacrité, sa sérénité, même ses forces. (*Stapf.*)

Le matin, alacrité, puis envie de dormir, avec horripilations dans le dos. (*Franz.*)

390. Il s'éveille le matin, comme s'il avait assez dormi déjà, et cependant se rendort de suite (au bout de quarante-six heures). (*Langhammer.*)

Envie de dormir, l'après-midi; ses yeux se ferment. (Herrmann.)

Il ne peut s'endormir avant minuit; mais, à peine endormi, il a des rêves vifs de disputes et de querelles. (*Langhammer.*)

Il s'endort, mais ne tarde pas à être réveillé par un rêve dans lequel il combat contre un animal, ce qui l'effraye beaucoup et lui cause des sursauts (au bout de trente heures). (*Herrmann.*)

Rêves inquiets, qui causent de l'anxiété. (*Gutmann.*)

395. Agitation et jecticulation pendant le sommeil. (*Id.*)

Agitation pendant plusieurs nuits; il ne peut rester ni sur un côté, ni sur l'autre, avant minuit; il a la tête pleine d'idées diverses. (*Teuthorn.*)

Rêves vifs, mais désagréables, vers le matin. (*Kummer.*)

La nuit, rêves vifs, mais dont il ne reste aucun souvenir. (*Langhammer.*)

Rêves pleins de désagrémens. (*d.*)

400. Rêves inquiétans; tantôt il s'occupe d'un objet ou

d'un autre, tantôt il s'éveille, mais sans reprendre complétement ses sens. (*Herrmann.*)

Rêves voluptueux et pollution. (*Gutmann.*)

Rêves voluptueux, sans pollution. (Franz.)

Le soir, au lit, une douleur dans les mollets l'empêche
de s'endormir; elle ne savait où se mettre, et il lui fallait, à chaque instant, changer de position pour trouver
quelque soulagement; s'étant levée une fois pendant la journée, et s'étant recouchée ensuite, elle éprouva la même sensation dans les mollets (au bout de trente-sept heures).
(*Stapf.*)

Dès qu'il s'endort, il rêve; tantôt il se bat avec quelqu'un,
tantôt il a des images inquiétantes qui le réveillent, après
quoi il recommence à rêver. (*Gross.*)

405. Rêvasseries de meurtre, la seconde nuit. (*Haynel.*)

Froid aux pieds, le soir seulement, dans le lit. (*Teuthorn.*)

Le soir, avant de s'endormir, frisson si violent, qu'il
tremble dans le lit, et qu'il ne peut s'échauffer (au bout de
vingt heures). (*Langhammer.*)

*Il est souvent réveillé, la nuit, par un sentiment de froid,
mais ne reprend pas complétement ses sens. (Herrmann.)*

Frissonnement, avec envie de dormir, et sécheresse de la
bouche (au bout de trois heures.) (*Franz.*)

410. *Frisson et sensation de froid, en mangeant, sans
soif, deux heures avant la chaleur. (Herrmann.)*

Froid dans le dos, même auprès du poêle (au bout d'un
quart d'heure). (*Haynel.*)

Quoique auprès du poêle, il ne pouvait s'échauffer dans le
dos ni aux bras; en même temps, fréquens frissons dans le
dos et sur les bras, vers la nuque, à la tête et au visage, le
matin, après s'être levé. (*Stapf.*)

Frisson qui secoue tout le corps, avec chaleur au front et
ardeur aux joues, mais froid aux mains, sans chaleur ensuite
et sans soif (au bout d'une heure et demie). (*Langhammer.*)

*Frisson par tout le corps, sans soif et sans chaleur immé-
diatement après* (au bout de trente heures). (*Herrmann.*)

415. Après avoir mangé, frisson léger qui descend le
long du dos. (*Stapf.*)

Sensation de chaleur et chaleur au visage, sans soif, une heure après le froid. (*Herrmann.*)

Trois heures après avoir mangé, sensation désagréable de chaleur dans le dos. (*Stapf.*)

Par momens, une forte chaleur lui parcourt la partie inférieure du corps, le reste du corps étant seulement chaud, sans qu'il survienne ensuite de sueur. (*Id.*)

Sensation de chaleur au front, comme s'il était continuellement frappé par un vent chaud (parfois aussi un souffle chaud, avec rougeur des joues et chaleur extérieure au corps) (au bout de quatre jours). (*Id.*)

420. Quand il s'éveille la nuit, il est, sans éprouver de soif, inondé de sueur au ventre, aux pieds et aux parties génitales, quoiqu'il soit modérément couvert; mais, en se découvrant, il éprouve un grand froid, la sueur s'arrête, et il lui semble s'être refroidi (au bout de soixante-douze heures). (*Gross.*)

L'après-midi, sueur extraordinaire, avec chaleur par tout le corps, sans soif, quoiqu'il se tienne assis parfaitement tranquille. (*Franz.*)

Sérieux, tranquille, concentré en lui-même; il parle peu. (*Langhammer.*)

Flegmatique, triste, ne prenant part à rien, indifférent à tout, sans être ni morose ni languissant. (*Gutmann.*)

Il a l'esprit peu disposé à agir; nulle envie de parler; inaptitude à penser, et indifférence pour les choses extérieures. (*Id.*)

425. *Inaptitude à aucun travail sérieux.* (*Id.*)

Morosité et éloignement pour les travaux de tête (au bout de deux heures). (*Id.*)

Toute la journée, mauvaise humeur et morosité ; il ne sait où se mettre, et il est extrêmement mélancolique (au bout de trente-sept heures). (*Langhammer.*)

Morosité tranquille; il se fâche de tout, même de ce qui ne le concerne pas. (*Herrmann.*)

Toute la journée, morosité et agitation ; il ne trouve de repos nulle part. (*Langhammer.*)

430. Grande anxiété ; il redoute l'avenir. (*Herrmann.*)

Tristesse ; au moindre événement il redoute les suites les plus fâcheuses, et ne peut se tranquilliser. (*Stapf.*)

Tristeste, sans qu'il puisse lui assigner aucune cause. (*Gutmann.*)

Morosité et tristesse. (*Stapf.*)

Morosité et propension à pleurer. (*Id.*)

435. Disposition à quereller, quoiqu'il soit en même temps gai. (*Teuthorn.*)

Humeur variable ; d'abord sérénité (1), puis inquiétudes, enfin calme et satisfaction. (*Langhammer.*)

Il est de bonne humeur et aime à causer (2). (*Id.*)

Bonne humeur ; gaîté, disposition à parler, contentement de soi-même (3) (au bout de treize heures). (*Id.*)

---

62. SUREAU.

(*Sambucus.*)

On exprime le suc des feuilles et des fleurs de la plante fraîche (*Sambucus nigra*), et on le mêle avec parties égales d'alcool.

Après la camomille, il n'est pas de plante dont on ait plus abusé, comme remède domestique, que du sureau. On ne le rangeait même pas parmi les médicamens proprement dits, et l'on se contentait de lui appliquer la dénomination méprisante de moyen populaire, comme s'il y eût eu peu ou même point d'importance à s'en servir ou non.

L'emploi fréquent qu'on fait du sureau, dans la vie commune, est assurément un aveu tacite de son utilité dans un grand nombre de cas. Mais de là ne s'ensuit pas qu'il ne nuise point dans ceux auxquels il ne convient pas.

Le bon sens nous dit déjà que, comme médicament, titre qu'on ne peut lui refuser, et surtout comme médicament énergique, il doit entraîner des inconvéniens dans les circonstances qui ne comportent pas son emploi, parce que toute substance médicinale dont l'action est salutaire lors-

---

(1) Commencement de réaction peu durable de l'organisme, chez une personne d'un moral craintif et abattu ; plus tard, l'effet primitif du médicament se prononça de nouveau dans l'anxiété, dont la réaction de l'organisme finit ensuite par triompher, de manière à produire le calme et la satisfaction de l'esprit.

(2) Effet secondaire curatif chez un homme d'un caractère inverse. — (3) Idem.

qu'elle se trouve indiquée, produisant déjà par elle-même des accidens morbides chez les personnes bien portantes, doit, à plus forte raison, en déterminer aussi toutes les fois qu'on y a recours dans des maladies entre lesquelles et elle il n'y a pas convenance réciproque.

Les médecins vulgaires ne s'aperçoivent point, à la vérité, des accidens que le sureau ajoute aux maladies contre lesquelles il n'est pas indiqué; mais c'est uniquement parce qu'ils ignorent les symptômes purs auxquels cette substance donne lieu chez les sujets en pleine santé. Or, de leur ignorance à cet égard, il ne s'ensuit pas que ces symptômes n'aient point lieu, et qu'ils ne viennent point aggraver les maladies auxquelles le sureau ne convient pas.

Tout en prescrivant ses mélanges de drogues, le médecin vulgaire ordonne encore une tisane de camomille ou de fleurs de sureau, peu lui importe laquelle de ces deux substances. Comment peut-il alors savoir si l'une ou l'autre est utile ou porte préjudice au malade? Souvent même il recommande ces tisanes aux personnes bien portantes, sous prétexte qu'elles les entretiendront en bonne santé, tant il connaît peu la nature des médicamens !

Quoique la liste suivante de symptômes soit peu étendue, elle suffira cependant pour prouver que les symptômes provoqués par le sureau, sont de véritables états morbides, d'après lesquels on pourra juger des maladies naturelles dans lesquelles il convient de l'employer comme remède homœopathique.

L'homœopathe ne doit donner à la fois qu'une petite portion d'une goutte du suc indiqué plus haut. Cette dose suffit pour que le sureau produise tout le bien qu'il est apte à faire. Les tisanes abondantes, préparées avec cette plante, ne peuvent non plus que guérir les maux entre lesquels et elle il y a homœopathicité ; mais elles nuisent en excitant trop de chaleur et des sueurs trop abondantes , qui épuisent les forces du malade, de sorte qu'il faut à ce dernier un temps plus long pour se rétablir.

Symptômes du sureau.

Le matin, étourdissemens en se levant.

Taches rouges çà et là sur les joues, avec sensation d'ardeur (au bout d'une heure).

Tiraillemens et élancemens dans les dents du côté gauche des deux mâchoires, jusque dans les incisives (au bout de deux heures); la douleur s'étendait jusqu'à l'œil, avec sensation comme d'enflure à la joue, quoiqu'elle ne fût pas tuméfiée.

Fourmillement pruriteux dans les oreilles et dans la gorge.

5. Soif, sans qu'il trouve un goût agréable aux boissons.

Assoupissement, avec les yeux à demi ouverts; lorsqu'il s'éveillait, il ne pouvait respirer, et il était obligé de se mettre sur son séant; alors la respiration était très-rapide, avec sifflement dans la poitrine, comme s'il allait suffoquer; il portait ses mains tout autour de lui, avec gonflement bleuâtre de la tête et du cou; il avait chaud, sans soif; quand l'accès approchait, il pleurait, le tout sans toux, et principalement pendant la nuit, de minuit à quatre heures (1).

Tiraillemens dans les articulations des doigts.

Envie de dormir, sans sommeil.

Rêves, la nuit.

10. Sommeil agité; en se mettant sur son séant, dans le lit, il lui semblait que ses douleurs descendissent, et il se sentait soulagé.

Réveil en sursaut, avec anxiété, asthme jusqu'à la suffocation, et tremblement.

Frisson secouant, avant de se mettre au lit (au bout de quatre heures).

Révolution du sang, le soir, une demi-heure après s'être couché, avec une sensation de tremblement.

Sensation d'insupportable chaleur sèche par tout le corps.

15. Pendant la chaleur, crainte de se découvrir; il a peur de se refroidir ou d'avoir mal au ventre.

(Chaleur par tout le corps, sans soif, peu de temps après s'être couché) (au bout de deux heures).

En le touchant, on sent une notable chaleur, surtout dans le creux des mains et à la plante des pieds.

(1) Sorte d'asthme de Millar.

Un grand nombre d'heures seulement après que la chaleur sèche est passée, sueur au visage.

Forte sueur, sans soif, étant éveillé, depuis sept heures du soir jusqu'à une heure du matin ; des goutte de sueur lui coulent du visage, et il en est couvert aussi par tout le corps ; mais, après le sommeil, il avait plutôt chaud qu'il n'était en sueur, quoique aussi sans soif.

20. Délire périodique ; il voyait des choses terribles sur la muraille.

Observations recueillies par d'autres.

Etourdissemens, obnubilation de la tête, pendant quelques minutes (au bout d'une heure). (*C. Franz.*)

Le matin, il est très-bien ; seulement, lorsqu'il remue la tête, il est pris de vertiges et d'étourdissemens, avec sentiment de tension, comme s'il y avait de l'eau dedans (au bout de vingt-quatre heures). (*Id.*)

Elancement tiraillant à travers la moitié gauche de l'occiput, qui revient souvent et dure long-temps ; dans les intervalles, sensation sourde au même endroit (au bout d'une demi-heure). (*F. Hartmann.*)

Céphalalgie pressive, tiraillante, au haut du front, qui envoye en quelque sorte des rayons jusque dans les yeux(au bout de deux jours). (*Franz.*)

5. En se baissant, céphalalgie pressive, tiraillante, au dessus de la tempe gauche, en avant, sur l'os. (*Id.*)

Tiraillement dans la tempe, plus sur l'os que dans les chairs, revenant par intervalles, et se dissipant rapidement (au bout de dix heures). (*Id.*)

Pression dans la tête, de dedans en dehors (au bout d'une heure). (*Hartmann.*)

Pression de dedans en dehors, aux tempes (au bout d'une heure). (*G.-E. Wislicenus.*)

Céphalalgie pressive au front, et coup douloureux subit, qui traverse le cerveau d'un côté à l'autre (au bout d'un quart d'heure). (*Id.*)

10. Mal de tête pressif, stupéfiant, comme dans le coryza (au bout d'une heure). (*C.-F. Langhammer.*)

Céphalalgie pressive, stupéfiante, comme dans l'ivresse(au bout de vingt heures). (*Id.*)

Mal de tête fouillant au vertex (au bout d'un quart d'heure). (*Wislicenus.*)

Prurit au front, qui cesse en se frottant (au bout d'un quart d'heure). (*Id.*)

Pupilles d'abord rétrécies, et plus tard (au bout de quarante, de quarante-quatre heures) très-dilatées. (*Langhammer.*)

15. Sensation de légère chaleur, qui remonte jusqu'au visage, comme lorsqu'on rougit (au bout d'une heure et demie). (*Franz.*)

Sensation de pesanteur dans le bout du nez, comme s'il allait saigner (au bout de deux jours). (*Id.*)

Prurit sur le dos du nez, avec une légère sensation d'engourdissement dans la peau (au bout de trois heures et demie). (*Id.*)

Tension dans la joue gauche, avec pression rongeante sur l'os maxillaire supérieur. (*Id.*)

Douleur tensive, semblable à celle d'un ulcère, dans la joue, avec engourdissement de celle-ci (au bout de onze heures). (*Id.*)

20. *Vifs élancement dans l'oreille interne droite, avec douleur de crampe dedans* (au bout d'un demi-quart d'heure). (*Wislicenus.*)

Bouton suppurant, indolent, et entouré d'une auréole rougeâtre, au côté gauche de la lèvre inférieure (au bout de trente-sept heures). (*Langhammer.*)

Pesanteur pressive à la nuque ; les mouvemens de la tête exigent plus d'efforts qu'à l'ordinaire (au bout d'une demi-heure). (*Wislicenus.*)

Elancemens sécans, profonds, dans les muscles du cou, des deux côtés, surtout en remuant le cou (au bout d'une demi-heure). (*Id.*)

Grande sécheresse au palais, sans soif. (*Franz.*)

25. En mangeant, et après, hoquet. (*Id.*)

Sensation de nausée, commençant dans le creux de l'estomac et au dessous. (*G. Gross.*)

Petit élancement immédiatement au dessous de l'estomac, qui augmente par une pression extérieure (en se tenant assis) (au bout d'un quart d'heure). (*Hartmann.*)

Sensation de pression sourde à la région de l'estomac (au bout de quatre heures). (*Gross.*)

Gargouillemens dans le ventre. (*Id.*)

3o. *Pincemens dans le ventre , avec émission de vents, comme après s'être refroidi* (au bout de quarante-huit heures). (*Langhammer.*)

Le bas-ventre fait mal intérieurement, lorsqu'il l'appuye contre un rebord aigu. (*Id.*)

Pression dans le bas-ventre, avec nausées , dès qu'il l'appuye contre quelque chose (au bout de dix heures et demie). (*Id.*)

Elancemens dans le muscle oblique, descendant à gauche du ventre, en se tenant assis et debout. (*Id.*)

35. Tiraillement spasmodique dans les muscles abdominaux, surtout en les faisant agir, le soir, quand il se couche (au bout de douze heures). (*Wislicenus.*)

Léger pincement dans les muscles abdominaux du côté droit, sous les fausses côtes (au bout d'une heure). (*Id.*)

Léger tiraillement dans le côté gauche du ventre (au bout d'une heure). (*Id.*)

Elancement dans le côté gauche de l'hypogastre, au dessus de la hanche ; picotemens isolés, presque sourds , isochrones au pouls, pendant un quart d'heure ; tantôt ils augmentent, et tantôt ils diminuent. (*ross.*)

Fréquentes envies d'uriner, avec émission peu copieuse d'urine (au bout de deux, de dix-huit heures). (*Langhammer.*)

4o. Fréquentes envies d'uriner, avec émission abondante d'urine (au bout de trente-huit heures). (*Id.*)

La nuit, il a envie d'uriner. (*Gross.*)

Emission fréquente d'urine très-jaune. (*Hartmann.*)

L'urine coule par un jet grêle (au bout de dix heures). (*Franz.*)

Prurit à l'orifice de l'urètre (au bout d'une heure). (*Wislicenus.*)

45. Pollution nocturne, après minuit. (*Franz.*)

Enrouement causé par d'abondantes mucosités gluantes dans le larynx. (*Id.*)

Oppression et élancemens dans le côté gauche de la poitrine, au dessous du mamelon (au bout de cinq heures). (*Id.*)

Oppression et pression au dessous du sternum, et pression dans le creux de l'estomac et la région stomacale, avec nausées et sentiment de défaillance (au bout de cinq heures). (*Id.*)

Pincement sécant aux dernières fausses côtes, qui se dirige vers l'épine du dos (au bout de neuf heures). (*Wislicenus.*)

5o. Vive douleur sécante, par intervalles, en avant, à la troisième fausse côte, surtout pendant les mouvemens du tronc (au bout de trois heures). (*Id.*)

Sensation corripiante subite aux deux côtés de la poitrine, en dedans, à la région de la quatrième vraie côte (au bout d'une demi-heure). (*Id.*)

Pression tractive dans le sacrum, qui se porte en avant dans les muscles attachés à l'os iléon, en se tenant debout (au bout de deux heures). (*Franz.*)

Coups sécans dans le sacrum, plus forts en se baissant, avec douleur comme tensive (au bout de neuf heures). (*Wislicenus.*)

Douleur pressive dans le milieu de l'épine du dos, qu'aucun mouvement ne fait cesser, et qui dure long-temps (au bout d'une demi-heure). (*Hartmann.*)

55. En se tenant assis, élancement pulsatif, isochrone au pouls, au dessous de l'omoplate droite. (*Franz.*)

Elancemens sécans aux omoplates, pendant le repos (au bout d'un quart d'heure). (*Wislicenus.*)

Vifs élancemens de dedans en dehors, en dedans de l'omoplate droite, qui sont plus forts pendant le repos. (*Id.*)

Léger pincement dans le creux de l'aisselle (au bout d'un quart d'heure). (*Id.*)

Légers élancemens dans le milieu du bras, à son côté interne (au bout d'une heure). (*Id.*)

6o. Dès qu'il s'appuye sur son bras, il lui semble qu'il va se casser (au bout de trois heures). (*Franz.*)

Pesanteur paralytique dans les articulations des coudes (au bout d'une demi-heure). (*Wislicenus.*)

Douleur tractive dans les os du carpe, qui remonte dans le radius, pendant le repos. (*Franz.*)

Vifs élancemens à la tubérosité externe du poignet (au bout d'une demi-heure). (*Wislicenus.*)

Elancemens sécans dans les deux articulations des mains, isochrones au pouls, et qui diminuent un peu en remuant celles-ci (au bout d'un quart d'heure). (*Id.*)

65. Douleur tiraillante au dessus et autour de l'articulation de la hanche, seulement en marchant (au bout de trois quarts d'heure). (*Hartmann.*)

En marchant, traction crampoïde à la cuisse, en arrière et en haut, à l'insertion du muscle grand fessier. (*Franz.*)

Sensation tractive, lancinante, à travers les muscles antérieurs du sommet de la cuisse droite, pendant le repos (au bout de trois heures et demie). (*Hartmann.*)

Prurit lancinant au côté interne des deux cuisses, qui, après s'être frotté, dégénère en ardeur (au bout d'une heure). (*Wislicenus.*)

Les tendons des jarrets sont trop tendus et comme trop courts, de sorte qu'il lui est difficile de rester debout (au bout de quatre heures et demie). (*Franz.*)

70. Violent prurit à la rotule, avec sensation d'âpreté et de grattement, comme s'il allait survenir une éruption (au bout de quatre heures et demie). (*Id.*)

Sensation de lassitude dans les jambes, avec même sensation que si elles étaient frappées par un vent froid, toutes deux seulement en se tenant debout (au bout d'une demi-heure). (*Hartmann.*)

Vifs élancemens, qui pénètrent profondément, au côté interne de la jambe, que le mouvement diminue un peu (au bout d'une demi-heure). (*Wislicenus.*)

Sensation d'engourdissement et froid dans le milieu de la jambe droite, en se tenant debout (au bout de quatre heures). (*Franz.*)

Le soir, dans le lit, douleur tiraillante dans la cheville externe du pied droit, qui remonte dans les muscles du côté de la jambe. (*Id.*)

75. En se tenant assis, il est pris tout à coup d'une traction douloureuse dans tous les points de la surface externe du corps (au bout de trois heures). (*Id.*)

Ses mains tremblent, quand il écrit. (*Id.*)

Forte chaleur générale, en marchant (au bout de trois heures). (*Wislicenus.*)

La plupart des douleurs se manifestent pendant le repos du corps, et cessent par le mouvement ; il y en a peu que ce dernier détermine. (*Franz.*)

Anasarque (après l'application à l'extérieur). (*Haller.*)

80. Fréquens réveils, comme après avoir assez mal dormi. (*Langhammer.*)

Rêves vifs, dont il ne reste aucun souvenir. (*Id.*)

Rêves voluptueux, avec pollution. (*Id.*)

Le pouls se ralentit et tombe de soixante-dix pulsations à soixante (au bout d'une demi-heure). (*Gross.*)

Le pouls devient plus lent de dix pulsations, mais plus plein (au bout de six heures). (*Franz.*)

85. Accès répétés de léger frisson (au bout d'une demi-heure). (*Gross*)

Légère horripilation, pendant que le visage est déjà plus chaud qu'à l'ordinaire (au bout d'une heure). (*Id.*)

Frisson par tout le corps, avec fourmillement légèrement lancinant, tantôt sur un point, tantôt sur un autre, et surtout avec grand froid aux mains et aux pieds ; aux jambes, le frisson descend surtout vers les genoux (au bout d'un quart d'heure). (*Wislicenus.*)

Du froid lui parcourt tout le corps, surtout les mains et les pieds, qui sont froids au toucher, quelque soin qu'il ait pris de s'envelopper les pieds (au bout d'une demi-heure). (*Hartmann.*)

Les mains sont froides (au bout d'une heure). (*Gross.*)

90. Fourmillement aux doigts, qui sont très-froids (au bout d'une demi-heure). (*Wislicenus.*)

Froid glacial aux pieds, le reste du corps ayant une chaleur convenable (au bout de trois quarts d'heure). (*Hartmann.*)

Sensation de chaleur brûlante au visage, avec chaleur modérée au corps et froid glacial aux pieds, sans soif (au bout d'une heure). (*Id.*)

Pouls accéléré ; quelques pulsations au dessus de soixante-quinze (au bout de deux heures). (*Gross.*)

Sensation de chaleur à la tête et au cou ; même au toucher,

le visage et le reste du corps sont plus chauds qu'à l'ordinaire, quoique sans soif. (*Id.*)

95. L'après-midi, fréquentes bouffées de chaleur, avec grande chaleur au visage; une demi-heure après seulement, la sueur se déclare à la face (au bout de dix heures). (*Franz.*)

Sueur assez considérable, après minuit : il n'y en a cependant point à la tête. (*Gross.*)

En s'éveillant, il se trouve en sueur partout le corps, deux nuits de suite. (*Langhammer.*)

Grande propension à s'effrayer ; des choses qu'il a sans cesse autour de lui l'effrayent. (*Franz.*)

Morosité continuelle ; tout fait sur lui une impression désagréable. (*Langhammer.*)

---

63. THUYA.

On prend les feuilles vertes de la plante (*Thuya occidentalis*), on les pile seules jusqu'à ce qu'elles soient réduites en une masse bien homogène, puis on délaye celle-ci avec les deux tiers de son poids d'alcool, et on en exprime ensuite le suc.

Personne en Europe, avant moi, n'avait fait sérieusement usage de cette plante en médecine; car ce que Parkinson et Herrmann en disent, ne repose évidemment que sur des conjectures théoriques, d'après la coutume admise dans la thérapeutique générale. Suivant Boerhaave, l'eau distillée de thuya aurait été utile dans les hydropisies. Kalm nous apprend qu'aux Etats-Unis, le peuple s'en sert à l'extérieur contre des douleurs indéterminées dans les membres.

La liste suivante de symptômes purs provoqués par cette plante énergique fournit au médecin homœopathe les moyens de l'appliquer avec avantage au traitement de quelques maladies graves contre lesquelles on n'a point jusqu'à présent trouvé de remède. Il verra, par exemple, que le suc de thuya doit guérir spécifiquement les condylomes vénériens, lorsqu'ils ne sont pas compliqués d'un autre miasme, et l'expérience confirme aussi que c'est le seul moyen efficace contre ce résultat affreux du coït impur. Nulle substance non plus n'égale son efficacité dans la gonorrhée simple.

Dans les cas même les plus graves, je me suis servi de la trentième dilution. La dose est une très-petite portion d'une goutte de cette dilution.

Comme la gonorrhée condylomateuse est une des maladies miasmatiques peu nombreuses qui restent toujours semblables à elles-mêmes, j'ai pu éprouver de la manière la plus certaine le degré d'efficacité des diverses dilutions du suc de thuya. J'ai reconnu que la trentième, la soixantième même, quand chaque verre avait reçu dix fortes secousses et plus, n'était pas beaucoup plus faible que les premières; qu'au contraire, l'énergie allait toujours en croissant. Des expériences réitérées ne m'ont laissé aucun droit à cet égard.

L'action des doses, même les plus faibles, dure près de trois semaines.

Le camphre paraît être le meilleur antidote du thuya.

Symptômes du thuya.

Quant il s'est baissé, il chanclele.

Vertige tournoyant, même en restant assis; elle chancelle en marchant.

Fréquent vertige, même en restant couché dans le lit.

Beaucoup de vertige, en se tenant assis, et beaucoup plus encore en restant couché.

5. Vertige, surtout en se tenant assis, les yeux fermés; il cessait étant couché.

Il a la tête entreprise, et il est incapable de penser.

Lenteur des idées et de la parole; elle cherche les mots en parlant (au bout de trois jours).

Faiblesse interne dans la tête : le cerveau est comme engourdi et mort.

L'esprit est faible; il ne peut se débarrasser d'une idée qu'il vient d'avoir.

10. Le matin, céphalalgie, tantôt comme si la tête était serrée dans un étau à l'os jugal et à la mâchoire supérieure, tantôt au vertex, comme si on y enfonçait un clou, tantôt au front, comme s'il allait tomber, avec froid intérieur; tous ces états s'amendaient pendant la marche au grand air.

Le matin, mal de tête, comme après avoir trop dormi, ou après s'être baissé; pulsation ou coups brefs, pressifs, dans le front, avec rougeur du visage.

Pression térébrante dans la tête.

Céphalalgie tractive.

Tiraillement dans le côté droit de la partie antérieure de la tête et du visage, en travers, au dessus du nez, jusque dans l'os de la pommette et au dessus des yeux ; il est plus fort le matin et le soir.

15. Céphalalgie lancinante.

Mal de tête ; fourmillement légèrement picotant dans la tête, le matin.

Traction dans les muscles temporaux ; céphalalgie extérieure, plus forte pendant la mastication.

Douleur picotante aux tempes.

Trois tubercules rouges et douloureux aux deux tempes.
20. Prurit à l'occiput.

Myopie.

Trouble de la vue, sorte de gaze devant les yeux et pression dedans, comme s'ils étaient sortis de la tête ou gonflés.

Au grand air, trouble de la vue, sorte de gaze devant les yeux, de loin et de près, avec étourdissemens, pendant une demi-heure.

En lisant, les objets s'obscurcissent, avec sensation autour des yeux comme s'il n'avait point assez dormi.

25. L'œil non enflammé voit trouble.

Faiblesse des yeux ; pression dedans, comme s'il y avait du sable fin.

Elancement dans les yeux (à un air vif), le matin.

Chaque fois qu'il s'expose à une vive lumière, quelques élancemens dans l'œil.

Le blanc de l'œil est rougeâtre.

30. Le blanc de l'œil est très-enflammé et rouge, avec cuisson dedans et pression semblable à celle que produirait du sable.

Pression dans les yeux, pendant deux ou trois jours.

La paupière inférieure est garnie d'un tubercule dur à son bord.

Elancemens dans l'œil, quand l'air est vif (le matin).

De temps en temps, violent élancement aigu, qui pénètre profondément, dans l'angle interne de l'œil droit (au bout de deux heures).

35. Pression brûlante dans l'angle externe de l'œil gauche, sans rougeur (au bout de neuf jours).

L'œil gauche larmoye en allant au grand air (au bout de neuf jours).

De la chassie se dépose dans le grand angle des yeux, toute la journée.

Le soir, dans le lit, martèlement terrible et tiraillement dans l'oreille, jusqu'après minuit; en même temps il pisse toutes les demi-heures, avec froid aux jambes jusqu'aux genoux.

Spasme dans l'oreille interne, avec douleur et compression; puis élancement dedans, semblable à un éclair, qui le fait tomber; cet état revient souvent dans la soirée.

40. Douleur pressive dans le conduit auditif (à midi).

(Augmentation du cérumen.)

Fourmillement et tressaillement qui se dirigent vers les os des pommettes.

Deuleur vulsive, légèrement lancinante, dans les muscles des joues, seulement pendant la marche au grand air.

Gonflement glandulaire au côté de la joue gauche.

45. Chaleur brûlante au visage seulement et dans les joues, qui dure toute la journée.

Eruption croûteuse et pruriteuse à la joue, non loin du coin de la bouche.

Légère ulcération à un demi-pouce de profondeur dans le nez, où il s'est formé une croûte.

Fourmillement rongeant sur le nez.

Mucus nasal mêlé de sang.

50. Saignement de nez, tous les jours, deux à trois fois.

(Elancemens dans la lèvre.)

Vulsion à la lèvre supérieure.

Ardeur sur la partie rouge des lèvres et au palais.

Elancemens dans la mâchoire inférieure jusqu'à l'oreille.

55. Douleur dans le côté gauche du cou, comme après s'être couché à faux.

En remuant le cou, élancement court dans les muscles cervicaux, qui l'effraye.

Douleur dans les glandes (gonflées du cou), qui l'empêche de se coucher la nuit.

Les veines du cou sont gonflées et de couleur bleue.

III. 47

En se mouchant, douleur pressive dans la dent creuse (sur le côté).

60. Douleur vivement tractive de bas en haut dans les dents de la mâchoire inférieure, souvent sans cause, et d'ordinaire plus forte en mangeant.

Douleur lancinante dans une dent incisive.

Douleur vulsive dans la dent creuse, le matin.

Mal de dents depuis le soir jusqu'à minuit; douleur sourde, comme si l'on touchait légèrement au nerf : il y éprouve parfois des vulsions.

Gonflement de la gencive, qui cause une douleur comme ulcérative.

65. Grand gonflement de la gencive et de la langue, qui sont douloureuses quand elle pose quelque corps dur dessus, ou qu'elle mange.

Douleur d'écorchure au bout de la langue, en y touchant.

Une vésicule blanche sur le côté de la langue, tout près de sa base, qui cause une forte douleur semblable à celle d'une plaie.

Sensation d'âpreté et de grattement sur la langue, qui est chargée et blanche ; en avant de sa partie moyenne, se voit une ampoule blanche et oblongue, qui est un peu douloureuse.

L'intérieur de la bouche est très-affecté, comme rempli d'ampoules, de même qu'après s'être brûlé, avec beaucoup de soif pendant la nuit.

70. En avalant la salive, sorte de douleur d'écorchure dans tout le palais, comme quand l'air frappe une plaie; la douleur se dirige vers l'oreille gauche, en dedans.

Pression et comme une pesanteur au voile du palais.

Les glandes salivaires sont très-gonflées ; il rejette beaucoup de salive.

Gonflement des amygdales et de la gorge.

Sensation dans la gorge comme si des mucosités l'empêchaient d'avaler, ou comme si le pharynx était contracté; après avoir tussiculé, sensation d'âpreté dans le gosier.

75. Mal de gorge, semblable au gonflement que produit un refroidissement.

En avalant, pression dans le fond de la gorge.

Élancement dans la gorge.

Excitation à avaler.

La salive est un peu teinte de sang.

80. Sécheresse au fond de la bouche, et soif, même le matin.

Rapports rances.

Soda en se baissant.

Grattement dans la gorge.

Apreté dans la gorge, comme s'il y était tombé du tabac à priser.

85. Goût pâteux, douceâtre, dans la bouche ; plusieurs soirs de suite.

Il trouve les alimens trop peu salés.

(En fumant, il trouve un goût de moisi au tabac.)

En mangeant, beaucoup de mucus dans la gorge, qu'elle est obligée d'en arracher, sans quoi elle ne pourrait avaler.

(Tout ce qu'il mange lui inspire du dégoût.)

90. Appétit ; mais rien ne lui plaît, et après avoir mangé, il éprouve de la langueur, de l'anxiété, avec palpitations de cœur.

Après avoir mangé, goût muqueux, douceâtre, dans la bouche.

Après avoir mangé, goût nauséeux dans la bouche, plusieurs jours de suite.

Après avoir mangé, son ventre devient très-gros.

Peu de temps après avoir mangé, hoquet, puis pression dans le creux de l'estomac, ensuite gonflement du ventre par des vents et éructations.

95. (Après avoir mangé, rapports amers)

Le soir, tard, rapports putrides (au bout de douze heures).

Après avoir mangé, douleur dans le creux de l'estomac, en remuant le corps et en touchant à la région stomacale (au bout de onze jours).

Aussitôt après avoir mangé, pression dans le creux de l'estomac.

Aussitôt après avoir mangé, endolorissement au creux de l'estomac, sur lequel il ne peut souffrir qu'on applique la main.

100. Anxiété au creux de l'estomac, qui lui monte à la tête et en redescend ; en même temps, envie de vomir.

Douleur spasmodique dans la région du creux de l'estomac.

Spasme d'estomac qui augmente énormément le soir.

Spasme constrictif dans l'épigastre.

Tension dans le bas-ventre (au bout de trois jours).

105. Tension dans l'hypogastre, comme s'il était trop serré par un lien (au bout de douze heures).

Gonflement dans l'hypogastre, avec douleurs constrictives qui ressemblent à des spasmes.

Pression par l'effet de plénitude dans le côté droit du ventre, à la région lombaire, qui rend la respiration difficile, tandis qu'il est couché dans le lit, après minuit (vers deux à trois heures).

(Ardeur dans le ventre, plus cependant dans la poitrine, les hypocondres et le creux de l'estomac ; toutes ces parties étaient chaudes au toucher.)

110. (Ardeur, surtout à la région hépatique.)

Douleur dans les muscles du ventre, quand il renverse en arrière, comme après s'être donné un effort.

Borborygmes dans le bas-ventre.

Mouvement dans l'hypogastre, comme s'il y avait un être vivant, ou comme si les muscles abdominaux étaient repoussés par le bras d'un enfant, cependant sans douleur.

Tiraillement de bas en haut dans le bas-ventre, qui part de l'aine droite, par saccades (au bout de trois jours).

115. Gonflement dans l'aine, indolent toutefois pendant la marche et quand on y touche.

Douleur tractive dans l'aine, quand elle se tenait debout et qu'elle marchait, mais non quand elle restait assise.

Douleur tractive qui des glandes inguinales s'étend, à travers la cuisse, jusque dans le genou ; plus forte en allant se coucher, elle est suivie de paresse dans les membres.

Elancemens qui descendent de l'aine à travers la cuisse, seulement en se couchant, mais non en se tenant debout et en marchant.

D'abord pression, comme si elle devait aller à la selle, quoiqu'elle ne rende rien ; ensuite (le premier jour), selle peu abondante ; le lendemain, selle sans pression ; le troisième jour, pas de selle du tout.

120. Trois fois, envie d'aller à la selle, avec érection.

La selle n'a lieu qu'au milieu d'une constriction douloureuse de l'anus.

Diminution des selles (au bout de cinq jours).

En allant à la selle, violente douleur dans le rectum, qui l'oblige d'interrompre.

125. Dans le rectum et l'anus, contraction douloureuse et tiraillement qui remonte comme dans les intestins, par intervalles.

Forte ardeur dans la rainure qui sépare les fesses, en marchant (au bout de neuf jours).

Ardeur à l'anus.

Elancement brûlant dans le rectum, en n'allant point à la selle.

L'hémorrhoïde à l'anus est douloureuse au moindre attouchement.

130. (Tubercules rouges et indolens à l'anus, qui ressemblent à des fics.)

Il urine très-souvent, presque toutes les heures, mais sans douleur.

Emission copieuse d'urine; il est obligé de se relever la nuit pour uriner (au bout de douze heures).

Fréquentes émissions d'une grande quantité d'urine.

Il est obligé de faire effort quand il veut uriner; il en sent le besoin toutes les minutes; mais il ne vient un peu d'urine que par saccades, et alors seulement il éprouve une douleur brûlante dans l'urètre.

135. L'urine s'arrête cinq à six fois, avant que la vessie soit vide.

Sensation dans l'urètre, comme s'il y coulait un liquide, surtout le soir.

Après avoir uriné, sensation pendant un quart d'heure, comme s'il sortait encore quelques gouttes de l'urètre.

Après avoir uriné, il reste encore dans l'urètre un peu d'urine, qui n'en sort plus que goutte à goutte.

Ardeur dans l'urètre pendant toute l'émission de l'urine.

140. Ardeur dans l'urètre en urinant et pendant quelque temps encore après avoir fini.

Ardeur dans l'urètre, en n'urinant pas.

Douleur sécante pendant l'émission de l'urine.

Douleur brûlante, cuisante, dans l'urètre, en urinant (au bout de quarante-huit heures).

Prurit ardent au bout du gland, en urinant.

145. Cuisson et prurit dans les parties génitales ; surtout dans l'urètre, en urinant, et pendant quelques instans encore après avoir uriné.

Douleur dans les parties génitales, comme si elles étaient à vif et cuisaient, surtout en urinant.

Quelques élancemens d'arrière en avant dans l'urètre, en n'urinant pas, et non pendant l'émission même de l'urine.

Élancement énorme qui, du rectum, s'étend dans l'urètre, jusque sous le frein.

Un fort élancement dans l'urètre, le soir (au bout de trois jours).

150. Au milieu de fréquentes érections, la nuit, élancemens dans l'urètre, qui lui permettent difficilement de s'endormir.

Élancemens tiraillans dans la partie antérieure de l'urètre,

Élancement vulsif sécant dans l'urètre, en n'urinant pas (au bout de trente heures).

Élancemens isolés au bout du gland, en n'urinant pas, surtout quand la partie est comprimée.

Élancemens sensibles à l'intérieur du prépuce.

155. Prurit lancinant au côté du gland.

Élancement et prurit au gland.

Le matin, dans un état de demi-sommeil, érection pendant plusieurs heures.

La nuit, érection qui dure long-temps.

Picotemens dans le scrotum.

160. Prurit au côté gauche du scrotum (le soir).

Sensation tractive dans les testicules.

Le testicule gauche est fortement rétracté vers le bas-ventre, avec gonflement des glandes de l'aine.

(Dégénérescence variqueuse de l'épididyme.)

Fourmillement et prurit dans le scrotum ; en frottant la partie, elle cause une douleur brûlante.

165. Sueur au scrotum.

Sueur sur une moitié du scrotum.

Forte sueur aux parties génitales de l'homme, qui les mouille complétement.

Prurit dans les parties génitales de la femme, en marchant.

Douleur comme ulcérative et cuisante aux parties génitales.

170. Enflure des deux lèvres de la vulve, qui ne causent
une douleur brûlante qu'en marchant et quand on y touche
(au bout de quinze jours).

Ardeur et cuisson dans le vagin, en marchant et se tenant
assis.

Lorsqu'elle marche beaucoup, elle éprouve des élancemens dans les parties génitales.

En se tenant assis, douleur comme pressive et compressive
dans les parties génitales.

Douleur de crampe dans les parties génitales et le périnée,
en se levant de sa chaise.

175. Douleur de crampe, dans les parties génitales de la
femme, qui s'étend jusque dans l'hypogastre (au bout de dix
heures).

Écoulement muqueux par l'urètre de la femme.

A la couronne du gland, ulcère assez rond, plat, sale,
causant une douleur brûlante, et entouré de rougeur ; au
bout de quelques jours, élancemens dedans.

(A l'intérieur de la grande lèvre, ulcère blanchâtre, causant d'abord une douleur brûlante, et faisant mal quand on
y touche, puis occasionant du prurit : il dure long-temps).

Bouton suintant au scrotum.

180. Grand gonflement du prépuce.

A la face externe du prépuce, tache rouge et saillante ;
qui se convertit en un ulcère couvert d'une croûte, qui
cause des démangeaisons et parfois une douleur brûlante.

A l'intérieur du prépuce, petites pustules, qui sont enfon-
cées dans le milieu, suintent et suppurent ; elles ne sont
douloureuses que quand on y touche (au bout de seize
jours).

Quelques excroissances rouges et lisses causent une sensation chatouilleuse derrière le gland, sous le prépuce ; elles
durent dix jours (au bout de vingt-deux jours).

Une excroissance rouge à l'intérieur du prépuce, qui ressemble à une verrue humide.

185. Suintement du gland, gonorrhée du gland (au bout
de huit jours).

Au gland, petite ampoule peu élevée, qui cause une douleur lancinante en urinant (au bout de vingt-quatre jours).

Chatouillement dans les condylomes.

Prurit chatouilleux aux condylomes.

Elancement pruriteux dans les condylomes.

190. Elancement brûlant et douloureux dans les condy-lomes,

Petits élancemens dans les condylomes, à l'anus, en marchant.

Les condylomes causent une douleur ardente quand on y touche.

(Les condylomes à l'anus causent une douleur comme d'écorchure, même en y touchant.)

195. Saignement abondant des condylomes.

Fourmillement dans le nez , comme aux approches d'un coryza.

Sensation comme d'enchifrenement à la partie supérieure du nez , plus forte le soir : cependant le nez est comme bouché.

Violent coryza , qui survient subitement.

Enrouement, comme par l'effet d'une constriction du gosier.

200. Fort coryza et catarrhe , comme il n'en avait point eu depuis plusieurs années.

Fort coryza , avec toux pendant la nuit (au bout de treize jours).

Elancement dans la trachée-artère, à la région de la fossette du cou, en respirant, pendant deux jours.

Dans les muscles du cou, la nuque et la poitrine, agita-tion, ou lentes alternatives de resserrement et de relâche-ment, accompagnées d'une sorte de nausées.

Teinte bleue de la peau autour de la clavicule.

205. Resserrement de la poitrine, comme s'il y avait des adhérences dedans (au bout de quelques heures).

Palpitations de cœur visibles , sans anxiété.

Asthme qui oblige à faire souvent de profondes inspira-tions.

Rétrécissement, tantôt dans le côté gauche de la poitrine, tantôt dans l'hypocondre gauche, qui excite à tussiculer.

Respiration difficile , gênée, avec grande soif d'eau et beau-coup d'appétit.

210. Sensation, comme si la poitrine était gonflée en dedans.

Douleur à la région précordiale.

Pression sur la poitrine, qui se manifeste après avoir mangé.

Douleur de poitrine, semblable à une pression, plus forte après avoir mangé.

Accès de pression à la poitrine, autour du creux de l'aisselle.

215. En montant l'escalier, forte révolution de sang; le cœur bat avec violence; elle est obligée de se reposer souvent.

. (Elancement dans le dos, qui remonte à travers la poitrine.)

Douleur pressive çà et là, sur de petits points, dans le dos, en se tenant assis.

Térébration sur un petit point, dans le dos.

Sensation comme d'écorchure sur le dos (au bout de quatre jours).

220. (*Douleur tractive dans le dos, en se tenant assis.*)

Douleur tensive dans le sacrum.

Traction dans le sacrum.

Le matin, après être sorti du lit, douleur pressive, sourde, comme de brisure, dans le sacrum et la région lombaire, plus violente en se tenant debout et tournant le tronc, mais diminuant pendant la marche (au bout de quinze jours).

Près du sacrum, furoncle pruriteux, avec une grande auréole rouge.

225. Tiraillement dans l'omoplate gauche (au bout de trois jours).

Sous l'omoplate, douleur comme contusive, pendant plusieurs heures.

Pulsation dans l'articulation de l'épaule.

Craquement de l'articulation de l'épaule, en ployant le bras en arrière; ensuite elle ne pouvait plus remuer le bras, à cause d'une douleur comme de luxation.

Forte sueur dans le creux de l'aisselle.

230. Pesanteur dans le bras gauche, depuis le milieu du bras jusque dans les doigts, qui se fait sentir pendant le mouvement et le repos.

Vulsion involontaire du bras, pendant la journée.

Sursaut du haut du corps, pendant la journée.

Douleur comme d'engourdissement dans les deux bras, depuis trois heures du matin jusqu'au lever à six heures.

Forte traction, pendant plusieurs heures, qui semble avoir son siége dans les os des bras.

235. Dans tout le bras, dans le périoste de ses os, douleur tractive, fouillante, qui s'étend jusque dans les doigts, avec pression qui semble s'exercer de dedans en dehors ; en appuyant la main fortement sur la partie, douleur jusqu'au périoste, comme si les chairs ne tenaient plus à l'os.

En appuyant sur le bras, il y éprouve une douleur à l'os, comme si les chairs ne tenaient plus à celui-ci.

Prurit fourmillant au bras, et ensuite un petit élancemet sur un point peu étendu.

Après avoir écrit pendant une demi-heure, le bras tremble, et il survient une douleur tractive dedans.

Dans les deux bras, difficulté douloureuse de se mouvoir, comme si les articulations étaient sans synovie.

240. (Douleur lancinante dans l'articulation du coude.)

Pulsation dans l'articulation du coude, pendant la journée; le soir, traction dans le bras, jusque dans les doigts.

Douleur tractive dans l'avant-bras gauche, en devant.

Tache marbrée rouge et indolente sur l'avant-bras gauche.

Sensation de sécheresse de la peau, surtout aux mains.

245. Tiraillement dans l'articulation de la main gauche.

Douleur comme de luxation dans l'articulation de la main droite.

La pulpe des deux doigts indicateurs devient rouge et enflée.

Douleur légèrement lancinante dans les articulations postérieures des doigts.

Léger élancement sur les doigts.

250. Léger élancement dans le bout des trois doigts médians de la main gauche (l'après-midi).

(Tous ses doigts sont comme engourdis.)

Un vif élancement dans l'ongle du pouce gauche (au bout de quarante-huit heures).

Les phalanges antérieures des trois doigts médians de la main gauche sont rouges et enflés, avec de petits élancemens jusque dans le bout des doigts (l'après-midi, vers cinq heures).

Craquement dans les articulations du coude, des genoux et des pieds, en étendant les membres.

255. Eruption boutonneuse sur la fesse droite, qui cause des démangeaisons et occasione de l'ardeur en y touchant et après s'être gratté.

Tension depuis l'articulation de la hanche jusqu'à l'aine, et à la partie postérieure de la cuisse jusque dans le creux du jarret, même en se tenant assis tranquillement, mais plus forte en marchant, et moins prononcée en restant debout.

En se tenant assis, la cuisse et la jambe s'engourdissent.

Elancement tout au haut de la cuisse.

Sueur au haut des cuisses, près des parties génitales, en se tenant assis.

260. Au dessus du milieu des deux cuisses, douleur comme contusive, en marchant au grand air.

Lassitude par accès dans les muscles internes des deux cuisses.

Boutons aux genoux, ayant l'apparence de ceux de la variole; ils suppurent, ne démangent pas, et disparaissent en dix-huit heures.

Boutons pruriteux aux deux genoux, qui brûlent en y touchant et après s'être gratté.

Elancemens isolés dans les genoux, seulement en commençant à marcher, et surtout en se levant de sa chaise.

265. Le genou remue involontairement (au milieu d'une douleur plus forte).

La jambe est raide et pesante en marchant.

Douleur tractive de dedans en dehors dans la jambe droite, par saccades.

Nœuds blancs, gros comme des noisettes, au mollet, qui causent de violentes démangeaisons, même au loin autour d'eux, et produisent une douleur lancinante, brûlante, après s'être frotté.

Tension dans toute la jambe, comme par suite de lassitude.

270. Pression de dedans en dehors, dans le tibia.

(Le tibia se gonfle.)

Le dos du pied et les orteils sont enflés, enflammés et

rouges; ils font éprouver une douleur simple pendant le repos, mais tensive quand on appuye le pied par terre et qu'on marche.

Le pied éprouve des vulsions involontaires(au milieu d'une douleur plus forte).

Tache marbrée, rouge et indolente, sur le coude-pied droit.

275. Douleur comme d'engourdissement dans le talon, le matin, à la sortie du lit.

Elancement vif dans le tendon d'Achille, au dessus du talon (au bout de deux heures).

Traction dans tous les orteils, qui remonte jusque dans les cuisses.

Traction dans le gros orteil.

Elancemens tiraillans des deux côtés de l'ongle du gros orteil des deux pieds.

280. Elancemens tiraillans dans le cor.

Les orteils sont tous enflammés, d'un rouge luisant et enflés; ils démangent, et causent de l'ardeur après avoir été frottés.

Sueur aux pieds, surtout aux orteils.

Sueur aux mains et aux pieds.

Douleur tractive de bas en haut, qui des jambes remonte le long des cuisses, jusque dans la tête, et redescend de là dans le creux de l'estomac; en même temps, il a un voile noir devant les yeux et des envies de vomir.

285. Sur quelques points aux cuisses, aux coudes et aux avant-bras, boutons pleins de pus au sommet, qui sont entourés d'une large auréole rouge.

Prurit, semblable à celui de piqûres de puce, au corps; au dos, aux bras et aux jambes, surtout le soir et la nuit.

Prurit picotant par tout le corps, la nuit jusqu'après une heure, qui, après s'être frotté, ne laisse aucune sensation.

Engourdissement des bras et des jambes, la nuit, en s'éveillant.

Fourmillement pruriteux par tout le corps.

290. Les parties pruriteuses du corps causent une douleur brûlante, après qu'on les a frottées.

(Eruption ortiée) (au bout de vingt jours).

Pression, accompagnée d'une sensation de grattement,

dans diverses parties, et qui même a l'air de siéger sur les os.

Sensibilité douloureuse de la peau du corps entier, quand on y touche.

Les douleurs sont plus fortes après trois heures tant de l'après-midi que du matin; elles empêchent aussi de s'endormir le soir.

295. Accès; en marchant au grand air, il est pris de nausées et de tournoiemens, comme un homme ivre; (chaleur au visage et sueur anxieuse; à peine peut-il respirer; ses jambes sont si faibles qu'il chancèle (pendant une heure) (au bout de vingt heures).

Il est très-las dans l'épaule et les cuisses; ces parties sont comme contuses, ou comme si elles avaient éprouvé une grande fatigue.

Faiblesse du corps, l'esprit étant libre.

Il a envie de dormir de très-bonne heure, mais dort d'un sommeil agité, avec rêves; le matin, il se lève de mauvaise humeur, et peu disposé à se lever.

En dormant, avant minuit, elle ne fait que se retourner dans son lit pendant une heure.

300. Agitation pendant deux heures, le soir, dans le lit, avant de pouvoir s'endormir.

Sommeil agité; il ne fait que se retourner, parce qu'il a trop chaud.

Beaucoup de chaleur sèche, la nuit, et sommeil agité.

Agitation la nuit et anxiété; il ne peut dormir, à cause du froid aux deux jambes, qui sont couvertes de sueur froide.

Il ne peut s'endormir avant minuit, et se réveille vers quatre heures du matin.

305. Grande agitation avant de s'endormir; il ne fait que se retourner, et ne peut trouver de repos nulle part.

Insomnie la nuit, avec grande agitation et froid du corps; quand il s'assoupit un instant, *il rêve d'hommes morts.*

Il rêve aussitôt qu'il s'assoupit.

Sommeil, la nuit, plein de rêvasseries et de sursauts.

La nuit, il ne dort que jusqu'à minuit, après quoi il reste éveillé, mais sans souffrir; il n'a pas non plus envie de dormir le matin.

310. Envie de vomir toute la nuit ; il ne rend que des mucosités.

Il parle tranquillement en dormant.

Rêves inquiets, dans lesquels il appelle à haute voix.

La nuit, elle pleure en dormant.

En se couchant, la nuit, sur le côté gauche, il rêve de danger et de mort.

315. Rêves lascifs, mais sans pollution ; en s'éveillant, érection douloureuse.

Le matin, en s'éveillant, il peut à peine reprendre ses sens, pendant une demi-heure.

Le matin, en se levant, grande lassitude.

Après avoir dormi d'un sommeil profond, la nuit, il éprouve, le matin, en s'éveillant, un mal de tête violent, comme si son cerveau était gonflé, avec nausées, vomissement d'eau amère à trois reprises, et froid pendant cinq heures ; il n'avait pas chaud dans le lit ; en même temps, absence de l'appétit et de la soif.

Tous les matins, froid sans soif.

320. Froid sans soif, avant midi.

Frisson secouant, le soir, dans le lit, au côté gauche du corps seulement, qui est froid aussi au toucher.

Tous les soirs (de six heures à sept heures et demie), froid, avec chaleur extérieure du corps, sécheresse dans la bouche et soif.

Forte ébullition de sang, tous les soirs ; pulsation dans tous les vaisseaux, à chaque mouvement ; il n'est tranquille qu'en restant assis.

Deux soirs de suite, chaleur au visage, avec ardeur et rougeur des joues.

325. Rougeur et ardeur de la joue gauche ; à chaque mouvement, en se levant et en s'asseyant, froid qui remonte dans le dos (et qui ne se fait sentir ni en restant debout, ni en se tenant assis tranquille) ; ses doigts deviennent comme morts.

Le matin, vers trois heures, grand frisson secouant pendant un quart d'heure ; ensuite soif, puis forte sueur par tout le corps, mais non à la tête, qui n'était que chaude.

Vers le matin, chaleur halitueuse.

(En marchant vite, agitation et mauvaise humeur.)

Agitation de l'esprit, pendant plusieurs jours; tout lui est à charge.

33o. Grande morosité et abattement.

Dégoût de la vie.

Mécontentement.

La moindre bagatelle le rend très-*soucieux*.

Tout l'importune ; il est plein d'anxiété et de soucis pour l'avenir.

Observations recueillies par d'autres.

Sensation de vertige, comme après avoir long-temps tourné en rond (au bout de trois quarts d'heure). (*F. Hartmann.*)

Obnubilation dans le front (sur-le-champ). (*C. Franz.*)

Le matin, stupéfaction de la tête (au bout de six heures). (*G.-E. Wislicenus.*)

Défaut d'attention à ce qui se passe autour de lui. (*Id.*)

5. Etourdissement tel qu'il ne sait où il se trouve, en restant debout (au bout de trois quarts d'heure). (*Franz.*)

Hébétude dans la tête, avec nausées. (*F. Hahnemann.*)

Il est comme ivre, surtout le matin. (*Id.*)

Il a la tête étourdie, en se tenant assis et en marchant (au bout de six heures et demie). (*C.-F. Langhammer.*)

Douleur sourde dans toute la tête; sorte de stupeur (au bout d'une heure). (*Id.*)

10. Sensation d'engourdissement et bourdonnement dans la moitié gauche du cerveau et l'oreille gauche (au bout de trois heures). (*Hartmann.*)

Sensation crampoïde dans le côté gauche de la tête, suivie d'un sentiment de chaleur. (*Franz.*)

Traction non douloureuse dans l'os pariétal droit, avec légère pression, tandis qu'une chaleur presque agréable se répand sur le corps (au bout de quatre heures). (*Id.*)

Pression tractive, sourde, en travers sur le front, comme si un poids y descendait (au bout de quatre heures et demie). (*Langhammer.*)

Pression profonde dans la tempe droite (au bout de deux heures). (*Hartmann.*)

15. Pression saccadée dans la bosse frontale gauche (au bout de quatre heures). (*Id.*)

Pression saccadée dans la bosse frontale droite, qui descend vers l'œil (au bout de quatre heures et demie). (*Id.*)

Pression dans l'os pariétal gauche, avec une douleur sourde (au bout de deux heures). (*Franz.*)

Douleurs sourdement pressives dans l'occiput, pendant six heures (au bout d'une heure). (*G. Wagner.*)

Douleur pressive en travers, sur le front (au bout d'une demi-heure). (*Langhammer.*)

20. Pression furieuse dans les deux tempes, de dehors en dedans, comme si le cerveau était refoulé en dedans. (*Hartmann.*)

Forte pression douloureuse dans la tête, tantôt sur un point, tantôt sur un autre, seulement pendant un instant (au bout de deux heures). (*Id.*)

Traction pressive dans la tempe gauche. (*Franz.*)

Tiraillement vulsif dans l'occiput, plus à droite qu'à gauche (au bout d'une heure). (*Hartmann.*)

Céphalalgie tractive, tiraillante, depuis le vertex jusque dans le milieu du cerveau. (*A. Haynel.*)

25. Pesanteur dans la tête, comme si un poids refoulait le cerveau en dedans (au bout d'une heure et demie). (*Hartmann.*)

Sensation de pesanteur dans la tête, surtout à l'occiput, qui augmente à chaque mouvement (au bout d'une demi-heure). (*Wagner.*)

Pesanteur de la tête, avec mauvaise humeur et nulle envie de parler (au bout de trois heures). (*Id.*)

Céphalalgie composée de pression et de brisure, depuis le front jusqu'à l'occiput, en s'éveillant ; elle cesse en continuant de dormir. (*F. Hahnemann.*).

Sensation à la partie supérieure du crâne, comme si elle était enfoncée. (*Franz.*)

30. Sensation dans l'os pariétal droit, comme si on y enfonçait un clou ; elle disparaît en touchant à la partie (au bout d'une demi-heure). (*Id.*)

Élancement en forme de coup à travers toute la tête, qui laisse une sensation pressive (au bout d'une heure). (*Hartmann.*)

Picotemens, surtout au front (au bout de cinq heures et demie). (*Langhammer.*)

Violent élancement tiraillant à travers la moitié droite du cerveau, de l'occiput au front (au bout de onze heures). (*Hartmann.*)

Violente pression constrictive à l'extérieur, sur la bosse frontale gauche, qui semble abaisser la paupière supérieure (au bout d'une heure et demie. (*Id.*)

35. Céphalalgie, comme si la tête était comprimée du dehors, avec pulsations et élancemens aux tempes ; ces douleurs disparaissent par une pression extérieure et quand il renverse le corps en arrière, mais reparaissent lorsqu'il se baisse en avant (au bout de quatre heures). (*C. Teuthorn.*)

Mal de tête, en arrière, au crâne, comme s'il était serré des deux côtés. (*Franz.*)

Gonflement des veines aux tempes, pendant le repos, sans chaleur (au bout de dix-heures). (*Langhammer.*)

Forts élancemens à l'extérieur, à la région temporale gauche (au bout de huit, de douze heures). (*Id.*)

La nuit, il n'aime pas à se coucher sur le côté gauche, parce qu'alors, de même que quand il y touche, un point de la tête voisin de la tubérosité occipitale lui cause de la douleur ; les cheveux même sont douloureux au toucher. (*G. Gross.*)

40. Douleur pressive sourde derrière l'oreille gauche (au bout d'une demi-heure). (*Wagner.*)

Violente douleur brûlante pressive derrière l'oreille droite (au bout de neuf heures). (*Id.*)

Rongement brûlant dans la peau de l'occiput, avec même sensation que si un insecte rampait dans les cheveux, pendant une demi-heure (au bout de treize heures). (*Haynel.*)

Au côté droit du cuir chevelu, cuisson et rongement brûlant, le soir. (*Id.*)

Sensation, dans la nuque, comme si elle était brisée en deux (au bout de trois heures). (*Franz.*)

45. Tension de la peau de la nuque, en remuant la tête (au bout de seize heures). (*Wislicenus.*)

Sensation de rigidité dans la nuque et sur le côté gauche du cou, qui remonte jusqu'à l'oreille, même pendant le repos, mais n'oppose aucun obstacle aux mouvemens du cou (la rigidité douloureuse n'augmentait pas en remuant le cou), (au bout de deux heures et un quart). (*Hartmann.*)

III. 48

Douleur pressive et tractive de bas en haut, au côté droit du cou, même pendant le repos (au bout de deux heures). (*Wagner.*)

Douleur tiraillante au sourcil gauche, qui se dissipe après avoir touché à celui-ci (au bout de onze heures). (Langhammer.)

Elancement pressif au dessus de l'œil gauche, qui se porte vers l'œil droit, et disparaît là. (*Teuthorn.*)

50. Douleur térébrante au dessus de l'angle interne de 'œil droit (au bout de trois heures). (*Wislicenus.*)

Sensation de chaleur et de sécheresse dans l'angle externe de l'œil gauche, comme si les parties allaient s'enflammer (au bout de vingt-neuf heures). (*Haynel.*)

Forte dilatation des pupilles (au bout de six heures). (*Langhammer.*)

Grand rétrécissement des pupilles, qui pendant cinq jours restent plus petites qu'à l'ordinaire (au bout d'une heure). (*Teuthorn.*)

Hallucination de la vue; en écrivant, tous les objets qui l'entourent semblent trembler (aussitôt après avoir mangé). (*Id.*)

55. Points noirs devant les yeux, même en les fermant; ces points ne sont pas fixes, mais semblent s'entremêler; l'occiput est entrepris. (*Franz.*)

Le matin, dans le blanc de l'œil gauche, près de la cornée, rougeur, sans nulle sensation (au bout de soixante-quatorze heures). (*Langhammer.*)

Violent élancement dans l'angle interne de l'œil gauche, qui fait sortir des larmes, et par là obscurcit la vue (au bout d'une heure et quart). (*Hartmann.*)

Sentiment de sécheresse dans les yeux. (*Haynel.*)

Au dessus de l'œil droit, pression considérable, à l'extérieur (au bout de quatre heures). (*Hartmann.*)

60. Gonflement des paupières supérieures (au bout de soixante-seize, de cent vingt heures). (*Langhammer.*)

Eruption de boutons entre les yeux, qui contiennent du pus à leur sommet, et démangent un peu (au bout de six jours). (*Id.*)

Prurit fouillant douloureux à l'os jugal gauche (au bout d'une demi-heure). (*Id.*)

Douleur térébrante à l'os jugal gauche, qui diminue par le mouvement (au bout de sept, de vingt-neuf heures). (*Id.*)

Éruption boutonneuse sur toute la face (au bout de dix-sept heures). (*Id.*)

65. Prurit à la face, qui oblige à se gratter. (*Franz.*)

Légère douleur crampoïde dans le conduit auditif externe droit, plus forte quand il tire de haut en bas la peau du vertex (au bout de quatre jours). (*Wislicenus.*)

Violens élancemens en forme de secousses dans le côté droit de la gorge, qui passent rapidement dans l'oreille, et causent dans l'oreille, en ouvrant et fermant la bouche, la même sensation que s'il y avait un trou dedans, par lequel l'air pût pénétrer (au bout de six heures et demie) (*Hartmann.*)

Douleur lancinante pressive dans le conduit auditif droit (au bout de cinq heures.) (*Wagner.*)

Douleur pinçante dans l'oreille droite. (*Hartmann.*)

70. Tintement d'oreilles (au bout d'une heure). (*Wagner.*)

Bourdonnemens d'oreilles, bruit comme d'un poêle qui tire (au bout d'une heure). (*Id.*)

A la partie inférieure de l'oreille externe, tension, comme s'il y avait là un ruban que l'on tirât de haut en bas (au bout de six heures). (*Wislicenus.*)

Sensation de crampe dans l'oreille externe droite (au bout de quatre heures et demie). (*Franz.*)

Douleur crampoïde dans la joue droite, quand elle est en repos (au bout d'une demi-heure). (*Hartmann.*)

75. Bouton rouge dans l'enfoncement situé derrière l'aile gauche du nez ; il est plein de sérosité, et démange un peu (au bout de six heures). (*Langhammer.*)

Sentiment de tension au dessus de l'aile droite du nez, qui cesse après s'être frotté (au bout de vingt-quatre heures). (*Haynel.*)

Enflure et dureté à l'aile gauche du nez, avec douleur tensive. (*Id.*)

Au dessous de la racine droite, sensation comme si un point allait s'y endurcir (au bout de trois heures et demie). (*Franz.*)

Douleur tractive entre la bouche et le nez, comme si le

périoste était très-tendu ; cette douleur se propage sur les os du nez. (*G. Hempel.*)

80. *Sensation de vulsion dans la lèvre supérieure, près du coin de la bouche.* (*Haynel.*)

Léger prurit au côté interne de la lèvre supérieure. (*Franz.*)

Boutons pruriteux au bord de la lèvre supérieure, vers son milieu (au bout de six heures). (*Langhammer.*)

Pustules rouges sur la lèvre, qui saignent quand on les gratte (au bout de trente-six heures). (*Wislicenus.*)

Sécheresse des lèvres, sans soif (au bout de onze heures). (*Langhammer.*)

85. Boutons pruriteux au menton (au bout de cinq jours).

Rigidité des muscles masticateurs gauches, douloureuse en ouvrant les mâchoires (au bout de quatre jours). (*Wislicenus.*)

Après chaque tasse de thé (dont il a l'habitude), violente douleur pressive dans la première molaire inférieure gauche, comme si la dent se brisait, douleur qui se communique ensuite à la totalité des deux mâchoires et disparaît peu à peu (au bout d'une heure). (*Hartmann.*)

Violent tiraillement dans le côté gauche de la mâchoire supérieure, qui se dirige vers l'œil (au bout de deux heures). (*Id.*)

Tiraillement tractif dans le côté droit de la mâchoire inférieure, le soir. (*Haynel.*)

90. Douleur rongeante, térébrante, qui se répète, dans le côté gauche de la mâchoire supérieure (au bout d'une heure et demie). (*Langhammer.*)

Douleur rongeante continuelle dans une dent creuse, qui envahit tout le côté de la tête, et augmente par le froid, ainsi que par la mastication (au bout de quatre jours). (*Wislicenus.*)

Tiraillement violent subit dans la première molaire inférieure gauche, qui se répand promptement dans toute la mâchoire inférieure (au bout de trois quarts d'heure). (*Hartmann.*)

Vulsion lancinante à travers la gencive des dents molaires postérieures du bas (au bout de trente-quatre heures). (*Wislicenus.*)

Un violent élancement tractif dans l'angle gauche de la mâchoire inférieure, qui disparaît après l'attouchement (au bout de huit minutes). (*Langhammer.*)

95. Picotemens dans le côté gauche de la mâchoire inférieure (au bout d'une heure et demie). (*Id.*)

Douleur d'écorchure sous les dents postérieures du côté droit. (*Hempel.*)

Sensation d'écorchure à la gencive inférieure gauche, en y touchant (au bout de quarante-huit heures). (*Wislicenus.*)

Odontalgie : sorte de coups de hache ou pulsation vive dans la gencive. (*F. Hahnemann.*)

Des deux côtés du cou, d'arrière en avant, bandelette de petits boutons rouges, serrés les uns contre les autres, avec sensation d'écorchure en y touchant (au bout de vingt-six heures). (*Wislicenus.*)

100. Prurit à la face antérieure du cou, qui excite à se gratter. (*d.*)

Douleurs lancinantes au cou, en avant, sous le larynx (au bout de neuf heures). (*Wagner.*)

Élancement pinçant au côté droit du cou, qui cesse en le remuant et le tournant (au bout de trois heures et quart). (*Hartmann.*)

A droite, sous la langue, élancement pressif, qui augmente peu à peu, comme si l'on avait enfoncé là une aiguille; il devient parfois plus fort en avalant (au bout de quatre heures). (*Id.*)

Langue chargée, blanche, sans soif. (*Teuthorn.*)

105. Sensation de sécheresse au palais, sans soif (au bout de onze heures). (*Langhammer.*)

Violente soif de boissons froides, toute la journée, sans chaleur (au bout de huit heures). (*d.*)

Il détache de sa gorge des mucosités d'un rouge de sang. (*Gross.*)

Défaut d'appétit; ce qu'il mange ne lui semble pas bon. (*Id.*)

Goût un peu amer de la salive, dans la bouche (au bout de deux heures). (*Langhammer.*)

110. Le pain lui semble amer. (*Teuthorn.*)

Rapports ayant le goût des alimens, en fumant (comme d'habitude) (au bout de huit heures). (*Langhammer.*)

Plusieurs rapports, en fumant (comme d'habitude) (au bout de dix-sept heures). (*Id.*)

Il lui remonte à la gorge une vapeur rance, dont l'odorat est frappé. (*Franz.*)

Nausées et affadissement à la région de l'estomac (au bout d'une demi-heure). (*Langhammer.*)

115. Nausées, et à plusieurs reprises, vomissement de liquides amers et d'alimens (au bout de trois jours). (*F. Hahnemann.*)

Envie de dormir, après avoir fumé (comme d'habitude), avec sueur par tout le corps, sans soif; les nausées et la sueur cessèrent après avoir été à la selle (au bout de vingt heures). (*Langhammer.*)

Immédiatement après le repas, douleurs énormes causées par des vents; le ventre est très-gonflé, avec picotemens et pression vers le bas, ce qui ne fait sortir que peu de vents. (*Gross.*)

Avant de se mettre à table, et quelque temps après le repas, soif de boissons froides (au bout de dix, de onze heures). (*Langhammer.*)

Pendant le diner, pincemens fréquens dans la région de l'estomac. (*Hartmann.*)

120. En sortant de table, grande langueur et paresse; le moindre mouvement lui est pénible, lui cause des nausées et l'oblige à se coucher. (*Gross.*)

Au milieu du creux de l'estomac, légère pulsation douloureuse, presque semblable à celle d'une artère (au bout de trois quarts d'heure). (*Hartmann.*)

Pincement dans le côté gauche du ventre (au bout de deux heures et demie). (*Langhammer.*)

En se tenant debout, penché de côté, il éprouve au dessus de la hanche, dans la région lombaire, immédiatement auprès de l'épine du dos, une douleur sourdement lancinante, semblable à celle que causerait une aiguille émoussée (au bout d'un quart d'heure). (*Hartmann.*)

Elancement dans le côté gauche du ventre, qui rend la marche difficile (au bout de quatorze heures). (*Langhammer.*)

125. Pression au foie, en marchant, comme s'il y avait là une pierre (au bout d'une demi-heure). (*Franz.*)

Dans le côté, au dessus du foie, en inspirant, pendant la marche, douleur sécante, qui cesse en appuyant sur la partie et restant debout tranquillement. (*Id.*)

Douleurs pressives, de dedans en dehors, dans la région rénale gauche, en restant assis (au bout de deux heures). (*Wagner.*)

Douleurs pressives, tractives, dans la région lombaire gauche (au bout d'une demi-heure). (*Id.*)

Sensation de chaleur brûlante dans la région lombaire(au bout d'une heure). (*Id.*)

13o. Douleur dans les muscles abdominaux gauches, comme si l'on tirait de bas en haut sur un crochet qui y serait fixé. (*Wislicenus.*)

Compression brûlante en travers du ventre, en quelque sorte à l'extérieur (au bout de trois quarts d'heure). (*Langhammer.*)

Tension du bas-ventre, comme si les intestins étaient attachés par un lien dans la région ombilicale. (*Hempel.*)

Picotemens douloureux, isolés, dans le périnée, de dedans en dehors, qui cessent quand il rétracte l'anus (au bout de huit heures). (*Wislicenus.*)

Douleurs lancinantes, pulsatives, dans l'aine droite (au bout d'une heure). (*Wagner.*)

135. Pression de dehors en dedans, dans l'aine droite(au bout de quatre heures). (*Franz.*)

Borborygmes bruyans dans le bas-ventre (au bout d'une heure). (*Haynel.*)

Borborygmes dans le côté droit de l'hypogastre, après avoir été à la selle (au bout de dix heures). (*Langhammer.*)

Douleurs sécantes dans l'hypogastre (au bout d'une demi-heure, de neuf heures). (*Wagner.*)

Emission de vents, sans bruit(au bout d'une demi-heure). (*Langhammer.*)

14o. Avant d'aller à la selle, pression dans l'hypogastre, surtout vers les côtés, semblable à celle que causeraient des vents (au bout de neuf jours). (*Wislicenus.*)

Plusieurs selles ordinaires (au bout de treize, de seize heures). (*Langhammer.*)

Selle molle (sur-le-champ). (*Wislicenus.*)

Plusieurs matins de suite, selle molle. (*Id.*)

Plusieurs selles molles (au bout de deux, dix, douze et quatorze heures). (*Langhammer.*)

145. Fréquentes selles de matières abondantes, qui le soulagent beaucoup. (*Gross.*)

Il rend des matières brunes, dures, marronées, qui sont garnies de stries de sang (au bout de quatorze jours). (*Id.*)

Selle dure, qui sort difficilement, surtout l'après-midi (1) (au bout de huit heures). (*Wislicenus.*)

Fréquens besoins d'aller par le bas, sans qu'il sorte rien (au bout de seize heures). (*Id.*)

Après une forte pollution nocturne, resserrement du ventre, pendant plusieurs jours. (*Hempel.*)

150. Fréquente envie d'uriner, et émission d'urine sans douleur (au bout de deux heures). (*Langhammer.*)

Forte émission d'urine(au bout de deux heures).(*F. Hahnemann.*)

Il est obligé d'uriner souvent, et pisse chaque fois beaucoup (au bout de quatre heures et un quart). (Hartmann.)

Fréquentes envies d'uriner, suivies d'une émission copieuse d'urine claire comme de l'eau, même la nuit(au bout de trente-six heures). (*Gross.*)

L'urine est aqueuse à sa sortie; mais après qu'elle est restée long-temps en repos, il s'y forme un léger nuage. (Hartmann.)

155. Urine rouge, dans laquelle il se forme, par le repos, un épais sédiment briqueté. (*Gross.*)

Ecoulement de la liqueur prostatique, le matin, après le réveil. (*Hempel.*)

Pollution nocturne, avec douleur dans l'orifice de l'urètre, comme s'il était trop étroit. (*Id.*)

Pollution nocturne, qui le réveille(au bout de vingt-trois, de quarante-huit heures). (Langhammer.)

Immédiatement avant d'uriner, et en pissant, mais aussi en n'urinant pas, douleur sécante derrière le pubis, à la ré-

______

(1) Ce n'est là qu'un effet primitif; le contraire a lieu pendant la réaction, au bout de douze à quatorze jours.

gion vésicale, qui est plus forte pendant la marche (au bout de douze jours). (*Haynel.*)

160. Au voisinage de l'orifice de l'urètre, élancemens brûlans, pénétrans, en n'urinant pas (au bout de neuf heures). (*Id.*)

Violens élancemens dans le gland, près de l'urètre, qui sont accompagnés d'une envie d'uriner ; l'urine ne coule ensuite que goutte à goutte ; pendant son émission , les élancemens sont quelquefois plus forts, parfois aussi il cessent tout-à-fait ; mais l'envie de pisser persiste jusqu'à ce qu'ils aient entièrement disparu (au bout de sept heures et un quart). (*Hartmann.*)

Fréquens élancemens brûlans dans la verge , qui se prolongent jusqu'aux testicules et à la région ombilicale, sont plus forts quand il reste assis, mais disparaissent en marchant, et reviennent en s'asseyant (au bout de vingt-quatre heures). (*Wagner.*)

Douleur vulsive dans la verge, comme si un nerf était tiré rapidement et douloureusement. (*Hempel.*)

165. En marchant et en restant assis , douleur pressive dans les testicules, comme s'ils étaient contus, qui augmente pendant la marche (au bout de deux heures). (*Langhammer.*)

Sensation pruriteuse, chatouilleuse, entre le prépuce et le gland (au bout d'une demi-heure). (*Wagner.*)

Plusieurs élancemens brûlans dans le gland (au bout de huit heures). (*Id.*)

Elancemens pressifs brûlans le long du scrotum et du cordon, de bas en haut. (*Id.*)

Elancemens vifs , réitérés, dans le testicule gauche (au bout de sept heures). (*Id.*)

170. Eternument(au bout de vingt-huit heures).(*Haynel.*)

Il mouche souvent du sang. (*Gross.*)

Le matin, après la sortie du lit, en se mouchant doucement, saignement de nez, pendant deux jours. (*Haynel.*)

Saignement de nez, surtout quand il s'échauffe (au bout de soixante-dix heures). (*Gross.*)

Elancement pressif sur le côté gauche de la trachée-artère, immédiatement au dessous du larynx, qui augmente en avalant (au bout de trois heures et demie). (*Hartmann.*)

175. Enrouement et coryza (vers le soir) (au bout de onze heures). (*Langhammer.*)

Enchifrenement, avec maux de tête continuels, comme on en éprouve ordinairement alors (au bout de quarante-huit heures). (*Id.*)

Enchifrenement, sans éternument, avec mucosités dans la gorge, qui obligent de tussiculer, mais ne peuvent être détachées (au bout de vingt-six heures). (*Id.*)

Enchifrenement qui, au grand air, fait place, avec éternumens, à un coryza (au bout de dix heures). (*Id.*)

Le matin, coryza (au bout de soixante-dix heures (. (*Id.*)

180. Fréquent coryza (au bout de deux heures). (*Id.*)

Le matin, en se levant, toux, comme après avoir pris une substance âcre (au bout de vingt-cinq heures). (*Id.*)

Sur le milieu de la poitrine, forte pression, comme par un corps pesant, qui ne gêne pas la respiration (en restant assis) (au bout d'une demi-heure). (*Hartmann.*)

Tension depuis la première fausse côte jusqu'au creux de l'aisselle gauche, principalement en levant le bras (au bout d'une heure). (*Wislicenus.*)

Elancement fourmillant dans le côté droit de la poitrine (au bout de trois heures). (*Franz.*)

185. Elancemens pressifs sourds dans le côté gauche de la poitrine, qui se manifestent de suite pendant l'inspiration et l'expiration (au bout d'une heure). (*Wagner.*)

Plusieurs élancemens pulsatifs sur le côté gauche de la poitrine (au bout de deux heures). (*Id.*)

Forts élancemens sourds, par intervalles, dans la poitrine, qui partent du creux de l'aisselle gauche (au bout de douze heures). (*Gross.*)

Douleur pinçante dans la région des cinquième et sixième côtes. (*Wislicenus.*)

Pression térébrante au dessus du creux de l'estomac (au bout de quarante heures). (*Id.*)

190. Dans le côté gauche de la poitrine, immédiatement à la région du creux de l'estomac, sensation comme de luxation ou d'effort, en soulevant un trop grand fardeau (au bout de six heures et demie). (*Hartmann.*)

Douleur contusive dans le côté droit de la poitrine, sous le bras (au bout de trois heures et demie). (*Franz.*)

Douleur pressive dans le sacrum, en se baissant. (*Id.*)

Elancemens pressifs depuis le sacrum jusque dans le côté du bassin (au bout de sept heures). (*Wagner.*)

Sur le côté droit, immédiatement auprès du sacrum, élancement brûlant, par intervalles, qui disparaît tout-à-fait après avoir frotté la partie avec force (au bout de quatre heures). (*Hartmann.*)

195. En marchant, violentes douleurs picotantes dans le côté gauche du dos, près des vertèbres lombaires, qui ne changent point en s'asseyant (au bout de dix heures). (*Langhammer.*)

Elancemens pressifs dans le dos (au bout de trois heures). (*Wagner.*)

Douleurs lancinantes, brûlantes, dans le dos, entre les omoplates, en se tenant assis (au bout de treize heures). (*Id.*)

Le soir, aussitôt après s'être couché, douleurs dans le dos, comme après être resté long-temps baissé (au bout de soixante-six heures). (*Langhammer.*)

En se tenant assis, traction douloureuse dans le sacrum, le coccyx et les cuisses, qui, après qu'il est resté long-temps assis, l'empêche de se tenir debout (au bout de quatre heures). (*Wislicenus.*)

200. Douleur crampoïde soudaine dans le sacrum, lorsqu'il dérange ses jambes après s'être tenu long-temps debout ; il semble que le corps va s'affaisser (au bout de six jours). (*Id.*)

Sensation dans l'épine du dos comme si une grosse artère y battait, en se tenant assis (au bout de sept heures). (*Hartmann.*)

Sensation de rigidité dans l'épine du dos, comme après être resté long-temps baissé (au bout de treize heures). (*Id.*)

Elancemens aigus entre les omoplates (au bout d'une demi-heure). (*Haynel.*)

Elancement douloureux sur le devant de l'épaule droite, près de la clavicule; il est accompagné d'un tiraillement sourd (au bout de cinq heures). (*Franz.*)

205. Elancemens tractifs dans l'articulation de l'épaule droite et le pli du coude droit. (*Haynel.*)

Sensation paralytique dans les bras, comme s'il avait soulevé un fardeau trop lourd (au bout de huit heures). *Wis-licenus.*)

Fréquente douleur paralytique dans le milieu des muscles du bras gauche, pendant le repos et le mouvement (au bout d'une heure et un quart). (*Langhammer.*)

Elancemens sur le bras droit, perceptibles dans toutes les situations, et que les attouchemens font cesser (au bout d'une heure et un quart.) (*Id.*)

Douleur contusive dans les bras. (*Hempel.*)

210. Douleur lancinante, semblable à celle que produirait une pointe mousse, dans le muscle deltoïde droit, en marchant au grand air. (*Haynel.*)

Elancemens semblables à des piqûres d'aiguille, surtout au côté externe du coude gauche, qui conservent la même force dans toutes les situations, et disparaissent rapidement lorsqu'on touche à la partie (au bout d'une demi-heure). (*Langhammer.*)

Douleur térébrante à l'articulation des coudes (au bout de cinq jours). (*Wislicenus.*)

Pesanteur dans les avant-bras (au bout de cinq jours). (*Id.*)

Douleur cuisante à l'avant-bras droit. (*Franz.*)

215. Au côté externe de l'avant-bras droit, un élancement tiraillant, de temps en temps (au bout de trois heures et demie). (*Hartmann.*)

Dans l'avant-bras gauche, tiraillement lancinant, au côté interne, depuis la main jusqu'à l'articulation du coude (au bout d'une heure et demie. (*Id.*)

Douleur contusive dans les articulations des coudes et des poignets, comme si elles avaient été brisées (au bout de quarante-deux heures). (*Wislicenus.*)

Douleur lancinante brûlante, immédiatement au dessus du poignet droit (au bout de six heures. (*Wagner.*)

Sensation de sécheresse aux mains (au bout de vingt-six heures). (*Wislicenus.*)

220. En écrivant, tremblement des mains, comme par faiblesse sénile (au bout de vingt heures). (*Langhammer.*)

Elancement derrière l'articulation médiane du doigt médius, comme s'il y était entré une épine; il est surtout douloureux en ployant le doigt (au bout de seize heures). (*Wis-licenus.*)

Violente pression crampoïde à la main gauche, entre le petit doigt et l'annulaire, au côté interne de ces deux doigts, avec sensation de chaleur à tous les doigts de cette main, pendant que le milieu de la main gauche et la main droite entière sont glacés (au bout de deux heures et demie). (*Hartmann.*)

Fourmillement dans le bout des trois doigts médians de la main gauche, comme s'ils avaient été engourdis (au bout de quatorze heures). (*Id.*)

Tiraillement lancinant au petit doigt. (*F. Hahnemann.*)

225. Élancemens brûlans passagers aux membres inférieurs, qui se répandent toujours dans leur intérieur (au bout de vingt-huit heures). (*Langhammer.*)

Relâchement douloureux dans les deux articulations des hanches, comme si les capsules étaient trop faibles pour supporter le corps ; il n'est sensible qu'en restant debout (non en marchant), et s'accompagne de faiblesse par tout le corps (au bout de douze jours). (*Haynel.*)

(Le soir) douleur dans la cuisse gauche, en marchant, comme si elle allait se briser (au bout de dix jours). (*Wis-licenus.*)

Sensation de grattement et comme de cuisson au côté interne de la cuisse droite. (*Franz.*)

La cuisse et la jambe droites causent une douleur comme de luxation quand la jambe se trouve en arrière pendant la marche, et qu'il cherche à la ramener en avant. (*F. Hahnemann.*)

230. Élancemens brûlans, cuisans, interrompus, près du tendon interne du jarret. (*Haynel.*)

Au côté antérieur du genou gauche, élancement brûlant et cuisant, continuel (au bout de vingt-cinq heures.) (*Id.*)

Dans le creux du jarret gauche, ardeur qui dure long-temps, comme s'il allait y survenir une éruption (au bout de vingt-cinq heures). (*Id.*)

Élancemens brûlans continuels dans la peau de la rotule droite, avec vulsion tressaillante de la peau, pendant l'élancement (au bout d'une demi-heure). (*Id.*)

Douleur pressive, resserrante, au-dessous de la rotule et

sur le côté, en ployant et étendant la jambe droite (au bout de sept heures et demie). (*Hartmann.*)

235. Douleur sourdement pulsative au côté externe du genou, en se tenant assis, qui augmente pendant la marche (au bout de six heures). (*Wagner.*)

Au côté interne du genou, pression douloureuse de dehors en dedans, en se tenant assis (au bout de deux heures et quart). (*Id.*)

Douleur crampoïde au dessus du genou gauche, en se tenant assis (au bout de quarante-six heures). (*Wislicenus.*)

Au dessous du genou, sensation comme si l'on y plongeait un petit couteau; élancement grossier. (*Franz.*)

Douleur contusive dans les jambes. (*Hempel.*)

240. Pincement par momens dans les mollets (au bout de quatre jours). (*Wislicenus.*)

Langueur de la jambe gauche, en se tenant assis, qui, pendant la marche, dégénère en une sensation sécante dans les muscles des mollets, laquelle se renouvelle ensuite par intervalles, en restant assis (au bout de trois heures). (*Hartmann.*)

Douleur vivement tractive à la cheville interne du pied gauche, qui de là s'étend dans le mollet (au bout de vingt-et-une heures). (*Langhammer.*)

Fréquente douleur stupéfiante à la cheville interne du pied droit (au bout d'une heure et demie). (*Id.*)

Petits élancemens sur la cheville externe du pied droit (au bout de quatre jours). (*Wislicenus.*)

245. Près de la cheville externe du pied droit, élancement brûlant continuel, pendant le repos (au bout de vingt-huit heures). (*Haynel.*)

Petits élancemens extrêmement sensibles, qui se succèdent avec rapidité, et ressemblent à des piqûres de cousins, dans le pli du coude-pied droit. (*Id.*)

Sur le coude-pied gauche, à l'articulation, pendant la marche, sorte de douleur sécante, suivie d'une sensation de chaleur. (*Franz.*)

Prurit voluptueux sur le côté interne du coude-pied droit (au bout d'une heure). (*Langhammer.*)

Traction crampoïde dans la partie tendineuse de la phalange antérieure du gros orteil droit, avec sensation de chaleur, moins perceptible pendant la marche qu'en restant assis (au bout de trois heures). (*Franz.*)

250. Pincement par intervalles près de l'os métatarsien du petit orteil (au bout de trois jours). (*Wislicenus.*)

En restant assis et en marchant, sensation de lassitude dans la plante du pied droit, comme après avoir beaucoup marché (au bout de six heures). (*Langhammer.*)

Vulsion fourmillante dans la plante des pieds, comme après avoir beaucoup marché (au bout de quatre jours). (*Wislicenus.*)

Prurit voluptueux sous les orteils du pied droit, perceptible dans toutes les situations (au bout de onze heures et demie). (*Langhammer.*)

Violent élancement, qui passe rapidement, dans la plante du pied gauche, près du gros orteil (au bout de deux heures et un quart). (*Id.*)

255. Les cors brûlent (au bout de cinq jours). (*Wislicenus.*)

Rigidité et pesanteur dans tous les membres. (*Id.*)

Grande lassitude et brisure du corps, avec répugnance pour le mouvement, l'après-midi (au bout de onze heures). (*Wagner.*)

Grande langueur dans tous les membres, l'après-midi, en se tenant assis (au bout de treize heures). (*Langhammer.*)

Envie de dormir, à plusieurs reprises, en se tenant assis, sans langueur (au bout de quatre heures et demie). (*Id.*)

260. Hallucination du toucher; il lui semble que son corps soit très-mince, et que le moindre choc doive le briser. (*Hempel.*)

L'après-midi, énorme envie de dormir; ses yeux se ferment, en restant assis (au bout de quatorze heures). (*Langhammer.*)

Vers le soir, envie de dormir, sans pouvoir dormir (au bout de neuf heures et demie. (*Id.*)

Le matin, il n'a point assez dormi; il ne peut se décider à se lever, est maussade et las (au bout de trente-huit heures). (*Franz.*)

Sommeil qui restaure (1) (au bout de vingt-quatre heures). (*Langhammer.*)

_____

(1) Réaction de l'organisme, effet curatif.

265. Rêves longs, occasionés par la conversation du soir; il invoque sa conscience contre une accusation de crime qu'on lui impute. (*Wislicenus.*)

Sommeil agité, avec rêves (au bout de soixante-huit heures). (*Langhammer.*)

Rêves effrayans, qui le réveillent, avec sensation de chaleur dans le corps. (*Wagner.*)

Nuit agitée : il se réveille souvent, et retombe d'un rêve dans un autre, avec éjaculation. (*Id.*)

En s'endormant, rêvasserie anxieuse; il ressent quelques coups sourds dans le côté gauche, s'éveille et hume l'air (au bout de dix-huit heures). (*Wislicenus.*)

270. Sommeil agité, avec sueur inodore (au bout de quarante-huit heures). (*Langhammer.*)

Dès qu'il s'endort la nuit, il éprouve à toutes les parties couvertes une sueur chaude, agréable, qui cesse au réveil; cet état recommence souvent dans la nuit. (*Gross.*)

Soif, le matin, en se levant, sans chaleur. (*Wislicenus.*)

Le pouls est faible et tombe au dessous de soixante (au bout de quatre jours). (*Id.*)

Promptement, chaleur et rougeur au visage (au bout d'une heure). (*Langhammer.*)

275. *La chaleur augmente au visage, sans soif,* pendant que les mains et le reste du corps ne sont chauds que comme à l'ordinaire (au bout d'une heure et demie). (*Id.*)

Chaleur et rougeur du visage, sans soif, en restant assis (au bout de trois heures). (*Id.*)

Sensation continuelle de chaleur par tout le visage, sans changement de couleur et sans soif, tandis que le bout des doigts est froid, le reste de la main tiède, et tout le reste du corps très-chaud (au bout de trois quarts-d'heure). (*Id.*)

Au visage, sensation brûlante de chaleur, qui ne produit ni véritable chaleur, ni rougeur, ni sueur, avec froid glacial aux mains, mais du reste chaleur modérée au corps (au bout de deux heures). (*Hartmann.*)

Gonflement des veines aux tempes et aux mains (pendant le repos), sans chaleur (au bout de dix-huit heures). (*Langhammer.*)

280. Le bout des doigts est glacé, comme mort, pendant que le reste de la main, le visage et le reste du corps sont

chauds au toucher, sans soif (au bout d'un quart d'heure).
(*Id.*)

Toute la soirée, chaleur agréable par tout le corps, avec
froid aux doigts, ceux surtout de la main gauche, sans soif;
en même temps sensation comme de chair de poule, et léger
frisson qui parcourt le corps (au bout de trois heures et demie). (*Franz.*)

Chaleur aux mains, avec gonflement des veines, pendant
que le visage est froid, quoique le front soit chaud (au bout
de douze heures). (*Langhammer.*)

Frisson secouant par tout le corps, sans froid sensible à
l'extérieur (au bout de deux heures). (*Hartmann.*)

Un frisson lui parcourt le dos de temps en temps (au bout
de trente-deux heures). (*Wislicenus.*)

285. Froid dans le dos, que la chaleur du poêle ne fait
pas cesser. (*Haynel.*)

*En se découvrant un peu le corps, dans une atmosphère
chaude, frisson général*, avec ou sans chair de poule,
tandis que les mains et la figure sont chaudes (au bout de
deux heures). (*Langhammer.*)

Etant habillé, il a souvent un frisson par tout le corps,
sans chair de poule (au bout de deux heures et quart). (*Id.*)

*Frisson secouant, avec beaucoup de bâillemens; l'air chaud
lui paraît froid, et le soleil ne lui semble pas avoir la force
de l'échauffer* (au bout de trois heures). (*Wislicenus.*)

Nausées et vomissement; après avoir vomi, frisson secouant
à plusieurs reprises, avec pesanteur dans les membres supérieurs et inférieurs, et tiraillement dans l'occiput. (*F. Hahnemann.*)

290. Même étant déshabillé, afflux du sang vers la tête,
avec sueur au visage et soif de boissons froides (au bout de
douze heures). (*Langhammer.*)

Après une douce chaleur, froid qui parcourt le corps,
avec froid aux mains, le soir (au bout de cinq à six heures).
(*Franz.*)

*Chaleur, avec soif, sans froid ni avant ni après, et en
même temps liberté de l'esprit* (au bout d'une, de quatre
heures). (*Id.*)

Pendant la chaleur fébrile, ses idées sont plus nettes, et il
est apte à tout (au bout de trois heures et demie). (*Id.*)

III.49

Morosité, propension à se fâcher de plaisanteries innocentes. (*Wislicenus.*)

295. Morosité, quand tout ne va pas à sa volonté. (*Id.*)

La marché lui est extrêmement facile ; il lui semble que
son corps soit porté par des ailes ; il parcourt plusieurs
lieues en très-peu de temps (sur-le-champ). (*F. Hahnemann.*)

Bonne humeur (1) (au bout de quinze heures). *Langhammer.*)

Sérénité d'humeur, sans joie excessive (au bout de sept
heures) (2). (*Id.*)

Envie de parler (au bout de seize heures) (3). (*Id.*)

300. Distraction, irrésolution, propension à faire tantôt
une chose, tantôt une autre (au bout de six heures). (*Id.*)

(1) Réaction curative de l'organisme. — (2) Idem. — (3) Idem.

FIN DU TROISIÈME ET DERNIER VOLUME.

TABLE GÉNÉRALE

DES MÉDICAMENS

CONTENUS DANS LES TROIS VOLUMES.

TOME III.

FIN DE LA TABLE GÉNÉRALE.

CONCORDANCE

DES NOMS FRANÇAIS, LATINS ET ALLEMANDS
DES MÉDICAMENS HOMOEOPATHIQUES

DÉCRITS DANS LES TROIS VOLUMES.

Acétate de chaux, *calcaria acetica*, essigsaure **Kalkerde.**
Acétate de manganèse, *manganum aceticum*, essigsaurer **Braunstein.**
Acide muriatique, *acidum muriaticum*, **Kochsalzsæure.**
Acide phosphorique, *acidum phosphoricum*, **Phosphorsæure.**
Acidum muriaticum, acide muriatique, **Kochsalzsæure.**
Acidum phosphoricum, acide phosphorique, **Phosphorsæure.**
Aconit, *aconitum*, **Sturmhut.**
Aconitum, aconit, **Sturmhut.**
Aimant, *magnes*, **Magnet.**
Ambra, ambre gris, **Ambra.**
Ambra, ambre gris, *ambra.*
Ambre gris, *ambra*, **Ambra.**
Angustura, angusture, **Angustura.**
Angustura, angusture, *angustura.*
Angusture, *angustura*, **Angustura.**
Argent, *argentum*, **Silber.**
Argentum, argent, **Silber.**
Arnica, *arnica*, **Wohlverleih.**
Arnica, arnica, **Wohlverleih.**
Arsenic, *arsenicum*, **Arsenik.**
Arsenicum, arsenic, **Arsenik.**
Arsenik, arsenic, *arsenicum.*
Asaret, *asarum*, **Haselwurzel.**

Asarum, asaret, **Haselwurzel.**
Augentrost, euphraise, *euphrasia.*
Aurum, or, **Gold.**

Belladonna, belladonne, **Belladonne.**
Belladonne, *belladonna*, **Belladonne.**
Belladonne, belladonne, *belladonna.*
Bilsenkraut, jusquiame, *hyoscyamus.*
Bismuth, *bismuthum*, **Wismuth.**
Bismuthum, bismuth, **Wismuth.**
Bitterklee, ményanthe, *menyanthes.*
Bittersuess, douce-amère, *dulcamara.*
Braunstein (essigsaurer), acétate de manganèse, *manganum aceticum.*
Bryone, *bryonia*, **Zaunrebe.**
Bryonia, bryone, **Zaunrebe.**

Calcaria acetica, acétate de chaux, essigsaure **Kalkerde,**
Camomille, *chamomilla*, **Chamille.**
Camphora, camphre, **Kampher.**
Camphre, *Camphora*, **Kampher.**
Cannabis, chanvre, **Hanf.**
Capsicum, poivre d'Espagne, **Kapsicum.**
Carbo animalis, charbon animal, **Thierkohle**
Carbo ligni, charbon de bois, **Holzkohle.**
Chamille, camomille, *chamomilla.*
Chamomilla, camomille, **Chamille.**
Charbon animal, *carbo animalis*, **Thierkohle.**
Charbon de bois, *carbo ligni*, **Holzkohle.**
Chélidoine, *chelidonium*, **Schœllkraut.**
Chelidonium, chélidoine, **Schœllkraut.**
China, quinquina, **Chinarinde.**
Chinarinde, quinquina, *china.*
Christwurzel, hellébore noir, *helleborus.*
Cina, semen-contra, **Cinasamen.**
Cinasamen, semen-contra, *cina.*
Cicuta, ciguë vireuse, **Wuetherich.**
Ciguë grande, *conium*, **Schierling.**
Ciguë vireuse, *cicuta*, **Wuetherich.**
Cocculus, coque du Levant, **Kockelsamen.**
Colocynthis, coloquinte, **Koloquinte.**
Coloquinte, *colocynthis*, **Koloquinte.**
Conium, grande ciguë, **Schierling.**
Coque du Levant, *cocculus*, **Kockelsamen.**
Cyclamen, *cyclamen*, **Erdscheibe.**
Cyclamen, cyclamen, **Erdscheibe.**

Digitale, *digitalis*, **Fingerhut.**

Digitalis; digitale, **Fingerhut.**

Douce-amère, *dulcamara*, **Bittersuess.**

Drosera, *drosera*, **Sonnenthau.**

Drosera, drosera, **Sonnenthau.**

Dulcamara, douce-amère, **Bittersuess.**

Eisen, fer, *ferrum.*

Éponge brûlée, *spongia tosta*, **Rostschwamm.**

Erdscheibe, cyclamen, *cyclamen.*

Étain, *stannum*, **Zinn.**

Euphraise, *euphrasia*, **Augentrost.**

Euphrasia, euphraise, **Augentrost.**

Fer, *ferrum*, **Eisen.**

Ferrum, fer, **Eisen.**

Fève Saint-Ignace, *Ignatia*, **Ignazbohne.**

Fingerhut, digitale, *digitalis.*

Flinder, sureau, *sambucus.*

Gold, or, *aurum.*

Gomme de gayac, *guaiacum*, **Guajak.**

Guaiacum, gomme de gayac, **Guajak.**

Guajak, gomme de gayac, *guaiacum.*

Hanf, chanvre, *cannabis.*

Haselwurzel, asaret, *asarum.*

Hellébore blanc, *veratrum*, **Weissniesswurzel.**

Hellébore noir, *helleborus*, **Christwurzel.**

Helleborus, hellébore noir, **Christwurzel.**

Holzkohle, charbon de bois, *carbo ligni.*

Hydrargyrum, mercure, **Quecksilber.**

Hyoscyamus, jusquiame, **Bilsenkraut.**

Ignatia, fève Saint-Ignace, **Ignazbohne.**

Ipécacuanha, *ipecacuanha*, **Ipekakuanha.**

Ipecacuanha, ipécacuanha, **Ipekakuanha.**

Ipekakuanha, ipécacuanha, *ipecacuanha.*

Jusquiame, *hyoscyamus*, **Bilsenkraut.**

Kalkerde (essigsaure), acétate de chaux, *calcaria acetica.*

Kampher, camphre, *camphora.*

Kapsicum, poivre d'Espagne, *capsicum.*

Kochsalzsæure, acide muriatique, *acidum muriaticum.*

Kockelsamen, coque du Levant, *cocculus.*

Koloquinte, coloquinte, *colocynthis.*

Kræhenaugsamen, noix vomique, *nux vomica.*

Kœnigskerze, molène, *verbascum.*

Laurier-rose, *oleander*, **Oleander.**

Lebensbaum, thuya, *thuya.*

Lédum, *ledum*, **Porst**.

Ledum, lédum, **Porst**.

Lœwenzahn, pissenlit, *taraxacum*.

Magnes, aimant, **Magnet**.

Magnet, aimant, *magnes*.

Manganum aceticum, acétate de manganèse, essigsaurer **Braunstein**.

Ményanthe, *menyanthes*, **Bitterklee**.

Menyanthes, ményanthe, **Bitterklee**.

Meerzwiebel, scille, *scilla*.

Mercure, *hydrargyrum*, **Quecksilber**.

Molène, *verbascum*, **Kœnigskerze**.

Mohnsaft, opium, *opium*.

Moschus, musc, **Moschus**.

Moschus, musc, *moschus*.

Musc, *moschus*, **Moschus**.

Noix vomique, *nux vomica*, **Kræhenaugsamen**.

Nux vomica, noix vomique, **Kræhenaugsamen**.

Oleander, laurier-rose, **Oleander**.

Oleander, laurier-rose, *oleander*.

Opium, *opium*, **Mohnsaft**.

Opium, opium, **Mohnsaft**.

Or, *aurum*, **Gold**.

Pissenlit, *taraxacum*, **Lœwenzahn**.

Phosphorsœure, acide phosphorique, *acidum phosphoricum*.

Poivre d'Espagne, *capsicum*, **Kapsicum**.

Pomme épineuse, *stramonium*, **Stechapfel**.

Porst, lédum, *ledum*.

Pulsatilla, pulsatille, **Pulsatille**.

Pulsatille, *pulsatilla*, **Pulsatille**.

Pulsatille, pulsatille, *pulsatilla*.

Quinquina, *china*, **Chinarinde**.

Quecksilber, mercure, *hydrargyrum*.

Raute, rue, *ruta*.

Rheum, rhubarbe, **Rhabarber**.

Rhabarber, rhubarbe, *rheum*.

Rhubarbe, *rheum*, **Rhabarber**.

Rostschwamm, éponge brûlée, *spongia tosta*.

Rhus, *rhus*, **Wurzelsumach**.

Rhus, rhus, **Wurzelsumach**.

Ruta, rue, **Raute**.

Salsepareille, *sarsaparilla*, **Sassaparilla**.

Sambucus, sureau, **Flinder**.

Sarsaparilla, salsepareille, **Sassaparilla**.

Sassaparilla, salsepareille, *sarsaparilla*.

Schierling, grande ciguë, *conium.*
Schœllkraut, chélidoine, *chelidonium.*
Schwefel, soufre, *sulphur.*
Scilla, scille, **Meerzwiebel.**
Semen-contra, *cina*, **Sinasamen.**
Silber, argent, *argentum.*
Sonnenthau, drosera, *drosera.*
Soufre, *sulphur*, **Schwefel.**
Spigelia, spigélie, **Spigelie.**
Spigelie, spigélie, *spigelia.*
Spigélie, *spigelia*, **Spigelie.**
Spongia tosta, éponge brûlée, **Rostschwamm.**
Stannum, étain, **Zinn.**
Staphysagria, staphysaigre, **Stephanskœrner.**
Staphysaigre, *staphysagria*, **Stephanskœrner.**
Stramonium, pomme épineuse, **Stechapfel.**
Stechapfel, pomme épineuse, *stramonium.*
Stephanskœrner, staphysaigre, *staphysagria.*
Sturmhut, aconit, *aconitum.*
Sulphur, soufre, **Schwefel.**
Sureau, *sambucus*, **Flinder.**
Taraxacum, pissenlit, **Lœwenzahn.**
Thierkohle, charbon animal, *carbo animalis.*
Thuya, thuya, **Lebensbaum.**
Thuya, *thuya*, **Lebensbaum.**
Veratrum, hellébore blanc, **Weissniesswurzel.**
Verbascum, molène, **Kœnigskerze.**
Weissniesswurzel, hellébore blanc, *veratrum.*
Wismuth, bismuth, *bismuthum.*
Wohlverleih, arnica, *arnica.*
Wurzelsumach, rhus, *rhus.*
Wuetherich, ciguë vireuse, *cicuta.*
Zaunrebe, bryone, *bryonia.*
Zinn, étain, *stannum.*

FIN.